U0251544

咬合与修复重建
的科学与艺术

The Science and Art of Occlusion and Oral Rehabilitation

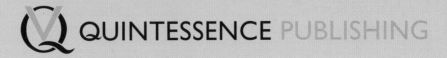

QUINTESSENCE PUBLISHING

Beijing · London · Berlin · Chicago · Tokyo · Barcelona · Istanbul · Milan · Moscow
New Delhi · Paris · Prague · São Paulo · Seoul · Singapore and Warsaw

咬合与修复重建的科学与艺术

The Science and Art of Occlusion and Oral Rehabilitation

（以）马丁·格罗斯 主 编
（Martin Gross）

刘伟才 刘彦普 主 审

郑 军 薛 慧 主 译

徐文冰 权花淑 陶天有 副主译

北方联合出版传媒（集团）股份有限公司

辽宁科学技术出版社

沈 阳

图文编辑：

季秋实　贾崇富　姜　龙　李晓杰　刘慧颖　任　翔　李　霞　李春艳　刘　晶　刘晓颖　孟　华　潘峻岩　秦红梅　沈玉婕　陶　冶
丁晓晨　于　惠　于美娜　马　岚　马晓妮　王　伟　刘云飞　朱青青　吕昊昕　文　勇　方玉柱　石　珊　卢海宾　叶红强　田陶然
史舒菡　付　丽　冯　波　兰　晶　司家文　吕　江　朱志军　伍颖颖　任光辉　庄　锐　刘　铁　刘世锋　江鹭鹭　汤雨龙　许　胜
孙　悦　苏恩典　杜全高　李　刚　杨　柳　肖妍君　吴丹何　非完正　张　朋　陈　琳　范亚伟　林　成　金柱坤　周　乔　郑　兴
赵　鹏　胡　琛　姜宝岐　贺龙龙　贾洪宇　夏　婷　钱文涛　徐　红　高金波　郭建斌　黄　宏　崔　军　董　强　曾　浩　刘　娜

This is translation of The Science and Art of Occlusion and Oral Rehabilitation
By Martin Gross, English edition first published by Quintessence Publishing Co., Ltd.
© 2015 Quintessence Publishing Co., Ltd.

©2020，辽宁科学技术出版社。
著作权合同登记号：06-2016年第57号。

图书在版编目（CIP）数据

　　咬合与修复重建的科学与艺术 /（以）马丁·格罗斯
（Martin Gross）主编；郑军，薛慧主译. —沈阳：辽宁科学技
术出版社，2020.1
　　ISBN 978-7-5591-1286-6

　　Ⅰ.①咬…　Ⅱ.①马…　②郑…　③薛…　Ⅲ.①口腔矫形
学　Ⅳ.①R783

　　中国版本图书馆CIP数据核字（2019）第188233号

出版发行：辽宁科学技术出版社
　　　　　（地址：沈阳市和平区十一纬路25号　邮编：110003）
印　刷　者：广州市番禺艺彩印刷联合有限公司
经　销　者：各地新华书店
幅面尺寸：235mm×305mm
印　　张：68
插　　页：4
字　　数：1400千字
出版时间：2020年1月第1版
印刷时间：2020年1月第1次印刷
责任编辑：陈　刚　苏阳　殷　欣
封面设计：袁　舒
版式设计：袁　舒
责任校对：李　霞

书　　号：ISBN 978-7-5591-1286-6
定　　价：998.00元

投稿热线：024-23280336
邮购热线：024-23280336
E-mail：cyclonechen@126.com
http://www.lnkj.com.cn

序 Foreword

在健康科学的各个方面，即思维方式的转变往往会大范围地提高临床应用的客观性，并且促进科学研究的进一步深入。在过去的半个世纪中，口腔科学同样分享了这种转变带来的成果，譬如我们能够立即联想到的骨结合理论、粘接性充填材料以及𬌗关系。这三者的重大改变深远地影响了口腔科学的教育与实践，并且在持续改变着许多临床牙科的传统患者管理方案。

正如本书所极力阐述的，我们应该切实地认识到，𬌗关系不再像我们四五十年前接受专科训练时的那样，是一个经验性的、具有争议性的话题。随着学术兴趣的日益浓厚，𬌗关系的种种理论出现了；并且得益于神经可塑性方面的相关数据的出现和深入理解，𬌗关系复杂的生物学及行为学机制也被逐渐认知。我们对𬌗关系的理解，不再受困于专科知识的有限手段，而是能够利用更为科学的研究方法——对于口腔科学来说，这在生物技术信息科学空前发展的当下是一个必然的趋势。

这里我迫切需要说明的是，传统方法并不会被否定，因为它们能够让我们这个时代的临床医生解决患者迫在眉睫的需求。在缺乏安全治疗的循证依据对即使是显而易见的𬌗关系水平的病理病程也了解不足的情况下，我们已经做到了最好。作为口腔医生，我们的执业特点是"所治即所见，所见即所治"。我们自认为成功的临床操作结果又进一步加强了我们预想的见解与相关的研究假设。

然而，我们欣然接受新的理念对于传统观念的挑战，它们使我们确信，如果口腔科学的这一重要分支要在客观事实与可重复的数据分析结论的"裂隙"中发展下去，所有的理念，不管来源何处，都需要在不断发展的基础上被质疑，被再定义。

本书将𬌗关系的发展历程作为科学严密的和临床细致的循证基础。在应对精细而暴力的咬合状态改变时，咀嚼系统具有显著的适应能力。基础医学和行为科学研究者们认为这一现象能够提供重要的临床信息，而本书坚定地肯定了这样的临床信息。这是一本具有权威性而又细致入微的著作，在目前的临床认知水平下实属极思尽虑。毋庸赘言，这本书中的理念与审慎值得广大读者去分享，真挚地建议本书出现在执业牙医的藏书以及口腔医学教育的推荐阅读书目中。最后，祝贺本书作者能将如此繁杂的知识体系以这样一种聪明而令人印象深刻的方式传递给大众。

——George Zarb

5

主译简介 Translators

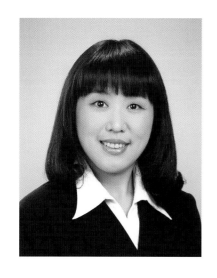

郑军 佳木斯大学口腔医学院口腔医学专业学士、佳木斯大学口腔医学院口腔临床医学专业硕士、第四军医大学口腔医院口腔颌面外科学博士、美国宾夕法尼亚大学医学院耳鼻喉–头颈外科博士后。曾任西安交通大学附属口腔医院（三甲）口腔颌面外科主治医师，2015年初开始进入民营口腔医疗领域，曾任牙博士口腔全国连锁机构全科医师、集团技术总监；牙博士口腔苏州新区机构院长；现任美奥口腔姑苏机构院长、科技城机构医疗总监；美奥集团事业二部（17家口腔门诊）医务委员会主任、美奥口腔教育培训中心负责人；意大利斯美激光临床培训中心负责人；北华大学口腔医学院美奥口腔实习基地负责人；北华大学客座教授；郑军咬合工作室创始人。首次提出："以𬌗为导向的种植修复"这一理念。兼任陕西省口腔颌面外科专业委员会青年委员。

曾多次赴美国、加拿大、澳大利亚、德国、法国、意大利、韩国等国家进行交流学习；近年来，先后参加了国际和国内的专业技术培训80余次。工作之余，通过郑军咬合工作室平台，已成功举办多次教育培训和口腔科普知识相关的公益讲座。拥有5项实用新型专利和2项发明专利。

从业以来，一直奉行顾客至上的诊疗理念，获得了广大患者的一致认可与好评。擅长牙科激光的临床治疗，牙齿缺损美学修复，牙齿缺失的微创和即刻种植修复（即刻负重），全口功能性吸附义齿修复，全口咬合重建，牙槽骨骨组织及软组织移植手术，牙周病综合序列治疗，牙槽外科手术，无托槽隐形矫治，颌面肌功能矫治。在苏州率先开展了数字化托槽矫治技术。

薛慧 佳木斯大学口腔医学院口腔医学专业学士、佳木斯大学口腔医学院口腔正畸学硕士、第四军医大学口腔医院口腔正畸学博士，美国宾夕法尼亚大学口腔医学院访问学者2年。现就职于苏州市立医院北区口腔科，副主任医师。目前为中华口腔医学会会员、中华口腔医学会正畸专业委员会会员。从事口腔临床工作10余年，参与了美国NIH课题研究以及国家自然科学基金的研究；主持市级课题1项，获市级科技进步一等奖1项，发表第一作者SCI论文4篇，约稿英文综述1篇，非第一作者SCI论文以及国内核心期刊论文多篇。2018年获得姑苏人才青年卫生拔尖人才等荣誉。

擅长口腔正畸等口腔疾病的诊治，特别对儿童以及成人各类错𬌗畸形（包括牙列拥挤、牙齿错位、牙间隙过大、双颌前突、开𬌗、反𬌗及偏颌）等有深入研究，能熟练运用直丝弓矫治技术、自锁托槽矫治技术以及隐形矫治技术对复杂性儿童错𬌗畸形及成人错𬌗畸形进行矫治，受到患者一致好评，尤其在儿童的反𬌗、深覆𬌗、个别牙错位等进行预防和阻断性矫治方面有深入研究。

译者名单（按姓氏笔画排序）

丰懿恬　王小明　王丽艳　王春艳　王淼　文卓　卢奕　权花淑　伊元夫　刘伟才　刘坦　刘思颖　刘彦普　刘彩虹
许彤彤　孙斌　杜婵媛　李沐嘉　杨宇轩　杨潇　吴紫潇　宋阳成　张佳喻　张梦琦　罗宁　郑军　屈铁军　赵阳
赵晓丹　胡诚　郜珍燕　姜国涛　贺亚妮　贺望虹　徐文冰　陶天有　康馨允　阎晓平　雷鹤　潘婉　薛慧

译者前言 Preface

《咬合与修复重建的科学与艺术（The Science and Art of Occlusion and Oral Rehabilitation）》一书自2015年出版至今，已有4年的时间，英文版著作在国内口腔界大为盛行，但许多读者因语言受限而产生阅读障碍。本书是全球最大的口腔图书出版集团精萃出版社（Quintessence Publishing）出版的𬌗学与咬合重建专著。本书阐述了𬌗与咬合重建的最新观点和治疗理念，是十分贴近临床且涵盖口腔各个学科相关知识的一本系统化𬌗学专著，并且本书的部分内容已经被美国常青藤名校宾夕法尼亚大学口腔医学院用于院内教学。全书共计544页，含高质量插图3406幅。英文原著售价230英镑（约2020元）。

原著作者Martin Gross医生从事相关临床工作30余年，先后在英国伦敦大学牙医学院、美国芝加哥西北大学学习。后期一直在以色列特拉维夫大学任教并从事临床工作。2011—2013年任国际口腔修复医师学院主席。

本书中文译著的翻译团队由包括我国空军军医大学（第四军医大学）、西安交通大学、北京大学、武汉大学、同济大学、中国医科大学、中山大学、四川大学、香港大学及韩国国立庆北大学的博士与七年制硕士，以及一些具有丰富临床经验的公立与民营医院的优秀医生组成。

本书涉及了口腔医学中的各个专业，让我们对于口腔疾病及其治疗有了非常清晰的治疗思路。书中引用很多病例，并用大量的文献论证了很多我们以前认识模糊的概念。𬌗学是口腔医学中的全科医学，涉及正畸、修复、牙周、牙体牙髓、种植、颞下颌关节等多个学科。无论是哪个学科，最终的目标都是一致的：终止疾病的发展；正确地恢复形态与功能。𬌗与颌、颞下颌关节、咀嚼肌、中枢神经系统有着密切的关系。在很多疾病中，"𬌗问题"有时是始动因素，有时则是促进因素。所以我们在诊治疾病时要有全局观，要考虑𬌗与各种疾病的关系，要考虑整个颅颌系统。我觉得有必要将它以中文版的形式展示给中国的口腔医生。让𬌗学不再那么神秘，不再称之为所谓的"玄学"。让它真正地走进并服务于口腔临床。

本书的翻译工作耗时3年，期间进行了多次修改与校对，我们尽量做到译文既忠实于原著又符合中文阅读习惯，希望可以通过我们的微薄之力，为读者顺利阅读该经典专著、理解咬合与修复重建的内涵思想并学以致用做一些贡献。由于我们的翻译水平有限，难免会出现一些缺陷和不足之处，敬请诸位口腔同仁和广大读者提出宝贵修改建议，以便再版时一并修订。

本书的出版离不开国内牙医同行的鼓励与支持，离不开辽宁科学技术出版社的信任与帮助，离不开士卓曼集团、美奥集团给予的大力支持，在此对所有为了该书的顺利出版而做出贡献的人们表达最诚挚的谢意！

致谢人员：王月苗、关欣、刘静、姜雪、王发生、杨浩静、李梦田、徐婧、王晶晶、郭海涛、唐莹和戴智波。

郑　军
2019年8月于苏州

致谢 Contributors and Acknowlededments

特别感谢George Zarb教授为本书撰写序，也特别感谢Nitzan Bichacho教授一直以来对我们工作的鼓励与支持。

感谢Arie Shifman医生，在过去的15年中，他见证了我临床治疗理念的改变，并对此做出了一些中肯的指正；在本书的TMD和治疗设计相关章节中，也有Arie Shifman医生诊断和治疗理念的呈现。此外，我们还邀请了其他国家的一些临床医生参与本书的撰写工作，包括意大利米兰的Stefano Gracis医生、西班牙塞巴斯蒂安的Iñaki Gamborena医生，以及瑞士苏黎世的Konrad Meyenberg医生，感谢他们提供的优秀病例，无论是治疗理念还是操作技术都十分出色，展示了他们对美学的把握以及治疗技术上的卓越才华。

感谢Joseph Nissan教授在种植体生物力学理论方面的指导。

感谢特拉维夫大学医学院解剖学与人类学系的Joel Rak教授，及该校哺乳动物博物馆对本书的支持。

感谢Limor Avivi-Arbel医生对"Neuromuscu lature and Orofacial Pain"章节的审校；感谢Danielle Layton医生对第1章节"statistics and scientific method"的审校；还要特别感谢组织材料学的Normal Mohl教授、D Walter Cohen教授、Edwin Rozenbe教授、Avital Koslovsky教授以及Carlos Nemko-vsky教授对本书的大力支持；同时要感谢Arthur Lewin教授、Avinoam Ja教授、Ervin Weiss教授、Esther Gazit教授和Vidal Serfaty医生提供的材料支持。

感谢毕业于特拉维夫大学和希伯来大学牙医学院从事外科、修复、牙周工作的各位医生对本书的帮助，包括外科的Zwika Artzi教授、Avital Koslovsky教授和Shlomo Kalderon教授，修复学的Jenny Chernobelsky医生、Gil Asafraa医生、Era Zenziper医生、Orly Berman医生、Oded Gelfan医生、Benny OzAry医生、Amin Bukhari医生、Henrietta Sagui医生、Dimitry Nerobai医生、Ilan Priel医生、Danny Gordon医生、Gal Rozen医生和Pnina Segal医生；同样感谢参与本书中的各类案例和临床材料的各位牙科技师，包括：Baruch Ind先生、Phillip Segal先生、Ofer Koenig先生、Ezra Kendell先生、Israel Raana先生、Dudi Roie先生和Shlomi Silverstein先生；感谢Salo Kegan先生在计算机技术方面对我们的帮助；感谢Barry Marshak医生、Milka Chesler医生和Ofir Resnik医生对本书的审校以及给我们提出宝贵的反馈意见；还要特别感谢我们优秀的编辑团队，Vicki Williams、Thomas Prick和Daniel Hecht。

第1章：感谢Daniel Clayton医生对第1章"scientific method and statistics"的审校和修改。

第3章，3~4节：感谢Shlomo Kalderon教授、Amin Bukhari医生、Ilan Priel医生、Gal Roze医生、Yaron Blasbalg医生、Jenny Chernobelsky医生、Oded Ghelfan医生、Henrietta Sagui医生、Gil Asafrana医生和Eitan Barnea医生提供的临床图片资料。

第4章：感谢Jenny Chernobelsky医生提供的临床图片资料。

第5章：感谢Eran Zensiper医生、Ina Zandel医生和Oded Ghelfan医生提供的临床图片资料。

第7章：感谢Avital Koslovsky教授及其同事为我们提供的组织切片资料；感谢Joseph Nissan教授对种植体生物力学理论的指导；还要感谢Avital Koslovsky教授、Joseph Nissan教授、Gabriel Chaushu教授、Beny Oz Ari医生、Samuel Relu先生、Oded Gelfa医生、Ilan Priel医生和Jenny Chernobelsky医生提供的临床图片资料。

第9章：本章由Arie Shifman医生撰写，同时要感谢Eran Zensiper医生提供的临床病例。

第10章：感谢Oded Ghelfan医生、Henriea Sagui医生和Gal Rozen医生提供的临床图片资料。

第11章：感谢Oded Ghelfan医生、Danny Gordo医生、Gil Asafrana医生、Ilan Priel 医生和Shlomo Kalderon教授提供的临床图片资料。

第12章：对美学艺术观点进行阐述所展示的病例由以下医生提供：意大利米兰的Stefano Gracis医生、西班牙塞巴斯蒂安的Iñaki Gamborena医生，以及瑞士苏黎世的Konrad Meyenberg医生；同时感谢Orly Berman医生提供的临床图片资料。

第13章：感谢由Oded Ghelfan医生、Jenny Chernobelsky医生、Sharon Marku-Cohe医生、Avinoam Ya教授、Ervin Weiss教授、Avital Koslovsky教授、Zvi Arzi教授和Carlos Nemkovsky教授提供的临床图片资料。

第14章：感谢由Oded Ghelfan医生、Gil Asafrana医生、Henrielta Sagui医生、Jenny Chernobelsky医生、Avital Koslovsky教授、Zvi Artzi教授、Baruch Indig先生和Ofer Kenig先生提供的临床图片资料。

第15章：感谢Oded Ghelfa医生、Jenny Chernobelsky医生、Eran Zenziper医生、Ina Zandel医生、Ron Lev医生、Zvika Arzi教授、Avital Koslovsky教授、Benny Oz Ary医生、Barry Marshak医生、Shlomo Kalderon教授、Baruch Indig先生和Ofer Koenig先生、Ronen Krauze先生、Phillip Segal先生和Salo Kagan先生为本章节所做的贡献。

第16章：感谢Rafael Himel医生提供的临床图片资料。

致 Fanny

10

目录 Contents

12

1

殆学：是科学，也是艺术

Occlusion: State of the Science, State of the Art

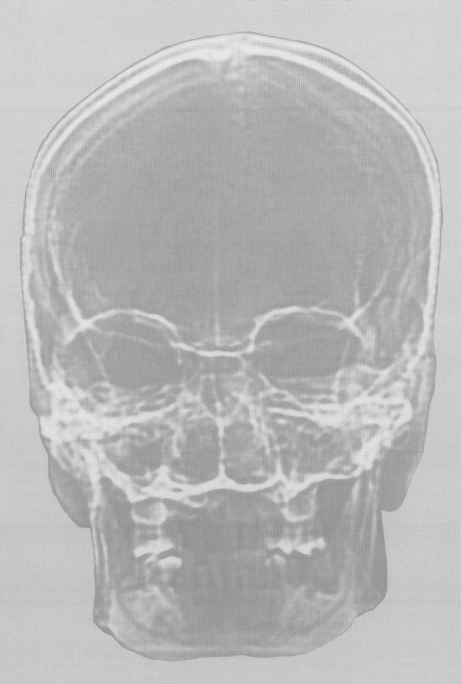

重点内容

- 语义说明
- 𬌗学概念的演变
- 不断变化的理念和模式
- 科学与艺术的体现
- 最佳有效证据：证据等级
- 研究类型
- 风险和可预测性量表
- 风险与因果关系
- 背景知识体系
- 复杂度解析
- 𬌗的主要组成：后牙支撑、咬合垂直距离和非正中引导
- 临床的艺术

导读

本书旨在提供临床与临床实践相关的、最新的指导性文章，以帮助执业牙医更新现有临床概念的基础理论，同时提高常规修复治疗过程中循证依据知识的判断力，这些修复包括从简单的单牙修复到最复杂的固定和可摘义齿修复。

本书通过呈现当前的临床概念和一些临床治疗的病例，展示了𬌗学的科学性和艺术性。有一个单独的章节将专门叙述临床病例中的临床决策和治疗计划的制订。

一本新的𬌗学书出版的必要性

许多优秀而有经验的牙医认为，他们应该对𬌗学及其与口腔修复之间的关系有更深刻的认识和具备更丰富的知识。像种植学和美学一样，在许多学校的本科教育中，一般没有设置𬌗学的课程。参加系统组织认证的毕业后培训的牙医则对于𬌗学的理论、概念及背景知识有更深刻的理解，这就为𬌗学在临床上的应用提供了理论和临床基础。由于在继续教育课程中没有系统地学习𬌗学，许多临床医生觉得自己缺乏𬌗学的基础知识，因此这本书尝试将与𬌗学有关联的所有方面进行阐述。

关于科学性和艺术性之间的区别，本书试图将与临床问题和困境直接相关的科学背景做概括性阐述，围绕一系列临床疑问展开阐述。第一部分将试图提出科学的或最新的"知识体系"或"循证依据"，因为它涉及相关临床问题。第二部分尝试将科学性与艺术性相结合，并提出目前的治疗理念和流程。

牙科学正在不断发展和改变着它的知识体系和相关的临床概念，并且随着新研究、新模式和新技术的不断涌现，新的流程正在被不断地制订。这就需要不断地更新知识，以评估当前治疗的风险和治疗的可预测水平。我们的目标是试图解释当前的概念，并反映最新的相关知识状态。随着循证医疗水平的提高，一些概念和观点也需要相应改变。

𬌗学在口腔中的临床范畴

𬌗学的描述离不开牙周病学、美学、正畸学、种植牙科学、修复工艺学、可摘局部义齿修复和颞下颌关节紊乱病等学科的相关知识。这些知识都将在临床的角度上，从科学性和艺术性两方面进行讨论。

大多数𬌗学的概念都遵循一个固定模式，并提出了以 I 类咬合为基础的𬌗学基本标准，留给临床医生一些简化的基本原则。而这往往是不够的，因为在遇到无数个因为个体差异导致的"特例"时，临床医生会立即认识到这些简单模式的缺陷。他们通常会遇到制订治疗计划时和治疗过程中的困境，没有合适的可用于参考的指标。所以临床上难题的解决往往需要医生的临床直觉、经验以及反复试验的方法或专家建议。这本书的目的是定义和探索目前的模式中多个缺陷、例外、歧义和由此产生的临床困境。同时尝试根据最佳有效证据提供一些临床相关的治疗结论，并以经验丰富的临床医生和研究生的临床病例为例进行阐述。在随后的临床应用中，首先要回顾基本要素，强调语义和定义，明确由定义和概念合并而产生的问题。

语义说明

> "寻找贴切的字眼（正确的词）是十分必要的，而并非是卖弄学问式的时尚。词汇是我们精准表达的工具。不准确会产生歧义，也会在开始实质的争论之前浪费时间[1]"。

我们关注语义是因为它涉及描述、现象和概念等方面。混淆不清的语义问题会产生许多矛盾和歧义。一般情况下，本书中含义和解释的变化将依据《口腔修复学术语专业词典》进行讨论[2]。

语义和词汇、首字母、缩写及首字母缩略词，是𬌗学领域的重要元素。物理的、解剖的、功能的和非功能的现象用描述性术语或缩写表示。这些术语的不明确是由许多原因造成的。可能出现不同的文章使用了相同的术语，但其定义却有不同的情况。意义上的细微差别在过去的几年里产生了变化。因此，本书可能会出现与以前文章互相冲突的术语。

同样，由一个术语表达的概念随着时代发展一直在变化。相关术语的形式、功能和概念在应用与理解上的转变，进一步证明了阐明语义及其含义，并最终在诊断和治疗中正确应用的必要性。在国际协会赞助下的国际出版物词汇在这个领域已经引领多年。对于许多口腔修复学和𬌗学领域的最常用词汇，《口腔修复学术语专业词典》每隔几年就有一个全面的术语定义[2]。这也反映了多年来定义和概念的变化。许多不准确、不一致、不明确的定义，甚至有些错误都被遗留下来。然而，这是一个充满活力的、不断变化的领域，关于术语的研究和变更

将随着时间，不断得到新的阐释和提升。本书将试图对一些有歧义的、语义不明的、双重含义的、有描述性错误的和已经出现构词变化的词汇进行阐述和澄清。我们之所以强调它们的重要性，是因为它们是准确描述、理解病情，以及最终进行临床诊断和治疗的基石。本书所做的解释和说明，也将需要在接下来的几年里不断调整和适应。未来的知识和科学研究，将会做出比今天更好的回答和解释，这些语义模糊的词语，将会得到更好的阐释。

本书会将许多用传统的语义难以描述、概念难以理解的例子列举出来，其他的将更充分地在本书中讨论。例如，"正中殆（CO）"分化成了"牙尖交错（殆）（IC）""牙尖交错位（ICP）""肌位""最大牙尖交错位（MIP）"和"最大牙尖交错（殆）（MI）"。"颞下颌关节紊乱病（TMD）"或"颅颌紊乱病（CMD）"这些术语，反映的是当前流行的概念，它们曾经被称作"颞下颌关节紊乱综合征""颞下颌功能障碍""颞下颌关节（TMJ）功能障碍""下颌功能障碍""肌筋膜疼痛功能障碍"以及其他名称。"前导"一词对不同的人来说有不同的含义。前导意味着在非正中运动中前牙的引导。然而，组牙功能引导的侧方运动，针对的是前牙和后牙，因此，"前导"这个词的含义就变得不甚明了。同时作为一个所谓的最佳治疗理念将后牙殆分离和"相互保护"联系到一块儿时就会产生歧义。咬合干扰是公认的难以定义的，对于"何者干扰何者""潜在的后果是什么"，不同的文章给出了各自不同的作用机制。此外，一个单一的后牙非正中殆接触（SEPOC）和一个可接触的后牙引导或滑动接触的区别仍远远没有明确。"休息位""临床休息位""肌电休息位"等概念的变化，进一步证明了这些术语的变化与当前知识的不断变化以及思维模式的转变密切相关。许多此类的例子在本书中出现时，我们将逐一阐述。在适当的情况下，同义词将一起使用。传统的术语将被更多新的术语代替。老式的"桥"的表达方式，现在也被描述为"固定局部义齿（FPD）"，近期，又被称为"固定牙科修复体（FOP）"。因此，对于一个特定的术语，我们将阐述其语义学上的过去、现在甚至未来的定义、内涵以及相关联的事物，因为它们影响着我们治疗计划和治疗方法的科学性与艺术性。

殆学

在第8版《口腔修复学术语专业词典》（《GPT8》）中，殆被定义为"牙齿的静态和动态接触关系"，这是一个在许多方面都过于简单化的定义。在更广阔的语境中来考虑，殆这个概念包含难以列清的相关因素，它们与健康、疾病、形态完整性、功能、功能障碍、口颌系统以及人体本身的美密切相关。

所以殆的概念性的定义是：牙齿、人体及咀嚼系统各构成部分与社会心理因素、口颌功能、口颌功能紊乱和口颌功能障碍之间的多层面的相互作用关系。

牙科修复学中的殆学

牙科修复学关注的是重建并且维护健康、功能、舒适以及美观的牙列。在这里，"牙科修复学"这个概念与术语"口腔修复"的定义在《GPT8》中的定义是一致的："口腔修复是口腔专业中针对牙齿缺失、牙体缺损、颌面组织缺损等临床症状的患者，对其进行诊断、制订治疗计划，并使用生物相容性材料重建和维护其口腔功能、舒适、美观与健康的一门学科"[2-3]。这暗示着以上这些方面都是这门学科的领域，然而，一个非专科的医生也可以从事这些工作。于是在有些牙医圈里，一个含义更为全面的词语开始被使用——"口腔重建学"。不过，本书中，还是使用更为熟悉的传统名词"牙科修复学"。

形态、功能、美学的综合性修复

形态、功能和美学的修复涉及多个临床学科之间的相互融合，需要终身性学习，不断阅读文献，更新变化的概念。殆学是这个复杂的相互作用整体中一个不可或缺的组成部分，必须把它放到所有相关的学科和元素中去考虑。因此，殆学在某种意义上是与种植学、美学、修复学、牙髓病学、牙周病学、口腔正畸学、口腔颌面外科学和颞下颌关节紊乱病等密切相关的一门学科。

殆学的侧重点及其角色的变更

很明显，理解并解释殆学在恢复并维持形态、功能以及美学方面扮演着决定性的角色是非常有必要的。殆学相关的知识、概念和侧重点发生了很大的变化，并且可能在接下来的时间里继续发生变化。因为殆学在牙支持式和种植体支持式义齿方面的重要临床意义已经非常明确，所以本书的目的就是阐述殆学的现况。

殆学概念的演变

人类的牙列及其咬合关系是3000万年逐步进化的结果（图1-1）。目前已证实在脊椎动物、两栖动物以及哺乳动物的发展过程中，其生存策略与其咀嚼系统密切相关。咀嚼系统是食物的获取、咀嚼和被转化以及进入三羧酸循环中的不可分离的部分。牙列和咀嚼系统与动物的草食性、肉食性、杂食性等不同阶段是相适应的，各自形成了独特的牙齿和骨骼结构。人类作为哺乳动物从杂食性猿类进化为古人类和人科中的直立人，到现代的都市人，有着非常明显的当代特色以及一定范围内的颌骨和殆面形态的变异。

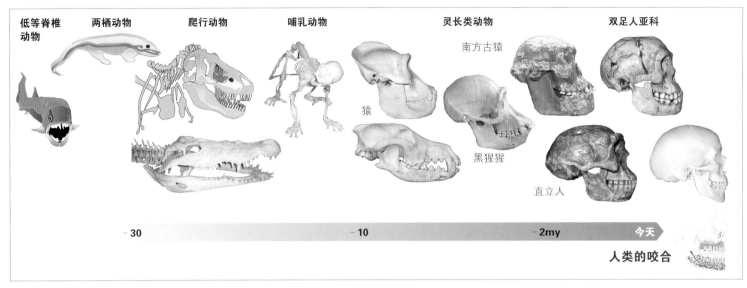

图1-1　在进化的背景下，人类的咬合发展到今天的状态已经经历了3000万年。my：百万年。

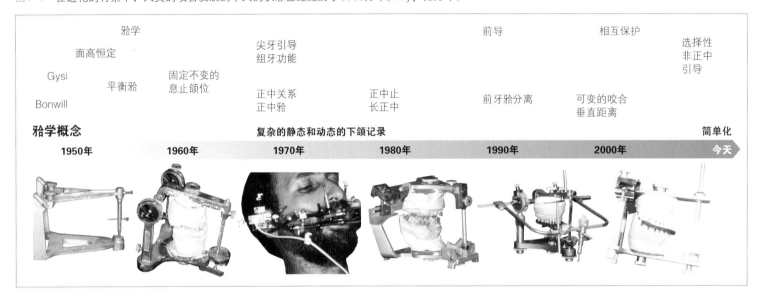

图1-2　殆学概念的演化伴随着修复技术的发展。殆架的发展过程反映了临床艺术和当今科学影响下的治疗理念的变化。

并非只有现代人才会有牙齿疾病和牙齿脱落，但随着烹饪技术的发展和更多精制碳水化合物的摄入，确实增加了口腔疾病的发生率。史前证据表明，那时人类就开始努力对缺失的牙齿进行替代修复[4]。修复缺失牙是由雕刻木头和象牙制作的假牙开始的，并逐渐发展成为一门技术。全口义齿的材料经历了从象牙到橡胶再到树脂的发展过程。可摘义齿和固定修复也经历了从金和钴铬铸件到现在多种多样的牙科修复体与赝复体材料可供选择的过程。殆学的概念和殆架的使用随着这些治疗技术的发展而更新与改进（图1-2）。平衡殆、颌学及相互保护的概念经历了考验、质疑和改变，以与当下循证治疗的理念一致。

不断变化的理念和模式

在过去的几十年里，殆学的理念经历了数次变化（图1-3）。在20世纪60年代和70年代，殆学被发展为类似于正规牙医的一个训练项目。主要包括一些临床观点、咬合决定因素、嵴和沟的方向、殆架以及未遵循原则导致的不确定感可能

会引起下颌功能障碍、殆创伤，或者更糟糕的情况的观点。颌点还是双手引导、尖对窝还是尖对牙槽嵴、尖牙还是组牙功能等一些有争议的概念因为缺乏科学的证据而导致了激烈的争论。殆架被神圣化成为"万能灵药"，与一些所谓的哲学概念，如"颌学"或其他学派联系起来。在20世纪80年代和90年代，越来越多的研究和态度的改变导致了思潮的转变，人们倾向于降低殆架的重要性和殆学的作用，尤其是作为颞下颌关节紊乱病（TMD）的发病因素。在TMD的发病机制中殆学的重要性被大大地降低了[5]。对于复杂殆架的需求大大减低。在过去，缺乏知识体系经常被表达为"哲学"或是"治疗理念"，这既不能被证实，也不能被证伪。在今天的临床上和学术上的透明氛围之下，有必要在"最佳有效证据""治疗风险""可预测性"以及"以患者为中心的临床结果"的背景下，重新评估已被接受的治疗理念和规范[6]。在"最佳有效证据"和"循证牙科学"的指导下，建立明确的诊断、治疗目标和治疗计划等的决策过程的必要性，有必要被重新评估[7-8]。

殆学不只是牙齿静态的或者动态的接触关系的简单表现。

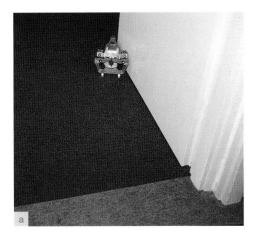 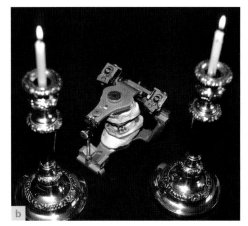

图1-3 （a）𬌗架被用作门挡。（b）𬌗架作为神秘力量的一部分。

图1-4 证据等级和最佳有效证据。证据的有效性等级在不同研究和文章中描述不尽相同。随机对照临床试验的系统综述为最高等级，病例报告为最低等级[6,22]。

放在一个更为广阔的背景下来看，𬌗学作为整个口颌系统综合体的一部分，还应该包括每个个体的生理心理和社会心理学特征。恢复缺失牙齿和支撑结构来重建咬合时应目的明确，设计时应围绕不同患者的临床情况充分考虑到美学、功能以及舒适度，包括每名患者的生理心理学上、感性认知上、行为学上以及社会心理学上的特征。世界卫生组织在2000年提出的目标是一个人的一生始终维持不少于20颗天然牙。后来的文献综述也证明这样的牙列可以使口腔功能维持在一个可以接受的水平上[9]。

科学与艺术的体现

临床牙科学是临床科学与临床艺术的完美结合。在很多临床情况下，单纯科学并不够且也不是决定性的。因此，临床实践在基于最佳有效证据，或在很多情况下继承被公认的传统治疗方法的情况下，已经演变为公认的、可接受的临床治疗和程序的综合体[10]。这也许就是"临床的艺术"。

最佳有效证据：证据等级

近来大家对"循证实践"的优势和必要性相当重视[6-8]，目的是能使临床实践基于最佳有效证据。

如果临床决策的制订必须根据最佳有效证据，那么临床医生在决策时就必须知道什么是最好的证据。这就需要对相关的文献有持续的了解。以文献的数量和不断增长趋势来说，这确实是不小的工作量。对于一个忙碌的医生来说，读完现有的文献是不可能的，而在学术界这样的情况也越来越突显。因此必须依靠质量评估以及经常批判性地评估证据本身来解决。此外，仍然需要一种方法，将文献中的共识转换成实际应用的工具，从而使循证的临床决策成为现实。

接下来的困难在于，有许多不同类型的研究和出版物，它

们的有效性和临床相关性呈现出不同的水平。最佳有效证据等级[6,12-14]和展示如图1-4所示。

证据等级的优势和局限性

证据的不同等级有不同的应用和相关性，这将受到准备研究的课题和"研究问题"的影响。特定研究设计的选择将取决于研究人群，疾病或治疗干预和疗效。

图1-4所示的研究等级是一个适用于临床疗效评价和因果关系研究的模型。如果没有因果关系，那么相关性就可能被削弱。现有的各种评价和分析系统以及评估证据的等级被称为6S系统[13-14]，它描述了一个分析的系统，包括：

- 研究（Studies）发表在期刊上的原创研究文章。
- 研究的摘要（Synopses of studies）——循证摘要期刊。
- 综述（Synthesis）——系统评价（例如，Cochrane图书馆）。
- 综述的摘要（Synopses of syntheses）——在线注册系统评价，循证摘要期刊。
- 总结（Summaries）——循证医学为基础的临床实践指南，循证医学教材。
- 系统（Systems）——计算机决策支持系统[13-14]。

研究类型

实验研究

实验研究是一种用于检验变量间因果关系的研究类型。结果通常表示为确定性的百分比，描述为统计学意义。统计学意义是一个概率的陈述，来证明这是真正的因果关系，而不是偶然的发生。显著性意义的传统标准是100次机会中发生少于5次。实验研究可以是随机和非随机的。

观察研究

观察研究可以是分析性的或描述性的[15]。观察研究是一个涉及干预和疗效之间的关系描述的调查方法。在一项随机对照研究中，每一位受治对象在治疗开始前可能被随机分配到治疗组或对照组。

纵向或横向研究

观察研究可能是纵向的或横向的。纵向研究是随着时间的推移来研究目标人群和疗效，横向研究是在特定的时间点研究目标人群，这两者都是观察研究。

随机对照临床试验（RCT）

RCT是指前瞻性随机对照临床试验，是符合统计学意义的必要条件。在足够的条件下，结论有统计学意义意味着结论是随机发生的，概率非常小（如1%或5%）。值得注意的是，如果结论有统计学意义，相关的可信区间（通常是95%可信区间）对于"结论"的准确性及结论与对类似人群的代表性是非常重要的。同样值得注意的是，结论有统计意义并不总是意味着其有临床意义。

前瞻性研究需要控制实验变量。变量的控制使治疗组与对照组之间的效果具有可比性。治疗组与对照组的随机选择应确保在治疗方式、治疗人群和对照人群上尽量一致。治疗的对象往往存在未知的改变和混杂的特点，所以数量足够的患者随机化分布，有助于减少或消除混杂因素。

尽管被称作最优研究方案，该方法仍有一定的局限性和缺点。首先，研究人群必须都进行相同类型的治疗，并具有相同的诊断标准。同时他们必须随机分配到治疗组和对照组，而对于对照组需要治疗而没有治疗的人来说，就带来一个显著的伦理问题。这可能会限制这种类型的研究能力。

纵向研究

纵向研究是一个涉及在较长的时间内重复观测相同的受试者或受试组的研究。纵向研究可能是前瞻性或回顾性的。纵向研究包括队列研究和病例系列研究。

队列研究

队列是一个群体。在统计中，一个队列是包含受试者或被研究患者的一个特定的群体。作为在选定时间段具有共同属性或特征的一个组，队列研究的样本在随访时通常有一定的时间间隔。这可以是回顾性或前瞻性的[15]。队列研究是一种非随机临床试验，通常包括两组的受试者/患者，其中一组暴露于可疑因素而另一组没有，进而随访他们的结局发生情况。可疑的暴露可能是一种特殊的治疗方式。队列研究的结果可以用比值比和风险比来描述[15-16,23]。

大样本的正常和非正常人群研究可以给出关于口腔特征的重要信息，如上下颌骨关系、咬合接触及非正中引导[17-20]。大量的大样本人群横向研究，不能揭示例如咬合干扰与颞下颌关节紊乱病的体征和症状之间的相关性的问题[9,19-21]。队列研究可以在一定程度上独立研究危险因素和相关性，但对于因果关系方面的检测效力不如实验研究。与横向观察研究相比，队列研究可以在个体水平重复观察，识别出那些不随时间变化的个体差异并且能够观察到时间对研究对象的影响，所以有更高的效力。纵向研究可以区分短期现象与长期现象。

比值比和风险比

比值比（OR）和风险比（RR）是测量指标，用来表达二分类结局的结果，如疾病与健康[15]。

比值比是一个事件发生的可能性比上一个事件不会发生的可能性。比值比表示的是目标结果在实验组中发生与不发生的比值与在对照组发生与不发生比值的比。

风险比是暴露组中结果发生的频率除以非暴露组。这可能应用于同一组中某一事件发生的风险与另一组中事件发生的风险相比较的情况。

病例系列研究

病例系列研究（也被称为临床系列）由一组患者的结果组成。没有包含对照组[16]。纳入的患者可能经历了同一个感兴趣的过程，但情况可能未必如此。病例系列是一种观察研究，可以为回顾性的或前瞻性的，可以是连续或非连续的。因为可能存在选择偏倚，而限制了因果关系的论证。

病例系列研究的优势

尽管此项研究缺乏控制和随机，系列病例和个体病例观察仍然在临床研究中扮演一定的角色，可以作为医疗程序的参考及预测证据等级的程序。未来本体论发展后，个体动态观察需要通过治疗程序来做定性分类，这在证据等级的预测价值中具有一定的潜力[27]。病例系列的优势已被描述为帮助"临床医生了解临床实际和展示临床经验，这对于指导以后的临床治疗具有重要意义[27]"。

病例对照研究

病例对照研究方法按照是否有设想的结果分为病例组和对照组，然后回顾性地观测他们的情况。

此项研究通常都是用来调查比较罕见的情况。因为研究对象人数很少，使用其他的研究形式非常困难。因此，研究对象的纳入是因为"结果/疾病"已经发生。然后使对照组尽可能与他们匹配，接着尽量猜测可能与结果相关的因素。它只产生假设，而不是确凿的证据。但它是在现有条件下可以完成的最好的研究类型。对照组匹配的质量是决定结论质量的核心因素。病例对照研究可以使用比值比[15]。

横向研究

横向研究是在一个特定的时间点来观察目标人群。这些是以调查的形式进行的描述性研究。其目的是描述一个群体或人群内的一个亚组的一组结果或一组危险因素。这类研究描述了一个特定时间点的患病率。这种类型的研究可以使用比值比、绝对危险度和相对危险度（患病率风险比）。

系统评价，Meta分析

系统评价设置了足够高的标准，以允许直接比较发表的临床结果，并进行总结。收集文章的方法将影响到文章的质量。Meta分析是一个把在方法学和统计学方面具有可比性的研究结果进行合并的过程。具有不同的时间跨度的研究或治疗的不同层面可以做比较。只有满足RCT标准的研究，才是最强的预测结果的工具[25]。然而，在现今的牙科领域，很少有足够的RCT研究，并且在某些情况下，队列研究或病例系列研究就足以提供许多临床指标相关的临床结论。

共识团体

共识团体是一组由机构或协会专家组成的专家组，对选定的主题进行系统评价。当缺乏证据时，这样的群体会商讨一个"共识"的专家意见。当RCT不可用时，纵向队列研究、横向研究、重复横向研究和病例系列研究被认定为唯一的也是最好的证据[26]。

实验室研究

实验室研究是有价值的，它可以研究一些临床现象的背景及原理。局限性包括实验室模拟或测试模型的差异程度、测量系统的复杂性以及研究设计的统计值等，但这些研究都是有帮助的。基于有限元分析的力学模型、应变仪和光弹性分析，为咬合力的应变分布提供了有用的探索。

动物研究

动物研究是非常有用的，因为它们提供了从人类身上无法取得的有价值的组织学或生理学信息。

它的局限性在于外推到人类的状况可能并不总是有效，人类和实验动物之间的临床治疗结果也许不能直接进行类比。

病例报告

病例报告也有它的位置。然而，因为带有学者主观评价的，没有大量治疗的比较，因而缺乏统计意义和可预测性。尽管如此，在提出新的治疗方法方面，它们能给出个人临床结果或技术的展示。它们组成的样本构成了未来回顾性或前瞻性临床试验的基础。

风险和可预测性量表

在各个兴趣领域中都可以找到以上各种不同类型的研究和文章。它们共同代表了现有的知识体系和最佳有效证据（BAE）。由于文章的类型及质量在每个领域的分布不同，使得每个临床应用的适用性、有效性和预测能力上存在很大的不同。进一步的问题是，如何将这种BAE应用到临床问题的解决或单个的临床病例的治疗计划中。一种可以借鉴的方法是对这些背景信息的临床相关性进行分类并在一个分类的数字或视觉模拟量表中表示。这种量表从高到低对BAE设定了质量和有效性的水平。

大量的随机对照试验和实验室与组织学研究的Meta分析，将体现一个循证的临床过程的最高可预测性和最低风险。与此同时，偶然性的病例报告缺乏证据基础，存在潜在的高风险和低可预测性[28]。

这两个极端之间的一个线性标尺为特定治疗程序的证据等级、风险和可预测性提供一个简化的临床指南。这种分类的局限性在于它是依赖于主观程度，同时也会受到对文章分析的深度和水平的影响。然而，鉴于概念、治疗方法和研究水平的多样性与复杂性，可能只在一个特定的时间点为BAE提供了一个风险和可预测性评估的实用工具。风险和可预测性的可靠、合理、中等、较低的线性量表如图1-5和图1-6所示。

RCT的局限性

这一量表显示出对预测特定治疗的疗效，高证据等级有低风险和高的可预测性。显然，系统评价具有高水平的证据，所以如果一个特定的治疗被禁止意味着具有高风险。

从1到5有不同水平的证据等级：①个体随机对照试验（有较窄的可信区间）；②个体的队列研究；③个别病例对照、横向或生态研究；④病例报告或病例系列；⑤没有批判性评价的研究或基于生理学的专家意见、实验室研究或"第一原则"[16,28]。

这些概念的局限性在于，许多临床课题以及治疗程序在产生无可辩驳的证据时并没有经过充分的随机对照试验的验证。一个典型的例子是吸烟引起肺癌，吸烟是一个危险因素。另一个没有RCT研究的例子是验证在飞机上跳伞时使用降落伞的有效性[29]。

风险与不确定性的量化

临床决策需要评估和量化风险与不确定性。许多有统计学意义的高水平临床结果可以带来最小的临床治疗风险。这些都是来自有良好科学性的临床结果研究（随机对照多中心临床试验的系统评价）。相反，如果类似高质量的研究出现低成功率的结果，将意味着高的风险，这被定义为阴性结果，这样的结

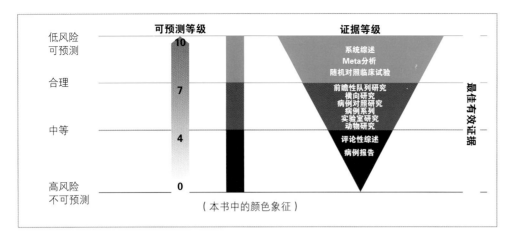

图1-5 分等级的风险和可预测量表为最佳有效证据的成功治疗结果提供了临床参考。

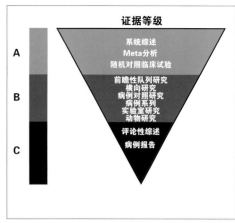

图1-6 此模型的进一步简化。**A**：高等级的科学有效性（为成功的预后），低风险和高预测性。**B**：中等等级的科学有效性，中等风险和适度可预测性。**C**：低等级的科学有效性，高风险和低预测性。

果是罕见的。另一种不可靠的方法是，将相关的治疗与最低水平的科学证据支持结合，由于缺乏足够的证据，这被认为是高风险的。在预测结果方面，所需的知识和可得知识之间的不匹配是很常见的。鉴于必须要做出选择，决策时必须依赖现有的知识，并在使用替代指标时考虑剩余的不确定因素[30-35]（见第9章）。

风险与因果关系

危险因素与因果

特定条件下主体的许多关系是多维的，它通常不可能有单独的因果关系。在纵向研究中，相关联的因素作为危险因素被分离出来。危险因素是与疾病风险增加相关的变量，它与疾病的发生是相关的但并不是因果关系。相关性并不意味着因果关系。

在𬌗学和TMD的领域，许多原本认为与TMD有因果关系的咬合因素现在被视为危险因素。包括前牙覆盖增加，单侧反𬌗、前牙开𬌗，以及正中关系位到最大牙尖交错位的距离＞2mm[19-22]。

危险因素与因果关系的关联

证据显示：特定的咬合特征存在于一个特定百分比的有症状人群中，或发生在有具体的体征或症状的情况下。为了假设因果关系，关联必须满足不同的标准。支持或反驳因果关系所需的标准包括：关联的强度；研究内部一致性；时空关系；剂量–反应梯度和假设的合理性[21-24]。

背景知识体系

𬌗学的主题有不同的面以及相互关联的元素。它们都包含相互联系的话题和内容，以及各自的知识体系、研究和大量的文献。这一背景知识和概念正在不断地改变与更新，有相当大的变异性，并不总是由健全的科学证据组成。

这个知识体系（在图1-7解释说明）包含多个相关领域。这可能包含非临床的解剖、生理、内科和非牙科领域，如进化生物学、遗传学等。许多临床相关领域在经典书籍（文献）中都有描述，并有其特定基础研究、临床研究、评论文章和案例报告。不断发展的技术现在逐渐受到商业营销利益的影响，它们是影响临床研究商业支持的"先知和供应商"[7]。这些综合起来成为目前不断发展的临床概念和临床实践的基础。考虑到不断发生的变化，临床医生必须对用于形成临床概念和治疗的基础背景知识的发展进行不断评估。

复杂度解析

当面对极端复杂的情况，人类的智慧往往是通过将多个看似难以理解的因素转化为简单的模式或原则来解决，这样看似很自然但不总是合乎逻辑的，且往往是不适用的。

简单化

当面对这种复杂的知识背景，自然（个体）差异性，缺乏足够的科学知识等情况，临床医生倾向于使用基于I类咬合模型的简化临床公理和模式。这些常常被视为"治疗理念"的模式，既不能证明也不能证伪。它们是建立在信仰体系的基础上，还没有经得起严格科学审查的考验，但现在仍有许多人坚

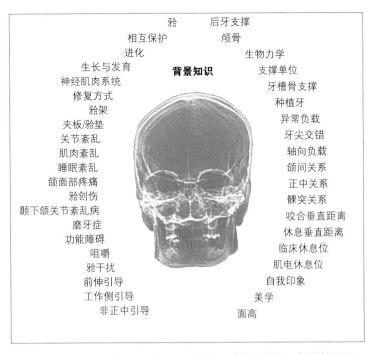

图1-7 有关殆学的背景知识体系。这包含了许多领域以及相关的主题，它们各自都有相关的大量文献和研究，组成了看似高度复杂的体系。

图1-8 殆可分为3个主要元素：后牙支撑、咬合垂直距离和非正中引导。每个元素都有自己的知识体系，但鉴于最佳有效证据以及不断变化的模式，它们需要不断被重新评估。每个元素都在一个单独的章节讨论：第4章的后牙支撑；第5章的咬合垂直距离；第6章的非正中引导。

持。相互保护、前伸和侧方殆分离的概念模型是基于I类咬合概念模型提出的，并且被广泛用作理想的临床治疗模式。然而，当面对不符合I类模型的，但是无症状的生理性咬合时，后牙殆分离及所谓的相互保护等概念就受到质疑。此外，临床中多样化的问题不可能用单一的概念模型来解决。如何更好地治疗这些临床上的例外，必须由临床医生根据每个病例的个别临床决定因素来解决，这时往往没有合适的临床指南或科学的临床证据。

复杂化（折中）

对一些过于简单化的诊疗模式的不足，更学术的处理方法是用系统化的方式来面对看似复杂的知识体系，并且在必要时重新定义诊疗模式。通过将各个部分定义为不同的章节和小节，每个组成部分都能被分析和研究。通过对当前知识和各章节的证据质量进行分类，会得出最佳证据的蓝本，然后统一、整合，并转换成恰当的临床工具。尽量修改不充分的诊疗模式和概念，建立可替代的解决方案。将最佳有效证据的分类转换成风险和可预测性的标量评估的能力，有助于治疗计划的决策过程和治疗方式的选择（图1-5和图1-6）。

殆的主要组成：后牙支撑、咬合垂直距离和非正中引导

殆可划分为3个主要元素：后牙支撑、咬合垂直距离和非

正中引导（图1-8）。每个元素都有自己的知识体系、临床概念和模式。许多临床概念在当前发展中需要重新评估。在本书中每一个要素都在一个单独的章节中被定义和讨论。

鉴于现有的知识、理念和重点的变化，一些相关的长期遗留临床问题亟须解决。对于某些以前有争议问题的看法已经改变了。例如，为了防止关节紊乱和TMD而提供后牙支撑的必要性已经遭到质疑。恢复正中关系或正中殆关系或长正中时的牙尖交错接触已经不再是一个主要的问题。增加垂直距离到超过息止颌位时的垂直距离不再被认为是有害的。不再认为殆干扰在颞下颌关节紊乱病中起着重要的致病作用。恢复能够使后牙殆分离的前导的必要性，以及相互保护的概念均受到了质疑。此外，随着口腔种植学的到来，涉及种植体支持式和牙支持的牙列缺损与牙列缺失修复中，一些殆学原则需要被重新评估。

临床的艺术

循证医学往往无法解答许多常见的临床问题。医生必须把患者的诊断或治疗决策建立在"临床的艺术"上。这可能要基于现有的最佳诊疗指南。当前收集的模式来源多样化，可能来自不同的年代、不同的地方，以及大量偶然的机会。

临床决策的制订最终将基于几个方面的考虑。它们包括现有相关领域的背景知识及最佳有效证据，并考虑当前的概念、诊疗模式和目前公认做法的原则。评估必须做出风险水平的预测，最终方案的确定必须与完全知情的患者共同协商，除了病

例之间不同的个体临床决定因素之外，还应考虑患者相关的社会心理、社会经济、心理方面的因素。

虽然𬌗在TMD中的重要性在减少，但它与牙列的固定修复却永远相关。现有证据和传统诊疗模式经常无法回答许多临床工作中的问题，尤其是一些老生常谈的问题。下面列出的是目前存在的一些临床问题，大多数都不能被最佳有效证据（BAE）解决。这些问题的解决方案必须依靠现有的临床艺术及其相关的模式。这些问题将在以下章节中讨论（见第4~6章、8章），在这些章节中我们将尝试基于能收集到现有最科学的理论、最合理的诊疗模式和临床艺术来做全面解读。

临床疑问

这些问题将分为3个部分，包括𬌗的3个基本要素：后牙支撑、咬合垂直距离和非正中引导（前导）。"前导"作为术语，表达的却是非正中时的牙齿引导，这是有问题的。基于我们将要呈现的争论，"前导"一词在本文中将被替换为"非正中引导"。

1. 后牙支撑

■ 什么构成可接受的最小后牙支撑？

■ 提供后牙支撑需要的牙齿和接触的最小数目是多少？

■ 提供后牙支撑需要的最少种植体量和骨支持是多少？

■ 什么是可接受的颌间、牙齿与种植体的轴向定位？

■ 什么是必要的咬合接触关系？

■ 什么是在牙尖交错𬌗时的最佳髁突关系和颌位关系？

2. 咬合垂直距离

■ 什么是"息止颌位"？

■ 息止颌位固定吗？

■ 有一个决定性的咬合垂直距离（OVD）吗？

■ 如果OVD超出临床休息位的垂直距离，会发生什么？

■ 如果OVD增大或减小，下颌姿势位能适应吗？

■ 改变OVD会不会改变面下部高度？

■ 如何建立临床的OVD？

3. 非正中引导（前导）

■ 在前伸运动中是否需要前牙的前伸引导去分离后牙？

■ 在侧方运动时是否需要前导和/或侧方引导来分离非工作侧的接触？

■ 是否需要前牙前伸引导和/或侧方引导来避免𬌗干扰？

■ 𬌗干扰对颞下颌关节紊乱病与功能异常的关系是什么？

■ 前牙有咬合的情况下，是后牙接触干扰还是后牙引导咬合接触？

■ 前导与咀嚼和磨牙症的关系是什么？

■ "相互保护"是一种可以接受的治疗模式吗？

■ 引导的倾斜度和面部轮廓是相关的吗？

■ 平坦的引导可以减少侧向负载吗？

■ 侧向移动对引导侧方接触有什么意义？

■ 𬌗垫是如何影响前导的？

■ 工作侧的组牙功能接触应该要多远？

■ 非正中引导可以有选择性和实用性吗？

■ 天然牙和种植体的相对分布是如何影响引导的？

𬌗架

■ 髁突决定因素是否决定前牙和后牙的𬌗面形态？

■ 应该使用哪一种𬌗架？

■ 𬌗架的哪些功能是必要的？

参考文献

[1] Anonymous civil servant. Roget's II: The New Thesaurus. Available at: http://content.dictionary.com/help/thesaurus/faq/roget.html Accessed September 2013.

[2] The Glossary of prosthodontic terms. J Prosthet Dent 2005;94:10–92.

[3] Ash MM. Occlusion: reflections on science and clinical reality. J Prosthet Dent 2003;90:373–384.

[4] Guerini V. A History of Dentistry. Philadelphia: Lea and Febiger, 1909.

[5] DeBoever JA, Carlsson GE, Klineberg IJ. Need for occlusal therapy and prosthodontic treatment in the management of temporomandibular disorders. Part I. Occlusal interferences and occlusal adjustment. J Oral Rehabil 2000;27:367–379.

[6] Jacob RF, Carr AB. Hierarchy of research design used to categorize the "strength of evidence" in answering clinical dental questions. Prosthet Dent 2000;83:137–152.

[7] Fitzpatrick B. Evidence-based dentistry – it subdivided: accepted truths, once divided, may lack validity. Int J Prothet Dent 2008;21:358–362.

[8] Kalso E, Edwards J, McQuay J, Moore RA. Five easy pieces on evidence-based medicine. Eur J Pain 2001;5:227–230.

[9] Gotfredsen K, Walls AWG. What dentition assures oral function? Clin Oral Implants Res 2007;18(suppl 3):34–45.

[10]American College of Prosthodontics. Parameters of care for the specialty of prosthodontics. J Prosthodont 2005;14(suppl 1):1–103.

[11]Sackett DL, Rosenberg WM, Gray JA, Haynes RB, Richardson WS. Evidence based medicine: what it is and what it isn't. BMJ 1996;312:71–72.

[12]Iacono VJ, Cochran DL. State of the science on implant dentistry: a workshop developed using an evidence-based approach. Int J Oral Maxillofac Implants 2007;22(suppl):7–10.

[13]DiCenso A, Bayley L, Haynes R. Accessing preappraised evidence: fine-tuning the 5S model into a 6S model. ACP Journal Club 2009;151:JC3-2–-JC3-3.

[14]Haynes R. Of studies, syntheses, synopses, summaries, and systems: the "5S" evolution of information services for evidence-based health care decisions. ACP Journal Club 2006;145:A8.

[15]Grimes DA, Schultz KF. An overview of clinical research: the lay of the land. Lancet 2002;359:57–61.

[16]Sackett DL, Straus SE, Richardson WS, Rosenberg W, Haynes RB. Evidence-Based Medicine: How to Practice and Teach EBM, ed 2. Edinburgh: Churchill Livingstone, 2000.

[17]Moy PK, Medina D, Shetty V, Aghaloo TL. Dental implant failure rates and associated risk factors. Int J Oral Maxillofac Implants 2005;20:569–577.

[18]Bahrami G, Væth M, Kirkevang L-L, Wenzel A, Isidor F. Risk factors for tooth loss in an adult population: a radiographic study. J Clin Periodontol 2008;35:1059–1065.

[19]Pullinger AG, Seligman DA. Quantification and validation of predictive values of occlusal variables in temporomandibular disorders using a multifactorial analysis. J Prosthet Dent 2000;83:66–75.

[20]Pullinger AG, Seligman DA, Gornbein JA. A multiple logistic regression analysis of the risk and relative odds of temporomandibular disorders as a function of common occlusal features. J Dent Res 1993;72:968–979.

[21]Stohler CS. Clinical decision-making in occlusion: A paradigm shift. In: McNeill C (ed). Science and Practice of Occlusion. Chicago: Quintessence Publishing, 1997:294–305.

[22]Svensson P, Jadid F, Arima T, Baad-Hansen, Sessle BJ. Relationship between craniofacial pain and bruxism. J Oral Rehabilitation 2008;35:524–547.

[23]Dekkers OM, Egger M, Altman DG, Vanderbroucke JP. Distinguishing case reports from cohort studies. Ann Internal Med 2012;156:37–40.

[24]Brunnette DM. Critical Thinking: Understanding and Evaluating Dental Research. Chicago: Quintessence Publishing, 2007.

[25]Proskin HM, Jeffcoat RL, Catlin A, Cambell J, Jeffcoat MJ. A meta-analytic approach to determine the state of the science on implant dentistry. Int J Oral Maxillofac Implants 2007;22:11–18.

[26]Lang NP, Muller F. Epidemiology and oral function associated with tooth loss and prosthetic dental restorations. Consensus report of Working Group 1. Clin Oral Implants Res 2007;18(suppl 3):46–49.

[27]Walthers W. On diverse approaches to prosthodontic research: The case series approach to prosthodontic research. Int J Prosthodont 2007;20:373–376.

[28]Eckert SE, Choi YG, Sanchez AR, Sreenivas K. Comparison of dental implant systems: Quality of clinical evidence and prediction of 5-year survival. Int J Oral Implants 2005;20:406–415.

[29]Smith CG, Pell JP. Parachute use to prevent death and major trauma related to gravitational challenge: Systematic review of randomized controlled trials. BMJ 2003;327:1459–1461.

[30]Spring B. Health decision making: lynchpin of evidence-based practice. Med Decis Making 2008;28:866–874.

[31]Hubbard DW. How to Measure Anything: Finding the Value of Intangibles in Business. Hoboken, NJ: John Wiley & Sons, 2007.

[32]Politser P. Decision analysis and clinical judgment: a re-evaluation. Med Decis Making 1981;1:361–389.

[33]Reyna V, Brainerd C. Fuzzy-trace theory and false memory: new frontiers. J Exper Child Psychol 1998;71:194–209.

[34]Reyna VF. Physician decision-making and cardiac risk: effects of knowledge, risk perception, risk tolerance, and fuzzy processing. J Exp Psychol Appl 2006;12:179–195.

[35]Straszecka E. Combining uncertainty and imprecision in models of medical diagnosis. Inf Sci 2006;176:3026–3059.

2 人类咀嚼系统
The Human Masticatory System

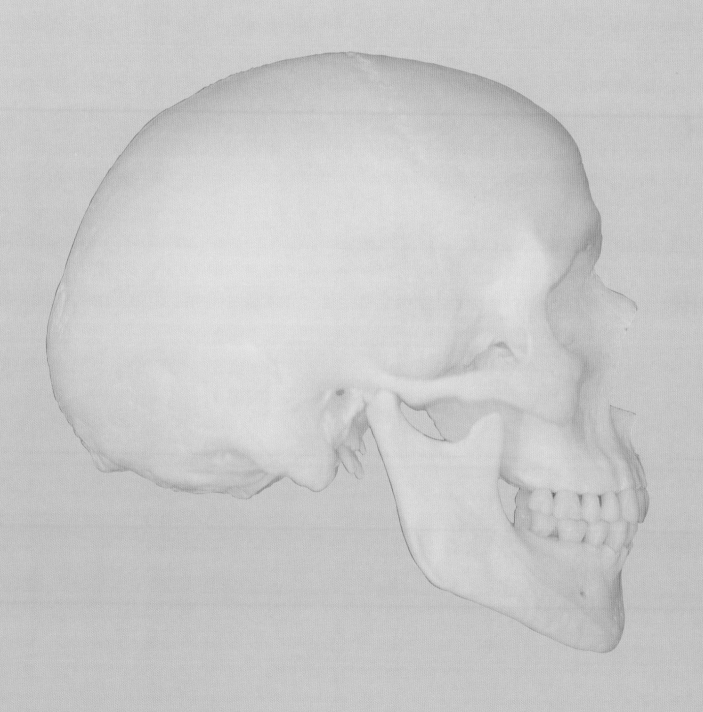

咀嚼系统介绍

本书涵盖的内容涉及临床口腔，因此第2章将着重介绍相关的背景知识，目的是帮助读者对后续章节的理解。将古人类和现代人的颅骨结构、功能负荷原理、牙列及咬合特征做一对比，我们会发现其中存在的差异，其本质无不体现着现代进化论中哺乳动物进化的观点。这些结构特征和功能原理与临床上修复体承重设计及牙列间的相互保护密切相关，这提示我们，前后牙间特定的相互保护机制是现代人类牙列咬合的一大重要特征。生长发育的过程向我们揭示了正常口颌面系统及相关解剖结构的发生、形成机制，这些理论为临床医生的修复治疗提供了正常𬌗的参考标准，并指导他们如何在特定情况下进行一定程度的折中或妥协。神经肌肉系统所发挥的作用较为隐

匿，不易被直接观察，但它从较深的层次上揭示了神经传导及肌肉行使功能的机制，并参与了口腔副功能运动及口颌面疼痛的发生及发展。我们引用了许多与颞下颌关节紊乱病、口腔副功能运动、磨牙症、前牙引导及咬合垂直高度相关的肌电图（EMG）研究，这些研究将有助于我们更好地理解和评价𬌗学相关的临床概念。正确理解咀嚼、吞咽、口腔副功能运动及𬌗创伤的发生机制，对于临床上牙列的保存及修复治疗有着重要而积极的意义。随着口颌面痛及神经可塑性等相关研究的不断深入，人们已充分认识到颞下颌关节紊乱病的复杂性，与之相关的疾病概念也在逐渐发生改变。最后，从进化及当代生物力学的双重角度来认识人类口颌系统承载负荷行使功能的本质，将有助于我们更好地理解口腔功能及副功能运动过程中𬌗力的分布机制，并为基于牙/种植体的牙列修复及咬合重建提供更好的指导。

2.1 进化与比较解剖学
Evolution and Comparative Anatomy

重点内容

- 脊椎动物和脊椎动物牙列的分类
- 哺乳动物的进化
- 颌骨和颌骨关节的发育
- 磨牙的进化
- 有蹄类食草动物
- 灵长类
- 灵长类颞下颌关节的发育
- 尖牙特化
- 切牙特化
- 从黑猩猩到智人
- 原始人类的牙列

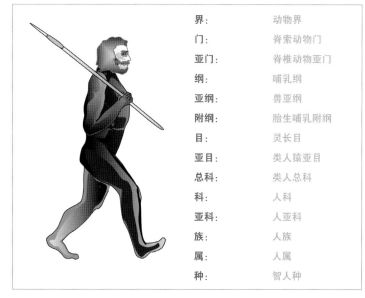

界：	动物界
门：	脊索动物门
亚门：	脊椎动物亚门
纲：	哺乳纲
亚纲：	兽亚纲
附纲：	胎生哺乳附纲
目：	灵长目
亚目：	类人猿亚目
总科：	类人总科
科：	人科
亚科：	人亚科
族：	人族
属：	人属
种：	智人种

图2-1-1　现代人类的系统分类学研究。

脊椎动物和脊椎动物牙列的分类

动物分为门、纲、目、科、属和种。现代人是动物界的一部分，属于脊索动物门、脊椎动物亚门、哺乳纲、灵长目、人科、人属、智人种（图2-1-1）。

脊索动物门的动物在发育过程中有一条脊索，脊椎动物亚门则有一条脊柱和牙齿。脊椎动物包括鱼类、两栖动物、爬行动物、鸟类和哺乳动物。

古生物学记录显示生物化石最早出现在距今5.5亿年前。据记载，在距今5.5亿年的上古时代，鱼是第一种脊椎动物，其牙齿是软骨骨骼系统的一部分。它的牙齿小，呈锥形，无差异化，连续排列成行，主要作用是抓住并抓紧食物。史前两栖动物出现在距今3.5亿年，爬行动物出现在距今2亿年的古生代和三叠纪时期，那个时候哺乳动物才刚刚出现（表2-1-1，图

表2-1-1　地质时间尺度[1-7]

代	时期	时代灭绝事件	时间尺度	化石记录
古生代	寒武纪 奥陶纪 志留纪 泥盆纪 石炭（距今250~350my） 二叠纪（距今270my）	奥陶纪灭绝（距今440~450my） 泥盆纪前灭绝（距今330~375my） 二叠纪-三叠纪灭绝。西伯利亚Traps火山爆发 大灭绝中90%的物种灭亡（距今251my）	距今550my	无颌鱼（距今510my） 有颌鱼（距今410my） 两栖动物（距今350my） 爬行动物 恐龙 似哺乳类爬行动物（下孔类）
中生代	三叠纪（距今190~200my） 侏罗纪（距今136~190my） 白垩纪	三叠纪-侏罗纪灭绝（距今251my） 白垩纪-第三纪灭绝（K-T灭绝）。陨石小行星撞击和/或德干Traps火山事件 大灭绝	距今200my 距今120my	早期哺乳动物 古兽类 恐龙繁盛 恐龙灭绝
新生代	第三纪 哺乳动物时代 恒温，高流动性 更大的脑	古新世（距今65~120my） 始新世（距今55my） 渐新世（距今34my） 中新世（距今24my） 上新世（距今5.3my）	距今65.5my	现代哺乳动物 真哺乳亚纲动物 灵长类 类人猿
			距今7my	原始人 地猿始祖（距今5.5my） 南方古猿非洲种（距今2.5my）
	第四纪	更新世（距今1.8my） 冰河时代	距今1my	直立人（距今1.75my） 尼安德塔人（距今1.07my） 克鲁马努人（3万年前）
		全新世（1万年前）		智人

my：百万年。

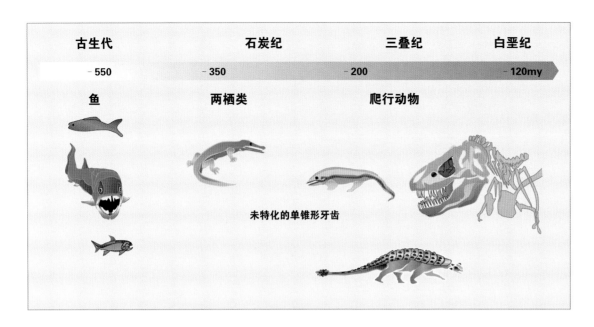

图2-1-2 鱼、两栖动物及爬行动物出现在古生代的三叠纪时期,距今2亿~5.5亿年。其牙齿都呈未特化的单锥形,连续排列成行,并有继替牙齿。my:百万年。

2-1-2)。 鱼、两栖动物以及爬行动物的牙齿在牙弓里都呈未特化的单锥形,形态上都没有大的变化。许多物种的牙齿连续排列成行,脱落后由继替牙齿补充[1-5]。

白垩纪–第三纪灭绝

距今6500万年,白垩纪–第三纪发生了重大的灭绝事件,短期内动植物物种大量灭绝,这被广称为K–T灭绝(或K–PG灭绝,白垩纪–古近纪灭绝),这与地质特征有关,通常发生在那个时代的薄带时期,世界各地都有此发现[6-7]。在K–T界线上,发现了极少数的恐龙化石,但可能由于侵蚀作用,被带离了原本的地点,然后沉积在了较年轻的沉积层中。据推测,K–T大灭绝这一灾难性事件是由于大规模的陨石撞击或者火山活动加剧引起。位于墨西哥湾Chicxulub陨石坑所产生的撞击被认为是K–T大灭绝最有可能的原因。这次撞击事件导致了夜晚延长、全球变冷以及酸雨的出现。阳光照射的减少阻碍了光合作用,导致地球生态和食物链的破坏。此外,另一个可能导致K–T大灭绝的原因是同时期持续百万年之久的火山活动,这些火山的活跃使印度德干地区流溢玄武岩形成,同时大爆发所释放的硫和二氧化碳可能对环境产生了严重的影响[6-7]。

哺乳动物的进化

K–T大灭绝之前,也就是距今大约6500万年前,第一批哺乳动物出现了。这些生物体型娇小,昼伏夜出,身体被毛,属于温血胎生食虫类,口腔内有多个结节状牙齿。由于这个时代由恐龙统治,哺乳动物,如有袋类动物和胎盘哺乳动物(猫、犬、猿等)过了7000万年才进化出来[8-10]。K–T灭绝事件中,恐龙灭绝了,这才使得哺乳动物兴起。

进化:自然选择

物种进化的理论认为,动物的生存发展是一种优胜劣汰的过程,此过程受其适应能力、生存环境的影响,以确保它们后代的基因繁殖和生存。生物的生存策略随着环境变化相应改变。突变和自然选择似乎是物种进化的现代模型[11]。一个物种先要有适当突变,随后出现相应的表现型,以此作为生存特征,此过程所需的时间很长;发育特征的出现则需要数百、数千甚至百万年的时间[11-15]。生物体生存的多稳态机制中,捕食和摄食是首要条件,这一行为需要多个系统共同协作来完成,这些系统都需要有适应环境变化的能力[14-21]。

适应性需求:运动、食物获取、吞咽、摄入和消化

食草动物通过肢体运动来寻找所需食物(树叶、细枝、草或水果)。强壮的食肉动物有发达的骨骼和肌肉,这有助于它们奔跑、跳跃和追捕较弱的猎物。相对弱小的食草动物进化出了更强大的运动系统,使其拥有比猎食者更快的奔跑、跳跃、攀爬和游泳速度,以此来躲避天敌的追捕。弱肉强食是最基本的生存法则。动物通过采摘树叶和草或者追捕、杀死较弱小的食草动物来获取食物,此过程有赖于牙齿和咀嚼系统行使功能。食草动物需要牙齿、肌肉和关节来采摘、咀嚼植被,然后吞咽;食肉动物需要牙齿、肌肉和关节来粉碎骨头、撕扯肉、咀嚼后吞咽。吞咽后,还需要一个合适的消化系统来消化草、树叶、树枝和水果,或者消化肉、骨头,或在某些情况下,消化整个被吞咽的动物。杂食性动物同时拥有食草和食肉动物两者的能力,因此需要适应不同的神经、运动、社交、捕食、咀嚼、摄食和消化系统[11-21]。

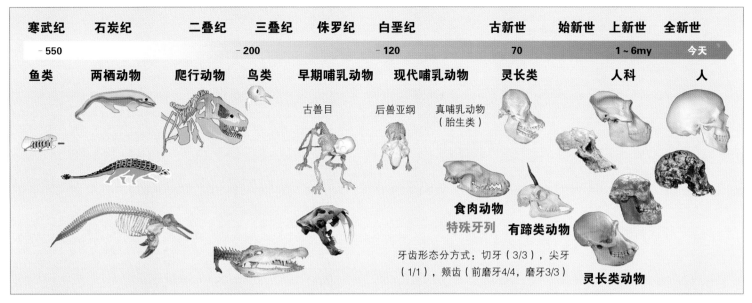

寒武纪	石炭纪	二叠纪	三叠纪	侏罗纪	白垩纪	古新世	始新世	上新世	全新世
−550		−200		−120		70		1~6my	今天
鱼类	两栖动物	爬行动物	鸟类	早期哺乳动物	现代哺乳动物	灵长类		人科	人

古兽目　后兽亚纲　真哺乳动物（胎生类）

食肉动物

特殊牙列　有蹄类动物

牙齿形态分方式：切牙（3/3），尖牙（1/1），颊齿（前磨牙4/4，磨牙3/3）

灵长类动物

图2-1-3　直到古新世之前，具有未分化单锥形牙和方形关节的放热鱼类、两栖类及爬行类生长活跃。三叠纪时，早期哺乳恒温胎生动物开始出现，根据生态需求，它分化成现代哺乳动物，这些动物有齿-鳞骨下颌关节和差异性的特化牙列（异齿动物）。其牙列演变为双牙列，即暂时牙列和永久牙列，通过牙周附着嵌合在颌骨中。不同种的哺乳动物牙齿的基本分布是不同的。my：百万年（所有资料[1-5]和图片均由Prof J Rak和特拉维夫大学动物学博物馆提供）。

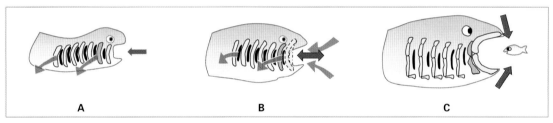

A   B   C

图2-1-4　鱼类颌骨的发育。**A**：早期鱼类无颌；食物和含氧水通过口腔鳃弓进入体内。第一鳃弓：黄色。第二鳃弓：绿色。**B**：第一鳃弓扩展为改善氧合的"口腔泵"。**C**：第一腮弓（下颌弓）形成了一个铰链，具有开闭功能，提高了捕食的能力。第二鳃弓（舌弓）发育为支撑下颌骨的弓（引自不同的资料）。

特化作用

特化作用发生在动物从海洋迁移到陆地之后，其本质是为了适应生活环境的变迁。早期的鱼类、两栖类和爬行类的单锥形牙齿几乎没有形态和功能的分化。恐龙称霸和恒温爬行动物的繁盛持续到白垩纪末期及K-T灭绝事件。接着恒温胎生哺乳动物兴起。距今1.2亿~2亿年，早期的哺乳动物颌骨中的牙齿出现了形态与功能的分化，这在侏罗纪早期古兽次亚纲中得到了证明。随着巨型恐龙的消失，哺乳动物兴起，并分化成多个分支，包括食肉动物、有蹄类动物（食草动物），以及灵长类动物（杂食动物）。此时，哺乳动物的牙列由"单形牙"演化为"异形牙"，牙齿特化为颊齿、犬齿及切齿。最常见的牙齿形态分布方式为切牙（I）3/3，尖牙（C）1/1，前磨牙（PM）4/4，磨牙（M）3/3。哺乳动物一生只换一次牙齿，即生长发育过程中先后出现的乳牙列及恒牙列，因此被称为"双牙列（diphyodontic）"，其牙齿、牙槽骨通过牙周膜的特殊附着机制相连接，称为"嵌合（gomphosis）"（图2-1-3）[8,18-19]。

颌骨和颌骨关节的发育

鱼类

最早鱼类的颌骨是由第一鳃弓和第二鳃弓发育而来。距今4.5亿~5亿年前的早期鱼类是无颌的，如现存的盲鳗和七鳃鳗的祖先。这些早期鱼类是靠鳃来过滤水中的食物颗粒。它们的鳃部由一系列软骨或骨性的鳃弓支撑形成（图2-1-4）。

第一鳃弓扮演着"口腔泵"的作用，从泵入鳃中的水内获得氧气（图2-1-4）。随着演化的发生，鱼类的嘴逐渐变大变宽，通过张闭口，可以捕捉较大的猎物。扩大的第一鳃弓，或称下颌弓，是上下颌骨发育的基础。第二鳃弓或舌弓演变为支撑下颌的结构。板鳃鱼类有软骨骨架。下颌弓的下部演化为Meckel's软骨，最终演变为下颌，其上部（颚方骨）演变成为上颌。如今，板鳃类以多种形式存在，如鲨鱼、鳐和形鳐类。在鱼的进化过程中，舌弓从颌骨后方的方骨一直延伸到下颌角部，起到支撑下颌的作用（图2-1-5）。硬骨鱼的舌弓后来演化为舌颌骨，以支撑方骨。三叠纪末，鱼类进化出有骨

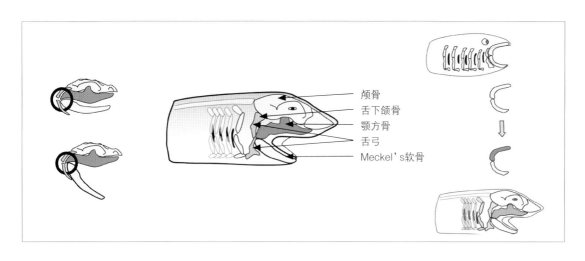

图2-1-5 板鳃类软骨鱼颌骨关节的进化。下颌弓的上部成为颚方骨，颚方骨和下颌弓的下部即Meckel's软骨（黑色圆圈）形成连接（引自不同的资料）。

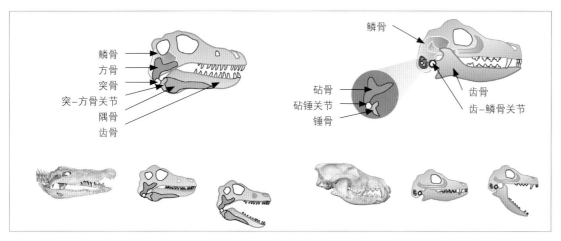

图2-1-6 早期哺乳动物和似哺乳类爬行动物的进化。爬行动物有一个突-方骨关节。二叠纪末，似哺乳类爬行动物（左）与晚期及现存的哺乳动物（右）的颌骨骨量更少，上下颌骨间有个齿-鳞骨关节。方骨演化为砧骨，突骨演化为中耳的锤骨，这使得听力提高了。牙齿从同型的单锥形牙变成特化的异形齿（犬齿）。

鱼。这些现存硬骨鱼有可动上颌骨和门齿骨，这使得颌骨的前伸运动具有多样性[1-3]。

原始的，早期哺乳动物，突-方骨关节

鱼类、两栖类和爬行类有相同的原始关节来连接上颌方骨与下颌齿骨。最早的哺乳动物和似哺乳类爬行动物，如下孔类，有一个由关节突和方骨组成的关节，关节突是位于下颌骨背面的小块骨，方骨是位于上颌骨背面的小块骨。这个关节被称为突-方骨关节、早期哺乳动物关节、原始关节或爬行动物类关节。这在大多数爬行动物和非哺乳下孔类动物中很常见，包括蜥蜴、鳄鱼、恐龙。在爬行动物的后代和鸟类中也可见到（图2-1-6）。齿骨逐渐增大，而下颌骨其他部分逐渐变小，直到齿骨接触到上颌骨的鳞部[1-3,9-10]。

哺乳动物的齿-鳞骨关节和中耳

似哺乳类爬行动物，如犬齿龙类，和后来的哺乳类进化出一个不同而强大的颌骨关节——齿-鳞骨关节。这个关节连接齿骨和鳞骨，齿骨即下颌骨容纳牙齿的部分，鳞骨即上颌骨容纳牙齿的部分。齿-鳞骨关节最终进化成原始人和现代人类的颞下颌关节（TMJ）。

犬齿龙类到哺乳动物

在进化过程中，犬齿龙类的牙齿和咀嚼系统发生了改变。爬虫类动物的牙齿形态发生特化，进化出了磨牙以适应捕食猎物并整个吞咽的进食习惯。牙齿和咀嚼系统的改变使犬齿龙类可以更好地咀嚼食物，有利于加快消化。此外，犬齿龙类下颌骨骨骼数量减少了。原始骨骼进化为功能不同的骨，成为哺乳动物中耳的一部分。哺乳动物的中耳是由胚胎Meckel's软骨的缺失和中耳与成体下颌骨分离决定的。这是区别哺乳动物和非哺乳类脊椎动物的一个主要特征（图2-1-7）[9]。

听力的提升使得哺乳动物具有相应的处理听觉信息的能力，使其能更好地认知环境。犬齿龙类的上颚还发育出一个次生颚。这使得气流经过鼻孔到达口腔后部而不是直接通过口腔，这样，犬齿龙类的咀嚼和呼吸可以同时进行。所有哺乳动物都保留了这种特性[1-3,14-15]。

颞下颌关节和中耳

真哺乳亚纲哺乳动物的鳞骨演化成颞骨鳞部，其中鳞部包括关节窝、关节结节和中耳，而中耳与砧骨、锤骨和镫骨形成关节连接。齿骨与髁状突相连接形成下颌骨。方骨和关节突成为中耳的砧骨和锤骨。哺乳动物的中耳由前哺乳动物的下颌骨演变而来。下颌角部形成鼓室环带，是鼓膜的骨性支持。锤骨

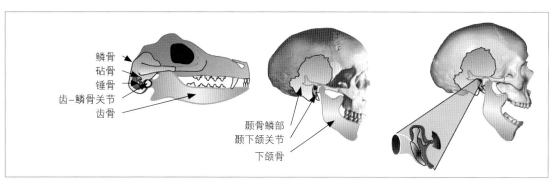

图2-1-7　真哺乳亚纲哺乳动物的鳞骨演化成颞骨鳞部，鳞部包括关节窝、关节结节和中耳，而中耳与砧骨、锤骨和镫骨形成关节连接。齿骨与髁状突相连接，形成下颌骨。

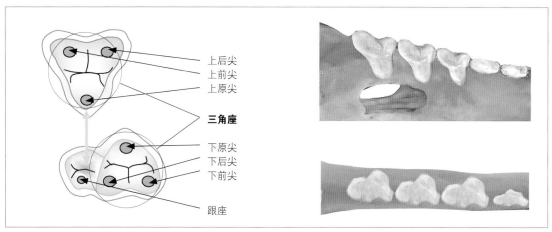

图2-1-8　现代哺乳动物臼齿形态是由已灭绝的古兽目早期哺乳动物原有的三结节或三尖臼齿形态演化而来。上颌骨有两个上颊尖（上前尖、上后尖）和一个上原尖。下颌磨牙有两个颊尖（下后尖、下前尖）和一个舌侧下原尖，形成基本的下三角座形状，远中有跟座。上原尖与下跟座咬合在一起。现存的真哺乳亚纲哺乳动物的磨牙上进化出额外尖和连接叶（引自不同的资料）。

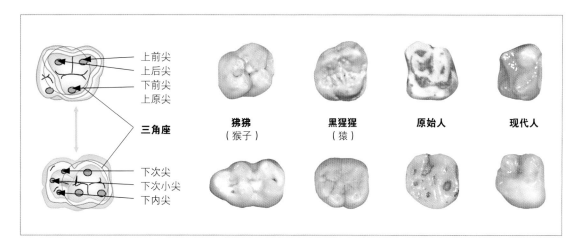

图2-1-9　灵长类的方形磨牙。猴、类人猿、原始人和现代人类都保留了相同的牙尖排列，仅有非常小的差异。

和砧骨与镫骨呈链状串联。这3块骨的作用是放大声音，增强听力。人类颞下颌关节窝和关节结节是颞骨鳞部的一部分，位于关节窝内的下颌骨髁状突则是由原始齿骨演化而来（图2-1-7）。人的中耳包括锤骨、砧骨和镫骨。锤骨、砧骨、砧锤关节与爬行动物的突骨、方骨和突–方骨关节是同源的（图2-1-6和图2-1-7）[8-10,14-15,18-19]。

磨牙的进化

三尖磨牙

　　人们相信所有现代磨牙起源于距今2亿年前三叠纪末的古兽类早期哺乳动物（图2-1-8～图2-1-13）。随着哺乳动物的出现和恐龙的灭绝，体型娇小的古兽类早期哺乳动物（夜间

食虫类）的牙齿形态逐渐进化，由同形的单锥形牙逐渐演化为异形的多尖牙。古兽类的上颌颊齿最初有两种牙尖：上颊尖（颊侧）和上原尖（舌侧）。后来两个上颊尖（上前尖和上后尖）和一个上原尖形成三尖，构建了一个三角形或称三角座，随着不断进化，直到今天还存在。下颌磨牙有基本相同的三尖，形成"下三角座"（即颊侧的下前尖、下后尖和下原尖），另外还有远中的"跟座"或"挤压跟"（图2-1-8）。在不同哺乳动物出现或灭绝的过程中，牙尖进一步进化，直到灵长类的磨牙出现"方形"形态，此形态可在猴、类人猿、原始人及现代人类中见到（图2-1-9）。二叠纪末的似哺乳动物类爬行动物或兽孔目爬行动物有犬齿，类似于现代犬与狼牙的排列[1-3,22-27]。

　　进化中的磨牙具有穿刺、固定、切割、粉碎等功能。随着饮食需求、捕食和消化方式的改变，哺乳动物的牙齿发生相应

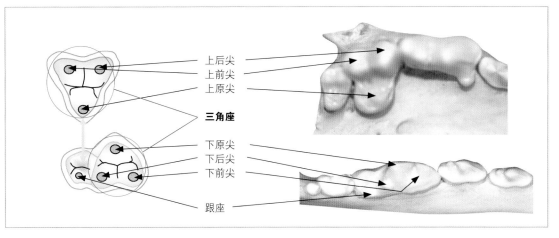

图2-1-10 犬的磨牙。上颌第一磨牙呈三角座形，是主要的磨牙，它与下颌磨牙的跟座凹陷处咬合。狼、熊、鬣犬有大的能压碎食物的第一磨牙。第四前磨牙是具有切割功能的大的伸长牙，位于第一磨牙的近中，也称为裂齿。猫科动物（如狮子、豹、虎和猫）只有细长的裂齿，无略小的前磨牙。

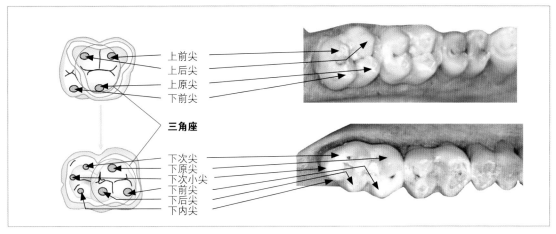

图2-1-11 狒狒，即古世界的猴，其磨牙有牙尖和嵴（脊型齿）。

的改变。现存的真哺乳亚纲现代哺乳动物可分成20目，异形牙动物的牙列发生了显著的特化作用，这一特化作用反映了相应时期的环境、地理和生态条件。

这种多样化主要出现在食肉动物、有蹄类动物（食草物）和灵长类动物中，灵长类动物中大部分是杂食动物[1-3]。

食肉动物磨牙和前磨牙的发育

二叠纪末，似哺乳类爬行动物的牙齿排列类似现代犬或狼。袋獾有典型的三尖磨牙（图2-1-8）[22]。食肉动物的磨牙与三尖牙的起源密切相关。它们进化了磨牙的碎骨和切肉的功能。犬和狼的磨牙牙尖排列方式有着典型的三尖牙的特征。它们有3颗似磨牙的牙齿，即食肉的大裂齿，位于2颗磨牙的近中，裂齿起源于第四前磨牙。裂齿上有一排三角尖，与下三角座的排列相互交错，以切割食物，并与下跟座咬合形成垂直止点。第一磨牙较宽，是最大的磨牙，有一个大原尖，用来粉碎骨头，与裂齿都位于颧弓根部的下方。第二磨牙通常小得多（图2-1-10和图2-1-15）。其余的前磨牙小且没有咬合功能。

食肉目

食肉动物是由真哺乳亚纲哺乳动物发育而来的。它们专门食肉，有追逐、捕食的技能，能消化猎物。食肉动物发达的磨牙或颊齿，用来切割、磨碎、咀嚼食物。前磨牙较小，用于输送食物。第一磨牙，位于裂齿的远中，原尖宽而大，可以粉碎骨头（图2-1-10）。所有的食肉动物有相似的后颊齿。最远端磨牙明显较小。磨牙有一个三角座，其功能是磨碎食物。舌尖与对颌磨牙的远中部的凹陷处咬合。犬和狼有一颗大的磨牙，而熊和鬣犬有多颗磨牙。犬和狼的第四前磨牙是裂齿。这是一个大的伸长牙，有3个对齐的颊尖（三角座），具有切割功能，与对颌的牙跟座扩展部有咬合关系（图2-1-10和图2-1-15）。裂齿和第一磨牙正好位于颧弓的根方，磨碎食物的效率最高。犬和狼的前磨牙较小，数目不断变化，或者可能与其他许多食肉动物一样没有咬合，或者缺如，如猫科的豹（图2-1-10和图2-1-15）。所有食肉动物（如犬、猫、豹、熊等）的牙齿类似，磨牙较大，尖牙内弯。猫有单独的食肉磨牙，土狼和熊的磨牙较宽，海豹和海狮的磨牙较尖，用于捕获鱼（图2-1-14）。尖牙可以作为防御进攻的武器，也可以用来捕获猎物。大的上颌尖牙用于攻击猎物，需要利用颈部肌肉的力量并需要大张口。这需要在平齐或低于牙合平面的位置有一个强大的类似铰链结构的下颌关节并且不能脱位，因为猎物要被上下颌牢牢锁住直至屈服。食肉动物的切牙都很小，铲形的切缘嵴可以将肉从骨头上撕下来（图2-1-21）。

猫科动物如狮子和豹主要有两颗大裂齿、退化的第一磨牙和前面较小的前磨牙。其他陆生食肉动物具有不同的磨牙和裂齿以适应生态环境的变化，如熊和鬣犬。海狮和海豹磨牙和前磨牙都有锐利的牙尖。锐利的牙尖是海生食肉动物磨牙的特征

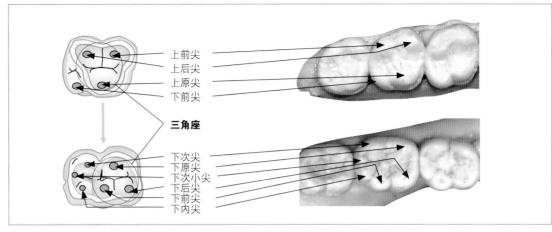

图2-1-12　黑猩猩（类人猿）的方形磨牙。

上前尖
上后尖
上原尖
下前尖

三角座

下次尖
下原尖
下次小尖
下后尖
下前尖
下内尖

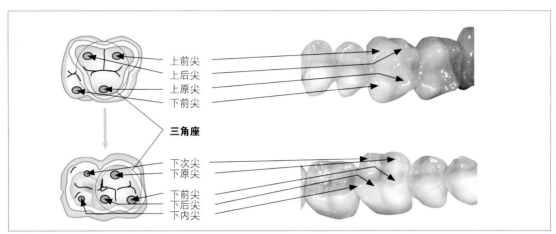

图2-1-13　现代人类的方形磨牙。

上前尖
上后尖
上原尖
下前尖

三角座

下次尖
下原尖
下前尖
下后尖
下内尖

之一，锐利的牙尖能使它们捕获体表光滑的鱼类。以北极熊为另一个例子，其磨牙比陆地棕熊更锐利，有利于其捕捉海豹和鱼（图2-1-14）。

食肉动物的颅骨结构

食肉动物的颅骨形态具有特征性，沉重的颅骨中包含了相对较大的脑（图2-1-14和图2-1-15）。它们在上颌骨后面有高度发达的颧弓，这在哺乳动物以及它们的犬齿哺乳类动物的祖先中很常见。除了为下颌肌肉运动提供额外的空间外，颧弓还允许不同的肌肉群分化，从而参与咬物和咀嚼运动。咬肌附着在颧弓和颧弓前面的上颌骨上，提供咀嚼压力。颞肌附着位置从喙突一直延伸到附近的颅骨，提供了下颌关节轴的转矩[28-32]。比较食肉动物和食草动物的颅骨可以看到，对于食肉动物来说，颞肌提供的剪切力是很重要的，许多食肉动物的颅骨上都有一个矢状嵴（在颅骨上由前向后延伸），这给颞肌提供了额外的附着部位。食肉动物的颌骨仅可以沿垂直方向上下运动，不能横向移动。食肉动物的颞下颌关节通常恰好位于殆平面水平稍上方，因而食肉动物张口度很大，这也为切割食物提供了便利（图2-1-14、图2-1-15、图2-1-20和图2-1-21）。犬、狼及其他哺乳动物下颌联合（韧带联合）柔韧性很好，这使得双侧下颌骨能进行独立的运动。韧带联合是一个轻度可动的关节，其邻近的骨表面通过骨间韧带相连接[30-32]。

对于食草动物来说，咬肌的咀嚼压力比剪切力更重要。下

颌关节远在殆平面之上，这给咬肌附着在齿骨上提供了额外的空间，也使下颌转动转化为上下颌牙齿之间的侧方和前伸压力（图2-1-14、图2-1-17和图2-1-20）[30]。

饮食特化

食肉目包括食肉动物、部分杂食动物（熊、猪），甚至部分食草动物，如大熊猫。食肉目牙齿的特征包括大的内弯的尖牙和裂齿，尖牙用来捕食，裂齿能将肉从骨头上撕下来并分割成可消化的小片。犬的磨牙在裂齿的后面，用来粉碎骨头，而猫的上颌裂齿后面则是没有功能的小臼齿。猫能将骨头剃干净，但不能粉碎骨头而吸取其中的骨髓。杂食动物有发达而圆钝的类似磨牙的裂齿，如熊和浣熊。裂齿对于陆生脊椎动物捕食行为来说是一个关键的进化性适应，其他胎生目主要是食草类、食虫类或水生动物。

有蹄类食草动物

有蹄类动物或者是食草类动物有特化的磨牙，牙尖与牙尖之间靠一排排釉质线嵴连接，其中有波纹状的沟和嵴，使其可以进行水平方向咀嚼（图2-1-16）。有蹄类动物可能是捕食者或食草动物。它们的生态适应的例子可以在长颈鹿和其他草原或稀树草原动物（如牛、羊、马、犀牛）身上看到，如长颈鹿可以够到树上较高的叶子或树枝，草原动物则以地面的

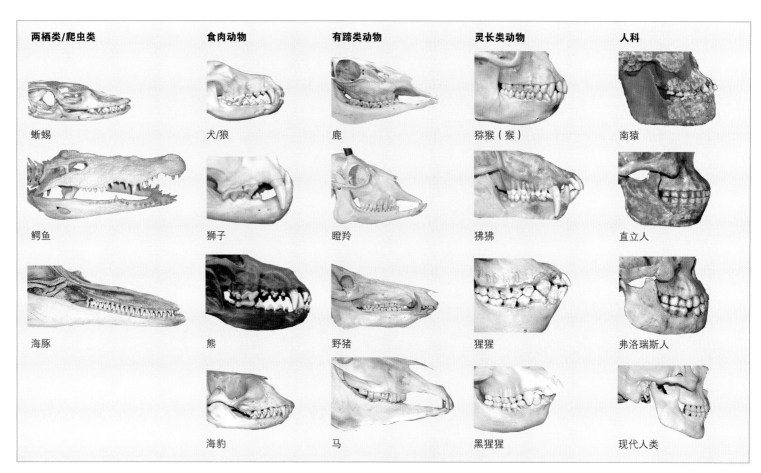

两栖类/爬虫类	食肉动物	有蹄类动物	灵长类动物	人科
蜥蜴	犬/狼	鹿	猕猴（猴）	南猿
鳄鱼	狮子	瞪羚	狒狒	直立人
海豚	熊	野猪	猩猩	弗洛瑞斯人
	海豹	马	黑猩猩	现代人类

图2-1-14　不同物种的咬合（从左到右）：海豚和爬行动物、食肉动物、有蹄类动物、灵长类动物及人科（人族）。

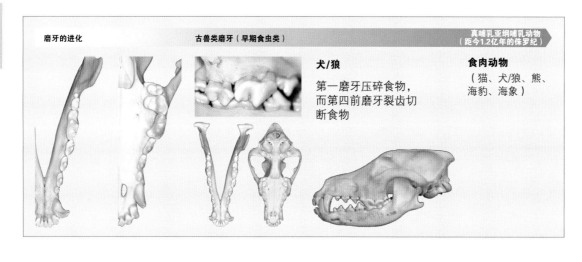

磨牙的进化

古兽类磨牙（早期食虫类）

真哺乳亚纲哺乳动物
（距今1.2亿年的侏罗纪）

犬/狼

第一磨牙压碎食物，
而第四前磨牙裂齿切
断食物

食肉动物

（猫、犬/狼、熊、
海豹、海象）

图2-1-15　颅骨、下颌骨及狼的牙列。颅骨和下颌骨是大型食肉动物的特征，它们在咬合平面上有坚硬的连锁关节，以便大张口。第一磨牙是最大的磨牙，用于粉碎骨头，位于颧骨根部以下，具有最大的力量和颅骨阻力。第四前磨牙是最大的切割裂齿。前磨牙和磨牙类似于早期古兽类哺乳动物的原始三角磨牙。前磨牙小，没有咬合，用于携带食物。一些物种，如狮子和豹，前磨牙缺如或退化。

草和灌木为食[1-3,16]。

偶蹄动物有两个脚趾，反刍动物亚目包括牛、山羊、绵羊、羚羊、鹿、长颈鹿、河马、猪、骆驼及美洲驼。反刍动物通过两个步骤（反刍）消化食物，首先是吃原材料，然后从它们的第一个胃（瘤胃）反刍——一种半消化形式。

奇趾有蹄类动物每只蹄上有奇数个脚趾，它们是食草类哺乳动物。它们的胃相对简单，在肠道中消化植物纤维，而不是在通过胃在后肠中发酵。它们包括马、驴、斑马、貘和犀牛（图2-1-16和图2-1-17）。

灵长类

灵长类在生物学目上是属于真兽亚纲的一部分，而真兽亚纲是哺乳动物的一个亚纲，包括所有与狐猴、猴子、猿、原始人和人类有关的物种。

灵长类主要分为三大类：原猴（如狐猴、丛林猴、眼镜猴）、新世界猴及旧世界猴。新世界猴只发现于美洲。除了人类，其余的类人猿、旧世界猴和猿生活在非洲、南亚和中亚。

灵长类也被分为两个超科：原猿亚目和类人猿亚目。原猿亚目包括所有的原猴和眼镜猴。类人猿亚目包括所有的类人猿，有猴子、猿、原始人及人类。

新世界猴和旧世界猴的分化大约发生在4000万年前。然

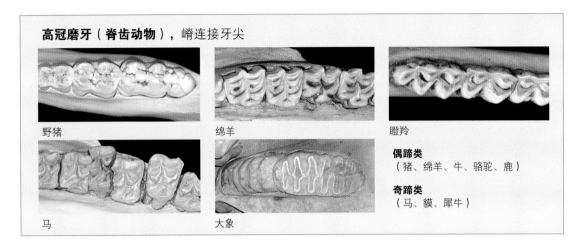

图2-1-16 有蹄类动物的磨牙。食草动物有高冠脊齿型磨牙，嵴连接牙尖，便于咀嚼及磨碎植物类食物。

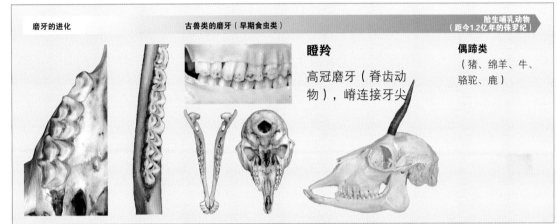

图2-1-17 瞪羚的颅骨、颌骨和牙列。具有典型的有蹄类动物的颌骨，嵴连接高冠脊齿型磨牙，便于咀嚼植物类食物。它们的上切牙与前倾型下切牙缺失。

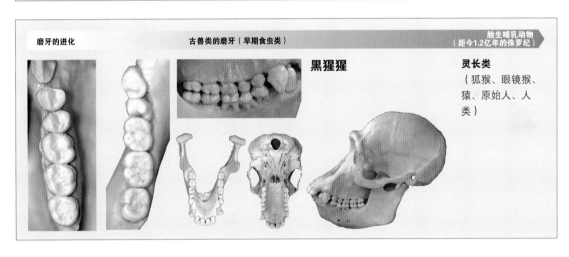

图2-1-18 黑猩猩的颅骨、颌骨和牙列。黑猩猩是猿的一种，其磨牙和前磨牙与人类的相似。尖牙较大，相互交叉形成"猿空间"，第一前磨牙的扭转和形态有利于尖牙的垂直向闭口。黑猩猩是杂食动物，单独捕食或成群狩猎。

而，大约3000万年前，3个族群从主要的单鼻（干鼻）血统中分离出来。第一个族群在亚洲，第二个族群在非洲，在那里进化成了旧世界的灵长类。第三个族群在南美成为新世界猴。猿和猴分布在欧洲和亚洲（图2-1-18和图2-1-24）。第一个原始人化石在北非被发现，距今约700万年。直到距今20万年前，现代人类才出现，最终，现代人成为地球上最主要的灵长类和哺乳类动物（图2-1-19、图2-1-24和图2-1-26）[1-3]。

颞下颌关节的进化

爬行动物保留了原始非哺乳类的下颌关节角度。随着生态条件的变化，动物的运动、食物捕获和功能也随着颌、牙齿、颌关节的发展而发展[1-3,29-30]。随着饮食需求的改变，哺乳动物进化出齿-鳞骨颞下颌关节。

食肉动物的颞下颌关节

食肉动物的髁状突的横断面是圆柱形的，髁状突与关节窝相连接，只允许开闭口及大张口。圆柱形的关节防止尖牙咬住猎物时关节脱落。颞肌比咬肌更大。关节与牙合平面在同一个水平，这有利于大张口（图2-1-20和图2-1-21）。犬（犬科动物）和其他哺乳动物的下颌骨的正中联合柔韧性很好，在咀嚼过程中扮演着"第三关节"的作用[32]。由于"第三关节"的存在，在碾碎食物的过程中，同侧咬肌和翼内肌共同收缩所产生的巨大咬合力使得下颌骨在正中联合处产生微小的侧向移动[30-32]。颞下颌关节盘作为韧带，在裂齿协力切割时阻止髁

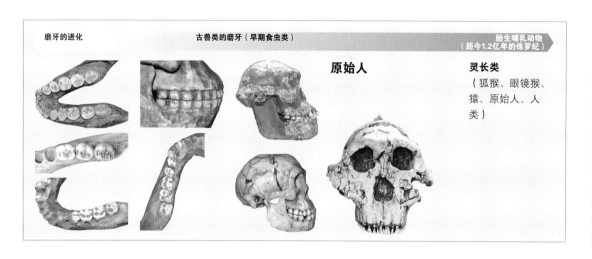

图2-1-19 原始人的牙列与现代人的极为相似。磨牙越来越大，第三磨牙最大。几乎所有原始人的颧弓基部都靠近第一和第二磨牙，是后牙闭合压力的主要承重区域。在尼安德塔人中，承重部位更靠前到尖牙的部位。许多标本中的前牙和后牙出现磨损。在能人和其他人种的牙列中可以见到深覆𬌗和深覆盖。

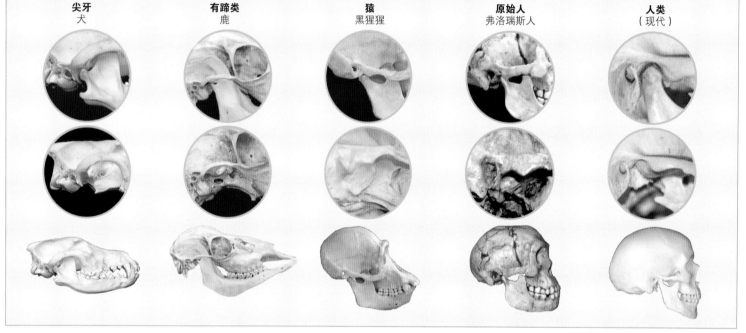

图2-1-20 颞下颌关节的进化。食肉动物的颞下颌关节有个独特关节窝，关节窝有明显的前后边缘，只允许开闭旋转运动。从捕捉到制服猎物的过程中，关节窝能防止颞下颌关节脱位。有蹄类动物的关节是扁平的，髁状突较小，关节窝前斜面宽而扁平，有利于咀嚼植物性食物的侧方水平向运动。猿的颞下颌关节有扁平的关节窝和位于颞骨隆突上的略倾斜的斜面，这与原始人及现代人类似，但根据物种间的自然变异，它们之间也有不同。

状突的横向运动[32]。

食草动物的颞下颌关节

对于食草动物来说，颞下颌关节扁平，位置远在𬌗平面之上，有利于颊齿更高效率地运动[30]。这种颞下颌关节特别适合研磨食物，髁突和颞骨具有不匹配的轮廓使下颌可以做食草动物典型的、自如的水平向运动[33]。

灵长类颞下颌关节的发育

猿和古世界猴

灵长类的颞下颌关节有多种运动方式，以适应其杂食性饮食方式。关节位置较高，位于𬌗平面之上，较长的下颌支可以承受粗糙饮食时产生的较大咬合力。基于牙齿和颅骨的特征，

新世界果猴（食果）与叶猴（食叶）区别明显。例如，与食果猴亚科（旧世界猴）相比，叶猴有较小的切牙和更强大的咀嚼器官，包括相对较短较深的下颌骨及较宽的髁状突。叶猴有较大的磨牙，上面有长大锐利的牙尖，以切割磨碎树叶。相反，以果为食的多数灵长类动物的磨牙更小，其粉碎树叶的能力减弱；切牙更大，以利于其切割水果。与黑猩猩相比，非洲山地大猩猩的下颌支与髁状突高度增加，标志着其食谱向更加坚韧的叶类植物的转变。髁状突的面积及宽度与饮食特化作用没有关联，几乎没有证据支持食草的增多与髁状突面积增长之间有确定的功能性关联[34]。

原始人

一些证据表明，原始人的颞下颌关节的大小随饮食而改变[35]。有研究测量了从早期的努比亚到苏丹，横跨约1万年（公元前9000年至公元550年）的一系列遗传学上同一人种的

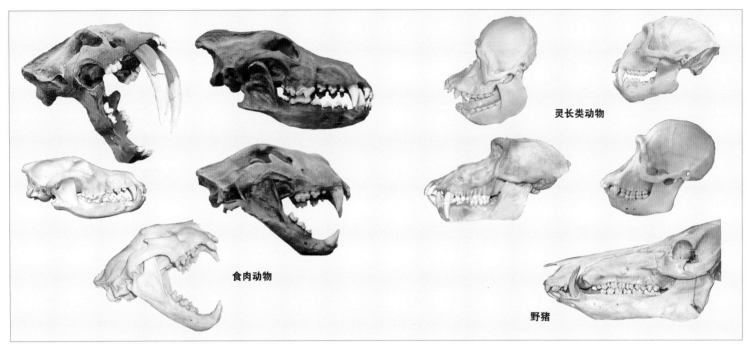

灵长类动物

食肉动物

野猪

图2-1-21　食肉动物发达的尖牙是捕捉猎物的独特工具（左）。尖牙需要关节的交错运动机制能够方便大张口，以及关节与牸在同一平面。具有大尖牙的杂食动物（如狒狒、猿和猪），尖牙可以用来捕捉猎物，也可以食树和草（右）。猴、猿及原始人的尖牙较小。

颞下颌关节大小。这一系列人群代表了从狩猎采集过渡到农业生产的生活方式。结果显示，颞下颌关节的体积呈减小趋势，并伴随两性异形差异的减小。研究推测，颞下颌关节大小和形态的变化以及咀嚼器官的退化与生产方式从狩猎采集过渡到农业生产有关[36]。与南方古猿粗壮种相比，南方古猿非洲种是一个纤弱的家系，其颌骨和牙齿与饮食和脑部大小的增加有更紧密的联系（图2-1-19、图2-1-25和图2-1-26）。

尖牙特化

　　哺乳动物尖牙的特化主要体现在陆生食肉动物中。海象的尖牙是哺乳动物中最大的，用来战斗、挖掘和运动。一些常见的较大陆生食肉动物有犬、狼和熊（犬型亚目）；狮子、虎、美洲豹和美洲狮（猫型亚目）；土狼和猫鼬（灵猫科）。海生食肉动物包括海豹、海狮、海象以及独角鲸。

　　海象以小型海生生物为食。陆生食肉动物需要通过捕猎来获得食物。这就要求它们有较大的张口度，以便用尖牙将猎物制服直至死亡。杂食动物如狒狒、猿和猪有大的尖牙，可以捕获猎物，也可以咀嚼植被（图2-1-21）。

人类尖牙的发育

　　人类的尖牙比其他猿类小。在灵长类动物中，尖牙既可以作为抵御外敌的武器，也可形成视觉恐吓。拥有最大尖牙的灵长类动物（大猩猩和狒狒）基本上吃素食。它们的尖牙主要起到防御及恐吓的作用。显露牙齿在一些物种中被视为服从的标志，在其他物种中则被认为侵略的象征。由于杂食性饮食，原

始人类的尖牙都较小，和牙列中的其余牙齿一样存在生理性磨耗（图2-1-24）[37]。关于灵长类动物和原始人类尖牙的进化的争论长达整个世纪。最初流行的观点是人科和原始人类的尖牙逐渐变小（选择性），这个观点已经受到质疑[37]。有学者提出，原始灵长类的尖牙是很小的，并且在随后的进化中，很多谱系也都保持了较小的尖牙形态。早期原始人类的尖牙比更新世中期的更小。与"还原论"的观点相反，有假设提出"现代人类的尖牙最大"，保留原始的较小尖牙并非是人科动物独有的特征（图2-1-25）[37]。

切牙特化

　　物种间切牙有不同特化（图2-1-22～图2-1-24）。食肉动物的门牙很小，呈锥形，有时也会呈锯齿状，用来撕咬猎物。

　　有蹄类动物（有蹄类哺乳动物）用嘴唇、舌头及切牙进食。它们（绵羊、牛羚、马和犀牛等）主要吃地上的草和树叶。食草动物就是食树和灌木上的树枝及树叶。啮齿动物用前牙咬物和挖掘。很多食草动物无上颌切牙，但有前倾型的铲状下颌前牙。它们通过下颌前牙与上颌的龈垫咬合来进食。其他动物如马和骆驼有咬合的上下颌切牙。少数哺乳动物（如土豚）则没有切牙。土豚用舌头捕获昆虫（图2-1-22）。大象（土豚的远亲）有獠牙，是特化的第二上颌切牙。獠牙是非常长的切牙或尖牙，闭口时向前突出。有獠牙的哺乳动物包括大象、疣猪、海象和独角鲸。

　　灵长类动物（食果动物）进化出了发达的铲形切牙用来切割水果，同时它们还进化出了更高的色彩和视觉敏感度。食果灵长类动物牙齿形态进化的特征是使用相对较小的无进化特

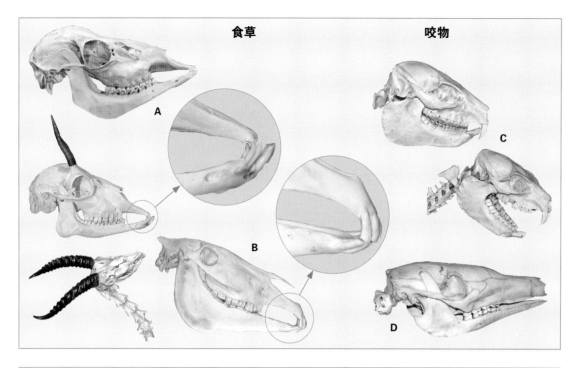

食草　　　　　　　咬物

图2-1-22　有蹄类动物发达的切牙用来采获食物。大多数有蹄类动物有典型的长鼻，下颌切牙前倾，上颌前牙常缺失或者被龈垫替代。捡拾类食草动物用牙龈垫和下切牙吃草，巡视类食草动物用前牙来捡拾树枝、树叶和灌木来咀嚼。啮齿动物用前倾的切牙咬物。**A**：羚羊、鹿、羊。**B**：马。**C**：啮齿动物。**D**：土豚（食蚁兽，无切牙）。

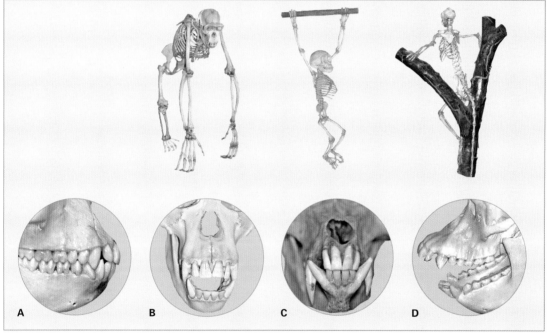

图2-1-23　在树上生活的灵长类动物的切牙发生了演化。它们同时进化出了较高的视觉敏感度和更好的攀爬技巧，用切牙获取水果。**A**：猕猴。**B**：黑猩猩。**C**：狒狒。**D**：猩猩。

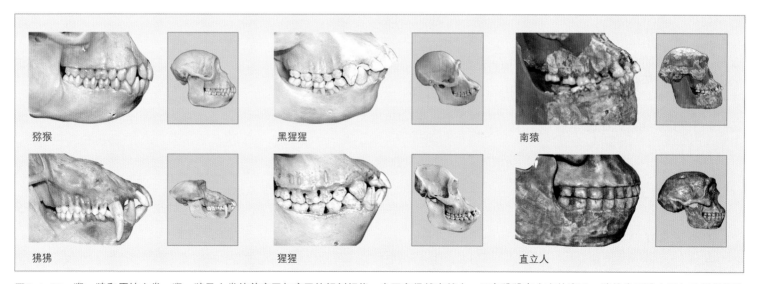

猕猴　　黑猩猩　　南猿

狒狒　　猩猩　　直立人

图2-1-24　猴、猿和原始人类。猴、猿及人类的前磨牙与磨牙的解剖相似，尖牙变得越来越小。只有狒狒有内弯的尖牙，猿的尖牙略大且与灵长类间隙交错接合。人科动物的尖牙体积较小，与其他牙齿比例协调，并表现出独特的咬合磨耗，这与人类的饮食习惯有关。

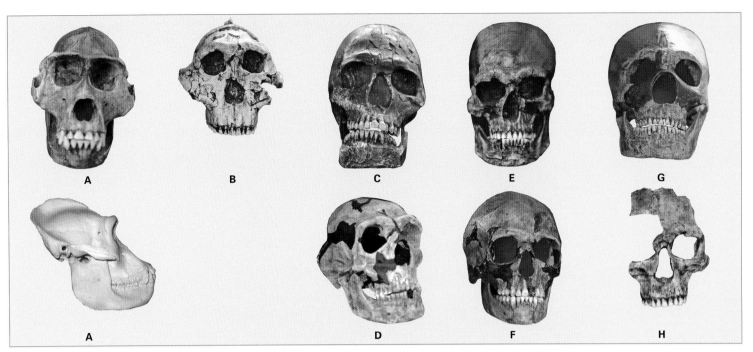

图2-1-25　原始人及其牙列。随着人类的进化，尖牙变小。早期的南方古猿的牙齿磨损较多，从C到H的人属颅骨表明其牙列与现代人类牙列的正常变异范围没有什么不同。A：猿。B：南方古猿鲍氏种（距今200万年）。D和G：尼安德塔人。C、E、F和H：智人（原始人类均属于猿）。原始人分类参见图2-1-27。

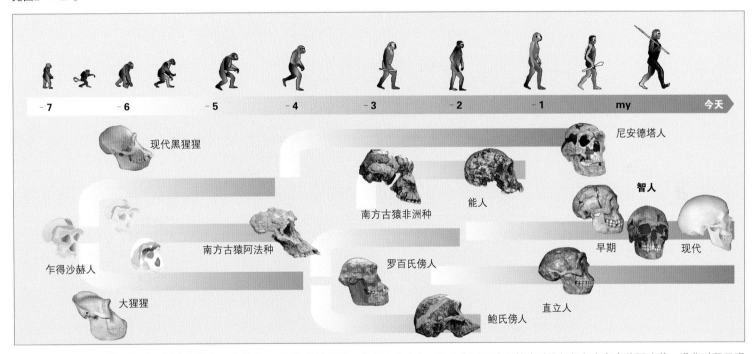

图2-1-26　智人的推测家谱。最古老的化石大约在700万年前被发现。在几种分支内，智人家系可追溯从猿到黑猩猩和南方古猿阿法种。进化过程呈现曲折和多面性的进展，而不是单一线性的进展。人类进化成的不同分支仍饱受争议。现代黑猩猩和现代大猩猩的比较如图示（非规模方面）。my：百万年。

征的磨牙来磨碎树叶，而使用相对较大的切牙来切割水果（图2-1-23）[38-41]。

从黑猩猩到智人

人类进化发展的化石记录已用系谱图解读出来（图2-1-26）。关于人类进化，有人提出，人类起源于500万～600万年前非洲东部的类黑猩猩，在非洲大草原上进化为双足动物[42-43]。双足行走、尖牙变异已经成为原始人类的特征标识。自从Lucy[42]发现320万年前一个南方古猿阿法种的骨骸，古老的古人类化石在乍得、肯尼亚及埃塞俄比亚相继被发现。这些化石可以追溯到距今700万年前[44]。

古人类化石记录表明，在人科动物进化的晚期，多个物种同时存在。古人类学家仍在争论距今540万～700万年前的一半的人类祖先是否真的存在[43]。有人相信在距今300万～700万年间所有的化石符合同样的进化家系。其他人认为这些标本不仅是主要不同家系的成员，也代表早期原始人类广泛多样性，这有待于进一步地发现[43]。

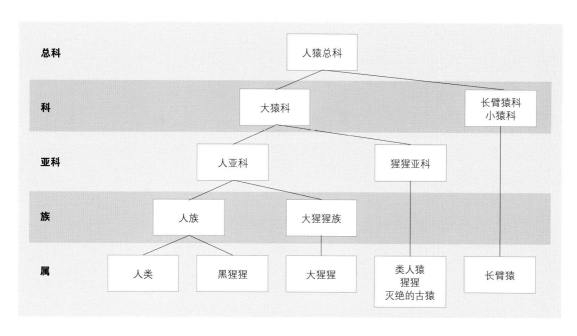

图2-1-27 人猿总科的分类[45-53]。

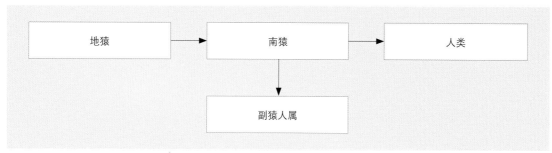

图2-1-28 目前属分类。南方古猿粗壮种是副猿人属。

目前的观点是现代人类起源于猿类，更确切地说是黑猩猩。通过DNA比较，人们相信距今540万~630万年前，黑猩猩和人类发生进化分离。在之后的400万年里，分离出的一支经过广泛地杂交，最终形成了新的物种——人类[45-46]。物种形成是新物种产生的必要过程。

自20世纪80年代后的物种分类学变化（从人科到人族）

Linnaeus分类系统是18世纪的科学家Carl Linnaeus建立的，直到20世纪80年代，古人类学家常根据此来研究人类与其他物种的相关性。

人科包括原始人亚科（人类及其祖先）和类人猿（黑猩猩、大猩猩和猩猩）。这些常见的进化家系来源于形态学研究。分子DNA研究修正了人科分类，分子研究表明（图2-1-27）[45-53]，人类、黑猩猩和大猩猩彼此亲缘关系更接近，而与猩猩和长臂猿的亲缘关系较疏远。随后古人类学家制订了新分类。人猿总科包括所有猿类及人类（总科）。人猿总科可分为大猿（人科）和小猿（长臂猿科）。人科可分为人亚科和猩猩亚科。人亚科可分为人族和大猩猩族。人族可分为人属和黑猩猩属[47-48]。

人族曾被称为原始人：古人类学家认为人族即为人类或是人类的祖先。人族包括人类和黑猩猩，但不包括大猩猩。

这里的人包括了所有的人种（直立人、东非直立人、格鲁及亚人、先驱人、尼安德塔人、卢尔多夫人、智人等），所有的更新纪灵长类动物（南方古猿非洲种、鲍氏傍人等）和其他古生物如傍人及地猿（图2-1-27）[45-53]。

南方古猿粗壮种和南方古猿鲍氏种曾分别被称为粗壮傍人和鲍氏傍人。有人认为人属起源于南方古猿（图2-1-27和图2-1-28）。距今约1400万年，起源于其他3个祖先属的猩猩物种形成。距今1500万~2000万年，起源于长臂猿科的人科祖先物种形成[50,52]。

原始人类的牙列

南方古猿粗壮种的前牙和后牙不相称。其切牙和尖牙比较小，而前磨牙和磨牙非常大。

南方古猿阿法种的牙齿有相似的微观形态学上的磨耗，大猩猩和黑猩猩也是如此。早期人类的牙齿磨耗更少。人族的切牙和尖牙体积均发生了减小，并保留了两颗双尖牙（前磨牙）。人族的尖牙减小为铲形。尖牙所占据的空间减小后，牙弓形态变得更为圆滑（图2-1-24和图2-1-25）。

能人的切牙更偏向铲形，磨牙更小。直立人的牙齿磨耗严重，有凹坑状的划痕，表面有光泽，这是直立人杂食性饮食的反应。智人的颌骨变小，牙列拥挤，第三磨牙体积减小[53-56]。

参考文献

[1] Dechow PC, Carlsson DS. Development of mandibular form: phylogeny, ontogeny and function. In: McNeill C (ed). Science and Practice of Occlusion. Chicago: Quintessence Publishing, 1997.

[2] Scott JH, Symons NBB. Introduction to Dental Anatomy. Edinburgh: E & S Livingstone, 1964.

[3] Miller WA. Evolution and comparative anatomy of vertebrate masticatory systems. In: Mohl ND, Zarb GA, Carlsson G, Rugh JD (eds). A Textbook of Occlusion. Berlin: Quintessence Publishing, 1988:27–41.

[4] Harland WB, Armstrong RL, Cox AV, Craig LE, Smith AG, Smith DG. A Geologic Time Scale 1989. Cambridge: Cambridge University Press, 1990.

[5] Timeline of evolution. Time tree of life. Available at: http://www.timetree.org/book.php. Accessed August 2013.

[6] Alvarez LW, Alvarez W, Asaro F, Michel HV. Extraterrestrial cause for the cretaceous-tertiary extinction. Science 1980;208:1095–1108.

[7] Schulte P, Alegret L, Arenillas I, Arz JA, Barton PJ, Bown PR, et al. The Chicxulub asteroid impact and mass extinction at the Cretaceous-Paleogene boundary. Science 2010;327:1214–1218.

[8] Luo ZX. Transformation and diversification in early mammal evolution. Nature 2007;450:1011–1019.

[9] Ji Q, Luo ZX, Zhang X, Yuan CX, Xu L. Evolutionary development of the middle ear in Mezozoic therian mammals. Science 2009;326:278–281.

[10] Luo ZX, Crompton AW, Sun AL. A new mamaliaform from the early Jurrasic and Evolution of mammalian characteristics. Science 2001;292:1535–1540.

[11] Darwin C. The Origin of Species. Ware: Wordsworth Editions, 1998.

[12] Prothero DR. Bringing fossils to life: an introduction to paleobiology. Boston: WCB McGraw-Hill, 1998.

[13] Hanken J, Thorogood P. Evolution and development of the vertebrate skull: The role of pattern formation Trends Ecol Evol 1993;8:9–15.

[14] Ji Q, Luo ZX, Zhang X, Yuan CX, Xu L. Evolutionary development of the middle ear in ezozoic terian mammals. Science 2009;326:278–281.

[15] Luo ZX, Crompton AW. Transformation of the quadrate (incus) through the transition from non-mammalian cynodonts to mammals. J Vertebr Paleontol 1994;14:341–374.

[16] Laurin M. The evolution of body size, Cope's rule and the origin of amniotes. Syst Biol 2004;53:594–622.

[17] Davis DD. Origins of the mammalian feeding mechanism. Am Zool 1961;1:229–241.

[18] Smith KK. Comparative patterns of craniofacial development in eutherian and metatherian mammals. Evolution 1997;51:1663–1678.

[19] Kemp TS. The Origin and Evolution of Mammals. Oxford: Oxford University Press, 2005.

[20] Poole DFG. Evolution of mastication. In: Anderson D, Mathews B (eds). Mastication. Bristol: J Wright Ltd, 1976.

[21] Fleagle JG. Primate locomotion and posture. In: Jones S, Martin R, Pilbeam D (eds). The Cambridge Encyclopedia of Human Evolution. Cambridge: Cambridge University Press, 1994.

[22] Luo ZX. Transformation and diversification in early mammal evolution. Nature 2007;450:1011–1019.

[23] Luo ZX, Cifelli RL, Kielan-Jaworowska Z. Dual origin of tribosphenic mammals. Nature 2001;409:53–57.

[24] Luo ZX, Ji Q, Wible JR, Yuan CX. An early Cretaceous tribosphenic mammal and metatherian evolution. Science 2003;302:1934–1940.

[25] Martin T, Rauhut OWM. Mandible and dentition of Asfaltomylos patagonicus (Australosphenida, Mammalia) and the evolution of tribosphenic teeth. J Vertebr Paleontol 2005;25:414–425.

[26] Lopatin AV, Averianov AO. An aegialodontid upper molar and the evolution of mammal dentition. Science 2006;313:1092.

[27] Luo ZX, Ji Q, Yuan CX. Convergent dental adaptations in pseudotribosphenic and tribosphenic mammals. Nature 2007;450:93–97.

[28] Radinsky L. Evolution of skull shape in carnivores 1. Representative modern carnivores. Biol J Linn Soc Lond 1981;15:369–388.

[29] Bininda-Emonds OR, Cardillo M, Jones KE, MacPhee RDE, Beck RMD, Grenyer R, et al. The delayed rise of present-day mammals. Nature 2007;446:507–512.

[30] Noble HW. Comparative functional anatomy of temporomandibular joint. Oral Sci Rev 1973;2:3–28.

[31] DuBrul EL. Evolution of the temporomandibular joint. In: Sarnat BG (ed). The temporomandibular joint. Springfield, IL: Charles C Thomas, 1964.

[32] Scapino R. The third joint of the canine jaw. J Morphol 2005;116:23–50.

[33] Moffett B. The morphogenesis of the temporomandibular joint. Am J Orthod 1966;52:401–415.

[34] Taylor AB. A comparative analysis of temporomandibular joint morphology in the African apes. J Hum Evol 2005;48:555–574.

[35] Hinton RJ, Carlsson DS. Temporal changes in human temporomandibular joint size and shape. Am J Phys Anropol 1979;50:325–334.

[36] Ashton EH, Zuckerman S. The anatomy of the articular fossa (fossa mandibularis) in man and apes. Am J Phys Anthropol 1954;12:29–61.

[37] Kinzey WG. Evolution of the human canine tooth. Am Anthropol 1971;73:680–694.

[38] Wang Q, Wright B, Smith A, Chalk J, Byron CD. Mechanical impact of incisor loading on the primate midfacial skeleton and its relevance to human evolution. Anat Rec 2010;293:607–617.

[39] Ungar PS. Relationship of incisor size to diet and anterior tooth use in sympatric Sumatran anthropoids. Am J Primatol 1999;38:145–156.

[40] Taylor AB. Masticatory form and function in the African apes. Am J Phys Anthropol 2002;117:133–156.

[41] McCollum MA. Rethinking incisor size and diet in anthropoids: diet, incisor wear and incisor breadth in the African apes. Am J Phys Anthropol 2007;133:986–993.

[42] Johanson DC, Edey MA. Lucy: The Beginnings of Humankind. London: Penguin, 1981.

[43] Wong K. An ancestor to call our own. Sci Am 2003;288:54–63.

[44] Tattersall I. Once we were not alone. Sci Am 2003;13:20–27.

[45] Patterson N, Richter DJ, Gnerre S, Lander E, Reich D. Genetic evidence for complex speciation of humans and chimpanzees. Nature 2006;441:1103–1108.

[46] Wakely J. Complex speciation of humans and chimpanzees. Nature 2008:

[47] Goodman M, Koop BF, Czelusniak J, Fitch DH, Tagle DA, Slightom JL. Molecular phylogeny of the family of apes and humans. Genome 1989;31:316–335.

[48] Goodman M, Tagle DA, Fitch DH, Bailey W, Czelusniak J, Koop BF, et al. Primate evolution at the DNA level and a classification of hominoids. J Mol Evol 1990;30:260–266.

[49] Wong K. The human pedigree. Sci Am 2009;300:46–49.

[50] Mann A, Weiss M. Hominoid phylogeny and taxonomy: a consideration of the molecular and fossil evidence in an historical perspective. Mol Phylogenet Evol 1996;5:169–181.

[51] Hedges SB, Kumar S (eds). The TimeTree of Life. Oxford: Oxford University Press, 2009.

[52] Hedges SB, Dudley J, Kumar S. TimeTree: a public knowledge-base of divergence times among organisms. Bioinformatics 2006;22:2971–2972.

[53] Thorne AG, Wolpoff MH. The multiregional evolution of humans. Sci Am 1992;266:76–79, 82–83.

[54] Deter CA. Gradients of occlusal wear in hunter-gatherers and agriculturalists. Am J Phys Anthropol 2009;138:247–254.

[55] Ungar P. Dental topography and diets of Australopithecus afarensis and early Homo. J Hum Evol 2004;46:605–622.

[56] Molnar S. Tooth wear and culture: a survey of tooth functions among some prehistoric populations. Curr Anthropol 1972;13:511–525.

2.2 生长与发育
Growth and Development

早期发育阶段表现类似。这是因为所有的物种享有一个共同的进化史。

物种间相似的特征称为同源性。同源结构指有相同或相似的功能和机制的结构，是从共同的祖先进化而来。人类下颌骨和牙齿的发育顺序与物种进化的比较，揭示了系统发育和怀孕前几周胚胎发育的相关性（图2-2-1和图2-2-2）[1-3]。生物体的系统发育过程是物种进化和演变史的重现。

人类胚胎学

传统观念认为，无颚类脊椎动物的前咽弓进化成有颚类脊椎动物关节连接的下颌骨。这些结构起源于神经嵴组织、神经嵴细胞和基板外胚层细胞[4-5]。神经嵴细胞分化形成头部、颅骨和神经系统的大部分结构。外胚层的神经源性基板分化形成感觉器官的主要结构。同源框基因编码了整个生物体发育早期和晚期的空间模式[6]。这些是生物体生长蓝图和发育形态学的基本原则。

发育生物学表明，基因通过一系列过程控制结构特征的发育。关键基因产生形态发生因子、信号分子和化学物质，这些物质在体内扩散并形成一个浓度梯度，为细胞扮演位置指示器

重点内容

- 人类胚胎发育
- 鳃弓
- 原始口腔、口咽部和面部的发育
- 胎儿颅骨和神经感受器官的生长
- 出生后的生长与发育
- 鼻旁窦
- 髁突和关节结节
- 正常萌出过程
- 平衡殆理论
- 成年后的生长
- 正常的变异范围

人类胚胎发育

大多数哺乳动物在发育的早期阶段进程都十分相似。在这一阶段，人类胚胎与其他哺乳动物胚胎并没有很大的区别。个体发育描述了胚胎的发育与其过程。通常，许多物种的胚胎在

31

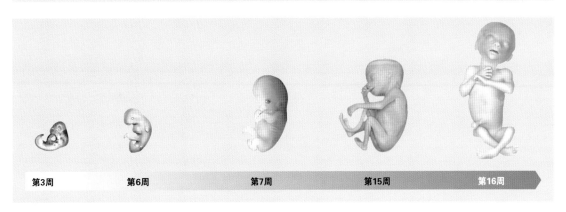

图2-2-1 人类胚胎发生与发育阶段的颅骨和颌骨关节。通过古生物学记录，比较发育阶段反映了哺乳动物颌关节系统发育的遗传谱系。my：百万年。

图2-2-2 胎儿3～16周的发育。

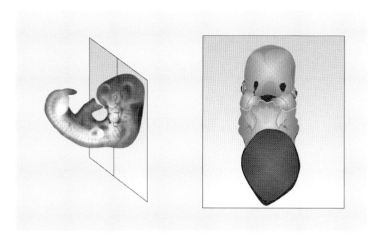

图2-2-3　3~4周人类胚胎的侧面观和冠状截面观。

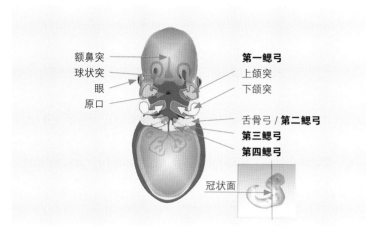

额鼻突
球状突
眼
原口

第一鳃弓
上颌突
下颌突

舌骨弓／第二鳃弓
第三鳃弓
第四鳃弓

冠状面

图2-2-4　4周胚胎的冠状截面观。上颌突和下颌突迁移向中线处的原口（原始口凹）。

的角色。这些物质刺激并开启其他基因，并顺次向下游激活产生其他形态发生因子。同源框基因负责调控生物体发育的基本蓝图和轴向发育模式。同源框基因广泛分布于从果蝇到人类的诸多物种之间。蠕虫、果蝇、脊椎动物和人类脊柱的节段性结构均起源于同样的节段发育模式[6]。

同源性

同源性指有机体来源于共同祖先的任何特征。共同祖先既可以指进化层面的祖先，也可以指发育层面的祖先。进化层面的祖先意味着某结构是从一个共同祖先的一些元素进化而来。在进化发育生物学里，进化被视为有机体发生发育的演变。同源序列的两种类别是直系同源基因和旁系同源基因。同源序列如果被同一物种形成事件分隔开，则被认为是直系同源基因。进化谱系分裂出一个新物种时一个物种形成事件便发生了。在生成的物种中单个基因的不同副本被称作直系同源基因。同一个进化支中发现的基因是直系同源基因，它们起源于共同的祖先。

脊椎动物的胚胎学和种系发生

大多数哺乳动物在早期的发育类似于智人（人类）。个体发育过程（形态发生）与种系发生密切相关（物种进化）。个体发育是生物进化过程的重演，这一"重演论"目前已被抛弃，并根据其初始理论进行了一系列修正。现代的理论是在发育生物学和进化发育生物学等学科不断完善的基础上发展形成的。进化发育生物学通过对比不同物种的生长发育进程，来确定其在进化树中的位置，并明确其发育模式的进化方式。它强调了胚胎发育的起源和进化。

据估计，如今大约有500万至1亿种生物生活在地球上。来自形态学、生物化学和基因序列数据的证据表明，地球上所有生物都是遗传学上相关的，并且生物的系谱关系可以通过进化树，即生物演化谱系图来展示[7]。该生物演化谱系图是在"所有物种均有其进化上的祖先"这一假说的基础上构建起来

的，它呈现了生物体种系随着时间推移发生的结构演化关系。生物演化谱系图这棵"生命之树"，依靠庞大的枝干系统，将小到微生物、大到巨型植物和脊椎动物的所有生命体，无一例外地串联了起来，而它们的基因则在枝干间生生不息地流动着，传递着物种进化的信息[4-12]。

鳃弓

胚胎期的大脑和脊髓沿轴索呈节段性增生，所形成的多个功能性阶段被统称为神经元节。这些神经元节由后脑向尾端延续并与体节球相接，后者将继续发育分化为特定的结构。靠近头端的7个体节球在背侧分化形成颅底结构，并在腹侧形成第一鳃弓至第三鳃弓。第四鳃弓到第六鳃弓则由体节球腹侧的中胚层分化形成[1-3]。

面部形态发育是胚胎在基因调控下有序发生的一系列生长发育过程。由中胚层发育而来的面部结构叫作突起或始基。

早期胚胎由中胚层、外胚层和内胚层组成。中胚层形成骨骼肌、骨骼、皮肤真皮层、结缔组织、泌尿生殖系统、心脏、血液、淋巴细胞和脾脏。胎儿头部和颈部结构的发育发生在妊娠第3~8周。受精后第22天，在咽部前肠的两侧会形成5对鳃弓，也称原椎、鳃弓或鳃条。在此基础上，胚胎进一步分化出内胚层及中胚层，或称间充质层（图2-2-3~图2-2-5）。这些鳃弓进而分化为头部和颈部的外部结构。每个鳃弓均由3个部分组成：覆盖在鳃弓外侧的外胚层组织，内衬于鳃沟表面的外胚层组织，以及由内胚层发育而来的咽囊[1-3]。

脊椎动物发育：鳃弓

对脊椎动物而言，鳃弓或者咽弓于第4周至第5周在子宫内发育，形成发育中口凹（原始口腔）两侧的一系列中胚层突起。这些突起向中线生长并融合（图2-2-3~图2-2-5）。第一鳃弓首先形成，其腹侧分支为上方的上颌突和下方的下颌突，并包绕口凹或者原始口凹。随后形成的是下方的鳃弓。

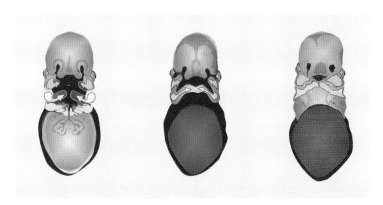

图2-2-5 下颌突在中线处融合形成将来的下颌骨。上颌突与额鼻突融合。

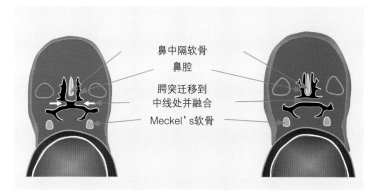

图2-2-6 腭突迁移到中线处并融合形成将来的上腭。鼻腔被软骨包围，形成鼻囊，鼻囊被骨取代并形成筛骨侧部和下鼻甲。鼻骨中部的鼻中隔软骨向上形成垂直的筛板并作为上颌骨前部发育的生长中心。

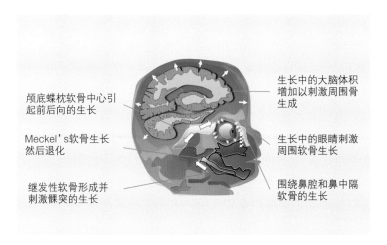

图2-2-7 胎儿头颅的生长是由大脑、眼球和鼻腔的生长及体积增加而引起的。生长的软骨中心在颅底蝶枕中心、鼻囊和鼻中隔，以及下颌骨中退化了的Meckel's软骨，Meckel's软骨随后形成了继发性软骨生长中心。

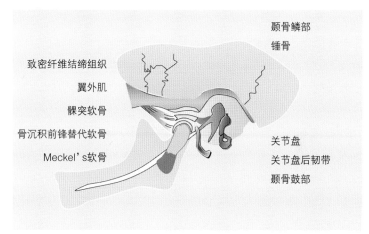

图2-2-8 出生前颞下颌关节的发育。前哺乳动物的关节变成砧锤关节。Meckel's软骨末端形成蝶下颌韧带和踝部韧带并骨化形成锤骨。原始翼外肌附着点位于发育中的髁突和颞骨鳞部之间，并成为将来关节盘的一部分。颞下颌关节盘和髁突表面以及颞骨鳞部表面排列有致密纤维结缔组织。

每个鳃弓内都包含有软骨条、肌肉组织、动脉和颅神经，它们均由中胚层间充质分化而来，其表面覆盖有外胚层来源的上皮组织。

脊椎动物胚胎中有6对鳃弓（或咽弓）。人类的第5对鳃弓在发育形成后的短时间内就退化了，没有进一步形成任何组织。前3对鳃弓发育成喉以上的结构，后2对鳃弓形成喉和气管[5-9]。

原始口腔、口咽部和面部的发育

始基、面突

胚胎的第一鳃弓是6对鳃弓中最先发育的。它位于口凹和第一腮沟之间。面部从围绕口凹或称原始口凹周围的5个始基或突起发育而来（图2-2-4～图2-2-6）。这些突起是位于头侧的额鼻突和位于中轴两侧的两个上颌突和两个下颌突。上颌突和下颌突起源于第一鳃弓。第一鳃弓，也叫下颌弓，形成口凹的侧壁和底部。其余的鳃弓构成原始口咽的侧壁和前壁并且

产生面部特征。

下颌突

下颌突首先在中线处融合，最终形成下颌骨以及面下部和舌（图2-2-4和图2-2-5）。第一鳃弓软骨的背侧末端叫作Meckel's软骨。

Meckel's软骨

Meckel's软骨在下颌突的中胚层内形成，最终退化并骨化为中耳的砧骨和锤骨、锤骨前韧带和蝶下颌韧带。下颌骨以Meckel's软骨作为模板通过膜内成骨形成。然而，下颌骨并非来源于Meckel's软骨的直接骨化（图2-2-7和图2-2-8）。

第二鳃弓软骨背侧末端骨化形成中耳镫骨和颞骨茎突[1-3,12-15]。

上颌突

围绕着原口，上颌突继续增大并形成原始口腔。

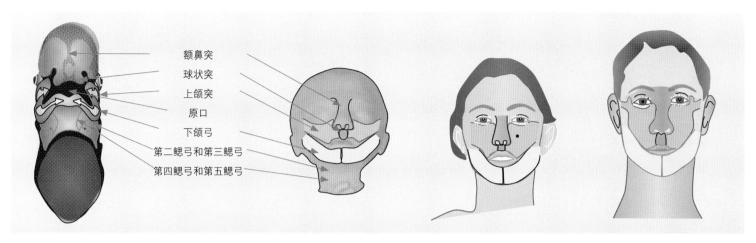

图2-2-9　原始突起。上颌突在眉间处融合以形成上颌骨（绿色）。球状突融合形成鼻底和上唇间的人中。下颌突在中线处融合以形成下颌骨。

第一鳃弓产生咀嚼肌：颞肌、咬肌、翼外肌、翼内肌和下颌舌骨肌、二腹肌前腹、鼓膜张肌和腭帆张肌。第二鳃弓发育为面部表情肌。

舌起源于第一鳃弓到第四鳃弓。中鼻突彼此靠近形成球状突最终产生鼻尖、鼻小柱、前唇、唇系带和上腭。随后，额鼻突向内侧塌陷形成鼻中隔。视囊下方上颌骨复合体持续生长使得上颌突与侧鼻突融合（图2-2-4～图2-2-6和图2-2-9）[1-3,8,16-17]。

腭和鼻中隔的发育

腭突向中线方向生长并在中线处融合以形成将来的上腭，分隔口腔和鼻腔。鼻腔被软骨性的鼻囊所包绕，其中线处为鼻中隔软骨。鼻囊、鼻中隔和Meckel's软骨的软骨基质发育成胎儿颅面骨骼的软骨支架，骨的发育即围绕这个软骨支架进行（图2-2-6和图2-2-7）[16,17]。

胎儿颅骨和神经感受器官的生长

随着脑、眼、鼻腔等器官的生长和体积的增大，胎儿的颅骨也随之发生相应的生长。软骨的生长中心是颅底蝶枕骨中心、鼻中隔、鼻囊和下颌骨的Meckel's软骨。骨生长发生在骨化中心和间质组织区域，骨连同周围软组织复合体向着既定的方向生长。颅底蝶枕骨生长中心引发前后向生长。生长中的大脑体积增加并刺激大脑周围的骨生成。生长中的眼睛刺激眼睛周围的软骨生长。鼻腔和鼻中隔软骨周围也发生着骨性结构的生长（图2-2-7）[1,3,5]。

颞下颌关节的发育

Meckel's软骨在胚胎第7周是一个位于颏部与未来的中耳之间的软骨条带。Meckel's软骨起着强化第一鳃弓的作用，随后成为发育中下颌骨和颅骨之间的一个铰链关节[14-15,18]。这个铰链关节与前哺乳动物的方形下颌关节同源（图2-2-7和图2-2-8）。

在胚胎第12周时，颞下颌关节的主要结构发育完成，Meckel's软骨退化消失，它的背侧末端形成蝶下颌韧带、锤骨前韧带，并且骨化形成锤骨。前哺乳动物原始的方形下颌关节变成中耳的砧锤关节。在最初的关节形态中，翼外肌肌腱附着于Meckel's软骨的后部。随着髁突软骨和颞骨鳞部的互相靠近，翼外肌肌腱韧带插入并形成颞下颌（TM）关节盘。颞下颌关节盘、髁突表面和颞骨关节窝表面由致密纤维结缔组织组成，而不同于其他承重关节的典型软骨组织（图2-2-8）[18-23]。

下颌骨的发育

下颌骨骨性结构的发育兼有膜内成骨和软骨内成骨两种机制。Meckel's软骨充当膜内成骨的支架。下颌骨体部、升支、肌突和髁状突均在各自的骨骼基质细胞凝聚区处以软骨内骨化的方式发育形成。下颌骨的生长主要源于下颌体外周皮质骨的骨膜刺激和髁突颈部继发性软骨形成的特化生长中心的直接生长（图2-2-7～图2-2-9）。下颌骨随着生长中的颅骨结构保持向前、向下生长。髁突颈部软骨引起向后、向上的生长以保持与颞骨鳞部的发育相协调。随着发育过程的进行，髁突软骨大部分被骨质替代。出生时一部分软骨存留于骨性髁突上表面，并被致密纤维结缔组织层覆盖[13-15,18-23]。

颅面骨骼功能与发育分区

发育中的颅骨有三大主要功能和发育分区。面上1/3，由骨膜成骨形成的薄而坚固的拱形颅顶结构，容纳了大脑和中枢神经系统（CNS）。面中1/3，指在Frankfort平面（眶耳平面）之上的面部上1/3和颅底，容纳了眼睛和听觉、平衡觉的结构。面下1/3，包含中间和下方的面部结构、上颌骨和下颌骨，这些组成咀嚼、吞咽、消化以及呼吸道的支架（图2-2-10和图2-2-11）。颅骨和面部连同其所包含的结构一起发育。胎儿骨性结构的发育源于软骨基质，这与大脑、眼睛和鼻

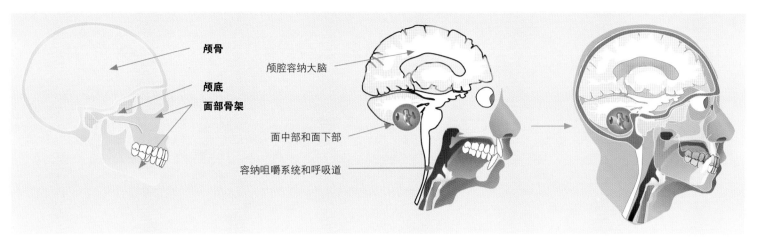

图2-2-10　颅骨有三大主要功能和发育分区。面上1/3，由骨膜成骨形成的薄而坚固的拱形颅顶结构，容纳了大脑和中枢神经系统（CNS）。面中1/3，指在Frankfort平面（眶耳平面）之上的面部上1/3和颅底，容纳了眼睛和听觉、平衡觉的结构。面下1/3，包含中间和下方的面部结构、上颌骨和下颌骨，这些组成咀嚼、吞咽、消化以及呼吸道的支架。

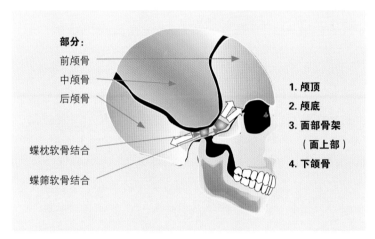

图2-2-11　颅骨的功能和发育分区。

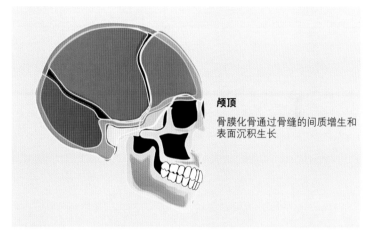

图2-2-12　颅顶的生长。颅顶主要通过骨缝的沉积和颅骨缝的扩张而生长，并在较小程度上通过周围骨的表面沉积而生长。

35

腔等功能结构的体积增加显著相关。出生时，由膜内成骨形成的颅顶容纳了大脑和中枢神经系统。颅底将颅顶和面部骨架分隔开来。颅底包含蝶枕生长中心和蝶筛生长中心，这些软骨源性的软骨结合引导颅面骨骼前后向生长。最终，颅底变成一组包含窦腔、结构精细的骨性复合体，将颅骨与面骨分隔开来。上颌骨和下颌骨的生长与颅底的发育密切相关（图2-2-11～图2-2-18）[23-28]。

出生后的生长与发育

　　颅颌面部的早期发育是相应组织快速生长和特化的时期。出生后前3年期间，大脑的生长完成大约90%，面部大致达到成人尺寸的65%。出生到3岁期间，口腔的形态和功能发生着变化，出生时无牙的龈垫逐渐被由20颗乳牙组成的牙列所取代。3岁时，包括第一恒磨牙在内的所有恒牙已经开始发育[23]。

出生后颅骨的生长和发育

　　出生到10岁期间，颅骨的生长以骨缝的间质增生、软骨生长中心的软骨内成骨和表面骨沉积结合的形式进行。决定颅骨生长发育的主要是遗传因素。此外功能因素，尤其是肌肉功能的调控作用也必不可少。它们可能以各种功能基质的形式出现[29-30]。颅骨和面部骨骼出生后的生长发育将持续到青春后期。

颅顶

　　出生后，颅顶随着骨缝的生长和骨化而生长，直至颅骨缝闭合，此过程也会伴有颅骨表面的骨质沉积。颅骨的生长几乎全部取决于大脑的生长（图2-2-12、图2-2-17和图2-2-18）[24-27]。

颅底

　　颅底在颅骨生长中起着重要的作用。它包含了在蝶枕软骨结合（SOS）和蝶筛软骨结合的软骨生长中心。它们的作用是推动颅面部骨骼前后向的生长发育。颅底的生长主要是软骨内生长和软骨结合处骨质替代的结果。它们有独立的生长潜能，但也可能受大脑生长的影响。蝶骨、颞骨和颧骨的发育在咀嚼运动与下颌运动中起着重要的作用，并且成为颞下颌关节和咀嚼肌上方起点的一部分（图2-2-12和图2-2-13）[23-28]。

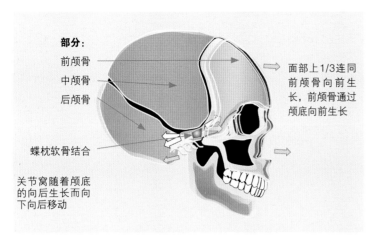

图2-2-13　受蝶枕软骨结合（SOS）向前生长的影响，面部上1/3连同前颅骨向前生长。蝶枕软骨结合在颅底（红色），其向后生长使得关节窝从颅底向下向后移动。

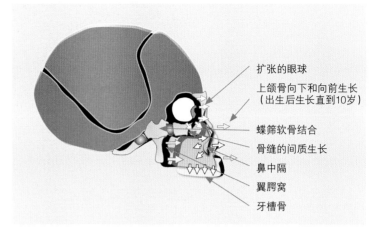

图2-2-14　上颌骨通过颅底和前颅骨的骨缝间质生长而生长，生长的压力来源于扩张的眼球、鼻中隔的软骨生长、在上颌结节发生骨质沉积，还包括牙槽骨的向下生长。

上颌骨

　　面上部以及上颌骨、鼻骨、泪骨和颧骨连同前颅骨一起向前生长，生长方向由蝶枕软骨结合处的生长中心引导。上颌骨的向前生长取决于蝶筛软骨结合的生长中心和骨缝的间质生长以及骨表面的直接重塑。上颌结节处的骨质沉积也推动着上颌牙槽骨向前生长[23]。上颌骨随着面部生长和新骨充填骨缝而向下向前移位。上颌骨向前方的生长与翼腭窝有关，此外，眼球的生长和鼻腔的侧向发育以及鼻中隔软骨向前的生长也都参与其中。上颌骨向下方的生长则与牙齿的萌出有关。上颌骨颧突会持续受到咀嚼肌运动产生的张力和咬合力产生的压力，肌肉的功能运动和周围其他软组织共同作用，调控着上颌骨的生长发育，这一阶段将持续10～12年的时间（图2-2-14）。出生后上颌骨随同颅面骨骼一起向下方生长的机制目前尚未被完全阐明，相关的假说包括鼻中隔理论和功能基质理论[25]。

　　影响生长和发育的主要因素是遗传，当不受外界环境因素干扰时，个体的生长发育将完全按照遗传基因所既定的蓝图进行。由遗传因素所带来的结构性变异十分广泛，足以确保骨骼关系、牙列关系、面部比例和尺寸，以及其他各种面部特征的多样性与个性化，这些变异均属于正常范围内的变异。对生长发育过程的干扰则可能导致一系列畸变、综合征和畸形（遗传畸变），这些变异超出变异的正常范围。出生后，功能和生长相互作用，在生长发育至成人的过程中起着重要的作用。学者们已经对功能因素和遗传因素相互作用调控个体生长发育过程的机制进行了探讨，并提出了功能基质理论[25-30]。

鼻旁窦

　　鼻旁窦的发育演化及功能假说被誉为"颅面发育生物学最后的阵地"[31-34]。这些结构的发育和功能可在大多数哺乳动物、陆生动物和海生动物，以及恐龙中发现，但了解甚少。一

家三级护理机构对其收治的出生至12岁的患者进行了一系列头颅CT扫描，旨在评估面部、眶部及鼻旁窦在出生后的生长发育情况。其结果显示：筛窦是首先发育完成的，其次是上颌窦、蝶窦和额窦。每个窦腔在特定的年龄组里都有一个快速的生长发育期[32]。

窦腔发育

　　鼻旁窦通过一个叫作窦腔形成的过程发育。这是一个鼻腔上皮和鼻腔黏膜组织内陷到周围发育中的面部膜化骨的过程。鼻旁窦窦腔形成不局限于哺乳动物，还有许多其他的脊椎动物鼻腔区域也会出现充气的上皮憩室，如禽类、鳄类和一些恐龙[31-35]。

　　这些窦腔是上颌骨、筛骨、额骨和蝶骨内部不对称的充气空腔，其内表面由有纤毛的黏骨膜被覆。这些窦腔不是无效腔，而是颅面部整体解剖结构的组成部分。窦腔的形成和目的尚不清楚，目前认为其成因主要有3种类型：构造学原因、生理学原因和无功能[31-35]。关于窦腔功能的假说为：有助于最大限度地减轻骨骼重量；辅助呼吸功能；控制温度；氧化亚氮气体交换；生物力学功能[31]。

窦腔分隔颅骨的内外部结构

　　颅底和面中部的骨骼发育成窦腔，分隔了颅面部骨骼的内外部结构。上颌窦，如同其他鼻旁窦——额窦、筛窦和蝶窦一样，与它们各自所在骨骼的生长发育过程密切相关，因为它们分隔了颅面骨骼的内外部结构。颅面部骨骼的内表面与大脑、眼球和鼻腔相邻。

上颌窦的生长

　　出生时，上颌窦大约为5mm高，随着生长发育逐渐增加到成人高度。上颌窦的发育与牙槽骨高度的生长及牙齿的萌出密切相关，在婴儿出生时，牙胚位于眼眶下方，与眶腔仅一壁

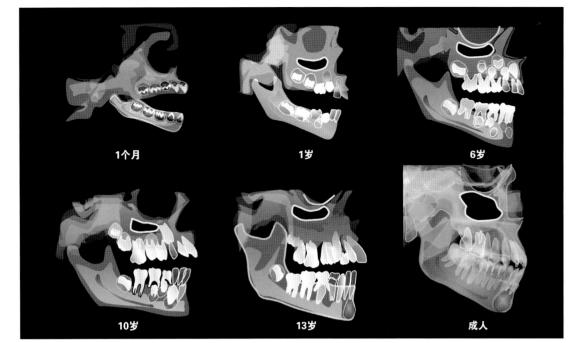

图2-2-15 上颌窦的发育。出生时上颌窦非常小（5mm×7mm）。随着牙槽骨向下生长和牙齿萌出，上颌窦在前后向生长。出生时垂直高度和横向长度——5mm高×7mm长；出生时，5~7mm长；1岁时，14mm长；3岁时，大约21mm长；7岁时，大约28mm长；成人时，大约35mm长[8,31-35]（由斯科特和西蒙斯复绘与改编[8]）。

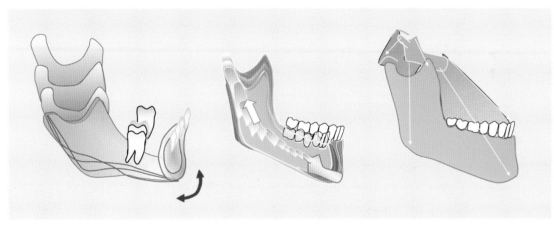

图2-2-16 下颌骨的生长。向下和向前生长，并且在前后向上可以旋转。

之隔；随着上颌牙槽骨高度的生长及牙胚的下降，牙齿的位置也逐渐降低，直至成年时上颌牙齿完全萌出建𬌗时的位置。

牙齿的萌出与上颌窦在垂直方向上的生长并不是同步进行的，它们之间存在数年的时间延迟。上颌窦生长最活跃的时期是在出生后2年和15~18岁期间[8,32]。

上颌窦前后向直径随着上颌骨的向前生长而增加。出生时这个长度大约是7mm，1岁时14mm（2倍），3岁时21mm（3倍），7岁时28mm（4倍）和在成人时大至5倍，是35mm。上颌窦的发育与面中部其余窦腔的发育密切相关，相互协调（图2-2-15）[8,31-35]。

髁突和关节结节

关节结节在出生后生长迅速，2岁时即可近乎达到成人关节结节一半的大小。随着上颌乳切牙和第一乳磨牙、第二乳磨牙的萌出，关节结节后斜面表面的骨质也不断发生沉积，使关节结节的高度持续增长，直至7岁左右。有研究显示，这种生长在混合牙列期时逐渐减缓并停止，在20岁时达到最大高度[36]。

根据颅骨检测结果，儿童的关节结节斜面较成人平缓[37]。在儿童生长发育至成人的过程中，髁突形态由扁平逐渐变得陡峭，非工作侧的接触也随之不断减少[36-41]。

颞下颌关节出生后的生长发育

生长发育中的髁突，其生长中心的髁突软骨位于髁突表面纤维软骨层的下方。它在缺乏功能性刺激时萎缩，但保留了软骨内成骨的潜力，以应对功能需求。它在出生以前的下颌骨发育和出生以后的颅面部发育中表现活跃，并通过软骨内成骨形成髁突和髁突颈部。下颌骨其余部分则在局部肌肉的功能运动的刺激下，通过膜内成骨的形式生长。关节结节和关节窝也通过膜内成骨形成。

颅面复合体出生后的生长发育

下颌骨旋转生长路径

下颌骨向前向下的生长主要依赖髁突软骨向后上方增生骨化以及在肌肉功能性刺激下，下颌骨表面新骨沉积这两种方式完成（图2-2-16）。也有研究认为，下颌骨发生旋转生长的

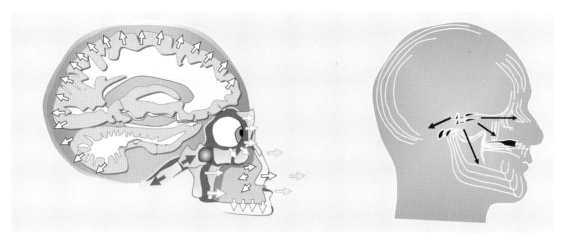

图2-2-17 颅面复合体的生长方向。学者们定义了不同的假想轴，来描述不同部位的生长发育方向。一种理论认为，颅面复合体的生长发育中心在蝶鞍附近。

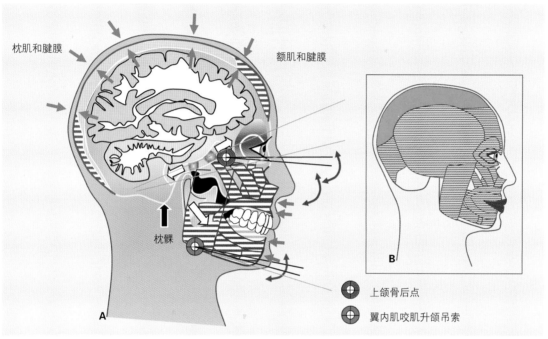

枕肌和腱膜

额肌和腱膜

枕髁

上颌骨后点

翼内肌咬肌升颌吊索

图2-2-18 **A**：颅面骨生长的腱膜张力模型：枕叶轴向的颅面骨生长。晚期大脑尾部和前部的生长连同蝶枕骨的生长由颅面肌肉筋膜系统进行修整与塑形。下颌生长围绕翼内肌咬肌升颌吊索。上颌骨生长围绕上颌后点。浅灰色的线表示面部的不同层面。**B**：浅层肌肉筋膜系统[25]。

关键部位位于下颌角的翼内肌、咬肌附着处（图2-2-18）。

在没有不良应力刺激的情况下，颅面部的大体形态由个体的基因组调控并决定。局部干扰因素可以改变自然的生长潜力而导致形态学变异[42]。

面部生长模式和生长中心

关于面部生长模式，已有多种假说被提出（图2-2-13、图2-2-16～图2-2-18）[7,42-48]。一种假说认为，颅面部生长发育的中心轴线或中心区域位于蝶鞍附近的蝶筛生长中心[43,46-47]。生长发育的理论包括功能基质学说和鼻中隔理论[45]。功能基质学说认为，颅面部的生长发育是脑颅囊基质和颌面囊基质对功能性刺激产生应答的结果[28-30]。大脑和神经结构的生长引起脑颅基质的扩大。大脑的生长是11岁以前脑颅发育的主要推动因素。气道的扩张推动颌面基质的生长发育。鼻中隔在出生前后均影响着颅面部的生长发育，这一作用将持续至骨缝发生纤维化，约4岁。大脑的晚期发育主要指脑灰质的发育高峰期，对于额叶和顶叶而言，这一期出现在12岁左右，颞叶在16岁，而枕叶的灰质形成高峰期则出现在20岁前后。这一时期大脑主

要沿前后向或尾侧腹侧的方向生长发育[7,25]。

颅面生长的腱膜张力模型

基于持续的大脑生长提出了颅面生长的附加模型，大脑生长受额枕肌肉组织和表浅肌肉筋膜系统（SMAS）的对抗[25]。张力从额肌和枕肌向下传向面部肌肉，修饰并改善颅面旋转的生长方向，直至20岁。局部的表浅肌肉筋膜系统（SMAS）在颅面区域形成颅面肌肉筋膜系统（CFMAS），这一系统显著影响着上下颌骨的生长发育。CFMAS依据其作用的强弱有多种不同的表现型，这些变异被认为会影响上下颌骨在矢状向上的旋转生长模式，使不同个体的颅面复合体发生不同程度的逆时针向前或顺时针向后的旋转[25]。

该理论认为：枕骨结节是颅部旋转生长的轴，颅面部生长发育模式取决于大脑生长、蝶枕骨生长、面部骨窦腔形成和CMFAS的共同调控作用。位于下颌角的翼内肌咬肌附着处被认为是下颌骨生长的旋转轴。上颌骨的旋转轴或旋转中心位于上颌后平面（PM平面）和面上部的交汇处，以及前颅底的底部（图2-2-18）[25]。PM平面经过蝶上颌连接，并与自然头位

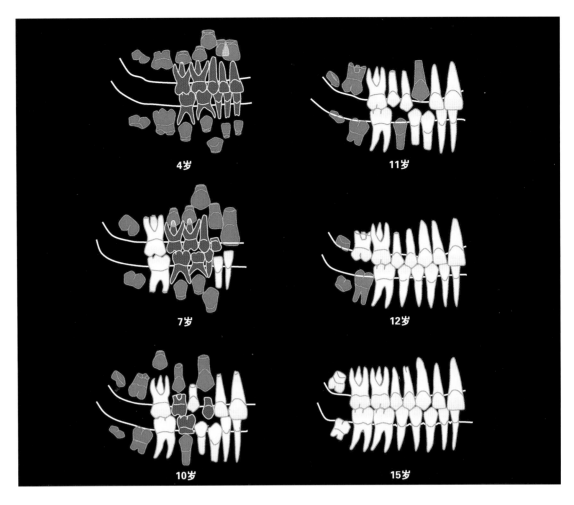

图2-2-19 从乳牙列到混合牙列再到恒牙列的正常萌出顺序。

时眶部水平面成90°，它在矢状向上划分了面中部的前份和后份[47-48]。

正常萌出过程

面部生长和发育的过程中，牙齿在遗传因素的作用下按照既定的时间和方向顺次萌出。萌出的过程分为6个阶段：

1. 牙囊的生长。
2. 萌出前的生长。
3. 萌出后的生长。
4. 少年时期的咬合平衡。
5. 青春期的萌出及建𬌗过程。
6. 成人的咬合平衡（图2-2-19）[49]。

萌出过程

萌出过程的机制尚未被完全阐明[49-55]。最初的理论认为，Hertwigs上皮根鞘刺激牙根形成，并推动发育中的牙胚向𬌗向移动、萌出[49-50]。牙囊对萌出是必不可少的。移除牙囊后骨沉积和再吸收将终止。通过手术破坏犬前磨牙牙胚外包绕的牙囊后，牙齿将停止萌出[51]。若保持牙囊完整，将惰性物体代替牙胚插入牙囊，则会导致该惰性物体的萌出[52]。牙囊细胞中发现了一种成骨细胞特有的转录因子Cbfa1（Runx2）的高表达，它在牙齿萌出的调控过程中扮演着重要的角色[55]。

牙槽骨内牙齿萌出的必要条件概述如下：

- 生物活性软组织——牙囊的介导。
- 发育程序的启动信号。
- 组织学上的骨形成和骨塑形过程。
- 破骨细胞生成集落刺激因子-1（CSF-1）、血管内皮生长因子（VEGF）、RANK/RANKL/骨保护素。
- 程序化的骨形成及发育过程[50-55]。

牙齿持续萌出的过程以萌出力和软组织介导相结合的形式出现，这一萌出过程一直持续到牙齿达到既定的咬合关系。牙齿的建𬌗过程受颅面部功能基质的影响，在完成建𬌗后牙齿将维持在稳定的平衡𬌗状态。

平衡𬌗理论

萌出后，牙齿的咬合关系保持着平衡，这一平衡状态通过唇肌、颊肌、舌肌、牙齿自身的萌出动力和牙列咬合间的相互作用而实现。其余的软组织在平衡𬌗的维持过程中发挥着重要的作用[50,56-59]。牙齿的萌出动力也持续发挥着作用。萌出潜能在牙齿到达最初咬合高度后仍能保持很久。第一磨牙和切牙在萌出至达到初始咬合接触后仍需要不断地萌出并调整位置，以适应下颌骨及牙槽突的垂直向生长。在平衡𬌗建立及维持的过程中，斜行牙周纤维的牵拉作用及牙槽窝功能性变形等问题也常被提及，但其具体机制仍不明确[50,56-59]。

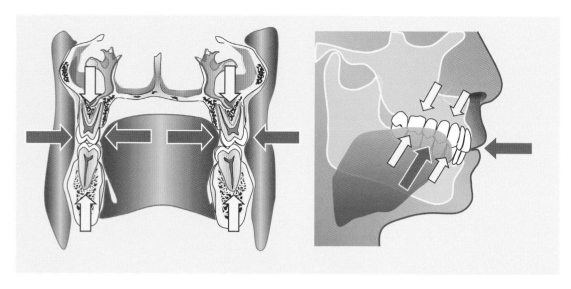

图2-2-20 维持平衡𬌗的力。维持平衡𬌗的主要因素是休息时唇颊、舌肌的压力（红色箭头）以及牙齿的萌出力（蓝色箭头）。

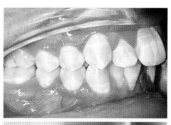
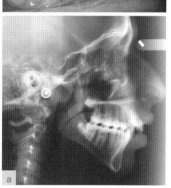
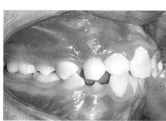
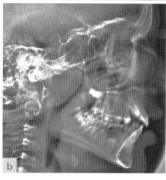
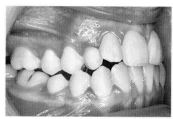
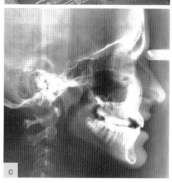
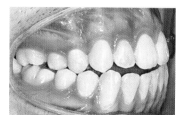
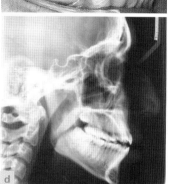

图2-2-21 不同的前后向骨骼关系：（a）骨性Ⅱ类下颌后缩的凸面型。（b）骨性Ⅰ类直面型。（c）骨性Ⅲ类下颌前突的凹面型。（d）前牙开𬌗伴随垂直向的骨骼异常。

舌、唇肌力和萌出力

平衡𬌗的建立有赖于强度高、持续时间短的咬合力的作用。唇舌肌在吞咽过程中会产生高强度和短时间的压力，在说话时则产生低强度和短时间的作用力，同样的，休息时产生的力是低强度和长时间的。萌出力则是一种强度低但持续时间长的力量。以上这些作用力中，在平衡𬌗形成和维持过程中起主要作用的是唇舌肌静息时的压力以及萌出力。在维持牙齿垂直向高度方面，唇舌肌的静压力比其在吞咽过程中产生的动态作用力更加重要。这一原理也同样适用于牙齿在其他方向上位置的维持（图2-2-20）[56-57]。

成年后的生长

在个体成年之后，颅面部组织依旧表现出向各个方向持续生长的潜力。其中，垂直向的改变多于前后向的改变，但宽度的改变并不明显。成年后的生长模式存在性别差异。成人的生长虽然仅以每年1mm的量级进行，但数十年来的累积作用是巨大的。双侧下颌骨的旋转、垂直向高度的改变和牙齿的持续萌出均可持续到成人阶段。男性所表现出的净变化趋势为下颌骨逆时针向前上旋转，下颌平面角减小；而女性则表现为下颌骨向后下旋转的趋势，导致下颌平面角增大。咬合关系通过代偿作用得以维持。软组织的改变则包括鼻部变长、唇部变平，以及颏部增大[60]。

成年后牙齿萌出：代偿性萌出

成年后牙齿萌出是持续终生的。咬合接触丧失后牙齿将继续萌出。牙齿和残冠、残根可带动牙槽嵴继续萌出。残冠、残根的过度萌出可造成明显的功能障碍并影响美观。但在咬合接触丧失后，并不是所有的牙齿都有继续萌出的能力，这种萌出差异的机制目前还未能阐明。舌在吞咽过程中扮演重要的角色。据报道，在重度磨耗的牙列中，牙齿萌出可以补偿60%的牙齿磨耗。嵴上牙周膜纤维在维持牙齿位置和对抗牙齿萌出的过程中起着重要的作用[50,61-63]。

正常的变异范围

即便是在未受有害因素干扰的情况下，个体的生长发育也会存在一定程度的变异，人群中这种颅面骨骼发育性变异的分布大致为：骨性Ⅰ类直面型占70%，骨性Ⅱ类下颌后缩的凸面型占20%，其余10%为骨性Ⅲ类下颌前突的凹面型（图2-2-21）[2]。关于变异范围的研究可见于不同的人种、民族，还有一些跨越了人种、民族的国际性研究[64-77]。

垂直向高度的变异可表现为高角长面型或低角短面型。颅颌面部三维方向不调的严重变异发生率很低，属于罕见的发育性畸形。极端的垂直向、横向和水平向的异常以较低的百分比发生并且更趋向于畸变，因而比较少见[66-77]。

异常

异常是指超出正常变异范围的现象。多民族和多人种的研究中报道的儿童与青少年骨骼与牙齿发育异常的发生率为30%～93%[66-77]。

发育异常的分类如下：牙列异常、咬合异常和间隙异常。牙列和咬合的异常可能发生于矢状向、垂直向或横向。牙齿异常包括拥挤、稀疏、中线偏斜和单颗牙异常，如：异位萌出、阻生的多生牙、先天缺牙、牙齿扭转、低位萌出、牙轴倾斜、转矩异常、过小牙、过大牙[76]。牙齿、牙列或骨骼的发育异常及关系不调可能是遗传、发育或环境因素共同作用的结果（见第3章和第4章）[27,77-85]。

牙列拥挤

牙列拥挤可分为牙性或骨性两类。遗传因素可导致牙弓长度过短，使骨量小于牙量，进而导致牙齿拥挤。

向前的分力：邻面磨耗

局部因素可能也有一定作用，包括𬌗力向前的分力和邻面磨耗。邻间接触磨耗可以减小牙弓周长。目前的假说认为，𬌗力向前的分力会引起后牙邻面的磨耗，进而导致后牙近中向的整体移动。𬌗力向前的分力被认为是后牙牙齿长轴近中倾斜的结果。在牙尖交错位时，正是因为牙轴的倾斜方向与咀嚼肌力作用方向的相互协调，𬌗力才能够沿牙轴传递到每颗后牙上，通过牙齿的邻接点向前传递并分散于整个牙列[86]。

参考文献

[1] Larsen WJ, Sherman LS, Potter SS, Scott WJ. Human Embryology, ed 3. Edinburgh: Churchill Livingstone, 2001.

[2] Mohl N, Zarb G, Carlsson G, Rugh J. A Textbook of Occlusion. Chicago: Quintessence Publishing, 1988.

[3] Dechow PC, Carlson DS. Development of mandibular form: phylogeny, ontogeny and function. In: McNeill C (ed). Science and Practice of Occlusion. Chicago: Quintessence Publishing, 1997.

[4] Smith SC, Gaveson AC, Hall BK. Evidence for a developmental and evolutionary link between placodal ectoderm and neural crest. J Exp Zool 1995;270:292–301.

[5] Gans CM, Northcutt RG. Neural crest and the origin of vertebrates: a new head. Science 1983;220:268–274.

[6] Garcia-Fernandez J, Holland PW. Archetypal organization of the amphioxus Hox gene cluster. Nature 1994;370:563–566.

[7] Timeline of evolution. Time Tree of Life. Available at: http://www.timetree.org/book.php. Accessed August 2013.

[8] Scott JH, Symons NBB. Introduction to Dental Anatomy. London: E & S Livingstone, 1964.

[9] Langille RM, Hall BK. Developmental processes, developmental sequences and early vertebrate phylogeny. Biol Rev 1989;64:73–91.

[10] Crompton AW, Parker P. Evolution of the mammalian masticatory apparatus. Am Sci 1978;66:192–201.

[11] Hall BK. Evolutionary issues in craniofacial biology. Cleft Palate J 1990;27:95–100.

[12] Forrey P, Janvier P. Evolution of the early vertebrates: recent discoveries provide clues to the relationships between early vertebrates and their modern relatives. Am Sci 1994;82:554–565.

[13] Hall BK. Mandibular morphogenesis and craniofacial malformation. J Caniofac Genet Dev Biol 1982;2:309–322.

[14] Frommer J, Margolies MR. Contribution of Meckels cartilage to ossification of the mandible in mice. J Dent Res 1971;50:1260–1267.

[15] Durkin JF, Heeley JD, Irving JT. The cartilage of the mandibular condyle. In: Melcher AH, Zarb GA (eds). Temporomandibular Joint: Function and Dysfunction I. Oral Science Reviews Vol 2. Copenhagen: Munksgaard, 1973:29–99.

[16] Carstens MH. Development of the facial midline. J Craniofac Surg 2002;13:129–187; discussion 188–190.

[17] Jeffery N, Spoor F. Ossification and midline shape changes of the human fetal cranial base. Am J Phys Anthropol 2004;123:78–90.

[18] Mohl N. The temporomandibular joint. In: Mohl N, Zarb G, Carlsson G, Rugh J (eds). A Textbook of Occlusion. Chicago: Quintessence Publishing, 1988:81–96.

[19] Yuodelis RA. The morphogenesis of the human temporomandibular joint and its associated structures. J Dent Res 1966;45:182–191.

[20] Moffett B. The morphogenesis of the temporomandibular joint. Am J Orthod 1966;52:401–415.

[21] Thilander B, Carlsson GE, Ingervall B. Postnatal development of the human temporomandibular joint. 1. A histological study. Acta Odontol Scand 1976;34:117–126.

[22] Enlow DH, Harris DB. A study of the postnatal growth of the human mandible. Am J Orothod Dentofacial Orthop 1964;50:25–50.

[23] Ranly DM. Early orofacial development. J Clin Pediatr Dent 1998;22:267–275.

[24] Enlow DH. A comparative study of facial growth in Homo and Maccaca. Am J Phys Anthropol 1966;24:293–308.

[25] Standerwick RG, Roberts WE. The aponeurotic tension model of craniofacial growth in man. Open Dent J 2009;3:100–113.

[26] Ermolenko AE, Perepada EA. The symmetry of man. Acta Biomed 2007;78(Suppl 1):13–20.

[27] Markovic MD. At the crossroads of oral facial genetics. Eur J Orthod 1992;14:469–481.

[28] Ingervall B, Thilander B. The human spheno-occipital synchondrosis. I. The time of closure appraised macroscopically. Acta Odontol Scand 1972;30:349–356.

[29] Moss ML. The functional matrix hypothesis revisited. 1. The role of mechanotransduction. Am J Orthod Dentofacial Orthop 1997;112:8–11.

[30] Moss ML. The functional matrix hypothesis revisited. 2. The role of an osseous connected cellular network. Am J Orthod Dentofacial Orthop 1997;112:221–226.

[31] Marquez S. The paranasal sinuses: the last frontier in craniofacial biology. Anat Rec (Hoboken) 2008;261:1350–1361.

[32] Shah RK, Dhingra JK, Carter BL, Rebeiz EE. Paranasal sinus development: a radiographic study. Laryngoscope 2003;113: 205–209.

[33] Laitman JT, Albertine K. The anatomical record inside the head: A history of reporting findings on the skull, paranasal sinuses, and nose. Anat Rec (Hoboken) 2008;291:1343–1345.

[34] House EL, Pansky B, Jacobs MS, Wagner BM. Gross structure of the ear, nasal cavity and paranasal sinuses of the chimpanzee. Anat Rec 1966;155:77–88.

[35] Rossie JB. The phylogenetic significance of the anthropoid paranasal sinuses. Anat Rec (Hoboken) 2008;291:1485–1498.

[36] Katsavaris EG, Dibbets JM. The growth of articular eminence height during craniofacial growth period. Crainio 2001;19:13–20.

[37]Katsavrias EG. Changes in articular eminence inclination during the craniofacial growth period. Angle Orthod 2002;72:258–264.

[38]Angel JL. Factors in temporomandibular joint form. Am J Anat 1948;83:223–246.

[39]Dechow PC, Carlson DS. Occlusal forces and craniofacial biomechanics during growth in rhesus monkeys. Am J Phys Anthropol 1990;83:219–237.

[40]Glineburg RW, Laskin DM, Blaustein DI. The effects of immobilization on the primate temporomandibular joint: a histologic and histochemical study. J Oral Maxillofac Surg 1982;40:3–8.

[41]Stegenga B, de Bont LGM. TMJ growth, adaptive modeling and remodeling compensatory mechanisms. In: Laskin DM, Greene CD, Hylander WL (eds). TMDs: An Evidence-based Approach to diagnosis and Treatment Planning. Chicago: Quintessence Publishing, 2006:53–67.

[42]Bjork A. Variations in the growth pattern of the human mandible: longitudinal radiographic study by the implant method. J Dent Res 1963;42:400–411.

[43]Ricketts RM. Planning treatment on the basis of the facial pattern and an estimate of its growth. Angle Orthod 1957;27:14–37.

[44]Moss ML, Young RW. A functional approach to craniology. Am J Phys Anthropol 1960;18:281–292.

[45]Scott JH. The cartilage of the nasal septum: a contribution to the study of facial growth. Br Dent J 1953;95:37–43.

[46]Rickets RM. Divine proportion. In: Goldstein RE (ed). Esthetics in Dentistry, Volume 1, ed 2. Hamilton, Ontario: BC Decker, 1998:187–206.

[47]Kosky K. Cranial growth centers: facts or fallacies? Am J Orthod 1968;54:566–583.

[48]McCarthy RC, Lieberman DE. Posterior maxillary (PM) plane and anterior cranial architecture in primates. Anat Rec 2001;264:247–260.

[49]Proffit WR, Fields HW, Sarver DM. Contemporary Orthdontics. St Louis, MO: Mosby, 2007.

[50]Steedle JR, Proffit WR. The pattern and control of eruptive tooth movements. Am J Orthod 1985;87:56–66.

[51]Cahill DR, Marks SC Jr. Tooth eruption: evidence for the central role of the dental follicle. J Oral Pathol 1980;9:189–200.

[52]Marks SC Jr, Cahill DR. Experimental study in the dog of the non-active role of the tooth in the eruptive process. Arch Oral Biol 1984;29:311–322.

[53]Wise GE, King GJ. Mechanisms of tooth eruption and orthodontic tooth movement. J Dent Res 2008;87:414–434.

[54]Marks SC Jr. The basic and applied biology of tooth eruption. Connect Tissue Res 1995;32:149–157.

[55]Wise GE, Frazier-Bowers S, D'Souza RN. Cellular, molecular, and genetic determinants of tooth eruption. Crit Rev Oral Biol Med 2002;13:323–334.

[56]Proffit WR. Equilibrium theory revisited: factors influencing position of the teeth. Angle Orthod 1978;48:175–186.

[57]Proffit WR. Equilibrium theory reexamined: To what extent do tongue and lip pressures influence tooth position and thereby the occlusion? In: Perryman JH (ed). Oral Physiology and Occlusion. An international symposium. New York: Pergamon, 1978:55–77.

[58]Gould MS, Picton DC. A study of pressures exerted by the lips and cheeks on the teeth of subjects with angle's class II division 1, class II division 2 and class 3 malocclusions compared with those of subjects with normal occlusions. Arch Oral Biol 1968;13:527–541.

[59]Katona TR, Quian H. A mechanism of noncontinuous supraosseous tooth eruption. Am J Orthod Dentofaial Orthop 2001;120:263–271.

[60]Behrents RG. A treatise on the continuum of growth in the aging craniofacial skeleton [thesis]. Ann Arbor: University of Michigan Center for Human Growth and Development, 1985.

[61]Newman HN. Attrition, eruption and the periodontium. J Dent Res 1999;78:730–734.

[62]Milosevic A. Tooth wear and compensatory eruption. Br Dent J 1998;185:209–210.

[63]Craddock HL, Youngson CC, Manogue M, Blance A. Occlusal changes following posterior tooth loss in adults. Part I: a study of clinical parameters associated with the extent and type of supraeruption in unopposed posterior teeth. J Prosthodont 2007;16:485–494.

[64]Bjork A. Variability and age changes in overjet and overbite. Am J Orthod 1953;39:779–801.

[65]Bjork A, Palling M. Adolescent age changes in sagittal jaw relation, alveolar prognathy and incisor inclination. Acta Odontol Scand 1955;12:201–232.

[66]Helm S. Malocclusion in Danish children with adolescent dentition: an epidemiological study. Am J Orthod 1968;54:3352–3366.

[67]Scaife RR, Holt JE. Natural occurrence of cuspid guidance. J Prosthet Dent 1969;22:225–229.

[68]Helm S. Prevalence of malocclusion in relation to development of the dentition. An epidemiological study of Danish schoolchildren. Acta Odontol Scand 1970;28(Suppl 58):1+

[69]Ingervall B. Development of the occlusion. In: Mohl ND, Zarb GA , Carlsson G, Rugh JD (eds). A Textbook of Occlusion. Chicago: Quintessence Publishing, 1988:43–56.

[70]El-Mangoury NH, Mostafa YA. Epidemiologic panorama of dental occlusion. Angle Orthod 1990;60:207–214.

[71]Brunelle JA, Bhat M, Lipton JA. Prevalence and distribution of selected occlusal characteristics in the US population, 1988–1991. J Dent Res 1996;75:706–713.

[72]Proffit WR, Fields HW Jr, Moray LJ. Prevalence of malocclusion and orthodontic treatment need in the United States: estimates from NHANES III survey. Int J Adult Orthodon Orthognath Surg 1998;13:97–106.

[73]Thilander B, Pena L, Infante C, Parada SS, de Mayorga C. Prevalence of malocclusion and orthodontic treatment need in children and adolescents in Bogotá, Colombia. An epidemiologic study related to different stages of dental development. Eur J Orthod 2001;23:153–167.

[74]Onyeaso CO. Prevalence of malocclusion among adolescents in Ibadan, Nigeria. Am J Orthod Dentofacial Orthop 2004;126:604–607.

[75]Gelgor IE, Karaman AI, Ercan E. Prevalence of malocclusion among adolescents in central Anatolia. Eur J Dent 2007;1:125–131.

[76]Bjork A, Krebs A, Solow B. A method for epidemiological registration of malocclusion. Acta Odontologica Scand 1964;22:27–41.

[77]Mossey PA. The heritability of malocclusion: part 2. The influence of genetics in malocclusion. Br J Orothod 1999;26:195–203.

[78]Logan WHG, Kronfeld R. Development of the human jaws and surrounding structures from birth to the age of fifteen years. J Am Dent Assoc 1933;20:379–427.

[79]Pascoe JJ, Hayward JR, Costich ER. Mandibular prognathism: its etiology and a classification. J Oral Surg Anesth Hosp Dent Serv 1960;18:21–24.

[80]van der Linden FP. Genetic and environmental factors in dentofacial morphology. Am J Orthod 1966;52:576–583.

[81]Watnick SS. Inheritance of craniofacial morphology. Angle Orthod 1972;42:339–351.

[82]Peck S, Peck L, Kataja M. Class II Division 2 malocclusion: a heritable pattern of small teeth in well-developed jaws. Angle Orthod 1988;68:9–17.

[83]Turner S, Nattrazz C, Sandy JR. The role of soft tissues in the aetiology of malocclusion. Dent Update 1997;24:209–214.

[84]Harpending H, Cochran G. Genetic diversity and genetic burden in humans. Infect Genet Evol 2006;6:154–162.

[85]Kraus BS, Wise, WJ, Frie RH. Heredity and the craniofacial complex. Am J Orthod 1959;45:172–217.

[86]Southard TE, Behrents RG, Tolley EA. The anterior component of occlusal force. Part 2. Relationship with dental alignment. Am J Orthod Dentofacial Orthop 1990;97:41–44.

42

2.3 神经肌肉生理学
Neuromuscular Physiology

重点内容

- 神经肌肉系统
- 中枢神经系统的结构
- 神经传导
- 动作电位及其传导
- 骨骼肌的解剖
- 肌肉收缩和作用力的方向
- 显微解剖学
- 神经肌肉接头，肌纤维动作电位
- 肌肉收缩
- 肌肉内的神经支配
- 测量手段

神经肌肉系统

在过去的数十年里，人类对于神经肌肉系统作用机制的理解已然进步了许多。

随着技术的不断革新，学者们发现了神经通路、神经传导以及脊髓与中枢神经区域之间的功能性联系，但要想完全掌握这个极其错综复杂系统的运转和作用机制，仍是一条漫漫长路。

关于临床修复学及其相关的应用领域，医生们需要更多地了解神经肌肉解剖学及生理学方面的知识，以便在面对临床科学与艺术方面尚不清楚或存在争议的问题时，做出更好的判断。这些知识就包括肌电图的分析方法及其在临床和科研领域的应用。肌电图（EMG）分析被用于研究息止颌位及下颌姿势位，前伸引导过程中的神经肌肉反射作用，以及前牙引导后牙分离的神经肌肉保护机制等与临床相关的领域。另外，咀嚼功能是如何在殆关系发生变化后逐渐适应的？殆功能异常、磨牙症、颞下颌关节紊乱病又对殆关系有怎样的不良影响？这些都是肌电图在诊断和治疗中的价值所在[1-2]。

肌肉、心理、功能运动及副功能运动

神经肌肉系统、牙列、颞下颌关节、心理状态之间的功能性相互作用与恢复丧失的牙列形态及功能、更好地了解颞下颌关节紊乱病（TMD）息息相关。

感觉-运动系统由传入神经、传出神经和中枢神经通路组成，大脑正是通过这一系统来协调和控制机体的功能运动[1-3]。

本体感受器、触觉感受器和痛觉感受器通过脊髓神经通路和三叉神经通路将感觉信息（即初级传入神经）传递给脊椎、中脑、丘脑、大脑皮质（即中间神经元）。传出运动通路自中枢神经系统（CNS）传至肌肉（即运动中心及运动模式发生器）。

下颌的功能运动可被描述为一种自主的、反射性的、周期性的神经肌肉系统作用。

应激、情绪、情感等心理因素对口颌系统功能、适应性及口颌面部疼痛的作用与影响日益受到人们的重视。因此临床上越来越多的医生意识到，心理因素与口腔副功能运动、磨牙症、殆创伤、修复体寿命以及颞下颌关节紊乱病（TMD）有着密不可分的关联（图2-3-1）[3-6]。

感受器

感受器存在于牙周膜、牙龈、骨膜、口腔软组织、肌肉、肌腱以及关节组织中。

它们所提供的反馈信息可以促进各种口腔功能，包括呼吸、饮水、进食、吞咽以及言语。

这些感受器包括味蕾、冷/热感受器和存在于牙周膜、肌肉韧带、肌肉中与感受位置相关的（本体）感受器。

Golgi腱器官，Ruffini小体以及牵张反射感受器将本体感觉

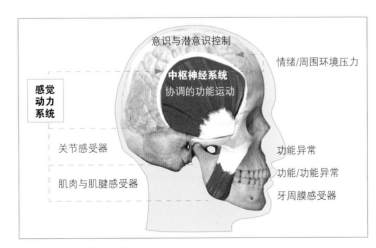

图2-3-1　下颌的功能运动与功能异常有赖于复杂的意识和潜意识的相互作用来控制、实施。它们会通过感觉运动系统，接收到情绪及周围环境压力的影响。其功能运动具有自发性、反射性和节律性。

43

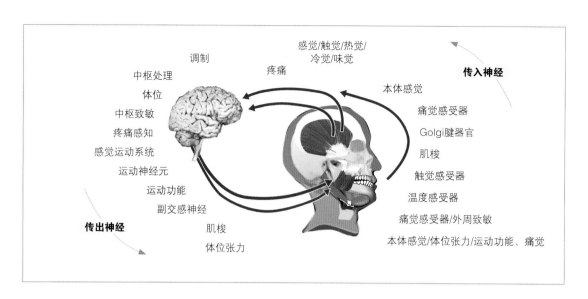

图2-3-2　大量的感觉神经元将触觉、本体感觉（位置的感觉）、痛觉（致痛的）刺激传递给中枢神经系统。通过中枢系统的处理，运动传出神经将刺激信号传递给肌肉。

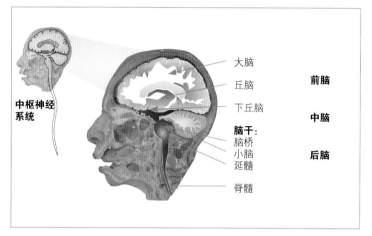

图2-3-3　中枢神经系统（CNS）包括大脑和脊柱。人类的脑包括后脑、中脑、前脑。后脑包括延髓、脑桥、小脑。中脑则包括下丘脑、垂体和杏仁核，而前脑则包括基底神经节所在的大脑、丘脑以及其他结构。中脑和后脑又组成了脑干。

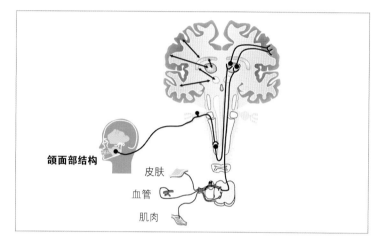

图2-3-4　来自牙齿、关节、咀嚼肌的感觉信息通过初级感觉传入神经先后传递进入三叉神经（Ⅴ）的感觉根、三叉神经感觉主核、三叉神经脊束核，再向上经由感觉通路，进入丘脑和脑皮质。三叉神经的眼支、上颌支、下颌支分别汇入三叉神经的3支感觉神经根，它们的细胞体位于三叉神经半月节内，通过突触与三叉神经脊束核中具有区域特异性分布特点的二级神经元连接。

的位置相关信息传递给脊髓反射中枢，以便小脑以及更高级的中枢进行中央信息处理。

目前所公认的口颌面部疼痛机制强调外周致敏、中枢致敏与调节的相互作用，以及痛觉传入信息和机体感觉与情绪应答之间的相互关系（图2-3-2）[1-11]。

中枢神经系统的结构

人类大脑包含数以千亿的神经元和超过百兆的突触连接。

通过包括脊髓和大脑在内的主要解剖学部分，可以将大体解剖结构、神经通路及它们相互作用和发挥功能的区域分辨出来。

大脑的结构

大脑包括前脑、中脑和后脑。

中脑和后脑构成了脑干，与延髓（也被称作延脑）相连，并与脊髓相延续（图2-3-3）。

延髓

延髓包括上行束与下行束，它们沟通连接脊髓和大脑的不同区域。

它包括调节心率、呼吸、血管直径的中枢，同时是第Ⅻ、Ⅺ、Ⅹ、Ⅸ和Ⅷ对脑神经的起点。

脑桥

三叉神经（Ⅴ）、外展神经（Ⅵ）、面神经（Ⅶ）、听神经（Ⅷ）的起点以及呼吸中枢均位于脑桥。

视觉和听觉的反射中心、动眼神经（Ⅲ）、滑车神经（Ⅳ）的起点位于中脑。

脊髓

脊髓从后脑向下延伸至腰椎。大脑和脊髓包含灰质和白质两个部分。脊髓的灰质包括细胞体和突触，其前角和后角被

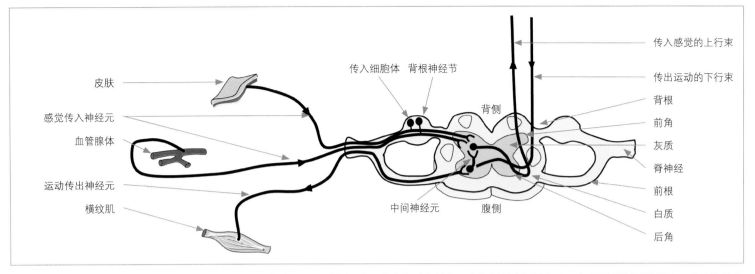

图2-3-5 脊柱的横截面。初级感觉传入神经元进入脊神经，通过背根进入中央灰质的前角。它们通过中间神经元，与脊髓反射回路相连，或者连接上行感觉通路，在高级中心处理这些感觉信息。一个脊髓反射的过程可以概括为：初级的感觉传入神经元通过突触与中间神经元相连接，中间神经元又通过突触与传出神经元相连，传出神经元通过脊神经前根由脊髓后角穿出，一直传至肌肉。

有髓的上行束和下行束的白质包绕。上行束包含感觉传入神经元，这些神经元传递来自皮肤、骨骼肌、肌腱、关节和内脏感受器的感觉冲动。下行束将传出的运动信息传递给骨骼肌、平滑肌、心肌和腺体。功能运动既可以是局限于低层次的局部脊髓反射的反射性结果，也可以是经中脑或大脑皮层等高级中枢处理后的结果（图2-3-4～图2-3-6）。

脊神经，躯体和内脏的传入神经、传出神经

人体有31对脊神经，每对脊神经均有背根与前根。每条脊神经包含躯体和内脏的感觉传入神经元与运动传出神经元。感觉神经元进入脊髓背根，其细胞体位于背根神经节。传出神经元离开脊髓前根，进入肌肉和内脏（图2-3-4和图2-3-5）。

躯体传入神经元

躯体感觉传入神经元是传导来自皮肤、骨骼肌、肌腱以及关节感受器的神经冲动的神经元。感受触摸、温度、压力和疼痛这样的周围感觉的感觉传入神经也被称为外感受器。骨骼肌、肌腱、关节内的感受器可以提供有关体位、运动的信息，被称为本体感受器。本体感受器包括肌梭、Golgi腱器官。躯体传入神经元是单极神经元，经过脊髓背根进入脊髓/脑干，它们的细胞体位于背根神经节。来自牙、关节、咀嚼肌的感觉信息通过初级感觉传入神经元进入三叉神经（Ⅴ）的感觉根，继而进入三叉神经感觉主核和三叉神经脊束核。

躯体传出神经元

躯体传出神经元是运动神经元，它传导来自脊髓或脑干的神经冲动至骨骼肌。这些神经元是多级神经元，它们的细胞体位于脊髓或脑干的灰质内。躯体传出神经元经由脊神经前根或者脑干运动神经根离开脊髓或脑干（图2-3-4和图2-3-5）。

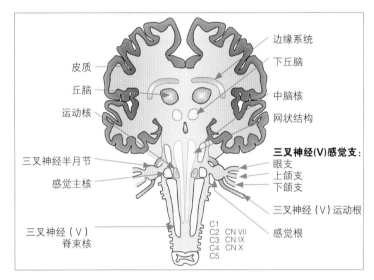

图2-3-6 这张关于脑和脑干的插图展示了与感觉、运动神经通路有关的神经中枢以及三叉神经运动根、三叉神经感觉根的分支。

神经反射

神经反射是机体对于内部和外部刺激所做出的自动、迅速而又不受意识控制的应答。它们对于维持机体的快速功能运动和稳态具有积极的作用。神经反射的过程可由单突触通路组成，抑或有多个联络神经元或中间神经元参与（图2-3-5）。

简单条件反射弧

简单条件反射弧的形成需要感受器的参与，感受器对感觉刺激做出反应并传入感觉传入神经元，感觉传入神经元只有一个位于背根神经节的细胞体。传入神经元通过突触与脊髓中的联络神经元相连以利于信息的处理，或直接通过突触与运动传出神经元相连。运动神经元将动作电位传至肌肉或腺体的效应器，来获得期望的效应（图2-3-5）[1,2,4,6,12-14]。

45

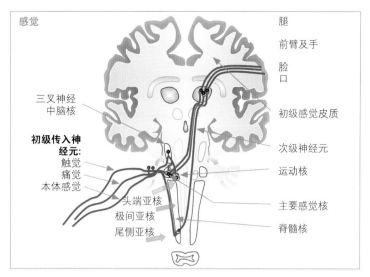

图2-3-7 来自触觉、痛觉、本体感觉感受器的初级传入神经元（PAN）将信息传递至各自的中枢。本体感觉的初级传入神经元将本体感觉信号传递至三叉神经中脑核，经过二级神经元到达主要感觉核，继而通过突触传递至中间神经元，最后向上传递至丘脑及大脑感觉皮层。触觉的初级传入神经元将触觉信号传递至位于主要感觉核内的二级神经元。痛觉的初级传入神经元传递至三叉神经脊束核尾侧部的较低尾侧水平，通过突触与二级神经元相连，痛觉信号从而得以进入颅内接受中枢处理。

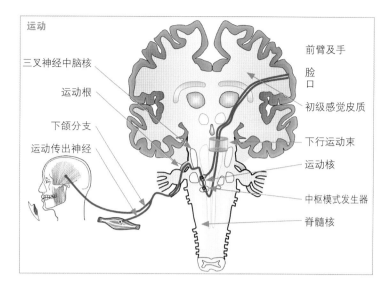

图2-3-8 下行的运动传出神经通路。运动指令从脑皮质发出，通过下行运动神经束传至运动核，传递至咀嚼的中枢模式发生器，最终通过三叉神经（V）运动支传出。

脑干及其功能

脑干位于大脑的下方，与脊髓相延续，它包括部分中脑、脑桥和部分延髓。

脑干的三大主要成分及其功能如下：

1. 上行和下行的感觉及运动神经通路位于脑干。

2. 主要的脑神经神经根和神经通路位于脑干。

3. 脑干协调机体的心血管系统、呼吸、痛觉敏感性、清醒和意识，协调整合这些功能并进行调节性控制。脑干包含咀嚼和吞咽模式发生器在内的中枢模式发生器（CPGs）（图2-3-5～图2-3-7）[1,2,4,6,15-16]。

上行和下行神经通路及神经束

脑干是身体和大脑、小脑间传递信息的管道。上行感觉传入神经元和下行运动传出神经元所构成的神经通路与神经束是脑干的重要组成部分。来自颌面部区域的上行感觉传入信号和三叉神经会经过主要感觉核和脊髓丘脑束。上行感觉通路包含传递痛觉与温度觉的脊髓丘脑束以及传递触觉、本体感觉和压力的脊髓后索。脑干通过脑神经介导面部和颈部的运动与感觉（图2-3-7）[1-6]。

这其中包括三叉神经主要的运动和感觉神经根与神经通路以及其他脑神经（Ⅲ～Ⅻ），它们构成了颌面部以及其他颅颈部结构的神经分布。

生命功能的调节

从脊髓顶部延伸至延髓、脑桥、中脑和下丘脑的网状结构均属于脑干。这其中包含心脏和呼吸的调节中枢，对意识、清醒和睡眠的调节发挥着积极的作用。位于脑干的神经中枢模式发生器的区域，使得机体得以在不自主的控制下自动地、节律性地发挥功能。咀嚼的中枢模式发生器位于运动中枢旁（图2-3-8）。

中枢模式发生器

中枢模式发生器是一个不需要外周或中枢传入信号就可以产生节律性模式输出的神经网络。它们负责一些无意识的功能运动，比如走路、呼吸、吞咽和咀嚼。它们还通过传入神经元、传出神经元、中间神经元及其相互作用，来促进和抑制肌群之间高度复杂的相互作用，从而参与协调整合许多肌肉的收缩。

咀嚼中枢模式发生器

咀嚼中枢模式发生器通过引发机体内在的节律性神经模式来控制咀嚼，该模式受口腔、肌肉和关节的感觉反馈信息间相互作用的调节。这一模式会受到食物的物理性质影响，也会随着机体年龄增长而发生变化。咀嚼中枢模式发生器包括位于脑桥和延髓内的神经元复合体。它接收来自大脑的高级中枢，特别是来自感觉运动皮质的底外侧区域和感觉感受器的信号输入。它既包含一个具有固有信号特性的神经元核心群体，当然也包含一系列接收来自口腔和肌梭的传入神经信号的其他神经元。除了可以控制那些支配下颌、舌和面部肌肉的运动神经元，咀嚼中枢模式发生器还可起到调节反射回路的作用[15-18]。

吞咽模式发生器

吞咽的过程涉及超过25对口咽部、喉部和食道的肌肉的协

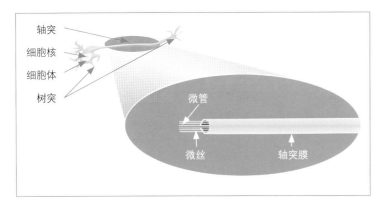

图2-3-9 非中介神经或者神经元包括细胞体、轴突和树突。细胞体又包括胞质和胞核。轴突传导神经冲动，不同神经元的轴突长度差异很大，可从数毫米至1m长度不等。细胞体和轴突之间增厚的区域称为轴丘，轴丘发生电压的主动变化，从而产生神经冲动。树突从细胞体和轴突的末端伸出。轴突外由轴突膜包裹，轴突内有微丝和微管结构。

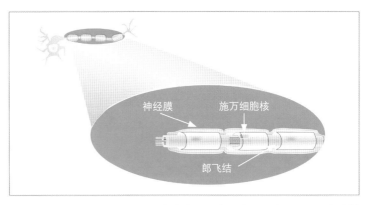

图2-3-10 大部分周围神经系统的神经和中枢神经系统的白质是有髓鞘的。它们的轴突被规律性排列的施万细胞构成的髓鞘包绕。在髓鞘之间，轴突裸露的区域称为郎飞结。有髓神经外所包绕的膜即为神经膜。

调收缩，这些肌肉在吞咽的口咽阶段较为活跃，然后食道会产生原发性蠕动。吞咽过程依靠位于延髓的中枢模式发生器，涉及许多脑干运动核以及两个主要的中间神经元组：孤束核中的背侧吞咽组（DSG）和延髓腹外侧区的腹侧吞咽组（VSG）。背侧吞咽组的神经元负责吞咽模式的生成。腹侧吞咽组的神经元则传递指令给不同的运动神经池，和其他的模式发生器相同，中枢网络的功能受到外周和中枢输入信息的调控，从而使得吞咽模式与食物的大小相关[1-6,11-12]。

下丘脑

下丘脑位于丘脑以下，脑干以上。它与人体的新陈代谢过程、自主神经系统的控制、激素的分泌、体温的调控、饥饿感、口渴、愤怒、昼夜节律循环、战或逃反射以及性欲息息相关。下丘脑会在机体应激情况下分泌促肾上腺皮质激素释放激素（CRH），CRH传递至脑垂体进一步促使脑垂体分泌促肾上腺皮质激素，使肾上腺在战或逃反射时分泌皮质醇（应激激素）。

小脑

小脑在整合感知觉、运动控制以及协调体位与平衡感的过程中发挥着重要的作用。小脑整合了不同体位下的本体感觉信息，该信息由大脑运动皮质处理。小脑还参与控制运动技能的学习、保持平衡的能力、平衡感和精细运动。此外，小脑对于认知功能非常重要，比如注意力、表达能力以及感知语言或音乐时所需要的对声音的加工能力。

大脑

大脑包括脑皮质、髓质和基底神经节。

大脑参与了人的认知和自主处理过程，此时左右脑有着明确的分工，运动和感觉处理也有着其特定的区域。

目前，神经磁共振图像以及其他一些发展中的科技手段，

正在持续不断地帮助人类勾勒出大脑与思想、记忆、情绪和心理社会行为相对应的神经活动领域。

复杂周围感觉通路通过中脑和丘脑，将信号传递至脑皮质，从而进行感觉和认知处理。神经通路、神经可塑性调控以及大脑各功能区间通过复杂的网络相互作用，促进了包括行为举止、社会交往、智力活动、演讲在内的诸多人类活动的多样化进程。

大脑皮质和额叶的运动区域指挥着意识与自主运动功能。运动神经元的轴突经过中间神经元向下传至中脑和脊髓，在其神经肌肉接点以突触与周围运动神经元相连接。

传入神经元和传出神经元经由31条脊神经的神经根或12条脑神经的神经根进出脑干。三叉神经发出3条粗的感觉支和1条运动支，运动支位于中脑上部（图2-3-6）。

神经传导

神经解剖学，神经元

神经系统包含着数以十亿计的神经细胞（神经元）以及神经胶质细胞。特定的感受器在接收到诸如触觉、压力、声音、光和味觉等感觉时会做出神经元反应。神经传导冲动，神经与神经相互连接，或者与其他类型的细胞（如肌细胞）相连接。

神经元的细胞核位于细胞体内。树突和轴突从细胞体发出，其长度和直径各不相同。树突将神经冲动传入细胞体，而轴突则将神经冲动传出细胞体。

神经包括轴突、细胞体、神经末梢和树突。它们可以是无髓的或有髓的。当神经元末梢因化学神经递质、电压的变化、突触后兴奋性电压而受到突触刺激时，或者单纯受到感觉感受器的刺激时，会发生神经传导。轴突外包绕着一层神经膜（图2-3-5、图2-3-9和图2-3-10）。

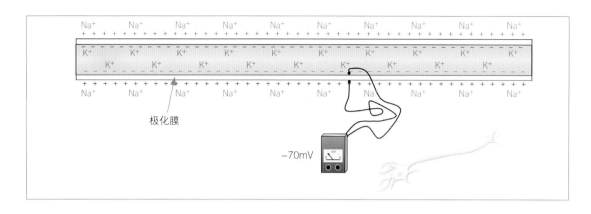

图2-3-11 无髓神经轴突的静息电位。轴突膜是极化的，且存在着静息膜电位。这是因为离子（带正电的阳离子K^+和Na^+）在神经细胞膜内外分布不均衡。该电位大约是-70mV（膜内呈阴性，膜外呈阳性）。这是在细胞膜未受到刺激或传导冲动状态下的静息电位。

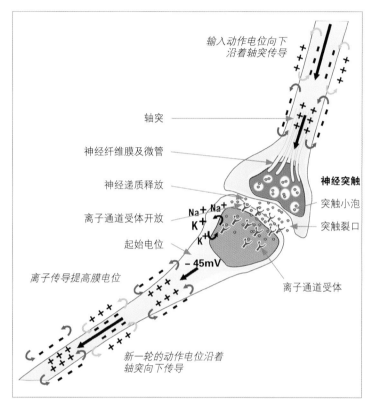

图2-3-12 神经突触。输入动作电位刺激突触小泡释放神经递质。它们穿过突触裂口与离子通道受体结合。神经递质与受体的结合使得离子通道开放，钠离子（Na^+）和钾离子（K^+）跨突触膜进行交换，提高轴丘的膜电位。这足以使轴丘电位提升至-45mV（单凭输入的动作电位或者加上与周围树突结合的刺激），从而激发一个新的动作电位，使其得以沿着神经轴突继续向下传导。

神经细胞膜

神经细胞膜是疏水的，它可以限制带电分子或离子的扩散，从而保护了神经细胞表面的电位差，即膜电位（图2-3-11）。电势或电位差是电压的同义词。我们以电压的形式来测量和表示膜电位。

膜电位

电位是指每单位静电场电荷所含的势能。它以伏特（V）为单位，两点间的电位差即为电压。在神经细胞膜内外的带电离子（K^+和Na^+）浓度差异造成了细胞膜内外的电位差异，即膜电位。

静息膜电位

在正常的未受刺激情况下的平衡膜电压称为静息电位（大约-70mV）（图2-3-11）。在静息状况下，相较于其他离子，K^+更容易透过神经细胞膜，此时的静息电位近似于K^+平衡电位。在动作电位中，Na^+的渗透性会超过K^+，电压此时会上升到+30mV，与Na^+平衡电压相近。

细胞膜是非渗透或半渗透性的。细胞膜的这种机制控制着离子的跨膜运输。钠离子（Na^+）、钾离子（K^+）及其跨膜运输具有一定生物学意义。它们促进神经冲动电信号的传播及其沿着神经和肌纤维的传导。此外，它们还可以协助能量、葡萄糖、细胞营养物质的传递，并调节细胞容积。

离子通道和被动运输

神经膜和肌肉膜都包含调节膜内外离子运输的离子通道。这些离子通道本质上是位于膜上的蛋白孔隙，每个离子通道只针对特定的一些离子。例如钠钾通道，它仅针对钠离子和钾离子。通道的开放和关闭使离子通过被动运输传递，而其开闭则取决于膜电压和膜内外的离子浓度（图2-3-11~图2-3-14）。

离子通道启动

参与动作电位形成的"离子通道"是电压敏感性的。这些通道根据跨膜电压的变化而开放和关闭。而其他类型通道的开闭则可取决于化学物质、温度、压力以及光的改变。配体门控通道是另一类根据复合分子的结合（配体），例如神经递质，而开放或者关闭的通道。这些通道的感觉神经元受到如光、温度、触摸、压力这样的感觉刺激才会发生活化的。

离子通道，门控

生物有机体的电信号大部分是由Na^+和K^+这样的一价阳离子驱使的，它们经由特定的门控通道或者复合蛋白分子通道发生跨膜运输，从而形成电信号。它们使得离子根据特定的触发机制得以流入和流出。仅有少部分离子的传输或微小的电压刺激变化可以打开Na^+、K^+门控通道。为了传导神经冲动，Na^+、K^+会通过各自的钠钾通道或钠钾门控蛋白跨越神经元轴

图2-3-13　神经冲动的传导途径。给予神经初始端一个化学或电刺激即可引发沿着神经下行传递的细胞膜去极化和复极化（不应期）循环。每个循环包含一个动作电位（红色的顶点），动作电位发生时Na⁺和K⁺分别从膜的一侧传递到另一侧，使该位点的细胞膜去极化，从而使电位倒转。此后，离子会立即利用它们的离子阀门恢复原位，电位马上重新倒转，静息膜电位暂时恢复，在对刺激无反应的时期（图中绿色部分）发生复极化，直到下一个动作电位到来，该过程再次重演。此循环如此周而复始。动作电位通过这个过程得以沿着神经传导。

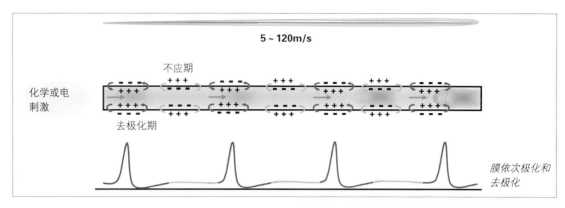

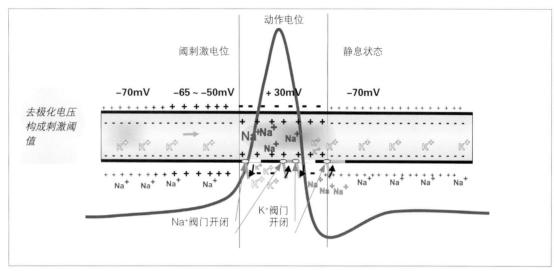

图2-3-14　沿着神经传导的单个动作电位。电刺激或突触传导的化学刺激可使膜电压从-70mV的静息电压达到-65～-50mV的阈刺激电压，Na⁺通道闸门随即开放。Na⁺流入神经细胞，而K⁺则流出，细胞膜两侧各自的电荷逆转，立即发生去极化（电极逆转）。膜电位在动作电位发生的瞬间达到峰值（红色顶点）30mV。峰值的来临会刺激Na⁺阀门瞬间关闭并开启K⁺阀门，Na⁺流出继而又返回神经细胞，从而逆转细胞膜内外侧的电荷。膜电位此时会降至稍低于原水平的位置。

突膜进行跨膜运输。肌细胞膜（肌纤维膜）同样是通过离子交换向肌纤维传递冲动。细胞膜的极化和去极化刺激钙离子（Ca^{2+}）的释放，钙离子的释放会启动肌肉收缩机制。

细胞膜极化和去极化

　　纵观整个神经系统，Na⁺和 K⁺的膜内外浓度的相互作用及其跨膜运输是神经冲动传导机制的基础。动作电位沿着神经以1～120m/s的速度传导，从而形成细胞膜的依次去极化和复极化（图2-3-12和图2-3-13）。该过程刺激和促进肌肉收缩，由此产生运动和机体的自主反射，此外该过程还会刺激周期性躯体和内脏的肌肉活动。

突触传导和去极化

　　动作电位起始于神经元细胞体的轴丘部位。随着细胞膜的去极化过程，轴丘的膜电压升高，当该电压超过阈值时，才能引发动作电位，使其沿着轴突传导。来自突触前神经元的兴奋性电位即可以刺激该过程的发生。突触前神经元的输入动作电位抵达神经突触，刺激突触小泡释放神经递质分子。神经递质分子穿过突触裂口并与突触后细胞的受体结合。这些受体是

离子通道。神经递质分子与受体的结合使受体离子通道开放，钠离子和钾离子跨越细胞膜发生交换。该处的细胞膜通透性变化，从而改变了膜电位。若这种结合可使电压升高（使膜去极化），则突触是兴奋的；反之，若这种结合使电压降低（使膜超极化），突触则受到抑制。部分兴奋性电压可能会到达轴丘，在特定情况下可使细胞膜充分去极化，以激发一个新的动作电位。总之，来自不同突触的兴奋性电位，在空间上加成，共同作用，从而激发了新的动作电位。当然除了突触，兴奋性电位也可以来自毗邻的树突（图2-3-12）。

动作电位及其传导

　　冲动是通过快速连续的膜电位变化所形成的电活动。沿着神经元，细胞膜会依次循环地发生瞬时去极化和复极化，从而冲动沿着神经传导[19-21]。这些都源于轴突膜内外发生的电荷快速交换。单个动作电位的全过程可以被概括为神经膜去极化，紧接着发生神经膜从正到负的复极化，然后再去极化的过程。该过程由离子的跨膜运输启动（图2-3-13和图2-3-14）。

　　一个动作电位是一段轴突膜去极化和复极化过程的电压单

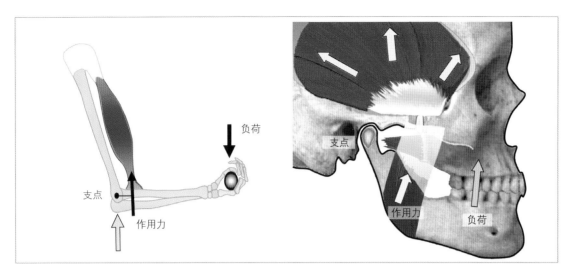

图2-3-15　参与躯体运动的骨骼肌起止于不同的骨骼。通常关节位于中间。为了抵抗负荷，肌肉收缩会在关节的支点周围产生作用力。如果不产生运动，该肌肉的收缩是等距的；产生运动时，该肌肉收缩是等张的。

尖峰信号。单个神经冲动是一条沿着神经轴突膜传导的脉冲型动作电位波。跨越轴突膜的静息电压或静息膜电位是–70mV，其特性是内负外正。当一动作电位经过一点，Na⁺阀门开启，该点电压会在1ms（ms：毫秒）内迅速升至+30mV，然后再恢复至–70mV。动作电位沿着轴突迅速向下传导，传导的速度可达120m/s（224mph）[19-21]。

神经突触的初始期

典型的动作电位在轴丘处开始，往往源于一次足够强的去极化过程。

动作电位仅在细胞膜受到刺激且去极化程度足够时才会发生，这时钠通道会开放，使钠离子流入神经。能够达到动作电位的最小刺激被称作阈刺激，阈刺激可以产生阈电位。而启动传导过程的临界阈电压是–45mV。阈刺激会使膜电位降至–65～–55mV，比–70mV的静息膜电位低5~15mV。

峰值和下降期

当电压调控的钠通道全部开放时，钠离子会迅速地扩散进入细胞膜；轴突内会呈正电，而轴突外则为负电，细胞膜去极化（图2-3-13和图2-3-14）。该过程一旦启动，动作电位会呈"全或无"效应。

在膜内电压迅速上升后，负责初期离子流入的钠通道会被去活化。电压的上升使得其他电压敏感的通道开放，使钠离子流出，钾离子流入。此后，电压会朝向静息值迅速下降。这一过程使得膜复极化，形成了动作电位的"下降期"。在神经元内，轴突全长的任何一个已知点上，典型的动作电位都仅会持续千分之几秒的时间。

不应期

由于钾离子通透性失衡，膜电位瞬间下降，在钾离子通透性恢复前，膜电位会暂时低于静息电位，这一过程被称为"超极化"或"下冲"。动作电位的传导使离子通道处在非平衡状态，从而更难开放，因此会抑制在该位置其他的动作电位的发

生。这个时期被称为不应期。由于离子通道不能迅速恢复到正常状态，所以刚发起过动作电位的细胞膜不可能立即发生另一个动作电位。这些时期细胞膜对刺激不做出反应，确保了动作电位沿着轴突的单向传导。

传导

动作电位沿着轴突的"传导"而不发生衰退，是因为信号会连续不断地在细胞膜的各个部分再现。这得益于细胞膜在某一部分发生动作电位时，邻近部分的膜电压也会升高，发生去极化，从而发起新的动作电位。在无髓神经元中，信号的传导是沿着神经元全长连续不断的。在有髓神经元中，动作电位会在相邻的郎飞结无髓区域之间跳跃传导，使得传导过程更迅速和高效。神经元的轴突通常会发出分支，动作电位常会沿着自同一分叉点发出的两条分支传导。动作电位终止于各个分支的末端，引起轴突神经递质的分泌，进行下一步神经元的处理。

骨骼肌的解剖

咀嚼肌是骨骼横纹肌。它们与肌腱相连，通过在肌肉起止点间给骨骼和关节施加张力，从而产生运动。骨骼肌是一种通常情况下附着于肌腱的横纹肌。它的收缩可以是自发性的或反射性的，往往通过躯体运动传入神经元触发。

骨骼肌的起点附于一近心端的骨，另一端的止点则跨越关节附于一远心端的骨。肌肉的收缩使骨产生以关节为中心的旋转运动和相互间的关联运动（图2-3-15）。咀嚼肌的起点在上颌骨和颞颅骨，而其止点在下颌腱连接处（图2-3-15）。

纤维排列方向，羽状肌

长骨肌通过等张收缩从而产生大范围的运动，其肌纤维沿着肌肉附着止点的动作线平行排列。纤维长度可较长。肌纤维可以沿着起止点轴平行排列，也可羽状倾斜排列。对于大部分肌肉来说，所有的纤维都会沿着同一方向排列，起止点形成一条连线。而羽状肌则不同，其每条纤维的排列都会与连接起止点肌腱

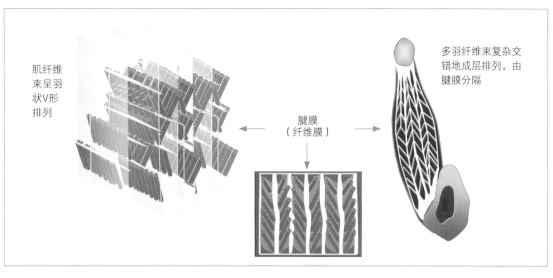

图2-3-16　咀嚼肌（咬肌和颞肌）的内部结构主要是许多相似长度的纤维束，它们成束地呈V形排列，羽状（锯齿状）定向地附着于纤维膜（腱膜）。腱膜会连接肌肉起点与止点，形成一个相互交错的网络。纤维束的收缩会牵拉分布于肌肉局部或整体的成片腱膜。这种排列方式使得肌肉可以将力量集中在不同的方向上，这一特点正好与不做大范围运动的骨骼肌相适应。

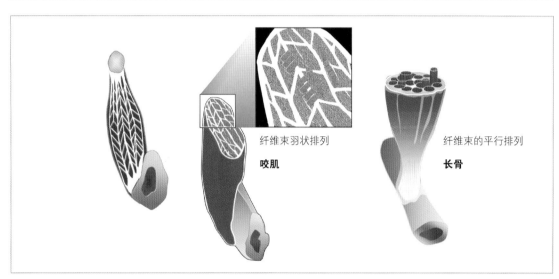

图2-3-17　咬肌和颞肌的肌束（纤维束）较短，在咬肌中部其排列倾向水平位。长骨肌和二腹肌的肌束则相对更长，呈线状沿着起止点轴排列。

51

的力的作用线成一定角度。在羽状肌中，收缩的纤维倾斜地产生拉力，形成肌肉总体运动，造成肌肉长度上细微地改变。这使得固定的肌肉容量可对应更多的纤维数目，也就意味可以产生更多的力。当应用最大拉力，而肌肉长度变化不明显时，往往就意味着该肌肉正是羽状肌（图2-3-16～图2-3-20）[22-27]。

肌纤维

咀嚼肌是束状肌，主要适合迅速的阶段性运动，疲劳发生较快。咬肌和颞肌主要由快缩肌纤维组成。骨骼肌由慢缩肌纤维和快缩肌纤维组成。慢缩肌纤维可以在较长的时间内持续收缩，其收缩力较小，对疲劳的抵抗能力强。快缩肌纤维往往收缩得快而有力，相应地会较快发生疲劳。在全身肌肉中，咬肌和颞肌的收缩率最高。它们由耐疲劳性阈值很低的运动单位组成。快缩肌纤维已被证实其动作电位的电化学传导能力很强，钙离子释放迅速，会很快被肌质网摄取。快缩肌纤维有赖于一个发达、短时的糖酵解系统来完成能量传递，其收缩时产生的张力可以是慢收缩纤维的2～3倍[22-27]。

内部纤维排列

大部分咀嚼肌，尤其是升颌肌，其肌纤维群的排列都不只

是简单的平行排列，而是呈复羽状的，错综复杂的肌纤维束层间由腱膜（纤维组织薄膜）分隔。纤维性隔膜的分隔，肌肉的分层，成角的纤维排列使得肌纤维在同一肌肉的不同分隔区可以发生独立的区域性收缩和功能运动。对于所有升颌肌，比如咬肌、翼内肌和颞肌均是如此。这种排列方式为差异性收缩提供了条件。下颌肌纤维与其他骨骼肌纤维不同，它们的分布排列是均匀的，且大体上组织化学特征均为Ⅰ型或Ⅱ型。其中大部分是Ⅰ型的，并且优先分布于闭口肌的前部与深层区域（图2-3-16）[22-26]。

肌肉收缩和作用力的方向

羽状排列使得多重收缩单位可以更短，更适合产生等距力。而对于长骨肌纤维来说，它们排列更趋于平行，其收缩单位也就更长，所以更适合等张运动。咀嚼升颌肌对抗轴向排列的腱膜产生收缩力，其肌纤维的短羽状排列特点使得等距收缩可发生在不同的方向上。肌纤维相对于轴向的腱结缔组织膜，呈V形横向排列。当纤维组收缩时，纤维组会逆着腱膜排列方向产生牵拉，而腱膜的排列是沿着力的主作用线的方向与肌肉长轴相平行。这个过程连接肌肉起点和止点，因此缩短了肌肉

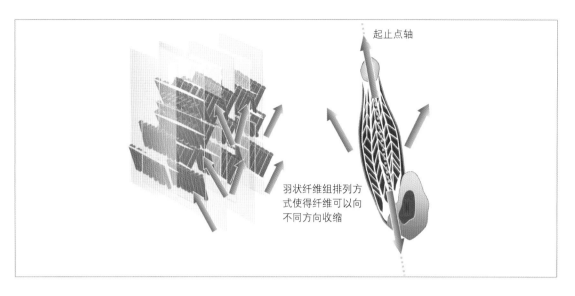

图2-3-18 羽状纤维束排列使得肌肉除了可以沿着起止点长轴和作用力线收缩之外，其收缩方向在不同肌肉组分还可以有变化。

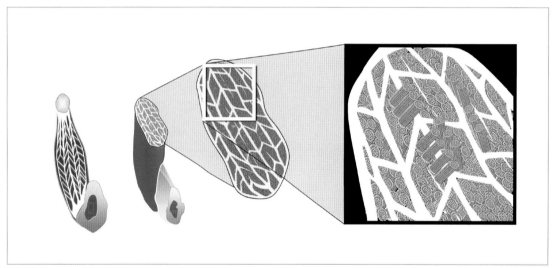

图2-3-19 肌束（纤维束）在咬肌内羽状排列。

长度。腱膜方向、肌纤维的长度和小的运动单位之间的相互作用区域的不同，使得不同的内部肌肉组件收缩率不同，从而得以在不同方向上施加力量，而非沿着起止点轴（图2-3-19）。

复合的内部肌腱体系结构将肌肉细分成许多分区。它们可以继续被细分成神经肌肉分隔，在每个解剖学分区内，这些分隔代表着小运动单位[22-27]。

显微解剖学

肌肉主要由肌肉细胞，也被称为肌肉纤维组成。肌纤维的核心是许多沿着其长度平行排列的原纤维。沿着其全长，原纤维被分为明带和暗带（也被称为肌节）平行排列的肌丝使肌节呈横纹状（横纹肌这一术语的由来）。在这些粗细不同的细丝中，肌动蛋白与肌球蛋白的相互作用构成了肌肉收缩的基本机制。单个的肌纤维排列成束，被称为肌束或肌纤维束。纤维束平行排列成组，与纤维组织膜连接，形成肌肉。肌肉外包裹着鞘状的肌外膜（图2-3-18～图2-3-20）[22-26]。

肌纤维解剖

肌纤维呈细长的圆柱形，是多核细胞，其细胞核位于细胞内偏外周的位置，位于衬膜，即肌纤维膜下方。肌纤维的中心充满平行排列的肌原纤维。每条肌原纤维内衬肌质网，肌质网内贮存钙。沿着其全长，肌原纤维包含许多连续的肌节。每条肌纤维内腔有许多肌原纤维，肌原纤维则由包含肌动蛋白和肌球蛋白的粗细蛋白分子组成。

在每个肌节内，细肌丝延伸至肌节两端。粗肌丝则位于肌节的中央，它们不延伸至肌节两端，而是通过肌联蛋白与末端相连。正是因为这种粗细丝的排列，肌原纤维才有了由许多肌节头对头依次排开形成的明暗交替变化的区域。这便是骨骼肌横纹的由来。

交替的明暗区域也就成为明带和暗带。明带又被称作I带，暗带被称作A带。每个I带中央有一条细的暗线，即Z线。Z线是肌节与邻近肌节相连接的地方，在这个位置两个肌节的细肌丝会稍有重叠。因此，一个肌节可被定义为两条相邻Z线之间的区域（图2-3-20～图2-3-22）。

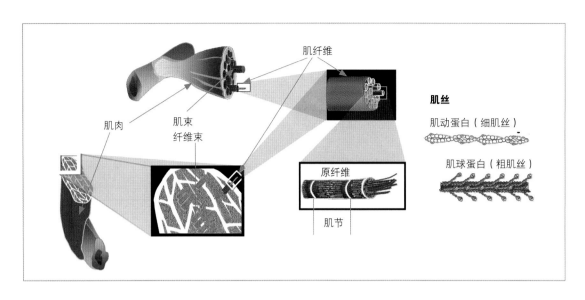

图2-3-20 横纹骨骼肌的肌纤维，既有像长骨肌中的肌纤维那样呈平行排列的，又有像咬肌中肌纤维那样呈羽状排列（梳状）的。肌纤维以肌束或肌囊的形式排列。每个肌束包含多个肌纤维。肌束之间是分散的肌梭。肌纤维包含平行排列的原纤维（肌原纤维），粗细肌丝位于其中。肌丝的本质是细丝状的蛋白链，包含着两种蛋白，肌球蛋白组成粗肌丝，肌动蛋白组成细肌丝。

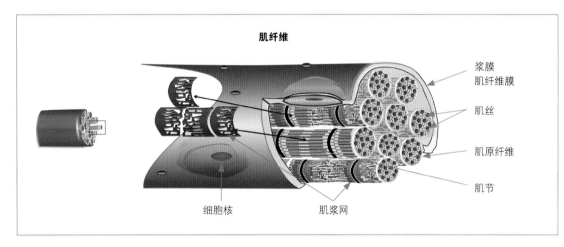

图2-3-21 肌纤维是多核细胞，其细胞核分布在内衬浆膜（肌纤维膜）上。其核心是平行的肌原纤维，肌原纤维外包裹着肌浆网。每条肌原纤维的核心是肌丝。横小管是通过肌纤维膜行至肌浆网的小池。

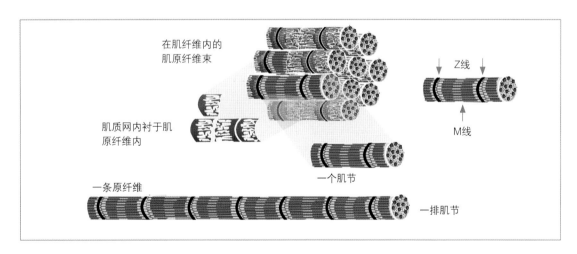

图2-3-22 平行排列的肌原纤维内衬肌浆网。肌原纤维上有一个暗线（Z线）将连续的肌节分隔开。肌节的中心有一个相对明亮的带（M线）。每个肌原纤维由数个依次成排连接的肌节组成。

肌浆网

　　肌浆网包裹着肌节与肌丝。其中储存着大量的钙，当细胞通过横小管发生去极化时即会释放钙。这一过程即可触发肌肉收缩。

肌丝

　　肌丝是细丝状的蛋白质分子链。有粗肌丝和细肌丝之分。粗肌丝由肌球蛋白组成。每个肌球蛋白分子的尾部形成粗肌丝

的轴心部分，头部则向外侧突出。头尾之间的连接区是类似铰链的结构，使得肌球蛋白的头部可以沿着其长轴旋转下降4～7mm（图2-3-23～图2-3-26）。

神经肌肉接头，肌纤维动作电位

　　起源于中枢神经系统的刺激通过一个α运动神经元，并作为动作电位沿轴突向下传递到位于肌肉纤维表面运动端板受体位置突触处的运动神经元终端（图2-3-27）。

53

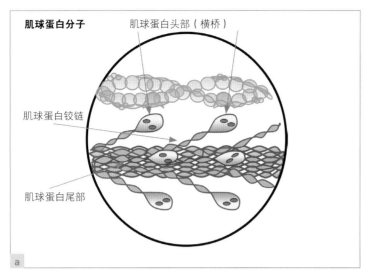 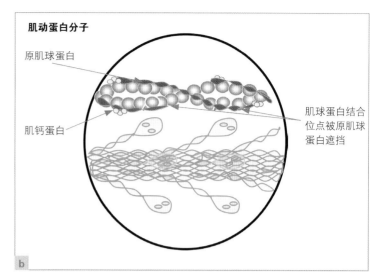

图2-3-23 （a）粗肌丝是由肌球蛋白组成的链。每个肌球蛋白分子的尾部形成粗肌丝的中心，头部则伸出粗肌丝轴心。肌球蛋白的头部也被称作横桥。在静止期，肌球蛋白头部不与肌动蛋白连接。（b）细肌丝由肌动蛋白聚合体蛋白丝组成。原肌球蛋白束包绕肌动蛋白分子，肌钙蛋白沿着原肌球蛋白束的全长浓集。原肌球蛋白阻挡着肌球蛋白结合位点。

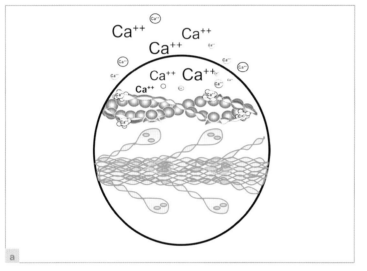 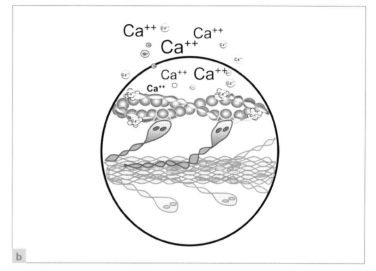

图2-3-24 （a）钙离子与肌钙蛋白分子结合，改变了肌钙蛋白的结构，使原肌球蛋白发生改变，暴露出肌动蛋白分子上的肌球蛋白结合位点。（b）肌球蛋白头部与露出的激活了的肌球蛋白结合位点相结合。肌球蛋白的头部被激活，绕着肌球蛋白铰链发生旋转。

在神经元末端，动作电位使得钙离子释放，刺激乙酰胆碱（ACh）释放。ACh通过神经肌肉突触间隙到达位于肌纤维表面的运动终板。在特定的受体部位，ACh会使钠/钾通道开放。从而引起肌纤维内大量钠离子流入，少量钾离子流出。肌膜因此带有更多的正电荷，激发肌细胞外所包裹的肌纤维膜产生动作电位。动作电位会沿着由横小管所沟通的肌纤维网传递，此时横小管可以刺激内部肌原纤维外所包裹的肌浆网释放钙离子（图2-3-27和图2-3-28）。

滑动的纤维收缩

肌动蛋白和肌球蛋白在肌纤维内彼此相向滑动，产生肌肉收缩。

肌动蛋白分子组成细肌丝，其外包绕着原肌球蛋白链，钙离子会与该链上的肌钙蛋白相结合。在静息状态下，原肌球

蛋白阻挡肌动蛋白分子上的肌球蛋白受体部位。当肌钙蛋白被流入的钙离子激活，会调节原肌球蛋白，释放肌球蛋白结合位点。肌球蛋白头部横桥与暴露的肌球蛋白结合位点相结合，沿着其长轴向下旋转，牵拉细肌丝（即动力冲程）（图2-3-23~图2-3-25）。

肌节收缩

肌球蛋白与肌动蛋白稳固结合。肌节收缩的过程耦合着二磷酸腺苷（ADP）和无机磷酸盐的释放。Z线受到牵拉彼此靠拢，缩短了肌节和I带的长度（图2-3-26）。

肌球蛋白头部与肌动蛋白解离

三磷酸腺苷（ATP）与肌球蛋白结合，使其释放肌动蛋白，并使肌球蛋白处于弱结合状态。然后肌球蛋白会水解

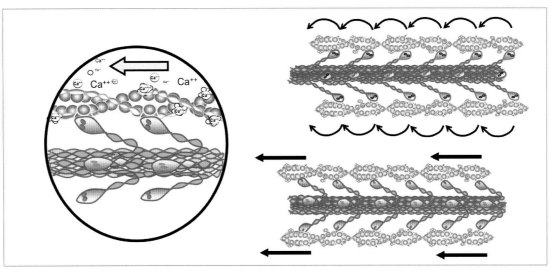

图2-3-25 当粗细肌丝彼此相向滑动时，肌球蛋白头部绕着其铰链旋转，牵拉附着的肌动蛋白头部沿着其长轴下降4～7nm。肌丝滑动的机制：当钙离子作用于肌钙蛋白与原肌球蛋白，使肌动蛋白失活，肌球蛋白头部即与肌动蛋白上的肌球蛋白结合位点结合。肌球蛋白头部随即环绕其铰链旋转，牵拉附着的肌球蛋白沿着其长轴下降。

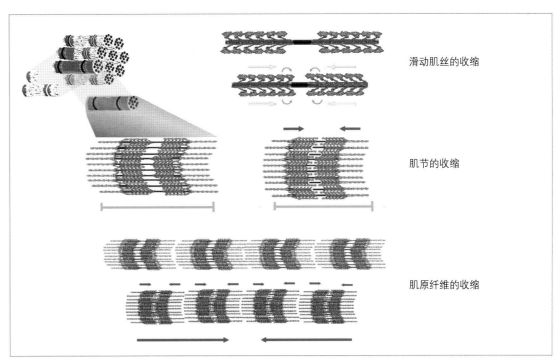

图2-3-26 肌原纤维包含许多肌节，肌节可由较暗的Z线标识出来。在两条Z线之间，纤细的肌原纤维平行排列。图中细肌丝呈淡蓝色，粗肌丝呈深蓝色。当中央的粗肌丝朝向肌节中间的M线牵拉周围的细肌丝，肌节随即收缩。连续成排的肌节的收缩最终导致肌原纤维收缩。

滑动肌丝的收缩

肌节的收缩

肌原纤维的收缩

ATP，利用该能量使肌球蛋白与肌动蛋白恢复到"扣回扳机"的关系。每个骨骼肌的肌球蛋白头部在每个冲程中会移动大约7nm，依据具体的肌球蛋白亚型的不同，移动量会有或多或少地变化。只要有足够的ATP，并且细肌丝上有钙离子附着，这一过程就可以继续。

在此过程中因ATP的作用，钙离子会被主动地泵回肌浆网。这使得肌原纤维周围液体中的钙离子减少。进而使钙离子离开肌钙蛋白。

因此，原肌球蛋白-肌钙蛋白复合体会再次覆盖遮挡肌动蛋白丝上的结合位点。肌球蛋白随即与细肌丝解离，收缩过程随即停止[28-33]。

肌纤维动作电位

在神经肌肉接点，肌肉的动作电位由突触前神经元动作电位的到达激发。正常骨骼肌细胞与神经元的动作电位相似。动作电位作为肌纤维膜（肌膜）与肌节去极化的结果，使得配体敏感型钠离子通道开放。该通道随即失活，流出的钾离子流使细胞膜复极化。动作电位前的静息电位为-90mV。肌肉的动作电位持续2～4ms，绝对不应期持续1～3ms，沿着肌纤维的收缩约为5ms。肌膜动作电位通过肌浆网上的横小管传递，释放钙离子，使得原肌球蛋白移开，暴露肌动蛋白上的肌球蛋白结合位点，进而形成肌肉收缩（图2-3-27和图2-3-28）[34]。

肌肉激活和收缩过程的概述

肌浆受到来自传出神经轴突的电刺激和化学刺激，导致肌膜去极化和复极化、肌浆中的钙离子释放。这刺激了肌球蛋白头部与肌动蛋白的相互作用，激活了肌球蛋白的驱动和肌动蛋白微丝的滑动，进而引起肌节和肌原纤维收缩，以及肌力的产生（图

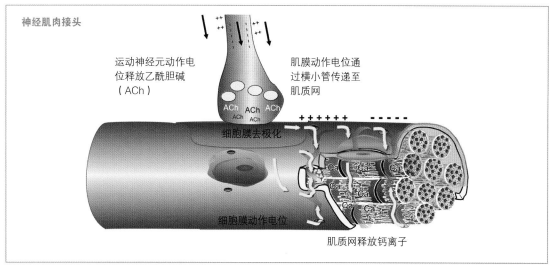

图2-3-27 一个动作电位沿着运动神经元向下经过突触传至肌细胞膜（肌膜）。释放乙酰胆碱，引起肌细胞膜去极化。所形成的动作电位将沿着肌细胞膜表面的横小管传递至肌质网，造成钙离子的释放。

图2-3-28 2～4ms的肌纤维膜去极化过程会在肌纤维内产生动作电位，进而引起肌膜的去极化。这使得配体敏感型钠离子通道开放。该过程随即去活化，通过流出的钾离子流，纤维膜发生复极化。在动作电位之前的静息电位通常是-90mV，这一数值稍低于神经元中的静息电位。肌肉动作电位持续2～4ms，绝对不应期为1～3ms，沿着肌肉的传导5ms。动作电位释放钙离子，空出原肌球蛋白所占位置，引起肌肉收缩。在神经肌肉接头处，突触前神经元动作电位的到来引发了肌肉动作电位。

2-3-26和图2-3-29）。

肌肉收缩

随意性肌肉收缩是大脑皮质意识控制的结果。电冲动（动作电位）经过神经通路传至传出运动神经元，肌纤维受神经支配。在一些反射性运动中，肌肉收缩的信号来源于脊髓，并通过脊髓反馈环路进行传递和调控。对于其他的动作，比如运动、呼吸、咀嚼，它们也有反射活动的一面。这些动作的肌肉收缩可以是有意识的或者无意识的，且这些动作往往通过无意识的反射，伴随着本体感觉信息反馈，从而得以持续。

本体感觉

本体感觉是感受身体相邻部分相对位置的感觉。它与内感受性和外感受性感觉均不同。外感受性感觉有6种，包括视觉、味觉、嗅觉、触觉、听觉和平衡感，外界世界由此被感知。内感受性感觉则感知痛觉和内部器官的牵拉。本体感觉是第三种感觉形态，在机体内，单纯地提供关于身体状态的反馈信息。本体感觉让我们能够感知机体是否正处于运动状态，同样还有身体的不同部位在不同情况下的相互位置关系。

本体感觉包括位于中耳的感觉传入神经元的神经冲动，同时也包括来自肌肉、关节、支撑关节的韧带上牵拉感受器和位置感受器的神经冲动。这些是与本体感觉相对应的特定神经感受器，被称为本体感受器。肌梭和腱梭分别是肌肉和肌腱内的本体感受装置；颞下颌关节内可以找到Ruffini末梢（Ruffini Endings）和法-潘二氏小体（Vater-Pacini corpuscles）[35-38]。

肌梭

肌纤维束间可以看到肌梭。肌梭是包含梭内肌纤维的遍布肌肉组织的感受装置，它为中央神经系统提供关于肌肉张力状况的感觉反馈信息。咀嚼升颌肌内肌梭分布相对较密集。在咬肌深部、颞肌前束和翼内肌深层，肌梭含量均较高。在降颌肌中，尚未有发现肌梭的报道[35,38-41]。

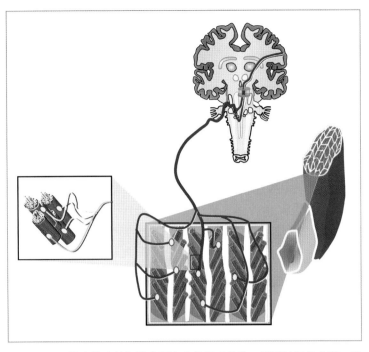

图2-3-29　肌束作为神经肌肉隔室内的运动单位，受到神经的支配。肌肉内的运动神经元池可被不同来源汇合起来的终末支激活。每个运动传出神经可被分成几个主要的终末支。在单独的神经肌肉隔室内，每条终末支支配一个运动单位。作用力的加成和频率的加成引起运动单位的同步激活或渐进性激活，从而引发肌肉收缩。

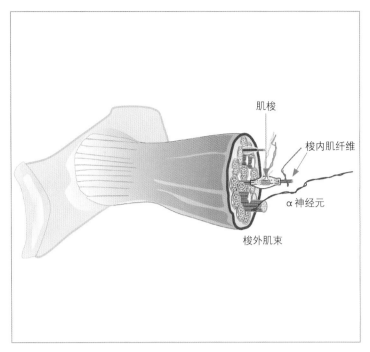

图2-3-30　梭外肌纤维构成主要活跃肌纤维的主体，受α运动神经元支配。它们通过收缩产生张力，完成机械做功，促进运动。肌梭的梭内肌纤维有本体感觉功能，为中枢神经系统提供关于周围肌肉拉伸程度、拉伸比率和拉伸速度的信息，受γ运动神经元支配。

梭外肌纤维和梭内肌纤维

梭外肌纤维是组成整个肌肉主体的肌纤维，它们收缩产生肌力和运动行为。它们受α运动神经元支配。梭内肌纤维是形成肌梭的骨骼肌纤维。它们受γ运动神经元支配。肌梭的梭内肌纤维是探测周围肌肉长度变化量和比率的本体感受器。这些纤维被一个胶原蛋白鞘包裹，与其他肌肉分隔开。这个胶原蛋白鞘的外形呈梭形或纺锤形。纺锤形是中间宽，而两边渐细的形状（直径0.1mm，长度1mm）。肌梭、梭内、梭外、肌梭运动纤维这些术语皆来源于此。肌梭运动神经系统指的是梭内肌和肌梭γ运动神经元的结合。事实上，梭内肌纤维可以被分为两类：核链纤维和核袋纤维。核链纤维的胞核排列成链，由3~10条纤维形成纤维组，贯穿肌梭排列。核袋纤维的胞核聚集在肌梭中央部呈袋状，末端从肌梭两端伸出。在所有下颌升颌肌中均可见肌梭，在翼外肌中则少见。二腹肌中几乎没有肌梭，缺乏正常的牵拉反射[39-41]。

γ运动神经元和α运动神经元

α运动神经元是传出运动神经元，支配梭外肌纤维的收缩（图2-3-30和图2-3-31）。γ运动（肌梭运动）神经元是传出神经元，支配肌梭尾部（梭内肌纤维）的收缩。β轴突（骨骼肌梭运动纤维）支配梭外和梭内肌纤维。这些运动神经元可依据它们的支配模式和生理效应被分为静态的和动态的两类。γ运动神经元通过调节肌梭的梭内肌纤维张力水平来控制

牵张反射机制，从而调整周围肌肉的张力。这一机制决定了α运动神经元的基线活跃水平，并且协助调整运动和静息状态下肌肉的长度。γ运动神经元可被更高级的中枢激活，同时也可通过脊髓反射激活。推测γ运动神经元活跃水平的提高可以引起肌肉静息张力的增加。人们已经将肌肉高张性的提高与肌筋膜疼痛、肌肉带紧绷、扳机点这样的TMD肌肉症状联系起来。关于肌肉TMD病因学研究，γ传出神经系统活跃性提高的起源和性质正是争论的来源所在[35-38]。

1A和2A感觉神经元

初级和次级感觉神经纤维盘旋、环绕并终止在梭内肌纤维的中央部分，轴突的张力敏感性离子通道构成肌梭的敏感元件。当周围肌肉受到牵张时，1A感觉传入神经元被牵张的程度和速度所刺激，并记录牵张的长度、张力和速度。2A感觉传入神经受牵张程度刺激。1A和2A传入神经的动作电位通过突触传递至脊髓和脑干的中间神经元。它们通过突触与γ传出神经相连，而γ传出神经则支配着肌梭中的梭内肌纤维。梭内肌纤维收缩，减少肌肉牵张（图2-3-31）。

感觉神经元经由突触相连接，将长度、速度信息传递至更高级的中枢。这些信息由大脑进行加工处理，从而确定了身体各部分的位置和方向。肌梭探测长度变化的能力在调节肌肉收缩方面意义重大，可以防止不良的肌肉牵张以及主动肌和拮抗肌之间的关系。

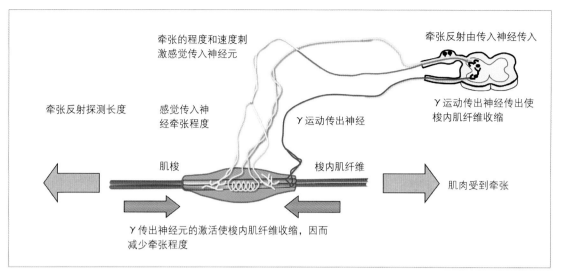

图2-3-31　牵张反射。牵张反射提供关于周围肌肉长度和张力的相关信息与反馈结果。这些信息源于位于肌肉内的肌梭。当肌肉受到牵张，肌梭也受到牵张，1A感觉传入神经元受到牵张程度与速度的刺激，并记录下牵张的长度、张力和速度。2A感觉传入神经受牵张程度的刺激。1A和2A传入动作电位经过突触与位于脊柱的中间神经元相连。继而通过突触与Y传出神经相连，支配肌梭内的梭内肌纤维。梭内肌纤维收缩，减少肌肉牵张程度。该过程调节着肌肉的长度、张力和状态。

牵张反射

　　牵张反射是肌肉对肌肉内牵张做出的肌肉收缩反应。它是可自动调节骨骼肌长度的单突触反射。当肌肉拉长时，肌梭受到牵张，其活跃性增加，使得α运动神经元的活跃性相对提高。因此肌肉收缩，使得其长度相应地减小。Y运动神经的共活化作用使得肌肉内的肌梭在收缩过程中得以保持紧张性和敏感性[39,42]。

肌肉内的神经支配

肌单位神经支配及其范围/分布

　　初级α运动传出神经元及其树突分支支配对应特定肌肉和特定肌肉部位的某一小组肌纤维束。由同一个运动神经元支配的一组肌纤维被称为运动单位。运动单位是运动神经元及其轴突以及由该轴突所支配的全部肌纤维的总和。

　　单个运动神经元支配的肌细胞数量大小可以体现肌肉运动的精细程度。在眼部肌肉，每个运动神经元支配着相当少的几条肌纤维。在咀嚼肌，每个运动神经元支配400~700条肌纤维，而在四肢的长骨肌则对应超过1000条肌纤维。

　　据报道，在一个男性尸体上，人的咬肌和颞肌分别含有大约1452个和1331个运动单位。而这些肌肉对应的肌纤维数量分别是929000和1247000。咬肌运动单位的平均生理横截面积据估计大约是0.22mm²，颞肌大约为0.29mm²。

慢肌运动单位和快肌运动单位

　　运动单位可被分为慢和快肌耐疲劳型运动单位，快肌中间型运动单位，快肌易疲劳型运动单位[43]。

　　咀嚼肌运动单位分布范围相比四肢肌要小，是一个更为局部的运动控制组织。咀嚼肌运动单位横截面积值的范围较宽，使得运动单位力的输出可以有较大的可变性。

　　慢肌运动单位在咀嚼肌的深部和前部含量较大，反之，快肌运动单位在咀嚼肌浅部和后部较多。

　　相对于快肌型运动单位比重较大的肌肉部分，慢肌型运动单位较多的肌肉部分在咀嚼和咬的过程中，对肌肉力量的控制更好，对疲劳的耐受性更强。所以相对于四肢和躯干肌，咀嚼肌力量和收缩速度的层次可以划分得更为细致[43]。

力的调节

　　对于咀嚼肌而言，在较低的静收缩力水平上，肌力的增加主要依赖于运动单位募集数量的增加，当需要产生较高的收缩力时，则以增加运动单位的放电频率为主。

　　据报道，Henneman's原理（肌肉会有秩序地调动运动单位）同样适用于不同的咀嚼肌。由于存在运动单位范围的局部性以及特定任务的运动单位活动，这使得机体可以差别控制肌肉不同分区的运动。咀嚼肌因此具有了产生多样机械动作的能力[43]。

　　肌肉内的运动神经元池被不同来源而汇聚起来的神经末梢所激活。每个运动传出神经被分为几个主要的终末分支。每个分支在各自的神经肌肉室内支配一个运动单位（图2-3-29）。

　　运动神经元池不同部位兴奋程度的不同可使同一条肌肉的不同部位被脑干神经元、突发冲动发生器、节律发生器和任务/刺激调节感受器激活。咀嚼肌显示出了在静态和动态功能下的功能异质性。咀嚼肌在闭口、张口和非正中运动时均具有功能异质性[43-54]。

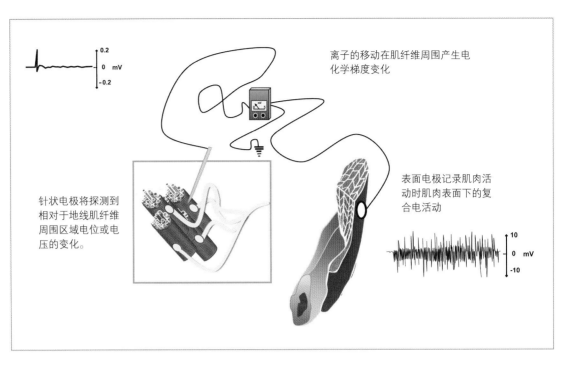

图2-3-32　肌肉活动的肌电图记录。肌肉收缩时产生离子的移动，形成电化学梯度变化，由此产生的肌肉电活动可以在该肌肉的直接或相对远的区域被记录下来。放置于特定肌肉邻近区域的针状电极可以记录下相较于地线，肌肉内电位或电压的变化。这是研究肌肉电活动的初级工具。表面电极会记录整合的单个肌肉肌电图活动，以及在肌肉内部多个收缩的运动单位的复合电势能。

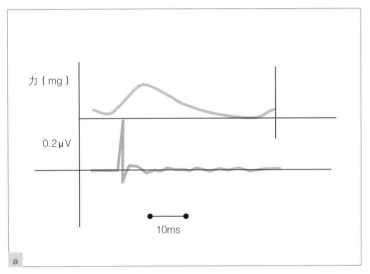

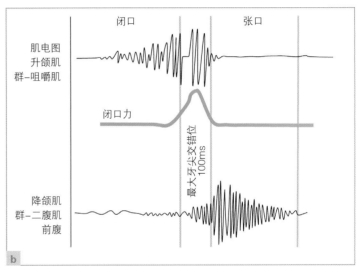

图2-3-33　（a）金属丝电极诱导膜的极化和去极化，从而产生动作电位，使单个运动单位收缩。在去极化之后，即钙离子释放时，收缩力会达到峰值，闭口时在最大牙尖交错位，滑动的肌丝产生张力（颤肌）（来自不同来源）。（b）多个肌纤维收缩显示出多个毛刺状态的图像，这些毛刺的振幅和密度随着肌肉收缩范围的增大而相对应地增加。升颌肌群–咀嚼肌和降颌肌群–二腹肌前腹（舌骨上）在闭口至最大牙尖交错位和张口时的整合表面肌电图。

力的加成，频率加成

在神经冲动水平大致相同的情况下，骨骼肌可以产生不同水平的收缩力。这是由于力的加成的存在。力的加成这一概念是在描述"提高整体肌肉收缩强度的单个抽动收缩的效应总和"。力的加成可通过纤维加成和频率加成来实现。纤维加成可同时增加收缩单位的数量和大小，并且被称作多纤维加成。频率的加成可提高动作电位传至肌纤维处的频率。肌肉的横断面面积（而非体积或长度）决定其可产生的力的大小。肌肉–关节复合体所能施加的力的大小由杠杆力学决定。

运动单位和肌纤维的总和

当中枢神经系统发出微弱收缩某肌肉的信号时，首先会刺激更低一级的运动单位。信号强度增加，随即兴奋更多的运动单位。当越来越多的运动单位受到激活时，肌肉收缩力也逐渐变得更强。

对于骨骼肌来说，动作电位被送到肌纤维处时不同的频率，控制着肌肉发挥的力的大小。动作电位并非同时到达肌肉，而在收缩过程中，肌纤维的一些部分可在任何特定的时间点被激活。

当个体倾尽全力动用某个肌肉时，其大约1/3的肌纤维会被同时激活。生理和心理因素带有来自Golgi腱器官的反馈信息，可以控制该效应并防止肌腱受到创伤。全部肌纤维的95%收缩所产生的力就很容易造成器官的损伤。

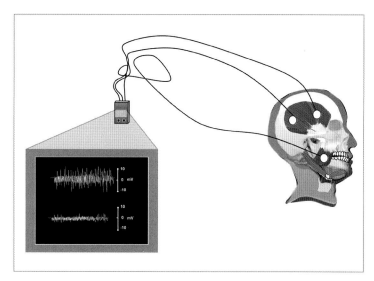

图2-3-34　咬肌和颞肌前束的表面肌电信号水平是衡量受验者肌肉松弛程度的指标。基线值会受到受试者精神和身心放松状况、下颌放松程度、直接的应力刺激史、姿势以及闭目与否等变量的影响。表面肌电信号的测量可用于TMD的治疗，并且被用于研究息止颌位、前伸引导以及殆功能紊乱（磨牙症）。

测量手段

肌电图

肌电图是一种评估和记录肌肉激活信号的手段。通过一个叫肌动电流描记器的设备来完成，它产生的电压或电化学梯度变化的记录被称作肌动电流图。肌电图描记法可以检测出肌肉在收缩和静息状态下产生的电位电压（mV）。它可以直观地通过数字或时钟表盘显示的形式表示出来以供查看，或者以电子信号记录于计算机中，使我们得以打印出随时间变化的电压值图像（图2-3-32和图2-3-33）。

修复学以及TMD相关研究中的肌电图应用

表面电极可被放置于不同肌肉的不同位置，即时记录下静息状态及收缩过程中电位的活动（图2-3-34）。表面电极可以是单极或双极。肌电图还可以声音的形式记录电活动的水平，可听声会随着电活动的水平而不断变化。皮肤电极与肌肉相对应的布局、方向和位置会影响记录结果，这些方法上的不同也造成了研究与研究间结果的差异[54]。

作为诊断和治疗手段的肌电图

肌电图描记法是否可用于诊断神经肌肉状况这一问题是存在争议的。商用设备可以通过静息和功能状态下整合的肌电信号数据来记录特定肌肉的电活动[55]。该信号的临床有效性尚有争论[54-58,70-73]。便携的肌电图仪用于记录磨牙症患者睡眠时的肌电活动。它们可以提供夜间肌肉活动程度及其发生时刻的相关信息。小的一次性局部装置可用于记录表面活动度水平，因而可以记录夜间咬合副功能水平。表面肌电图通过使用模板来

复位表面电极，报道了健康的和患有TMD的受试者间存在的实验内和实验间再现性[54]。肌电图可用于下颌提肌的生理研究，从而调查TMD患者的肌肉损伤程度，此外还可用于检测肌肉在高活动性、低活动性、肌肉失衡、息止颌位及疲劳等状态下的电活动[57,68]。还有部分人使用商用系统来记录肌电图和动力学信息，这些信息适用于系统特定的治疗理念[55]。这些方法试图通过EMG和动力学参数定义出最理想的或最合适的神经肌肉状态，但EMG和动力学参数测量本身尚未成熟，其临床适用范围和针对性源于推测，所以对此仍有争议。

TMD的治疗，生物反馈，肌紊乱处理

肌电图也被用于生物反馈领域的研究。患者可以通过读数字屏幕、钟表盘或听与肌活动程度成比例相关的可听声来得知来自表面电极的电活动程度大小。收到这种可视或者可听的反馈信息，受试者可自主地放松肌肉，并再次通过视或者听得知这一生物反馈过程的效应如何。这样的生物反馈通过降低肌肉张力、减少肌肉同步收缩或夹板效应，可能对于有肌肉症状的TMD患者的治疗有意义。

静息肌张力

当下颌处于休息状态时，肌肉的运动单位仍处于激活状态以抵抗重力来维持下颌的位置，并维持基础静息电位。静息肌张力的表面肌电图测量结果与许多因素相关，其中包括姿势、神经紧张程度、功能紊乱史和受验者的放松程度。在生物反馈中，该结果可作为一种减少TMD患者的肌肉张力和TMD症状的手段。同样，它还被用于下颌姿势位和下颌的临床休息位的研究（见第5章）。

姿势位

在正常的垂直姿势关系中，下颌呈现一个姿势位置范围，肌肉处于放松状态。下颌姿势位的形成机制包括静息肌肉张力，并由持续性且往往是潜意识下控制的感觉运动机制强化。当下颌完全放松时，例如在睡眠时，下颌可能下坠张开。在睡眠时，可以记录到最小静息张力活动。在正常放松姿势下，存在一些潜意识下的肌肉活动性。通过生物反馈机制，此活动性可降至最低基线值。除了生物反馈，引导性松弛和低频率的经皮神经电刺激（TENS）也可建立最小活动姿势关系（见第5章）。自称为"神经肌肉牙科学"的学说建议，以低频率经皮刺激法介导的姿势位作为治疗基线[55]。

息止颌位的机制假说

习惯性下颌位置主要由升颌肌群内在的黏弹性和作用于下颌的姿势肌的张力决定。该肌肉张力由"短潜伏期、肌梭介导的区域反射，也可能通过长潜伏期的经皮反射以及中枢性运动模式"决定[58]。因此一些学者提出这一观点——下颌主动地维

持于其息止颌位，在一定程度上是由于抵抗重力的牵张反射的存在[59-60]。许多不同的研究均已测量记录了与临床休息位和生理休息位相对应的表面肌电信号值（见第5章）[57-66]。

息止颌位下颌震颤

据观察，当下颌处于或接近于其息止颌位时，会以6kHz的低频率颤动[67-69]。振幅非常小，以至于肉眼观察不到。这一现象是否存在临床意义、临床意义是什么，均尚不清楚。

正常群体的肌电信号值

有学者观察测量了92个正常的青壮年当上颌在息止颌位时、闭口于最大牙尖交错位时以及最大牙尖交错位上的最大自主紧咬时，咀嚼肌的肌电活动[70]。在下颌姿势位即息止颌位时汇集出的平均肌电电位分别时：颞肌前叶（AT）1.9mV，咬肌（M）1.4mV。在正中𬌗位接触时其值分别是颞肌前叶（AT）6.5mV，咬肌（M）2.8mV。在自主紧咬时，男性的平均电位分别为颞肌前叶181.9mV、咬肌216.2mV，女性则为颞肌前叶161.7mV、咬肌156.8mV。肌肉在息止颌位和最大牙尖交错位处于低肌电活动状态，此时肌肉之间的肌电电位的不对称性更强[70]。另有一些研究试图标准化人群间的肌电值的研究，这一尝试也变得可行，其中一些试图将研究具体到与诊断治疗理念相关的设备和软件上[55,71-72]。

脑电图

脑电图（EEG）是通过放置于头皮上的电极来记录来自大脑的电活动的测量手段。

大脑的电活动可由不同程度或水平的电活动来表达。当来自单个树突或神经元的单个的动作电位发生时，可以测量到小范围的电活动。而来自数百万神经元的动作电位其电压合计起来时，便可记录下并表达出大范围的头皮脑电图记录。这些记录来自分布于头部表面各个部位数十甚至上百个电极，脑电图信号（mV）因此得以放大和数字化以供处理。通过头皮脑电图描记法得到的数据可用于研究睡眠障碍、癫痫症、知觉认知、运动处理缺陷以及脑肿瘤。在认知神经科学中，脑电图被用于研究心理活动的神经相关性机制，包括从低层次的感知和运动处理到更高层次的认知功能，比如注意力、记忆和阅读。

多导睡眠描记术

多导睡眠描记术（PSG）是用于研究睡眠的多参数测试。其测试结果被称为多导睡眠图。这是一个记录发生在睡眠过程中，即往往是夜间的，生物生理变化的多维度记录。多导睡眠描记术可监视睡眠时的脑电图（EEG）、动眼状况、肌肉活动（EMG）、心率（心电图–ECG），呼吸功能及呼吸努力程度。

参考文献

[1] Okeson JP. Bell's Orofacial Pains. The Clinical Management of Orofacial Pain, ed 6. Chicago: Quintessence Publishing, 2005.

[2] Greenwood LF. The neuromuscular system. In: Mohl ND, Zarb GA, Carlsson GE, Rugh JD. A Textbook of Occlusion. Chicago: Quintessence Publishing, 1988:115–128.

[3] Kaas JH. The evolution of the complex sensory and motor systems of the human brain. Brain Res Bull 2008;75:384–390.

[4] Sessle BJ. Sensory and motor neurophysiology of the TMJ. In: Laskin DM, Greene C, Hylander WL (eds). Temporomandibular Disorders: An Evidence-based Approach to Diagnosis and Treatment. Chicago: Quintessence Publishing, 2006:69–88.

[5] Sessle BJ. Mechanisms of oral somatosensory and motor functions and their clinical correlates. J Oral Rehabil 2006;33:243261.

[6] Hannam AG, Sessle BJ. Temporomandibular neurosensory and neuromuscular physiology. In: Zarb G, Carlsson GE, Sessle BJ, Mohl N (eds). Temporomandibular Joint and Masticatory Muscle Disorders. Copenhagen: Munksgaard, 1994:67–100.

[7] Sessle BJ. The neural basis of temporomandibular joint and masticatory muscle pain. J Orofac Pain 1999;13:238–245.

[8] Sessle BJ, Hg JW. Mechanisms of pain arising from articular tissues. Can J Physiol Pharmacol 1991;69:617–626.

[9] Klienberg IJ. Structure and function of temporomandibular joint innervation. Ann R Coll Surg Engl 1971;49:268–288.

[10] Trulsson M. Sensory-motor function of human periodontal mechanoreceptors. J Oral Rehabil 2006;33:262–273.

[11] Trulsson M, Johansson RS. Encoding of tooth loads by human periodontal afferents and their role in jaw motor control. Prog Neurobiol 1996;49:267–284.

[12] Lund JP, Olsson KA. The importance of reflexes and their control during jaw movement. Trends Neurosci 1983;6:458–463.

[13] Turker KS. Reflex control of human jaw muscles. Crit Rev Oral Biol Med 2002;13:85–104.

[14] Lund JP, Smith AM, Sessle BI, Murakami T. Activity of trigeminal alpha- and gamma-motoneurons and muscle afferents during performance of biting task. J Neurophysiol 1979;42:710–725.

[15] Lund JP. Evidence for a central neural pattern generator regulating the chewing cycle. In: Anderson DJ, Matthews B (eds). Mastication: Proceedings of a Symposium on the Clinical and Physiological Aspects of Mastication held at the Medical School, University of Bristol on 14-16 April 1975. Bristol: John Wright and Sons, 1976:204–212.

[16] Lund IP. Mastication and its control by the brain stem. Crit Rev Oral Biol Med 1991;2:33–64.

[17] Lund JP, Kolta A. Generation of the central masticatory pattern and its modification by sensory feedback. Dysphagia 2006;21:167–174.

[18] Yamada Y, Yamamura K, Inoue M. Coordination of cranial motor neurons during mastication. Respir Physiol Neurobiol 2005;147:177–189.

[19] Goldin AL. Neuronal channels and receptors. In: Waxman SG. Molecular Neurology. Burlington, MA: Elsevier Academic Press, 2007.

[20] Hodgkin A. The ionic basis of electrical activity in nerve and muscle. Biol Rev 1951;26:339–409.

[21] Hodgin AL, Huxley AF. A quantitative description of membrane current and its application to conduction and excitation in nerve. J Physiol 1952;117:500–544.

[22] Van Eijden TMGI, Korfage JAM, Brugman P. Architecture of the human jaw-closing and jaw-opening muscles. Anat Rec 1997;248:464–474.

[23] Hannam AG, McMillan AS. Internal organization in the human jaw muscles. Crit Rev Oral Biol Med 1994;5:55–89.

[24] Mao J, Stein RB, Osborn JW. The size and distribution of fiber types in jaw muscles: a review. J Craniomandib Disord 1992;6:192–201.

[25] Korfage JAM, Van Eijden TMGI. Regional differences in fibre type composition in the human temporal muscle. J Anat 1999;194:355–362.

[26] Benninghoff A, Rollhäuser H. The inner mechanics of pennated muscles. Pflügers Archiv Eur J Physiol 1952;254:527–548.

[27] Widmer CG, English AW, Morris-Wiman J. Developmental and functional considerations of masseter muscle partitioning. Arch Oral Biol 2007;52:305–308.

[28] Widmer CG, Morris-Wiman JA, Nekula C. Spatial distribution of myosin heavy-chain isoforms in mouse masseter. J Dent Res 2002;81:33–38.

[29] Sugi H. Molecular mechanism of ATP-dependent actin-myosin interaction in muscle contraction. Jpn J Physiol1993;43:435–454.

[30] Mitsui T. Induced potential model of muscular contraction mechanism and myosin molecular structure. Adv Biophys 1999;36:107–158.

[31]Larsson L, Moss RL. Maximum velocity of shortening in relation to myosin isoform composition in single muscle fibres of human skeletal muscles. J Physiol 1993;472:595–614.

[32]Schiaffino S, Reggiani C. Myosin isoforms in mammalian skeletal muscle. J Appl Physiol 1994;77:493–501.

[33]Thornell L-E, Billeter R, Eriksson P-O, Ringqvist M. Heterogeneous distribution of myosin in human masticatory muscle fibres as shown by immunocytochemistry. Arch Oral Biol 1984;29:1–5.

[34]Hughes BW, Kusner LL, Kaminski HJ. Molecular architecture of the neuromuscular junction. Muscle Nerve 2006;33:445–461.

[35]Karlsson UL. The structure and distribution of muscle spindles and tendon organs in the muscles. In: Anderson DJ, Matthews B (ed). Mastication: Proceedings of a Symposium on the Clinical and Physiological Aspects of Mastication held at the Medical School, University of Bristol on 14-16 April 1975. Bristol: John Wright and Sons, 1976.

[36]Taylor A. The role of jaw elevator muscle spindles. In: Anderson DJ, Matthews B (ed). Mastication: Proceedings of a Symposium on the Clinical and Physiological Aspects of Mastication held at the Medical School, University of Bristol on 14-16 April 1975. Bristol: John Wright and Sons, 1976.

[37]Hulliger M. The mammalian muscle spindle and its central control. Rev Physiol Biochem Pharmacol 1984;101:1–110.

[38]Storey A. Temporomandibular joint receptors. In: Anderson DJ, Matthews B (eds). Mastication: Proceedings of a Symposium on the Clinical and Physiological Aspects of Mastication held at the Medical School, University of Bristol on 14-16 April 1975. Bristol: John Wright and Sons, 1976.

[39]Jaberzadeh P, Brodin P, Flavel SC, O'Dwyer NJ, Nordstrom MA, Mile TS. Pulsatile control of the human masticatory muscles. J Physiol 2003;547:613–620.

[40]Dymtruk RJ. Neuromuscular spindles and depressor masticatory muscles of the monkey. Am J Anat 1974;141:147–154.

[41]Lennartsson B. Muscle spindles in the human anterior digastric muscle. Acta Odontol Scand 1979;37:329–333.

[42]Poliakov AV, Miles TS. Stretch reflexes in human masseter. J Physiol 1994;476:323–331.

[43]VanEijden TMGJ, Turkowski SJJ. Morphology and physiology of masticatory muscle motor units. Crit Rev Oral Biol Med 2001;12:75–91.

[44]Miles TS. The control of human motor units. Clin Exp Pharmacol Physiol 1994;21:511–520.

[45]Buchthal F, Schmalbruch H. Motor unit of mammalian muscle. Physiol Rev 1980;60:90–142.

[46]Yemm R. The properties of their motor units, and length-tension relationships of the muscles. In: Anderson DJ, Matthews B (eds). Mastication: Proceedings of a Symposium on the Clinical and Physiological Aspects of Mastication held at the Medical School, University of Bristol on 14-16 April 1975. Bristol: John Wright and Sons, 1976.

[47]McMillan AS. Task-related behavior of motor units in the human temporalis muscle. Exp Brain Res 1993;94:336–342.

[48]Murray GM, Phanachet I, Klineberg IJ. Electromyographic evidence for functional heterogeneity in the inferior head of the human lateral pterygoid muscle: a preliminary multi-unit study. Clin Neurophysiol 1999;110:944–950.

[49]Blanksma NG, Van Eijden TMGJ. Electromyographic heterogeneity in the human temporalis and masseter muscles during static biting, open/close excursions, and chewing. J Dent Res 1995;74:47–52.

[50]Blanksma NG, Weijs WA, Van Eijden TMGI. Electromyographic heterogeneity in the human masseter muscle. J Dent Res 1992;71:47–52.

[51]Belser UC, Hannam AG. The contribution of the deep fibers of the masseter muscle to selected tooth clenching and chewing tasks. J Prosthet Dent 1986;56:629–635.

[52]Hannam AG, Wood W. Medial pterygoid muscle activity during the closing and compressive phases of human mastication. Am J Phys Anthrop 1981;55:359–367.

[53]McMillan AS, Hannam AG. Motor-unit territory in the human masseter muscle. Arch Oral Biol 1991;36:435–441.

[54]Castroflorio T, Icardi K, Torsello F, Deregibus A, Debernardi C, Bracco P. Reproducibility of surface EMG in the human masseter and anterior temporalis muscle areas. Cranio 2005;23:130–137.

[55]Cooper BC. Temporomandibular disorders: a position paper of the International College of Cranio-Mandibular Orthopedics (ICCMO). Cranio 2011;29:237–244.

[56]Greene CS. The role of technology in TMD diagnosis. In: Laskin DM, Greene C, Hylander WL (eds). Temporomandibular Disorders: An Evidence-based Approach to Diagnosis and Treatment. Chicago: Quintessence Publishing, 2006:69–88.

[57]Castroflorio T, Bracco P, Farina D. Surface electromyography in the assessment of jaw elevator muscles. J Oral Rehabil 2008;35:638–645.

[58]Woda A, Pionchon P, Palla S. Regulation of mandibular postures: mechanisms and clinical implications. Crit Rev Oral Biol Med 2001;12:166–178.

[59]Møller E. Evidence that the rest position is subject to servocontrol. In: Anderson DJ, Matthews B. Mastication: Proceedings of a Symposium on the Clinical and Physiological Aspects of Mastication held at the Medical School, University of Bristol on 14-16 April 1975. Bristol: John Wright and Sons, 1976:72–80.

[60]Goldberg LJ, Derfler B. Relationship among recruitment order, spike amplitude and twitch tension of single motor units in the human masseter muscle. J Neurophysiol 1977;40:879–890.

[61]Yemm R, Berry DC. Passive control in mandibular rest position. J Prosthet Dent 1969;22:30–36.

[62]Kawamura Y, Kato I, Takata M. Jaw-closing muscle activities with the mandible in rest position. J Dent Res 1967;46:1356.

[63]Miles TS. Postural control of the human mandible. Arch Oral Biol 2007;52:347–352.

[64]Rugh JD, Drago CJ. Vertical dimension: a study of clinical rest position and jaw muscle activity. J Prosthet Dent 1981;45:438–445.

[65]Manns A, Miralles R, Guerrero F. The changes in electrical activity of the postural muscles of the mandible upon varying the vertical dimension. J Prosthet Dent 1981;45:438–445.

[66]Gross MD, Ormianer Z, Moshe K, Gazit E. Integrated electromyography of the masseter on incremental opening and closing with audio biofeedback: a study on mandibular posture. Int J Prosthodont 1999;12:419–425.

[67]Palla S, Ash MM. Frequency analysis of human jaw tremor at rest. Arch Oral Biol 1979;24:709–718.

[68]Jaberzadeh S, Brodin P, Flavel SC, O'Dwyer NJ, Nordstrom MA, Miles TS. Pulsatile control of the human masticatory muscles. J Physiol 2003;547:613–620.

[69]Junge D, Rosenberg JR, Halliday DM. Physiological tremor in human jaw-muscle system. Arch Oral Biol 1998;43:45–54.

[70]Ferrario VF, Sforza C, Miani A Jr, D'Addona A, Barbini E. Electromyographic activity of human masticatory muscles in normal young people. Statistical evaluation of reference values for clinical applications. J Oral Rehabil 1993;20:271–280.

[71]Ferrario VF, Sforza C, Colombo A, Ciusa V. An electromyographic investigation of masticatory muscles symmetry in normo-occlusion subjects. J Oral Rehabil 2000;27:33–40.

[72]De Felício CM, Sidequersky FV, Tartaglia GM, Sforza C. Electromyographic standardized indices in healthy Brazilian young adults and data reproducibility. J Oral Rehabil 2009;36:577–583.

[73]Hugger A, Hugger S, Schindler HJ. Surface electromyography of the masticatory muscles for application in dental practice. Current evidence and future developments Int J Comput Dent. 2008;11:81–106.

62

2.4 口颌面痛
Orofacial Pain

重点内容

- 颅面痛
- 疼痛
- 伤害感受
- 外周致敏
- 闸门控制学说
- 中枢致敏
- 中枢致敏的肌肉效应
- 生物心理社会模型
- TMD和慢性疼痛中的痛觉调节系统的功能障碍

导读

随着对𬌗、咬合修复与重建、TMD及口腔副功能运动等方面研究的不断深入，口颌面疼痛的相关概念也逐渐受到人们的重视[1]。

疼痛是机体自我防御机制的组成部分，疼痛反射可以使人迅速避开不良刺激，进而通过行为调节增强个体规避伤害或有害环境的能力。

颅面痛

颅面痛是一个总称，它涵盖了多种涉及颅面部和/或口颌系统的疼痛状态。疼痛并不仅仅是对伤害性刺激的表观感受，更是一种涉及感官和生理心理层面的多维度体验[1-3]。

疼痛

从字面上来讲，疼痛可以被简单地描述为个体对伤害性刺激或躯体损伤产生的不愉快的主观感受。而在更广义的层面，疼痛则包含了客观存在的生理疼痛、主观演绎的痛觉感受，以及精神上的痛苦体验这三个维度（图2-4-1）。

生理痛

身体对生理性疼痛的体验是以疼痛的部位、来源、持续时间、强度，以及性质（钝痛、烧灼痛、锐痛）为特征的。疼痛

可能急性或慢性，急性痛在去除病因后多会缓解，而慢性痛则持续存在。疼痛被国际疼痛研究协会定义为："由现有的或潜在的组织损伤所引起的不愉快感觉和情绪体验，或用来描述这种损伤"[2]。

痛苦体验

痛苦体验是一种个人经历，它包括精神痛苦、苦恼，以及任何不愉快的感觉，或者与急、慢性疼痛刺激有关的情绪反应。它可以被描述为与伤害或恐惧相关的一种不愉快的个人感受[1-3]。

主观演绎的疼痛感受

来自伤害性感受器的伤害性刺激通过身体传至中枢神经系统（CNS），经过处理后传至感觉皮层进行认知解读，这是一种特异性的个体感受。由于个体对疼痛的处理和主观认知有很大差异，所以疼痛不再被认为是伤害性刺激及到达大脑的刺激性信号之间简单的联系。它被看作是一种在刺激与感受之间可变的相互作用，这样不同的人对同一种伤害性刺激的感受与表现相差甚远，因此也会有不同的反应。对于同一种刺激，不同个体可能演绎出不同的痛觉体验，因此，疼痛的生物心理社会模型逐渐被认可，并通过它来探索疼痛这个复杂的领域。决定疼痛感受的不只局限于传入刺激的强度，更与它在中枢神经系统中的整合和处理有关[1-5]。

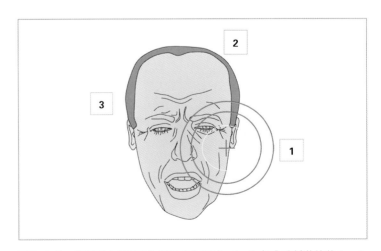

图2-4-1　疼痛是由以下3个步骤结合形成：**1**. 伤害感受刺激的传入；**2**. 中枢神经系统对伤害感受刺激的整合及处理；**3**. 个体对伤害感受刺激传入的解读和反应行为。因此，相同的伤害感受刺激会在不同的个体中以不同的方式处理和解读。

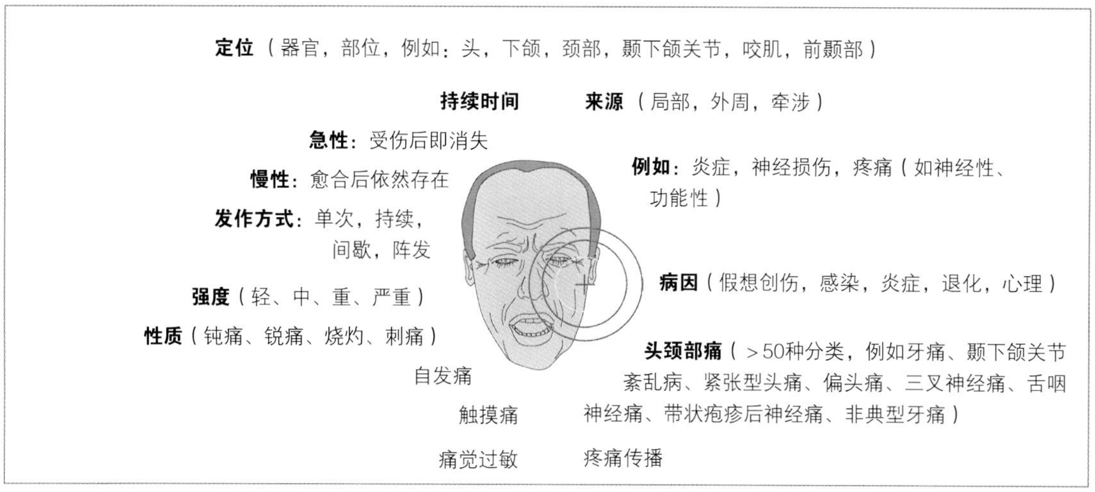

定位（器官，部位，例如：头，下颌，颈部，颞下颌关节，咬肌，前颞部）

持续时间　　来源（局部，外周，牵涉）

急性：受伤后即消失

慢性：愈合后依然存在

例如：炎症，神经损伤，疼痛（如神经性、
功能性）

发作方式：单次，持续，
间歇，阵发

强度（轻、中、重、严重）

病因（假想创伤，感染，炎症，退化，心理）

性质（钝痛、锐痛、烧灼、刺痛）

自发痛

触摸痛

头颈部痛（＞50种分类，例如牙痛、颞下颌关节
紊乱病、紧张型头痛、偏头痛、三叉神经痛、舌咽
神经痛、带状疱疹后神经痛、非典型牙痛）

痛觉过敏　　疼痛传播

图2-4-2　疼痛可以通过多种方式
描述和分类：通过机制、部位、
来源及定位、病因学、头颈部痛
的类型、持续性、发作方式、强
度和性质。

分类

疼痛可以按不同的方法分为不同的等级。它可以根据患者描述的直接参数来分类，例如疼痛的性质、强度、频率和痛感的持续时间。它可以被定性和分类为各种公认的头部和颈部疼痛后的认知障碍或综合征。另外，疼痛也可以根据它的生物化学机制和其他研究方向机制来分类。头颈部疼痛的分类超过了50种，如牙痛、颞下颌关节紊乱、肌痛、肌筋膜痛、紧张型头痛、三叉神经痛、舌咽神经痛、带状疱疹后神经痛，以及非典型牙痛等（图2-4-2）[1]。

TMD相关性疼痛

TMD是与咀嚼系统功能紊乱相关的一系列疾病的总称，它与多种关节、肌肉症状有明确的相关性。与TMD相关的肌肉痛包括局限性肌痛、扩散型肌筋膜痛、转移型肌筋膜痛、TMD引起的头痛、肌痉挛痛，以及肌肉炎症性疼痛。颞下颌关节（TMJ）疼痛被归类为关节痛，它包括韧带痛、关节盘后痛、关节囊痛，以及关节炎性疼痛[1,3,5]。

根据病因学、部位、持续时间、强度的分类

根据病因学的分类，疼痛的病因分为外伤、炎症、感染、退行性变或心理因素。另一方面，疼痛可以根据部位、持续时间、强度、疼痛性质等来进行分类。根据持续时间的不同，疼痛可被分为周期性疼痛或偶发性疼痛。急慢性痛也可以通过持续时间来区分，急性痛是指损伤因素消除后，疼痛通常会停止，而慢性痛则是在损伤因素消除后仍持续存在。由于语意可能存在重叠，剧痛可能会被患者描述为急性痛。疼痛的持续时间可能是短暂的、单发的、持续的、间断的或阵发性的。强度可被分为轻度、中度、重度或剧烈的。疼痛的性质可被描述为麻刺感、痒、酸痛、跳痛、搏动性疼痛、烧灼痛、刺痛以及锐痛[1-6]。

痛觉异常，痛觉过敏

痛觉异常是指正常情况下的非痛觉刺激所引起的疼痛感受。痛觉过敏是一种对引起正常疼痛的刺激的过度反应。痛觉异常和痛觉过敏是一些疼痛或持续性痛的特点，包括肌筋膜的颞下颌关节紊乱病和颞下颌关节痛[1,2,4]。

基于机制的分类方法

基于机制的分类与常规方法相结合是很有用的，它有助于更准确地诊断和指导治疗。下面详细介绍基于机制的疼痛分类[4,7]。

■ 伤害性刺激引起的短暂疼痛（针刺）。

■ 炎症（组织损伤）引起的疼痛，以及对炎症和组织损伤产生的痛觉过敏的应答反应。

● 初级传入致敏：外周致敏，沉默伤害性感受器的募集，过度神经支配。

● 中枢神经系统介导的致敏作用：中枢致敏的募集、协同、放大、调控。

● 神经系统损伤性疼痛（神经性）。

● 初级传入：初级传入信号是由伤害性感受器的轴突和细胞体进行传导的，而非外周神经末梢。

● 中枢神经系统调节：中枢致敏，第二级神经元传入阻滞，去抑制。

■ 功能性疼痛：由于中枢对刺激信号的异常处理和重构所导致的正常传入信号的超敏化。

感觉感受器

皮肤、肌肉、关节中存在特化的感觉感受器，能够接受特定的外界刺激，如电场、压力、化学刺激、湿度、机械张力、光、知觉和温度等。伤害感受被定义为对疼痛的感知，它来源于拉丁语nocere（伤害）。伤害感受是非自主神经活动，由接受伤害性刺激的感受器、外周神经、脊柱、大脑共同介导和调控。伤害感受与生理性痛不同，生理痛是一种有意识的主观感

受，但伤害性刺激也通常存在生理病因。伤害感受是由伤害性感受器引发的[1,6]。

伤害性感受器

外周来源性疼痛来自外周组织中游离的神经末梢，大量的游离神经末梢起到了伤害性感受器的作用，即作为感觉器官，被外周组织中的伤害性刺激所激活。它们被激活后，会引发小直径的（A$_\delta$型或C型）传入神经纤维上的神经冲动。该冲动信号通过神经纤维被传递到大脑进行处理，然后伤害性刺激的位置、性质、强度和持续时间就会被感知和识别[1,6,8,9]。

感受疼痛的感受器被称为伤害性感受器（nociceptor），它对身体组织的损伤做出反应，并引起痛觉。伤害性感受器（也叫痛觉感受器）是一种感觉感受器，它对处于特定阈值以上的机械、温度或化学变化产生反应。它的末端是无髓鞘的，并以游离神经末梢的形式遍布全身。伤害性感受器是沉默感受器，并不感知正常刺激，仅对危险刺激产生反应。一旦刺激发生，伤害性感受器就会将信号通过脊髓传输到大脑。它可以导致各种各样的自主反应，同样也会引起疼痛。

睡眠/沉默伤害性感受器

除非确实有损伤的发生，否则大多数伤害性感受器对温度、化学或机械刺激并无反应，这些被称为沉默或睡眠伤害性感受器（silent or sleeping nociceptors），只有当周围组织有炎症发生时它们才会引起反应[9]。

伤害感受

伤害感受（同义词：伤害性知觉、生理性疼痛）（Nociception）是由刺激在外周和中枢神经系统产生的，可能对组织造成潜在伤害作用的传入活动。这个活动由游离神经末梢引起，这些游离神经末梢可以发觉超过规定阈值的机械刺激、温度或化学变化。一旦刺激发生，伤害性感受器就通过脊髓将信号传递至大脑皮层。在有自主感觉的生物中，伤害感受引发各种不同的自主反应，也可以引起痛觉[1,4,6,9]。

初级感觉传入神经纤维有着不同的直径和不同的传导速率，它们被分为A型纤维和C型纤维。A型纤维是有髓鞘的，而C型纤维是无髓鞘的。直径越大的神经纤维传导刺激越快，直径越小传导刺激越慢。A型纤维根据直径分为4种不同的类型：A$_\alpha$型，直径13～20μm，速率70～120m/s；A$_\beta$型，直径5～13μm，速率40～70m/s；A$_\gamma$型，直径3～8μm，速率15～40m/s；A$_\delta$型，直径1～5μm，速率5～15m/s。A$_\alpha$、A$_\beta$和A$_\gamma$型纤维传导触觉和本体感受的刺激，与疼痛无关。它们拥有被囊包裹的、有髓鞘的神经末梢，例如肌梭（muscle spindles）、Golgi腱器官（Golgi tendon organs）、Ruffini小体（Ruffini corpuscles），可以感知触碰、压力、拉力以及拉力速率。而A$_\delta$型和C型纤维是最窄的，并拥有可以被伤害性刺激所激活的无髓鞘神经末梢（表2-4-1）[1,4,6,9]。

直接的伤害性刺激：高热、寒冷、压力

痛觉神经元的A$_\delta$型和C型神经纤维末梢在受到如高热、寒冷、化学物质、压力等伤害性刺激的直接作用时，会即刻引发疼痛反射，并且在刺激消失后将其认定为锐痛。外周组织中痛觉感受末梢受到刺激产生动作电位，并向中枢神经系统传递。这些神经末梢只传递超过特定阈值的刺激，例如温水会让你感到很舒适，但沸水则会让你觉得疼痛。另外，如果局部缺血的时间过长并伴有肌肉收缩时，也会成为一种疼痛刺激。神经末梢的轻度损伤会造成其敏感性的增强，这种应激性兴奋性增强被称为外周致敏[1,4,9]。

咀嚼肌和颞下颌关节含有游离神经末梢，以及肌梭、Golgi腱器官、Ruffini末梢（Ruffini endings）、法-潘二氏小体（Vater-Pacini corpuscles）等特化的神经末梢，它们在感知肌肉和关节来源的刺激，并在做出反应方面有很大作用[1,4,6,9-14]。

外周致敏

疼痛传入末梢的轻度损伤会导致其敏感性增加，这种传入末梢兴奋性的增加被称为外周致敏，它的特点是反应性增强，激活的阈值降低以及深痛觉传入神经的自发活动。外周致敏是痛觉过敏、触痛和自发痛的促发因素。

当敏感性的阈值降低时，正常情况下不引起疼痛的刺激也会激活痛觉传入末梢。外周神经末梢的敏感性增加被称为"外周致敏"，与发生在中枢神经系统的"中枢致敏"相对。外周致敏和中枢致敏是组织损伤后变得敏感及疼痛的机制。

外周致敏由局部组织损伤或感染后产生的损伤或炎性因子介导。组织损伤和炎性因子会刺激血管和免疫细胞释放多种细

表2-4-1 不同直径的初级传入神经元有不同的传导速率。它们被分为A型纤维和C型纤维，A型纤维是有髓鞘的，C型纤维是无髓鞘的。粗纤维是刺激传导速率最快的，细纤维是最慢的。A型纤维根据直径被分为4种类型：A$_\alpha$、A$_\beta$、A$_\gamma$、A$_\delta$

	传入受体	传入神经元		
		类型	直径（μm）	速率（m/s）
机械、温度和化学痛觉	自由神经末梢，由毒素激活	C	0.5～1	0.5～2
机械和温度痛觉		A$_\delta$	1～5	5～15
触觉和本体感受	特殊包备受体，肌梭，高尔基腱器官，Ruffini小体	A$_\gamma$	3～8	15～40
		A$_\beta$	5～13	40～70
		A$_\alpha$	13～20	70～120

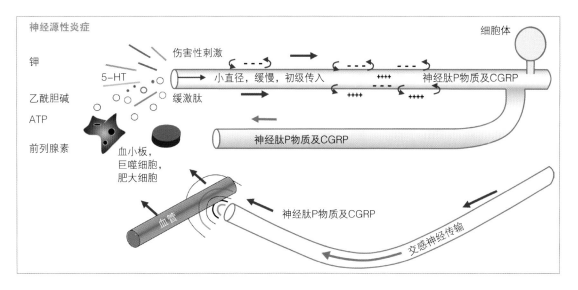

图2-4-3 外周神经敏化。组织损伤引起局部的炎症反应释放化学物质，致敏了神经末梢的伤害性感受器。这些化学物质降低神经末梢感受刺激的阈值，并引发通过小直径初级传入神经的初始动作电位和伤害性刺激传导。5-HT：5-羟色胺；ATP：三磷酸腺苷；CPRG：降钙素基因相关肽。

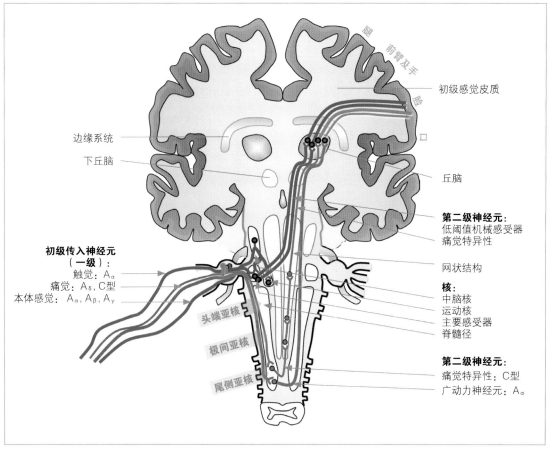

图2-4-4 初级传入神经元（PAN）或第一级神经元。触觉PAN是A$_α$神经元，本体感觉神经元是由A$_α$、A$_β$和A$_γ$（蓝色）神经元组成的，痛觉感受神经元（红色）是由A$_δ$和C型神经元组成。触觉、痛觉和本体感受PAN经过三叉神经半月神经节与3种特殊类型的第二级神经元（SON）以突触结合：LTM、NS、WDR，触觉PAN与SON在主要感觉核中以突触结合，本体感觉神经元传递至中脑核及运动核。痛觉感受神经元（红色）细胞体位于半月神经节，向下传至脊束核，在脊束核的尾侧亚核中与SON形成突触结构（由Okeson重新绘制[1]）。

胞因子及化学因子，这些物质包括组胺、钾、血清素（5-羟色胺）、乙酰胆碱、前列腺素和ATP等。神经冲动传导至神经元胞体引起神经肽P物质、降钙素基因相关肽（CGRP）等因子的释放，造成进一步的敏化，这一过程称为神经元的异位放电。

神经肽类物质和炎性介质的共同释放引起红、肿、热、痛，这是外周组织炎症典型的临床表现。这一过程也被称为神经源性炎症，因为它主要是由神经元自身引起的（图2-4-3）[1,4,6,9-10]。

初级传入神经元

感官刺激通过初级传入神经元（PAN，也叫作第一级神经元）传入。头面部的触觉、痛觉及本体感觉初级传入神经元胞体位于三叉神经半月神经节。A$_α$型触觉和一些本体感受初级传入神经元与主要感觉核中的第二级神经元以突触的形式相连接。本体感受是由A$_α$型、A$_β$型和A$_γ$型神经纤维传递的，其传入神经的第一级神经元与三叉神经的中脑核及运动核相连。伤害性感受（或痛觉感受）则是由A$_δ$型和C型神经纤维介导的，其传入神经的第一级神经元胞体位于三叉神经半月节内，该假单极神经元的另一极神经纤维下行至脊束核换元；第二级神经元的胞体则位于脊束核尾侧亚核的胶状质中。三叉神经脊束核分为3个部分：头端亚核、极间亚核和尾侧亚核（图2-4-4和图2-4-5）。一些非伤害性感受的A$_β$神经元也传入到尾侧亚核的胶状质中[4,6,9,15-16]。

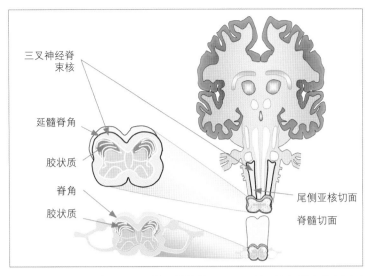

图2-4-5 脊髓、脊神经和尾侧亚核的截面图。尾侧亚核与脊髓背角是同源的。灰质背角（神经元细胞体高集中区）被分为几个板层（白线），大部分初级和第二级突触在第Ⅱ～Ⅳ层即胶状质中（蓝色）形成。

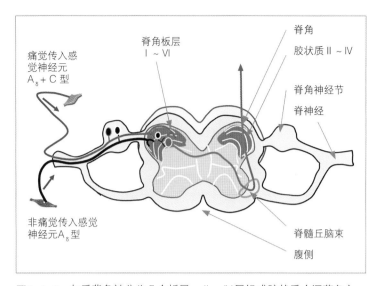

图2-4-6 灰质背角被分为几个板层，Ⅱ～Ⅳ层组成胶状质（深蓝色），是初级神经元与第二级神经元形成突触的区域。第二级神经元交叉并穿过脊髓丘脑束，同时，胶状质富含中间神经元，它连接Aδ型和C型伤害感受传入神经元的分支以及各自的第二级神经元。这些中间神经元具有促进和抑制功能，并在控制疼痛传导和痛觉中起作用。非痛觉感觉传入神经元Aβ也在胶状质中与抑制性中间神经元和第二级痛觉感觉神经元形成突触联系，它们在疼痛控制中起积极作用。这些神经元之间的相互作用被称为"闸门控制学说"[1,4,9-10]。

第二级传入神经元

第一级神经元与3种类型的第二级神经元（SON）以突触相连：低阈值机械感受器（LTM）（光、触碰、压力），痛觉特异性（NS）的SON（快痛）、广动力神经元（WDR）的SON（慢痛和一些机械刺激）。NS神经元主要为Aδ型纤维，而WDR神经元主要为C型纤维。伤害性感受器的初级传入神经主要由Aδ和C型神经纤维组成，在脊髓背根胶状质中与SON换元，在脊束核尾侧亚核中与WDR和NS换元[1,4,9,15-19]。

脊髓背角：受体位点

脊髓初级传入神经元为假单极神经元，其胞体位于脊髓背根神经节中，其传入纤维沿脊神经背根进入脊髓，并在脊髓背角处换元。背角是灰质（神经元细胞体集中的区域）背部的凸起，并分为层状结构（图2-4-4～图2-4-6）。尾侧亚核与脊柱背角是同源的，被称为延髓背角。三叉神经痛觉的传入也在尾侧亚核的延髓背角有突触连接。

感受疼痛的初级传入神经元与NS或WDR第二级神经元在脊髓灰质脊角Ⅱ到Ⅳ层相连接。Ⅱ到Ⅳ层的这一区域被称为胶状质（SG）[1,4,9,20-21]。

胶状质

SG是神经元高度集中区（凝胶状的外观），包括在脊髓和尾侧亚核的灰质中的背角Ⅱ～Ⅳ层（图2-4-5）。大部分的第一级、第二级神经元和中间神经元的突触在SG中形成。初级传入神经元与二级神经元在SG中直接形成突触，传入到更高级的中心。初级传入神经元的分支可以通过与中间神经元的媒介作用与二级神经元相关联。这些中间神经元有抑制和促进作用，并活跃于控制疼痛和疼痛感受传递的机制中（图2-4-

4）[1,4,9,18-19]。

闸门控制学说

非痛觉感觉的Aβ型传入神经元也在SG中与抑制性中间神经元和第二级神经元相连。它们在疼痛的控制中有积极作用。这些神经元之间的相互作用被称为"闸门控制学说"，详见图2-4-7～图2-4-10。闸门控制学说阐明了生理痛可以被痛觉感觉神经元和非痛觉感觉神经元之间的相互作用所调节。

Aβ型非痛觉感觉神经元被激活能减少来自痛觉感受纤维的信号，并抑制痛觉。这一过程发生于脊髓和延髓背角的Ⅱ～Ⅳ层胶状质中，在这些胶状质中，初级痛觉感受传入神经与SON形成突触，使冲动传递到更高级别的大脑中[1,4,9,22-23]。

非痛觉感受纤维间接地抑制了疼痛纤维的效果，"关闭了"刺激传导的"闸门"。痛觉感受的Aδ型和C型纤维则有相反的效果，即"打开闸门"。它们直接作用于SON或通过抑制性中间神经元（INTN）间接起作用（图2-4-7～图2-4-10）。INTN能抑制SON，因此减少或阻止了它的传导。INTN的抑制效果也可以通过各自的痛觉感受C型和非痛觉感受Aβ型纤维相联系来调节。

INTN与非痛觉感受的Aβ型纤维和痛觉感受的C型纤维都有突触联系，并传入相同的第二级神经元，但彼此的神经递质和化学受体不同（图2-4-10）。痛觉感受传入神经与中间神经元相连能阻断INTN，这就阻碍了其对疼痛传导的抑制效果。非痛觉感觉神经元能刺激INTN，增强其对第二级神经元的抑制作用，从而阻断痛觉的传导。此外，更高级的大脑中枢

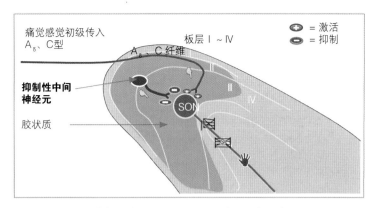

图2-4-7　抑制性中间神经元（INTN）通过消除痛觉感受初级传入活动来抑制SON（WDR或NS神经元）的传导。当抑制效果大于传入活动时，足量的INTN抑制将会阻断SON的传导[1,4,9-10]。

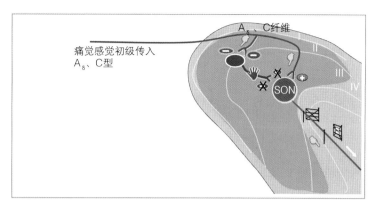

图2-4-8　痛觉感受C型纤维的分支也与INTN形成突触联系。它们可以抑制、阻止或减少它在SON传导中的抑制效果。这就允许了在WDR或NS第二级神经元冲动通过初级伤害感受传入神经的自由传导。

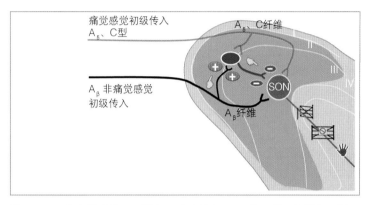

图2-4-9　非痛觉感受Aβ型神经元也直接与WDR或NS第二级神经元以及INTN直接形成突触联系。它们可以激活中间神经元并增加其对SON的抑制作用，因此阻断了伤害感受的传导。

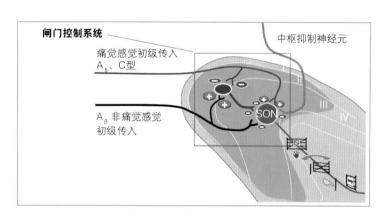

图2-4-10　闸门控制学说。非痛觉感受和痛觉感受初级传入神经、抑制性中间神经元和中枢抑制或激动效果之间的相互作用，控制了由灰质背角胶状质中闸门控制系统到上行传入通路的SON冲动传导的程度。中枢下行通路也参与了WDR或NS SON的抑制作用。所有这些因素间的相互作用决定了伤害感受传入到高级中枢是被抑制还是被促进。

的下行纤维也会与第二级神经元结合以抑制痛觉传导。

　　因此，痛觉感受的疼痛传导速率是可控的，取决于痛觉感受传入Aδ型、C型纤维，非痛觉感受传入Aβ型纤维和下行抑制神经元的相对速率。闸门控制学说解释了为什么只激活非痛觉感受神经的刺激能够抑制疼痛。当疼痛部位受到摩擦时，疼痛似乎减轻了，这是因为非痛觉感受纤维的激活抑制了疼痛感受的传入。这一机制也适用于经皮神经电刺激（TENS）[1,4,9,22-23]。

尾侧亚核的上行通路

　　痛觉感受传入神经Aδ型纤维、C型纤维经由三叉神经穿过半月神经节，在脊髓感觉束尾侧亚核的胶状质中与第二级神经元以突触相连。它们与NS和WDR SON相连。疼痛感受的Aδ型纤维与WDR神经元相连，经过新脊髓丘脑束上行至丘脑。这一冲动直接传递至更高级的中枢，因此被称为快痛。

快痛

　　"快痛"通常是机械刺激痛和热刺激痛，并表现为快速的

剧烈疼痛，特点是有一个可识别的疼痛刺激源。刺激迅速通过丘脑传到大脑皮层，被识别为一个尖锐的机械刺激痛或热刺激痛。此时可能会引发趋避反应或其他的应激反应。

慢痛

　　C型疼痛感受传入神经在尾侧亚核的胶状质中与NS第二级神经元形成突触联系，向上经过新脊髓丘脑束传至中脑核，这一过程会被中间神经元的调控作用所影响，而所传导的疼痛被称为慢痛，它与持续存在的深部钝痛有关。神经肽P物质的活动和缓慢的降解率被认为是引起慢痛的机制。冲动向上传递经过多个中间神经元的网状结构，这些结构具有兴奋性和抑制性。从这里，它经过丘脑传递到大脑皮层中进行识别、整合和反应（图2-4-11）[1,4,9,22-24]。

牵涉痛

　　疼痛的起源被分为两种，一种是疼痛的"位置"，一种是疼痛的"来源"。"位置"是受到损伤的地方，而"来源"是疼痛"起源"的地方。常见的情况是，疼痛的位置和来源相

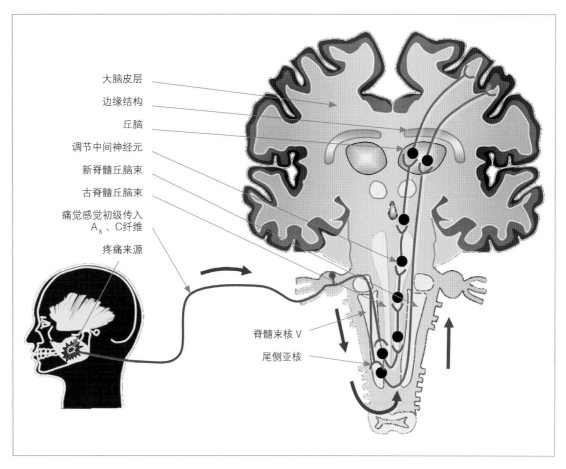

图2-4-11 伤害感觉神经元传至躯体感觉皮质。从疼痛的部位开始，在伤害感受第一级传入神经元（A$_\delta$和C型纤维）穿过半月神经节，在三叉神经脊束核的尾侧亚核感觉核中与第二级神经元形成突触联系。A$_\delta$型初级传入神经元与WDR中间神经元形成突触后，直接通过新脊髓丘脑束到达丘脑和大脑皮层，快痛经由此传导，并感到张力性疼痛。C型伤害感觉神经元在尾侧亚核中与NS中间神经元形成突触，穿过古脊髓丘脑束，再经过中脑核，在中脑核时会被大量调节中间神经元所影响。这是慢痛的传导路径，并感到是慢性痛、钝痛和酸痛[1,10]（由Okeson重新绘制）。

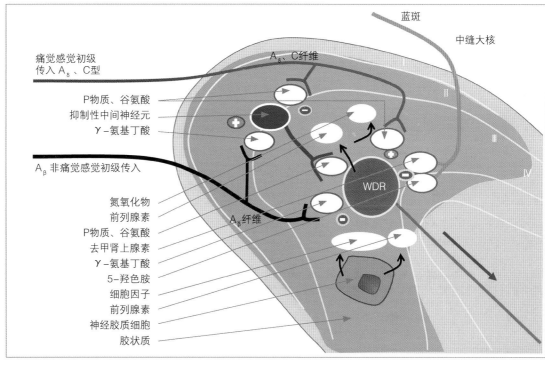

图2-4-12 中枢致敏（神经可塑性）。当伤害感受刺激持续，兴奋性神经递质水平提高时（P物质、降钙素基因相关肽、谷氨酸、γ-氨基丁酸、天门冬氨酸）。这些物质扩散缓慢或滞留，引起SON兴奋性升高，使其易于对低水平刺激和非痛觉感受刺激敏感。SON的这一改变过程被称为中枢致敏。同时，WDR和神经胶质细胞释放前列腺素、氮氧化物和胞外细胞因子，这些物质有助于增强区域的敏感性和扩大感受野[1,4,6,9-10]。

同，被称为原发痛，很容易识别。当疼痛的位置和来源不同时则被称为"牵涉痛"或"异位痛"，它可能是中枢性痛、投射痛或牵涉痛。中枢性痛的来源在大脑，而疼痛感觉却在外周。脑损伤可能会在外周被感受到，常分布于三叉神经末梢。投射痛是沿着受损伤神经支配的区域分布的疼痛，例如：带状疱疹、阵发性神经痛、周围性神经炎和带状疱疹后神经痛。牵涉痛是发自于远处源头的一种自发性疼痛，是由中枢神经系统的

中间神经元敏化作用引起的。这是"中枢致敏"过程中的一部分（图 2-4-11）[1,4,6,9-10]。

三叉神经尾侧亚核伤害感受传导相关的神经化学过程

在伤害感受、非伤害感受、介质以及延髓背根的中枢通路，这些突触传递过程中的神经递质和受体已被查明。伤害

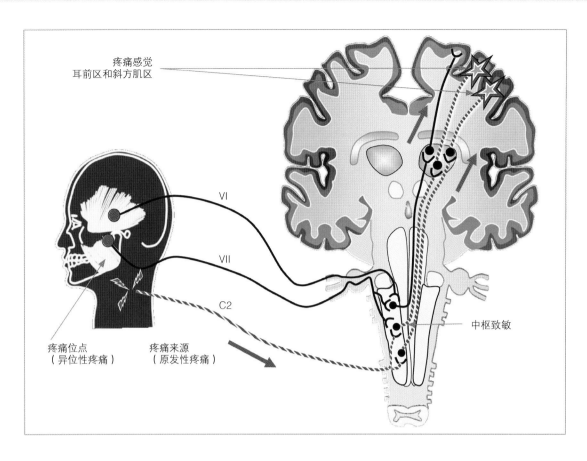

图2-4-13　牵涉痛。由Ⅵ（三叉神经眼支）、Ⅶ（下颌支）和颈C2神经汇聚而成。从斜方肌初始疼痛来源的组织损伤引起颈部疼痛，这被传到更高级的中枢。脊束核的中枢兴奋引起耳前区相邻传入神经也变得兴奋。因此大脑把耳前区的疼痛也认为是来自斜方肌（由Okeson改编[11]）。

感受的传入突触释放谷氨酸（GLu）和P物质（SP）。谷氨酸结合并激活天门冬氨酸（NMDA）或氨甲基磷酸（AMPA）受体，SP结合并激活神经激肽-1（NK1）受体。非伤害感受突触释放α-氨基丁酸（GABA），WDR神经元可以释放前列腺素和氮氧化物到细胞外组织中，周围神经胶质细胞可以释放细胞因子和前列腺素。这些物质进一步促进该部位敏感并刺激引起长期慢性反应（图2-4-12）[4,9-10]。

中枢致敏

神经可塑性

中枢致敏这一过程导致了第二级上行痛觉感觉神经元的兴奋性增加，结果是中枢和外周的疼痛增加和反应性肌肉应答[1,4,6,9-12]。它可能发生于脑干以上的各级神经中枢中，目前人们对其发生机制了解有限。它最初发生于脊髓背角和尾髓背角的胶状质中。上行痛觉感受传导的后续变化即激活或抑制，发生于大脑中不同的上行站，如"调制"或"改变神经处理"。对冲动处理的改变被称为神经可塑性。神经可塑性是指神经通路和突触的改变，是由行为、环境、神经过程以及身体所受伤害的改变引起的[25-27]。

口颌面痛觉感受传入神经与第二级NS和WDR神经元在尾侧亚核以突触相连。当尾侧亚核正常以及中枢抑制反应存在时，短期的疼痛刺激引起即刻的传导和反应。另一方面，持续性的伤害性刺激在突触与第二级和中间神经元间会相应连续地

产生兴奋性神经递质。神经递质水平的提高体现在神经多肽、P物质、降钙素基因相关肽（CGRP）、神经激肽A，生长抑素的含量的升高。兴奋性氨基酸谷氨酸和天冬氨酸激活NMDA，GABA水平提升并参与脊髓背角神经元中枢致敏的诱导和维持。除了突触传递的致敏作用，WDR和胶质细胞表达前列腺素、一氧化氮和细胞外细胞因子，它们也有助于该区域敏感性的提升并增宽接受区[1,4-5,9-10]（图2-4-12）。

中枢致敏可以持续很长一段时间，如未被解决，它可能会成为持续性疼痛的来源。这种中枢致敏可以激发以及激活其他正常的感觉和运动神经元。

深痛刺激

从躯体深部结构传来的持续性的伤害性刺激会引起中枢致敏的次级牵涉效应，或称调控效应。当该刺激长期存在时，则可能表现为慢性疼痛，也可能表现为距离深部疼痛原发位置较远处的牵涉痛。

调节、变异的神经处理

颅面部躯体感觉传导可能在脑干、丘脑和躯体感觉皮质中调节和整合[1,4,6,9-12]。来自丘脑、网状结构、边缘系统和大脑皮层到脑干三叉神经核的下行机制会抑制或促进NS或WDR的传导。神经调控网络会受到个体知觉、认知、情绪、内分泌及其他激发性因素的影响，进而影响个体对疼痛的主观感受。

中枢致敏起源于持续性的伤害性刺激、相关的中脑神经可塑性以及中枢调制，它可以激活感觉传入神经元和传出运动神

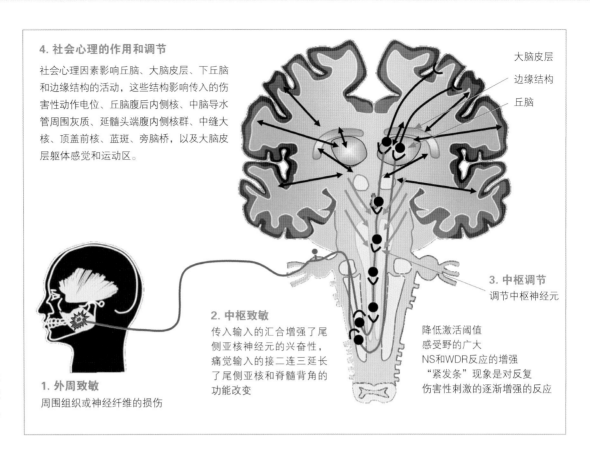

4. 社会心理的作用和调节
社会心理因素影响丘脑、大脑皮层、下丘脑和边缘结构的活动，这些结构影响传入的伤害性动作电位、丘脑腹后内侧核、中脑导水管周围灰质、延髓头端腹内侧核群、中缝大核、顶盖前核、蓝斑、旁脑桥，以及大脑皮层躯体感觉和运动区。

大脑皮层
边缘结构
丘脑

3. 中枢调节
调节中枢神经元

2. 中枢致敏
传入输入的汇合增强了尾侧亚核神经元的兴奋性，痛觉输入的接二连三延长了尾侧亚核和脊髓背角的功能改变

降低激活阈值
感受野的广大
NS和WDR反应的增强
"紧发条"现象是对反复伤害性刺激的逐渐增强的反应

1. 外周致敏
周围组织或神经纤维的损伤

图2-4-14 痛觉的主要机制和主要阶段。1. 外周致敏；2. 中枢致敏和脑干处理；3. 中枢调节；4. 社会心理的作用和调节。

经元。相关的传入神经元激活可能会导致异位性疼痛或继发性痛觉过敏。传出神经元的激活可引起肌肉共收缩、肌僵直和扳机点。非痛觉感受低阈值机械感受传入神经元A_α或A_β可以变为感受伤害的，并引起触痛和继发性痛觉过敏。

异位性疼痛（牵涉痛）

牵涉痛可能是由三叉神经脊束核发生中枢致敏引起的。在图2-4-13中，疼痛的最初来源是颈部的组织损伤。它和一些颈部局部的外周致敏一起引起尾侧亚核中密集的伤害冲动，导致中枢致敏。脊束核的中枢兴奋引起的耳前区相邻神经传入也会导致中枢兴奋。耳前传入冲动与颈部斜方肌的信号都被发送到大脑皮层。在大脑皮层中，疼痛被认为来自耳前区也可以被认为是来自颈部斜方肌[1]。

牵涉痛是在疼痛的部位被感到的，它可能是自发的。但疼痛部位的刺激并不会导致反应的增强，而在疼痛初始来源的刺激则会引起痛苦的反应，另外，对疼痛部位的麻醉也没有效果。麻醉神经通路则阻止疼痛。牵涉痛通常发生于从单神经根的一个分支到另一与皮区相连的分支。在颈部以上，牵涉痛疼痛的部位与疼痛源在同一侧（不会越过中线）。它的感觉在疼痛源的后上方（朝向颅）但不低于疼痛源。例如下颌磨牙的疼痛，可能会牵涉到同侧上颌磨牙。

继发性痛觉过敏

痛觉过敏，即对疼痛的敏感性增加，是由对伤害性感受器或神经末梢的刺激或损伤引起的。原发性痛觉过敏是直接发生

于由外周致敏引起的损伤组织中的一种疼痛敏感现象。继发性痛觉过敏是发生于未损伤组织中的一种过度敏感现象，在表面或深层结构中都可以存在。

表面痛觉过敏可以发生于皮肤、头皮、毛发或牙龈中。深层的继发性痛觉过敏发生于深层的可被触及的肌肉中，或发生于牙齿中。

继发性痛觉过敏可由中枢致敏或异向神经源性炎症引起。

第二级神经元的中枢致敏导致正常刺激被解释为伤害性刺激。在触刺激诱发痛的情况下，来自A_α或A_β神经元的信号会被认为是疼痛。

触刺激诱发痛是由通常状况下不会引起疼痛的刺激引起的，可以是热或机械刺激，通常发生于身体某个部位受伤后。触刺激诱发痛与痛觉过敏并不相同（对通常状况下仅引起痛苦的一种刺激的极度反应）。

神经源性炎症

在中枢致敏的情况下，初级传入神经元会分泌神经肽SP到外周组织中，引起局部神经源性炎症，并引起局部初级伤害性感受器的敏感性增强。局灶性充血区可以被广泛的敏感区所包绕。

肌肉共同收缩，保护性肌僵直

激活三叉神经脊束核和中脑的神经元可以改变传出神经元的功能并影响肌肉的活动。最常见的传出效应是肌肉对持续性深痛的反射性活动。这可以共收缩或保护性肌僵直的形

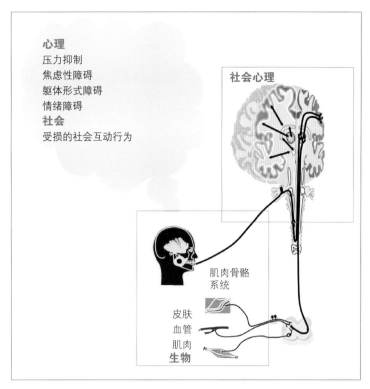

心理
压力抑制
焦虑性障碍
躯体形式障碍
情绪障碍

社会
受损的社会互动行为

社会心理

肌肉骨骼
系统

皮肤
血管
肌肉

生物

图2-4-15 咀嚼系统疾病生物心理社会模型的图解。"生物"代表的是来自肌肉、关节、皮肤表面和血管（肌肉骨骼）等外周组织的躯体疼痛传入感觉。"社会心理"代表的是心理的和社会的包括知觉、行为、认知和情感处理。这些可以影响丘脑、大脑皮层、下丘脑和其他与上行伤害传入相关的边缘系统的活动。没有哪种疼痛是被认为与社会心理因素无关的[1,4,8]。

式出现。

中枢致敏引起的扳机点

运动中枢兴奋的另一个效果是局部肌肉组织敏感性的大幅度提升。以一定强度持续传入的深部疼痛可能导致颅颌面部扳机点的形成，其位置与疼痛的原发位置有关。在颅面部通常发生在咬肌和颞肌区域。扳机点反过来也会引起牵涉痛，通常发生在原发痛的部位或其邻近部位。真正的扳机点通常不会疼痛，除非受到触碰，触碰后会引起局部性、弥散性或牵涉性的肌肉痛[5]。

尽管这个机制可能由疼痛引起，但是扳机点一旦形成，就会持续处于激活或潜伏的状态，直到通过治疗使其消失。因此，在原发痛的初始或其附近位置的疼痛可能会在原始疼痛停止很久以后仍然持续存在或复发[1,4,6,9-12]。

痛觉

痛觉的主要机制和各阶段的相关因素见图2-4-14。外周致敏由外周组织或神经纤维的炎症或损伤引起。大量的传入神经汇集到感觉尾核导致尾侧亚核和脊髓背角的兴奋性增强与持续的功能改变。中枢致敏过程开始于神经元激活阈值的降低，感受野的扩大以及NS和WDR反应的增强。伤害感觉神经元的这些神经可塑性改变引起"紧发条"现象（wind up），"紧

发条"现象是对反复伤害性刺激的逐渐增强的反应。另外，上行刺激在传导至丘脑的通路会受到多种机制的调节，这一调控过程被总称为"中枢调节"。发生中枢调节的部位包括：丘脑腹后内侧核、中脑导水管周围灰质、延髓头端腹内侧核群、中缝大核、顶盖前核、蓝斑、旁脑桥，以及大脑皮层躯体感觉和运动区，这些区域间还存在复杂的相互作用[1,4,6,9-10]。

生物心理社会模型

生物心理社会模型被认为是生物学和社会心理学系统的结合，并与TMD和慢性痛的症状与体征有关（图2-4-15）。这是一个公认的与咀嚼系统有关的联合系统模型。其中生物学代表的是，躯体感觉的伤害传入发生在肌肉、关节、皮肤筋膜和血管（肌肉骨骼）的外周结构中。社会心理因素代表了心理和社会相关的知觉、行为，认知和情绪过程。这可能会影响到丘脑、大脑皮层、下丘脑的活动，以及其他与上行伤害传入到高级中枢相互作用的边缘结构的活动。无痛被认为是没有社会心理因素的影响。在TMD模式中，生物学被称为"轴Ⅰ"，社会心理学被称为"轴Ⅱ"[8]。

应激的神经化学机制

应激是身体对真实存在的或臆想中的压力或压力性刺激所产生的反应。急性应激原对有机体的影响是短暂的，而慢性应激原的作用是长期的。根据个体适应能力的差异及其处理能力，应激能够引起"良性应激"（积极的、适应性的）和"不良应激"（消极的、非适应性的）间的相互作用。

由于对应激原的反应，促肾上腺皮质激素释放激素（CRH）和精氨酸加压素（AVP）被分泌到垂体门脉系统，并引起下丘脑室旁核（PVN）神经元的活动。

肾上腺髓质和脑桥的蓝斑以及其他去甲肾上腺素能的神经元，即LC/NE系统，也在这一过程中被激活，并通过脑肾上腺素作用引发自主神经的神经内分泌反应，它扮演着机体警戒系统的角色。

自主神经系统对应激原产生快速反应，由应激引发的或战或逃反射，其本质是交感神经作用的增强和副交感神经作用的弱化，从而引发心血管、呼吸、消化、肾脏、内分泌的变化。

CRH和AVP的释放也会导致下丘脑-垂体-肾上腺轴的激活，该轴是神经内分泌系统的主要部分，涉及了下丘脑、垂体、肾上腺之间的相互作用。

下丘脑-垂体-肾上腺靶腺轴的激活导致垂体促肾上腺皮质激素（ACTH）的释放入血，进一步导致肾上腺分泌皮质醇和其他糖皮质激素。大脑也利用皮质醇来抑制免疫系统并减少体内的炎症反应。这些激素参与机体的应激反应，最终通过负反馈作用来终止这些反应。

TMD和慢性疼痛中的痛觉调节系统的功能障碍

伴随疼痛的TMD和其他慢性疼痛可能是内源性痛觉调制系统功能障碍的一部分。弥散伤害抑制性控制（DNIC）可能发生了改变。有研究显示，在罹患肌筋膜痛的TMD患者和其他慢性痛患者人群中，痛觉调控系统的功能障碍与DNIC功能下降有关。另外，在偏头痛和慢性紧张型头痛患者中，发现DNIC样的疼痛抑制机制存在缺陷。内源性脊髓痛觉调节系统的损伤会有助于颅面痛，例如头痛时，中枢致敏的维持或发展[4,33-34]。

发病诱因

遗传因素能说明一些个体镇痛系统效能降低的原因，它们是造成内源性痛觉调节受损的原因。这提示伤害性刺激传入的中枢处理过程中存在一个上调机制。在中枢神经系统兴奋过度、外伤、因肌肉异常使用造成轻度损伤时，可能会导致持续性疼痛和痛觉过敏。持续性疼痛可以强化应激水平，而持续性的应激反应将会导致广泛性的痛觉过敏。

持续疼痛和应激会导致中枢神经系统痛觉感受区域兴奋性的进一步增强，从而形成一个不依赖外周痛觉刺激的痛觉环路。其他的因素，包括激素和社会心理因素，也会影响TMD患者慢性疼痛的持续和发展[4,33-38]。

参考文献

[1] Okeson JP. Bell's Orofacial Pains: The Clinical Management of Orofacial Pain, ed 6. Chicago: Quintessence Publishing, 2005.
[2] Merskey H, Bogduk N (eds). Classification of Chronic Pain. Descriptions of Chronic Pain Syndromes and Definitions of Pain Terms. Seattle: IASP Press, 1994.
[3] McNeill C. Temporomandibular disorders: guidelines for classification, assessment, and management. The American Academy of Orofacial Pain. Chicago: Quintessence Publishing, 1993.
[4] Svensson P, Jadid F, Arima T, Baad-Hansen L, Sesssle BJ. Relationships between craniofacial pain and bruxism. J Oral Rehabil 2008; 35:524–547.
[5] Schiffman E, Ohrbach R, Truelove E, Look J, Anderson G, Goulet JP, et al. Diagnostic Criteria for Temporomandibular Disorders (DC/TMD) for clinical and research applications: recommendations of the International RDC/TMD Consortium Network and Orofacial Pain Special Interest Group. J Oral Facial Pain Headache 2014;28:6–27.
[6] Sessle BJ. The neural basis of temporomandibular joint and masticatory muscle pain. J Orofac Pain 1999;13:238–245.
[7] Woolf CJ, Bennett GJ, Doherty M, Dubner R, Kidd B, Koltzenburg M et al. Towards a mechanism-based classification of pain? Pain 1998;77:227–229.
[8] Dworkin SF. Psychological and psychosocial assessment. In: Laskin DM, Greene C, Hylander WL (eds). Temporomandibular Disorders: An Evidence-based Approach to Diagnosis and Treatment. Chicago: Quintessence Publishing, 2006:203–217.
[9] Sessle BJ. Sensory and motor neurophysiology of the TMJ In: Laskin DM, Greene CS, Hylander WL (eds). Temporomandibular Disorders: An Evidence-Based Approach to Diagnosis and Treatment. Chicago: Quintessence Publishing, 2006.
[10] Dubner R, Ren K. Persistent orofacial pain. In: Laskin DM, Greene CS, Hylander WL (eds). Temporomandibular Disorders: An Evidence-Based Approach to Diagnosis and Treatment. Chicago: Quintessence Publishing, 2006.
[11] Lobbezoo F, van Selms MK, Naeije M. Masticatory muscle pain and disordered jaw motor behaviour: literature review over the past decade. Arch Oral Biol. 2006;51:713–720.
[12] Stohler CS. Craniofacial pain and motor function: pathogenesis, clinical correlates, and implications. Crit Rev Oral Biol Med 1999;10:504–518.
[13] Sessle BJ, Hu JW. Mechanisms of pain arising from articular tissues. Can J Physiol Pharmacol 1991;69:617–626.
[14] Klienberg IJ Structure and function of temporomandibular joint innervation. Ann R Coll Surg Engl 1971;49:268–288.
[15] Sessle BJ. Neural mechanisms of oral and facial pain. Otolaryngol Clin North Am 1989;22:1059–1072.
[16] Gear RW. Neural control of oral behavior and its impact on occlusion. In: McNeill CM (ed) Science and Practice of Occlusion. Chicago: Quintessence Publishing, 1997.
[17] Sessle BJ, Hu JW, Amano N, Zhong G. Convergence of cutaneous, tooth pulp, visceral, neck and muscle afferents onto nociceptive and non-nociceptive neurones in trigeminal subnucleus caudalis (medullary dorsal horn) and its implications for referred pain. Pain 1986;27:219–235.
[18] Sessle BJ. Mechanisms of oral somatosensory and motor functions and their clinical correlates. J Oral Rehabil 2006;33:243–261.
[19] Sessle BJ. Acute and chronic craniofacial pain: brainstem mechanisms of nociceptive transmission and neuroplasticity, and their clinical correlates. Crit Rev Oral Biol Med 2000;11:57–91.
[20] Capra NF, Dessem D. Central connections of trigeminal primary afferent neurons topographical and functional considerations. Crit Rev Oral Biol Med 1992;4:1–52.
[21] Lund IP. Mastication and its control by the brain stem. CRC Crit Rev Oral Biol Med 1991;2:33–64.
[22] Julius D, Basbaum AI. Molecular mechanisms of nociception. Nature 2001;413:203–210.
[23] Moayedi M, Davis KD. Theories of pain: from specificity to gate control. J Neurophysiol 2012;109:5–12.
[24] Melzack R, Wall PD. Pain mechanisms: a new theory. Science 1965;150;971–979.
[25] Pascual-Leone, A, Freitas C, Oberman L, Horvath JC, Halko M, Eldaief M, et al. Characterizing brain cortical plasticity and network dynamics across the age-span in health and disease with TMS-EEG and TMS-fMRI. Brain Topography 2011;24:302–315.
[26] Dubner R, Ruda MA. Activity-dependent neuronal plasticity following tissue injury and inflammation. Trends Neurosci 1992;15:96–103.
[27] Ren K, Dubner R. Central nervous system plasticity and persistent pain. J Orofac Pain 1991;13:155–163.
[28] de Kloet R, Joels E, Holsboer F. Stress and the brain: from adaptation to disease. Nat Rev Neuroscience 2005;6:463–475.
[29] Tsigos C, Chrousos GP. Hypothalamic-pituitary-adrenal axis, neuroendocrine factors, and stress. J Psychosom Res 2002;53:865–871.
[30] Shin LM, Liberzon I. The neurocircuitry of fear, stress, and anxiety disorders. Neuropsychopharmacology 2010;35:169–191.
[31] Raudensky J, Yamamoto BK. Effects of chronic unpredictable stress and methamphetamine on hippocampal glutamate function. Brain Res 2007;1135:129–135.
[32] van Winkel R, Stefanis NC, Myvin-Germeys I. Psychosocial stress and psychosis. A review of the neurobiological mechanisms and the evidence for gene-stress interaction. Schizophr Bull 2008;34:1095–1105.
[33] Svensson P, Graven-Nielsen T. Craniofacial muscle pain: review of mechanisms and clinical manifestations. J Orofac Pain 2001;15:117–145.
[34] Dworkin SF. Psychosocial issues. In: Lund JP, Lavigne GJ, Dubner R, Sessle BJ (eds). Orofacial Pain: From Basic Science to Clinical Management. Chicago: Quintessence Publishing, 2001:115–127.
[35] Price DD. Psychological and neural mechanisms of the affective dimension of pain. Science 2000;288:1769–1772.
[36] Sandrini G, Rossi P, Milanov I, Serrao M, Cecchini AP, Nappi G. Abnormal modulatory influence of diffuse noxious inhibitory controls in migraine and chronic tension-type headache patients. Cephalalgia 2006;26:782–789.
[37] Bragdon EE, Light KC, Costello NL, Sigurdsson A, Bunting S, Bhalang K, et al. Group differences in pain modulation: pain-free women compared to pain-free men and to women with TMD. Pain 2002;96:227–237.
[38] Sarlani E, Grace EG, Reynolds MA. TMD pain. Evidence for up-regulated central nociceptive processing in patients with masticatory myofascial pain. J Orofac Pain 2004;18:41–55.

73

2.5 咀嚼、吞咽和口腔副功能运动/夜磨牙症
Mastication, Deglutition and Occlusal Parafunction/Bruxism

重点内容

- 拾力
- 咀嚼和吞咽
- 口腔副功能运动，磨牙症
- 磨牙症的不利影响
- 磨牙症对牙齿的影响
- 口腔副功能运动对牙齿支撑结构影响
- Wolff定律、Frost力学调控模型、改建、塑形、吸收、附着
- 拾创伤，创伤拾
- 天然牙和种植体的正常与异常负荷

拾力

咀嚼系统的主要功能是咀嚼和吞咽。行使这些功能时会对下颌骨、上颌骨及颅面骨等支持结构产生相当大的力量。此外，一些副功能运动，如紧咬牙、磨牙及其更严重的症状——磨牙症，会产生更大的咬合负荷。这些负荷主要由前磨牙和磨牙来提供咬合的后部支持——牙列的后部是指相对于前部（切牙和尖牙）而言。

正确认识口腔功能和副功能运动，鉴别正常和异常负荷、

理解拾力传导机制及口颌系统功能解剖，明确天然牙、种植体、牙周组织、牙槽骨和颅颌面骨骼对拾力的正常、异常反应，均是临床中保存、修复、重建的理论基础。

咀嚼和吞咽

完整的咀嚼动作包括前牙对食物的切割过程和后牙对食物捣碎与磨细过程。尽管平坦的咬合面有可能达到充分咀嚼的目的，但是陡峭的牙尖和导斜面更能明显地改善咀嚼与剪切效率。牙列中余留牙的数量影响着咀嚼的舒适和效率，而只有前磨牙区对拾良好的短牙弓也能充分行使咀嚼功能[1-3]。升颌肌群行使功能（闭口）时可产生相当可观的收缩力量，在碾碎食物的过程中，最大咬合力范围可高达70~400kg[4-8]。咀嚼的发动是一个自主的过程，随着食物不断切割和捣碎，这种随意动作也逐渐被具有节律性的非自主反射所取代，最终食物被系统性地碾碎成适合吞咽的形状和稠度。

咀嚼

在反射性的咀嚼周期中，下颌的运动轨迹图形表现出独特的"泪水滴"形态（图2-5-1）。周期性咀嚼运动模式具有内在性和个体差异性，并受到先天或后天形成的神经机制调节。

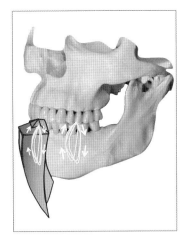

图2-5-1　随着不断切割和捣碎，食物被逐渐碾细，形成适合吞咽的食团。

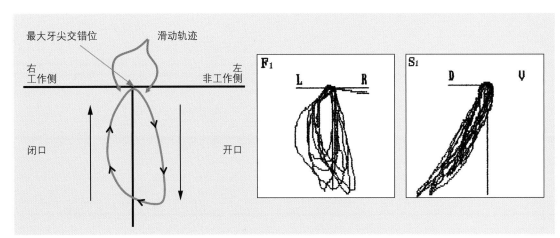

图2-5-2　下颌运动描记设备通常能够在自动化水平上显示咀嚼运动循环轨迹，下颌选择一个特定解剖标志点，并在冠状面和矢状面上记录该标志点的运动轨迹。通常显示下切牙中点在冠状面和矢状面的运动轨迹。一个典型的冠状面观察到的周期性咀嚼运动是从最大牙尖交错位开口到非工作侧伴一个小的非工作侧滑动接触，再闭口循环到工作侧，当它接近MI时，在工作侧可能产生轻微的短暂滑动接触，直到达到MI。发生在MI的咬合接触时间短暂，为40~200ms，然后再开始非工作侧滑动阶段和开口阶段进入下一个咀嚼循环[9,13]（图片由Prof A Yaffe提供）。

75

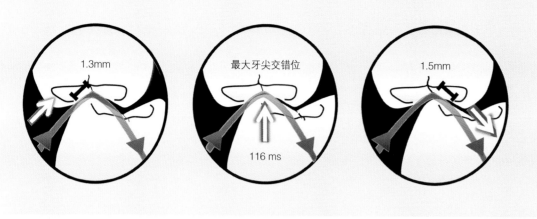

图2-5-3 当下颌从工作侧向上运动接近MI时，约有20%的牙尖可能发生接触，在斜面上滑动距离为1～1.5mm[13]。闭合到MI时，咬合力持续116ms（在40～200ms[9,13]范围内变化），然后下颌下降到非工作侧，在非工作侧滑动接触距离大约1.5mm[12]。

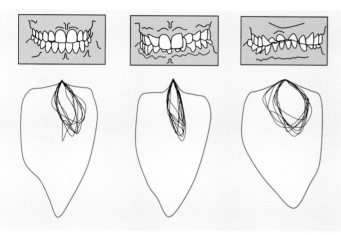

图2-5-4 在冠状面上周期性咀嚼运动的轨迹由参与侧方和侧前方向动作的牙齿的垂直和水平覆𬌯关系的上部形态决定。工作和非工作侧的引导斜面决定了在工作侧进入MI的角度以及非工作侧的离开角度。左：为轻度Ⅰ类错𬌯的垂直和水平覆𬌯关系的轨迹；中：更陡峭的切牙和尖牙垂直覆𬌯（深覆𬌯）会产生具有垂直出入角度的咀嚼运动模式；右：平坦的侧方和侧前方引导斜面会产生平坦宽阔的咀嚼循环，伴随更平的出入角度。

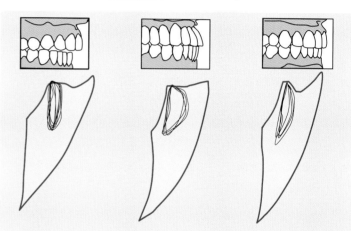

图2-5-5 在矢状面周期性咀嚼运动轨迹是由其前牙垂直和水平覆𬌯程度决定的。安氏Ⅱ类1分类和安氏Ⅲ类（左图和中图）将是水平向的轨迹，而安氏Ⅱ类2分类的覆𬌯较深（深覆𬌯），会导致垂直的咀嚼模式。

周期性咀嚼运动在各个方向上的范围都不会超过边缘运动的范围。为了观测描记咀嚼运动的轨迹，我们通常会在下颌选择一个特定解剖标志点，并在冠状面和矢状面上记录该标志点的运动轨迹。这一轨迹包括下颌由工作侧向最大牙尖交错位运动的闭口相，达到MI并咀嚼的咬合相，以及从MI向非工作侧运动的开口相（图2-5-2）[9-13]。在咀嚼运动的初始阶段，较为坚硬的食物被切割并碾碎为食团，并在闭口相被挤入牙列的咬合面之间[14]。随着食团逐渐减小和软化，咬合相的出现也越来越频繁。在咀嚼运动的终末阶段，闭口时工作侧可短暂而快速地向MI运动，在咬合相达到MI之前，其运动距离仅为1～2mm。这终末的"引导性"接触由工作侧的牙尖导斜面或冠状面的工作牙尖斜面引导[9-10,14-16]。MI并不是在工作侧引导接触的整个过程中出现。MI仅维持非常短暂的100～150ms，随后开口相发生（图2-5-3）。在MI时产生的平均咬合力大约为最大咬合力的36%，力值范围达23～127kg[8,13]。其他研究报道的结果低于这一水平[4-8]（表2-5-1）。从冠状面上看，牙齿由MI以一定角度离开向非工作侧运动，该角度由非工作侧引导斜面决定。在矢状面的循环运动轨迹由上颌前牙腭侧面或切导斜面决定。MI在这里的接触也是短暂和轻微的，不是在整个前伸过程中都发生接触。周期性咀嚼运动的轨迹在冠状面和矢状面上因前伸和工作侧引导斜面的不同而变化。第Ⅲ类咬合关系的周期性咀嚼运动的轨迹更宽大，为水平咀嚼模式，而带有深覆𬌯的Ⅱ类2分类咬合关系则为更加垂直的咀嚼模式（图2-5-4和图2-5-5）。

在白天，咀嚼时闭口达到MI的次数约有1800次，每次咀嚼可产生27kg的𬌯力和115ms的MI停留时间，换算可得每次咀嚼可产生3.0kg/s的力，这相当于每天5511kg/s[12-19]。

表2-5-1 有完整牙列的健康受试者代表的咬合力平均值

	咬合力
咀嚼	6.8～26.7 kg
吞咽	30.2 kg
最大咬合力	70～400 kg
副功能运动	70～400 kg

吞咽

为了完成吞咽动作，下颌必须被肌肉拉向上颌。在MI停留522ms，并可产生30kg的显著力量。在咀嚼过程中这种力量比咀嚼终期的平均力量要高[7,13]。

具有完整牙列的20名成人中，测得吞咽力可达最大咬合力的41%，在咬合阶段的吞咽力为30kg，持续683ms（SD：249ms）；咬合阶段的咀嚼力可达最大咬合力的36.2%，为27kg，平均持续为194ms（SD：38ms）[7,13]。

研究显示，个体每日进食时发生的吞咽次数约为146次，每次以30kg的力持续522ms，每天的吞咽力可达2299kg/s。每天因咀嚼和吞咽产生的力量-时间比可达7800kg/s。夜晚发生的吞咽活动约为120次，因此，每晚产生的吞咽力可达5806kg/s[13]。

吞咽活动受到位于髓质和脑桥中心的吞咽中枢的调控。舌体将食团推送至口腔后部并刺激位于咽部的感受器，进而引发吞咽反射[20]。吞咽活动涉及骨骼肌（舌）和平滑肌（咽和食道）两种肌肉的协同作用，因此机制比较复杂。吞咽活动的咽期和食道期均由自主神经系统调控（图2-5-6）。

吞咽的3个阶段

食物在口腔中被捣碎磨细并形成适合吞咽的食团后，吞咽动作即可发生，它包括3个阶段：

1. 口腔转运期。
2. 咽期。
3. 食道期。

口腔转运期

食团首先到达舌背。接下来，舌尖轻抵硬腭向后翻卷，将食团挤压并推送至咽部。茎突舌肌、腭舌肌收缩使舌背上抬，提升软腭并封闭鼻咽腔，此时鼻腔通气暂停。这个时期的吞咽运动是自主地由三叉神经（Ⅴ）、面神经（Ⅶ）和舌下神经（Ⅻ）共同调控。

咽期

在这个阶段，食团在平滑肌的蠕动作用下从咽部进入到食道上段。软腭在腭帆提肌的作用下上抬并与咽后壁接触。位于咽部后侧的腭咽皱襞在咽上缩肌的作用下向中间靠拢，其间隙仅允许一小块食团通过。随后，喉及舌骨上升并向前紧贴会厌，使环咽肌舒张。这一动作使气管暂时被动封闭并使两侧声带靠拢。这一阶段是反射性活动，由颅神经Ⅴ、Ⅹ（迷走神经）、Ⅺ（副神经）、第Ⅻ（舌下神经）参与调控。在短暂的吞咽过程中，位于延髓的呼吸中枢会被吞咽中枢暂时抑制。这一过程被称为吞咽呼吸暂停。

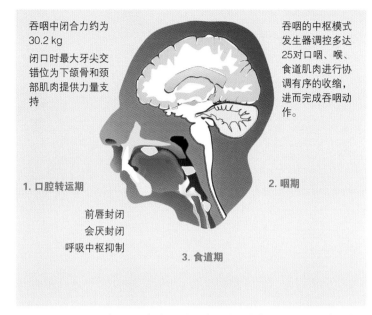

吞咽中闭合力约为30.2 kg

闭口时最大牙尖交错位为下颌骨和颈部肌肉提供力量支持

1. 口腔转运期
前唇封闭
会厌封闭
呼吸中枢抑制

2. 咽期

3. 食道期

吞咽的中枢模式发生器调控多达25对口咽、喉、食道肌肉进行协调有序的收缩，进而完成吞咽动作。

图2-5-6　吞咽运动是一项复杂而重要的运动，由位于延髓和脑桥的中枢模式发生器调控多组肌肉协调运动而完成。吞咽动作可划分为3个阶段：（1）口腔转运期；（2）咽期；（3）食道期。前唇、鼻咽和会厌必须协调促进吞咽，避免食物进入鼻腔或气管[20]。MI时产生的巨大咬合力将辅助下颌完成吞咽动作[7,13]。

食道期

食道上部括约肌舒张使食团进入食道，之后咽部和食道肌肉按顺序依次收缩，将食团由食道挤入胃内（图2-5-6）。

口腔副功能运动，磨牙症

口腔副功能运动，或磨牙症，指牙齿的一系列非功能性的紧咬或研磨运动。目前"口腔副功能运动"和"磨牙症"两个词汇在语义上有一定程度的混淆。"口腔副功能运动"常用于描述牙齿的磨动和紧咬现象[21]。"磨牙症"更多应用于临床修复中，用于描述更为严重的牙齿磨动或紧咬现象，并强调其对牙列的破坏性作用。偶尔轻微短暂的口腔副功能运动是常见和普遍的，而"磨牙症"一词在过去被用于描述一种更持久、更严重和有害的口腔副功能运动形式，它会导致牙齿的进一步磨损和牙列完整性的破坏[21-27]。目前关于磨牙症和颞下颌关节紊乱病（TMD）的文献中更多地使用"磨牙症"一词作为牙齿紧咬或磨动等副功能运动的统称[28-35]。目前学术界使用轻度、中度、重度磨牙症来描述有的口腔副功能运动，包括研磨和紧咬、日磨牙和夜磨牙——虽然它们被认为是相互独立的症状[29-30]。本文将使用重度、中度和轻度磨牙症来描述这些口腔非功能运动。同时口腔副功能运动也将被作为它的同义词来使用。

持续时间、强度和周期性

口腔副功能运动/磨牙症指代一系列包括牙齿紧咬和磨动在内的行为学活动。正常人群中多达90%的人存在轻微、短暂的磨牙或紧咬牙症状。在年轻的成年人群样本中，有91.5%的个体存在一个或多个牙位的显著磨损平面。磨牙症在个体之间的持续时间、强度和周期性有很大的差异。磨牙症可能发生于清醒状态（原称日磨牙）或睡眠期间（原称夜磨牙）。二者被认为具有不同的特点和病因[23-27]。正如前所述，磨牙症和口腔副功能运动有一些语义重叠，两者都是潜意识活动，病因尚不明确。目前认为磨牙症是由中枢而不是外周调控[24,27]。主要的决定因素是带有情感和身体应激的行为，社会心理因素仅作为危险因素[25-29]。创伤后应激障碍被证实有可能促发更长期的磨牙症[28]。

日磨牙

清醒状态下的副功能运动多表现为紧咬牙而非牙齿磨动。日磨牙的发病率难以估算。夜磨牙症则多表现为牙齿的磨动[27]。情绪应激是日磨牙的重要病因之一[23]。然而，牙齿的紧咬和磨动均既可以发生在日间清醒状态又可以发生在夜间睡眠状态[29]。

夜磨牙（睡眠异常）

美国睡眠障碍协会将夜磨牙定义为睡眠过程中以牙齿紧咬或磨动为特征的一种模式化运动障碍[30]，或作为一种睡眠异常和睡眠状态下产生的口腔副功能运动，表现为牙关紧闭或由下颌肌肉群重复周期性的活动产生的牙齿磨动[30-31]。睡眠异常属于一种睡眠障碍。在睡眠实验室中使用一种睡眠记录仪研究夜磨牙，观察并记录睡眠过程中受试者的脑电图（EEG）、眼球运动、肌电图（EMG）、心电图（ECG）和在睡眠中的呼吸功能或呼吸动力。

研究结果显示，夜磨牙主要表现为3种形式的节律性颌面肌肉群活动：磨牙型（52.5%）；紧咬型（11.4%）和混合型（36.1%）[29]。

夜磨牙既被认为是一种"睡眠相关的运动障碍"，又可被认为是继发于睡眠中的微觉醒，表现为发生于睡眠过渡阶段咀嚼肌节律性的活动，发作频率为每小时8~14次，肌肉活性在即将进入快速动眼期（REM）时达到峰值[31]。

睡眠周期、微觉醒，循环交替模式

一个睡眠周期一般为90~110分钟，它包括了非快速动眼期（non-REM）和快速动眼期（REM）。一整晚的睡眠通常由3~5个睡眠周期组成。非快速动眼睡眠期可分为N1、N2和N3（深度睡眠）阶段。大多数夜磨牙发生于非快速动眼期，此外仍有10%的夜磨牙发生在快速动眼期，这与睡眠微觉醒相关[31-32]。

睡眠微觉醒的定义为：脑电图（EEG）信号持续3~10秒的突然增强，并伴随有心率加速和肌张力升高（EEG微觉醒）。在健康的年轻人群中，睡眠微觉醒发生的频率为8~15

次/小时。有研究显示，夜磨牙症的发生与睡眠循环交替模式（CAP）中反复发作的微觉醒具有相关性。在非快速动眼中，完整的睡眠循环交替模式（CAP）每隔20~60秒循环一次。多数情况下，夜磨牙表现为集中发作，并与CAP显著相关。CAP相关的微觉醒属于一种自然过程，它扮演着监控并维持机体内环境稳态的角色，调控着睡眠过程的顺利进行[31]。

大部分夜磨牙事件的起源遵循以下顺序：

- 交感神经兴奋性升高。
- 脑电图活动频率上升。
- 心率上升。
- 降颌肌肉群活动增加，可能导致下颌骨前伸和气道开放。
- 呼吸通气量随之上升。
- 显著的肌电图（EMG）改变，记录为伴或不伴牙齿磨动（TG）的夜磨牙－节律性咀嚼肌活动（RMMA），与夜磨牙相关的EMG改变模式即为RMMA。

在正常受试者中，睡眠中每小时大约发生1次RMMA，而在夜磨牙患者中每小时可发生2~12次RMMA[31]。大约1/2的夜磨牙患者在RMMA发作时期可同时观察到吞咽活动。而在伴有牙齿磨动的RMMA（RMMA-TG）发作前则没有观察到吞咽活动[31]。

伴有显著牙齿磨损的夜磨牙患者通常是意识不到自己睡眠过程中的异常活动的。只有当患者的配偶偶尔抱怨夜间有牙齿磨动的噪音时，他们才知道自己有夜磨牙的症状。夜磨牙症的自然进程是不同的，可能表现为反复性、渐进性或自限性的病程进展。研究证实不同年龄组夜磨牙的发病率不同，从十几岁的青少年时期到40岁左右是夜磨牙高发阶段，而其他年龄段较少发生[31-35]。

夜磨牙可产生相当大的力量，为70~400kg。重度磨牙症的病因复杂，往往与心理或环境因素分不开。口腔副功能运动的活跃时期可能表现为天然牙釉质、瓷材料或金属材料上光洁的磨损平面，或与特定下颌非正中运动相应的对颌牙磨损面。

在过去，"咬合功能紊乱"被认为是磨牙症的一个重要病因[36,39]，但现在这种观点已被摒弃[37,40-42]。虽然骀干扰或陡峭的牙尖等咬合因素可能并不是直接导致口腔副功能运动的原因，但它们导致了牙齿紧咬或磨动过程中咬合的高应力集中。这种高度的应力集中会引起天然牙、修复体和支持组织的显著磨损或破坏。

磨牙症发病率

由于诊断标准的不明确，口腔副功能运动的发病率也无法准确估算。在研究过程中最常用的磨牙症诊断方法是通过采访或问卷的方式调查是否有紧咬或磨牙的习惯。这种"自我报告"的方法并不准确。使用多导睡眠图进行监测的睡眠实验可以为磨牙症的研究提供最精确的实验环境。夜磨牙患者的配偶或家庭成员的报告，以及牙列间磨损平面的检测也可作为评估

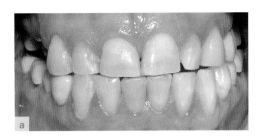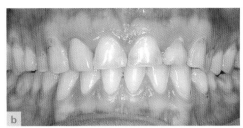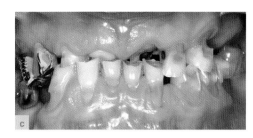

图2-5-7 咬合磨损分类：（a）轻度包括磨损方面初期的牙冠高度的缺损。（b）中度包括缺损1/3～1/2牙冠的高度。（c）重度描述了磨损导致的缺损超过1/2牙冠的高度。

磨牙症发病率的检测指标。根据强度和持续时间划分，夜磨牙可分为轻度、中度或重度，在病程的不同阶段其程度可能会随着时间变化而发生波动。想要客观地区分轻度、中度、重度磨牙症是非常困难的。

不同研究所报告的磨牙症发病率也有所差异，这主要是因为观测方法、纳入人群和研究方法有所不同。针对不同国家或不同文化人群进行的大样本研究显示，磨牙症的发病率为6%～91%，其结果分布波动较大[29,33-38]。也有不少学者对磨牙症与紧咬牙、牙齿磨动、性别、年龄间的关系进行研究。一项综合性研究回顾了34项针对普通人群的基于问卷调查和采访的横向研究，结果显示，多数研究（25/34）报道的清醒状态下磨牙症（WkCl）和夜磨牙症（SIGr）的发病率在3%～20%之间。另外7例（7/34）所报道的发病率在20%～45%的水平。针对另外10项纵向研究的回顾性研究显示，SIGr和WkCl平均发病率为19%～25%。日磨牙的发生率高于夜磨牙。儿童中发病率高，青少年和成年中渐渐减少，发病率随年龄增长而呈现下降的趋势。以咬合磨损为判断标准的研究得到的发病率数值远高于来自问卷和采访的调查。在11项针对TMD患者的问卷和采访调查所得到的平均发病率：SIGr为25%，WkCl为46%，WkCl + SIGr在全年龄段的平均发病率为44%。以咬合磨损为指标的研究得出的发病率为47%～100%。来自12项相关研究的结果所得出的夜磨牙平均发病率是71%[29]。

在普通人群中轻度暂时性的紧咬和研磨的发生率可能会远高于通过问卷调查研究的结果，提示暂时性的牙齿紧咬或磨动可能是个体正常的适应性行为。发病率与性别无显著相关性，但随着年龄增长，发病率逐渐降低[28]。

病因

夜磨牙的3种病因理论：

1. 外周形态学理论（咬合）。
2. 心理学理论。
3. 社会心理理论[29]。

绝大部分的咬合理论由于证据不足和研究方法的缺陷，现在已被摒弃[36-39]。实验性殆干扰研究的结果存在较大的争议。一些研究认为实验性殆干扰会导致短期的肌肉和关节症状，另一些研究则表现为牙齿紧咬和副功能运动的增加[39,42]。而还有一些研究则认为实验性殆干扰不会导致上述症状的产生[40-42]。

虽然实验性殆干扰可能不会导致长期副功能运动，但新修复体的殆高点及其对修复体和其他支持组织的潜在损害，仍然是口颌面部修复重建过程中需要充分考量的问题[39-42]。磨牙症的病因与多种中枢性因素相关，至今虽未明确阐明，但其在夜磨牙发生发展进程中作用显著。研究显示，磨牙症的发生与中枢多巴胺系统功能紊乱有关，但与昼夜节律、神经递质等的相互关系尚待进一步研究[24,31]。

压力、行为、社会心理因素、颞下颌关节紊乱症、磨牙症

磨牙症、TMD和心理决定因素（轴Ⅱ型人格障碍）之间的相互关系是不清楚的。在TMD中，术语"社会心理"是偶尔使用的决定因素，包括压力，以及对压力、恐惧、焦虑的预感，对情感和心理状态的全部社会心理行为[21,43]。在TMD轴Ⅱ型分类中和TMD的研究诊断标准中，需考虑社会心理障碍因素[43]。

在TMD中，心理和社会心理因素，包括压力、焦虑、抑郁和躯体化调节，这些影响都会导致肌肉和关节疼痛。压力也参与引起肌肉紧张，被认为是与日磨牙相关性高于与夜磨牙相关性的危险因素[23-27]。

然而，对于日磨牙和夜磨牙病因学来说这些因素仍有待澄清。因果关系尚未被证实，关联尚不能明确证明严重的磨损发病率增加是与慢性应激、人格原型或TMD症状相关。

压力

压力是正常生活的一部分。不同的人对于不同的压力条件和情况可能有不同的反应。压力是一个严重的生理问题，导致2/3的医疗问题，如心脏病、精神障碍和其他疾病[43-46]。压力是由情感和生理原因引起的，应对来自外部的压力的应变。常见的应激反应包括紧张、兴奋、无力集中、焦虑、恐惧和各种各样的身体症状（包括头痛和心跳加速）。

虽然很多人觉得在口腔副功能运动中压力起着重要作用，但因在压力测量和量化上存在困难，科学主义者质疑其作为磨牙症的直接原因和对磨牙症的直接影响[29,31]。压力只可以说是

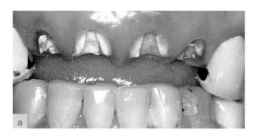
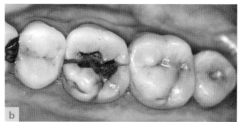
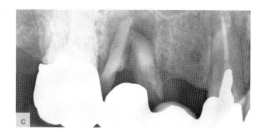

图2-5-8　治疗中发生的根折。（a）牙齿。（b）牙冠。（c）牙根。

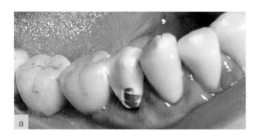
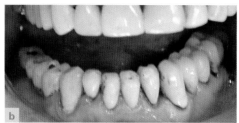
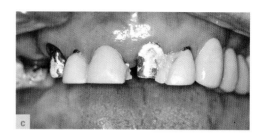

图2-5-9　（a~c）固定修复中所发生的崩瓷及树脂贴面断裂。

夜磨牙的危险因素。

　　夜磨牙的磨动和紧咬引起肌肉与关节组织损伤，从而引发一连串涉及外周致敏和中枢致敏的反应，导致肌肉和关节疼痛[21,28-29]。

　　心理压力也会加剧夜磨牙和/或日磨牙的症状[46]。

磨牙症的不利影响

　　口腔副功能运动的力量可能极具破坏性。它们可以对牙齿、口腔修复体、种植体、肌肉支持结构和颞下颌关节有害[47-56]。

磨牙症对牙齿的影响

咬合磨损分类

　　由副功能运动导致磨损的牙齿可以划分从轻度到重度磨损。根据牙表面物质逐渐损失的程度有不同的分类描述[47-48]。在这里提出一个简单的分类，轻度、中度和重度，反映了牙冠高度的整体损失，轻度磨损包括磨损方面初期的牙冠高度的缺损，中度磨损包括1/3 ~ 1/2牙冠高度的缺损，重度磨损包括超过1/2的牙冠高度的缺损（图2-5-7）。

　　在更严重的咬合磨损情况下，骨组织不一定受到不利影响，可能会增厚和增宽，这被描述为支撑作用。磨损早期可观察釉质磨耗、牙齿裂纹和牙颈部处牙釉质的磨损。磨损进展到牙本质时会发展更快，并可与牙本质酸蚀症同时发生，如酸性饮料和食物等饮食因素[51]。

酸蚀和磨损

　　咬合磨损通常由来自咬合副功能或酸蚀所发生的组合作用导致的。由介质引起的磨耗也是牙齿磨损的潜在组成部分。但其作用是难以在临床和学术上确定的[52]。

磨损率

　　在系统回顾中，成年人被预测会呈现严重的牙齿磨损的比例在增长，在20岁时为3%，到70岁时上升为17%。广泛的咬合磨损率范围从𬌗面的1.4% ~ 5.7%到牙颈部的3.9% ~ 24%不等[49]。

　　牙齿会磨损到牙龈水平，使牙髓暴露。在深覆𬌗（Ⅱ类2分类），最初接触的牙齿会磨损。在对刃𬌗的情况下，如Ⅲ类错𬌗，前牙和后牙同时受到磨损。目前还不清楚具体的磨损模式，可能主要是前向或横向模式。重度磨牙患者会引起骨折和修复体严重磨损的并发症。

副功能时的磨动方向

　　一些学者认为，磨牙症患者的牙齿重度磨损可能由于下颌前后向的运动，即前伸𬌗造成的，也可能是因为侧方𬌗运动导致[53]。由于这种磨损机制的差异，不同的磨牙症病例所表现出的磨损的部位也有所不同，有些集中于前牙区，而另一些则后牙区更为严重，目前的研究尚很难明确，这种磨损位点差异究竟是由于个体前伸或侧方运动习惯的差异所导致的，还是单纯地与个体垂直向覆𬌗覆盖的引导功能有关。有研究者观察到，80%的磨牙症受试者夜间会反复出现牙齿的侧方磨动，受试者所戴用的𬌗垫侧方出现的磨损平面也证实了这一现象[54]。

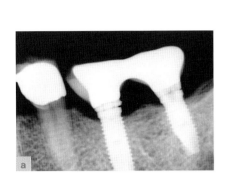
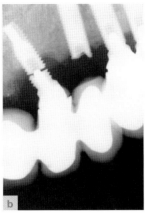

图2-5-10　（a和b）对种植体的损害：螺丝松动、基台螺丝断裂、种植体折断、牙槽骨丧失。

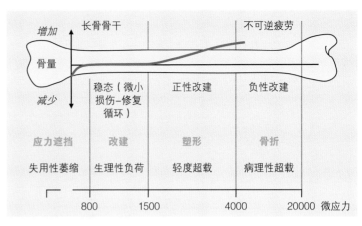

图2-5-11　摘自Utah的骨生理学模型——Frost力学调控系统模型。描述了负载逐渐增加时的骨反应[57-58]。

口腔副功能运动对口腔修复的影响

对重度磨牙症患者进行天然牙或种植体支持的修复重建治疗，其效果是不可确定和不可预测的。因为在这样的情况下，咬合磨损、上部结构断裂、根折、修复体脱落、继发龋、基台螺丝松动、种植体或种植体相关结构断裂的可能性及发生率特别高。即便在修复过程中进行了垂直向高度的重建或采用了特殊的咬合设计，依然难以改善磨牙症患者口腔副功能运动的程度，其对修复体的潜在不良效应难以避免。这种条件下修复体或种植体遭到力学破坏的情况十分常见，对于临床修复医生来说也是一个棘手的问题，因为它显著地降低了牙列及其支持结构修复重建的预后。

一些咬合装置如夜间𬌗垫等的使用虽然不能阻止副功能运动的发生，但却可以减少其带来的不利影响（图2-5-7~图2-5-10）[54-56]。

口腔副功能运动对牙齿支撑结构影响

𬌗创伤

口腔副功能运动所导致的高负荷将由牙齿传递到牙周组织和牙槽骨等支持结构。在不伴有牙周组织炎症的情况下，正常的咀嚼吞咽过程所产生的咬合力能够起到刺激牙周组织及牙槽骨重塑改建的作用，有助于维持它们健康稳定的状态。

间断性的高咀嚼负荷可能造成牙周组织的微创伤，但牙周组织能够随即发生自我改建并维持内部稳态。而咬合副功能运动所导致的长期、持续性的高咬合负荷则会导致牙周支撑组织沉积。

Wolff定律、Frost力学调控模型、改建、塑形、吸收、附着

1892年Wolff定律提出，人体骨骼能够以最少的骨量实现最大的承载能力，骨骼结构调整以应对不断变化的机械环境。在骨骼结构中骨小梁沿着主应力方向排列，在受到剪切（弯曲）应力最强的部位骨密度最高。Frost提出了不同负荷水平下骨结构改建的模型[57]。

这一模型定义了骨骼所能承受的生理性负荷限度[57]，在这一限度内的负荷能刺激骨组织发生骨转化，或称"骨改建"，使得骨骼的大体形态和密度随生物力学环境的改变而发生适应性改变，这一理论是基于一个长骨模型提出的（图2-5-11）[57-58]。我们应当注意区别骨改建（生理性负荷），骨塑形（轻度超载）和骨折（病理性超载）的概念。骨塑形是发生在轻度超载状态下的骨形态学改变。这种改变可能是进行性的，表现为骨骼增生和体积增加，也可能是退行性的，表现为骨骼体积的减少。该模型最初被应用于长骨，后来被扩展到

方框2-5-1　改建、塑形、吸收

改建
改建的过程保持骨稳定状态。当骨改建经历新形成和骨吸收时，无形状或大小的变化。

塑形
骨塑形是骨内膜和的骨膜活动的总和，骨形态产生净变化。这可能是加法性和肥厚性的，骨量增加；或减法性的，使骨量减少。

吸收
失去物质的过程。骨吸收的过程是破骨细胞通过酸性脱矿化作用和对有机基质的降解产生骨吸收。

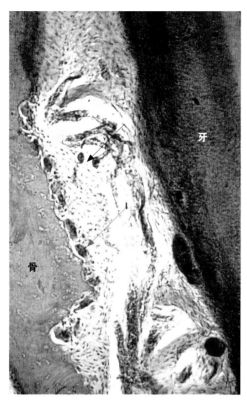

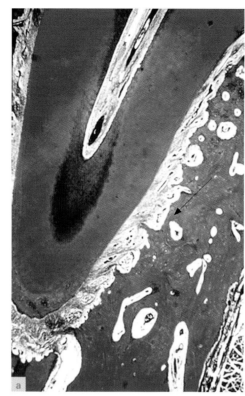

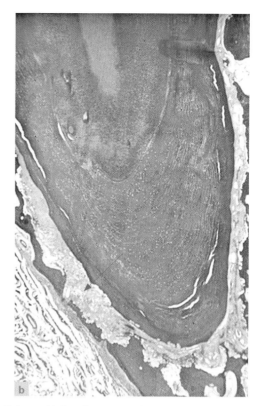

图2-5-12　殆创伤病变，包括增宽的、排列无序的牙周膜纤维（黑色箭头）和牙槽骨表面吸收（受压侧），破骨细胞导致的骨吸收面（蓝色箭头）（图片由Prof DW Cohen提供）。

图2-5-13　（a和b）殆创伤病变。牙周膜间隙的增宽，牙槽骨吸收，以及根尖区的骨吸收陷窝（图片由Prof E Rozenberg提供）。

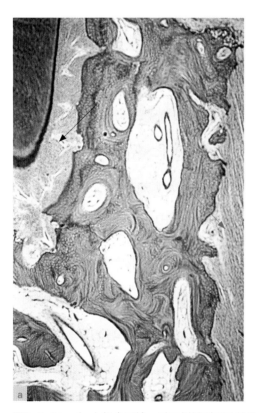

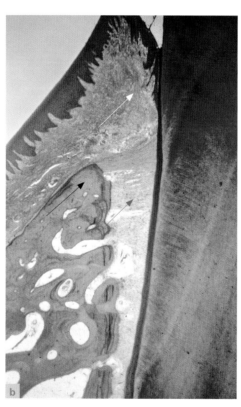

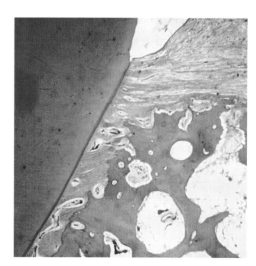

图2-5-14　（a）根尖区域，受压侧排列紊乱的牙周膜纤维（黑色箭头）以及张力侧增宽拉伸的牙周膜纤维（蓝色箭头）；绿色箭头：继发形成的骨单元。（b）增宽的颈嵴区牙周膜（蓝色箭头）和拉伸的牙周膜纤维，未伴有附着丧失（白色箭头）；黑色箭头：牙槽嵴顶（图片由Prof DW Cohen提供）。

图2-5-15　增宽的牙周膜，水平纤维和嵴顶处的骨吸收前锋（图片由Prof E Rozenberg提供）。

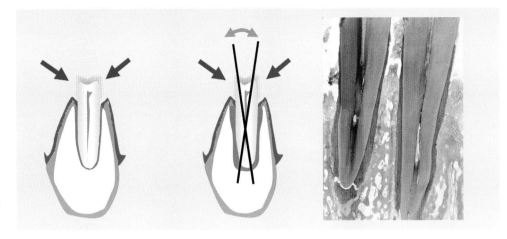

图2-5-16 原发性𬌗创伤由过度𬌗力作用于牙周支持组织正常的牙齿所导致。临床表现为牙周膜的增宽、牙齿稳定性松动和进行性松动。没有牙颈部附着损失。一旦异常力量被消除，松动度和增宽的PDL是可逆恢复的（组织学图片由Prof E Rozenberg提供）。

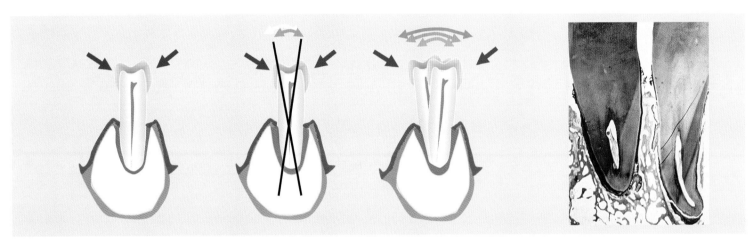

图2-5-17 继发性𬌗创伤定义为由正常𬌗力作用在牙周支持组织不足的牙齿上引起。临床表现为可能有或无牙周膜的增宽。牙齿稳定性松动或进行性松动、闭口和侧方咬合时牙齿震颤[60]（组织学图片由Prof DW Cohen提供）。

图2-5-18 （a和b）右侧下颌第二前磨牙：原发性𬌗创伤伴随增宽的PDL（白色箭头）。牙周袋探查为3mm，远端基牙上的修复体已有一段时间的松动。患者患有重度磨牙症。

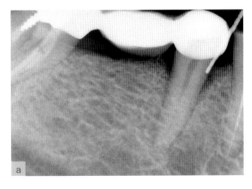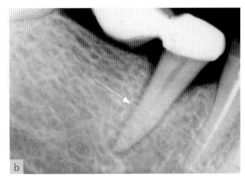

图2-5-19 （a）稳定性松动是指牙齿的松动度相较于正常牙齿的松动度存在一个更大局限的范围，但松动度不会随时间改变。（b）进行性松动是指牙齿松动随着时间的推移增加。PDL不断增宽，牙齿变得越来越松动（右）[67-76]。

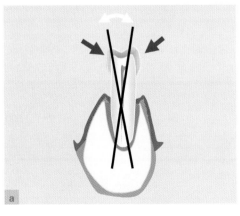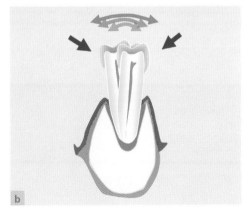

牙齿、牙槽骨及种植体领域[59]。与长骨不同的是，局部的高负荷和/或细菌性炎症是导致牙齿及种植体周围牙槽骨丧失的主要原因。上下颌骨形态及骨量的维持有赖于咀嚼肌肉、牙列咬合，及其骨性支持结构间的动态相互作用（方框2-5-1）。

𬌗创伤，创伤𬌗

𬌗创伤是指由于过大的咬合力所导致的牙周支持组织的损伤，这一名词所强调的重点是组织损伤，而不是咬合力。𬌗创伤的定义为："由口腔功能运动和副功能运动产生的过大咬合力作用于牙周支持组织，因超出了其适应、改建能力而导致的牙周支持组织破坏或损伤，它可以是自限性的，也可以表现为进行性加重[60]"。𬌗创伤有原发性和继发性之分。这一定义不包括由口腔副功能运动产生的过大咬合力导致的牙体组织、修复体或种植体的破坏，而仅代指牙周支持组织的损伤（图2-5-7～图2-5-10）。

创伤病变

创伤病变由持续作用于一颗牙齿的外力导致。组织学观察发现，受压侧的牙周膜内会出现血管化增强、血栓形成、细胞及胶原纤维裂解，同时伴有牙槽骨表面牙周组织的坏死（玻璃样变）。受压区域附近破骨细胞活动增强，导致牙槽骨表面骨吸收[61-64]。总的结果是在压力侧发生牙周膜变性及牙槽骨吸收。在牙上施加的力一旦停止，损伤区域将开始进行自我修复，导致牙周膜的增宽。牙周膜在牙颈部方向的附着（PDL到牙颈部）尚没有丧失，也没有发生根尖处的附着丧失（图2-5-12～图2-5-15）。正畸弓丝对牙齿施加的力量足以引起牙周组织压力侧吸收、张力侧沉积的改建。副功能运动产生的咬合力与正畸力不同，它通常持续时间较长，并且作用方向往复变化，被称为"晃动力"。在晃动力作用下，牙周组织反复经历吸收和修复的过程，最终导致PDL间隙增宽和牙齿松动度增加[65-67]。

原发性和继发性𬌗创伤

𬌗创伤有原发性和继发性之分。

原发性𬌗创伤

原发性𬌗创伤被定义为"异常或过度𬌗力作用于牙周支持组织正常的牙齿所引起的病变[60]"。原发性𬌗创伤表现为一颗牙齿或多颗牙齿偶发性的松动，影像学检查发现明显的牙周膜间隙增宽，但临床探诊未见附着丧失。这种创伤性𬌗力一旦停止，牙周组织即开始修复，牙周膜间隙逐渐缩小，松动度减弱（图2-5-16，图2-5-18）。

继发性𬌗创伤

继发性𬌗创伤的定义为"正常或异常的𬌗力作用于牙周支持组织不足或病变的牙齿引起的病变"[60]（图2-5-17）。主要表现为最初的牙周膜间隙增宽，以及随后发生的牙齿松动度的增加（图2-5-19）[67-76]。当上颌牙齿由闭口进入最大牙尖交错位时，在颊侧可以扪诊到震颤感（图2-5-20）。在单向咬合压力的作用下，当牙槽骨支持能力减弱且软组织遏制力量不足时，牙齿可能发生病理性移动。这在上颌前牙区可表现为扇形展开和唇向移位，在后牙区则表现为牙齿的倾斜和扭转[68-71]。而当咬合力为多向力时，对于牙周支持结构的创伤将更容易导致PDL间隙增宽和牙齿松动度增加。

稳定性松动和进行性松动

松动可能是稳定的或进行性的（图2-5-19）。稳定性松动指一颗或多颗牙齿松动，常伴有PDL增宽，但这种松动是自限性的。它被认为是牙齿及牙周组织对负荷的生理适应，通常是可逆的。在松动非自限性和进行性的情况下，牙齿最终脱落的可能性大大增加。牙周炎所致的牙齿松动通常需要用牙弓夹板进行固定。在没有边缘性牙周炎的情况下，这两种松动都不会导致牙颈部附着丧失[67-73]。有文献回顾了牙齿松动和牙周疾病的关系，指出进行性加重的牙齿松动是侵袭性牙周炎的促发因素之一[68]。

𬌗创伤和牙周炎（联合病变）

在牙周病的病程进展中，咬合的作用仍然是一个有争议的话题。当𬌗创伤和边缘性牙周炎的病变同时存在时，相比于牙周炎单独存在的情况，会潜在地存在更大的附着损失的风险。这种情况被称作联合病变（图2-5-21）[74-75]，它已在动物模型上得到证实：用比格犬构建结扎诱导的牙周炎模型，在牙周炎的基础上施加了摇晃力的动物比单纯牙周炎的对照组动物发生更加显著的牙槽骨及附着丧失[76-77]。但使用松鼠猴构建相同模型的实验研究并未得到同样的结论[78]。

摇晃力与菌斑相关的牙周疾病之间的相互作用关系目前尚未明确。在比格犬的研究中显示，𬌗创伤产生的摇晃力会导致牙齿进行性松动，并加速菌斑相关的牙周组织病损进程[76-77]。另一方面，针对松鼠猴的相同实验研究得出的结论是：创伤性𬌗力会引起牙齿松动程度"加重"，但其造成附着丧失的程度不会比龈下菌斑造成附着丧失的程度更为严重。针对人类患者的研究则显示，相比没有初始𬌗干扰的牙齿，存在初始𬌗干扰的牙齿明显会表现出探诊龈袋较深、松动度较大的临床体征，其预后也更差[79]。而积极治疗，消除初始𬌗干扰，将显著减缓牙周病的进展[79-80]。

在慢性边缘性牙周炎的临床诊断治疗过程中，很难将牙周因素和咬合因素独立出来区别对待。活动性牙周炎伴牙槽骨

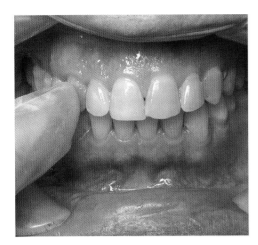

图2-5-20 震颤：在继发性殆创伤的情况下，在闭口至最大牙尖交错位时，从上颌牙齿颊侧可扪诊到松动感。

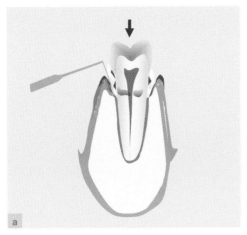

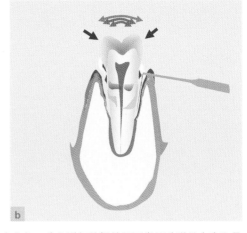

图2-5-21 （a）殆创伤和牙周炎同时存在（联合病变）。菌斑引起的慢性牙周炎导致附着丧失和骨下损伤。（b）相比牙周炎单独存在时，慢性摇晃力和口腔副功能运动产生的不良应力与牙周炎的共同作用可引起牙齿进行性松动，进而导致更多的牙槽骨和附着丧失[74-82]。

丧失的病例往往具有探诊出血、龈下菌斑和牙结石、殆干扰、进行性牙齿松动等临床表现，其首要的病因仍应归因于菌斑相关的牙周组织炎症，殆创伤在其发生发展过程中起着辅助作用。针对这种类型的患者，牙周治疗和咬合治疗必须结合进行[81-82]。

殆创伤的临床症状和体征

殆创伤可通过一系列特定的临床指征进行诊断[81-82]。

这些临床指征包括：

- 牙齿松动。
- 牙齿病理性移位。
- 咬合痛或叩痛。
- 震颤。
- 咬合早接触/殆干扰。
- 有以上临床指征并伴有牙齿磨损平面。
- 单颗或多颗牙劈裂或折断。
- 温度敏感。

影像学指征包括：

- PDL增宽，骨硬板破坏。
- 牙槽骨吸收（根分叉吸收；垂直吸收；环形吸收）。
- 牙根吸收。

对可能引起或与以上指征同时存在的其他来源因素需要鉴别诊断[81-82]。

牙弓夹板（及种植体）

牙弓夹板可将多颗松动牙齿联合固定为一个整体，以起到分散殆力、加强稳定性的效果。用夹板固定已有牙槽骨支持丧失的松动牙齿，并不一定能减轻它们的松动程度[73,83-84]，但它为受连接的牙齿提供了稳定。使用牙弓夹板进行松牙固定的最合理的适应证是提高患者的舒适度[67,72,82]。进行性松动的牙齿

也可使用夹板进行固定[68]。其他适应证包括预防牙槽骨吸收牙齿的病理性移动，以及牙齿矫正后用于维持牙齿位置，避免复发[73,82]。慢性牙周炎伴进行性牙周支持组织丧失的患者应当采用牙弓夹板进行松牙固定的治疗策略[67,85]。使用经牙弓夹板固定的多颗牙齿作为牙支持式修复体的基牙来增强固位力和抗力，这种做法是有争议的，尤其是那些临床牙冠高度减少或牙冠间牙槽嵴增宽增大的病例，使用时应特别注意。虽然抗力和固位力有一定程度的增强，使用长牙弓夹板固定过的牙齿作为牙支持式修复体的基牙会增加修复体松动脱落的风险，尤其是用作远端桥基牙的情况下。同时，由于继发龋的风险增加，较长的牙支持式固定义齿比较短的修复体有更高的失败率[86]。使用牙弓夹板将松动牙与种植体固定在一起的做法也是有争议的[87]。目前临床上推荐将种植体与天然牙分开进行固定或桥接，但有时也可根据患者的自身条件和临床特征将种植体与天然牙进行联合固定。非刚性连接发生牙根压入风险的概率约为5%，因此在临床进行牙-种植体刚性连接的修复体设计时应综合考虑修复体的重复利用性能及其复杂程度[88-90]。

天然牙和种植体的正常与异常负荷

种植体在种植体和骨界面通过骨结合的形式发生直接连接。相比依靠牙周膜悬吊于牙槽骨中的天然牙而言，种植体的这种特殊的直接连接方式决定了它在受到正常或异常咬合力时会表现出与天然牙不同的反应。除了对正常负荷的不同弹性反应外，在受到异常咬合力作用时，天然牙和种植体在组织学上的反应也不同（图2-5-22）。

天然牙

正常的咬合负荷是由咀嚼和吞咽运动所产生的，它是人们正常生活中的一部分。牙槽骨和牙周组织的接触界面的改建维持着牙槽骨解剖结构的正常。牙齿短暂、轻微的紧咬和研磨极

图2-5-22 天然牙和种植体对于正常和异常负荷的反应。天然牙：正常负荷有助于维持牙周组织的稳态和改建作用的正常进行，过度负荷可能造成在压力侧的损伤、原发性𬌗创伤愈合、PDL增宽、牙齿松动度可逆性增加、不伴有附着损失。种植体：正常负荷引起改建并维持种植体–骨界面稳态。生物力学超载会导致异常的疲劳性微损伤和不可逆转的颈部骨损失。

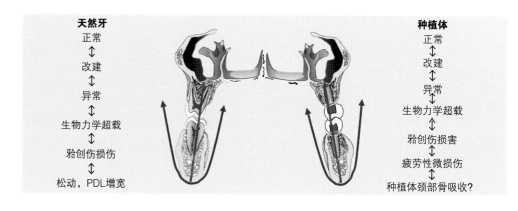

为常见，也可被认为是正常咬合负荷的一部分。这些力量共同作用，维持着面部骨骼、牙齿宏观与显微结构的完整性和自然转换过程。这是骨正常改建的一部分。异常负荷可能是由于高而持续的咬合力、反复的摇晃力或小而持续的力量所导致。在不伴有牙周组织炎症的情况下，这些力量可能会导致𬌗创伤、牙齿松动和PDL增宽。这一过程被认为是机体对异常负荷的适应性反应。

种植体

通过骨结合与牙槽骨连接的牙种植体也能够承担正常咬合力并行使功能，种植体–骨界面也能够发生一定程度的改建。种植体–骨界面上发生的疲劳性损伤和轻微骨裂同样会诱发牙槽骨的修复与改建过程。损伤–改建的过程循环进行，维持着种植体–骨界面的稳态。而当功能性负荷不断增加时，牙槽骨的改建速度可能就难以跟上种植体–骨界面发生微小损伤的速度了，此时便会发生颈部牙槽骨的附着丧失以及退行性塑形，进而导致不可逆的牙槽骨吸收（图 2-5-22 ~ 图2-5-24）[91-92]。

咬合超载、牙槽嵴吸收、种植体周围炎

机械力超载和菌斑导致的种植体周围炎之间的相互作用及其联合效应目前尚存争议。

种植体周围炎的定义有两种：一种是"由菌斑导致的种植体周围支持骨组织的炎症，表现为进行性牙槽骨吸收，具有位点特异性"[93]。另一种是"在骨结合的适应期发生的由化脓性感染引起的显著的牙槽嵴顶骨质丧失"[94]。

临床上种植体周围脓肿并不常见。"种植体周围黏膜炎和种植体周围炎都是感染性疾病。种植体周围黏膜炎主要强调病损部位发生于黏膜，而种植体周围炎还影响着支持骨组织"[95]。目前已可以采用结扎的方法构建菌斑诱导的种植体周围炎的动物模型[96]。

在比格犬模型上能观察到种植体周围炎的联合破坏作用[76-77]。针对比格犬建立结扎诱导的种植体周围炎和修复体

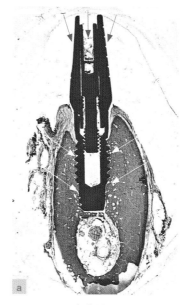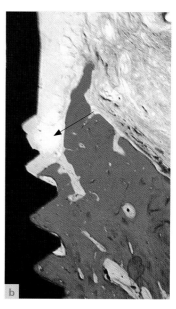

图2-5-23 疲劳性微损伤（FMD）是引起种植体颈部骨吸收和骨质进一步流失的机制。（a）FMD和牙槽骨自我修复过程同时存在可维护种植体–骨界面的完整性（白色箭头）。（b）没有发生修复的FMD会导致种植体颈部的骨吸收[91,92]（图片由Prof Koslovsky提供资料）。

过高导致𬌗创伤引发的种植体周围炎模型，也同样观察到了类似结果（图2-5-25）[97]。这也已在一个猕猴模型中发现[98]，但在食蟹猕猴模型[99]、犬模型中未能证实[100]（见第7章）。

种植体周围骨吸收的可能机制

在人体中，少数种植体植入后会发生骨吸收。种植体周围骨质吸收的同义词有"骨分离（osseoseparation）"以及"骨分解（osseodisintegration）"。"种植体周围炎（peri-implantitis）"一词已不再适合用于描述所有的牙槽嵴吸收的情况[94,101-102]。

种植体周围发生骨吸收的确切原因目前尚不清楚。文献报道的骨吸收形式有两种：早期骨吸收和晚期骨吸收。早期骨吸收发生在植入后的愈合期，晚期骨吸收发生在随后的功能适应期[94,101-102]。初期的骨吸收多发生于种植体植入后1年以内的骨愈合及骨结合阶段，吸收程度为0.5 ~ 2mm（早期骨吸收）。少数种植体在植入1年后的不同时间段内也都有可能发生进一步的骨质丧失，这也被

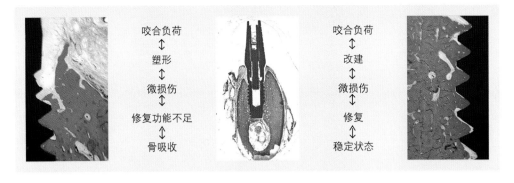

图2-5-24　骨改建作用可以修复因疲劳导致的种植体-骨界面的微小损伤并维持界面的稳态。当修复的速度无法跟上损害的速度时，骨塑形和骨退行性塑形就会导致不可逆的牙槽嵴骨质吸收[91-92]（组织学图片由Prof Koslovsky提供）。

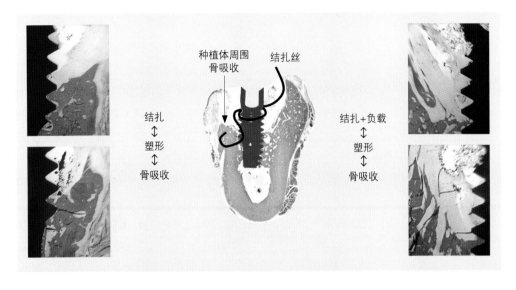

图2-5-25　比格犬的结扎-咬合超载联合损害模型。结扎诱导的种植体周围炎联合咬合超载所造成的颈部骨吸收（右）比单纯结扎诱导的种植体周围炎所造成的骨吸收（左）更为严重[97]（组织学图片由Prof Koslovsky等提供）。

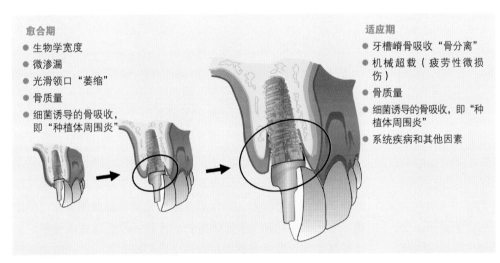

图2-5-26　牙槽嵴骨吸收的可能机制。在愈合期发生的骨吸收机制和适应期晚期骨吸收机制有所不同[94,101-102]。适应期晚期骨吸收与时间和宿主局部因素有关。

称为骨分解（osseodisintegration）[94,101-102]。"骨充分（osseosufficiency）"是指种植体成功植入并形成稳定骨结合界面所要求的植入位点处的骨量及种植体条件[101]。"骨分离（osseoseperation）"则指因宿主和/或种植体因素导致的植入晚期骨吸收、骨分解甚至种植失败[101]。

　　发生于种植体植入后适应期晚期骨吸收通常与菌斑诱导的种植体周围组织炎症和机械力过载导致的退行性骨塑形有关。其他病例相关、时间依赖、患者个体差异和种植体因素也有可能参与了晚期骨吸收的过程，但在不同病例中这些因素起到的作用通常很难确定[94,101]。

　　动物模型已模拟并证实了一些骨吸收促发因素的作用。

一项使用比格犬模型的研究证实，在种植体植入早期的愈合期构建生物学宽度会导致早期的牙槽嵴吸收[103]。动物模型中发现，在种植体骨内部分来自细菌的微渗漏在基台界面周围引发炎症反应[104]。研究者也观察测量了微渗漏间隙到牙槽嵴的距离以及微渗漏间隙的大小[104-106]。不同的种植体颈部设计，如种植体颈部表面光洁度和纹理等，也被认为会影响种植体颈部组件的连接模式[107]，经过良好的抛光的光滑种植体颈部周围的骨吸收程度，在螺纹形态的种植体周围可达到第一级螺纹的深度，而在一体式设计的种植体周围则可深达光滑-粗糙界面[108]。其他如宿主个体因素和骨密度等因素对种植体周围骨吸收也有影响，这些将在第7章进一步讨论（图2-5-26）[94]。

参考文献

[1] Witter DJ, Van Elteren P, Käyser AF, Van Rossum GM. Oral comfort in shortened dental arches. J Oral Rehabil 1990;17:137–143.

[2] Witter DJ, De Haan AFJ, Käyser AF. A 6-year follow-up study of oral function in shortened dental arches. Part II: Craniomandibular dysfunction and oral comfort. J Oral Rehabil 1994;21:353–366.

[3] Kannno T, Carlsson GE. A review of the shortened dental arch concept focusing on the work by the Käyser/Nijmegen group. J Oral Rehabil 2006;33:850–862.

[4] van der Bilt A, Tekamp A, van der Glas H, Abbink J. Bite force and electromyograpy during maximum unilateral and bilateral clenching. Eur J Oral Sci 2008;116:217–222.

[5] Nishigawa K, Bando E, Nakano M. Quantitative study of bite force during sleep associated bruxism. J Oral Rehabil 2001;28:485–491.

[6] Shimada A, Tanaka M, Yamashita R, Noguchi K, Yamabe Y, Fujii H, Murata H. Automatic regulation of occlusal force because of hardness-change of the bite object. J Oral Rehabil 2008;35:12–19.

[7] Gibbs CH, Mahan PE, Lundeen HC, Brehnan K, Walsh EK, Holbrook WB. Occlusal forces during chewing and swallowing as measured by sound transmission. J Prosthet Dent 1981;46:443–449.

[8] Gibbs CH, Mahan PE, Lundeen HC, Brehnan K, Walsh EK, Sinkewiz SL, Ginsberg SB. Occlusal forces during chewing – influences of biting strength and food consistency. J Prosthet Dent 1981;46:561–567.

[9] Ahlgren J. Masticatory movements in man. In: Anderson DJ, Mathews B (eds). Mastication. Bristol: John Wright & Sons, 1976:119–130.

[10] Ahlgren J. Mechanisms of mastication. Acta Odontol Scand 1966;24(Suppl 44):1–109.

[11] Gibbs CH, Lundeen HC, Mahan PE, Fujimoto J. Chewing movements in relation to border movements at the first molar. J Prosthet Dent 1981;46:308–322.

[12] Bates JF, Stannford GD, Harrison A. Masticatory function – a review of the literature. 1. The form of the masticatory cycle. J Oral Rehabil 1975;2:281–301.

[13] Gibbs CH, Lundeen HC. Jaw movements and forces during chewing and swallowing and their clinical significance. In: Lundeen HC, Gibbs CH (eds). Advances in Occlusion. Boston: John Wright, 1982:23.

[14] Nissan J, Gross MD, Shifman A, Tzadok L, Assif D. Chewing side preference as a type of hemispheric laterality. J Oral Rehabil 2004;31:412–416.

[15] Hayasaki H, Sawami T, Saitoh I, Nakata S. Length of the occlusal glide at the lowest incisal point during chewing. J Oral Rehabil 2002;29:1120–1125.

[16] Woda A, Vigneron P, Kay D. Nonfunctional and functional occlusal contacts: a review of the literature. J Prosthet Dent 1979;42:335–341.

[17] Lundgren D, Laurell L. Occlusal force pattern during chewing and biting in dentitions restored with fixed bridges of cross-arch extension. I. Bilateral end abutments. J Oral Rehabil 1986;13:57–71.

[18] Graf H, Zander HA. Tooth contact patterns in mastication. J Prosthet Dent 1963;13:1055–1066.

[19] Graf H. Bruxism. Dent Clin North Am 1969;13:659–666.

[20] Lund JP. Mastication and its control by the brain stem. Crit Rev Oral Biol Med 1991;2:33–36.

[21] Thomson H. Emotional stress and occlusal parafunction. J R Soc Med 1982;75:387.

[22] Seligman DA, Pullinger AG, Solberg WK. The prevalence of dental attrition and its association with factors of age, gender, occlusion, and TMJ symptomatology. J Dent Res 1988;67:1323–1333.

[23] Chen CY, Palla S, Erni S, Sieber M, Gallo LM. Nonfunctional tooth contact in healthy controls and patients with myogenous facial pain. J Orofac Pain 2007;21:185–193.

[24] Lobezzoo F, Naeije M. Bruxism is mainly regulated centrally, not peripherally. J Oral Rehabil 2001;28:1085–1091.

[25] Hicks RA, Conti PA, Bragg HR. Increases in nocturnal bruxism among college students implicate stress. Med Hypotheses 1990;33:239–240.

[26] Granada S, Hicks RA. Changes in self reported incidence of nocturnal bruxism in college students: 1966-2002. Percept Mot Skills 2003;97:777–778.

[27] Lavigne GJ, Kato T, Kolta A, Sessle BJ. Neurobiological mechanisms involved in sleep bruxism. Crit Rev Oral Biol Med 2003;14:30–46.

[28] Manfredini D, Lobezoo F. Bruxism and temporomandibular disorders. In: Manfredini D (ed) Current Concepts on Temporomandibular Disorders. Chicago: Quintessence Publishing, 2010.

[29] Paesani D. Introduction to bruxism. In: Paesani D (ed). Bruxism Theory and Practice. Chicago: Quintessence Publishing, 2010.

[30] American Sleep Disorders Association (ASDA). Parasomnias. In: Thorpy MJ (ed). International Classification of Sleep Disorders: Diagnostic and Coding Manual. Rochester: ASDA, 1990:142–185.

[31] Lavigne GJ, Khoury S, Abe S, Yamaguchi T, Raphael K. Bruxism physiology and pathology: an overview for clinicians. J Oral Rehabil 2008;35:476–494.

[32] de Siqueira JTT, Barros Schutz TC, Anderson M, Tufik S. Sleep physiology and bruxism. In: Paesani D (ed). Bruxism Theory and Practice. Chicago: Quintessence Publishing,2010.

[33] Winocur E, Gavish A, Finkelshtein T, Halachmi M, Gazit E. Oral habits among adolescent girls and their association with symptoms of temporomandibular disorders. J Oral Rehabil 2001;28:624–629.

[34] Gavish A, Halachmi M, Winocur E, Gazit E. Oral habits and their association with signs and symptoms of temporomandibular disorders in adolescent girls. J Oral Rehabil 2000;27:22–32.

[35] Cheivitz AT, Osganian SK, Allred EN, Needleman HL. Prevalence of bruxism and associated correlates in children as reported by parents. J Dent Child (Chic) 2005;72:67–73.

[36] Ciancaglini R, Gherlone EF, Radaelli G. The relationship of bruxism with craniofacial pain and symptoms from the masticatory system in the adult population. J Oral Rehabil 2001;28:842–848.

[37] Jensen R, Rasmussen BK, Pedersen B, Louis I, Olesen J. Prevalence of temporomandibular dysfunction in a general population. J Orofac Pain 1993;7:175–182.

[38] Matsuka Y, Yatani H, Kuboki T, Yamashita A. Temporomandibular disorders in the adult population of Okayama City, Japan. Cranio 1998;14:158–162.

[39] Ramjford SP. Bruxism, a clinical and electromyographic study. J Am Dent Assoc 1961;62:21–44.

[40] Rugh JD, Barghi N, Drago CJ. Experimental occlusal discrepancies and nocturnal bruxism. J Prosthet Dent 1984;51:548–553.

[41] Clark GT, Tskiyama Y, Baba K, Watanabe T. Sixty-eight years of experimental occlusal interference studies: What have we learned? J Prosthet Dent 1999;82:704–713.

[42] De Boever JA, Carlsson GE, Klineberg IJ. Need for occlusal therapy and prosthodontic treatment in the management of temporomandibular disorders. Part I. Occlusal interferences and occlusal adjustment J Oral Rehabil 2000;27:367–379.

[43] Dworkin SF, LeResche L. Research diagnostic criteria for temporomandibular disorders: review, criteria, examinations and specifications. J Craniomandib Disord 1992;6:301–355.

[44] de Kloet ER, Joëls M, Holsboer F. Stress and the brain: from adaptation to disease. Nat Rev Neurosci 2005;6:463–475.

[45] Tsigos C, Chrousos GP. Hypothalamic-pituitary-adrenal axis, neuroendocrine factors and stress. J Psychosom Res 2002;53:865-871.

[46] Rhudy JL, Meagher MW. Fear and anxiety: divergent effects on human pain thresholds. Pain 2000;84:65–75.

[47] Johansson A, Haraldson T, Omar R, Kiliaridis S, Carlsson GE. A system for assessing the severity and progression of occlusal tooth wear. J Oral Rehabil 1993;20:125–131.

[48] Smith BG, Knight JK. An index for measuring the wear of teeth. Br Dent J 1984;156:435–438.

[49] Van't Spijker A, Rodriguez JM, Kreulen CM, Bronkhorst EM, Bartlett DW, Creugers NH. Prevalence of tooth wear in adults. Int J Prosthodont 2009;22:35–42.

[50] Van't Spijker A, Kreulen CM, Creugers NHJ. Attrition, occlusion, (dys) function and intervention: a systematic review. Clin Oral Implant Res 2007;18(Suppl 3):117–126.

[51] Bartlett DW. The role of erosion in tooth wear: etiology, prevention and management. Int Dent J 2005;55(Suppl 1):277–284.

[52] Bartlett D, Phillips K, Smith B. A difference in perspective – the North American and European interpretations of tooth wear. Int J Prosthodont 1999;12:401–408.

[53] Spear FM. Occlusal consideration for complex restorative therapy. In: McNeill C (ed). Science and Practice of Occlusion. Chicago: Quintessence Publishing, 1997:437–456.

[54] Holmgren K, Sheikholeslam A, Riise C. Effect of a full-arch maxillary occlusal splint on parafunctional activity during sleep in patients with nocturnal bruxism and signs and symptoms of craniomandibular disorders. J Prosthet Dent 1993;89:293–297.

[55] Pavone BW. Bruxism and its effect on the natural teeth. J Prosthet Dent 1985;53:692–696.

[56] Glaros AG, Rao SM. Effects of bruxism: a review of the literature. J Prosthet Dent 1977;38:149–157.

[57] Frost HM. A 2003 update of bone physiology and Wolff's Law for clinicians. Angle Orthod 2004;74:3–15.

[58]Frost HM. From Wolff's Law to the Utah paradigm: insights about bone physiology and its clinical applications. Anat Rec 2001;262:398–419.

[59]Roberts WE, Hohlt WF, Arbuckle GR. The supporting structures and dental adaptation. In: McNeill C (ed). Science and practice of occlusion. Chicago: Quintessence Publishing, 1999:79–92.

[60]The glossary of prosthodontic terms. J Prosthet Dent 2005;94:10–92.

[61]Orban B. Tissue changes in traumatic occlusion. J Am Dent Assoc 1928;15:2091–2106.

[62]Gottlieb B, Orban B. Tissue changes in experimental traumatic occlusion, with special reference to age and constitution. J Dent Res 1931;11:505–510.

[63]Box HK. Experimental traumatogenic occlusion in sheep. Oral Health 1935;25:9–15.

[64]Wentz FM, Jarabak J, Orban B. Experimental occlusal trauma imitating cuspal interferences. J Periodontol 1958;29:117–127.

[65]Svanberg G, Lindhe J. Vascular reaction in the periodontal ligament incident to trauma from occlusion. J Clin Periodontol 1974;1:269–282.

[66]Svanberg G. Influence of trauma from occlusion on the periodontium of dogs with normal or inflamed gingivae. Odontologisk Revy 1974;25:165–178.

[67]Lindhe J, Nyman S, Ericsson I. Trauma from occlusion. In: Lindhe J, Karring T, Lang NP (eds). Clinical Periodontology and Implant Dentistry, ed 4. London: Blackwell Munksgaard, 2006:352–365.

[68]Giargia M, Lindhe J. Tooth mobility and periodontal disease. J Clin Periodontol 1997;24:785–795.

[69]Lindhe J, Ericsson I. The influence of trauma from occlusion on reduced but healthy periodontal tissues in dogs. J Clin Periodontol 1976;3:110–122.

[70]Martinez-Canut P, Carrasquer A, Magan R, Lorca A. A study on factors associated with pathologic tooth migration. J Clin Periodontol 1997;24:492–497.

[71]Shifman A, Laufer BZ, Chweiden H. Posterior bite collapse – revisited. J Oral Rehabil 1998;25:376–385.

[72]Nevins M, Becker W, Kornman K (eds). Proceedings of the World Workshop in Clinical Periodontics, III. Princeton, New Jersey: American Academy of Periodontology, 1989:5.

[73]Greenstein G, Polsen A. Understanding tooth mobility. Compendium 1988;9:470–479.

[74]Glickman I. Inflammation and trauma from occlusion, co-destructive factors in chronic periodontal disease. J Periodontol 1963;34:5–10.

[75]Glickman I, Smulow JB. Effect of excessive occlusal forces upon the pathway of gingival inflammation in humans. J Periodontol 1965;36:141–147.

[76]Lindhe J, Svanberg G. Influence of trauma from occlusion on the progression of experimental periodontitis in the Beagle dog. J Clin Periodontol 1974;1:3–14.

[77]Ericsson I, Lindhe J. Effect of longstanding jiggling on experimental marginal periodontitis in the beagle dog. J Clin Periodontol 1982;9:497–503.

[78]Meitner S. Co-destructive factors of marginal periodontitis and repetitive mechanical injuries. J Dent Res 1975;54:C78–C85.

[79]Nunn ME, Harrel SK. The effect of occlusal discrepancies on periodontitis. I. Relationship of initial occlusal discrepancies to initial clinical parameters. J Periodontol 2001;72:485–494.

[80]Harrel SK, Nunn ME. The effect of occlusal discrepancies on periodontitis. II. Relationship of occlusal treatment to the progression of periodontal disease. J Periodontol 2001;72:495–505.

[81]Hallmon WW. Occlusal trauma: effect and impact on the periodontium. Ann Periodontol 1999;4:102-108.

[82]Parameter on occlusal traumatism in patients with chronic periodontitis. American Academy of Periodontology. J Periodontol 2000;71(5 Suppl):873–875.

[83]Renggli HH, Schweizer H. Splinting of teeth with removable bridges. Biological effects. J Clin Periodontol 1974;1:43–46.

[84]Lindhe J, Nyman S. The role of occlusion in periodontal disease and the biological rationale for splinting in treatment of periodontitis. Oral Sci Rev 1977;10:11–43.

[85]Parameter on chronic periodontitis with advanced loss of periodontal support. J Periodontol 2000;71:856–858.

[86]Pjetursson BE, Tan K, Lang NP, Bragger U, Egger M, Zwahlen MA. Systematic review of the survival and complication rates of fixed partial dentures (FPDs) after an observation period of at least 5 years. IV. Cantilever or extension FDPs. Clin Oral Implants Res 2004;15:667–676.

[87]Lang NP, Pjetursson BE, Tan K, Bragger U, Egger M, Zwahlen MA. Systematic review of the survival and complication rates of fixed partial dentures (FPDs) after an observation period of at least 5 years. II. Combined tooth–implant-supported FPDs. Clin Oral Implants Res 2004;15:643–653.

[88]Block, MS, Lirette D, Gardine D, Li L, Finger IM, Hochstedler J, et al. Prospective evaluation of implants connected to teeth. Int J Oral Maxillofac Implants 2002;17:473–487.

[89]Gross M, Laufer BZ. Splinting osseointegrated implants and natural teeth in rehabilitation of partially edentulous patients. Part I: laboratory and clinical studies. J Oral Rehabil 1997;24:863–870.

[90]Naert I, Duyck J, Hosny M, Quirynen M, van Steenberghe D. Freestanding and tooth-implant connected prostheses in the treatment of partially edentulous patients. Part II: An up to 15-years radiographic evaluation. Clin Oral Impl Res 2001;12:245–251.

[91]Hoshaw SJ, Brunski JB, Cochran GVB. Mechanical loading of Branemark implants affects interfacial bone modeling and remodeling. Int J Oral Maxillofac Implants 1994;9:345–360.

[92]Stanford CM, Brand RA. Toward an understanding of implant occlusion and strain adaptive bone modeling and remodeling. J Prosthet Dent 1999;81:553–561.

[93]Esposito M, Hirsch J, Lekholm U, Thomsen P. Differential diagnosis and treatment strategies for biologic complications and failing oral implants: a review of the literature. Int J Oral Maxillofac Implants 1999;14:473–490.

[94]Albrektsson T, Buser D, Sennerby L. On crestal/marginal bone loss around dental implants. Int J Prosthodont 2012;25:320–322.

[95]Lindhe J, Meyle J. Group D of European Workshop on Periodontology. Peri-implant diseases: Consensus Report of the Sixth European Workshop on Periodontology. J Clin Periodontol 2008;35(8 Suppl):282–285.

[96]Zitzmann NU, Berglundh T, Ericsson I, Lindhe J. Spontaneous progression of experimentally induced peri-implantitis. J Clin Periodontol 2004;31:845–849.

[97]Kozlovsky A, Tal H, Laufer B-Z, Leshem R, Rohrer, et al. Impact of implant overloading on the peri-implant bone in inflamed and non-inflamed peri-implant mucosa. Clin Oral Implants Res 2007;18:601–610.

[98]Miyata T, Kobayashi Y, Shin K, Motomura Y, Araki H. The influence of controlled occlusal overload on peri-implant tissue. Part 2: A histologic study in monkeys. J Jpn Soc Periodontol 1997;39:234–241.

[99]Hurzeler MB, Quiniones CR, Kohal RJ, Rohde M, Strub JR, Teuscher U, et al. Changes in peri-implant tissues subjected to orthodontic forces and ligature breakdown in monkeys. J Periodontol 1998:69:396–404.

[100]Gotfredsen K, Berglundh T, Lindhe J. Bone reactions at implants subjected to experimental peri-implantitis and static load. Clin Oral Implants Res 2002:29:144–151.

[101]Koka S, Zarb G. On osseointegration: The healing adaptation principle in the context of osseoinsufficiency, osseoseparation and dental implant failure. Int J Prosthodont 2012;25:48–52.

[102]Albrektsson T, Buser D, Chen ST, Cochran D, Debruyn H, Jemt T, et al. Statements from the Estepona consensus meeting on peri-implatitis. Clin Implant Dent Relat Res 2012;14:781–782.

[103]Berglundh T, Lindhe J. Dimension of the periimplant mucosa. Biological width revisited. J Clin Periodontol 1996;23:971–973.

[104]Broggini N, McManus LM, Hermann JS, Medina RU, Oates TW, Schenk RK. Persistent acute inflammation at the implant-abutment interface. J Dent Res 2003;82:232–237.

[105]Hermann JS, Schoolfield JD, Schenk RK, Buser D, Cochran DI. Influence of the size of the microgap on crestal bone changes around titanium implants. A histometric evaluation of unloaded non-submerged implants in the canine mandible. J Periodontol 2001;72:1372–1383.

[106]Weng D, Nagata MJ, Bell M, de Melo LG, Bosco AFI. Influence of microgap location and configuration on peri-implant bone morphology in nonsubmerged implants: an experimental study in dogs. Int J Oral Maxillofac Implants 2010;25:540–547.

[107]Oh TJ, Yoon J, Misch CE, Wang HL. The causes of early implant bone loss: myth or science? J Periodontol 2002;73:322–333.

[108]Hermann JS, Jones AA, Bakaeen LG, Buser D, Schoolfield JD, Cochran DL. Influence of a machined collar on crestal bone changes around titanium implants: a histometric study in the canine mandible. J Periodontol 2011;82:1329–1338.

89

2.6 颞下颌关节紊乱病
Temporomandibular Disorders

重点内容

- TMD的定义及分类
- 症状与体征
- 颞下颌关节紊乱病
- 正常盘-髁关系及盘-髁关系紊乱
- 可复性关节盘移位
- 不可复性关节盘移位
- 骨关节炎
- 咀嚼肌功能紊乱
- 肌痛
- TMD的病因学
- 危险因素相关性及病因学可预测性
- 结论：令人困扰的TMD

导读

颞下颌关节紊乱病（TMD），通常被认为与咬合、口颌系统功能及口腔副功能运动密切相关。自1934年Costen综合征被报道以来的半个多世纪里，它一直被人们认为是种神秘的疾病。众所周知，TMD难以定义、分类，并且病因不明确[1-10]。其患者群是一个具有不同颞下颌关节及咀嚼肌功能异常表现的混杂群体，而且具有时间依赖性的症状表现。

TMD的症状和体征包括：颅颌面部疼痛、闭口困难、大张

口困难、关节绞锁、关节杂音、关节运动时疼痛、关节强直或疲劳，以及颈部疼痛等[4-14]。

TMD的病因学理论历经了数十年的发展演变，目前归因于个体及其所处环境的差异及多因素相互作用的复杂结果（图2-6-1，表2-6-1）。骨骼肌肉系统功能紊乱、精神因素及行为倾向，以及口腔副功能运动等致病因素在患病个体间差异很大。这些因素目前被归类于TMD的"生物心理社会（biopsychosocial）"多因素理论（表2-6-1~表2-6-3）[15]。"生物（bio）因素"是指多因素理论中与生理、痛觉感受及骨骼肌肉系统相关的方面。"心理社会（psychosocial）因素"则指个体的精神因素及社会心理的修饰作用，即个体自身对痛觉感受的调控及主观演绎。这些个体化的多因素复合体决定了包括口腔副功能运动在内的易感因素、促发因素及持续因素，并在一定程度上决定了TMD患者的患病体验（图2-6-1~图2-6-3）。

TMD的定义及分类

定义

TMD与颅下颌功能紊乱病（craniomandibular disorder, CMD）是等义术语。TMD一词指代了与咀嚼肌、颞下颌关节（temporomandibular joints, TMJ）相关的一系列症状与体征

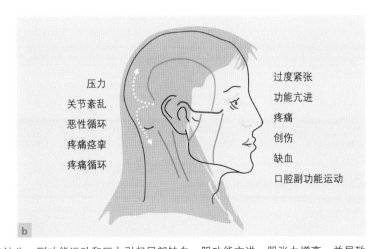

图2-6-1 TMD的概念模式图：（a）现代观点。（b）早期观点。早期观点认为，副功能运动和压力引起局部缺血，肌功能亢进，肌张力增高，并导致一种疼痛-痉挛-疼痛的恶性循环。现代观点认为，副功能运动导致的微创伤和低灌注（血供减少及缺氧）是局部肌肉及外周痛觉感受的来源，这会进一步引发外周致敏、中枢致敏、疼痛及运动功能的改变。它与中枢致敏、调节功能的上调、精神压力及心理社会因素共同作用，导致了肌肉、关节功能的紊乱及慢性疼痛。口腔副功能运动导致关节结构出现慢性或急性微创伤这一观点没有发生显著改变[81]。

表2-6-1　TMD的定义、诊断分类、病因、症状及体征

TMD定义的演变	现行的TMD诊断标准	病因学相关因素	症状及体征
Costen综合征	TMD：轴Ⅰ及轴Ⅱ	精神因素	疼痛
下颌功能障碍	轴Ⅰ：骨骼肌肉系统	压力	咀嚼肌病痛
TMJ功能障碍	关节紊乱	口腔副功能运动	耳前区疼痛
MPDS肌筋膜疼痛	咀嚼肌功能紊乱与TMD相关的头痛	磨牙症	关节疼痛
功能障碍综合征	轴Ⅱ：精神因素及心理社会因素导致的咀嚼肌功能紊乱及疼痛	生物心理社会因素	下颌/耳部疼痛
颅颌面部功能紊乱（CMD）		睡眠障碍（异态睡眠）	头痛
颞下颌关节紊乱病（TMD）		神经肌肉调节	面部疼痛
		TMJ	触诊疼痛（关节及肌肉）
		激素	下颌运动受限
		遗传因素	关节杂音（弹响及摩擦音）
		行为因素	
		咬合因素	

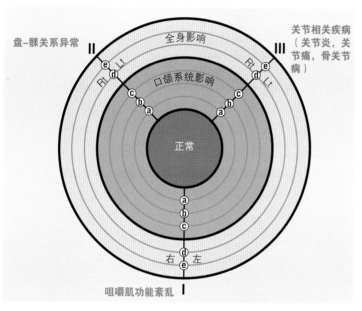

图2-6-2　此为一张诊断性的雷达图，它包含了与口颌系统相关的3种主要类型的TMD：咀嚼肌功能紊乱、盘-髁关系异常及关节相关疾病。每种类型按严重程度划分3个等级，并区分受累侧为左、右或双侧。最外围的区域表示TMD的全身系统性影响，并按严重程度划分两个等级[26]。代表不同类型TMD的3条轴Ⅰ、Ⅱ、Ⅲ上均有以小圆圈表示的节点。该雷达图所显示的图像，随患者临床检查获得的症状及体征的不同而发生变化。

的集合。

TMD的典型表现并不十分明确，可能是与骨骼肌肉功能紊乱有关的独立症状、相关功能异常或迁延数年的功能紊乱综合征[16-32]。过去，对于这类症状与体征集合体的定义有很多，包括Costen综合征、下颌功能障碍、颞下颌关节综合征、肌筋膜疼痛及功能异常综合征、颅颌面部功能紊乱（CMD）以及现在我们所知的TMD（表2-6-1）。

随着人们对病因学以及对这类疾病本质的不断深入探究，其定义和分类也在不断地演化和完善。正因为这类疾病多因素、多变的特点，使其临床诊断和处置变得十分烦琐和复杂，并催生了许多策略不尽相同，但成功率却相差无几的治疗方法。该类疾病的临床诊断和对症状、体征的分析诠释也处在不断演变的过程中，并且因临床医生对病因、定义及分类的理解不同而有所差异。尽管如此，仍有一致的观点认为：这种骨骼肌肉系统紊乱疾病与心理社会因素显著相关，这些因素包括情绪状态、抑郁、躯体化、认知、对压力敏感以及诸多相关的心理行为表现等。在该类疾病的现行诊断分类中，骨骼肌肉因素和心理社会因素也因此并列为"双轴诊断"的两个主要方面（轴Ⅰ和轴Ⅱ）[15,17]。

TMD的分类

"颞下颌关节紊乱病（TMD）"是一个集合名词，它囊括了涉及咀嚼肌系统、TMJ和其他相关结构的一系列临床问题。

TMD早先被认为是一种单一的疾病或综合征[19]。之后的观点则仅强调口颌系统中某一组成部分在疾病发生过程中扮演着主要角色，如咀嚼肌或关节内紊乱，或关节退行性病变等[20-22]。后来，学者们用"紊乱（disorder）"一词代替了"功能障碍（dysfunction）"和"综合征（syndrome）"。现在的TMD分类方法整合了以往的观点，将这些不同解剖结构源性的功能紊乱归纳为TMD下属的不同类别，在发病时，它们可单独或同时表现出来[18,23-25]。

AAOP在2008年[18,23]提出了TMD的诊断分类系统，它在当时被归属为头痛症、颅神经痛及面部疼痛的诊断分类标准中的一项[11]。McNeill[18]提出的TMD广义分类法，其初衷在于为牙医、临床医生及其他健康卫生服务工作者间的交流提供便利，但由于太过宽泛复杂，后被证实不能够很好地应用于临床实践。这些分类体系的共性缺陷是，对每名患者仅提供单一的临床诊断，而忽视了临床表现的复杂性、多样性与多变性。

肌肉及关节紊乱（骨骼肌肉系统紊乱）

Truelove等[25]对伴或不伴疼痛的TMD患者进行了一项大样本流行病学调查，并在此基础上提出了一套新的分类方法。他们的诊断标准仅纳入了TMD的常见临床表现，而排除了罕见的临床表现。这一分类体系允许对同一患者做出多项不同的诊断，但其中的一些项目（如关节囊炎/滑膜炎，关节盘后带穿孔，胶原血管病等）因临床上无法直接诊断而存在争议。

为了进一步完善该分类系统，这些常见的诊断项目又被

进一步归纳为3个大类：咀嚼肌紊乱（Ⅰ类），盘-髁关系异常（Ⅱ类），以及关节痛/关节炎/骨关节病（Ⅲ类）[24]。这种方法将那些由局部或全身因素导致的罕见肌肉、关节症状排除在外。图2-6-2[26]提供了一种涉及口颌系统及全身因素的TMD的诊断分类方法，它即是在上述3种分类的原则上建立起来的[24-26]。

骨骼肌肉系统紊乱中的关节因素和肌肉因素

每个人的咬合形态结构都不尽相同，但机体自有一套调节机制来适应个性化的结构，在无症状的前提下维持口颌系统的正常功能，这套调节机制包括了解剖结构、情绪、精神、环境、应激反应、激素及基因水平的调控。一些危险因素能够打破这种结构与功能间的平衡，使机体由适应状态逐渐转变为适应不良的TMD状态，并出现关节和咀嚼肌系统的紊乱。可能的促发及持续因素有：遗传易感性，应激能力的下降，以及口腔副功能运动的增加等（图2-6-3）。

生物心理社会学分类模型

Dworkin和LeReche[24]将TMD的生物心理社会学分类模型划分为轴Ⅰ和轴Ⅱ两个主要方面。轴Ⅰ主要指骨骼肌肉系统的紊乱，而轴Ⅱ则包含了伴随疼痛的功能障碍及心理状态评估。轴Ⅱ的诊断指标包括：疼痛等级、抑郁及其他非特异性的躯体症状、躯体化，以及口颌系统功能障碍。将这两大类别结合起来，能够完成对TMD患者的全面评估与诊断[24,30]。

对于那些需转诊至三级医院的患者，轴Ⅱ的评价指标显得尤其重要，因为与初级护理中心的患者相比，这些患者疼痛更加严重，病程持续时间更长，并且对治疗无反应[28]。

TMD的诊断标准

轴Ⅰ和轴Ⅱ TMD常用诊断标准被称为RDC/TMD系统（Research diagnostic criteria for temporomandibular

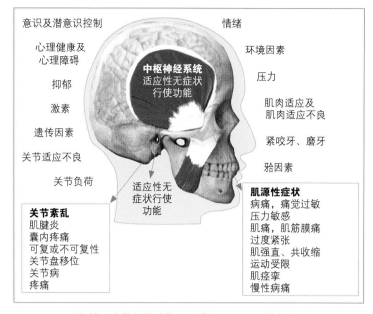

图2-6-3　适应性无症状行使功能、关节紊乱及肌源性症状。

表2-6-2　TMD的诊断标准（DC/TMD）[30-31]

疼痛相关的TMD	常见关节内源性TMD的诊断标准
肌痛	可复性关节盘移位
局限性肌痛	可复性关节盘移位伴一过性绞锁
肌筋膜痛	不可复性关节盘移位伴张口受限
伴牵涉痛的肌筋膜痛	不可复性关节盘移位不伴张口受限
关节痛	关节退行性病变
TMD导致的头痛	关节半脱位

disorders system）[30]。它纳入了诸多TMD相关的影响因素，并且包含了心理学及社会心理相关的评价指标，因而被认为是目前最为全面有效的诊断系统，具有很高的接受度[17,29-34]。RDC/TMD系统在1992年被首次提出[24]，其修订版本为DC/TMD，于2013年网上公布，并于2014年出版，与之同时出版的还有新修订的扩展后的TMD分类体系（表2-6-2，表2-6-3）[30-32]。它的提出制定者为国际牙科学研究协会（International Association for Dental Research，IADR）以及对口颌面部疼痛十分感兴趣的国际疼痛研究协会

表2-6-3　扩展后的TMD分类体系[31-32]

颞下颌关系紊乱			咀嚼肌功能紊乱		头痛	相关结构
关节疼痛 关节痛 关节炎	除盘-髁关系紊乱外的关节 运动受限 关节粘连	系统性关节炎 髁突溶解症/ 特发性髁突吸收	**肌肉病痛** 肌痛 局限性肌痛 肌筋膜痛	运动功能紊乱 口颌系统运动障碍 口颌肌群张力不足	因TMD导致的头痛	喙突肥大
关节紊乱 盘-髁关系紊乱 可复性关节盘移位	关节强直 纤维性强直 骨性强直	剥脱性骨软骨炎	伴牵涉痛的肌筋膜痛 肌腱炎	因系统性/中枢性病痛障碍引发的咀嚼肌病痛		
可复性关节盘移位 伴一过性绞锁	关节活动过度 关节移位 关节半脱位 关节脱位	骨坏死 骨赘形成	肌炎 肌痉挛	纤维肌痛/弥散性病痛		
不可复性关节盘移位 伴张口受限		滑膜骨软骨疾病骨折	肌肉挛缩			
不可复性关节盘移位 不伴张口受限	**关节疾病** 关节退行性病变 骨关节病 骨关节炎	先天/发育性紊乱 髁突发育不全 髁突萎缩 髁突肥大	肌肉肥大 肌肉赘生物及肿瘤			

（International Association for the Study of Pain，IASP）。有关轴Ⅰ和轴Ⅱ类的详细内容可访问域名rdc-tmdinternational.org[30]。

DC/TMD 轴Ⅱ评价指标：精神状态、抑郁、因疼痛导致的失能

对轴Ⅱ相关指标的评估和科学研究是通过对相关因素的一系列记录、评分和评价来完成的，包括记录疼痛史及原因、鉴别TMD的类别，记录症状和体征以及评估精神状态和社会心理表现等。

CD/TMD诊断标准为临床评估及轴Ⅱ类患者的鉴别筛选提供问卷、量表及其他形式的检测工具。这其中包括了5种用于检测疼痛相关社会心理行为功能的自我报告工具。患者健康状况问卷（patient health questionnaire，PHQ）用于检测患者的精神压力、焦虑、社会心理功能和/或抑郁。广泛性焦虑症量表（general anxiety disorder，GAD）用于评估患者的焦虑状况。慢性疼痛分类量表（graded chronic pain scale，GCPS）用于评估疼痛及因疼痛所致失能的程度。对疼痛部位的定位则通过图像来绘制。下颌功能评价量表（jaw functional limitation scale，JFLS）用于检测下颌运动功能及功能受限的程度。口腔副功能运动通过口腔行为检测表（oral behaviors checklist，OBC）进行检测。

DC/TMD诊断标准及算法的效度研究

DC/TMD为12种临床常见的TMD提供了相应的诊断标准及算法（表2-6-2）。为验证每项诊断依据的有效性、敏感性及特异性，学者们进行了大量的效度研究。当敏感性>0.7且特异性>0.95时，效度处在可接受的范围。每一项诊断标准在临床使用时都被要求符合以下条件：有对应的病史，对触诊有直接反应，以及能够确认惯有的疼痛感受及关节杂音。患者应当在就诊前的30天内出现或唤起过惯有的疼痛感受或相关症状。患者在行使正常功能或副功能运动的过程中出现过疼痛或关节症状，这是做出正确诊断的必备条件（表2-6-4，第16章表16-1及表16-2）。

慢性疼痛分类量表、躯体化及抑郁水平

慢性疼痛与心理障碍密切相关，有研究表明，持续6个月的慢性疼痛就会导致社会心理行为障碍[17,30]。对慢性疼痛的评估可通过慢性疼痛分类量表（GCPS）进行，它能够为慢性TMD患者的临床治疗提供有效的辅助信息[17]。躯体化水平也与患者的治疗及预后相关。GCPS及躯体化评分越高，提示患者的慢性TMD严重程度越高[33]。

TMD的流行病学

回顾一些涉及一种或多种TMD相关症状或体征发病率的研究时我们会发现，在正常人群中这些症状或体征的出现率也很高。有报道显示，正常人群中出现至少一种TMD相关症状或体征的流行病学概率，在儿童为36%~72%，在青少年为16%~70%，在成人为12%~86%。TMD相关症状的出现率为16%~59%，临床体征的出现率为33%~86%[34-36]。其他研究报道的结果差异很大，一项涉及15000个样本的统计结果显示TMD的平均患病率约30%（从5%至93%），而另一项涉及16000个样本的研究结果则显示平均患病率为44%。将轻微症状也纳入统计是导致患病率偏高的原因之一。关节区疼痛在成人中出现的概率为10%[37]。

儿童TMD的患病率低于成人。TMD患病率最高的人群为20~50岁的成年女性，其峰值出现在45岁。最新的诊断标准公布后，此数据有所下降。患者中有30%~76%出现肌功能紊乱。对于关节紊乱，最常见的是可复性关节盘移位，其患病率为10%~35%。不可复性关节盘移位的患病率为0~12%。文献报道Ⅲ类TMD（关节病/关节炎）的患病率约为50%或更低。综合来看，肌肉及关节紊乱的发生率约为50%[34]。

病因学、共病现象、自然发病率

TMD的病因至今仍不明确。流行病学研究显示，伴疼痛的TMD往往与下背部疼痛、纤维肌痛、慢性疲劳综合征或紧张型头痛共同发生。关节疼痛的发生率低于肌筋膜痛。一项对肌筋膜痛患者跟踪5年的调查研究显示，1/3的患者症状呈持续状态，1/3的患者症状缓解，还有1/3的患者症状反复出现。关节弹响在儿童中较为常见，但由弹响发展为关节绞锁的过程具有个体化差异。弹响会随年龄增长而加重，但很少发展为关节绞锁[37-39]。无痛性可复性关节盘移位（disc displacement with reduction，DDWR）伴弹响较为常见，患病率为11%~35%[38]。一项对128名青少年DDWR患者的9年跟踪研究显示，没有一例从可复性关节盘移位发展为不可复性关节盘移位（DDWOR）[38-39]。

TMJ骨关节炎的发病率随年龄增长呈现增加的趋势。有研究显示，瑞典造船厂的成年男性工人中，骨关节炎所致关节捻发音的发生率为24%[40]，而相应症状在美国及加拿大70岁人群中的发生率则高达85%[40]。以上研究表明，在正常人群中TMD相关症状的出现率很高[34-40]。但相比于上述较轻微的症状，严重或致功能障碍的症状发病率较低。一些非典型症状的出现会对尚未被诊断为TMD的患者造成一定程度的困扰，这些患者会常年辗转于内科医生、耳鼻喉科医生、神经内科医生之间，进行多次CT扫描，并因不能获得明确的诊断而陷入对癌症的怀疑和恐惧中，直到他们寻求到合适的口腔医生或TMD诊疗中心的帮助并做出正确诊断时，这种焦虑状况才会有所缓解。近年来，越来越多的人意识到TMD与肌纤维痛的共病现象，这在对患者的治疗具有积极的意义。

口腔副功能运动及磨牙症

　　"口腔副功能运动（occlusal parafunction）"和"磨牙症（bruxism）"这两个名词的界限并不明确。副功能运动常被用来指代那些非功能性的牙齿紧咬或磨动现象，而磨牙症一词则更常见于临床修复治疗的过程中，主要强调它对牙列产生的磨损等不良影响。现在的文献报道中，磨牙症已成为牙齿异常磨动和紧咬等副功能运动的总称[33-36]。清醒状态下的磨牙症和睡眠时的磨牙症应加以区别。清醒状态下的磨牙症主要表现为紧咬牙，与社会心理因素有关[34]。睡眠时的磨牙症则主要表现为牙齿的磨动[33-36]。目前尚无有效的诊断评价方法用于区分暂时性/持久性口腔副功能运动以及日磨牙/夜磨牙，它们对患者产生的不良影响的差异也难以鉴别。

口腔副功能运动、磨牙症与TMD的关系

　　在前述分类方法时我们也能看到，口腔副功能运动、磨牙症及TMD的关系在各类文献报道中都不甚明确（表2-6-2，表2-6-3）。没有任何一种分类方法将口腔副功能运动或磨牙症纳入其中[11,17-18,23-25,27,30-33]，它们更多被用于病因学层面的描述，作为TMD的促发因素、持续因素或危险因素[4,34-35]。在多数肌功能紊乱、盘-髁关系紊乱或骨关节炎等类型的TMD中，微创伤是常被提及的一项致病因素，而口腔副功能运动或磨牙症正是导致长期反复微创伤的原因之一，其程度取决于副功能运动的活跃程度。正常的咀嚼运动不足以引起慢性持续性的微创伤。但是，也有一些TMD相关的症状和体征，它们的出现与微创伤或口腔副功能运动并无显著的相关性，而是个体生物心理社会因素相互作用的结果，个体的健康状况、社会心理行为、遗传易感性及激素水平都会对TMD的发生发展产生影响。

　　伴随长时间高频率的紧咬和/或磨牙的口腔副功能运动会导致咀嚼肌微创伤、灌注不足、缺氧及缺血。在这种机制与社会心理行为和个体易感性的共同作用下，将引起或加重关节痛、肌痛、肌筋膜痛、肌僵直、肌肉共收缩，在某些急性病例中还会导致肌痉挛。外周致敏及中枢致敏、局部灌注不足、缺血、疼痛调节机制、肌功能亢进等因素在此机制中的作用尚待进一步研究[4-10]。

　　紧咬牙及磨牙还会引起颞下颌韧带和关节囊内暂时的炎性疼痛，进而导致关节痛的产生。关节盘移位及关节退行性病变的发生及发展过程也常伴随有关节盘、关节囊附着、关节表面的慢性微创伤[40-48]。然而，需要强调的是，TMD的症状和体征可能在没有口腔副功能运动的条件下产生，而严重的口腔副功能运动也并不一定导致TMD相关症状或体征的出现。

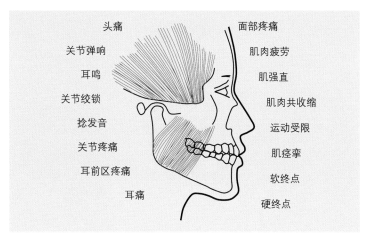

图2-6-4　TMD的症状和体征。这其中有一些是明确的TMD特异性症状和体征，而其他的则界限比较模糊。这些症状和体征的出现与不同个体的精神压力、口腔副功能运动、适应能力及肌肉、关节适应不良有关。该图在Mohl等的研究基础上重新绘制并完善[16]。

症状与体征

　　症状是指在疾病发生发展的过程中，患者主观上产生的异常体验或感受，比如肌痛或关节弹响。体征是指医生通过直接的临床检查发现的与疾病相关的正常或异常现象，比如触诊压痛、捻发音或影像学上的关节改变等。TMD相关的症状及体征以咀嚼肌及关节紊乱为中心，是社会心理因素、精神压力、口腔副功能运动及牙列咬合因素相互作用的结果（图2-6-4）。

关节紊乱及咀嚼肌紊乱

　　关节紊乱包括关节痛、盘-髁关系紊乱、运动受限、运动过度、关节病、关节退行性病变及其他较少见的关节紊乱。咀嚼肌紊乱包括肌痛、肌筋膜痛、TMD导致的头痛以及相对少见的肌腱炎、肌炎、肌痉挛和肌挛缩（表2-6-3）[32]。

　　TMD最常见的症状及体征包括：关节及肌肉疼痛、头痛、关节及咀嚼肌区域触压痛、运动受限以及多种类型的关节杂音。

颞下颌关节紊乱病

　　临床上常见的颞下颌关节紊乱病包括关节炎性疼痛，关节盘移位如DDWR或DDWOR及骨关节炎。在TMD诊断标准[30-32]中所提及的其他类型的关节紊乱，如下颌偏斜、下颌脱位、运动过度、多发性关节炎、纤维性及骨性关节强直等均较为少见。

　　常见的引起关节疼痛的原因有炎性痛、关节病、滑膜炎和关节囊炎。触诊髁突外极表面组织可引发疼痛。在疼痛区域施加压力会导致与肌腱炎类似的表现并可能牵涉关节侧方韧带。

名词释义

关节内紊乱及关节退行性病变被认为是两种不同类别的疾病[23,27,30-32]。关节内紊乱是关节囊内结构机械性的紊乱，并不涉及炎性反应。而关节表面的退行性病变则被认为是关节病的一种，当合并有炎症时，这种退行性病变又被称为骨关节炎[41]。

正常的盘-髁关系及盘-髁关系紊乱

观察盘-髁关系最准确有效的手段是进行磁共振扫描（magnetic resonance imaging，MRI）。报道过的此类研究有涉及30名婴儿和儿童的，也有涉及58名患者和62名无症状志愿者的[42-44]。正常的盘-髁关系见于2个月到5岁的婴幼儿及儿童[42]。在25~35岁年龄段的无症状成年人样本中，约有35%在闭口位时出现关节盘的移位，并在开口位时自行恢复。这种移位可能是部分或完全的，并通常出现在单侧。移位方式包括部分前方、外侧或内侧移位，完全前方移位，部分前外侧移位，完全前外侧移位，部分前内侧移位，完全前内侧移位，完全侧方、内侧或后方移位。关节盘移位发生率如此之高，提示不同个体间可能存在解剖结构的差异[43-44]。

盘-髁关系紊乱的患者，其关节盘通常会向前方或侧方移位，偶尔会出现后方移位，并且这种移位在张口时不一定能自动恢复。可复性关节盘移位（DDWR）的关节弹响在之前的文献中也被称为往返弹响（图2-6-7，表16-2）[32-33]。不可复性关节盘移位往往伴随有关节绞锁，可能伴或不伴有张口受限。关节退行性病变或骨关节炎是关节盘及髁突结构的退行性病变，它可能是原发性的，也可能继发于创伤或其他疾病。

关节紊乱

- 关节痛。
- 可复性关节盘移位。
- 可复性关节盘移位伴一过性绞锁。
- 不可复性关节盘移位伴张口受限。
- 不可复性关节盘移位不伴张口受限。
- 关节退行性病变。

严重创伤

因摔倒、受到击打或交通事故所致的关节结构的急性突发性损伤被称为关节的严重创伤。当创伤恰好发生于开口位时，关节盘韧带会受到拉伸等不良应力的损害，进而引起盘-髁复合体关系不调，出现关节盘移位、关节弹响或关节松弛等症状。此外，牙科治疗过程中长时间的大张口、气管插管等医疗操作，或者打哈欠等动作也都有可能造成关节组织的严重创伤。

严重的击打可能造成关节盘或关节脱位。脱位的关节可能嵌顿于关节窝前斜面的前方或侧方，并可能伴随严重的肌痉挛

及疼痛。此时需要通过机械力手法复位，将脱位的髁突重新退回或"复位（reduce）"至关节结节的后方。当击打发生于闭口位时，牙列咬合的存在吸收了大部分冲击力，从而减轻了盘-髁复合体所受的损害。如果遭受的伤害足够严重，还可能导致关节复合体或髁突颈部的骨折[16,34]。

微创伤

当口颌系统无法对长期持续存在的高频微小负荷做出适当调节并出现适应不良时，也会导致相应组织的损害，出现关节润滑障碍及关节微创伤。紧咬牙、磨牙等口腔副功能运动最容易引发关节结构的微创伤。这种反复的微小损伤会导致关节盘的塑性变形及关节盘韧带的不正常拉伸。关节盘后带的变形及双板区下层韧带的过度拉伸会导致关节盘前部的紊乱[45]。在长期慢性持续性张力的进一步作用下，移位的关节盘后带会发生塑性变形，盘后组织也会受到被动牵拉，最终导致关节盘的移位[45-47]。流行病学研究显示，有足够充分的证据认为磨牙症是TMD发病的危险因素之一，但并不是致病因素[4,33-35]。

关节润滑障碍及关节界面

髁突在关节盘下方沿关节窝及关节结节表面运动，这一过程的正常进行有赖于富含磷脂成分的滑膜液的润滑以及透明质酸的保护。有研究证实，紧咬牙等口腔副功能运动所致的持续性压力过载状态会激活氧自由基及活性氧的生成，进而破坏透明质酸、耗竭滑膜液、致使摩擦阻力增大、关节盘粘连，并进一步导致下颌前方运动及张口运动受限。这被认为是关节盘移位、粘连及张口受限发生的机制之一[46-47]。

关节松弛

关节松弛与TMD有一定关联，同时也常与广泛性关节活动过度联系在一起。一项MRI研究纳入了62名有症状TMD患者和38名无症状对照者，对他们矢状面开闭口位，以及冠状面闭口位时的关节结构进行了观察，结果显示，实验组关节松弛的发生率显著高于对照组（比值比4.0，95%可信区间=1.38~10.95，P=0.01）。在有症状的TMD患者中，男性和女性出现关节松弛的比例没有显著性差异（P>0.05）。因此研究者认为，关节松弛与TMD呈正相关[49]。

修复及矫形治疗的不稳定性

传统理论认为，在最大闭口位时盘-髁关系不正确，会导致关节盘及其附着组织产生不良的拉伸及压缩形变。机体有可能通过代偿机制适应这一状态，也有可能出现关节盘韧带伸长及关节盘厚度减小，随时间延长还可能出现关节结构的塑形。这一过程的发生，与关节囊内结构关系、盘-髁关系、盘后支持组织及口腔副功能运动的程度显著相关。上述理论在口腔修复治疗中将起到有意义的指导作用，相关的话题及学术争论将

在第4章详细讨论[16,40,50-53]。

塑形，改建，适应

关节及周围组织必须通过适应性改建来满足行使正常功能的需求。骨组织在正常功能性负荷的作用下会发生改建及塑形。骨改建（remodeling）是指骨组织在维持原有骨性结构形态的基础上发生的正常骨转换（bone turnover）过程。骨塑形（modeling）则是指骨组织在形态上发生的进行性或退行性改变。

功能性负荷/长期超负荷

在长期慢性超负荷的作用下，关节结构可能会发生退行性塑形，表现为髁突头部及关节结节磨损、吸收或形态变平；也可能会发生局部进行性的塑形，即关节表面骨质沉积，表现为关节表面出现平缓的隆起区域，严重时会出现赘生小结（骨赘）（图2-6-5）。由于囊内结构改变的存在，骨塑形并不能完全重塑髁突及关节窝的正常形态及相互关系，长期的塑形最终将导致关节表面增厚[45,48]。

在一项尸检研究中发现，髁突后移位伴随有关节盘后带的压缩及适应性塑形，具体表现为纤维化、软骨性改变、血管化程度下降、盘后组织失神经支配，以及"假关节盘（pseudo disc）"的形成。正常的适应性关节塑形常见于年轻的成人群，并与能无症状行使功能的人群一致[45,48]。关节盘、关节软骨及软骨下骨的改变通常与机械负荷过载有关[46]。这种适应性代偿改建的机制具有个体差异性，其活跃程度随年龄的增长而减弱[45,48]。

当持续性的损害超出了关节组织修复和代偿的能力时，"适应不良（maladaptive）"就会导致关节形态发生破坏性改变。关节盘没有重建的潜力，在超负荷的作用下只能发生塑性变形。关节盘附着组织与关节囊在骨性关节结构外周融合，与关节囊韧带共同组成了疏松的、富含血管、胶原、弹性纤维和感觉神经末梢的组织。当这一韧带样组织发生过度拉伸时，就会引起局部的炎性反应并导致疼痛。在外周致敏的状态下，这种炎性反应会进一步加重为局部或区域性的肌肉运动反应或疼痛反应[5,54-57]。

TMJ疼痛

关节痛通常由下颌的功能性或副功能运动引起，需经由适当刺激唤起或引发，除疼痛外，通常还伴有下颌运动功能受限及牵涉痛[27,30-31]。髁突、关节盘及关节窝的受力面均无神经支配，痛觉感受神经末梢分布于关节囊、关节韧带和盘后组织等软组织中，而本体觉神经末梢存在于关节韧带内。微创伤或组织损伤会导致局部炎性反应，引发短暂的疼痛或外周致敏状态。当炎性因子相对局限时疼痛加重，而当炎性因子扩散至周围组织后疼痛会有所减轻[5,54-55]。

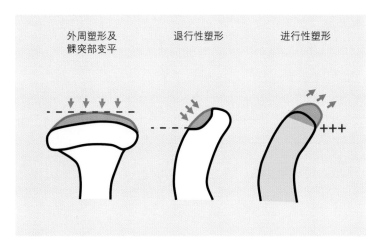

图2-6-5　髁突塑形表现为髁突形态的改变，这种改变可能是进行性的，也可能是退行性的（塑形意指增生性或吸收性的形态改变）。退行性塑形表现为髁突头部变平或髁突、关节窝表面吸收并出现凹陷[45,48]。

关节疼痛引起的肌肉牵涉痛

关节区域的炎症会导致邻近及外周的肌肉出现牵涉痛。关节痛及肌痛的区别在于，关节痛有明确的起源，即关节组织。关节病变也同样能够继发肌肉紊乱。本体感觉神经末梢调控肌肉的反射性运动，当由于疼痛的积累导致本体感觉神经末梢超敏化或呈现外周致敏状态后，它们所传导的信号就被认为是伤害性刺激，即疼痛。这种外周致敏或中枢致敏的机制会导致继发性、局限性的肌肉及面部疼痛，肌痛或肌筋膜痛的产生[5,55-57]。

关节的炎性反应

关节的炎性反应最常见于颞下颌韧带，此外还会发生在盘后组织、关节囊及侧副韧带等组织中。关节外侧及其下方的颞下颌韧带区域对触诊十分敏感，因此该区域最易发生炎症性关节疼痛，这通常是紧咬牙、磨牙等口腔副功能运动所导致的结果。

由于存在本体感受神经末梢的支配，关节韧带对张力、压力、扭力及运动等机械刺激均十分敏感。持续性的口腔副功能运动会引起局部血供减少、组织损伤，并因内源性的疼痛积累而导致外周致敏状态的产生[5]。当组织损伤及外周致敏导致炎症产生时，本体感受器也可能发生超敏化，中枢会将上行传递的信号误认为痛觉信号，并由此引发疼痛和上述一系列继发的效应[5,34-35,55-57]。

肌肉对关节伤害性刺激的反应

关节的本体觉神经末梢能够引导咀嚼肌的本体觉反射，使口颌系统维持正常的姿势及协调的功能状态。在外周致敏状态出现后，咀嚼肌会进入一种以肌肉共收缩或保护性肌僵直为主的保护性反应机制。这一机制被认为是外周致敏与中枢致敏共同作用的结果。肌肉的这种保护性反应通常是局限性的，表现为咬肌或颞肌前份的牵涉痛，但也有可能表现为区域性的肌肉牵涉痛。由关节长期超负荷或慢性损伤引起的慢性外周致敏状态会进一步引发中枢致敏，导致痛觉超敏、异位性疼痛、继发性肌痛、头痛、肌肉共收缩、保护性肌僵直，以及导致扳机点的出现[5,56-59]。

自然病程

慢性微创伤会引起关节盘紊乱或盘-髁关系不调（可复性关节盘移位，DDWR），同样也可能引起伴或不伴张口受限的不可复性关节盘移位（DDWOR）或骨关节炎（表2-6-2，表16-2）[32-33]。关于这些病变发生的顺序尚存争议。传统的观点认为，DDWR、DDWOR及骨关节炎三者是TMD自然发展的3个阶段，它们顺次出现，其主要的致病原因为口腔副功能运动、精神压力以及后牙支撑的丧失。而现在的观点则普遍认为，这3种病变状态之间并无明显的因果联系及时间关联，DDWR也很少发展为DDWOR[16,40,52-53,60-62]。关节退行性病变和上述病变状态共存也被公认是有可能发生的[34-35,41,45,50,61]。

后牙支撑与关节疾病的发展

后牙支撑在避免髁突负荷过载或后移位的保护机制中扮演着何种角色，目前尚存争议。传统观点认为，后牙支撑的丢失会引起髁突后移位及关节盘移位，并成为DDWOR和骨关节炎的诱因，而通过修复治疗重建后牙咬合，尤其是磨牙咬合，被认为能够有效预防关节病变的发生及发展。然而现在，这一观念正在遭受强烈的冲击：有临床研究显示，短牙列并不会导致TMD发病率的增加[53]，许多临床医生也认为，不必为了预防关节疾病而将恢复后牙咬合作为一项强制措施。然而，反对的观点依然存在：一项尸检研究认为牙缺失及突发性的后牙支撑丧失仍是导致关节疾病发生的潜在因素；另一项横向研究显示后牙支撑的丧失与肌肉及关节疼痛相关[40,50,53]。关于后牙缺失是否会导致髁突后移位也存在着不同的观点[63]。还有一些学者所持观点认为，后牙支撑的缺失会通过影响患者口颌系统的健康而进一步影响患者的生活质量[64]。

正常开闭口

在正常的运动过程中，髁突能够沿着自身的水平与垂直轴进行滑动和转动，这主要有赖于独立的关节上下腔以及位于其中的关节盘的协调作用。关节盘依靠关节侧副韧带附着于髁突的内外极，被纤维性的关节囊包被，其后方与盘后组织及双板区相连，前方附着于关节窝的前斜面（见第3章）。这样的结构有利于关节盘及髁突间的协调运动。滑动与转动是两种不同的运动方式，滑动属于整体移动，而转动需沿特定的轴进行。髁突的滑动和转动可同时发生。在正常的运动过程中，髁突与关节窝的形态密切相适，关节盘最薄的中间带位于二者中间。当髁突向下运动时，关节盘也随之一同运动，使得髁突始终位于关节盘中间带的下方，较厚的关节盘后带则始终位于髁突后

方，前带位于前方（图2-6-6）。

可复性关节盘移位

DC/TMD[30-31]的诊断分类标准将可复性的关节盘移位划分为两类：第一类不伴有张口受限，第二类伴有一过性关节绞锁。第一类的特征是在开口及下颌的运动过程中出现弹响、噼啪音或破碎音，并且没有一过性绞锁或肌肉干扰的病史。第二类的特征是开口及下颌运动过程中，除出现弹响、噼啪音或破碎音外，还出现过偶发或一过性关节绞锁，并且在最近30天内有过张口受限的病史（见第16章，表16-2：DC/TMD诊断标准及诊断方法）。可复性关节盘移位在无症状的成年人群中发病率约为35%，一些学者认为它应当归属为一种正常范围内的变异，或一种无害的功能紊乱[65-66]。当关节盘复合体受到不正常的拉伸或破坏时，关节盘就无法再开闭口及在下颌运动过程中与髁突保持同步协调的状态。在正常的开闭口过程中，关节盘复合体通过关节上下腔、关节盘附着及相关的润滑机制来完成与髁突相协调的滑动及转动（图2-6-6）。

当关节盘向前方显著移位时，协调的开口运动会受到干扰。导致关节盘移位的可能原因有创伤、功能性超负荷、关节松弛以及界面摩擦阻力增大[47]。在张口的过程中，髁突在前移的关节盘后方发生滑动或转动，直到越过移位的关节盘后带，形成开口弹响。其后的过程中髁突即可位于关节盘中带并与关节盘协调运动。闭口过程中，髁突从关节盘中带开始向后移动，反跳至前移的关节盘后带后方并再次引发闭口弹响。这一过程即为可复性关节盘移位（图2-6-7）[40,64-69]。一项研究记录了30名个体的髁突运动轨迹，结果显示开口弹响可能发生于张口过程中的任何阶段，而闭口弹响只发生在髁突退回关节窝终末位置前的瞬间[66]。

不可复性关节盘移位

不可复性关节盘移位的患者，其张口度均有不同程度的受限。这类患者单侧或双侧的关节盘发生扭曲并移位至髁突前方，且不能自行反跳回正常位置（图2-6-8）。临床鉴别诊断时，在患者最大开口位时继续向下推下颌骨（被动牵拉），如果下颌骨不可动且无痛，则可被诊断为DDWOR；如果下颌骨可被继续向下推动并伴随疼痛，则这种情况多是由于肌痉挛或肌肉共收缩导致。这两种不同的检查结果被分别称作硬终点（hard endpoint）及软终点（soft endpoint），可用于DDWOR的鉴别诊断（图2-6-15和图2-6-16）。

伴或不伴张口受限的DDWOR

在DC/TMD的诊断分类标准中[30-31]，DDWOR被分为伴或不伴张口受限两种类型。在临床诊断上，伴张口受限的

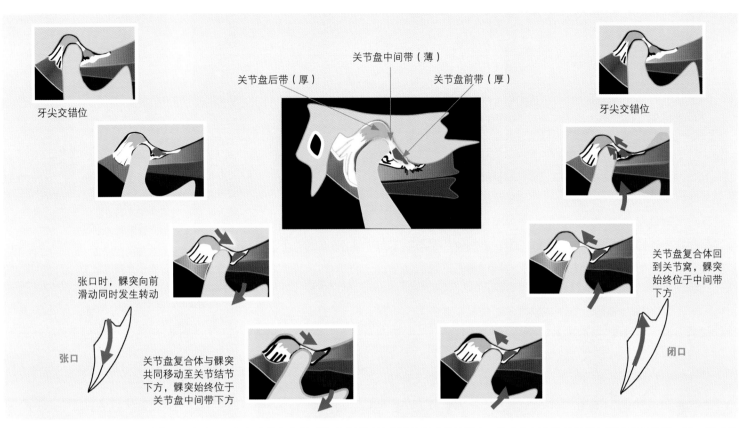

图2-6-6　正常开闭口运动中的盘–髁关系。髁突在关节窝内前后转动及越过关节结节滑动的过程中，关节盘复合体的位置与髁突保持协调一致，髁突始终位于关节盘较薄的中间带下方。

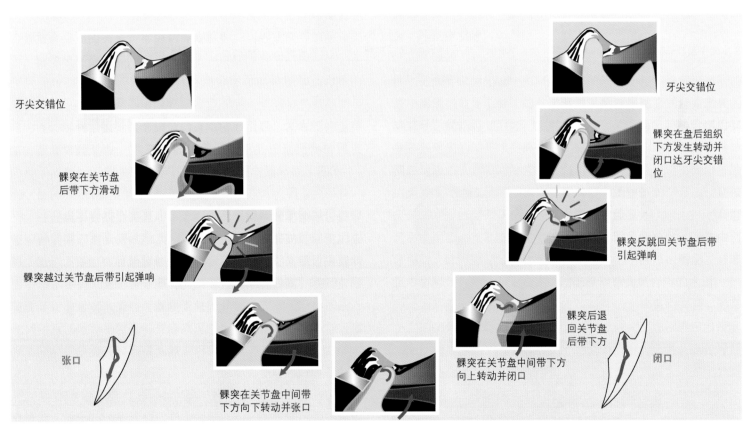

图2-6-7　可复性关节盘移位（DDWR）——可复性是指移位的部分能够通过形变恢复到正常的位置。关节盘与髁突内外极间的附着减弱等原因可导致关节盘向前移位。张口过程中，髁突向前下转动并沿关节结节向前滑动。此时，前移位的关节盘会阻碍髁突的滑动。髁突向前推挤并最终越过关节盘后带到达中带，并引起弹响。之后髁突的转动与滑动都在关节盘中带下方进行（复位）。闭口时，髁突向后上旋转滑动，但关节盘并不与之同步移动，当髁突越过关节盘后带反跳回关节结节后方时又会造成弹响，之后髁突在盘后组织下方继续转动及滑动，直至达到牙尖交错位。DC/TMD诊断标准[30-31]将伴或不伴一过性关节绞锁的DDWR做了明确的鉴别与区分。

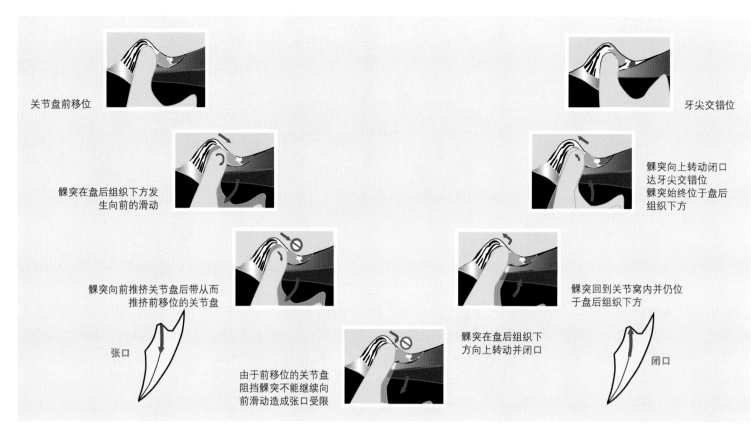

图2-6-8　不可复性关节盘移位（DDWOR）——不可复是指移位的部分不能恢复到正常位置。此种状态下，张口过程中髁突不能够与关节盘建立正确的关系。当髁突向前下方滑动时会受到盘后组织的阻挡，继续滑动将向前推挤关节盘，但无法越过关节盘后带。此时的关节盘扮演了障碍物的角色，阻碍了髁突的进一步滑动，使得患者出现明显的张口受限，也被称为"绞锁"。这种绞锁可能是一过性的，也可能时持续性的，而张口受限可能出现，也可能不出现（见第16章，表16-2：DC/TMD诊断分类方法）。

DDWOR患者有持续的张口受限史，临床检查时最大被动张口度 < 40mm（"闭口绞锁"）；不伴张口受限的DDWOR患者虽然也有关节绞锁或张口受限的病史，但临床检查时最大被动张口度 > 40mm（见第16章，表16-2：DC/TMD诊断方法）。

自然病程

研究显示，近2/3未经治疗的DDWOR患者在确诊后的12个月内，临床症状和体征会出现自发性的缓解[67,70-71]，这种情况能够发生在大多数DDWOR患者身上，且以年轻个体多见[62]。尽管最初关于"DDWR、DDWOR及骨关节炎是TMD自然病程的3个阶段"这一观点已被修正，但它们各自的自然病程仍难以准确界定。患有广泛性关节松弛的患者，关节盘移位的发病率要明显高于无此疾病的患者[41]。绝大多数年轻的DDWR患者症状均会缓解，仅少数会恶化为DDWOR。有研究表明，关节盘移位患者的关节组织内糖胺聚糖的含量与正常关节组织相似，提示关节盘异位实质上并非一种退行性的改变[72]。但是另一方面，很多不伴关节盘移位的年轻TMD患者，他们的关节表面反而会发生退行性病变[41,73]，这一现象提示我们，关节盘移位与关节退行性病变这两种病理状态可以单独存在并发展，也可能共存并相互影响[41]。其影响因素包括：关节负荷大小、频率、持续时间及方向之间是否平衡，组织代偿适应能力是否足够，以及关节润滑作用是否充分[41]。

类似的效应还发生在关节组织的适应性改建过程中。为了适应功能需求的改变，关节组织也会随时间发生影像学上能够检测的形态改变。

伴绞锁的DDWOR关节盘粘连及关节润滑

关节盘滑动受限或关节盘粘连被认为是DDWOR的促发机制之一。

关节盘在磷脂类及其表面的透明质酸（hyaluronic acid，HA）的润滑作用下才能进行顺利的滑动。关节负荷过载可能导致活性氧自由基的过量产生，进而降解HA，使其下方的磷脂类暴露并被磷脂酶A2（phospholipase A2，PLA2）水解。失去磷脂类覆盖的关节表面黏附力增大，促使有弹性的关节盘锚固于关节窝和/或关节结节表面。这也解释了为何关节冲洗术能快速解除关节盘的黏附状态并恢复其滑动能力[45-47]。

骨关节炎

骨关节炎是一种原发性或继发性的滑膜关节的炎症性退行性病变。最初的RDC/TMD诊断标准将关节紊乱分为关节痛、骨关节炎和关节病三大类[24]，其中关节痛和骨关节炎均涉及关节疼痛，而骨关节病则被认为是不伴疼痛的关节退行性病变。骨关节炎和关节退行性病变曾被认为是同一概念[45]。

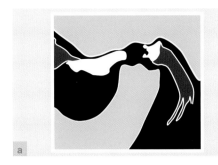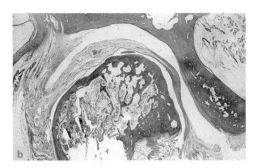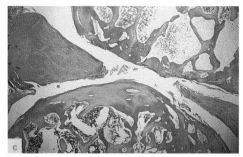

图2-6-9　骨关节炎可能是原发性的，也可能是继发性的。原发性骨关节炎是一种累及髁突及关节结节的特发性退行性病变，病因不明。继发性骨关节炎则有明显的病因，如创伤、感染或系统性类风湿疾病（组织学图片由N Mohl提供）。

原发性骨关节炎

这种关节退行性病变以关节表面组织的变性、磨损以及软骨下骨在超负荷作用下发生的重建和改建为特征（图2-6-9）。关节软骨内蛋白聚糖的降解、胶原纤维网状结构的破坏以及软骨细胞的脂肪性变均会引起关节代偿适应能力的下降，进而加速关节退行性病变的进程。在明显的影像学体征出现之前，这些微小的改变只能通过关节镜或活检来确诊。疼痛及功能障碍的程度与炎症及关节的形变程度有关，甚至可能出现长期的无症状病变状态[74-77]。

诊断及临床体征

在临床触诊或听诊时可闻及开闭口捻发音或其他种类的关节杂音。捻发音是一种破碎音，是由于髁突及关节窝因病变而不再光滑规则的表面相互摩擦捻动而造成的。在关节侧面触诊时可检查到触压痛。

嘱患者张口时可发现伴疼痛的张口受限疼痛，还可能发现下颌向受累侧偏斜。全口曲面断层片（Panorex）可见髁突表面及关节窝变平、形态不规则、骨皮质不连续等影像学改变，还可能观察到骨质硬化、骨赘形成及关节腔狭窄等典型表征。严重病例可发展为前牙开𬌗，下颌运动可能受限[74-77]。

主要的发病机制

机械力超负荷被认为可能引起纤维软骨中胶原的紊乱，伴随蛋白聚糖、糖胺聚糖的丢失及胶原纤维弹性的下降。此外，超负荷还可能通过缺血-再灌注损伤机制造成氧自由基过量，降解透明质酸并在组织内或滑膜液中释放破坏性酶类，形成级联反应并引起促炎因子、神经肽类、细胞因子及基质降解酶的产生，进一步导致关节软骨表面磷脂类的降解，使关节的润滑系统遭到破坏，关节运动中摩擦阻力增加[74]。

正常的关节适应性改变及关节退行性病变

关节改变在影像学上的发生率

在对80名无症状个体进行影像学检查时发现，超半数（50%）的人表现出了关节形态的改变，骨质结构的改变更是高达90%。约35%的无症状关节表现出髁突头部轻微变平，有学者认为这种改变没有显著的临床意义[40,74]。

骨关节炎的患病率与年龄和性别相关。患者年龄越大，关节紊乱的症状就越严重，这可能是因长期慢性的微创伤，或突发的严重损伤所导致。一些尸检结果显示，磨牙支撑的丧失与骨关节炎有"显著的相关性"[40,48]，但这些研究样本量不足，并且没有设置对照组。一项关于牙缺失与修复的回顾性研究显示，缺牙或后牙支撑的丧失并没有显著影响TMD的发生发展[53]。其后的另一项回顾性研究指出，一些报道倾向于认为后牙支撑与TMD有一定程度的相关性，但也指出这些研究之间缺乏一致性[50]。

口腔副功能运动

长期慢性的口腔副功能运动及牙列磨损会增加关节负荷，进而引发关节退行性病变，但大部分磨牙症伴牙列磨损患者的颞下颌关节并没有发展为骨关节炎或影像学可见的关节退行性病变，这提示我们，关节骨性结构具有一定的代偿适应潜力。在适应性改建的过程中，关节组织能够在骨形成与骨吸收间保持平衡，进而维持关节表面的健康与正常功能。这种平衡状态一旦被打破，关节就会发生适应不良及退行性病变[40,45,47-48]。

然而，关节盘却不具备这样的适应改建能力，因此在骨关节炎的发病过程中总是首当其冲地被累及。在长期压力的作用下，关节盘组织会变薄，发生细胞坏死，胞间基质降解，最终导致关节盘穿孔。因此磨牙症是TMD发病的危险因素之一[50]。

临床体征及疼痛

临床体征及疼痛通常出现在单侧，且症状在日间可能加剧。疼痛常发生于大张口时，并常见于关节区域，触诊或听诊可伴有破碎音或捻发音，并且这些关节杂音可能与关节弹响一同出现。影像学改变常见[40]。

其他类型的TMD如关节痛、关节强直、关节盘紊乱等可与骨关节炎重叠出现。疼痛和关节强直通常继发于关节囊炎症、放射病或其他肌源性疾病。捻发音是骨关节炎的特异性体征，表现为张口或侧方运动时可闻及的一种刺耳的摩擦音或碾

表2-6-4　DC/TMD制定的肌痛分类及疼痛相关的TMD的诊断标准[30-31]

	描述	病史（近30天内）	临床检查
肌痛	在下颌运动、行使功能或副功能运动过程中出现的肌源性疼痛，在颞肌或咬肌的疼痛激发试验中可被引发或重现	发生过下颌、颞部或耳前区的疼痛。疼痛与下颌运动、行使功能及副功能运动的过程相互影响	下颌、颞部或耳前区疼痛。 以下情况能唤起或重现颞肌或咬肌的疼痛： ·肌肉触诊 ·最大限度的张口运动
局限性肌痛	与肌痛表现类似，为只出现在触诊区域的肌源性疼痛	发生过下颌、颞部或耳前区的疼痛。疼痛与下颌运动、行使功能及副功能运动的过程相互影响	证实颞肌或咬肌区的疼痛 颞肌或咬肌触诊能唤起或重现疼痛 触诊时疼痛局限在触诊区域
弥散性肌筋膜痛	出现在触诊区域的肌源性疼痛，可向周围弥散但不超出受累肌肉的边界范围，1kg持续5秒的压力即可引发	发生过下颌、颞部或耳前区的疼痛。疼痛与下颌运动、行使功能及副功能运动的过程相互影响	证实颞肌或咬肌区的疼痛 颞肌或咬肌触诊能唤起或重现疼痛 触诊时出现弥散性疼痛，但范围不超出受累肌肉
伴牵涉痛的肌筋膜痛	伴牵涉痛的肌源性疼痛，范围可超出受累肌肉的边界，1kg持续5秒的压力即可引发	发生过下颌、颞部或耳前区的疼痛。疼痛与下颌运动、行使功能及副功能运动的过程相互影响	证实颞肌或咬肌区的疼痛 颞肌或咬肌触诊能唤起或重现疼痛 触诊时有弥散性疼痛，范围超出受累肌肉，出现牵涉痛

动音，触诊比听诊更易发现[40,48,75-77]。骨关节炎的症状和体征具有波动性，可能随时间的推移而减弱，甚至逐渐或频繁地消失。尽管骨关节炎通常伴有严重的影像学改变，但远期的临床预后良好。

继发性骨关节炎

继发性骨关节炎与原发性骨关节炎的发展过程一致，不同之处在于其具有明确的病因或诱因，如直接的创伤、创伤性关节炎、关节感染、系统性或类风湿关节炎等。与关节盘移位相关的骨关节炎也被归类为继发性骨关节炎，二者伴发的情况并不罕见，但关节盘移位是如何发展为骨关节炎的，此过程尚存争议[34,74]。

咀嚼肌功能紊乱

经过了大量效度研究及协同研究，DC/TMD标准[30-31]重新定义了肌痛的诊断标准并将其划分为3个独立的类别（表2-6-4）。诊断肌痛需要有颞下颌关节区或耳前区的疼痛病史，临床检查可发现张口时疼痛及颞肌、咀嚼肌的触压痛，疼痛激发试验能够重现患者的主诉疼痛症状。肌痛（myalgia）一词源于早期RDC/TMD诊断标准中的肌筋膜痛（myofascial pain）。而现在所说的肌筋膜痛则指代了DC/TMD标准中的两种新分类的诊断。第一种是弥散性肌筋膜痛，诊断标准为在持

续5秒的1kg压力的触压下，能够诱导出受试肌肉明确的弥散性疼痛，并且不伴牵涉痛。第二种是伴牵涉痛的肌筋膜痛，诊断标准为持续触诊能引发除受试肌肉外其他肌肉的明确的牵涉痛（可同时伴有弥散性疼痛）。

轴Ⅱ诊断标准用于评估疼痛的强度，疼痛相关的失能程度，是否伴随抑郁、躯体化等心理问题，以及是否有其他非特异性的症状出现[17,24,30,78]。

咀嚼肌紊乱涵盖了一系列不同程度的疾病状态，从症状较轻的局限性肌痛、TMD相关的头痛，到肌筋膜痛、肌僵直、肌肉共收缩、牙关紧闭、肌痉挛、张口受限，到较为严重的弥散性肌筋膜痛、慢性持续性痛，以及成为纤维肌痛的一种表现形式。多数轻度的肌痛是暂时性的，其他类型则多表现为持续性痛，且一旦迁延为慢性疼痛，将会产生更多不良的影响。流行病学观点认为女性对肌痛的易感性更高，其疼痛的强度及持续时间与女性激素对疼痛应答系统的相互作用有关[78]。

肌痛也会伴发有全身其他部位，特别是头、颈、肩部的疼痛[78]。在早期的RDC/TMD诊断标准中，曾对165名肌筋膜痛的患者进行了跟踪随访，其中50名（31%）患者的咀嚼肌紊乱症状持续5年以上，55名（33%）患者症状发作后缓解，其余60名（36%）则呈现反复发作的状态[5,78-79]。

肌源性疼痛的模式及其对运动功能的影响具有个体差异[5,34-35,78,80]。根据肌源性疼痛的症状、解剖基础、病因及疼痛机制的不同，肌源性疼痛被划分为肌痛和肌筋膜痛两个亚类（表2-6-4）[5]。

肌痛概念的改变

肌痛的定义、分类及病因学的相关概念长期以来都不是十分明确，在后来的DC/TMD诊断标准中，这方面内容也是历经多次修改，最终被确定为TMD分类中的一种[30-32]。从病因学及病理生理学的角度来看，肌痛早先是用所谓的"恶性循环"理论进行阐释的，但这一理论目前已被以外周致敏及中枢致敏为代表的生物心理社会模型所取代，又称"痛觉适应"模型（图2-6-1，表2-6-5）[81]。

表2-6-5　恶性循环理论[58,80-81]及当代模型[58]

恶性循环理论（已弃用）	生物心理社会模型 外周致敏和中枢致敏 痛觉适应模型
疼痛-痉挛-疼痛	严重创伤
严重创伤	伤害性刺激
局部缺血	外周致敏
肌肉分解产物	运动反应改变
肌肉活动过度	中枢致敏
肌肉高张力	生物心理社会因素相互作用
疼痛	中枢调节
痉挛	神经重塑
疼痛	肌肉疼痛及运动功能紊乱

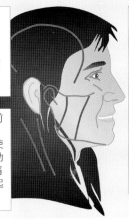

肌痛
局限性肌痛
弥散性肌筋膜痛
伴牵涉痛的肌筋膜痛

1. 下颌、颞部或耳前区的疼痛
2. 随下颌运动、行使功能或副功能运动而发生改变的疼痛
3. 触诊敏感，可唤起或重现疼痛症状

病因
局部的细胞免疫或体液免疫所致炎症（肌炎），导致肌肉或面部其他组织的损伤
肌肉内部内源性化学因子及各种产物的累积
神经源性组织介导的应答反应改变，外周致敏
中枢致敏及痛觉相关传导通路的神经可塑性改变

图2-6-10　肌源性疼痛可直接继发于肌肉损伤、副功能运动导致的微创伤，也可是源于其他组织器官的牵涉痛。它可能是局限性的，也可能累积较大范围。病因：局部炎症，局部疼痛刺激累积，外周致敏以及中枢致敏。

恶性循环理论及痛觉适应模型

　　传统理论认为，口腔副功能运动会引起咀嚼肌充血，并释放一些分解产物如乳酸、血清素［5-羟色胺（5-HT）］等，引起疼痛。这一过程会进一步引发肌肉功能的"亢进"并导致肌肉进一步收缩，从而释放更多分解产物，陷入疼痛-痉挛-疼痛的恶性循环[58,78,80-81]。这一过程会导致肌肉反应性高张力，产生肌僵直、疼痛、触诊压痛及肌痉挛等一系列症状。与紧咬牙或磨牙等口腔副功能运动一样，情绪应激也会引发肌肉张力过度、肌紧张甚至痉挛[58,80-81]。但由于缺少更好的理论模型，这一理论并没有对肌肉疼痛的发生机制做出阐释。近年来，随着痛觉适应或生物心理社会模型的出现，更多诸如外周致敏或中枢致敏等的神经科学理论模型被用于研究和阐明肌痛的发病机制[81-82]。

外周致敏及中枢致敏

　　现在用于解释口颌面部疼痛的理论模型为外周及中枢致敏模型。并且，疼痛的机制被认为与个体的心理社会表现有显著的内在关联。外周及中枢痛觉感受系统在行使功能的过程中与认知、阐释、疼痛行为等心理或社会环境因素密切相关。

　　痛觉感受的外周及中枢神经传导机制有很多种，其中就包括由局部组织破坏刺激引发、由外周痛觉介导的外周致敏过程，以及与神经重塑通路相关的中枢致敏过程[5,55,78,81-82]。本章节中，我们以局部肌痛、肌筋膜痛及反应性肌僵直为代表来阐明机制，见表2-6-4及图2-6-10~图2-6-16[5,30-31]。

肌痛

　　肌肉疼痛又称肌痛，是一种来源于躯体肌肉的可感知的疼痛。肌痛可来源于特定的咀嚼肌区域，也可以是全身性肌肉疼痛的一个部分，通常情况下都与某个特定的肌肉有关。

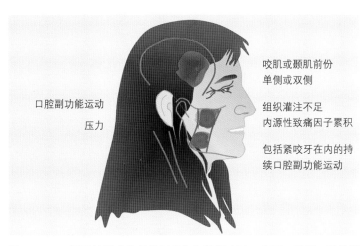

口腔副功能运动

压力

咬肌或颞肌前份
单侧或双侧

组织灌注不足
内源性致痛因子累积

包括紧咬牙在内的持续口腔副功能运动

图2-6-11　局限性肌痛的促发因素为包括紧咬牙、磨牙、咀嚼口香糖等在内的口腔副功能运动。局部组织灌注不足及内源性致痛因子的累积是疼痛产生的机制[5]。可能会伴有保护性肌肉共收缩或局限性肌肉酸痛[58]。

　　当伤害性感受直接来源于局部肌肉的损伤时，疼痛来源与部位一致，也叫局限性肌痛。继发性的肌痛可以是牵涉痛，也可以是邻近组织器官来源的异位性疼痛，如肌肉、关节、牙或牙列等[5]。DC/TMD诊断标准规定，当持续触诊引发的疼痛呈弥散性但只局限于受累肌肉范围以内的现象定义为弥散性肌筋膜痛，而疼痛超出受累肌肉范围时则被称为伴牵涉痛的肌筋膜痛（图2-6-10）[30-31]。

诊断标准

　　肌痛和肌筋膜痛的诊断标准是由制定RDC/TMD标准的团体公布的（表2-6-4，表16-1）[30-31]。这两类疾病的共同特征是都有下颌颞区、耳区或耳前区疼痛的病史。肌痛可呈局限性、区域性或弥散性发作。局限性肌痛通常继发于特定区域的大范围或小范围的组织损伤。区域性的头颈部肌痛见于头颈部的咀嚼肌系统，是咬肌或颞肌疼痛的一种类型，在受到刺激后呈区域性弥散性疼痛。弥散性肌筋膜痛为在持续触诊刺激下引发的有限度的弥散性疼痛，其范围不超过受累肌肉的边界。伴牵涉痛的肌筋膜痛的疼痛范围则可超出受累肌肉边界。在DC/TMD的诊断体系中，局限性肌痛和肌筋膜痛也都要求有下颌、颞区或耳前区的疼痛，并且疼痛发生在下颌运动的过程中（表2-6-4）[30-31]。弥散性肌痛是纤维肌痛的症状之一，其疼痛范围更加广泛。局限性肌痛通常与局部组织巨大或微小创伤引起的细胞或体液炎症有关。

　　局限性肌痛可继发于口颌系统的创伤如翼内肌扭伤或肌内注射等，局部的组织细胞损伤可引起伤害性感受及痛觉反应。持续的口腔副功能运动/磨牙症也可引起局部组织低灌注、血流量减少、缺氧并引起内源性化学产物的释放，产生痛觉感受。这些内源性产物在肌肉内聚集并引发外周致敏，导致更多内源性致痛因子的产生。伤害性感受器的持续激活会进一步导致中枢致敏，引起区域性肌痛及肌筋膜痛，还可引起距疼痛源较远区域的异位牵涉痛、扳机点及肌肉保护性共收缩现象（图

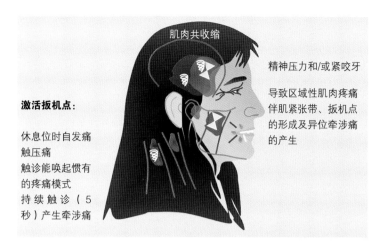

肌肉共收缩

激活扳机点：

精神压力和/或紧咬牙

导致区域性肌肉疼痛
伴肌紧张带、扳机点
的形成及异位牵涉痛
的产生

休息位时自发痛
触压痛
触诊能唤起惯有
的疼痛模式
持续触诊（5
秒）产生牵涉痛

图2-6-12 肌痛（肌筋膜痛）可累及咬肌和/或颞肌，虽然也可能单独发生于颈部肌肉，但此种情况已不再包含在DC/TMD诊断标准中[32]。精神压力或紧咬牙引起的区域性肌痛可伴有肌肉共收缩，肌紧张带，扳机点或异位牵涉痛。可能的机制为组织灌注不足（局部血流量减少）引起的内源性致痛因子累积，以及外周致敏及中枢致敏[5,34-35]。

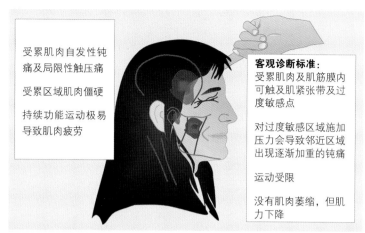

受累肌肉自发性钝
痛及局限性触压痛

受累区域肌僵硬

持续功能运动极易
导致肌肉疲劳

客观诊断标准：
受累肌肉及肌筋膜内
可触及肌紧张带及过
度敏感点

对过度敏感区域施加
压力会导致邻近区域
出现逐渐加重的钝痛

运动受限

没有肌肉萎缩，但肌
力下降

图2-6-13 肌筋膜痛可发生于任何肌肉，特征为具有扳机点、对压力敏感、可引起牵涉痛。3项主观诊断标准为：肌肉触压痛；肌僵直；肌肉疲劳。4项客观诊断标准为：过度敏感点；肌紧张带上的扳机点；运动能力减弱；受累肌肉肌力下降[5]。

2-6-10～图2-6-16）[5,34-35,58,78]。

肌筋膜痛

根据国际疼痛研究协会所制定的诊断分类标准，肌筋膜痛[83]（myofascial pain，MFP）被定义为任何肌肉在扳机点受压时发生的局限性或区域性剧烈疼痛。它的主观及客观诊断标准如下：

■ 主观诊断标准：
  ● 受累肌肉自发性钝痛及局部触压痛。
  ● 受累区域肌僵直。
  ● 持续功能运动后疲劳。
■ 客观诊断标准：
  ● 受累骨骼肌或肌筋膜区域可触及紧张性条带，并伴高度敏感点，可能还伴有随意运动的减弱及肌肉疲劳（图2-6-12和图2-6-13）[5,83]。

组织灌注不足

早先对于肌筋膜痛发生机制的假说包括肌肉充血、肌肉功能亢进、局部乳酸和疲劳代谢产物的积累等，但现在均已被新的理论所取代。最新观点认为，口腔副功能运动会导致局部肌肉持续或反复地收缩，引起肌肉内灌注不足、缺血、血管收缩及缺氧。

组织灌注不足意指器官或局部组织内血流量的减少，这会进一步导致局部组织缺血及炎性产物、致痛因子的堆积，引发疼痛。疼痛使局部痛觉感受器敏化，刺激神经肽类、P物质、蛋白聚糖硫酸软骨素等的释放，并通过交感神经释放血管性化学因子如缓激肽、细胞因子、血清素、组胺、钾离子、前列腺素、白三烯及生长抑素等。

维持身体正常姿势的体位性肌肉含有更高比重的慢收缩

纤维（Ⅰ型肌肉纤维），它们对低灌注及缺氧状态更加敏感[5,34-35,78,84-86]。微创伤也会导致局部组织的损伤[85]，这种因持续性的收缩导致的肌纤维损伤被称为迟发性肌痛（delayed onset muscle soreness，DOMS），需与肌筋膜痛在发病机制上加以鉴别（图2-6-11～图2-6-13）[4]。

局部组织灌注不足（血流量减少）

持续的口腔副功能运动会引起升颌肌群局部组织缺氧，导致缓激肽、前列腺素、降钙素相关肽等的释放，同时伴有组织内pH的降低，使肌肉的伤害性刺激致敏化，从而引发肌肉收缩过程中的疼痛[84]。许多研究都曾尝试在人体上诱导建立肌痛的模型。

紧咬牙诱发疼痛实验

在不同颌位下，让实验者进行持续或重复的静态紧咬牙动作，仅需1～2分钟就可诱发剧烈的关节肌肉疼痛[4]。但是，这种疼痛会迅速缓解，多数在健康个体上进行的此项实验都显示，紧咬牙实验之后数日，实验者均没有显示出具有临床意义的关节肌肉疼痛。

迟发性肌痛

现在的观点认为，迟发性肌痛（delayed onset muscle soreness，DOMS）是由于反常的离心性运动导致局部肌肉的损伤及炎症改变。肌原纤维及结缔组织微创伤的出现，使得Z线和肌节周围的肌丝发生裂解，产生炎症。这一过程会通过一系列反应激活初级传入神经纤维，导致外周致敏。

DOMS的临床表现与肌筋膜痛的症状和体征有显著差别。DOMS的疼痛发生于肌肉运动的过程中，随肌肉的伸展收缩而加重，并且没有自发痛。它同样可能引发继发性的痛觉过敏以

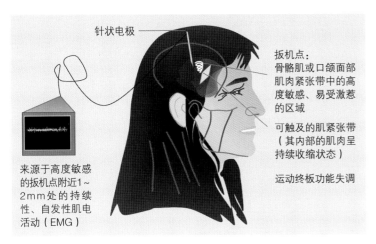

图2-6-14　扳机点[5,87-90]。

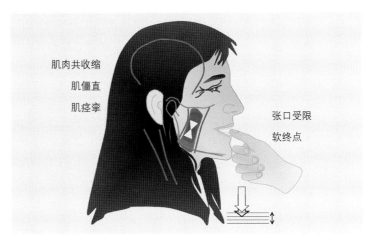

图2-6-15　被动牵拉。患者张口受限并有伴随疼痛的软终点出现时，提示有肌肉共收缩或肌僵直的存在。

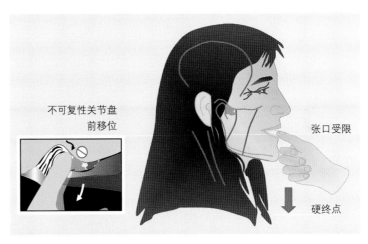

图2-6-16　被动牵拉。因关节绞锁或前移且不可复位的关节盘所导致的张口受限及硬终点。

及本体感觉异常性疼痛[4]。

扳机点和肌紧张带

　　肌筋膜痛常伴随有扳机点和肌紧张带的出现[83]。扳机点是骨骼肌或肌筋膜紧张带上的过度敏感点[87]。这些局限性的肌紧张带被认为是肌肉共收缩的反应性产物。将针状电极插入扳机点周围1～2mm的区域内，会引发肌电图持续性的增强[5,88-89]，这一现象被认为与运动终板功能失调有关，其机制推测为周边神经元致敏化，在运动终板区释放过量的乙酰胆碱（ACh），引起肌肉收缩、局部血管受压、缺氧及氧合作用的减弱。肌肉持续收缩所需能量代谢需求的增加，而循环血供反而减少，导致能量供不应求，局部ATP减少。ATP的减少又会导致ACh释放的增加，进而引起肌浆网钙离子释放，肌肉进一步收缩。同时在肌细胞内，由于ATP的减少导致钙离子泵不能及时将钙离子摄取回肌浆网，钙离子因此堆积而导致肌肉收缩加剧。另一方面，ATP能量的耗竭会引起局部组织缓激肽、细胞因子、血清素、组胺、钾离子、前列腺素、白三烯、生长抑素、P物质等的释放，从而进一步激活并致敏该区域的痛觉感受器（图2-6-13和图2-6-14）[5,34,86,88-91]。

保护性肌僵直

　　原发性或区域性的肌肉疼痛均能反射性引起肌肉的保护性僵直。随之而来的外周致敏及中枢致敏过程会使之进一步发展为肌肉共收缩并产生肌紧张带。肌肉的活跃水平主要取决于功能性反射的强度，并受情绪与心理社会因素的高级调控，按收缩强度的不同可分为较轻微的肌肉共收缩、保护性肌僵直伴张口受限，以及较严重的牙关紧闭及肌痉挛。

　　从轻度的肌肉共收缩到严重的牙关紧闭及肌痉挛，肌电图所示的静息电位水平逐渐升高。

　　导致张口受限的原因可能是肌僵直，也可能是关节功能紊乱，临床上鉴别起来比较困难，因为二者均可能引起肌肉或关节的疼痛。

软终点

　　软终点（soft end point）可用于诊断由肌肉共收缩引起的张口受限。医生向前下方引导并下压患者的下颌骨，直至其达到张口运动的最大限度。当达到这一"终点"时，再施加压力仍可使患者的下颌继续小幅度地向下运动。这种在达到最大张口位时下颌仍可被动向下运动的现象就被称为"软终点"，它提示了肌肉共收缩的存在。这一过程可伴或不伴有疼痛，是肌源性张口受限的特征（图2-6-15）[5,16]。

硬终点

　　因不可复性关节盘移位（DDWOR）导致的张口受限，其特征是有"硬终点（hard end point）"的存在。当医生对患者下颌施加向下方的压力使患者达最大张口限度时，继续施加更大的力量无法使下颌进一步向下运动，这就是"硬终点"，用于诊断关节绞锁或DDWOR。对于DDWOR的患者，硬终点产生的原因是不可复性前移的关节盘阻碍了关节的继续运动（图2-6-16）。

中枢致敏

中枢致敏可持续数日至数周的时间。对于临床上关节创伤或炎症的患者，若中枢致敏的状态得不到解除，则会导致持续性疼痛、自发痛及触压痛[4,82,85]。在这一状态下，平时不会引起疼痛的低阈值机械敏感传入信号也可能变成痛觉信号，进而引发疼痛。在外周损伤或炎症存在的情况下，中枢致敏也可强化痛觉信号传导通路，导致在急性痛或持续性痛的同时出现痛觉异常或痛觉过敏。中枢致敏过程导致中枢痛觉感觉神经元对A$_\delta$角及C纤维的痛觉传入信号应答增强，并致使其感受野扩大，这是弥散性疼痛及牵涉痛产生的主要原因之一。中枢致敏所诱导的神经元自发性动作电位则会导致自发性疼痛或"本体感受性痛觉异常"，其表现与继发性痛觉过敏类似[4,5,58,78,82]。

急性、中间性和慢性疼痛

当一种病症的持续时间远超出正常的组织愈合时间，达到3~6个月以上时，我们认为该疾病进入了慢性状态。慢性疼痛的一大特征是反复出现的疼痛症状[92]，并伴有多种情绪、情感、认知上的障碍及器质性改变。

在心理学上，"情感（affect）"是指某种情绪或主观体验。情感不适是神经可塑性改变与情绪应答、疼痛感受间相互作用的结果。持续超过3~6个月，但不伴随精神心理改变的疼痛不能归类为慢性疼痛[92]。认识到慢性疼痛的心理学改变将有助于临床医生对伴疼痛的TMD进行分类（轴Ⅱ类[26]）并采取相应的合适的治疗策略[92]。

生物心理社会模型

TMD作为一种慢性疼痛，与其他常见的慢性痛如头痛、背痛等具有相似的临床特征[17]，而生物心理社会模型恰好可以解释类慢性痛状态的发生及发展。多数慢性痛的患者能够适应这种疼痛状态，并在一定程度上适应并维持正常的心理社会功能。相比之下，那些适应能力较弱的个体则有很高概率伴发抑郁、躯体化及心理社会功能障碍等症状。

躯体化及躯体形式障碍

将心理或情绪应激以躯体症状或心身病的形式表现出来，这一过程被称为躯体化。躯体形式障碍则是一种慢性状态，患者所表现出来的躯体症状是由心理社会因素引起的，而并没有可见的躯体疾病。

躯体形式障碍过去被称作身心疾病，在这种状态下，个体所表现出的躯体症状不能用任何潜在的躯体疾病来解释。

躯体形式障碍包括躯体变形障碍、躯体化障碍、转换障碍、癔症等。

在慢性疼痛导致躯体功能障碍的情况下，患者所表现出的症状的严重程度与临床体征不符。躯体功能的衰减与疾病所致

器官或系统功能受损有关，而心理社会功能障碍则体现在患者的人际或社会交往层面上。典型的心理社会功能障碍包括社交活动受限，无法参与工作，情绪低落等[34,58,79,82]。

纤维肌痛

纤维肌痛在人群中的发病率约为2%[5]。它的特征是慢性弥散性疼痛，痛觉异常，受无痛性压力时表现为明显而强烈的疼痛。纤维肌痛的诊断标准为：持续至少3个月的弥散性疼痛，以及全身18个区域的骨骼肌中有至少11个区域出现触压痛[93-94]。

由于纤维肌痛的症状不仅仅局限于疼痛，因此也常用"纤维肌痛综合征"一词来代替此病的名称。除疼痛外，其他可能出现的症状还包括：关节僵直、疲劳乏力、睡眠障碍等，还有些患者会出现吞咽困难、针刺感、麻木感、认知功能障碍等症状。纤维肌痛还常常伴随焦虑、抑郁、应激障碍等精神方面问题。但上述症状多数情况下不会同时出现在同一名患者身上[5,93]。

咀嚼肌紊乱小结

本节介绍了当前用于阐释肌痛及口颌系统疼痛的各种模型[5,31-32,35,58,81,86]，以及外周致敏、中枢致敏的相关概念、神经可塑性及痛觉感受神经传导机制[82]。这些模型在解释TMD肌源性症状和体征的发生发展过程中扮演着重要的角色。情绪和情感影响着患者的行为，而痛觉相关的神经内分泌及自主应答则影响肌肉疼痛的表现形式。然而，对于临床上复杂多变的肌源性症状和体征而言，这些模型尚不够完善，不能完全解释临床所见，因为患者所表现出的疼痛通常是多种疼痛模型叠加的结果，而且会随着时间发生改变[5,31,36,58,77]。

TMD的病因学

关于TMD的病因学，近年来发展出了许多套相关理论，包括咬合构造理论、生理心理理论、生物心理社会理论，以及多因素理论。其他诸如易感-促发-持续因素理论（predisposing initiating perpetuating factors，PIPs）及特发性理论等也得到了一定的认可（图2-6-17和图2-6-18）[16,95]。

病因学相关理论[95]
- 咬合结构理论。
- 生理心理理论。
- 生物心理社会理论。
- 多因素理论。
- 易感-促发-持续因素理论。
- 特发性理论。

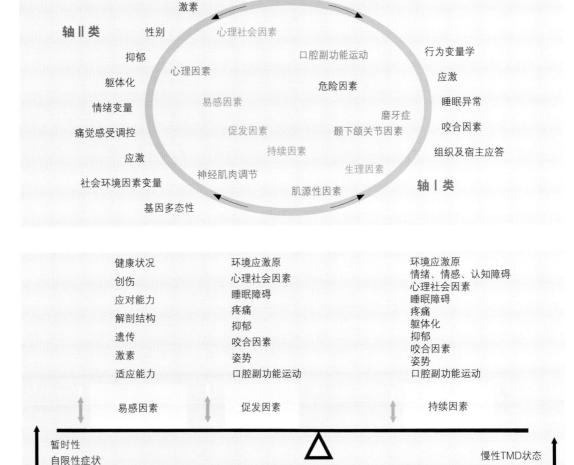

图2-6-17 TMD的多因素病因理论。TMD的发生发展是心理学、心理社会、行为学因素与遗传、激素及解剖学因素共同作用于口颌系统肌肉、关节及牙列的结果。这些因素是TMD的易感、促发、持续条件，可在特定的时间及环境下导致TMD的发生。

图2-6-18 TMD的易感-促发-持续因素（PIPs）间的相互作用决定了患者症状的差异性：有的是暂时性、自限性的症状，而有的则呈现慢性肌肉及关节功能的紊乱。每名个体在特定的时间段内具备特定的促发因素，且所具有的易感及持续因素不同，个体差异巨大，因此造成了疾病转归的差异。

咬合结构理论

咬合功能紊乱、错𬌗畸形、𬌗不调等被认为是TMD的诱发因素，且与心理及情绪应激相关[51,63,80,95,96]。

这一理论早期已被各大科学团体所抛弃，但至今仍受到一些临床医生的支持[16,19,53,80,96]。实际上，确实有一些咬合因素被认为是TMD的危险因素，但传统理论中的"𬌗不调"已被证实在TMD的发生发展过程中没有或仅起到很小的一部分作用[50]。虽然过去的理论认为咬合因素是TMD的主要致病因素，但根据现行观点，仅有少数学者认为咬合因素与TMD发病有关[96]，还有少数学者认为二者仅在一定程度上相关[16,40,53,58,61]，其余绝大多数则认为关系不大或根本不相关（表2-6-6）[5,28,50,95,97~98]。

生理心理理论

TMD是一种骨骼肌肉紊乱性疾病，其中肌肉症状的出现被认为是受到抑制的战或逃（flight-or-fight）慢性应激反射的一部分。与消化系统溃疡、哮喘、肠易激综合征等疾病类似，TMD也属于应激相关功能紊乱疾病。在情绪及环境应激状态下，肌肉张力会有所提高，这一特点可用于与身心障碍相鉴别[5,16,20,52,80,95]。这一理论在早期虽然受到了广泛的支持，但现

在观点认为，它仍不能够对口颌系统肌筋膜痛的发病原因进行完善的阐释[95]。

生物心理社会理论

生物心理社会模型将TMD的病因从生理、骨骼肌构造层面扩展到了心理学与社会学层面，因而受到了更为广泛的认可。在这套理论中，轴Ⅰ类病因包括传统上认可的肌肉因素、关节退行性病变，以及骨关节炎；轴Ⅱ类病因包括心理学、行为学以及社会干预因素[17,29-34]。生理心理及社会心理因素的本质及作用机制仍有待进一步研究，但目前较为公认的机制是，情绪、情感和认知状态的异常会引起神经可塑性改变及神经调控功能失调，进而引起患者痛觉感受的异常[78,82]。

多因素理论

在这套理论中，TMD的病因与许多因素相关，是行为学、心理学及解剖结构多方面因素共同作用的结果，且这些因素具有巨大的个体差异性。总体来讲，TMD的病因可分为两大类：解剖学因素（生理学因素）及心理社会因素，与生物心理社会理论结构类似。

解剖学因素包括软硬组织结构因素、与轴Ⅰ类因素相关的神经、肌肉、咬合、激素以及关节相关因素。与个体精神状态

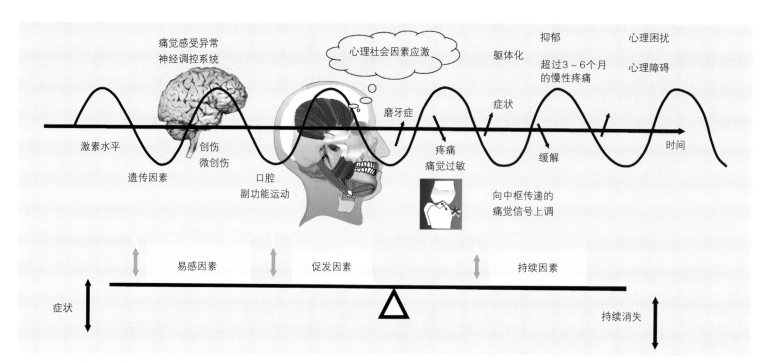

图2-6-19　在TMD的病程中，关节及肌肉症状呈周期性循环出现，并且因为个体易感、促发、持续三因素间的内在相互作用，使得这些症状会随时间的推移而发生改变。在易感因素中，个体的遗传及激素水平无法改变。行为学因素（如对环境应激原的反应）具有个体差异性，它决定了口腔副功能运动（如磨牙、紧咬牙等）的程度及持续时间，因此对TMD的发生发展而言，既可以是促发因素，又可以是持续因素。痛觉感受、疼痛行为与其他易感因素共同决定了个体痛觉传导调控模式、疼痛体验以及疼痛持续时间（暂时性或慢性）。躯体化、抑郁等因素与持续性疼痛共同存在时可使症状迁延为超过6个月的慢性疼痛。咀嚼肌紊乱在本质上多为暂时性紊乱，但其发生发展及持续程度随个体对环境应激原的反应、口腔副功能运动的活跃程度以及咬合状态的改变而改变。原发性关节痛也可能是暂时性的，与偶发的口腔副功能运动有关。长期慢性的关节微创伤是导致关节紊乱的直接原因。

相关的心理学因素、个体与周边物理或"社会"环境的相互作用因素则被归为轴Ⅱ类因素。心理、心理社会因素及压力应激状态等会影响个体口腔副功能运动的发生及发作频率；结构因素及神经应答等则影响肌肉相关TMD的发生。这些相互作用背后的本质则是神经可塑性潜力及中枢调节，它决定着疼痛感受的程度以及肌筋膜痛、肌肉共收缩、保护性肌肉共收缩、肌紧张带、扳机点的出现。虽然关节紊乱症状的发生发展需要一段较长的时间，但可复性关节盘移位（DDWR）在年轻人群中依然有着较高的发病率[31-37,58,78]（图2-6-17和图2-6-19）。

不可复性关节盘移位（DDWOR）的发生需要更长的时间，而发病周期最长的是骨关节炎。目前尚不清楚DDWR、DDWOR及骨关节炎三者在发病上是否相互影响互为因果，相关的研究结果差异性较大[40,63]。传统观点认为三者发病具有相关性，而现代观点则认为它们能够独立发病，并且有自限性[62,71]。多数关节紊乱及肌源性疼痛表现则被认为与口颌系统功能或副功能运动相关（图2-6-18，表2-6-7）。

与解剖学、心理学、行为学因素相关的PIPs

对个体而言，TMD的诸多致病因素在特定的时间、环境下可能扮演着易感、促发或持续因素等不同的角色，导致个体出现特定的功能紊乱症状，并决定着病程的走向。这些因素显著影响了关节、肌肉紊乱的发生与发展，决定了症状持续的时间（暂时性或迁延慢性）及发作范围（局限性或弥散性）。关节紊乱与肌肉紊乱的致病因素有所不同。易感因素及持续因素有可能是解剖学、心理学、行为学因素中的一种或几种（图2-6-18和图2-6-19）。

PIPs三大致病因素中的每种因素的属性都不是一成不变的，比如某一因素在某一特定的病例中为促发因素，而在另一病例中则表现为持续因素。一项回顾性研究对TMD的易感因素描述如下："通常情况下，系统性因素、心理学因素（人格、行为等）以及解剖学因素（咬合因素、大范围的反𬌗、磨牙缺失、开𬌗、关节松弛等）被归于易感因素，它们增加了TMD发病的风险[51]"；促发因素包括创伤（严重创伤或微创伤）、口腔副功能运动及不良习惯、关节负荷超载等；持续因素则包括机械压力、肌源性应激、代谢异常等，但最主要的持续因素是行为学、社交及情绪情感障碍[51]（图2-6-17～图2-6-19）。

PIPs理论的个体及群体价值

虽然PIPs具有一定程度的理论意义，但在临床应用时尚有局限性：它很难准确罗列并区分特定患者在特定时间段内的易感、促发及持续因素[95,98]。但是，一旦在早期明确了某些致病因素的存在，PIPs就可指导临床医生通过无创性或低技术的手段对患者进行预防及治疗。从这一点上来说，作为一套病因学的理论，PIPs对TMD的临床诊断反而具有更高的价值，可帮助临床医生选择制订"梯度治疗"策略，以最小的损伤换取最好的治疗效果[59]。但也带来了新的问题：由于病因学因素的不确定性，导致临床医生在治疗TMD时会倾向于优先选择并根据自己熟悉或认可的病因学理论制订治疗策略[95,98]。

特发性理论

一些文献报道对上述病因学理论的有效性提出了质疑，一些学者们认为，以人们目前对TMD的了解，还不足以准确判断每一位患者的病因，并且由于对宿主抵抗因素了解有限，人们也无法解释为什么在相似的致病因素作用下，有些个体发生了TMD，而另一些则没有。因此持特发性理论的学者们指出了上述病因学理论的局限性，并呼吁大家认识到对TMD做出病因学诊断的困难性与复杂性[95,98-99]。然而，随着人们对TMD的诊断分类标准的明确，这一疑问也随之迎刃而解，当TMD被细分为各个亚类后，临床医生即可直接选择应用相应的治疗策略。在长期以来对大量病例的诊断、治疗数据进行分析研究的基础上，人们对TMD诊断分类及临床治疗、预后等方面的认识均有了长足的进步，这些研究数据也许是当前选择TMD临床治疗策略的最佳指导[26,30-31,95,98]。

适应性潜力

另一种对TMD发生发展的个体差异性的解释是"适应性潜力"，即某些个体所具有的适应多变的应激原及决定因素的能力。"适应"的对象可以是解剖结构或客观环境，在TMD的发生发展过程中，则可以是肌肉或关节结构，以及至今尚不能完全阐明的行为学、心理学或社会学因素。

其中存在的问题是，在相似的解剖结构或客观环境等致病因素的作用下，一些个体会发生TMD或其他不良反应，但另一些个体却不会。典型的例子是，某些患有严重磨牙症的个体并不伴随肌肉或关节功能的紊乱，而另一些以及罹患肌肉或关节功能紊乱的患者却没有磨牙的不良习惯，甚至也可能不存在心理上或社交方面的问题。可见，不同的心理学或社会行为学因素仅对特定的肌肉和/或关节紊乱患者起决定性的作用。

颞下颌关节的适应性改建能力决定了在慢性应力负荷的作用下，关节表面是发生塑形还是退行性病变，但这种适应性潜力在多数病例中是难以直接观测和了解的。激素水平通常被认为是TMD易感因素中的重要组成部分[53]，这是因为，目前公认女性人群具有更高的TMD发病率，并且一旦发病，她们较男性更倾向于向医生寻求帮助[50]。

性别差异

相较于男性而言，育龄女性发生疼痛的程度更为剧烈、频率更高、持续时间更长、疼痛激发试验的阈值更低，并且疼痛发作的部位更多（头痛、肩背部疼痛、腹痛、纤维肌痛等）。目前尚无法确定此种性别差异是否与社会文化传统、心理学或生理学因素相关，或者是这些因素相互作用的结果。

在外周及中枢神经传导系统中，类固醇类激素，尤其是雌激素，通过其受体（雌激素-α受体和雌激素-β受体）发挥着重要作用，如参与炎症反应及中枢痛觉传导等。雌激素类可参与调控某些细胞因子的产生，因此在TMJ关节滑膜炎症反应中也扮演着一定角色[100-102]。

遗传因素是TMD的危险因素

慢性疼痛状态是一种由多基因决定，并且受环境因素影响因而表现出不同临床表型的疾病。由TMD及纤维肌痛所导致的慢性疼痛状态受特定基因的影响。在患肌源性TMD的人群中，由于基因-环境的相互作用，导致儿茶酚-O-甲基转移酶（COMT）的编码基因发生变异，从而引起了与酶类代谢相关的疼痛应答反应。儿茶酚胺是一类拟交感神经激素，由肾上腺髓质产生，参与应激反应。COMT则是一种能够降解儿茶酚胺类神经递质（如多巴胺、肾上腺素、去甲肾上腺素）的酶。其他被发现的与TMD相关的潜在遗传学危险因素还有：HTR2A、NR3CI、CAMK4、CHRM2、IFRDI，以及GRK5[4,34,102-104]。

心理学、社会心理、行为学因素

不同个体对环境应激原的应对能力存在较大的差异性，并且能够影响个体对痛觉感受信号的反应及疼痛感受，还能引起口腔副功能运动。

对环境应激原的应对能力可从行为学层面决定口腔副功能运动，尤其是日间紧咬牙或磨牙症的程度及持续时间，因此可同时作为促发及持续因素影响TMD的发生及发展。

心理学因素包括：焦虑、抑郁、知觉、记忆力、判断力，以及推理能力的障碍等；行为学因素则包括与后天习得行为或条件反射相关的障碍。

社会文化因素包括：年龄、种族、家族史、个人经历、态度及宗教信仰等[105-110]。

心理障碍

个体对疼痛的应答反应和中枢痛觉调节机制受到多方面因素影响，包括痛觉感受、心理学阐释、疼痛记忆、焦虑、抑郁、躯体化，以及受个体易感性、敏感性调节的痛觉行为。它们共同作用，影响着个体的痛觉体验与持续时间，并控制着由一过性肌痛到慢性肌筋膜痛及纤维肌痛的病程发展过程。

包括情绪障碍、焦虑症、躯体形式障碍、医源性精神障碍在内的精神障碍，以及它们在心理学层面的作用，同样显著影响着个体的痛觉体验[106-108]。情绪障碍可能是抑郁性、两极化或医源性的；焦虑症大多数情况下与急性疼痛有关，而慢性疼痛则多与抑郁症相关。

许多学者都对TMD与心理学及社会心理疾病的相关性做了研究，但结果差异较大，尚未有公认的结论。一项研究结果显示，相较于患关节盘移位、关节紊乱或非TMD患者人群来说，

109

在患有情绪障碍或焦虑症的人群中，肌筋膜痛具有较高的发生率。而另一项研究则显示，其纳入的所有类型TMD患者的痛觉感受与行为均与心理障碍密切相关，这项研究同时还认为，在其纳入研究的所有TMD类型中，心理障碍的出现与疼痛部位并无确切关联，是两个相互独立的因素[106-107]。

TMD症状的周期性

TMD的关节及肌肉症状在发病周期内会随时间发生显著的波动，这可能与外界环境的突变，情绪、压力及个体应对策略的调整，以及紧咬牙、磨牙等口腔副功能运动的改变有关，夜磨牙症也可能在其中扮演一定的角色。有观点认为，夜磨牙会引起日间TMD疼痛，而日间紧咬牙则可能导致夜间TMD疼痛。心理应激则对夜磨牙症和日间紧咬牙均有加重的效应[105,109-110]。

目前关于社会心理因素及应激对夜磨牙症产生的影响，学者们持有不同的意见：一部分人认为，社会心理因素及应激反应确实会导致某些特定种类的TMD；另一部分人认为其间关系尚不明确；还有一部分则认为它们没有关联[10,12,16,31,33,105]。而TMD的周期性症状也在一定程度上掩盖了临床治疗的真实效果：症状加重期治疗多为失败，而症状消退期的疗效则好于一般水平（图2-6-19）。

个体易感性

我们都知道引起TMD发病的病因具有巨大的个体差异性，但我们尚不能很好地解释其中的原因。一种简单直观的解释是因遗传因素所决定的个体易感性，它可能表现在解剖结构上，也可能表现在生化、心理或行为学上。

解剖学因素决定了骨组织及周围软组织在正常行使功能、暂时性副功能运动或是长期副功能运动的作用下能否发生良好的适应性改建的能力。这一能力突出体现在颞下颌关节及牙周牙槽骨支持组织上。目前我们仍难以解释为何磨牙症引起的慢性微创伤仅会导致一部分患者出现关节紊乱症状，而另一部分患者则能够良好地适应；我们也不能解释，在由菌斑引起的牙周炎及口腔副功能运动的共同作用下，为何有些患者仍能维持充足的牙槽骨量，而另一些患者的牙槽骨吸收则在所难免。我

们只能将这些问题的答案暂时归因于个体的遗传易感性。由于牙周炎及口腔副功能运动会导致牙槽骨的丧失，因而慢性严重磨牙症患者通常具有厚而坚实的牙槽骨板，并对菌斑引起的牙周炎有显著的抵抗能力。遗传易感性很可能是与生俱来的，它决定了个体是否能够适应特定的慢性应激反应并不引起相关疾病的出现。常见的应激相关疾病有哮喘、焦虑、情绪障碍，以及包括下背部疼痛、紧张性头痛、肌筋膜痛、纤维肌痛等在内的躯体化障碍等。

危险因素相关性及病因学可预测性

相关性是指两种变量间相互关联的程度。大量流行病学相关研究提示我们，与TMD发病相关的因素有很多，这些因素被称为危险因素，表明TMD状态与这些特定参数具有相关性。计算出它们在患病人群中同时出现的概率，即可用于预测正常人群中TMD发生的风险率。此外，公认可接受的相关性还需要一些除统计学相关性之外的参数，包括关联强度、关联一致性、关联时序性、理论上的可取性、实验证据、剂量-反应关系、相干性、特异性以及可类比性[50,111-114]。与TMD咀嚼肌及关节紊乱相关的危险因素列于表2-6-6[113-124]，它们都是经过流行病学研究及相关性分析、证实与关节[116-118]和/或咀嚼肌[117-123]症状、体征相关的危险因素。

不同的研究其结果差异较大，有时还会出现相互对立的结果，通常与Hill或其他相关性标准不符[50,111,122-123]。其他诸如后牙支撑缺失之类的因素，其与TMD发病的相关性至今未被阐明，新近出现的一些研究结果也都存在较大的差异性[50,53,122-123]。

具有一定相关性但尚未经证实的危险因素

这些因素独立存在时并不会导致TMD的发生，但与其他危险因素共同作用，或者作用于特定人群时则会导致TMD发病。

每个不同的个体及其所处的环境决定了它们在不同时间段内拥有不同的易感-促发-持续（PIPs）三因素，而这些因素里的每一个独立出来都可能常见于非TMD个体。因此在评估这些因素与TMD是否相关时，其可信度并不确定，还有一些尚未

表2-6-6 TMD的相关危险因素。数据来源于与关节（J）或咀嚼肌（M）症状和体征相关的多项不同的研究[4,50,111-124]（f：女性，m：男性）

TMD的危险因素	与咬合有关的危险因素	未被列为危险因素的殆缺陷
性别/激素化水平[117]	前牙开殆[114] f (J)	偏斜接触[111]
抑郁/躯体化[117]	单侧后牙反殆[114] f (J)	殆干扰[111]
多种疼痛状态/弥散性疼痛[4,117] (M), (J)	覆盖> 6～7mm[114,121] f (J)	垂直距离过高
磨牙症/口腔副功能运动 自我报告的磨牙症[118,124] (J)	多于5～6颗的后牙缺失[114] f (J)	垂直距离过低
创伤[118]	RCP-ICP距离 > 2mm[114] f (J)	后牙支撑丧失 无相关性f[122], f[53]
特定基因型的遗传易感性[103-104]	牙列磨损[116]	深覆殆、深覆盖，无相关性[114-115]
	后牙支撑丧失[122-123] m (J) (M)	
	下颌在ICP时位置不稳定 f[116] m[123]	

被阐明的不确定因素参与其中。

这些因素包括个体的解剖学、心理学、社会学和行为学因素。行为学因素包括口腔副功能运动及磨牙症，而它们又受到各种与TMD有关或无关的社会心理因素的影响。这里再次提到，许多磨牙症患者并不伴随有TMD症状。"生物因素"及解剖学因素包括性别、激素调控、关节动度过大、基因型、咬合关系等，其中咬合是最受争议的危险因素。

咬合结构

牙列咬合结构与TMD的发生发展有且仅有微弱相关性，因此咬合因素在TMD发病过程中的作用不应被过度夸大[4,50]，但也不能被完全忽视。在牙列修复的过程中，医生应当遵循公认的特定原则来重建患者的咬合结构。

咬合因素

表2-6-6列出了一小部分与TMD的发生发展有一定相关性的咬合因素（如前牙开𬌗，水平向覆盖过大，磨牙支撑的丧失等）[4,113-124]。过去曾认为咬合功能紊乱是TMD的直接病因之一，但现在这一观点已被抛弃，咬合功能紊乱被认为仅与TMD有微弱的相关性，仅当患者适应能力较差和/或心理因素作用较强时，咬合功能紊乱才可能导致TMD的发生。无法对咬合功能紊乱进行适应代偿的病例十分罕见，相关的报道一旦出现就会引起广泛的关注。

一个罕见的病例是一例咬合感觉异常的患者偶然地发展为轻度的咬合运动干扰。另一个特殊的病例是一位麻风症的安氏Ⅱ类患者，因咬合支持的丧失和面下垂直距离的减小而导致窒息感、喉部肿物及极度的不适感。这些都是极端偶发的病例，并且与患者的心理因素高度相关，因而不足以被归为危险因素。其他咬合因素与磨牙症和TMD的关系将在第3、4、6章进行探讨。

结论：令人困扰的TMD

关于TMD，有很多方面的内容至今都尚未被阐明，TMD、口颌面疼痛、纤维肌痛综合征这些疾病状态的概念与界限也都较为模糊。

尚不能明确阐明的方面主要包括TMD的分类，病因及诊断。

大多数情况下，临床医生都不能准确地判断TMD的病因，也无法依据病因对TMD做出准确诊断。因此，基于症状和体征及治疗效果等相关临床数据而制定的诊断分类标准及治疗指南也就应运而生了[17,95,98]。新的DC/TMD诊断标准及标准分类法极大地提高了临床诊断的敏感性与特异性，并能有效地指导临床医生选择合理的治疗策略[26,30-32]。

关于TMD尚未被阐明的问题

- TMD的临床表现各异，多种症状和体征可能重叠出现并随时间发生变化。
- TMD具有显著的个体差异性，不同个体可伴随不同的颞下颌关节紊乱或咀嚼肌紊乱症状，且症状呈时间相关性。
- 对患者个体而言，每个病例处的外界环境都不尽相同，具有病例特异性。
- 每名患者所呈现的症状和体征及其组合模式也不一样，并可随时间发生改变。
- 由于不能明确判断TMD的致病因素，因此临床上也难以准确做出基于病因学的诊断。
- 通常情况下医生不可能准确区分并界定导致个体症状产生的易感-促发-持续因素（PIPs）。
- TMD相关的危险因素也广泛存在于无症状人群中。
- 现有的结果研究及发病率研究多数缺乏充分的科学依据。
- 危险因素虽然与TMD具有相关性，但没有明确的因果关系。

结论

尽管在TMD分类和判断个体特异性病因方面存在困难：

- 对于被归类为TMD的相关症状和体征而言，其现有的分类方法是有效的，临床医生能够据此做出鉴别诊断。
- 根据现有的诊断标准选择治疗策略，其特异性、有效性和治疗效果是能够得到充分保证的[30-31]。
- 临床医生应倾向于选择低技术及保守的治疗手段。

参考文献

[1] Lobbezoo F, Lavigne GJ. Do bruxism and temporomandibular disorders have a cause-and-effect relationship? J Orofac Pain 1997;11:15–23.

[2] Arima T, Arendt-Nielsen L, Svensson P. Effect of jaw muscle pain and soreness evoked by capsaicin before sleep on orofacial motor activity during sleep. J Orofac Pain 2001;15:245–256.

[3] Lavigne GJ, Rompré PH, Montplaisir JY, Lobbezoo F. Motor activity in sleep bruxism with concomitant jaw muscle pain. A retrospective pilot study. Eur J Oral Sci 1997;105:92–95.

[4] Svensson P, Jadidi F, Arima T, Baad-Hansen L, Sessle BJ. Relationships between craniofacial pain and bruxism. J Oral Rehabil 2008 35;524–547.

[5] Clark GC. Treatment of myogenous pain and dysfunction. In: Laskin DM, Greene C, Hylander WL (eds). Temporomandibular Disorders: An Evidence-based Approach to Diagnosis and Treatment. Chicago: Quintessence Publishing, 2006:483–500.

[6] Carlsson GE, Egermark I, Magnusson T. Predictors of bruxism, other oral parafunctions and tooth wear over a 20-year follow-up period. J Orofac Pain 2003;17:50–57.

[7] Celic R, Jerolimov V, Panduric J. A study of the influence of occlusal factors and parafunctional habits on the prevalence of signs and symptoms of TMD. Int J Prosthodont 2002;15:43–48.

[8] Ciancaglini R, Gherlone EF, Radaelli G. The relationship of bruxism with craniofacial pain and symptoms from the masticatory system in the adult population. J Oral Rehabil 2001;28:842–848.

111

[9] Glaros AG, Tabacchi KN, Glass EG. Effect of parafunctional clenching on TMD pain. J Orofac Pain 1998;12:145–152.

[10]Kampe T, Tagdae T, Bader G, Edman G, Karlsson S. Reported symptoms and clinical findings in a group of subjects with longstanding bruxing behaviour. J Oral Rehabil 1997;24:581–587.

[11]Oleson J. Classification and diagnostic criteria for headache disorders, cranial neuralgias and facial pain. Cephalalgia 1988;8(suppl 7):1–96.

[12]Allen JD, Rivera-Morales WC, Zwemer JD. Occurrence of temporomandibular disorder symptoms in healthy young adults with and without evidence of bruxism. Cranio 1990;8:312–318.

[13]Moss RA, Lombardo TW, Hodgson JM, O'Carrol K. Oral habits in common between tension headache and non-headache populations. J Oral Rehabil 1989;16:71–74.

[14]Magnusson T, Carlsson GE. Recurrent headaches in relation to temporomandibular joint pain-dysfunction. Acta Odontol Scand 1978;36:333–338.

[15]Dworkin SF. Psychosocial issues. In: Lund JP, Lavigne GJ, Dubner R, Sessle BJ (eds). Orofacial Pain: From Basic Science to Clinical Management. Chicago: Quintessence Publishing, 2001:115–127.

[16] Mohl N, Zarb G, Carlsson G, Rugh J. A Textbook of Occlusion. Chicago: Quintessence Publishing, 1982.

[17]Dworkin SF. Psychological and psychosocial assessment. In: Laskin DM, Greene C, Hylander WL (eds). Temporomandibular disorders: an evidence-based approach to diagnosis and treatment. Chicago: Quintessence Publishing, 2006:203–217.

[18]McNeill C. Temporomandibular disorders. Guidelines for classification, assessment, and management. The American Academy of Orofacial Pain. Chicago: Quintessence Publishing, 1993.

[19]Schwartz L. Disorders of the Temporomandibular Joint. Diagnosis, Management, Relation to Occlusion of Teeth. Philadelphia: W.B. Saunders, 1959.

[20]Laskin DM. Etiology of the pain-dysfunction syndrome. J Am Dent Assoc 1969;79:147–153.

[21]Farrar WB. Characteristics of the condylar path in internal derangements of the TMJ. J Prosthet Dent 1978;39:319–323.

[22]Stegenga B, de Debont LG, Boering G. Osteoarthrosis as a cause of craniomandibular pain and dysfunction: a unifying concept. J Oral Maxillofac Surg 1989;47:249–256.

[23]De Leeuw. Orofacial Pain: Guidelines for Assessment, Diagnosis, and Management. The American Academy of Orofacial Pain. Chicago: Quintessence Publishing, 2008.

[24]Dworkin SF, LeResche L. Research diagnostic criteria for temporomandibular disorders: review, criteria, examinations and specifications. J Craniomandib Disord 1992;6:301–355.

[25]Truelove EL, Sommers EE, LeResche L, Dworkin SF, Von Korff M. Clinical diagnostic criteria for TMD. New classification permits multiple diagnoses. J Am Dent Assoc 1992;123:47–54.

[26]Shifman A, Gross MD. Diagnostic targeting of temporomandibular disorders. J Oral Rehabil 2001;28:1056–1063.

[27]De Leeuw R, Klasser GD. Orofacial Pain: Guidelines for Assessment, Diagnosis, and Management.The American Academy of Orofacial Pain. Chicago: Quintessence Publishing, 2013.

[28]Stohler CS, Zarb GA. On the management of temporomandibular disorders: a plea for a low-tech, high prudence therapeutic approach. J Orofac Pain 1999;13:255–261.

[29]Manfredini G, Chiappe G, Bosco M. Research diagnostic criteria for temporomandibular disorders (RDC/TMD) axis I diagnoses in an Italian patient population. J Oral Rehabil 2005;33:551–558.

[30]Diagnostic Criteria for Temporomandibular Disorders. Available at: http://www.rdc-tmdinternational.org/. Accessed 20 April 2014.

[31]Schiffman E, Ohrbach R, Truelove E, Look J, Anderson G, Goulet JP, et al. Diagnostic Criteria for Temporomandibular Disorders (DC/TMD) for Clinical and Research Applications: Recommendations of the International RDC/TMD Consortium Network and Orofacial Pain Special Interest Group. J Oral Facial Pain Headache 2014;28:6–27.

[32]Peck CC, Goulet JP, Lobbezoo F, Schiffman EL, Alstergren P, Anderson GC, et al. Expanding the taxonomy of the diagnostic criteria for temporomandibular disorders. J Oral Rehabil 2014;41:2–23.

[33]Manfredini D, Lobbezoo F. Role of psychosocial factors in the etiology of bruxism. J Orofac Pain 2009;23:153–166.

[34]Manfredini D. Current concepts on temporomandibular disorders. London: Quintessence Publishing, 2010.

[35]Paesani DA. Bruxism: theory and practice. London: Quintessence Publishing, 2010.

[36]Carlsson GE, Le Resche L. Epidmiology of temporomandibular disorders. In: Sessle BJ, Bryant PS, Dionne RA (eds). Temporomandibular disorders and related pain conditions. Seattle: IASP Press, 1995.

[37]Carlsson GE. Epidemiology and treatment need for temporomandibular disorders. J Orofac Pain 1999;13:232–237.

[38]Kononen M, Waltimo A, Nystrom M. Does clicking in adolescence lead to painful temporomandibular joint locking? Lancet 1996;347:1080–1081.

[39]Sato S, Goto S, Nasu F, Motegi K. Natural course of disc displacement with reduction of the temporomandibular joint: changes in clinical signs and symptoms. J Oral Maxillofac Surg 2003;61:32–34.

[40]Zarb GA, Carlsson GE. Temporomandibular disorders: Osteoarthritis. J Orofac Pain 1999;13:295–306.

[41]Stcgcnga B, dc Bont LGM. TMJ Disc derangements. In: Laskin DM, Greene C, Hylander WL (eds). Temporomandibular Disorders: An Evidence-based Approach to Diagnosis and Treatment. Chicago: Quintessence Publishing, 2006:125–136.

[42]Paesani D, Salas E, Martinez A, Isberg A. Prevalence of temporomandibular joint disk displacement in infants and young children. Oral Surg Oral Med Oral Pathol Oral Radiol Endod 1999 Jan;87:15–19.

[43]Larheim TA, Westesson PL. TMJ imaging. In: Laskin DM, Greene C, Hylander WL (eds). Temporomandibular Disorders: An Evidence-based Approach to Diagnosis and Treatment. Chicago: Quintessence Publishing, 2006.

[44]Larheim TA, Westesson PL, Sano T. Temporomandibular joint disc displacement: Comparison in asymptomatic volunteers and patients. Radiology 2001;218:428–432.

[45]Stegenga B, de Bont LGM. TMJ Growth, adaptive remodeling and compensatory mechanisms. In: Laskin DM, Greene C, Hylander WL (eds). Temporomandibular Disorders: An Evidence-based Approach to Diagnosis and Treatment. Chicago: Quintessence Publishing, 2006:53–67.

[46]Nitzan DW, Etsion I. Adhesive force: the underlying cause of the disc anchorage to the fossa and/or eminence in the temporomandibular joint – a new concept. Int J Oral Maxillofac Surg 2002;31:94–99.

[47]Nitzan DW, The process of lubrication impairment and its involvement in temporomandibular joint disc displacement: A theoretical concept. J Oral Maxillofac Surg 2001;59:36–45.

[48]Carlsson GE, Oberg T. Remodeling of the temporomandibular joints.. In: Melcher AH, Zarb GA (eds). Oral Sciences Reviews: Temporomandibular Joint Function and Dysfunction. Copenhagen: Munksgaard 1974;6:53–86.

[49]Perrini F, Tallents, Katzberg RW, Ribeiro RF, Kyrkanides S, Moss ME. Generalized joint laxity and temporomandibular disorders. J Orofac Pain 1997;11:215–221.

[50]Türp JC, Schindler H. The dental occlusion as a suspected cause for TMDs: epidemiological and etiological considerations. J Oral Rehabil 2012;39:502–512.

[51]De Boever JA, Carlsson GE, Klineberg IJ. Need or occlusal therapy and prosthodontic treatment in the management of temporomandibular disorders. Part I: occlusal interferences and occlusal adjustment. J Oral Rehabil 2000;27:367–379.

[52]De Boever JA. Functional disturbances of the temporomandibular joints. In: Zarb GA, Carlsson GE, Zarb GA (eds). Oral Sciences Reviews: Temporomandibular Joint Function and Dysfunction. Copenhagen: Munksgaard, 1979.

[53]De Boever JA, Carlsson GE, Klineberg IJ. Need for occlusal therapy and prosthodontic treatment in the management of temporomandibular disorders. Part II. Tooth loss and prosthodontic treatment. J Oral Rehabil 2000;27:647–659.

[54]Klienberg IJ. Structure and function of temporomandibular joint innervation. Ann R Coll Surg Engl 1971;49:268–288.

[55]Sessle BJ. The neural basis of temporomandibular joint and masticatory muscle pain. J Orofac Pain 1999;13:238–245.

[56]Cairns BE, Sessle BJ, Hu JW. Evidence that excitatory amino acid receptors within the temporomandibular joint region are involved in the reflex activation of the jaw muscles. Neuroscience 1998;18:8056–8064.

[57]Kido MA, Kiyoshima T, Kondo T, Ayasaka N, Moroi R, Terada Y, et al. Distribution of substance P and calcitonin gene-related peptide-like immunoreactive nerve fibres in the rat temporomandibular joint. J Dent Res 1993;72:592–598.

[58]Okeson JP. Bell's Orofacial Pains. The Clinical Management of Orofacial Pain, ed 6. Chicago: Quintessence Publishing, 2005.

[59]Clark GT. A diagnosis and treatment algorithm for TM disorders. J Jpn Prosthodont Soc 1996;40:1029–1043.

[60]Luder HU. Factors affecting degeneration in human temporomandibular joints as assessed histologicaly. Eur J Oral Sci 2002;110:106–113.

[61]Pullinger AG, Seligman D. TMJ osteoarthrosis: a differentiation of diagnostic subgroups by symptom history and demographics. J Craniomandib Disord 1987;1:251–256.

[62]Sato S, Goto S, Kawamura H, Motegi K. The natural course of nonreducing disc displacement of the TMJ: relationship of clinical findings at initial visit to outcome after 12 months without treatment. J Orofac Pain 1997;11:315–320.

[63]Kobyashi Y. Critical commentary on the occlusal interface revisited. Int J Prosthodont 2005;18:302–303.

[64]Baba K, Igarashi Y, Nishiyama A, John MT, Akagawa Y, Ikebe K, et al. Patterns of missing occlusal units and oral health-related quality of life in SDA patients. J Oral Rehabil 2008;35:621–628.

[65]Lundh H, Westesson PL, Kopp S. A three-year follow-up of patients with reciprocal temporomandibular joint clicking. Oral Surg Oral Med Oral Pathol 1987;63:530–533.

[66]Tenenbaum HC, Freeman B, Psutka, Baker GI. Temporomandibular disorders: disc displacements. J Orofac Pain 1999;13:285–290.

[67]Farrar WB. Characteristics of the condylar path in internal derangements of the TMJ. J Prosthet Dent 1978;39:319–323.

[68]Dolwick MF. Intra-articular disc displacement. Part I: Its questionable role in temporomandibular joint pathology. J Oral Maxillofac Surg 1995;53:1069–1072.

[69]Huddlestone Slater JJR, Lobezzoo F, Naeijee M. Mandibular movement characteristics of an anterior disc displacement with reduction. J Orofac Pain 2002;16:135–142.

[70]Lundh T, Westesson PL, Erikkson L, Brooks S. Temporomandibular joint disc displacement without reduction; treatment with flat occlusal splint versus no treatment. Oral Surg Oral Med Oral Pathol 1992;73:655–658.

[71]Kurita K, Westesson P-L, Yuasa H, Toyama M, Ogi N, Narjta T, et al. Clinical findings of closed lock, natural history over a 6 or 12 month period. J Jpn Soc TMJ 1993;5:415-426.

[72]Paegle DI, Holmlund A, Hjerpe A. Matrix glycosaminoglycans in the temporomandibular joints in patients with painful clicking and chronic closed lock. Int J Oral Maxillofac Surg 2003;32:397–400.

[73]Pereira FJ Jr, Ludh H, Westessen PL. Morphologic changes in the temporomandibular joint in different age groups. An autopsy investigation. Oral Surg Oral Med Oral Pathol Oral Radiol Endod 1994;78:279–287.

[74]Milan SB. TMJ Osteoarthritis. In: Laskin DM, Greene C, Hylander WL (eds). Temporomandibular Disorders: An Evidence-based Approach to Diagnosis and Treatment. Chicago: Quintessence Publishing, 2006.

[75]Toller PA. Osteoarthrosis of the mandibular condyle. Br Dent J 1973;134:223–231.

[76]Rasmussen OC. Temporomandibular arthropathy. Clinical, radiologic and therapeutic aspects, with emphasis on diagnosis. Int J Oral Surg 1983;12;365–397.

[77]Westesson PL, Rohlin M. Internal derangement related to osteoarthrosis in temporomandibular joint autopsy specimens. Oral Surg Oral Med Oral Pathol 1984;57:17–22.

[78]Stohler C. Muscle related temporomandibular disorders. J Orofac Pain 1999;13:273–284.

[79]Ramelsberg P, LeResche L, Dworkin S. Longitudinal outcome of temporomandibular disorders: a 5-year epidemiologic study of muscle disorders defined by research diagnostic criteria for temporomandibular disorders. J Orofac Pain 2003;17:9–20.

[80]Storey AT. The neurophysiology of temporomandibular disorders. In: Carlsson D, Mc Namara JA, Ribbens KA (eds). Developmental aspects of temporomandibular disorders. Monograph 16. Craniofacial growth series. Ann Arbor: University of Michigan, 1985.

[81]Lund JL. Muscular pain and dysfunction. In: Laskin DM, Greene C, Hylander WL (eds). Temporomandibular disorders: an evidence-based approach to diagnosis and treatment. Chicago: Quintessence Publishing, 2006:99–103.

[82]Sessle BJ. Acute and chronic craniofacial pain: brainstem mechanisms of nociceptive transmission and neuroplasticity, and their clinical correlates. Crit Rev Oral Biol Med 2000;11:57–91.

[83]International Association for the Study of Pain. Subcommittee on taxonomy. Classification of chronic pain. Descriptions of chronic pain syndromes and definitions of pain terms. Pain 1968:3(suppl):S1–S225.

[84]Maekawa K, Clark GT, Kuboki T. Intramuscular hypoperfusion, adrenergic receptors, and chronic muscle pain. J Pain 2002;3:251–260.

[85]Dubner R, Ren K. Persistent orofacial pain. In: Laskin DM, Greene C, Hylander WL (eds). Temporomandibular Disorders: An Evidence-based Approach to Diagnosis and Treatment. Chicago: Quintessence Publishing, 2006:85–97.

[86]Manns Freese AE. Effects of bruxism on muscles. In: Paesani DA (ed). Bruxism: Theory and Practice. London: Quintessence Publishing, 2010.

[87]Travell JG. Myofascial Pain and Dysfunction: The Trigger Point Manual. Baltimore: Williams and Wilkins, 1983.

[88]Chung JW, Ohrbach R, McCall WD Jr. Effect of increased sympathetic activity on electrical activity from myofascial painful areas. Am J Phys Med Rehabil 2004;83:842–850.

[89]Hong CZ, Simons DG. Pathophysiologic and electrophysiologic mechanisms of myofascial trigger points. Arch Phys Med Rehabil 1998;79:863–872.

[90]McPartland JM. Travell Trigger points – molecular and osteopathic perspectives. J Am Osteopath Assoc 2004;104:244–249.

[91]Giniatullin RA, Sokolova EM. ATP and adenosine inhibit transmitter release at the frog neuromuscular junction through distinct presynaptic receptors. Br J Pharmacol 1998;124:839–844.

[92]Palla S. A need to redefine chronic pain? J Orofac Pain 2006;20:265–266.

[93]Plesh O, Gansky SA. Fibromyalgia. In: Laskin DM, Greene C, Hylander WL (eds). Temporomandibular Disorders: An Evidence-based Approach to Diagnosis and Treatment. Chicago: Quintessence Publishing, 2006.

[94]Wolfe F, Smythe HA, Yunus MB, Bennett RM, Bombardier C, Goldenberg DL, et al. The American College of Rheumatology 1990 criteria for the classification of fibromyalgia: Report of multicenter criteria committee. Arthritis Rheum 1990;33:160–172.

[95]Greene C. Concepts of TMD etiology: effects on diagnosis and treatment. In: Laskin DM, Greene C, Hylander WL (eds). Temporomandibular Disorders: An Evidence-based Approach to Diagnosis and Treatment. Chicago: Quintessence Publishing, 2006.

[96]Dawson PE. Position paper regarding diagnosis, management and treatment of temporomandibular disorders. The American Equilibration Society. J Prosthet Dent 1999;81:174–178.

[97]Stohler C. Management of dental occlusion. In: Laskin DM, Greene C, Hylander WL (eds). Temporomandibular Disorders: An Evidence-based Approach to Diagnosis and Treatment. Chicago: Quintessence Publishing, 2006:403–411.

[98]Greene CS. The etiology of temporomandibular disorders: implications for treatment. J Orofac Pain 2001;15:93–105.

[99]Carlsson GE, Clark GT, Feinmann C, Madland G. Critical commentaries on the etiology of temporomandibular disorders: implications for treatment. J Orofac Pain 2001;15:106–114.

[100]Dao TTT. Pain and gender. In: Lund JP, Lavigne GJ, Dubner R, Sessle BJ (eds). Orofacial Pain: From Basic Science to Clinical Management. Chicago: Quintessence Publishing, 2001.

[101]Landi N, Lombardi I, Manfredini D, Casarosa E, Biondi K, Bosco M. Sexual hormone serum levels and temporomandibular disorders. A preliminary study. Gynecol Endocrinol 2005;20:99–103.

[102]Slade GD, Diatchenko L, Ohrbach R, Maixner W. Orthodontic Treatment, Genetic Factors and Risk of Temporomandibular Disorder. Semin Orthod 2008;14:146–156.

[103]Diatchenko L, Nackley AG, Tchivileva IE, Shabalina SA, Maixner W. Genetic architecture of human pain perception. Trends Genet 2007;23:605–613.

[104]Smith SB, Maixner DW, Greenspan JD, Dubner R, Fillingin RB, Ohrbach R, et al. Potential genetic risk factors for cronic TMD: genetic associations from the OPPERA case control study. J Pain 2011;12(Suppl 11):T92–T101.

[105]Rugh JD, Solberg WK. Psychological implications in temporomandibular pain and dysfunction. Oral Sci Rev 1976;7:3–30.

[106]Gatchel RJ, Garofalo J, Ellis E, Holt C. Major psychological disorders in acute and chronic TMD: an initial examination. J Am Dent Assoc 1996;127:1365–1374.

[107]Manfredini D, Marini M, Pavan C, Pavan L, Guarda-Nardini L. Psychosocial profiles of painful TMD patients. J Oral Rehabil 2009;36:193–198.

[108]Manfredini D, Lobbezoo F. Role of psychosocial factors in the etiology of bruxism. J Orofac Pain 2009;23:153–166.

[109]Dao TT, Lund JP, Lavigne GJ. Comparison of pain and quality of life in bruxers and patients with myofascial pain of the masticatory muscles. J Orofac Pain 1994;8:350–356.

[110]Pierce CJ, Chrisman K, Bennett ME, Close JM. Stress, anticipatory stress, and psychologic measures related to sleep bruxism. J Orofac Pain 1995;9:51–56.

[111]Stohler CS. Clinical decision-making in occlusion: A paradigm shift. In: McNeill C (ed). Science and Practice of Occlusion. Chicago: Quintessence Publishing, 1997.

[112]Hill BA. The environment and disease: association or causation risk factors. Proc Royal Soc Med 1965;58:295–300.

113

[113]Pullinger AG, Seligman DA, Gornbein JA. A multiple logistic regression analysis of the risk and relative odds of temporomandibular disorders as a function of common occlusal features. J Dent Res 1993;72:968-979.

[114]Pullinger AG, Seligman DA. Quantification and validation of predictive values of occlusal variables in temporomandibular disorders using a multifactorial analysis. J Prosthet Dent 2000;83:66–75.

[115]John MT, Hirsch C, Drangsholt MT, Mancl LA, Setz JM. Overbite and overjet are not related to self-report of temporomandibular disorder symptoms. J Dent Res 2002;81:164–169.

[116]Seligman DA, Pullinger AG. Analysis of occlusal variables, dental attrition, and age for distinguishing healthy controls from female patients with intracapsular temporomandibular disorders. J Prosthet Dent 2000;83:76–82.

[117]Huang GJ, LeResche L, Critchlow CW, Martin MD, Drangsholt MT. Risk factors for diagnostic subgroups of painful temporomandibular disorders (TMD). J Dent Res 2002;81:284–288.

[118]Johansson A, Unell L, Carlsson GE, Söderfeldt B, Halling A. Risk factors associated with symptoms of temporomandibular disorders in a population of 50- and 60-year-old subjects. J Oral Rehabil 2006;33:473–481.

[119]Fernandes G, Franco AL, Siqueira JT, Gonçalves DA, Camparis CM.Sleep bruxism increases the risk for painful temporomandibular disorder, depression and non-specific physical symptoms. J Oral Rehabil 2012;39:538–544.

[120]Gesch D, Bernhardt O, Kirbschus A. Association of malocclusion and functional occlusion with temporomandibular disorders (TMD) in adults: a systematic review of population-based studies. Quintessence Int 2004;35:211–221.

[121]Selaiman CM, Jernym JC, Brilhante DP, Lima EM, Grossi PK, Grossi MI. Occlusal risk factors for temporomandibular disorders. Angle Orthod 2007;77:471-477.

[122]Mundt T, Mack F, Schwahn C, Bernhardt O, Kocher T, John U, et al. Gender differences in associations between occlusal support and signs of temporomandibular disorders: results of the population-based Study of Health in Pomerania (SHIP) Int .I Prosthodont 2005;18:232–239.

[123]Gesch D, Bernhardt O, Alte D, Kocher T, John U, Hensel E. Malocclusions and clinical signs or subjective symptoms of temporomandibular disorders (TMD) in adults. Results of the population-based Study of Health in Pomerania (SHIP). J Orofac Orthop 2004;65:88–103.

[124]Marklund S, Wänman A. Risk factors associated with incidence and persistence of signs and symptoms of temporomandibular disorders. Acta Odontol Scand 2010;68:289–299.

2.7 颅骨负重的生物力学
Temporomandibular Disorders

重点内容

- 面部骨骼的组成
- 进化论的观点
- 下颌骨与颞下颌关节
- 轴向负重
- 面部骨骼的肌肉向量与解剖基础
- 咬合力
- 上颌窦的形成
- 面部骨骼的咬合负重模型
- 杠杆系统
- 矢状面的负重
- 咬合和关节负重的冠状面分析

面部骨骼的组成

    面部骨骼是中空的，内有多个系统，发挥着多种功能，每一部分都是必不可少的。颅顶（脑颅）容纳大脑；面中部骨骼（面颅）容纳眼睛、耳朵，及听觉和平衡觉的结构。面中下部包含的面中部骨骼容纳了咀嚼系统和呼吸通道。哺乳动物和灵长类动物发展进化过程中，面颅与脑颅的大小比例和生物力学性能也随之进化改变（图2-7-1）[1-3]。

进化论的观点

生物力学与饮食结构

    随着哺乳动物的不断进化，现代人类（即智人）的咀嚼系统与牙列也在进行着复杂的演化。牙列、颞下颌关节和面部骨骼的发育与物种的饮食需求息息相关。颅骨的生物力学也随着饮食和地理而相应进化发育。哺乳动物的进化过程中，颅骨的解剖结构会根据饮食结构和居住环境的不同而演化，来适应脑、知觉、视觉、听觉、平衡、呼吸、食物获取以及咀嚼消化等功能变化的要求（图2-7-2和图2-7-3）。随着物种在用颌骨捕获或捡拾食物，然后通过咀嚼系统处理食物以便消化的过程中，颅骨的生物力学也同时进化。

食肉动物与食草动物

    食肉动物和食草动物对口腔功能的要求截然不同。食肉动物的颞下颌关节与殆平面处于同一水平，且颞颌附着结构较大。食草动物的关节高于殆平面，且往往有较长的口鼻部、较大的下颌骨和咀嚼肌便于后牙研磨，而灵长类动物的面部较平，口鼻部凸度则不太明显。

人科动物

    人科动物相比猿而言，脑容量更大，咀嚼器官更小，尤其是下颌支、颞附着的颅骨嵴和眶上嵴的大小。随着脑量的增加和古人类的进化，人科动物减少了对利用颌骨捕食的依赖，取而代之为狩猎策略和饲养、烹饪食物（图2-7-3）[1-4]。

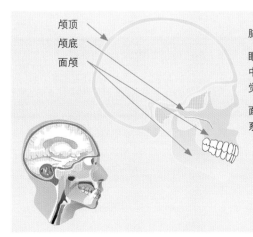
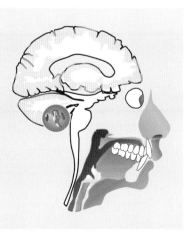

图2-7-1　面部骨骼的功能分区：脑组织位于脑颅中；眼睛、耳朵等器官位于面颅中，并参与形成了视觉、听觉和平衡觉；面中下骨骼参与形成了咀嚼系统和呼吸道。

颅顶
颅底
面颅

脑组织位于脑颅中

眼睛、耳朵等器官位于面颅中，并参与形成了视觉、听觉和平衡觉

面中下骨骼参与形成了咀嚼系统和呼吸道

115

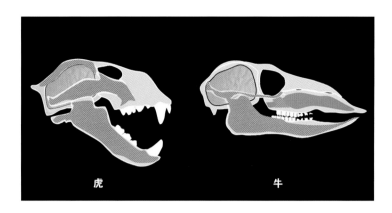

图2-7-2 食肉动物（虎）与有蹄类动物（牛）。

虎　　　　牛

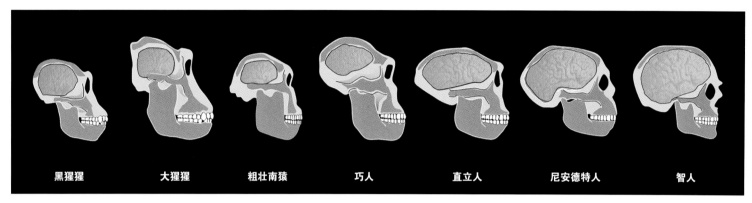

黑猩猩　　大猩猩　　粗壮南猿　　巧人　　直立人　　尼安德特人　　智人

图2-7-3　人科动物的脑容量（灰色）与咀嚼系统（红色）的关系（根据各种资料重绘）。

咀嚼食物时所产生的咀嚼力相当大，视觉、听觉、平衡觉、嗅觉等结构以及脑组织和中枢神经系统都需要避免咀嚼力的损伤。肌力通过咬肌附着传导至颧突、中颅底和侧颅底。这些咀嚼压力通过以颧突和上颌骨为主的支柱（上行）及支架（横行）结构来传导[5]。许多哺乳动物也有中空的鼻旁窦结构，这些被视为同源类人猿形态[6]。鼻旁窦的生物力学功能，学术上仍有争论[4-9]。鼻旁窦作为弹性基质壳样的支持系统的一部分，能减少骨体积，并可以保护颅面部的重要结构，这一生物力学特性已被大多数学说所证实[4-9]。

颅骨的生物力学性能和肌肉活动是紧密相连的。特定物种的进化中需要特定的功能和咀嚼模式，肌肉功能、牙列和下颌运动的相互关系也有所差异，这进一步影响了颅骨的大小和强度[5]。

从猿到人的进化中，脑容量在增加的同时咀嚼系统在退化。而食草动物和某些杂食动物则需要更强的咀嚼功能，所以它们拥有标志性的宽大的下颌支和髁突[10-13]。

下颌骨与颞下颌关节

经证实，颞下颌关节在颅骨负重中有着重要的作用[14-17]。类人猿有颞下颌关节，可以多方向运动来适应杂食性饮食。高于𬌗平面的关节以及较长的下颌支，能承受更大的咀嚼压力来适应粗糙的饮食。因此，下颌支的大小已经成为人科动物的有效分类指标[11]。

有一些证据表明，人类颞下颌关节尺寸的变化与饮食结构

有关。颞下颌关节尺寸差异与性别二象性差异的缩小，这一进化趋势见证了人类社会由狩猎时代到农耕时代的转变[18]。阿法南猿下颌和牙齿比罗百氏傍人精细，这与饮食习惯和脑容量的大小有关。

咀嚼、吞咽和口腔副功能所产生的强大负荷最终会由颅颌面部的骨性结构承担。上颌骨和面部骨骼是中空的结构，上颌窦和鼻腔直接位于上颌牙列之上。充分理解颅面部骨骼的生物力学原理和负重机制，将有助于我们在修复缺失牙和支持组织时达到兼顾形态、功能和美学的目的。

轴向负重

轴向负重/垂直于𬌗平面的负重

关于牙齿最佳负重状态的最经典的描述是与后牙咬合力与𬌗平面成垂直角度。在吞咽、紧咬牙和咀嚼周期的终末阶段，上下颌牙列达到最大牙尖交错位，此时咬合力直接作用于牙齿。然而，当将以下因素也纳入考量时，这种描述就显得过于简单，它们包括：𬌗平面的倾斜、个别牙的倾斜、与对颌牙的关系、牙根的解剖结构、支持结构、肌肉整体及内部的向量、肌肉收缩力和协调性的差异以及牙尖吻合的种类等。在水平和冠状面上观察，𬌗平面不是平直的。升颌肌群的运动线与牙长轴成一定角度的倾斜（内倾、外倾、前倾、后倾）。这些变量见图2-7-4～图2-7-6。

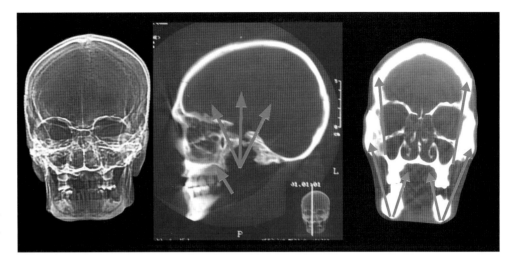

图2-7-4 三维X线矢状面及冠状面显示了人类颅骨的中空复杂结构，箭头显示了升颌肌群的主要作用线。

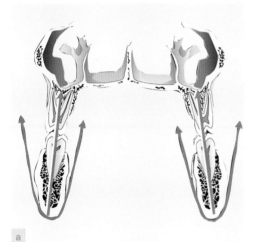

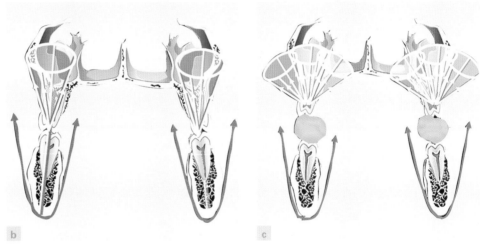

图2-7-5 （a）咬合力沿着磨牙的牙体长轴传导。（b）咬合力方向变化范围形成"咬合力包迹"[20-21]。（c）咀嚼食团导致咬合力向各个方向传导。

117

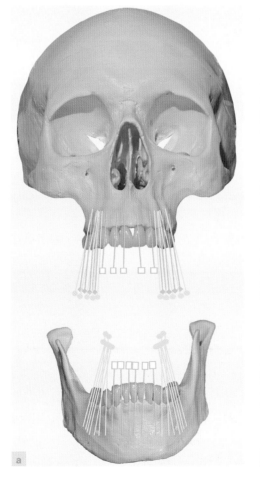

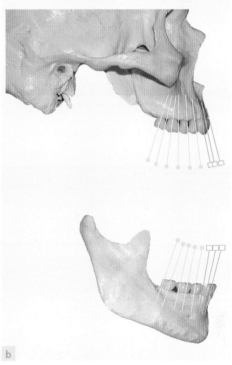

图2-7-6 牙体长轴在冠状面及矢状面的倾斜。

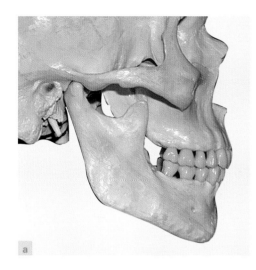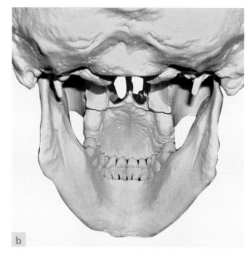

a b

图2-7-7　最大牙尖交错位时矢状面观及后视观。

只有当所有的升颌肌，以同样程度的收缩力同时收缩，在垂直方向做闭口运动，所产生的咬合力才可能垂直于𬌗平面[17,19]。支持组织的结构决定了牙齿冠状面和矢状面的倾斜角度（图2-7-6）。"轴向负重"意味着该咬合力沿牙长轴传导。假设咬合力是垂直加载于后牙上，那么它的传导方向将会以牙长轴和支持组织为导向。此外，上颌磨牙（三根牙）轴向负重的传导方向可以用近似法来解释。这与颊腭根的方向、牙体的倾斜方向和角度以及𬌗面接触吻合程度有关（图2-7-5和图2-7-6）。后牙所承受咬合力有向前的分力，这使后牙整体向近中倾斜。

最大牙尖交错位时，咬合力的合力向量与升颌肌运动的对称性与方向有关。后牙接触的形式不同，比如工作尖与对颌牙牙尖斜面或中央窝接触时，其咬合力的负重方向也不一样。在最大牙尖交错位时，牙齿所承受的合力方向将在大约20°的范围内变化，这被称为"咬合力包迹"（图2-7-5b）[20-21]。单侧或双侧咀嚼食团，也会导致合力方向偏离牙长轴而产生多种方向（图2-7-5c）。但最大牙尖交错位时尖窝接触关系比较稳定。牙齿的尖窝关系、邻接关系、自然萌出力及唇颊舌肌，这些因素相互影响，共同维持着牙列间及牙弓间的稳定[19-21]。

内侧和外侧的肌肉不对称收缩导致非轴向的咬合力。咀嚼食团时，非轴向、多方向的咬合力会加载于受力牙和支持结构上。

牙长轴的倾斜与𬌗平面

图2-7-6显示了牙长轴的排列。在冠状面上，磨牙舌倾较为明显，而前磨牙则相对直立。由此产生的𬌗平面被称为Wilson平面或横𬌗曲线。

在矢状面，前磨牙和第一磨牙倾斜程度相对较小，牙长轴较正，而第二磨牙近中倾斜程度较大。这条后牙区段具有一定曲度的𬌗曲线被称为Spee曲线或纵𬌗曲线（图2-7-6和图2-7-7）[21-22]。

面部骨骼的肌肉向量与解剖基础

日常咀嚼、吞咽、口腔副功能运动时的巨大咬合力量是由强壮的升颌肌群产生的，并且通过牙齿长轴传递到面部骨骼。在现有的知识体系内充分认识口颌系统结构及功能的复杂性和宏观性，将有效地指导我们如何进行牙列及其支持组织的保存及修复。颅骨本质上是一个复杂的中空结构，容纳着大脑、眼睛、耳朵、颈椎和神经等软硬组织，以控制人类生存所需要的视觉、听觉、呼吸、咀嚼、吞咽和运动等基本认知、感觉反射和运动功能。在不影响重要结构和功能前提下，面部骨骼可以承受高达40~100kg的咬合力[23-31]。咬肌、翼内肌和颞肌的前中份在开闭口运动中，所产生的肌力作用线通过第一和第二磨牙区（图2-7-4）。上颌磨牙和前磨牙所承受的咬合力通过上颌窦的中空结构来传导并分散。磨牙根尖通常离上颌窦底仅有几毫米的距离，有时还会突入上颌窦内。上颌前牙根方则是中空的鼻腔[7-8]。疲劳性骨折在健康的面部骨骼中是非常罕见的，很难找到这样的文献报道（图2-7-4和图2-7-8）[16]。

所有上颌牙的颊侧骨板都是非常薄的。颊侧骨板向上延伸为上颌窦的外侧壁，然后移行于第一磨牙根方的颧突，最终移行于颧骨外侧壁和眶底。

上颌尖牙与切牙的颊侧骨板也很薄。这里的骨板向上延伸为上颌窦的前壁，再向上移行参与形成鼻底。上颌牙的腭侧牙槽骨延伸为腭突，参与形成腭穹隆、上颌窦下壁及鼻腔底（图2-7-4、图2-7-5和图2-7-8）[7-8]。

下颌骨由一层厚的骨密质包绕着密度不等的骨松质而形成。在磨牙和前磨牙附近，越靠近牙齿的骨小梁越致密，从下颌管周围到下颌骨下缘骨小梁密度较低。下颌切牙和尖牙颊侧骨板较薄。从前磨牙到磨牙颊侧骨板逐渐增厚，最后在下颌磨牙区颊侧形成颊棚。

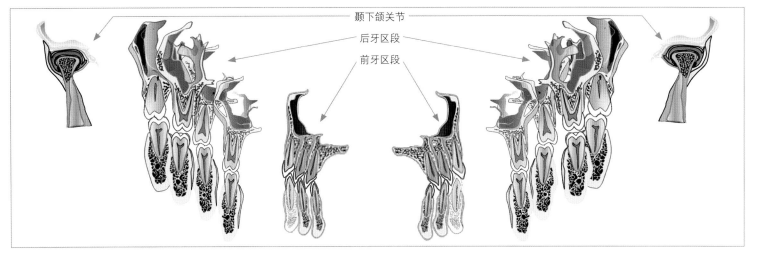

图2-7-8　前牙区段、后牙区段及颞下颌关节是咬合的主要承重部分。后牙区段在最大牙尖交错位时承受大部分咬合力量。

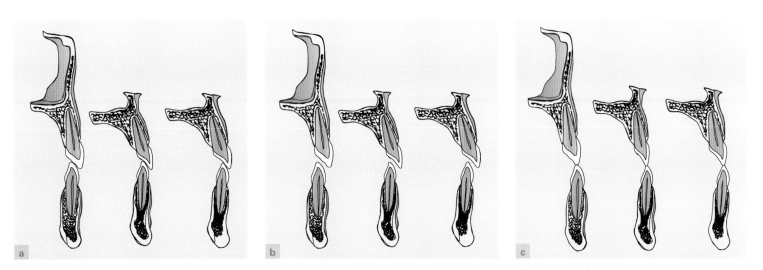

图2-7-9　（a）安氏Ⅰ类。（b）安氏Ⅱ类。（c）安氏Ⅲ类，最大牙尖交错位时前牙区段所受咬合力与前牙覆𬌗覆盖有关。

119

咬合力

由于颅面部骨骼间关系的个体化差异，咬合力可能通过前牙区段、后牙区段或颞下颌关节传导至面部骨骼。前磨牙和磨牙可以承受较大的咬合力，而前牙区段承受能力根据不同的骨骼关系和前牙关系而不同。安氏Ⅲ类𬌗的前牙关系可能是对刃𬌗；Ⅰ类和Ⅱ类2分类可能是斜面接触；而安氏Ⅱ类1分类和前牙开𬌗关系则没有接触（图2-7-9）。

颞下颌关节

从功能学和组织胚胎学上来说，颞下颌关节并不是经典的承重关节[16-17,23]。最大负重时，髁突前斜面与关节结节的后斜面相对。关节窝的顶部与颅中窝仅有薄层骨板相隔，没有承重潜力。颞下颌关节的后方为疏松结缔组织，同样无法承重。髁突后方及外侧与关节窝的连接结构为囊外韧带，限制下颌在正常范围内运动（见第3章）。

上颌骨的承重结构与鼻旁窦的作用

上颌骨左右各一，互相对称构成面中1/3。上颌骨自下而上——容纳牙齿负责咀嚼食物；侧壁传导和分散咬合力，上颌骨的颧突提供咬肌附着。上颌骨的近中容纳鼻腔，上方参与形成眼眶底。上颌骨是中空结构的膜性骨包绕左右窦腔，其近中壁形成鼻腔侧壁。上颌窦内衬的呼吸道黏膜富含纤毛，在上中部分与鼻腔黏膜连接。上颌窦是鼻（旁）窦之一，鼻旁窦为鼻腔周围含气的骨质腔，与呼吸道连接，内衬含纤毛的呼吸道上皮细胞。随着年龄的增长，这些窦腔周围骨质会继续气化，窦腔会继续增大。这一过程类似于长骨骨髓腔的变化。然而，气化的确切机制尚未完全清楚（另见2.2章节）[3,6,9]。

鼻旁窦的生物力学意义

鼻旁窦的作用和意义已经争论多年[3,6,32-37]。这一结构普遍存在于大多数陆地哺乳动物以及一些海洋哺乳动物、鸟类、爬行动物和恐龙的颌骨内。这些看似脆弱的中空骨性结构承担

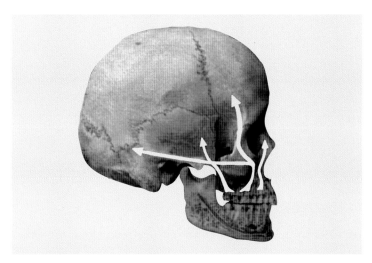

图2-7-10 颅骨咬合力分布的传统轨迹。

120

着咀嚼运动产生的力量。尤其是上颌窦，在大多数情况下，这些窦腔直接位于承重磨牙的根方。关于窦腔结构的生物力学意义，主要推断包括：减轻面部骨骼的重量；形成空心圆形薄壳生物力学结构。这一结构可以受力弯曲，力卸载后能恢复原来形状，从而保护重要器官。同样，颅底的多层薄壁结构也很好地保护了大脑，使其免受咀嚼力的冲击损伤[3]。立体壳状结构作为面部骨骼的形态基础，符合了颅骨负重的设计要求[3,6,9]。

上颌窦的形成

胚胎发育晚期，中鼻道内陷并最终发育为上颌窦。随着乳牙和恒牙的发育，上颌窦继续发育并包绕着磨牙的牙根，但不直接承受咬合力。它们看似让颅骨更脆弱，但事实上，在完整的颅骨和牙列上，尚未出现过疲劳性骨折的情况[16]。鼻旁窦存在于所有脊椎动物，以及一些哺乳动物、爬行动物、鸟类和恐龙中。关于鼻旁窦的功能存在各种推测，包括：减轻颅骨的重量[32]，促进面部生长和维持面部形态[9,32-34]，保护脑组织[9,32]，温暖鼻腔吸入气体[35]，参与发音共鸣等[9]。

鼻旁窦已被证明可产生氧化亚氮气体[36-37]，但其意义尚不清楚。在鼻旁窦的形成和功能行使的过程中，生物力学起到了重要作用[9]。一些理论认为，鼻旁窦是作为支柱、支架结构[7-8]和咬合力传导轨迹之间的一种空间填充（图2-7-10）[7-8,38-39]。脊椎动物生物力学的一大公理是——以最少的结构提供最大的力量和强度[9,16]。在这种情况下，鼻旁窦的二维结构被描述为具有受力性能的表面扩展的壳状结构。三维有限元分析（FEA）模型显示，上颌窦的侧壁在支持和分散咬合力的过程中发挥了重要作用（图2-7-11~图2-7-14）[40-41]，这一结果在猕猴的颅骨模型中也得到证实[42]。相关研究中，鼻旁窦的功能常被提及，如呼吸气体的调节功能。一项研究显示，生活在不同气候条件下的猕猴，鼻旁窦的体积有明显的差异，得出的结论是，相关的气候条件和呼吸气体调节能力影响着上呼吸道的形态[43]。

面部骨骼的咬合负重模型

基于结构类比和功能性骨改建的概念分析模型，已被应用于相关研究中。这些模型根据支架结构、三角形态、金宁塔结构、桁架结构和杠杆系统而建立，来描述颅骨的应力轨迹[7,44-50]。传统理论认为，面部骨骼的支柱结构将咀嚼压力向上传导至颅底，支柱之间还有横行的连接支架。另一个面部骨骼的经典生物力学模型是由西歇尔和汤德勒在1928年提出的[44]。该模型描述了3对支柱架构的应力轨迹，包括鼻额支柱、颧突支柱和翼突支柱（图2-7-10）。这在颅骨的三维模型上进一步得到证实[7-8,23]。在双折射效应相同的颅骨模型上，颧骨和颞骨的骨小梁结构可以用光弹性来表示[23]。

分析与建模方法

有关颅骨生物力学的各种分析和建模方法，这些年已经得到了很大发展。其中，应力轨迹的分析应用了分割线分析法[51-53]，还有形态测定法[54-55]、应力分析和应变仪分析等[15-17,55-57]。

从普通和特化的灵长类动物的面部形态的对照研究中，能够获得更多的有用信息[58-60]。此研究中还应用到光弹性法[23]、生物力学推理[61-62]、空间分析[63]和统计法[64-65]等。除此以外，分析模型法已应用于预测面部骨骼、牙齿和种植负重[20-21,66-68]。

物理模型法和分析模型法

除了模型分析，工程分析方法还结合了光弹性法、有限元法和应变仪分析法等。

光弹性法可用于表面、二维或三维形态分析[23,69-72]。这些研究显示，在负重模型上，双折射效应和应力分布都呈梯度变化（图2-7-15和图2-7-19）。有限元模型用等效应力法展示了受力区域应力分布和应变情况。有限元分析是力学分析的基础，依赖于输入数据和建模变量。根据光弹性法和有限元分析，应变仪可以提供特定位点的准确的应变值。

有限元分析模型

借助计算机断层扫描（CT）技术，颅骨负重的有限元分析从非解剖块状模型[73]逐步发展为解剖学模型[40,74-76]。整个面部骨骼和个体牙齿的建模受计算机性能的限制。在下颌骨及个体牙齿建模过程中，模拟负重使其发生了复杂的弯曲和扭转形变[77-78]。个体牙齿和面部骨骼的细节建模在某些部位受到限制[79-80]。颅骨有限元分析也适用于古代生物的颅颌面骨骼受力分析[81-84]。特定牙齿和种植体的细小局部负重区域已经可以进行更详细的分析[79-80]。

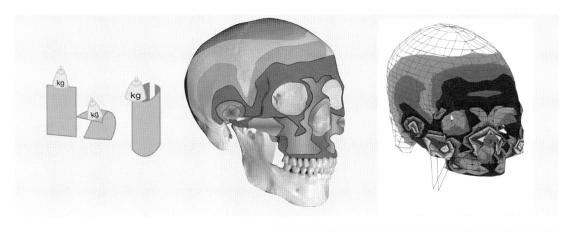

图2-7-11 三维有限元分析（FEA）模拟了最大牙尖交错位时颅骨所受的咬合载荷。在"平面内载荷"支持下的主应力[40-41]。

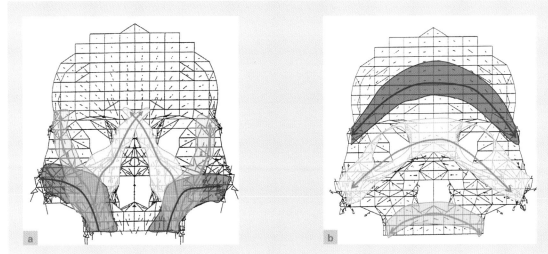

图2-7-12 全牙弓载荷。（a）压缩轨迹：鼻额（黄色），颧颞部（绿色），侧颧骨（蓝色）。（b）拉伸弧线：额部（蓝色），眶部（黄色），鼻部(绿色)（根据Arbel等[41]）。

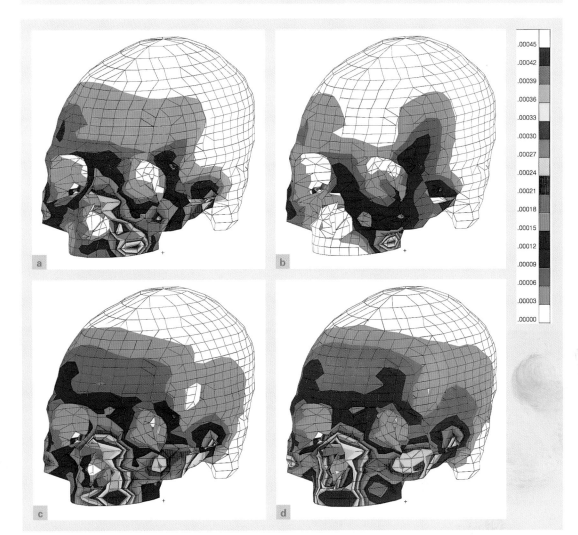

图2-7-13 单点加载相同力的三维有限元等效应力分布。（a和b）前磨牙和磨牙位点的颊部凹陷处等效应力值最高（红色），位于加载点上方1~2cm处[40-41]。（c）尖牙位点。（d）切牙位点。

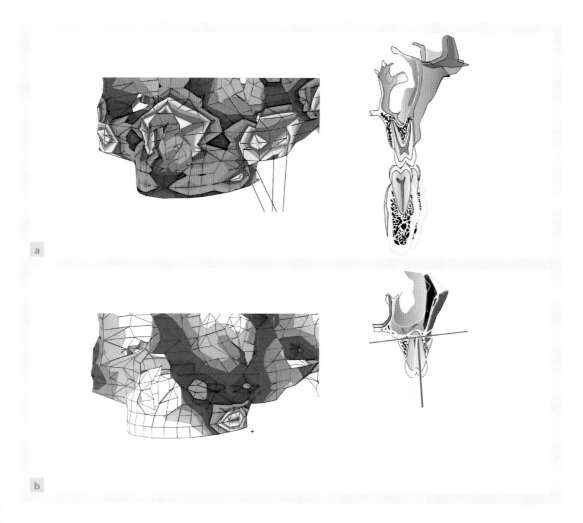

图2-7-14 （a）三维有限元模型模拟全牙弓载荷。在上颌骨窦（绿色区域）的颊侧壁（弯曲薄壳板）负荷呈均匀分布。（b）第一磨牙区单点载荷最大应力集中在颊部凹陷处，这表明在咬合载荷作用下，牙齿的骨板与颌骨骨板发生了摩擦。

平面内荷载

一个人类颅骨模拟负重的有限元分析模型显示，咀嚼压力通过上颌骨侧壁的"平面内荷载"传导至面部骨骼[40-41]。平面内荷载的阐述见图2-7-11和图2-7-14。与平板相比，一个弯曲的薄板能够承受更大的负重。有限元模型通过从前牙到后牙强度逐渐增加的咬合力加载点来模拟自然牙咬合负载[40-41]。等效应力（VM）通过上颌骨侧壁传导均匀分布于颧骨和鼻额骨。

颧弓作为支柱结构，通过咀嚼肌和颧颞的应力轨迹，将咀嚼压力从牙列分散至颅骨，再从面颅分散至脑颅[23]。

在全牙弓负载时可以鉴别出3条垂直压应力轨迹和3条水平张应力弧形轨迹。垂直压应力轨迹包括鼻额支柱、颧突支柱和翼突支柱（图2-7-12a）。3条水平张应力弧结构包括额弓、眶间弓和鼻下弓（图2-7-12b）。

在模拟个别牙齿纵向负重的过程中发现，磨牙和前磨牙向上传导咀嚼压力时，等效应力的最大值集中在作用点上方1cm的区域。尖牙和切牙VM最大值也集中在作用点上方（图2-7-13）。

二维光弹性模型模拟了牙槽骨皮质骨（相同弹性模量和泊松比）和金属磨牙代型，从而在此模型上模拟牙齿纵向和侧向上的负重。模拟结果显示，上颌应力集中在牙根尖周围和牙槽骨颊、腭侧的凹陷处，也说明了牙槽骨的挠曲性（图2-7-15）[71-72]。

壳状空间结构的建筑学负重设计

面部骨骼的功能类似于壳状空间结构。在土木学和机械工程学上，薄壳空间结构是一个完善的设计原则[85-86]。

薄壳结构是由薄壳形膜或平板弯曲组装的具有自我支持功能的结构。这一结构典型的应用有飞机的机身、船体和建筑物的屋顶。所谓薄壳结构，就是相比其他部分的尺寸，壳的厚度比较薄。壳结构和板结构之间的基本区别就是在无应力状态，壳结构是曲面而板结构是平面。薄膜效应主要是由于平面内荷载引起的（图2-7-11），但有可能由于弯曲形变产生的二次应力（图2-7-13）[14-15]。

一片弯曲的塑料或者一张弯曲的纸在承载负荷时就运用了平面内荷载的原理（图2-7-11）。其他的例子就是塑料瓶或锡罐。

平板作用类似于受挠曲应力和剪切应力的横梁，而壳结构类似于弯曲的平板，通过平面内拉伸应力抵抗荷载。非弹性的壳状结构通过拉伸和压缩应力抵抗荷载[85-86]。

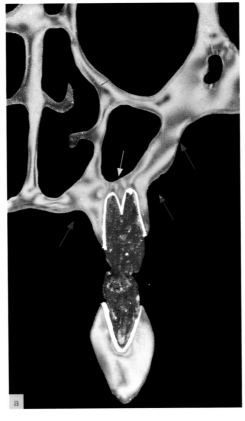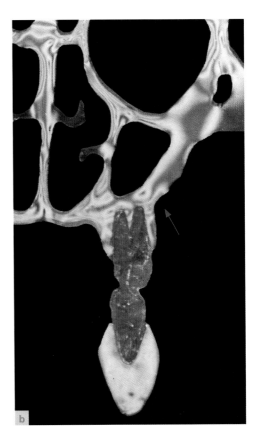

图2-7-15 二维光弹性模型（皮质骨模量和泊松比）模拟了磨牙的垂直向加载。（a）考虑牙周膜的加载模拟。上颌和下颌应力集中于根方（上颌黄色箭头）和上腭与颊部凹陷处（红色箭头）。（b）刚性连接的模拟显示上颌应力集中在颊部凹陷处。

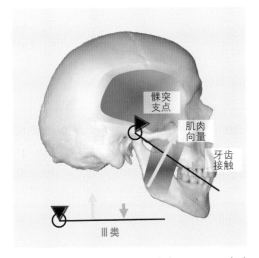

图2-7-16 杠杆系统：Ⅲ类杠杆，闭口运动时矢状面观。

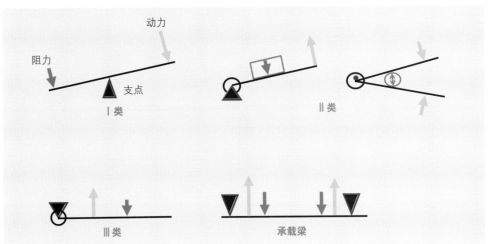

图2-7-17 杠杆系统：Ⅰ类、Ⅱ类、Ⅲ类和承载梁。黄色箭头：动力。棕色箭头：阻力。红/黑色的三角形：支点。

有限元颅骨模型的壳状空间结构性能

　　人类颅骨的有限元模型的特性见图2-7-12[40-41]。在咬合力对抗升颌肌群向下牵拉面部骨骼的力的作用下，额弓、眶弓和鼻下弓等面部骨骼独特的拱形支架得以清晰显现[40-41]。全牙弓负重模型上可以观察到鼻额、颧突和翼突3对支柱结构和应力轨迹（图2-7-12a）。这些应力轨迹显示咬合力是如何通过面部骨骼的壳状侧壁结构传导和消散的。应力主要集中在作用点上方的颊部凹陷处（图2-7-13）。这表明，咬合负重使牙齿和牙槽骨向颊侧弯曲（图2-7-14）。这一点也在光弹性二维模型得到阐明（图2-7-15）[40-41,71-72]（另见第7章）。

杠杆系统

　　分析颅骨负重在矢状面和冠状面的力矩向量时，就好比分析一个杠杆系统。

　　从矢状面看，下颌骨可以看作以髁突为支点，以主要肌肉向量为动力，以上下颌牙齿接触对下颌骨产生的反作用力为阻力的Ⅲ类杠杆，支点和阻力点分别在动力点的两边（图2-7-16）。

　　Ⅰ类杠杆是动力点和阻力点分别在支点的两边。在操作中，在杠杆的一端施加一个力（拉力或推力），从而使杠杆绕支点摆动，克服支点另一端的阻力。支点可以在杠杆的中间，例如跷跷板，也可以在动力点和阻力点之间的任意一点。支点

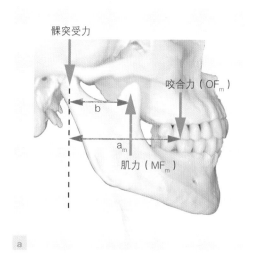
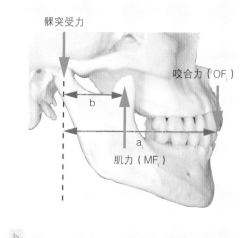

图2-7-18 咬合力量从（a）磨牙变到（b）切牙，减少了垂直肌力的有效咬合负重。支点为髁突。

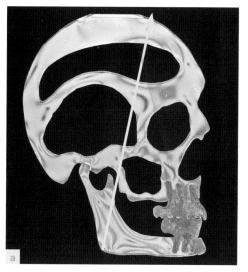
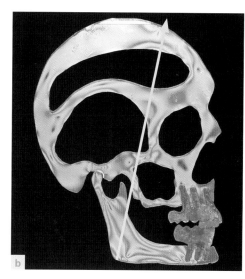

图2-7-19 模拟骨弹性模量的二维光弹性模型矢状面：（a）全牙弓加载。（b）前牙区加载。箭头表示加载方向的矢量。咬合负重越接近前牙区，上颌种植体根方周围的应力降低，而关节区周围的应力增大。

支撑了动力臂。在Ⅱ类杠杆中，动力点位于杠杆的一端，支点位于杠杆的另一端，阻力点位于这二者之间。Ⅲ类杠杆是支点和动力点分别在阻力点的两边。在Ⅲ类杠杆中，支点和阻力点分别在动力点的两边（图2-7-17）[17,23,87]。

矢状面的负重

矢状面负重力矩的分析，有利于通过计算来解释在Ⅲ类杠杆作用中，为何前牙所受的咬合负重小于后牙。计算方法如下：咬合力作用点到髁突支点的竖直投影距离记为"a"（图2-7-18）。闭口运动肌肉收缩力（MF）到髁突支点的竖直投影距离记为"b"。磨牙所受的反作用力计算公式为：$OF_m = (MF) \times (b/a_m)$。切牙所受的反作用力计算公式为：$OF_i = (MF) \times (b/a_i)$。因此，越远离髁突支点和肌肉收缩力作用点（a越小），所产生的咀嚼力量越小[17,19,23,87]。

矢状面的二维光弹性模型

二维光弹性模型模拟颅骨的弹性模量，对该模型施加一

个从下颌角向前斜至额部/颅部的力（图2-7-19）。牙齿和种植体的金属类似物也被施加了一个模拟的闭口运动所产生的咬合力。咬合负重越接近前牙区，上颌种植体根方周围的应力降低，而关节区周围的应力增大。模型显示，上颌骨复合体在负重时向前上旋转。下颌骨模型并没有因为前牙负重和后牙负重而变化。

咬合和关节负重的冠状面分析

左右两侧的肌力补充和负重比例

从冠状面看，颅骨作为承载咬合力的梁状结构，在两侧咬合力作用点有两个主要肌肉向量，髁突支点在肌肉向量外侧（图2-7-20）。当下颌处于最大牙尖交错位时，左右两侧上下牙同时接触，两侧升颌肌群肌肉向量相等，杠杆系统处于平衡状态。此时两侧肌肉向量的和向量经过中线（图2-7-21a）。但即使在最大牙尖交错时，左侧和右侧的肌力补充与继发负重实际上也很少是相等的，这使肌肉向量的和向量向产

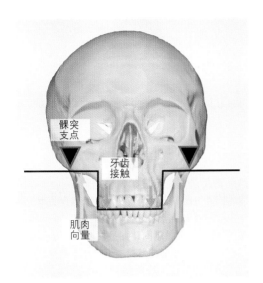

图2-7-20 冠状面闭口运动作用类似于一个承载梁。黄色箭头：肌肉向量。橙色箭头：牙齿接触和咬合力。髁突受力经过髁突支点。

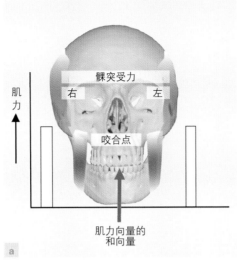

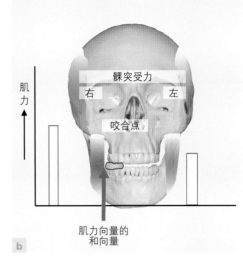

图2-7-21 （a）对称的加载系统的肌肉向量的和向量经过中线。（b）一侧的负荷越大，肌肉向量的和向量就会因负荷的增加而向一侧移动。

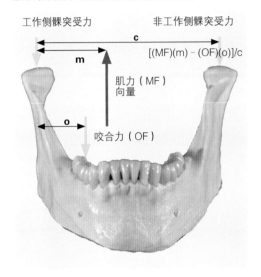

图2-7-22 冠状面力矩分析[17,19,23,87]。

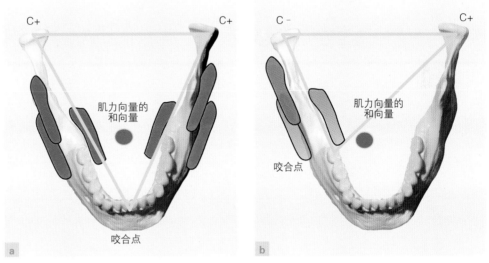

图2-7-23 三角形支持：髁突受压（C+），髁突卸载（C-）。（a）在稳定的负重条件下，肌力的合力在这个三角形的内部，两侧髁突均受力，系统是稳定的。（b）如果肌力的合力在这个三角形的外部，后牙区咬合点作为一个支点，工作侧髁突不受压，非工作侧髁突受压。

125

生更大咀嚼压力的一侧移动（图2-7-21b）[19]。

冠状面力矩分析

非工作侧髁突负重的冠状面力矩分析表明，系统处于静态平衡时，非工作髁突受力计算公式为：$CEF_{nw} = [(MF)(m) - (OF)(o)]/c$（图2-7-22）[17,19,23,87]。

三角形支持

在稳定的负重条件下，咬合接触点和咬合力作用点为三角形的顶点，髁突位于两个底角处。肌力的合力在这个三角形的内部。如果肌力的合力在这个三角形的外部，在咬合接触点附近会产生一个力矩。工作侧髁突不受压或上下滑动，非工作侧髁突受压（图2-7-23）[17,19,23,88-89]。除了第三磨牙区咬合负重，这种情况很少发生。这也许可以解释为什么一些患有颞下颌关节慢性疼痛的患者，在第三磨牙区咬一根火柴或薄异物，会减轻疼痛。这是末端支点式矫治器的基础原理，但在最近有关颞下颌关节紊乱病的文献中很少提及。

颞下颌关节的负重

髁突是否作为闭口运动时的支点，这一问题在过去的几年里一直存在争论[14-16,88-90]。部分争论主要围绕的一点问题是，颞下颌关节不像典型的承重关节，髁突与颞骨关节面之间不是软骨，而是纤维性结缔组织。目前的概念认为，颞下颌关节是一个承重关节，且切牙咬合时承重更重（图2-7-18和图2-7-19）[17,23]。工作侧和非工作侧关节的负重差异随着两侧升颌肌群肌力补充的变化而变化。这样，随着肌力补充的变化，工作侧和非工作侧的髁突可能交替承受或多或少的压力（图2-7-21~图2-7-23）。在单侧咀嚼或撕咬食物时，非工作侧的髁突承重大于工作侧[23]。工作侧的关节盘受压大于非工作侧。

在咀嚼运动的闭口过程中，工作侧下颌体绕其长轴转动。

这种转动使下颌体下边缘外翻，牙槽骨和牙齿内翻。闭口过程中，关节盘外侧受力大于内侧[17]。

紧咬牙时的髁突位移

一些研究致力于测量不同咬合接触条件下髁突向上移位的限度[91-93]。

上颌使用稳定咬合板和前位再定位咬合板，使上下牙紧咬且有最大牙尖吻合时，髁突无法向上移位。上颌使用前牙接触型咬合板时，髁突上移0.44mm，前移0.19mm[91]。

相比不使用前牙接触型咬合板，髁突增加了0.30mm的上移和0.10mm的前移[92]。紧咬牙相比于轻咬牙，髁突位置更靠上，平均差异约0.45mm[93]。

侧方运动时工作侧与非工作侧的髁突位移

尖牙保护𬌗与组牙功能𬌗相比，单侧尖牙紧咬时非工作侧髁突的上移幅度更小[94]。尖牙保护𬌗与组牙功能𬌗时，单侧紧咬时导致下颌倾斜，非工作侧髁突受压。双侧同时平衡接触可以减少关节的倾斜[94]。工作侧垂直位移在0.1～0.2mm范围内，非工作侧在0.2~0.4mm范围内[94]。

若尖牙保护𬌗时人为引入非工作侧接触，非工作侧髁突位移会减少0.6～0.9mm[95]。有些研究表明，非工作侧的接触也可能是一种对非工作侧颞下颌关节的保护[91-96]。

126

参考文献

[1] Hanken J,Thorogood P. Evolution and development of the vertebrate skull: The role of pattern formation. Trends Ecol Evol 1993;8:9–15.

[2] Lieberman D, Mowbray K, Person O. Basicranial influence on overall cranial shape. J Hum Evol 2000;38:291–315.

[3] Pickford M. Major stages of the evolution of primate neurocranium. Hum Evol 1988;3:449–460.

[4] Leonard WR. Food for thought. Dietary change was a driving change in human evolution. Sci Am 2002;287:106–115.

[5] Herring S. The masticatory muscles and the skull: a comparative perspective. Arch Oral Biol 2007;52:296–299.

[6] Rossie JB. The phylogenetic significance of anthropoid paranasal sinuses. Anat Rec 2008;291:1554–1563.

[7] DuBrul EL. Sicher and DuBrul's Oral Anatomy, ed 8. St Louis: Ishiyaku EuroAmerica, 1988.

[8] Sicher H. Oral Anatomy, ed 2. St Louis: CV Mosby, 1952.

[9] Marquez S. The paranasal sinuses: the last frontier in craniofacial biology. Anat Rec (Hoboken) 2008;261:1350–1361.

[10] Taylor AB. Feeding behavior, diet, and the functional consequences of jaw form in orangutans, with implications for the evolution of Pongo. J Human Evol 2006;50:377–393.

[11] Weidenreich F. The brain and its role in the phylogenetic transformation of the human skull. Am Phil Soc 1941;31:321–442.

[12] Healy SD, Rowe C. A critique of comparative studies of brain size. Proc Biol Sci 2007;274:453–464.

[13] Taylor AB. A comparative analysis of temporomandibular joint morphology in the African apes. J Hum Evol 2005;48:555–574.

[14] Gingerich PD. The human mandible: lever or link, or both? Am J Phys Anthropol 1979;51:135–137.

[15] Hylander WL, Johnson KR. In vivo bone strain patterns in the craniofacial regions of primates. In: McNeill C (ed). Science and Practice of Occlusion. Chicago: Quintessence Publishing, 1997:165–178.

[16] Hylander WL. Functional anatomy and biomechanics of the masticatory apparatus. In: Laskin D, Green CS, Hylander WL (eds). Temporomandibular Disorders: An Evidence-based Approach to Diagnosis and Treatment. Chicago: Quintessence Publishing, 2006:1–34.

[17] Hylander WL. Mandibular function and temporomandibular joint loading. In: Carlson DS, McNamara JA, Ribbens KA (eds). Developmental Aspects of Temporomandibular Joint Disorders. Monograph 16. Craniofacial Growth Series. Ann Arbor: University of Michigan, 1985.

[18] Hinton RJ, Carlson DS. Temporal changes in human temporomandibular joint size and shape. Am J Phys Anrop 1979;50:325–334.

[19] MacDonald JWC, Hannam AG Relationship between occlusal contacts and jaw-closing muscle activity during tooth clenching: Part II. J Prosthet Dent 1984;52:862–867.

[20] Van Eijden TM. Three-dimensional anlyses of human bite-force magnitude and movement. Arch Oral Biol 1991;36:535–539.

[21] Van Eijden TM. Jaw muscle activity in relation to the direction and point of application of bite force. J Dent Res 1990;69:901–905.

[22] The glossary of prosthodontic terms. J Prosthet Dent 2005;94:10–92.

[23] Caputo AA, Standlee JJ. Biomechanics in Clinical Dentistry. Chicago: Quintessence Publishing, 1987.

[24] Gibbs CH, Mahan PE, Lundeen HC, Brehnan K, Walsh EK, Holbrook WB Occlusal forces during chewing and swallowing as measured by sound transmission. J Prosthet Dent 1981;Oct;46:443–449

[25] Gibbs CH, Mahan PE, Lundeen HC, Brehnan K, Walsh EK, Sinkewiz SL, et al. Occlusal forces during chewing – influences of biting strength and food consistency. J Prosthet Dent 1981;46:561–567.

[26] Gibbs CH, Lundeen HC. Jaw movements and forces during chewing and swallowing and their clinical significance. In: Lundeen HC, Gibbs CH (eds). Advances in Occlusion. Boston: John Wright, 1982:23.

[27] Nishigawa K, Bando E, Nakano M. Quantitative study of bite force during sleep associated bruxism. J Oral Rehabil 2001;28:485–491.

[28] Gibbs CH, Mahan PE, Mauderli A, Lundeen HC, Walsh EK. Limits of human bite strength. J Prosthet Dent 1986;56:226–229.

[29] Kiliardis S, Johansson A, Haraldson T, Omar R, Carlsson GE. Craniofacial morphology, occlusal traits, and bite force in persons with advanced occlusal tooth wear. Am J Orthod Dentofacial Orthop 1995;107:286–292.

[30] van der Bilt A, Tekamp A, van der Glas H, Abbink J. Bite force and electromyography during maximum unilateral and bilateral clenching. Eur J Oral Sci 2008;116:217–222.

[31] Nie X. Cranial base in craniofacial development: developmental features, influence on facial growth, anomaly, and molecular basis. Acta Odontol Scand 2005;63:127–135.

[32] Davis WE, Templer J, Parsons DS. Anatomy of the paranasal sinuses. Otolaryngol Clin North Am 1996;29:57–74.

[33] Enlow DH. The Human Face: An Account of the Postnatal Growth and Development of the Craniofacial Skeleton. New York: Hoeber Medical Division, Harper and Row Publishers, 1968.

[34] Witmer LM. Bones, air sacs and natural selection: a new perspective on the function of pneumatic sinuses [abstract]. J Morphol 1997;232:340.

[35] Gannon PJ, Doyle WJ, Ganjian E, Ma´rquez S, Gnoy A, Gabrielle HS, et al. Maxillary sinus mucosal blood flow during nasal vs tracheal respiration. Arch Otolaryngol Head Neck Surg 1997;123:1336–1340.

[36] Lundberg JO. Nitric oxide and the paranasal sinuses. Anat Rec 2008;291:1479–1484.

[37] Lundberg JO, Rinder J, Weitzberg E, Lundberg JM, Alving K. Nasally exhaled nitric oxide in humans originates mainly in the paranasal sinuses. Acta Physiol Scand 1994;152:431–432.

[38] Throckmorton GS, Throckmorton LS. Quantitative calculations of TMJ reaction forces – I. The importance of magnitude of the jaw muscle forces. J Biomech 1985;18:445–452.

[39] Preuschoft H, Witte H, Witzel U. Pneumatized spaces, sinuses and spongy bones in the skulls of primates. Anthropol Anz 2002;60:67–79.

[40] Gross MD, Arbel G, Hershkovitz I. Three-dimensional finite element analysis of the facial skeleton on simulated occlusal loading. J Oral Rehabil 2001;28:684–694.

[41] Arbel G, Hershkovitz I, Gross MD. Strain distribution on the skull due to occlusal loading: an anthropological perspective. Homo 2000;51:30–55.

[42] Richmond BG, Wright BW, Grosse I, et al. Finite element analysis in functional morphology. Anat Rec A Discov Mol Cell Evol Biol 2005;283:259–274.

[43] Marquez S, Laitman JT. 2008. Climatic effects of the nasal complex: a CT imaging, comparative anatomical and morphometric investigation of *Macaca mulatta* and *Macaca fascicularis*. Anat Rec 291:1420–1445.

[44] Sicher H, Tandler J. Anatomie Fur Zahnartzte. Berlin: Springer, 1928.

[45] Richter W. Der Obergesichtsschadel des menschen als gebisturm, ein statische kunstwerk. Dt Mschr Zahnheilk 1920;38:49–68.

[46] Bluntschli H. Ruckirkung des kieferapparates auf den gesamtschadel. Z

Zahnarztl Orthopad 1926;18:57–59.

[47]Roberts DR, Tattersall I. Skull form and mechanics of mandibular elevation in mammals. Am Mus Novit 1974;2536:1–9.

[48]Couly JD. The mechanical adaptation of bones. Princeton NJ: Princeton University Press, 1976.

[49]Demes B. The resistance of the primate skull against mechanical stresses. Z Morphol Anthropol 1981;72:47–64.

[50]Throckmorton GS, Throckmorton LS. Quantitative calculations of temporomandibular joint reaction forces – I. The importance of the magnitude of the jaw muscle forces. J Biomech 1985;18:445–452.

[51]Benninghoff A. Spaltlinien am knochen, ein methode zur ermittlung der architectu platter knoche. Verh Anat Ges 1925;34:189–206.

[52]Tappen NC. A functional analysis of the facial skeleton with split line technique. Am J Phys Anthropol 1953;11:503–532.

[53]Tappen NC. A comparative functional analysis of primate skulls by the split-line techniques. Hum Biol 1954;26:220–238.

[54]Moss ML, Young RW. A functional approach to craniology. Am J Phys Anthropol 1960;18:281–291.

[55]Endo B. Distribution of stress and strain produced in the human face by masticatory forces. J Anthrop Soc Nippon 1965;73:123–136.

[56]Endo B. A biomechanical study of the human facial skeleton by means of strain-sensitive lacquer. Okajimas Folia Anat Jpn 1966;42:205–217.

[57]Endo B. Analysis of stresses around the orbit due to masseter and temporalis muscles respectively. J Anthrop Soc Nippon 1970;78:251–266.

[58]Demes B, Preuschoft H, Wolffe JEA. Stress-strength relationships in the mandibles of hominoids. In: Chivers D, Wood BA, Bilsborough A (eds). Food Acquisition and Processing in Primates. London: Plenum Press, 1984:369–396.

[59]Preuschoft HB, Demes M, Meyer M, Bar HF. The biomechanical principles realized in the upper jaw of long snouted primates. In: Else JG, Lee PC (eds). Primate Evolution. Cambridge: Cambridge University Press, 1986:249–264.

[60]Preuschoft H, Witzel U. The functional shape of the skull in vertebrates: which forces determine skull morphology in lower primates and ancestral synapsids? Anat Rec 2005;283:402–413.

[61]Rak Y. The Australopithecine Face. New York: Academic Press,1983.

[62]Demes B. Another look at an old face: biomechanics of the Neanderthal facial skeleton reconsidered. J Hum Evol 1987;16:297–303.

[63]Moss ML, Young RW. A functional approach to craniology. Am J Phys Anthrop 1960;18:281–291.

[64]Ravosa MJ. Browridge development in Cercipithecidae: A test of two models. Am J Phys Anthrop 1988;76:535–555.

[65]Ravosa MJ. Ontogenic perspective on mechanical and nonmechanical models of primate circumorbital morphology. Am J Phys Anthrop1991;85:95–112.

[66]Koolstra JH, van Eijden TM, Weijs WA, Naeije M. A three-dimensional mathematical model of the human masticatory system predicting posterior bite forces. J Biomech 1988;21:563–576.

[67]Koolstra JH, van Eijden TM. Biomechanical analysis of jaw closing muscles. J Dent Res 1995;74:1564–1570.

[68]Misch CE, Bidez MW. Implant-protected occlusion: a biomechanical rationale. Compendium 1994;15:1330, 1332, 1334; quiz 1344.

[69]Alexandridis CA, Thanos CE, Caputo AA. Distribution of stress patterns in the human zygomatic arch and bone. J Oral Rehabil 1981;8:495–505.

[70]Alexandridis CA, Caputo AA, Thanos CE. Distribution of stresses in the human skull. J Oral Rehabil 1985;12:499–507.

[71]Gross MD, Nissan J, Rellu S. Stress distribution around maxillary implants in anatomic photoelastic models of varying geometry. Part I. J Prosthet Dent 2000;85:442–449.

[72]Gross MD, Nissan J, Rellu S. Stress distribution around maxillary implants in anatomic photoelastic models of varying geometry. Part II. J Prosthet Dent 2001;85:450–454.

[73]Benzing UR, Gall H, Weber H. Biomechanical aspects of two different implant-prosthetic concepts for edentulous maxillae. Int J Oral Maxillofac Implants 1995;10:188–198.

[74]Miyasaka J, Tanne K, Tsutsumi S, Sakuda M. Finite element analysis for the biomechanical effects of orthopedic forces on the craniofacial skeleton. Construction of the 3-dimensional finite element model of the craniofacial skeleton. Osaka Daigaku Shigaku Zasshi 1986;31:393–402.

[75]Miyasaka J, Tanne K, Yamagata Y, Sakuda M, Tsutsumi S. Finite element analysis for biomechanical effects on craniofacial skeleton. J Dent Res 1987;66:323.

[76]Tanne K, Hiraga J, Kakiuchi K, Yamagata Y, Sakuda M. Biomechanical effect of anteriorly directed extraoral forces on the craniofacial complex: a study using the finite element method. Am J Orthod Dentofacial Orthop 1989;95:200–207.

[77]Korioth TWP. Simulated physics of the human mandible. In: McNeill C (ed). Science and Practice of Occlusion. Chicago: Quintessence Publishing, 1997:179–186.

[78]Korioth TWP, Romily DP, Hannam AG. Three-dimensional finite element stress analysis of the dentate human mandible. Am J Phys Anthrop 1992;88:69–96.

[79]Clelland NL, Lee JK, Bimbent OC, Brantley WA. A three-dimensional finite element stress analysis of angled abutments for an implant placed in the anterior maxilla. J Prosthodont 1995;4:95–100.

[80]Cattaneo PM, Dalstra M, Melsen B. The transfer of occlusal forces through the maxillary molars: A finite element study. Am J Orthod Dentofacial Orthop 2003;123:367–373.

[81]Curtis N, Koreliue K, O'Higgins P. Predicting skull loading: applying multibody dynamics analysis to a macaque skull. Anat Rec (Hoboken) 2008;291:491–501.

[82]Lieberman DE, Krovitz GE, Yates FW, Devlin M, St Claire M. Effects of food processing on masticatory strain and craniofacial growth in a retrognathic face. J Hum Evol 2004;46:655–677.

[83]Rafferty KL, Herring S, Marshall CD. Biomechanics of the rostrum and the role of facial sutures. J Morphol 2003;257:33–44.

[84]Herring SW, Rafferty KL, Liu ZJ, Marshall CD. 2001. Jaw muscles and the skull in mammals: the biomechanics of mastication. Comp Biochem Physiol A Mol Integr Physiol 2001;131:207–219.

[85]Zingone A. Shell Structures in Civil and Mechanical Engineering. Theory and Closed Form Analytical Solutions. London: Thomas Telford Publishing, 1997.

[86]Ohmori H, Yamamoto K. Shape Optimization of Shell and Spatial Structures for Specified Stress Distribution. Memoirs of the School of Engineering. Nagoya University, 1998;50:1–32.

[87]Smith RJ. Mandibular biomechanics and temporomandibular joint function in primates. Am J Phys Anthropol 1978;49:341–376.

[88]Greaves WS. The jaw lever system in ungulates: A new model. J Zool Lond 1978;184:271–285.

[89]Druzinsky RE, Greaves WS. A model to explain the posterior limit of the bite point in reptiles. J Morphol 1979;160:165–168.

[90]Robinson M. The temporomandibular joint: theory of reflex controlled nonlever action of the mandible J Am Dent Assoc 1946;33:1260–1271.

[91]Ito T, Gibbs CH, Marguelles-Bonnett R, Lupkiewicz SM, Young HM, Lundeend HC, et al. Loading on the temporomandibular joints with five occlusal conditions. J Prosthet Dent 1986;56:478–484.

[92]Teo CS, Wise MD. Comparison of retruded axis articulator mounting with and without applied muscle force. J Oral Rehabil 1981;8:363–376.

[93]Lundeen HC. Centric relation records: the effect of muscle action. J Prosthet Dent 1974;31:244–253.

[94]Okano N, Baba K, Akishige S, Ohyama T. The influence of altered occlusal guidance on condylar displacement. J Oral Rehabil 2002;29:1091–1098.

[95]Seedorf H, Weitendorf H, Scholz A, Kirsch I, Heydecke G. Effect of non-working occlusal contacts on vertical condyle position. J Oral Rehabil 2009;36:435–441.

[96]Baba K, Yugami K, Yaka T, Ai M. Impact of balancing side tooth contact on clenching induced mandibular displacements. J Oral Rhabil 2001;28:721–727.

127

3

骀学基本原理
Fundamentals of Occlusion

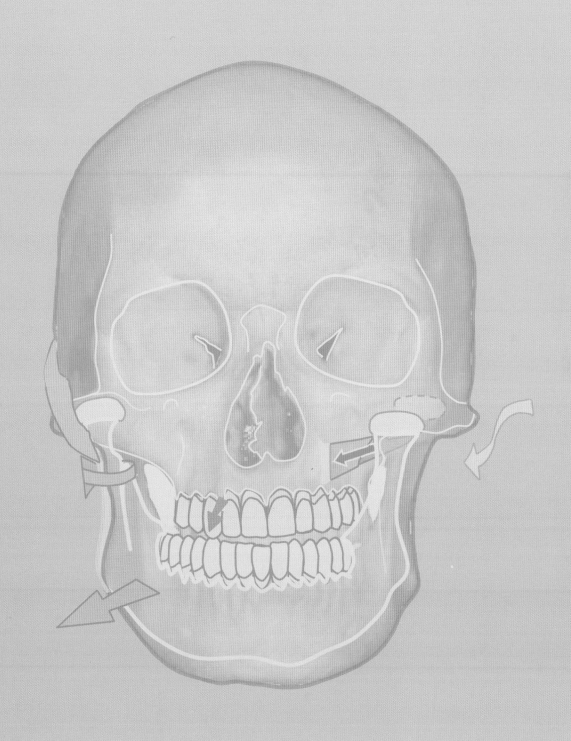

3.1 咀嚼系统的功能解剖与动力学
Functional Anatomy and Dynamics of the Masticatory System

重点内容

- 面部骨骼结构
- 咀嚼肌
- 颞下颌关节
- 髁突运动动力学
- 下颌运动
- 语义说明

面部骨骼结构

颅骨

人类的颅骨是一个复杂的中空结构，包含着必备的功能感知系统以及生命中枢（图3-1-1）。它构成了一个结构性空间，使得牙齿可以之为依靠，对食物进行咀嚼和研磨，从而完成吞咽和消化。颅骨的上2/3为复杂的中空壳状结构，由薄的膜质骨构成，骨的外面附着咀嚼肌的起点，咀嚼肌一直延伸至与颅骨上部相对的下颌骨[1-4]。

上颌骨

上颌骨由薄的膜质骨和前颌骨组成，前者容纳上颌后牙，后者容纳上颌前牙（图3-1-2）。上颌窦内壁与鼻腔为邻，上壁为眼眶底，侧壁与颧突融合[2-8]。

上颌骨的主要负载区位于颧突的底部，也就是上颌第一磨牙和第二磨牙之上的位置。这种情况见于大多数哺乳类动物，尤其是食肉动物，以大型猫科动物为例，它们的颧弓底部之下有一颗磨牙用来粉碎肉类。施于上颌薄弱外侧壁的力量被分散至颧突和额突。上颌骨的下壁为膜质硬腭所构成的拱形结构，其与容纳上颌牙齿的牙槽骨发生外周性融合。

上颌的磨牙和前磨牙排列在面部的牙槽骨中，其颊侧包绕的骨板由非常薄的皮质骨构成。颊根与上颌外壁及颧弓根部侧壁相平齐，而上颌根部则是更倾向于腭穹隆两侧斜向上的方向。磨牙根部之上骨小梁的体积差异较大，根尖周围骨小梁的数目越多，则整体骨密度越低。

上颌前牙位于鼻腔底部的边界上。顶部之上的牙槽骨骨量差异较大。颊侧壁一般比较薄，而舌侧的牙槽骨板则与硬腭融合。

下颌骨

下颌骨较为坚硬，由一层较厚的皮质骨包绕着密度多变的骨小梁所构成（图3-1-3）。下颌骨起源于由第五鳃弓形成的Meckel's软骨。下颌牙齿排列在一个连续的牙弓内，同时下颌磨牙也更加牢固地嵌入到周围骨质内。牙齿根尖周围的骨小梁较为密集，但在其下方围绕的边界及下颌神经之下，骨小梁的密度反而降低，因为骨小梁拥有更大的空间。下颌的切牙、尖牙以及前磨牙被更多的密质骨包围，但是颊侧骨板与上颌牙齿一样，都非常薄。

131

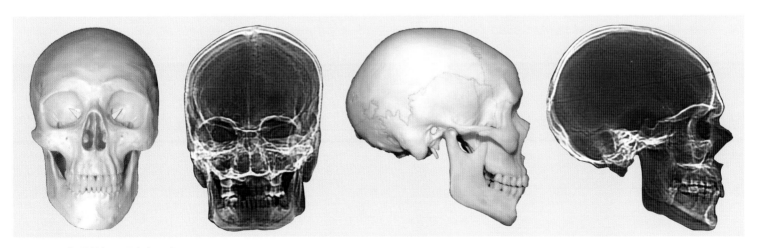

图3-1-1　颅骨的额面观和矢面观。

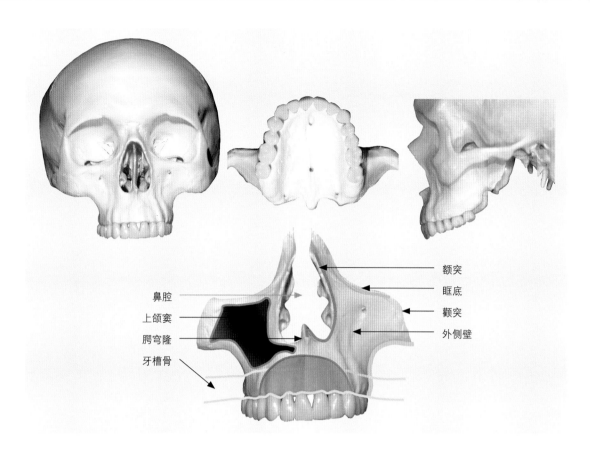

鼻腔
上颌窦
腭穹隆
牙槽骨

额突
眶底
颧突
外侧壁

图3-1-2　上颌骨的额面、骀面及侧面观。

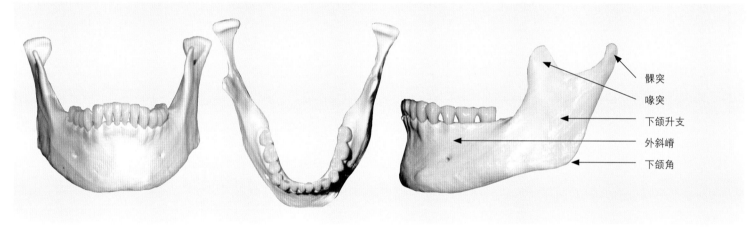

髁突
喙突
下颌升支
外斜嵴
下颌角

图3-1-3　下颌骨的额面、骀面及矢面观。

肌肉附着

附丽于下颌的两组主要肌群为咀嚼肌和舌骨上肌群。咀嚼肌通过与颅骨的连接来运动，舌骨上肌群通过与舌骨的连接来运动。下颌角部附丽有咬肌和翼内肌肌腱，颞肌附丽于喙突，突出的翼外肌附丽于髁突颈部。降颌肌附丽于颏棘处的前二腹肌前腹上。其他降颌肌附丽于颏棘，舌肌附丽于颏棘和下颌舌骨嵴上。舌骨上肌群包括二腹肌、下颌舌骨肌、颏舌骨肌、茎突舌骨肌。舌骨下肌群包括胸骨舌骨肌、肩胛舌骨肌、胸骨甲状肌和甲状舌骨肌，对舌骨起到相互稳定的作用。

上下颌牙齿的"骀"

提下颌肌使得下颌向上运动，直至与上颌闭合并达到最大

牙尖交错咬合关系（图3-1-4）。这个稳定的关系可以产生咀嚼和吞咽所必需的骀力。主要骀力的作用线通过近颧弓根部的第一磨牙区，承载了大部分的骀力。在最大牙尖交错骀时，前牙只承担了少部分的骀力。颞下颌关节（TMJ）可以完成全程的开闭口运动，但是并不是一个典型的承重关节。从功能角度说，咬合必须由后段和前段两部分支撑所构成，后段包括磨牙和前磨牙的支撑，前段包括切牙、尖牙以及远中的颞下颌关节的支撑（图3-1-5和图3-1-6）。

最大牙尖交错关系时牙齿的交互确保了牙弓内部和颌间关系的稳定性，进一步维持了牙体组织、牙周组织、牙槽骨、牙槽基骨、舌、颊以及唇之间的动态平衡状态。

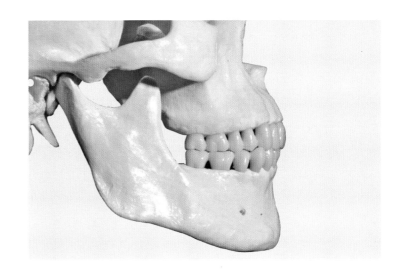

图3-1-4　咬合状态下牙齿的矢面观。

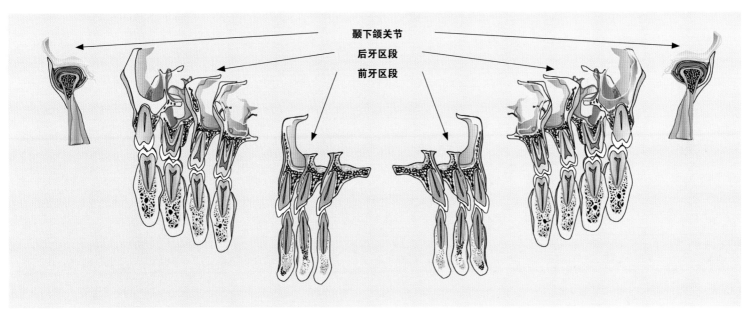

颞下颌关节

后牙区段

前牙区段

图3-1-5　咬合中的负载成分。后牙区段、前牙区段及颞下颌关节。

133

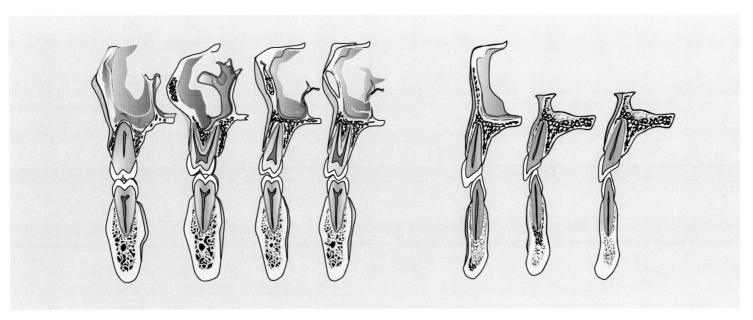

图3-1-6　最大牙尖交错关系时牙齿支撑的解剖学。

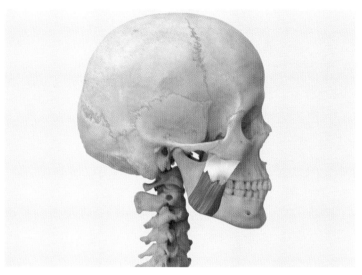

图3-1-7 咬肌，最为强壮的闭颌肌。起于颧弓，止于下颌角下缘。

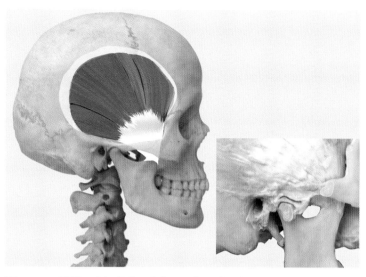

图3-1-8 颞肌，为闭颌肌及定位肌。起于头面部颞下线，附丽于喙突及下颌支前缘。包括前、中、后3个功能单位。前部垂直上提下颌，中部斜向后上闭颌，后部后退下颌。

咀嚼肌

咀嚼肌起止点

肌肉通过自主或反射性的收缩，使其所附丽的肢体完成运动。通常来说，肌肉的起始端会附丽于一个坚固不移动的部分，末端则附丽于随之运动的部分。起止点之间通常以肌腱组织或筋膜相连。咀嚼肌通过复杂的协同运动影响下颌运动的全程。虽然在随后的段落中，会单独阐明每种肌肉，但是对于下颌的功能运动和副功能运动来说，当中所涉及的特定自主运动、潜意识行为或反射活动，均是由这些肌肉作为一个整体工作单位来完成的。

咬肌

咬肌是下颌主要的升颌肌即闭颌肌之一。这块长方形的肌肉起于颧骨下部和颧弓前部，止于下颌角，延伸至升支后缘和下颌骨后下缘。它的肌纤维可分为浅、中、深3层[3,9]。

咬肌十分强壮，起到了主要的上提下颌的作用，并且能够产生相当大的力量。主要肌纤维群的走向为斜向前上（图3-1-7）。其作用线斜行通过第一和第二磨牙。肌纤维的走向随着肌肉成分的不同而有所变化。深层后部的肌纤维几乎是垂直向下走向，相比之下，深层的其余纤维则大致是向下向后走向。浅层和中层的肌纤维走向也有所不同[9-12]。

利用表面电极的研究显示，在对刃位时，咬肌浅层更加活跃[12]。在咬合力方向不同时，系统会选择单一的肌肉激活模式[9]。

颞肌

颞肌行使上提与定位下颌的作用。这块扇形的肌肉起于一

条半月形颞下线，该线覆盖于头面部顶骨、颞骨、额骨及蝶骨表面，还有很多肌纤维起源于颞深筋膜的深面。肌纤维汇聚成束，经过颧弓与颅骨侧壁之间的空间，止于喙突，最终向下达下颌支前缘。颞肌通常由3个功能单位组成，即前部、中部、后部。前部纤维垂直走向，中部纤维斜行走向，后部纤维水平走向。颞肌前部的主体纤维是垂直走向的。颞肌的结构更有利于定位而非产生力。颞肌前部上提下颌，而中部和后部可以使下颌后退（图3-1-8和图3-1-13）。

颞肌内侧覆盖着颞深筋膜，连接着颧弓和前颞线。这种强壮的腱连接可以对抗从颧弓下拉下颌的肌力[12-14]。

翼内肌

翼内肌是一个强有力的升颌肌，仅稍次于咬肌。翼内肌起于翼窝、翼外板的内面，并且以肌腱附丽腭骨锥突和上颌结节，止于下颌角内侧面。翼内肌的作用线与咬肌相似，为斜向上走向。

翼内肌是四边形的厚肌，翼内肌部分纤维的止点与相邻咬肌部分肌纤维的止点在下颌角处相连，使二者协同行使闭颌肌的作用。这种相互结合的上提下颌作用，被称作翼内肌咬肌升颌吊索[14-16]。尽管翼内肌与翼外肌的起止点存在内在的关系，但二者之间并不存在外在的协同互动作用（图3-1-9和图3-1-10）。

二腹肌

二腹肌是主要的降颌或开颌肌。二腹肌由前后两腹和连接两腹的中间腱构成，中间腱借颈深筋膜构成的吊索固定于舌骨。二腹肌后腹起于乳突切迹。前腹前部起于下颌骨前下缘接近中线处的二腹肌窝（图3-1-11和图3-1-12）。二腹肌前后

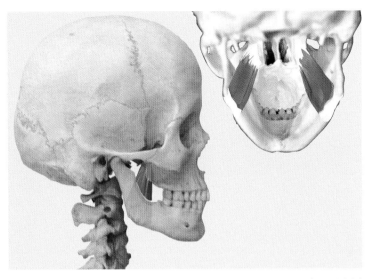

图3-1-9　翼内肌，为闭颌肌。起于翼外板内侧，止于下颌角下内侧边缘。

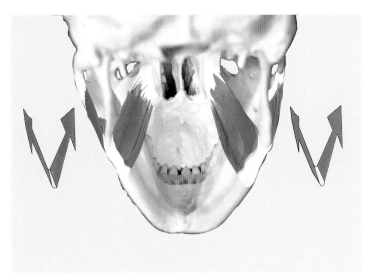

图3-1-10　翼内肌咬肌升颌吊索。二者形成一个链，单侧或双侧运动使得下颌从低位向上颌及头部运动以完成闭颌。

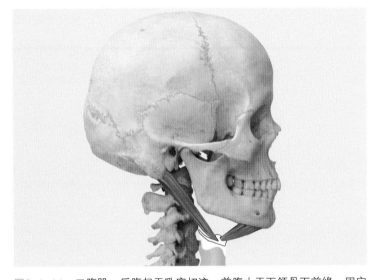

图3-1-11　二腹肌。后腹起于乳突切迹。前腹止于下颌骨下前缘。固定于舌骨之下的吊索起到了轮滑的作用。

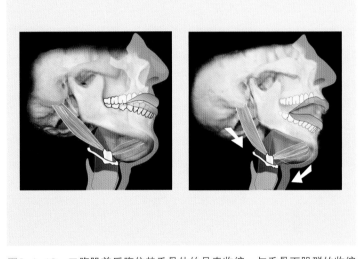

图3-1-12　二腹肌前后腹依赖舌骨处的吊索收缩，与舌骨下肌群的收缩共同完成开颌。

腹以滑轮吊索附丽于舌骨之上，它们的收缩有赖于舌骨下肌群协同收缩所引起的反作用力。后腹由面神经支配，前腹由下颌神经支配。

下颌开闭口运动

闭口运动是由咬肌、翼内肌和颞肌协同完成的。主动闭合使得下颌直接上提至最大牙尖交错殆，达到稳定的牙尖交错关系。颞肌前部在闭颌的最后阶段发挥定位功能，引导下颌进入牙尖交错殆。咬肌是闭颌肌中最强有力的肌肉。在各个闭颌肌不同力量的相互协调下，稳固而有力地闭颌才得以完成（图3-1-13和图3-1-14）[15-18]。

翼外肌

翼外肌具有两个起头：下头较大，上头较小[19]。较大的

下头起于翼外板的外面，肌纤维水平向后向外行走，止于髁突颈前方和颞下颌关节囊的前缘（图3-1-15 ~ 图3-1-18）[3,19-22]。

较小的上头起于蝶骨大翼的颞下面及颞下嵴，止于髁突颈前方，还有部分肌纤维止于颞下颌关节囊和关节盘的前缘[3,19-22]。

上头和下头功能不同但共同运动。关于它们的功能仍然是存在争议的，对于其角色定位的研究，有赖于对针电极实验中的实验变量进行研究[19]。

上头和外侧头的肌纤维，汇聚成束并且止于髁突凹、关节囊及关节盘上，这个止点来源于广泛的颞下窝根面及翼外板。肌纤维的走向从上到下、从内到外都有所不同。这使得翼外肌可以在较宽的水平向量范围内施力来移动髁突。

一些针电极的研究结果显示，前伸、偏向对侧及开颌运动中，激活的是翼外肌下头，而后退、偏向同侧及闭颌运动中，

135

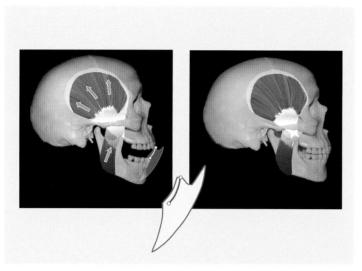

图3-1-13　闭颌运动是靠闭颌肌的收缩完成的。箭头所示的分别是咬肌以及颞肌前部、中部、后部的作用线。

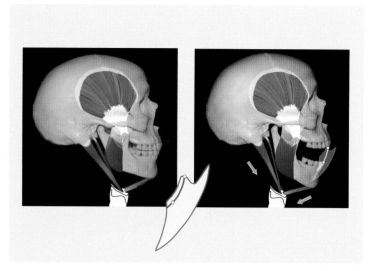

图3-1-14　开颌运动或下降下颌是由二腹肌前后腹与颈部舌骨下肌群协同完成的，并且对舌骨及附着于舌骨之上的二腹肌吊索起到稳定作用。

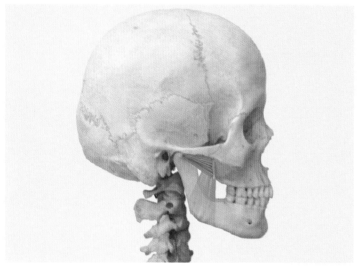

图3-1-15　翼外肌位于翼内肌之上。

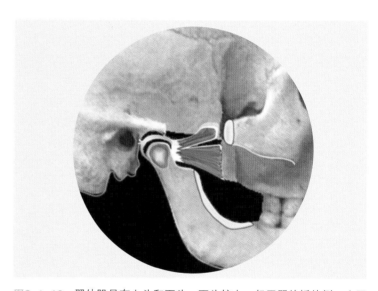

图3-1-16　翼外肌具有上头和下头。下头较大，起于翼外板外侧，止于髁突颈部。上头起于蝶骨大翼的颞下面，止于颞下颌关节盘前面、颞下颌关节囊及髁突颈部。

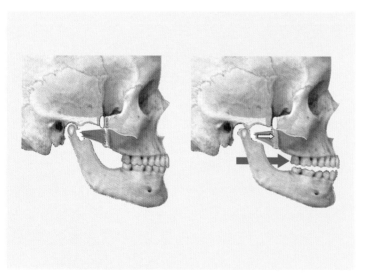

图3-1-17　侧面观。左右翼外肌下头同时收缩可以在下颌前伸运动中拉髁突向前。

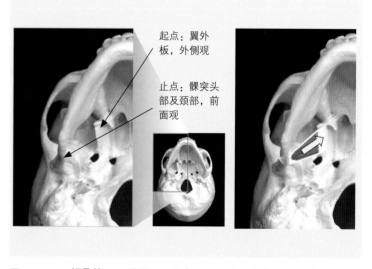

起点：翼外板，外侧观

止点：髁突头部及颈部，前面观

图3-1-18　颅骨的下面观展示了髁突颈部和翼外板之间的关系，也展示了翼外肌下头的起止点。

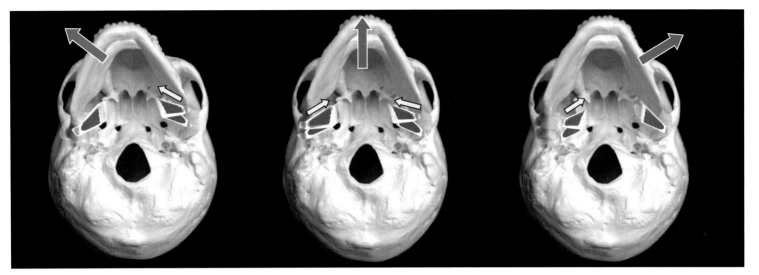

图3-1-19　用颅骨的下面观来展示前伸及侧方运动。双侧收缩使下颌前伸。单侧收缩将非工作侧的髁突推向翼板。工作侧的髁突在其关节窝内有限制的进行转动。

激活的是翼外肌上头[19]。

翼外肌在关节运动中的确切作用仍然存在争议，有观点认为上头和下头有其各自的作用，而另有观点则认为二者是协同作用[19-25]。

有人认为应当将翼外肌看作是具有功能异质性的肌纤维系统，一块肌肉根据不同的方向和功能要求，灵活地调整运动方向并达到不同的活跃程度，而其他肌肉则根据不同的神经支配，行使其各自的功能[19,24-25]。

在侧方运动中，下头是单侧运动的，而在前伸运动中，下头是双侧同时运动的。单侧收缩将髁突拉向内侧（图3-1-19）。双侧同时收缩将两侧髁突颈部沿着关节结节的斜面拉向前方。下颌运动的语义说明及其在词典中的定义将在下面进行描述。

颞下颌关节

颞下颌关节是下颌与颅骨之间的承接部分。这并不是一个典型的关节，与其他关节不同，其表面不是由透明软骨覆盖，而是由纤维软骨层覆盖。关节之间的关节盘为纤维性而非软骨性。关节表面并非典型的球窝结构，而是双凹结构。两侧关节须同时运动，并且具有关节开闭及滑动的综合能力（图3-1-20～图3-1-32）[3,27-28]。

发育

从发育的角度来看，颞下颌关节并不像典型的滑膜关节那样，依靠关节软骨表面的软骨内成骨来发育。在人类胚胎的第7周，其他的软骨内关节，如髋关节、肘关节及肩关节等，都已经开始发育，但此时的颞下颌关节却没有任何发育的迹象，直到第12周才开始发育。人类胚胎中颞下颌关节的发育过程与颌骨在种系发生演化中的进化过程类似，因为它们都源于软

骨鱼中以软骨为基础的下颌关节，软骨鱼属于软骨鱼纲板鳃亚纲。最原始的古代软骨鱼中，由Meckel's软骨构成的前哺乳动物关节与颚方骨相连，逐渐演变成了爬行动物的方形关节。这些反过来又演变成了中耳的关节听小骨，就像齿骨演变成下颌骨并与颞骨鳞部相连，而齿骨与下颌骨均是由膜质骨形成的。翼外肌韧带的残余附着在中耳的关节听小骨，成为哺乳动物纤维性关节盘的前体，在人类胚胎第12周后开始发育（见第2.2章节）。

关节解剖

颞下颌关节是一个双凸形关节。颞骨的关节面是关节结节远端凸起的斜面。关节结节之上是颞窝，其顶部与颅中窝仅有薄层骨板相隔。关节后结节位于远端，其后是鼓室的鼓壁，而鼓室是从外耳道处开始包围挤压所形成的。从外侧面看，可以看见颧突的一个突起，其前方是扁平的关节前斜面（图3-1-20）。关节结节的内侧由两个裂结合而成：即岩鼓裂和鼓鳞裂。再内侧是鼓室骨的鼓板和岩骨结节。这些结构都不包括在关节中（图3-1-20～图3-1-22）。在图3-1-22中，对颞下颌关节表面的外围边界进行了图解，其中粉色虚线勾勒出的是关节囊的外围附着，而关节囊包绕着关节复合体。

关节囊、关节盘和韧带

一层薄的纤维性滑膜囊似袖套结构包绕着关节。如上，像图3-1-23中所展示的那样，它附着于关节表面的外围。向下，附着于髁突颈部。因此，关节囊形成了一个纤维性的圆柱状套子，髁突和关节盘被包绕在内并且可以自由移动（图3-1-23～图3-1-26）。

上方的附着基本沿着颧弓和结节，经过关节后结节的边缘、关节窝、关节结节向前到达关节前斜面。后方附着于关节后结节的顶点和前表面，向后附着于鼓鳞裂和岩鳞裂所抬高的

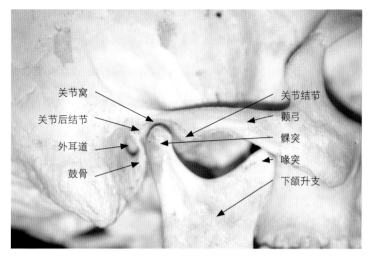

图3-1-20　髁突、关节窝、关节结节及周围结构的外侧面观。

关节窝
关节后结节
外耳道
鼓骨

关节结节
颧弓
髁突
喙突
下颌升支

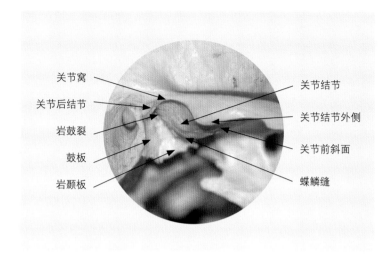

图3-1-21　颞下颌关节颞部关节面的外侧面观。

关节窝
关节后结节
岩鼓裂
鼓板
岩颞板

关节结节
关节结节外侧
关节前斜面
蝶鳞缝

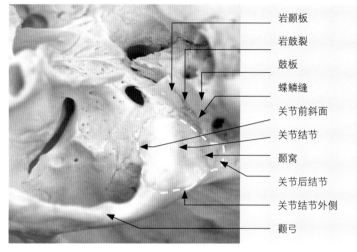

图3-1-22　颞下颌关节周围结构的下面观。粉色虚线标识的为关节的外围边界和关节囊上方附着的边界。

岩颞板
岩鼓裂
鼓板
蝶鳞缝
关节前斜面
关节结节
颞窝
关节后结节
关节结节外侧
颧弓

前缘内侧。内侧附着沿着蝶鳞缝。前方与来自翼外肌上头的肌纤维融合（图3-1-26～图3-1-28）。关节囊主要由内侧薄的滑膜层组成，但是外侧与颞下颌韧带中较厚的纤维相融合的部分相对较厚[3-4,28-33]。

颞下颌韧带

　　颞下颌韧带较厚且与关节囊外侧相融合。向上附着于颧弓的外侧面，向下附着于髁突颈部。它由两组主要的纤维群组成。外斜组份斜向前方，下方深层纤维群较薄且垂直向下（图3-1-23和图3-1-24）。在下颌沿着闭合弧转动至末端到达正中关系这一过程中，颞下颌韧带起到了重要的限制作用。同时在侧方运动时，颞下颌韧带对工作侧的髁突也起到了限制作用（图3-1-35和图3-1-51）[3-4,29-30]。

颞下颌关节盘

　　颞下颌关节盘具有可延展的黏弹性纤维结构，位于髁突之上，像一顶附着在髁突颈部内外极上的帽子。关节盘之上是关节上间隙，之下是关节下间隙（图3-1-26～图3-1-28）。

这些都是髁突结构用于转动和滑动的滑膜潜在空间。关节盘可以在髁突之上前后滑动或者与之整体同步运动。在这个运动过程中，其弹性特质允许其与相对的关节突表面不断进行适应调整。从矢状面来看，关节盘的中心部分为最薄的无血管的中间带，介于髁突前上方功能面与关节结节后斜面之间。关节盘后部为最厚的后带，位于颞窝非工作侧顶部，并与占据了盘后空间的盘后组织相连接（图3-1-29和图3-1-30）。中间带前方为稍厚的前带，前带可延伸并以松散的指状突起方式与关节囊前方产生松散的连接，也可延伸至翼外肌上头的肌纤维（图3-1-26～图3-1-28）[29-35]。

正常盘突关系的变异

　　矢状关系上，关节盘后带位于髁突头部之上，即被称作12点位的"正常"位置（图3-1-26）[3,5,37]。然而，在无症状关节中，相当一部分存在正常的变异。在无关节症状的志愿者中，正常的变异表现为单侧、部分或完全的变异。

　　关节盘位移包括部分前移、外侧移位、内侧移位，完全前移、部分前外侧移位、完全前外侧移位、部分前内侧移位、完全前内侧移位、完全外侧移位、完全内侧移位以及完全后移位。

　　移位被认为是一种适应性改变，因为12点位的正常位置只出现在2月龄至5岁儿童的磁共振成像中，而在6～11岁儿童的磁共振成像中，该位置关系逐渐发生改变，直到产生成人范围内的位移程度[34-36]。

盘后组织，双板区

　　关节盘远端附着于盘后区，通常也被称作双板区[3,29-35]。上板由一些弹性组织构成，下板主要由韧带性组织构成[33]。上下板间为非功能性的疏松结缔组织（图3-1-26～图3-1-31）。其松散的附着和松弛结构允许关节盘随着髁突前后移动。

　　如今不再认为，盘后组织中的弹性组织具有在闭颌运动中

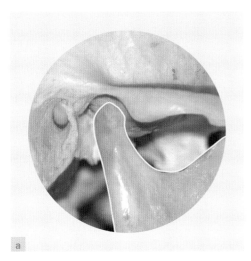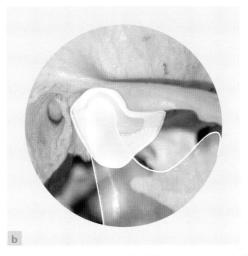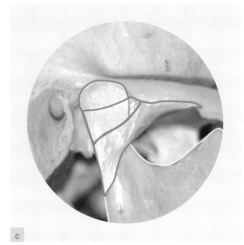

图3-1-23 （a）髁突与关节窝的功能性关系。（b）关节囊包绕着髁突与关节结节。（c）颞下颌韧带。

图3-1-24 （a）颞下颌韧带中不同的纤维群和走向（对Mohl等的注释图的再绘版）。（b）颞下颌韧带解剖实物图。

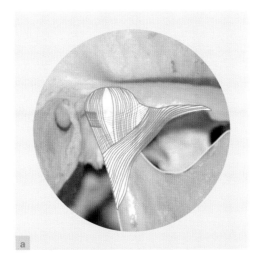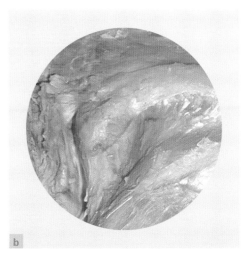

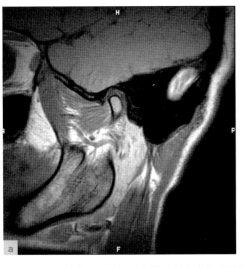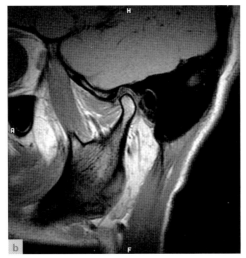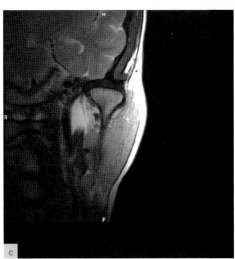

图3-1-25 关节区冠状位与矢状位的磁共振成像图。

使关节盘在关节窝内复位的作用[29]。然而，在闭颌过程中，关节盘向后滑动时，弹性组织有助于防止双板区被困在关节盘和关节结节之间[33]。在前伸运动中，上板和后板区的上层纤维是处于拉伸状态的，从而使关节盘随着髁突向后转动。在闭颌运动中，主要由韧带性组织构成的下板，被动地限制了髁突之上关节盘的前向转动，起到了限制性韧带的作用[37-39]。双板区是非功能性的组织，并不会对髁突远端提供任何形式的阻挡或对抗。盘后组织远端附着于颞后囊性附着，向下附着于髁突颈部后缘。

冠状面

冠状面观，可以观察到关节盘由副韧带附着于髁突颈部的内外侧。关节盘之上可见关节上间隙，之下可见关节下间隙。内侧，关节盘与较薄的关节囊内侧壁相融合。冠状面观，可见

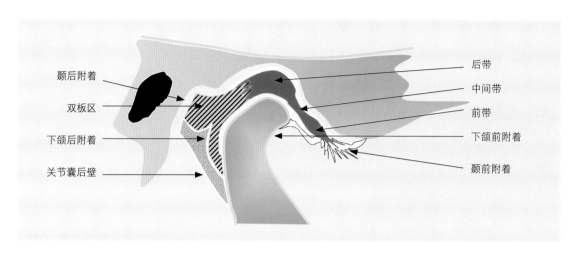

图3-1-26 关节复合体的矢状面图解，显示在正常的最大牙尖交错关系时，关节从功能位到达关节结节处。

颞后附着
双板区
下颌后附着
关节囊后壁

后带
中间带
前带
下颌前附着
颞前附着

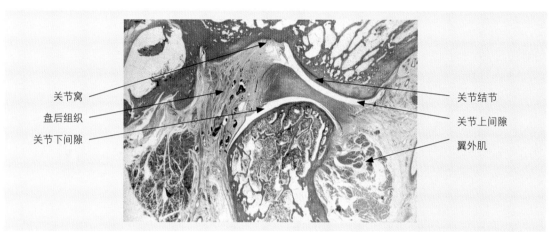

图3-1-27 颞下颌关节矢状面组织图。髁突从功能位到达关节结节的过程中，关节盘都处于中间带。最厚的后带占据了关节窝，并且在远端附着于盘后组织中的双板区。较宽的前带向前附着于关节前斜面、翼外肌以及髁突颈部（图片由尊敬的Prof N Mohl提供）。

关节窝
盘后组织
关节下间隙

关节结节
关节上间隙
翼外肌

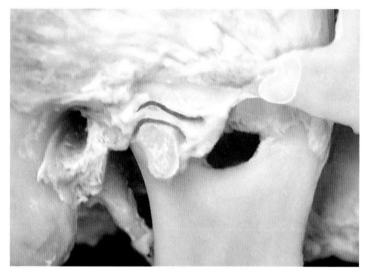

图3-1-28 去除颧弓后，通过髁突头部及关节结节断面的解剖切片。关节上下间隙。关节盘前后部及囊性附着。

一些纤维进入中耳的岩鼓裂，中耳是原始关节盘的遗留部分。在外侧，关节盘向上附着于颞囊附着，向下附着于髁突颈部外侧。同时纤维也与关节囊外侧壁相融合，并且覆盖于颞下颌韧带之上。关节盘附着与关节囊四周在外围相融合，这里的囊壁和囊性韧带，由松散的、富含血管的疏松胶原组织组成，其间

还含有弹性纤维和感觉神经末梢。关节囊的附着在髁突内外极处得到加强，从而限制髁突的运动。

髁突运动动力学

最大牙尖交错关系时的髁突

在正常牙尖交错关系下，大多数自然牙列的牙尖交错位置要比正中关系靠前1~1.5mm。一小部分的牙尖交错位与正中关系相吻合。当下颌主动闭合时，咬肌、翼内肌和颞肌收缩牵拉下颌上升，靠近上颌达牙尖交错关系。两侧髁突前上方表面与关节结节后斜面接触，中间介以关节盘的中间带。在主动闭颌过程中，翼外肌的上头与下颌升肌协同收缩，将髁突和关节盘拉向关节结节后斜面（图3-1-33和图3-1-34）[19-25]。

正中关系位的髁突关系

当下颌肌肉完全放松时，可以引导下颌围绕着末端铰链关系进行开闭口运动。这就是所谓的"正中关系"。在关节下间隙中，髁突绕着关节结节表面进行转动。关节表面与关节结节后斜面相接触，中间介以关节盘的中间带。转动机制由颞下颌韧带的双侧附着所决定，该附着将髁突与颞骨的关节结节相连接。在远中或上方，髁突后上方因没有接触点可以使其自由转

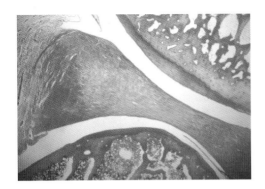

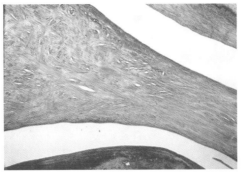

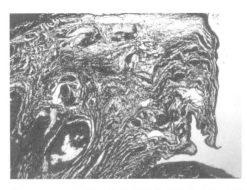

图3-1-29 关节盘及其相对的髁突及关节结节功能面的组织切片。最薄的关节盘中间带、最厚的关节盘后带向后附着于盘后组织，关节盘向前增宽形成较厚的前带（图片由Prof N Mohl 教授提供）。

图3-1-30 关节盘无血管纤维的中间带放大图像（图片由Prof N Mohl提供）。

图3-1-31 双板区的盘后组织（图片由Prof N Mohl提供）。

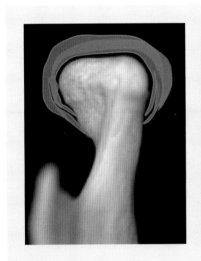

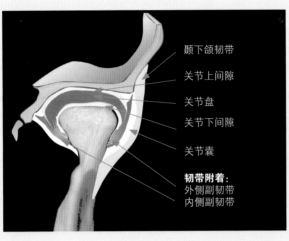

颞下颌韧带

关节上间隙

关节盘

关节下间隙

关节囊

韧带附着：
外侧副韧带
内侧副韧带

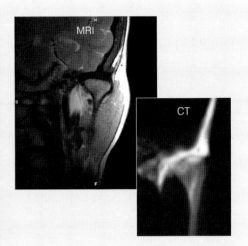

141

图3-1-32 冠状面的髁突关系。关节盘依靠副韧带附着于髁突颈部的内外侧。关节盘可在髁突头部上方前后滑动。

图3-1-33 最大牙尖交错殆时的髁突关系。翼外肌上头（黑色箭头）与其他闭颌肌一起收缩，拉髁突和关节盘沿着关节结节表面到达功能位。蓝色箭头：颞肌收缩。

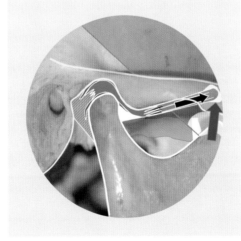

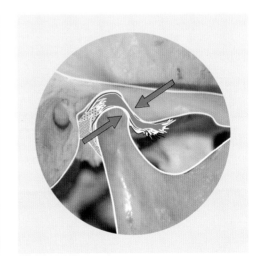

图3-1-34 最大牙尖交错殆时的髁突关系。髁突前上功能面与关节结节后斜面相连，中间介以关节盘的中间带（箭头所示）。

动。髁突依靠囊性附着与颞骨相连，并在其沿着关节结节斜面转动时，颞下颌韧带限制其外侧运动（图3-1-35）。

前伸时的髁突关系——髁导

下颌由于左右侧翼外肌下头同时收缩而被拉向前方，同时使得髁突沿着关节结节斜面向前下方运动（图3-1-19）。

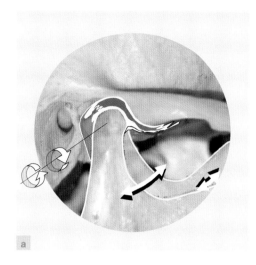
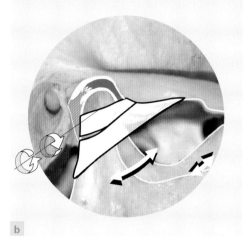

图3-1-35 （a）正中关系位的髁突关系。髁突围绕其末端横向水平轴做旋转开闭运动。（b）外侧绷紧的颞下颌韧带限制髁突防止其向远中移动。

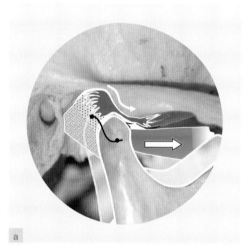
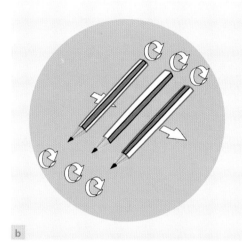

图3-1-36 （a）在前伸运动中，翼外肌下部推髁突沿着关节结节的导斜面向前向下。髁导：下颌做平动运动。（b）平动：一支铅笔在一个平面上滚动依靠的是整体的滑动以及与之相伴的沿着自身长轴的转动。

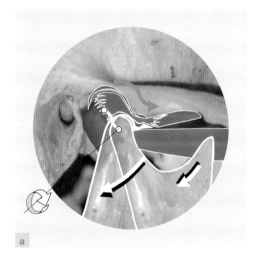
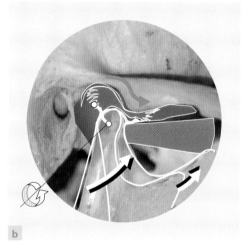

图3-1-37 滑动中髁突沿着关节结节整体向下移动。同时髁突可沿着水平轴同时做开闭运动。（a）前伸同时开颌。（b）前伸同时闭颌。

髁突和关节盘沿着关节结节同步下移，发生在滑膜性关节上间隙。这就是术语中的"髁导"（图3-1-36a）。

在I类错𬌗中，前牙引导下颌向前，同时伴随着下颌切牙沿上颌切牙的舌侧导斜面向前下。这种向前的切导要求髁突在关节下间隙中，沿着水平的转动轴做轻度的转动开颌运动（图3-1-37）。

关节盘随着髁突被动运动。在前伸运动中，后带上部的上层弹性纤维被绷紧。在闭颌运动中，更多的下层韧带，被动地限制了关节盘在髁突上向前转动，起到了限制性韧带的作用[37-39]。

滑动和转动

关节盘上下滑膜间隙允许髁突沿着关节结节进行独立移动或"滑动"，同时在关节下间隙中沿着水平转动轴进行转动（图3-1-37）。髁突和关节盘在关节上间隙中沿着关节结节向下运动[38-39]。滑动是指一个物体的整体移动。一支铅笔在一个平面上滚动时，即同时存在滑动和转动（图3-1-36b）。

同理，当沿着其移动的水平轴同时进行开闭口运动时，可以完成下颌的前伸。在这样的方式下，下颌可以沿不同倾斜程度的切导进行前伸运动，或者在肌肉的牵引下开颌及前伸至下

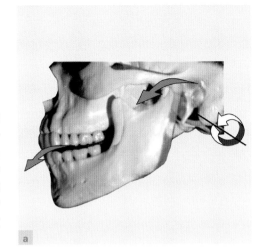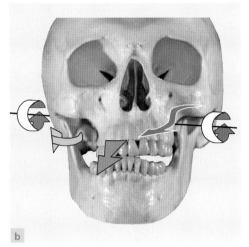

图3-1-38 （a）前伸运动中，水平轴在左右侧关节结节斜面的引导下前后移动，同时下颌做转动开颌运动来达到切导前伸。（b）尖牙引导的侧方运动中，水平轴在非工作侧髁导斜面的引导下向前下内侧移动。工作侧的髁突在原位沿着其垂直轴进行转动。在这种方式下，下颌可以沿着其水平轴做转动开颌运动，以达到侧方运动中工作侧的尖牙引导。

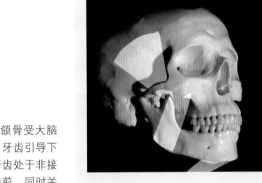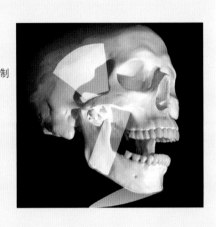

中枢神经系统控制与协调：
肌肉运动
关节引导
牙齿引导

图3-1-39 下颌运动。肌肉移动下颌骨受大脑控制与协调。牙齿处在动态接触时，牙齿引导下颌向前，同时关节引导下颌向后。牙齿处于非接触状态时，肌肉本体感觉引导下颌向前，同时关节引导下颌向后。

颌矢状向功能运动范围中的任何一点（图3-1-37）。

前伸和侧方运动

在前伸运动中，滑动和转动同时发生，使得下颌可以在切牙的引导下向前运动，在髁突的引导下向远中移动。相同情况也出现在侧方运动中，工作侧的尖牙引导侧方运动，同时髁突允许下颌沿着水平轴做旋转开颌运动。在前伸运动中，该轴沿着左右侧关节结节斜面向前下移动。在工作侧侧方运动过程中，只有非工作侧的水平轴做前下方运动，而工作侧的髁突则在原位沿着其垂直轴转动（图3-1-38）。

下颌运动

肌肉运动之所以完成下颌运动，该过程受到中枢神经系统的控制和协调。当牙齿在动态接触中，下颌牙齿会沿着上颌牙齿滑动，并引导下颌前部运动，同时髁导引导下颌后半部分运动。当牙齿处于非接触状态时，肌肉的本体感觉在前方引导下颌，髁导在后方引导（图3-1-39）。

功能运动范围的三维轨迹

下颌运动的最大范围可以通过功能运动范围三维轨迹进行图表阐明。传统方法是以下颌切牙中点的运动范围来表示（图3-1-40和图3-1-41）。上界受牙齿接触关系所限。其他边界被肌肉的运动范围、韧带及软组织的限制因素所影响[40-43]。

矢状向功能运动范围

矢状向功能运动范围阐释了几个具有显著临床意义的要素（图3-1-42～图3-1-50）。当髁突处于正中关系位并且受到颞下颌韧带的限制时，远中的边界是弧形或转动形状（图3-1-35和图3-1-43a）。上界描绘了大多数自然牙列从正中关系位滑动到最大牙尖交错位的过程，也展现了从牙尖交错位到对刃位过程中的前伸切导（图3-1-44和图3-1-47）。从姿势息止位到最大牙尖交错位的任意闭合路径并不在后退运动弧上。通过在放松状态下上下切牙之间的距离，可以阐明姿势息止位和殆间息止位（图3-1-45和图3-1-46）。基于后退运动弧上的开口度受到颈部结构的限制，从必要滑动开口度到最大开口度之间，上下颌切牙存在40～45mm的距离差（图3-1-50）。

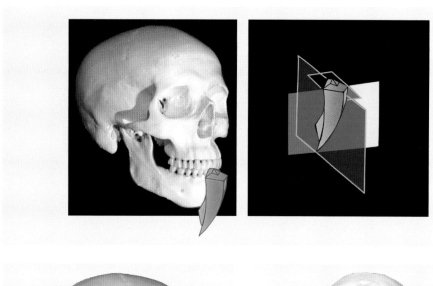

图3-1-40　下颌切牙中点功能运动范围的三维轨迹。上界受牙齿接触关系所限。其他边界受肌肉运动范围、韧带及软组织所限。功能运动范围可从矢状面、冠状面及水平面进行阐述。

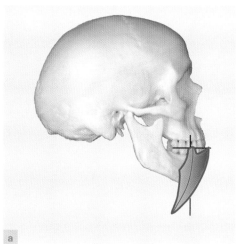
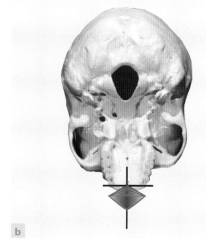
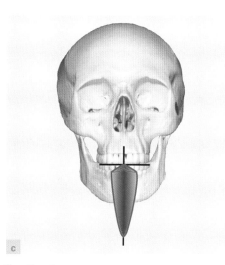

图3-1-41　下颌切牙中点可能的边缘运动范围。（a）矢状面观。（b）中颅底面（骀面）观。（c）三维冠状面观。

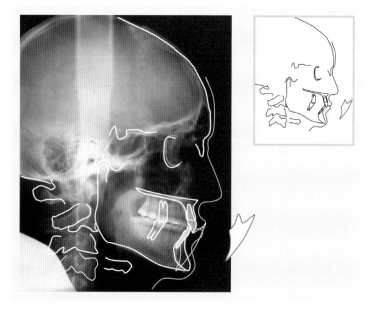

图3-1-42　在牙齿闭合处于最大牙尖交错关系时，头颅侧位片上显示出下颌切牙中点的矢状运动轨迹。

正中关系位的转动弧

术语"正中关系"描述的是转动运动弧的终末，这期间上下切牙的距离范围大约是20mm。在闭合弧终点范围内的第一个骀接触点也被称作"正中关系"。这个位置可出现于弧线上任意一点，也可出现于上下颌切牙分开的任意垂直距离处[40]。从水平面观察时，用哥特式弓描记出的顶点出现在正中关系上（图3-1-41），且适用于末端弧形任意垂直距离处。这是对正中关系的附加描述，因为最后方的中点，可以沿着闭合弧线末端，在任意垂直距离处，确定外侧运动边界。

在随后的小节及第4章中，将对正中关系的复杂语义、临床意义及应用进行更加深入的思考。

正中关系时的早接触

在一个完整的Ⅰ类牙列中，因为下颌骨是沿着其后退运动弧来闭颌的，所以通常是首先在单颗前磨牙或磨牙的牙尖上达到后退接触。有几个同义词可以定义这种现象：后退接触位（RCP），后退接触（RC）及正中关系（CR）（图3-1-43）。

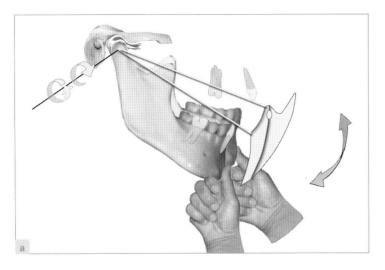 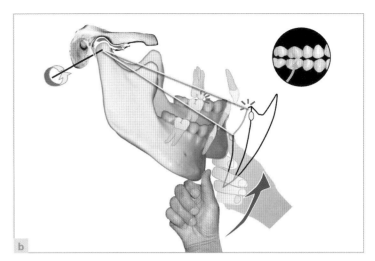

图3-1-43　（a）在正中关系时，下颌的后退运动弧围绕末端水平转动轴产生。上下颌切牙间的平均距离范围为20mm（黄色弓形）。（b）闭合弧线末端的早接触点。后退接触位，也被称作后退接触及正中关系。

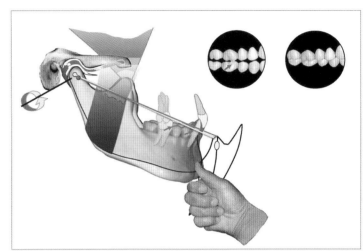

图3-1-44　在大多数完整牙列中，牙齿主动交错紧咬，从早接触点沿着闭合弧线末端向前向上1～1.5mm来完成"正中位滑动"。

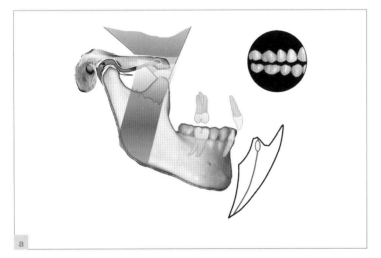 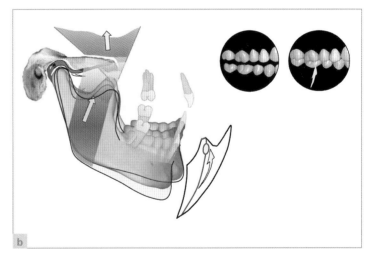

图3-1-45　（a）息止颌位。通常情况下下颌处于姿势息止状态，此时牙齿之间有一定距离。文献中通常将姿势息止位描述成"临床休息位"和"生理休息位"（见第5章）。（b）沿着任意闭合路径达到最大牙尖交错殆。该路径位于后退闭合弧前方。

正中位滑动

　　如果牙齿从正中关系的后退接触位主动交错咬紧，下颌需沿着斜面向前滑动至最大牙尖交错殆。向前滑动的距离一般为1～1.5mm，同时伴有1～1.5mm的小的垂直分量。这个规律适用于正常人群中90%的完整牙列[26,29,40]（图3-1-44）。

息止颌位

　　当不涉及任何功能运动或副功能运动时，下颌通常是处于姿势息止状态（图3-1-45和图3-1-46）。关于"息止颌位"的本质，存在相当大的争议和讨论。这将在第5章中进行更充分的讨论。

145

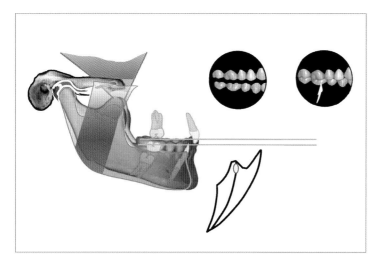

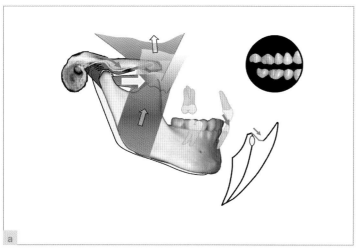

图3-1-46　息止颌位时上下颌切牙间的距离为息止殆间隙。自然牙列中平均值为1.5～3mm。

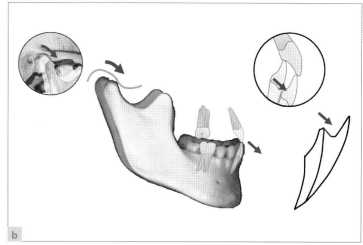

图3-1-47　（a）前伸。左右侧翼外肌的下头将髁突和关节盘沿着关节结节的髁导斜面拉向前下。升颌肌同时收缩，使得下颌在前伸切导的指引下，从牙尖交错位前伸至对刃关系，并在这一过程中保持髁突的滑动和上下颌的接触。（b）前伸。前伸切导引导其向前。髁导引导其向后。后牙开殆。

息止殆间隙

当下颌处于姿势息止位时，上下颌牙齿之间存在"息止殆间隙"（IORS），通常称之为"自由间隙（freeway space）"。年轻成人处于临床休息位时，上下颌切牙间的平均距离为1.7mm，范围为1～3mm（图3-1-46）[41]。

沿着自主闭合路径达到最大牙尖交错位

从姿势息止位沿着自主闭合路径闭合至最大牙尖交错殆，是在最大牙尖交错殆时，不断强化连续接触所形成的一个运动过程。自主闭合路径位于后退闭合弧的前方（图3-1-45）。

前伸

在下颌前伸过程中，左右侧翼外肌的下头，将髁突和关节盘，沿着关节结节的引导斜面，拉向前下（图3-1-17和图3-1-19）。升颌肌同时收缩，使得下颌在前伸切导的引导下，从牙尖交错位前伸至对刃关系，并在这一过程中保持上下颌的滑动接触。在Ⅰ类殆中，当下颌前伸时，前部由切导引导，后部由髁导引导。在Ⅰ类殆中，当下颌前伸时，后牙成开

殆状态（图3-1-47）。

髁导

当髁突沿着关节结节向下，其与水平面在特定前伸程度下所形成的角被称为"髁导角"。髁突的运动路径可能是一条曲线，由关节结节的解剖形态所决定（图3-1-48和图3-1-49）。

切导

在Ⅰ类切牙关系中，当下颌从最大牙尖交错殆前伸至对刃位时，下颌切牙运动与水平面的平均角度称为"切导角"（图3-1-49）。由牙齿所引导的前伸、侧方及侧移位运动被称作"非正中运动"或"偏心运动"。

最大开口度

为了使下颌在后退运动弧上做开颌运动，髁突必须向前滑动，同时其颈部结构可防止其沿着铰链轴末端进一步后退。最大开口度在40～45mm范围之间（图3-1-50）。

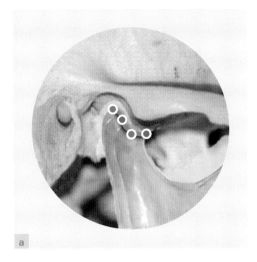
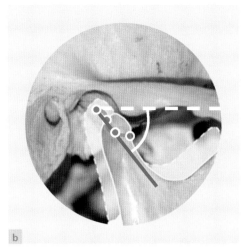

图3-1-48　髁导。前伸时髁突的运动路径。水平转动轴沿着多个瞬时转动中心移动，在前伸运动中，下颌可以在向前滑动的同时，绕着这些转动中心像铰链那样做转动开闭运动。髁突与水平面在特定前伸程度下所形成的角被称为髁导角。红点对应最大牙尖交错位和前伸至特定程度所形成的对刃位。蓝点代表髁突运动路径上的其他瞬时转动中心。

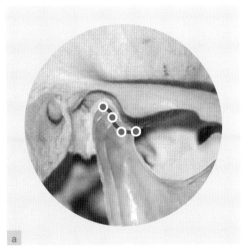
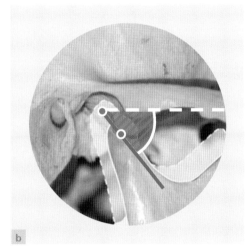
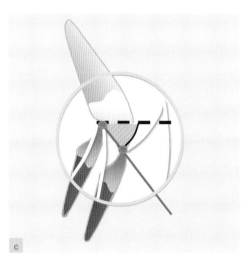

图3-1-49　前伸过程中髁突及下颌切牙的运动曲线。在前伸对刃位时，髁突与水平轴形成一个平均角称之为"髁导角"（红色）。切牙与近中侧水平面形成一个平均角称之为"切导角"。

下颌侧方运动

在侧方运动中，非工作侧的翼外肌下头拉动同侧的髁突向前下内侧，沿着关节结节的引导斜面朝向翼外板（图3-1-19、图3-1-51和图3-1-52）。

在牙齿引导的侧方运动中，闭颌肌会同步收缩，来保持髁突与关节结节之间的接触，同时也保持前牙在移动过程中的引导接触。下颌在水平面绕着工作侧髁突的垂直轴转动，在矢状面绕着水平转动轴转动，在冠状面绕着水平轴转动（图3-1-53）。工作侧髁突在绕着其垂直轴转动的过程中，同侧的颞下颌韧带可以限制其发生侧方运动（图3-1-51和图3-1-52）。当工作侧的髁突在关节上间隙内沿着其垂直轴转动时，或者当其根据尖牙的垂直分量或工作侧其他牙齿的引导，沿着其水平转动轴转动时，也会同时沿着韧带向外侧略微移动。当下颌在翼外肌下头的作用下进行前伸或侧方移动时，滑动的髁突和关节盘会沿着关节结节向下滑动，因为关节盘上方与关节结节之间存在关节上滑膜腔，内含有润滑作用的关节滑液。无论是在前伸、侧方或侧方前伸位的滑动过程中的任意一点，下颌都可以围绕其水平转动轴像铰链那样进行开闭口运动，或是沿着关节结节进行转动，由于关节盘下面与髁突之间存在关节下滑膜

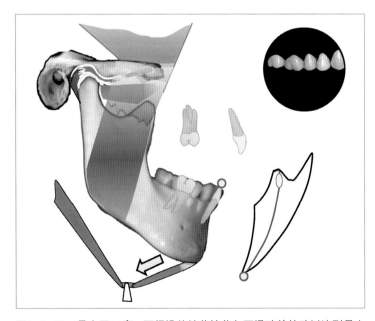

图3-1-50　最大开口度。下颌沿着关节结节向下滑动并转动以达到最大开口度。最大开口度的正常范围是40～45mm。

147

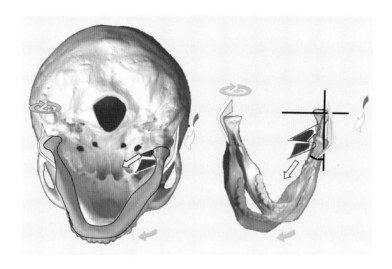

图3-1-51　侧方运动的下面观和𬌗面观。翼外肌下头拉动非工作侧的髁突向前下内侧。工作侧髁突绕着其垂直轴转动并且在颞下颌韧带的限制下向外侧移动1~2mm。

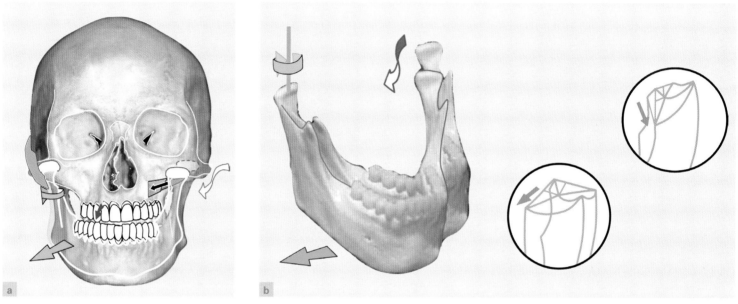

图3-1-52　（a）侧方运动的冠状面观。翼外肌下头拉动非工作侧的髁突向前下内侧。工作侧髁突绕着其垂直轴转动并且受到颞下颌韧带的限制（橙色）。尖牙引导在前方指引下颌运动。（b）侧方运动。工作侧髁突绕着其垂直轴旋转；非工作侧的髁突沿着非工作侧的关节结节的导斜面被拉向前下内侧。

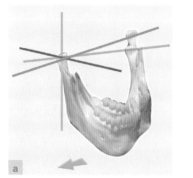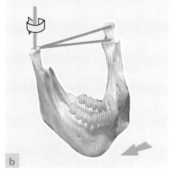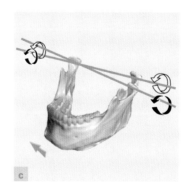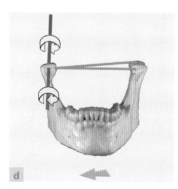

图3-1-53　侧方运动。（a）下颌沿着工作侧髁突的3个转动中心同时进行转动。（b）垂直轴，绕其在水平面内转动（橘色）。（c）水平转动轴，绕其在矢状面内转动（绿色）。（d）前后向的水平轴，绕其在冠状面转动（红色）。

腔，内含有润滑作用的关节滑液（图3-1-38和图3-1-52）。在尖牙引导的I类错𬌗的侧方运动过程中，工作侧的上颌尖牙从最大牙尖交错𬌗起始引导其向前，由非工作侧的关节结节引导其向后（图3-1-52）。

离开最大牙尖交错𬌗的运动统称为"偏心运动"或"非正中运动"。当尖牙或前牙存在磨损、缺失或与颅骨处于不同的位置关系时，从最大牙尖交错位开始的偏心运动过程中，任意

一颗有接触的牙齿都可引导下颌运动。同样的现象也适用于后牙，也可发生在不存在自然切导的天然牙列中，这样的牙列中后牙也能做到咬合分离。

对于水平面上特定程度的侧方运动而言，非工作侧的髁突与矢状面所成的角，被称作"Bennett角"或"内侧前伸角"（图3-1-55a）。在矢状面，非工作侧髁突的平均运动路径与水平面成角，被称作"非工作侧髁导角"（图3-1-56a）。

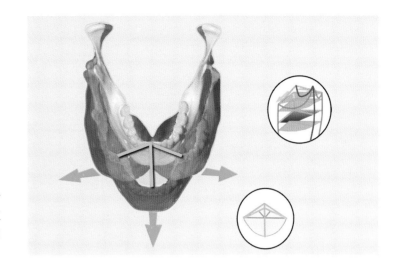

图3-1-54 左右工作侧边缘运动以及笔直前伸运动（橘色线条）。左右侧路径的顶点被称作左右哥特式弓的顶点，并且在一特定垂直距离处与正中关系相吻合。绿色线条代表由工作侧牙齿所引导的从最大牙尖交错殆向左右侧偏心运动的过程。

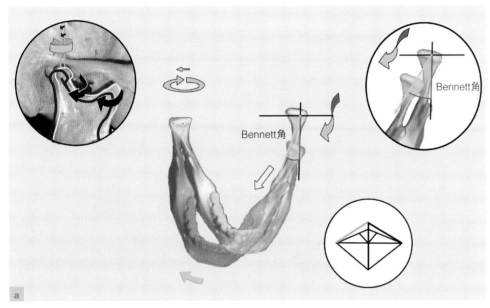
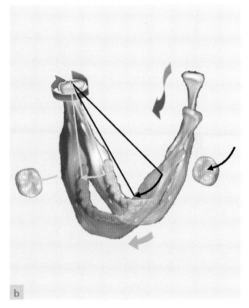

图3-1-55 （a）在水平面上看从正中关系向右侧边缘偏心运动。非工作侧髁突绕工作侧髁突的垂直轴转动。工作侧的髁突向侧方略微移动0.5～1.5mm。这种工作侧髁突的侧方移动被称作"侧移""Bennett移动"或"下颌侧方滑动"。这是一个非常小幅度的运动，是工作侧颞下颌韧带限制作用的体现。非工作侧髁突前后向线在水平面上所成的角是Bennett角或内侧前伸角（黄色阴影）。（b）在向左向右运动中，牙齿描记出其沿着各自工作侧髁突垂直轴转动的路径。

在冠状面上，非工作侧髁突也与水平面成角，这个角度常常不被定义，但若需要定义的话，它曾被称为"矢状轴倾斜"（图3-1-51～图3-1-56）[42]。

哥特式弧／箭头描记法

当下颌在平坦的前导平面的引导下，从正中关系（CR）做左右侧边缘运动时，下颌切牙中点会沿着各自工作侧髁突的垂直轴转动，并在这一过程中描记出两个弧形。这被称为"哥特式弧"或"箭头"描记法。当下颌从正中关系前伸时，可以描记出一条笔直向前的线。3条线相交于一点代表某特定水平面的正中关系，对每一个后退转动弧上垂直向下的点，都可以记录出一个哥特式弧（图3-1-54）。

想要达到真正意义上的边缘运动，运动的起点必须是正中关系。如果运动的起点是最大牙尖交错殆，而正中关系与最大牙尖交错殆又不相吻合时，那么运动一开始就会被接触的后牙所引导。为了使描记出的弧形能够表达真正的边缘运动，下颌应该在操作者的引导下运动来保证向远中侧向转动。一般来说在正常牙列中，向左向右的任意运动并不是沿着左右边缘运动的路径，因为最大牙尖交错殆位于正中关系的前方，而且要想主动而自然地在后退位上完成侧方运动，是需要刻意而为之的（图3-1-54和图3-1-55）。尖牙有时候存在近中倾斜的引导平面，可以引导任意的侧方运动，使其描记出的弧形略微偏前一些。

Bennett角、内侧前伸角（水平面）

翼外肌下头拉动非工作侧的髁突向内、下、前方运动。水平面上，非工作侧髁突的运动路径由其与翼外板及翼外肌作用线的线性关系所决定，翼外肌的作用线拉动其向内侧运动。运动路径可以是笔直的或是有轻度的弯曲。向前运动的髁突与矢状面所成的角即为Bennett角或内侧前伸角（图3-1-55）。

149

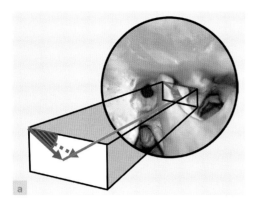
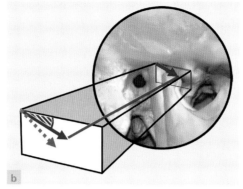

图3-1-56 （a）非工作侧的髁突被同侧的翼外肌下头拉动，沿着关节结节向内、向前、向下运动。其运动路径（红线）与水平面成角，被称作非工作侧髁导角（红色阴影区域）。（b）在前伸运动中，髁突沿着关节结节斜面被推向前方。其运动路径（蓝线）与水平面成角，称作前伸髁导角（蓝色阴影区域）。红色与蓝色路径之间的角称为Fischer角。大约为6°。

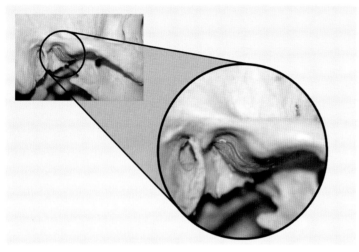

图3-1-57 非工作侧髁突沿着关节结节描记出的髁突运动路径。蓝色：笔直前伸；红色：非工作侧，绿色：工作侧。

150

侧方移动

在侧方功能运动中，下颌骨绕着工作侧髁突的垂直轴转动。这就是所谓的工作侧运动或侧方非正中或侧方运动。工作侧的髁突并不是一个球窝关节，也并没有一个可以围绕其转动的侧壁。它是被其外侧与其相连的颞下颌韧带固定在原位。作为一个豆状结构，在其前上方的凸面上沿着关节结节的凸面转动，中间介以关节盘，髁突并不能总是围绕其垂直轴做纯粹的旋转运动。它会向侧方稍微移动一点点来使得下颌骨完成侧方运动。这种轻微的侧方运动被称为"侧方移动"。如果它在下颌侧方运动的初始阶段侧移，则称之为"迅即侧移"，如果它在下颌侧方运动的后期阶段侧移，则称之为"延迟侧移"。在正常的韧带附着下，侧移的量在0.5~1.5mm范围内[44-50]。如果韧带附着和韧带被拉伸或磨损，该值可能会增加至2~2.5mm[51]。工作侧髁突这种在正常情况下非常小幅度的侧移也被称作髁突侧方滑动。这种小幅度的侧方工作侧运动或"移动"同样可以表现为侧方向后、侧方向上及侧方向下。所有这些可能的运动都会在0.5~1.5mm这个小范围内发生。

考虑到这个小幅度运动的定义，加之整个下颌侧方运动及其组成部分的专业称谓，很容易在提及这个小幅度运动时造成混淆。有研究揭示了很多关于这个小幅度运动的有意义的临床相关性。曾经提出过与颞下颌关节紊乱的相关性，但是未得到

明确的定义或证实。这又可以延伸至𬌗架的研究领域，研究者们花费了相当大的努力，试图用机械运动来重复类似的运动。最终，新修复体潜在地参与引导工作这一用途，以及其对咀嚼系统健康的可能影响，都与相关的临床"理念"一起长期饱受争议，回顾从前，关于这些临床"理念"的付出和研究曾被认为是无用且不相关的[44-50]。这将在第6章和第7章进行进一步的讨论。

在水平面围绕垂直轴转动的运动路径

侧方运动的主要组成部分即为沿着工作侧髁突垂直轴的转动。在这个运动过程中，下颌的任意一点都会在沿着工作侧髁突垂直轴转动时，在其运动轨迹中描记出一条弧线。每一颗下颌牙齿都会根据其与垂直轴的关系确定自己的弧线。工作侧牙齿的弧线朝向外侧及后方，而非工作侧牙齿的弧线更偏向内侧及前方。因此，每一颗下颌牙齿都有其各自的运动路径，并与其对颌牙齿相关。同样在前伸运动中，下颌的每个尖窝均会笔直向前运动，在侧方前伸运动中，则是两种运动的结合（图3-1-55）。

非工作侧髁突路径角

当非工作侧髁突沿着关节结节表面向前，向下或向内运动时，其与矢状面形成类似于前伸运动中所形成的角，可以将其称为非工作侧矢状轴倾斜。然而，如果从冠状面来观察，关节结节表面并不是一个向前倾斜的平面，而是一个向下、向内的斜坡（图3-1-56）。因此，在矢状面观察侧方运动中非工作侧的运动路径，要比笔直前伸的运动路径陡峭得多。这些被称为前伸髁导角和非工作侧髁导角。前伸髁导路径倾斜与非工作侧可达路径倾斜之间相差的角被称作Fischer角。这个角非常小，一般在6°的范围之内[26]。

髁突运动路径

在前伸及工作侧运动中，髁突有其特有的运动路径。图3-1-57显示了前伸、工作侧及非工作侧运动中髁突的运动路径。图3-1-56显示了矢状面上的运动路径。动态记录装置通过对患者的髁突运动路径进行动态的记录，将其描记至记录盘

上。这些已被用于全景记录装置和立体记录装置，来建立完全可调的关节，将在第9章进行讨论。

语义说明

侧方运动

　　关于侧方运动的术语已经引起了语义上的混淆。下颌向前运动的经典称谓是前伸，向后运动则称之为后退。后缀"移位"被定义为拉或推的动作[26]。前伸指的是下颌整体向前突出的运动。前伸运动分为不同的组成部分，包括关节上滑膜腔中，沿着关节结节的整体运动或向下滑动，以及关节下滑膜腔中的转动。在侧方运动中，后缀"移位"并没有像在前伸运动中一样，被引申成"移位的"运动来寓意下颌的整体运动，而是单独用于每一侧的髁突。这是令人困惑的。最新版的口腔修复学术语汇编中将非工作侧髁突称为"内侧移位髁突"，将工作侧髁突称为"外侧移位髁突"[26]。根据这一术语，"侧移位"不是指整个下颌的侧方运动，而是指由"工作侧"或"外侧移位髁突"的小幅度侧方移动所形成的组成部分。术语"滑动"与"下颌小幅度侧向移动"的混用，造成了语义上进一步的复杂化，而下颌小幅度侧向移动是工作侧髁突沿着其外侧韧带小幅度侧移造成的。Godfrey Bennett先生第一次对此进行描述时，称其为"侧移"或"Bennett运动"，而现在它被称为下颌侧移、侧移位或下颌侧方滑动。当工作侧髁突向侧方移动小幅度的距离时，它也可以向上、向下、向后或向前做相同的运动。为了试图定义这些微妙的差别，在每一种"移位"前都加了前缀，例如：侧方上移、侧方前移、侧方后退移位、侧方下移。显然，若简单现象中并不包含过多临床意义，则可对其做一般的描述，否则，就需要对术语进行反复的思考。工作侧下颌的侧方运动中，或者从最大牙尖交错殆开始的非正中移动中，最重要的组成部分即为下颌沿着工作侧髁突垂直轴的转动，以及同时发生的对侧非工作侧髁突的滑动（图3-1-51、图3-1-52和图3-1-55），这就称之为侧方下颌骨运动或下颌非正中侧移。前伸的非工作侧髁突与矢状面在水平面上所成的平均角称为Bennett角，这是以Godfrey Bennett先生的名字命名的，也可将其称为内侧移位角。这里对语义进行了深度的解析，指出了可能会由于术语的不明确或有困惑而造成误解的地方，以期减少混淆。希望这些问题在将来的汇编中得以解决。

工作侧和非工作侧

　　由牙齿引导的，从最大牙尖交错位到侧方对刃关系的下颌任意侧方运动，是一种非功能性的、无实际作用的任意运动，通常只发生在患者于牙椅上接受检查时。通常情况下，患者不会主动完成这一动作，除非是在无意识的情况下进行这种功能异常性的磨牙运动。历史上曾有各种术语用于描述这一运动。

下颌运动朝向的一侧称为工作侧，对侧则被称为非工作侧。对侧也被称为"平衡侧"，这是参照全口义齿中为防止翘动所要求的平衡接触来命名的，而平衡接触是建立在牙齿引导的偏心运动的基础上。另一种描述系统将朝向运动的一侧称为"转动侧"，将对侧称为"轨迹侧"，这是参照髁突与其绕之转动的"工作侧"髁突垂直轴之间的关系，以及对侧髁突的运动轨迹来命名的。本文采用了工作侧和非工作侧的称谓。基于上述讨论，内侧移位和外侧移位的说法在本文中应用较少。

参考文献

[1] Hylander WL. Functional anatomy and biomechanics of the masticatory apparatus. In: Laskin DM, Greene CS, Hylander WL (eds). Temporomandibular Disorders: An Evidence-based Approach to Diagnosis and Treatment. Chicago: Quintessence Publishing, 2006:1–34.

[2] Marquez S. The paranasal sinuses: the last frontier in craniofacial biology. Anat Rec 2008;261:1350–1361.

[3] Sicher H. Oral Anatomy, ed 2. St Louis: CV Mosby, 1952.

[4] DuBrul EL. Sicher and DuBrul's Oral Anatomy, ed 8. St. Louis: Ishiyaku EuroAmerica, 1988.

[5] Preuschoft H, Witte H, Witzel U. Pneumatized spaces, sinuses and spongy bones in the skulls of primates. Anthropol Anz 2002;60:67–79.

[6] Enlow DH. The Human Face: An Account of the Postnatal Growth and Development of the Craniofacial Skeleton. New York: Hoeber Medical Division, Harper & Row, 1968.

[7] Arbel G, Hershkovitz I, Gross MD. Strain distribution on the skull due to occlusal loading: an anthropological perspective. Homo 2000;51:30–55.

[8] Rae TC, Koppe T. Independence of biomechanical forces and craniofacial pneumatization in Cebus. Anat Rec 2008;291:1414–1419.

[9] Widmer CG, English AW, Morris-Witman. Developmental and functional considerations of masseter muscle partitioning. Arch Oral Biol 2007;52:305–308.

[10] Belser UC, Hannam AG. The contribution of the deep fibers of the masseter muscle to selected tooth clenching and chewing tasks. J Prosthet Dent 1986;56:629–635.

[11] Blanksma NG, Weijs WA, Van Eijden TMGI. Electromyographic heterogeneity in the human masseter muscle. J Dent Res 1992;71:47–52.

[12] Blanksma NG, Van Eijden TMGJ. Electromyographic heterogeneity in the human temporalis muscle. J Dent Res 1990;69:1686–1690.

[13] Blanksma NG, Van Eijden TMGJ . Electromyographic heterogeneity in the human temporalis and masseter muscles during static biting, open/close excursions, and chewing. J Dent Res 1995;74:47–52.

[14] Blanksma NG, Van Eijden TMGI, Van Ruijven LI, Weijs WA. Electromyographic heterogeneity in the human temporalis and masseter muscles during dynamic tasks guided by visual feedback. J Dent Res 1997;76:542–551.

[15] MacDonald JW, Hannam AG. Relationship between occlusal contacts and jaw-closing muscle activity during tooth clenching: Part I. J Prosthet Dent 1984;52:718–728.

[16] MacDonald JW, Hannam AG. Relationship between occlusal contacts and jaw-closing muscle activity during tooth clenching: Part II. J Prosthet Dent 1984;52:862–867.

[17] Visser A, Mc Carroll RS, Naeije M. Masticatory muscle activity in different jaw relations during submaximal clenching efforts. J Dent Res 1992;71:372–379.

[18] Mao J, Osborn JW. Direction of a bite force determines the pattern of activity in jaw-closing muscles. J Dent Res 1994;73:1112–1120.

[19] Greg M, Murray GM, Phanachet I, Uchida S, Whittle T. The role of the human lateral pterygoid muscle in the control of horizontal jaw movements. J Orofac Pain 2001;15:279–305.

[20] Wilkinson TM, Chan EKK. The anatomic relationship of the insertion of the superior lateral pterygoid muscle to the articular disc in the temporomandibular joint of human cadavers. Aust Dent J 1989;34:315–322.

[21] Heylings DJA, Nielsen IL, McNeill C. Lateral pterygoid muscle and the temporomandibular disc. J Orofac Pain 1995;9:9–16.

[22] Naidoo LCD. Lateral pterygoid muscle and its relationship to the meniscus of the temporomandibular joint. Oral Surg Oral Med Oral Pathol 1996;82:4–9.

[23]Klineberg IJ. The lateral pterygoid muscle: Some anatomical, physiological and clinical considerations. Ann R Australas Coll Dent Surg 1991;11:96–108.

[24]Aziz J. Are the two heads of the human lateral pterygoid separate muscles? A perspective based on their nerve supply. J Orofac Pain 1998;12:226–239.

[25]McMillan AS, Hannam AG. Task-related behavior of motor units in different regions of the human masseter muscle. Arch Oral Biol 1992;37:849–857.

[26]The glossary of prosthodontic terms, ed 8. J Prosthet Dent 2005;94:10–92.

[27]Scapino RP. Morphology and mechanism of the jaw joint. In: McNeill C (ed). Science and Practice of Occlusion. Chicago: Quintessence Publishing, 1997:23-40.

[28]Hylander WL. Functional anatomy and biomechanics of the masticatory apparatus. In: Laskin D, Green CS, Hylander WL (eds). Temporomandibular Disorders: An Evidence-based Approach to Diagnosis and Treatment. Chicago: Quintessence Publishing, 2006:1–34.

[29]Mohl ND, Zarb GA, Carlsson GE, Rugh JD. A Textbook of Occlusion. Chicago: Quintessence Publishing, 1988:15–23.

[30]Mohl ND. Functional anatomy of the temporomandibular joint. In: Laskin D, Greenfied W, Gale E, Rugh J, Neff P, Alling C, Ayer WA (eds). The President's Conference on the Examination, Diagnosis and Management of Temporomandibular Disorders. Chicago: American Dental Association, 1983.

[31]Rees CJ, Sharpe CJ. The structure of the adult human temporomandibular joint. Br Dent J 1954;96:125–133.

[32]Wilkinson TM, Mayniuk GA. Sequential sagittal dissection of the temporomandibular joint. J Dent Res 1983;62:655.

[33]Osborn JW. The disc of the human temporomandibular joint: design, function and failure. J Oral Rehabil 1985;12:279–293.

[34]Stegenga B, de Bont LGM. TMJ growth, adaptive remodeling and compensatory mechanisms. In: Laskin DM, Greene C, Hylander WL (eds). Temporomandibular Disorders: An Evidence-based Approach to Diagnosis and Treatment. Chicago: Quintessence Publishing, 2006:53–67.

[35]de Bont LGM, Liem RSB, Havinga P, Boering G, Fibrous component of the temporomandibular joint disc. Cranio 1958;3:368–373.

[36]Larheim TA, Westesson PL, Sano T. Temporomandibular joint disc displacement: comparison in asymptomatic volunteers and patients. Radiology 2001;218:428–432.

[37]Stegenga B, de Bont LGM. TMJ disc derangements. In: Laskin DM, Greene C, Hylander WL (eds). Temporomandibular Disorders: An Evidence-based Approach to Diagnosis and Treatment. Chicago: Quintessence Publishing, 2006:125–136.

[38]Merlini I, Palla S. The relationship between condylar rotation and anterior translation in healthy and clicking temporomandibular joints. Schweiz Monatschr Zahnmed 1998;1191–1199.

[39]Ferrario VF, Sforza C, Miani A Jr, Serrao G, Tartaglia G. Open-close movements in the human temporomandibular joint. Does a pure rotation around the intercondylar axis exist? J Oral Rehabil 1996;23:401–408.

[40]Posselt U. Studies in the mobility of the human mandible. Acta Odontologica Scandinaviaca 1952;10:1–160.

[41]Garnik J, Ramfjord SP. Rest position. An electromyographic and clinical investigation. J Prosthet Dent 1962;12:895–911.

[42]Guichet N. Occlusion: A Teaching Manual. Anaheim: Denar Corporation, 1970.

[43]Lundeen HC, Shryock EF, Gibbs CH. An evaluation of mandibular border movements: their characteristics and significance. J Prosthet Dent 1978;40:442–452.

[44]Prieskel HW. Ultrasonic measurements of movement of the working condyle. J Prothet Dent 1972;27:607–615.

[45]Tupac R. Clinical importance of voluntary and induced Bennett movement. J Prosthet Dent 1978;40:39–43.

[46]Valentin C, Morin F. Comparison des enregisments pantographique des mouvements mandibulaires passifs et actifs. Les Cahiers de Prothese 1980;32:85–91.

[47]Belanti ND, Martin KR. The significance of articulator capability. Part II The prevalence of immediate side shift. J Prosthet Dent 1979;42:255–266.

[48]Hobo S. A kinematic investigation of mandibular border movement by means of an electronic measuring system. Part II: a study of the Bennett movement. J Prosthet Dent 1984;51:642–646.

[49]Gross MD, Nemcovsky CE. Investigation of the effects of a variable lateral guidance incline on the -pantronic registration of mandibular border movement: Part II. J Prosthet Dent 1993;70:336–344.

[50]Preiskel H. Bennett's movement. A study of human lateral movement Br Dent J. 1970;129:372–377.

[51]Perrini F, Tallents RH, Katzberg RW, Ribeiro RF, Kyrkanides S, Moss ME. Generalized joint laxity and temporomandibular disorders. J Orofac Pain 1997;11:215–221.

3.2 Ⅰ类殆关系的基本原理
Class I Occlusion Fundamentals

重点内容

- Ⅰ类静态殆关系
- 头影测量中的Ⅰ类骨骼关系
- 面高及面部比例
- 面部参考平面及比例
- 最大牙尖交错位
- 正中关系的语义
- Ⅰ类动态牙齿接触
- 前伸、切导、髁导
- 前导
- 相互保护
- 牙齿接触
- 殆因素

Ⅰ类静态殆关系

殆关系的基本特征一般呈现在Ⅰ类咬合关系中。这种结构类型代表了大多数正常人群的特征性结构形态。正常人群中70%的个体具有这种面部骨骼结构，包括特有的颌骨和牙齿咬合关系。由此构成了统计学上的标准关系并有助于形成稳定的、具有良好功能及外观的咬合关系。剩余30%的颌骨类型在前后

向、颊舌向、垂直向颌骨关系上都有不同程度的变异，并伴有相应殆关系的变化。这种变化存在于民族、种族、国家区域之内及之间。

在后面的章节中，我们将分别讨论自然状态下不同的骨骼和牙齿关系对功能及美学的影响。在接近20岁时，面部骨骼和牙齿发育成稳定的成年结构类型。成年殆是进化、遗传、自然生长发育综合作用的结果。在童年时期，第一恒磨牙相继萌出并建立咬合接触。在不受意外创伤和病理状况影响的情况下，随着年轻个体的生长发育，剩余恒磨牙将会萌出并建立稳定的牙尖交错关系。牙齿的咬合及面部骨骼的垂直向殆关系也随之建立。

骨骼关系、面部尺寸、参考平面

Ⅰ类骨骼和面部结构有其特殊的关系与比例，具有与大部分正常人群一样的基本解剖、功能及美学特点。利用头颅测量的方法，在矢状向和冠状向的骨骼上，我们可以观察、表达并描述这些特点，而且可以从面部参考平面及面部比例上直观看到（图3-2-1～图3-2-7）。

在完整牙列的正常颌型中，Ⅰ类上下颌颌骨的前后向关系表现为Ⅰ类磨牙关系、尖牙关系以及切牙关系（图3-2-13）[2-4]。与Ⅰ类关系相对应的面部特征是标准美学外貌的基本模型（图3-2-1）。

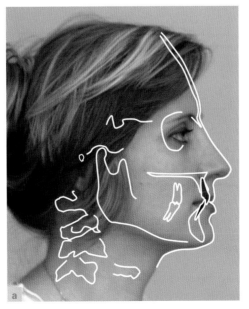 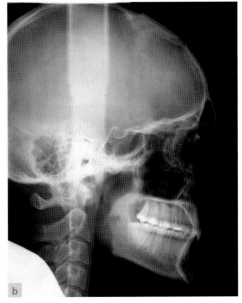

图3-2-1　Ⅰ类面部侧貌、骨骼关系及头颅侧位片。

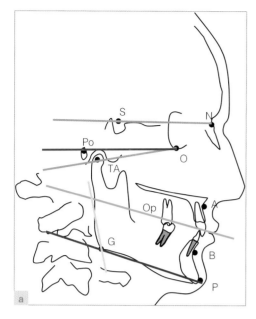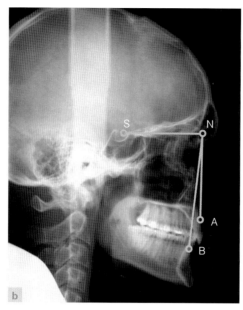

图3-2-2　头影测量参考点和参考平面（Ⅰ类关系）。

头影测量中的Ⅰ类骨骼关系

头影测量在正畸中有着广泛的应用，采用多个参考点及参考平面来记录和预测20岁以内青少年的生长及治疗情况。在修复学的常规操作中，较少应用到头影测量。但在某些特殊情况下，它是展示矢状关系和参考平面的有力工具（图3-2-2）。

通过最大牙尖交错位时上颌骨相对下颌骨的前后向关系，我们可以判定骨骼类型。A点和B点（图3-2-2）的前后向关系提示了上下颌骨的相对位置关系。MI位置上的正常颌骨关系称为"正颌型"。下颌相对靠后的颌骨关系称为"缩颌型"，下颌相对靠前的称为"突颌型"。

通过比较SNA角和SNB角（图3-2-2），正常Ⅰ类骨骼关系的ANB角应该浮动于2°～5°之间。缩颌型的Ⅱ类颌骨关系ANB角>4°，突颌型的Ⅲ类颌骨关系ANB角<0°[3]。

头影测量参考点及参考平面

图3-2-2展示了一些头影测量中的参考点和参考平面。下文对于修复中可能用到的一些点给出了相应解释。图3-2-3展示了一些骨性参考平面。

- **S点**：蝶鞍点。
- **N点**：鼻根点。
- **Po点**：耳点。
- **A点**：上牙槽座点，上颌中切牙根尖区域的最大凹陷处。
- **B点**：下牙槽座点，下颌中切牙根尖区域的最大凹陷处。
- **P点**：颏前点，下颌骨下前缘的最前点。
- **SNA**：A点、鼻根点和S点之间的夹角。
- **SNB**：B点、鼻根点和S点之间的夹角。
- **Frankfort 水平面**：FH平面，眶耳平面，在德国法兰克福的

一次人类学会议上确立的平面，经过眼眶的最低点和外耳道的最高点。

- **眶轴平面**：从眼眶边缘的最低点到髁突的中心。髁突点代表了水平转动轴。
- **𬌗平面**：切牙的切端与𬌗面建立起的平均平面[2]。通过下颌颊尖和下颌中切牙切嵴的平均平面，与FH平面成近10°的角。
- **下颌平面**：通过下颌骨下缘的一条线或一个平面。
- **下颌角**：下颌骨下缘和下颌支后缘的夹角。高角型往往预示着长面型，低角型预示着短面型[3]。

面高及面部比例

面部静止状态时下颌骨常常处于下颌姿势位。对面部比例和面高的评判常常在下颌处于息止颌位而非牙尖交错位时进行。牙齿咬合接触时，上下颌骨间的距离减小，但由于软组织的作用，视觉上面高可能有变化也可能没有变化。面部比例从垂直向和水平向基准线上来判断。将面部分为3个水平部分，可以分别评判面部的上、中、下1/3。面下1/3的变化可能是由于垂直方向咬合功能的变化，因为它反映了牙齿咬合及其支持组织的结构高度（图3-2-4）。

咬合垂直距离和休息垂直距离

咬合垂直距离（OVD）的定义为：在最大牙尖交错位时，上下颌骨上任取两点测量出的距离[2]。休息垂直距离（RVD）的定义为：下颌骨处于息止颌位时，上下颌骨上任取两点测量出的距离[2]。临床测量时，任取的这两点通常位于中线处的皮肤上。使用头颅侧位片测量时，采取上下颌骨前面的基准点。

154

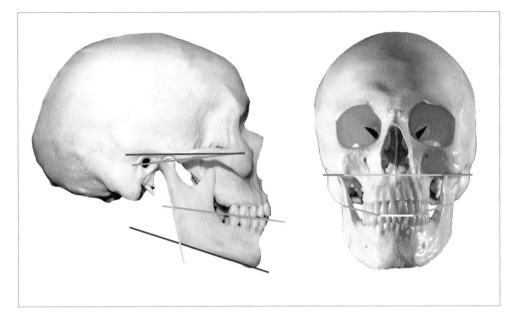

图3-2-3　颅骨基准平面。红色：眶耳线（平面）；浅蓝：眶轴线（平面）；绿色：殆平面；深蓝：下颌平面；黄色：下颌骨后界；粉色：水平转动轴；白色：前切牙平面。

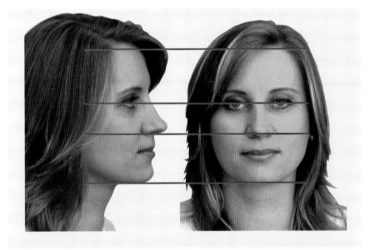

图3-2-4　面高通常在下颌骨处于息止颌位时测量，面部比例通过面上、中、下1/3来评估。

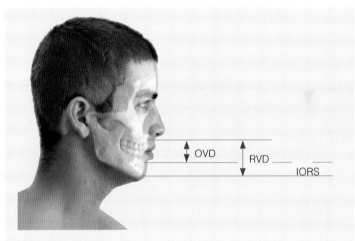

155

图3-2-5　咬合垂直距离（OVD）是在最大牙尖交错位时，上下颌两任意点之间的距离，通常位于中线处[2]；休息垂直距离（RVD）是下颌骨处于息止颌位时，上下颌两任意点之间的距离，通常位于中线处；息止殆间隙（IORS）是在处于临床休息位时，殆面之间的间隙。在临床上，通常通过使用相同的口外中线上的参考点测量OVD和RVD的差值而测得。

息止颌位

多年来的临床传统观念认为，息止颌位是一种产生于升颌肌群的息止性紧张和息止长度的先天功能，并能保持特定的垂直距离终生不变[4]。目前此观点已被否定[5-6]。息止姿势位通常被定义为"生理休息位"以及"临床休息位"。RVD和OVD的差值称为"息止殆间隙"（IORS），曾被称为"自由间隙（freeway space）"（图3-2-5）。通过机械和电子设备更加精确地测量颌关系以及通过肌电图记录肌肉活动能够使我们对息止颌位及其对OVD的影响有了更深入的了解和转变[5-6]。具体讨论详见第5章。

息止殆间隙

IORS可以通过皮肤或其他参考点之间的垂直距离测得。这是一种功能性的息止肌肉紧张，代表其放松程度。颏肌上所

覆盖的皮肤具有不稳定的可动性，可能导致使用皮肤参考点记录关系时发生错误（图3-2-5）。IORS的专业定义为："息止颌位时和咬合位时垂直距离的差值"[2]。

颌间距离

IORS需要与颌间距离、殆间距离区分开来。颌间距离是指在咬合状态下，牙槽嵴之间的距离。与冠长度、牙齿位置、牙槽骨高度相关。殆间距离的专业释义是：下颌骨处于特定位置时上下颌牙齿殆面间的距离[2]。根据修复学术语的专业释义，牙槽嵴间距是"某特定位置上下颌骨在有牙或无牙牙弓之间的垂直距离"[2]。

最小发音间隙

当需要发一些齿擦音，譬如ssss或者sh时，前牙需要分开以使空气向外挤出以产生特定发音。此牙齿分离的间隙称作最

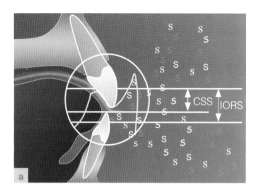
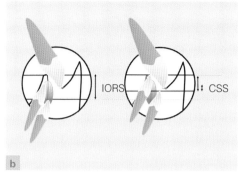

图3-2-6 最小发音间隙（CSS）：能够产生齿擦音ssss或sh时切端分开的必要间隙，发音会随着最大牙尖交错位时切牙覆𬌗的变化而变化。

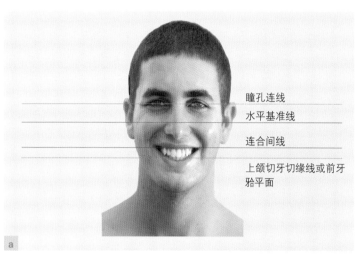

瞳孔连线
水平基准线
连合间线
上颌切牙切缘线或前牙𬌗平面

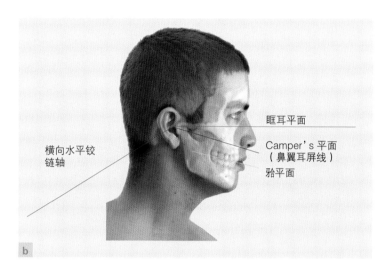

眶耳平面
Camper's 平面
（鼻翼耳屏线）
𬌗平面
横向水平铰链轴

图3-2-7 （a）面部冠状向水平参考平面。（b）面部矢状向水平参考平面。

小发音间隙（CSS）。它会随着切牙覆𬌗的变化而变化。相比于尖对尖的切牙关系，切牙覆𬌗较大（深覆𬌗）者需要下颌骨有更多的垂直向打开，以产生相同的齿擦音。最小发音间隙的功能性切端分离需要与IORS区分开，IORS是一种功能性的息止下颌位（图3-2-6）。

面部参考平面及比例

冠状向和垂直向参考平面有益于对模型的定位及分析。瞳孔间的连线是定位面部水平面的水平参考平面之一。

其他的一些参考平面包括两侧口角连线，将两侧口角连接在一起；切端连线，以及前切牙平面，将在美学部分中讨论（见3.3章节）。水平转动轴是一条假想的线，由任意的铰链轴点或者动态的铰链轴面弓决定（图3-2-3和图3-2-7）。

牙齿和参考平面的排列

随着生长发育，牙齿萌出到稳定的𬌗关系，并且以特有的倾斜角与斜面排列到颌骨中。牙齿的垂直向和径向轴排列随颌骨变化而变化。图3-2-8和图3-2-9在冠状平面和矢状平面上解释了前后牙的轴向排列。

𬌗参考平面

传统描述的几个参考平面中，有一些在诊断和治疗中具有价值。

𬌗平面

从矢状方向上来看，𬌗平面表现为平均𬌗平面。它是牙齿切端与后牙咬合平面的平均平面。一般而言，它由一条从尖牙到最远的一颗磨牙各个颊尖连线构成。它可以是平坦，也可以是末端上升的曲线。它包含垂直距离和美学维度两方面。

𬌗曲线

𬌗曲线是在每个牙弓中由前牙切缘和后牙咬合面建立起的一条平均曲线[2]。

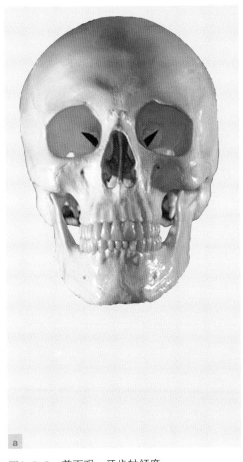
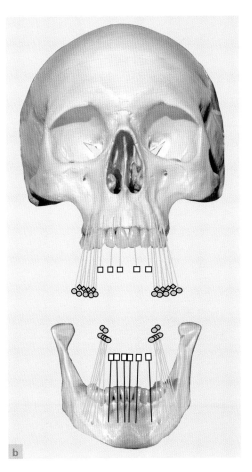
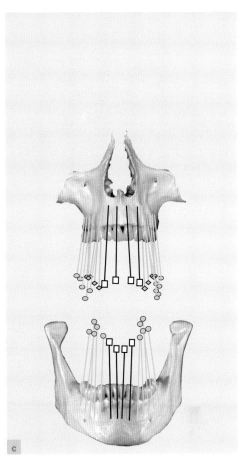

图3-2-8 前面观：牙齿轴倾度。

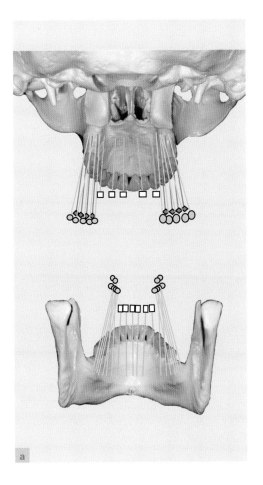
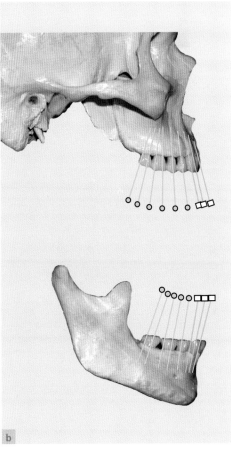

图3-2-9 后面观、矢状面观：牙齿轴倾度。

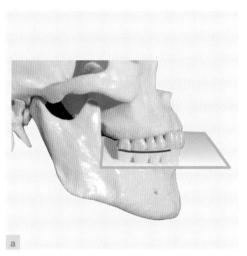 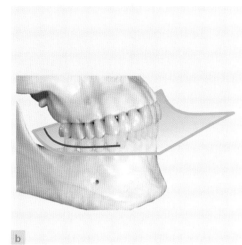 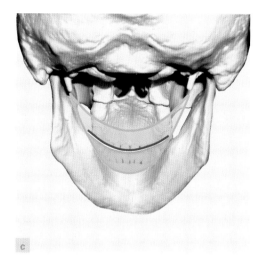

图3-2-10　（a）𬌗平面。（b）前后向曲线（又称补偿曲线，Spee曲线）。（c）内外向曲线（又称Wilson曲线）。

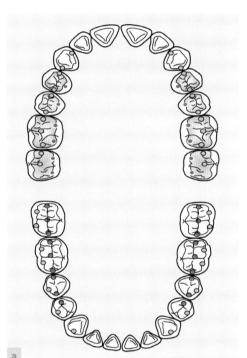

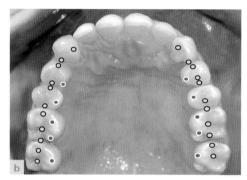

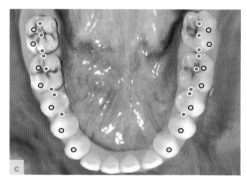

图3-2-11　Ⅰ类最大牙尖交错位。

前后向曲线

在大部分自然牙列中，磨牙曲线的远端向上，第8版《口腔修复学术语专业词典》中将前后向曲线定义为"由牙齿的咬合排列建立起的解剖曲线，如投影在正中面上，始于下颌骨尖牙牙尖，连接前磨牙和磨牙的颊尖，持续至下颌升支前缘，止于下颌骨髁突的最前点"，因由Ferdinand Graf Spee最先提出（图3-2-10）[2]，故也被称为补偿曲线或Spee曲线。

最大牙尖交错位

上颌牙齿的舌尖接触对应下颌前磨牙和磨牙的中央窝，同时下颌牙齿的颊尖接触上颌磨牙和前磨牙的中央窝。支持尖接触对颌牙的中央窝或边缘嵴（图3-2-11～图3-2-16）。颌骨自动闭合至最大牙尖交错位关系。在完整的正常Ⅰ类牙弓中，最大牙尖交错位通常比正中关系位（CR）的初始接触靠前1～1.5mm[4,7]。

语义说明

在过去的几年中，有多种命名来描述最大牙尖交错的𬌗关系和相对接触。这些术语大都描述了一种相同的现象，但因为不同的提出者，含义稍有不同。这些术语常用首字母缩写表达，譬如MIP、MI、CO、IC以及ICP。这些缩写避免了复杂全称的使用。目前，在这些首字母缩写或者全称或者它们描述的这种现象已然被接受的情况下，首字母缩写的使用大大方便了交流和理解。MIP代表"maximal intercuspal position（最大牙尖交错位）"，MI代表"maximum intercuspation（最大牙尖交错）"，CO代表"centric occlusion（正中𬌗）"，

IC代表"intercuspal contact（牙尖交错接触）"，ICP代表"intercuspal contact position（牙尖交错接触位）"。其他术语例如"muscular position（肌位）"也会被使用但并不常见。术语"正中殆"已经使用了很多年，有位置中央的含义，然而实际情况并非总是如此，在很多情况下，最大牙尖交错位可能轻微地偏左或偏右，或者比某些后退位的闭合弧弓更靠前。自然牙列的最大牙尖交错位通常比正中关系上后退接触位的第一接触点稍微靠前一点。因此"正中殆"和"正中关系"在过去的很多年中，在很多种情况下是两种不同的术语和咬合形式。在牙尖交错关系中，"牙尖交错接触"指接触，而"牙尖交错位"指下颌骨的位置。"最大牙尖交错接触"指牙尖接触关系而"最大牙尖交错位"指代最大牙尖交错时的下颌位置。

　　所有这些术语在本质上都是同义的。因为第7版和第8版《口腔修复学术语专业词典》将"正中殆"的定义限制在正中位上牙弓后退闭合时的最大牙尖交错，使这个术语产生了一定程度的歧义[2,8]。本书将"最大牙尖交错位"限定为，并非需要在正中关系上牙弓后退闭合时的牙尖交错关系，这是自然状况下的完整牙列的常见类型[2,8]。第8版专业术语也将牙尖交错接触和最大牙尖交错接触予以区分。逻辑上是说，对颌牙尖可以在最大牙尖交错位以外的位置达到接触。虽然事实如此，但这意味着术语"牙尖交错接触"和"牙尖交错接触位"两个概念被混淆。在许多文章中，这两个词均被用作"最大牙尖交错位"和"正中殆"的同义词。为避免混淆，本书中采用"最大牙尖交错（MI）"和"最大牙尖交错位（MIP）"这两个专业词语，不再使用"正中殆"。

最大牙尖交错时的Ⅰ类接触关系

支持尖

　　上颌牙齿的舌尖和下颌牙齿的颊尖称作支持尖，因为它们承载牙齿闭合的最终力量并维持咬合垂直距离。支持尖与对应后牙的边缘嵴中间或磨牙的中央窝相接处，也被称作支持尖、中央支持尖。

引导尖

　　上颌的颊尖和下颌的舌尖称为引导尖，因为它们可以潜在引导下颌自发性从最大牙尖交错（MI）向一侧滑动至尖对尖关系（图3-2-12～图3-2-14）。

最大牙尖交错位时前牙的矢状关系

Ⅰ类、Ⅱ类和Ⅲ类切牙关系

　　矢状方向上的切牙关系通过覆殆覆盖可以观察到。在正常人群中，切牙关系随骨性磨牙及尖牙关系而改变。正畸医生Edward Angle将磨牙和尖牙关系描述为安氏Ⅰ、Ⅱ、Ⅲ

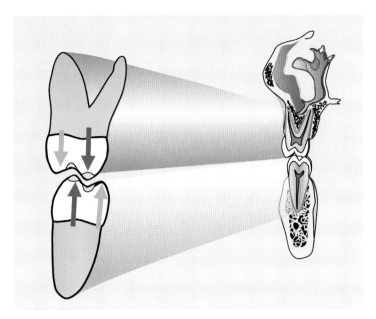

图3-2-12　MI及第一磨牙。支持尖：上颌腭尖和下颌颊尖（红色箭头）与对颌中央窝互相接触。引导尖：上颌颊侧尖和下颌舌侧尖（绿色箭头）。

类3种[2]。前后向的骨骼上下颌关系也被分为Ⅰ、Ⅱ、Ⅲ3类，不同的正畸分类体系用于区分正颌型、突颌型和缩颌型（图3-2-16）[3]。

　　前牙关系也可以在这个体系内被分为Ⅰ、Ⅱ、Ⅲ类切牙关系。在Ⅰ类切牙关系中，前牙具有覆殆、覆盖接触，即下颌切牙切缘接触对殆切牙舌隆突区（图3-2-15）。平均覆殆为2～3mm。上颌切牙相对于FH平面的平均倾斜角度为100°。在Ⅱ类1分类切牙关系中，骨性磨牙和尖牙关系为Ⅱ类（下颌后缩型），切牙覆盖加大。

　　在Ⅱ类2分类切牙关系中，覆殆加深，下颌切牙接触上颌切牙牙颈部。上颌中切牙常舌倾，上颌侧切牙唇倾，与中切牙轻微重叠。牙槽基骨和磨牙常成Ⅱ类关系。在Ⅲ类切牙关系中，在牙尖交错位时切牙成尖对尖关系或者反覆盖关系。上下颌基骨和磨牙关系均为Ⅲ类，下颌前突。

语义说明——覆殆/覆盖，水平/垂直重叠

　　随着术语的发展，曾经运用过不同的专业词汇来描述覆殆覆盖的概念。一些词目前仍有相同的含义。垂直向重叠曾被称作覆殆。水平向重叠曾被称作覆盖[2]。增加的或过度的垂直向重叠曾被称为深覆殆、重度深覆殆。Ⅲ类错殆，切对切的关系曾被称为切对切的牙尖交错位关系。前牙反向覆盖，被称为反覆盖[2]。具有下颌前突倾向的殆关系，即切牙初始接触于切对切关系，然后向前滑动至反向前部重叠关系，曾有多种命名来描述这种关系，曾被称为"功能性Ⅲ类"或"假性Ⅲ类"。

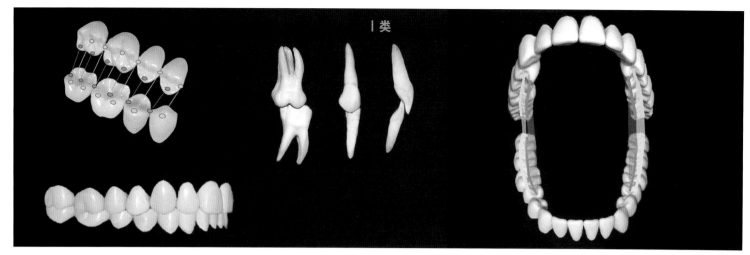

图3-2-13 MI：后牙支持尖接触对颌牙中央窝或者边缘嵴。下颌颊侧支持尖的连线与对颌中央窝的连线相接触（绿色）。上颌舌侧支持尖连线与对颌牙齿中央窝连线相接触（红色）。

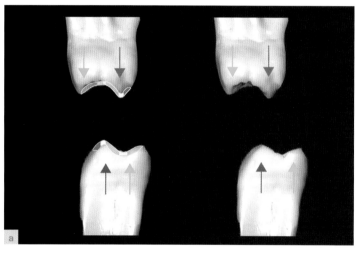

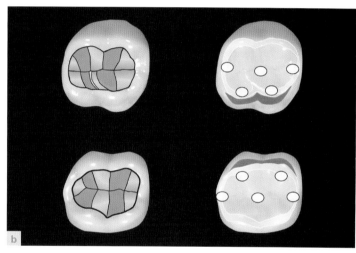

图3-2-14 从近中面看牙尖斜面。（a）红色：功能性外斜面（FOA：1~1.5mm宽，上下颌外侧斜面）；黄色：支持尖和支持中央窝；橙色：支持斜面（下颌颊尖内侧面和上颌舌尖内侧面）；绿色：引导面（上颌颊尖内侧面和下颌舌尖内侧面）；红色箭头：支持尖；绿色箭头：非支持尖（引导尖）。（b）左侧——灰色：远中内侧斜面；紫色：近中内侧斜面；右侧——淡黄色：支持尖和对颌边缘嵴和中央窝接触点；橙色：支持尖的外斜面；绿色：引导尖的内斜面；红色：FOA。

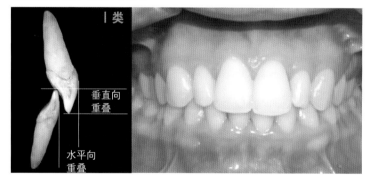

图3-2-15 前牙 I 类关系的垂直向重叠（覆𬌗）和水平向重叠（覆盖）。

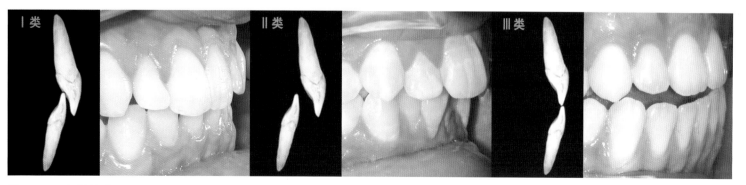

图3-2-16 切牙关系。

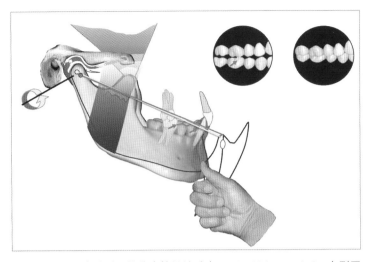

图3-2-17 正中关系：从终末铰链关系（terminal hinge relation）到正中关系位时初始接触点的下颌骨旋转。在大多数自然牙列中初始接触点比最大牙尖交错位稍偏远中。红箭头：正中关系位的滑动。

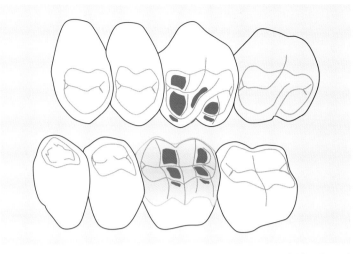

图3-2-18 正中关系：当上颌牙齿近中斜面与下颌牙齿远中斜面接触时潜在的殆接触。

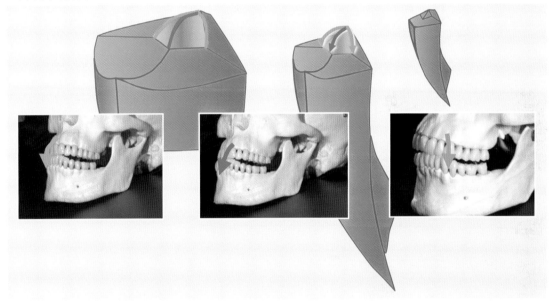

图3-2-19 在Ⅰ类关系中下切牙中点的非正中移动范围，向右、向左（绿色），向前（蓝色），从MI到尖对尖关系的所有侧前方移动范围。

正中关系、正中滑动

在大部分的自然牙列中，最大牙尖交错关系比正中关系位上的初始接触点靠前1~1.5mm[4,7]。如果下颌骨退缩至正中关系上的初始接触位置，再闭合至牙尖交错位时，会出现"正中滑动"（图3-2-17和图3-2-18）。

正中关系的语义

正中关系

专业词汇"正中关系"描述了下颌骨旋转到可重复且可记录的终末位置时，后退位的开闭口旋转弧。在闭合弧上牙齿接触的位点也称为正中关系。

正中关系的旋转轴

旋转时的后退性水平向轴有几种命名：水平转动轴、终末铰链轴或者旋转铰链轴。髁突的横向水平旋转轴可以用铰链轴面弓并在明显可重复的皮肤上做标志点来记录。

正中关系的闭合弧

正中关系的闭合弧也称作终末铰链闭合以及终末铰链关系。当用下颌切牙中点的旋转弧来表述时，长度约为20mm[7]。

正中关系中的髁突关系

在正中关系位和临床记录的下颌后退位上，髁突与颞下颌关节窝的关系在第4章中讨论。

Ⅰ类动态牙齿接触

非正中的牙齿引导

非正中引导包括牙齿在前伸、侧方以及侧前方运动中的

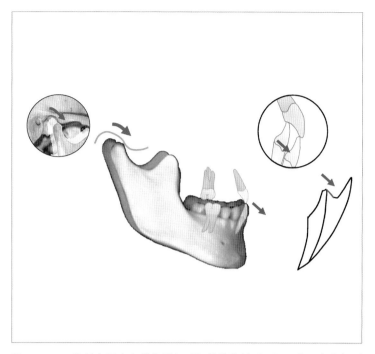

图3-2-20　从最大牙尖交错位到切对切的前伸关系。髁导在后方发挥引导作用且切导在前方发挥引导作用。在 I 类咬合中，前伸运动中切导和髁导的共同作用使后牙𬌗分离。

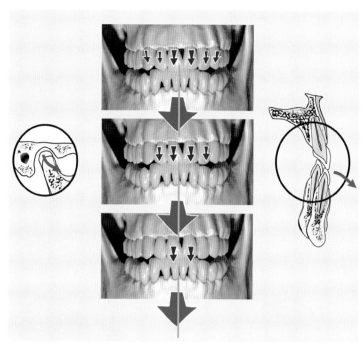

图3-2-21　I 类关系中不同的前导类型：自然牙列中，引导接触可能只发生在中切牙上，或者发生在中切牙和侧切牙上，再或者中切牙、侧切牙以及尖牙的共同引导。

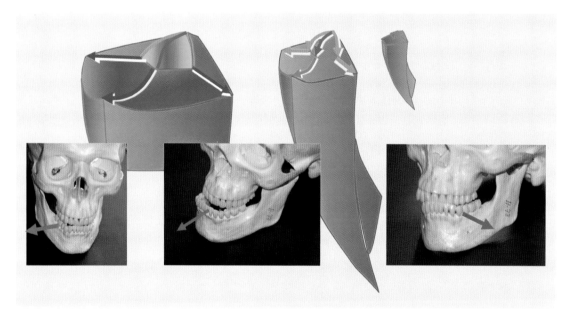

图3-2-22　牙齿决定的能够到达上牙运动边界的"反超𬌗"程度，一般既非功能性的也非功能异常性的。

牙齿引导运动（图3-2-19），是牙齿从正中位滑动至非正中各个方向的尖对尖关系时接触到的全部区域。在 I 类尖牙引导的𬌗关系中，非正中接触范围由前牙引导来完成。切牙引导前伸运动和尖牙引导侧方运动分别将牙齿从牙尖交错位引导至前伸的切牙切对切关系和侧方运动的尖牙尖对尖关系。前伸位的切对切关系的定义是：前伸的下颌牙切嵴与上颌牙切嵴相接触（图3-2-20和图3-2-21）。侧方尖对尖关系的定义是：下颌牙颊尖嵴与上颌牙颊尖嵴向对应。这是一种正常的颊舌向关系，超出这个范围，牙齿呈"反超𬌗"关系（图3-2-22）。

语义说明

在本文中，尖对尖关系用于表述上下颌切缘相对或者颊尖嵴相对的情况。在 I 类关系中，这发生于非正中运动结束时，超过这个情况就会有"反超𬌗"出现。在非 I 类关系中，根据牙齿位置，尖对尖关系的建立或解除可以发生在多种情况下。第8版《口腔修复学术语专业词典》将"尖对尖"关系的定义限定为前牙的接触关系，在这种情况下，最大牙尖交错位时，对颌前牙向前沿着切缘达到"切对切"的前牙接触[2]。

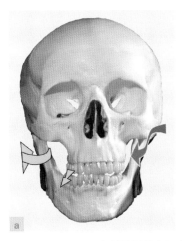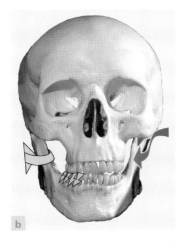

图3-2-23 （a）右侧的侧前方运动由右侧尖牙的前方引导和非工作侧髁突的后方引导。工作侧髁突围绕它的垂直轴旋转。尖牙引导和非工作侧的髁突引导相结合，将后牙在侧方运动中分离。尖牙引导使所有后牙发生殆分离。（b）组牙功能使非工作侧后牙发生殆分离。

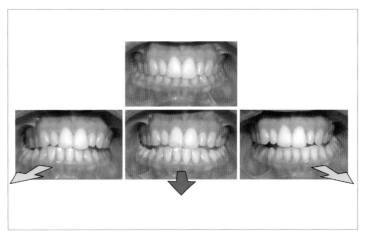

图3-2-24 具有Ⅰ类殆关系的年轻成人的完整自然牙列。切牙引导前伸运动，尖牙引导侧方运动，侧前方运动在尖牙和切牙之间。在非正中位时前方引导分离所有的后牙接触。

前伸、切导、髁导

从最大牙尖交错位做任意前伸运动时，前方由切牙引导，后方由髁突引导（图3-2-20和图3-2-21）。

切导

上颌切牙的腭斜面引导下颌骨前部牙齿自发性从牙尖交错位到前伸尖对尖关系，称为切导或前导。切导是前导的前伸部分，前导也有侧方部分。

髁导

前伸髁导由颞骨关节结节的远中斜面引导，左右侧的盘突结构顺此斜面下移。

后牙殆分离

在安氏Ⅰ类咬合关系中，当下颌从MIP位置前伸时，后牙被前伸切导即刻分开，称为瞬时殆分离[2]。如果在前牙使后牙殆分离前，下颌在后牙接触的情况下从最大牙尖交错位轻微向前滑动，称为"延迟殆分离"。术语"前牙殆分离"表示前牙将后牙殆分离。这个词可以用于前伸、侧方及前伸侧方运动。有时"后牙殆分离"与前牙殆分离同义，意味着后牙被前牙殆分离。

侧方以及侧前方牙齿引导

非正中运动是在牙齿引导下从牙尖交错位到切对切关系的运动，包括侧方、前伸和侧前方运动。在尖牙引导的Ⅰ类殆关系中，非正中运动由上颌前牙（切牙和尖牙）引导。

当下颌骨从MI位向右侧或左侧工作侧的尖对尖位置做任意运动时，它是由尖牙引导的Ⅰ类关系。

侧方运动和前方运动之间的侧前方运动由上颌尖牙和切牙

引导。正前方运动由切牙引导。它们的联合引导作用称为"前导"（图3-2-19~图3-2-21）。

前导

Ⅰ类尖牙引导的殆关系中前导在后牙从MI向尖对尖移动时将后牙分开。包括前伸、侧方及侧前方运动。后牙的咬合分离称为"前牙殆分离"。当部分引导发生在后牙时，这种引导称为"非正中引导"。

前牙引导（语义学）

术语"前牙引导"的意义非常重要，超越了其表面含义。"前牙"代表与"后牙"相对应的前部牙齿而非与颌骨"后部分"相对应的颌骨"前部分"。切牙引导前伸运动与尖牙引导侧方运动相结合时，称作"前方引导"。在理想的尖牙引导的Ⅰ类关系中，在前伸、侧方及侧前方非正中运动时，后牙会被打开而产生殆分离。然而当工作侧引导涉及尖牙、前磨牙、磨牙引导的侧方和侧前方运动的组牙功能时，侧方运动不再由前牙引导。此时术语"前牙引导"在语义上不再那么确切。"非正中引导"应该是用来描述此动态移动范围更合适的术语。

为了建立恰当的术语来描述自然状况下的多种变异、形态学上的变异、诊断以及治疗概念，消除语义上的不确定性是非常必要的。考虑到下颌在前伸、侧方以及非正中殆关系中可能会出现的后牙殆分离现象，补充的语义以及概念分类是十分重要的。

前牙殆分离和后牙殆分离（语义学）

在尖牙引导的I类关系中，前牙提供的前牙引导将使后牙在各个侧前方向上出现殆分离，将此现象称为前牙殆分离，因为前牙始终起着引导作用。在Ⅰ类殆关系的组牙功能中，在前伸殆位上，切牙使后牙殆分离；在侧方殆位上，工作侧使非工

163

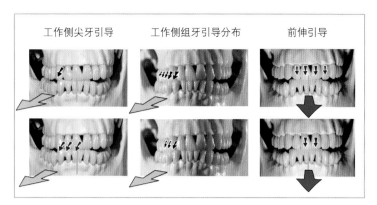

工作侧尖牙引导　　工作侧组牙引导分布　　前伸引导

图3-2-25　工作侧尖牙引导，工作侧组牙引导分布以及前伸引导的不同。在组牙功能中，后方工作侧牙齿引导前方运动，这个引导不是"前方的"。术语"非正中引导"更好地描述了前伸、侧方以及侧前方运动的潜在结合形式。当非工作侧接触引导侧方运动和后牙接触引导前方运动时，该术语也是含混不清的。

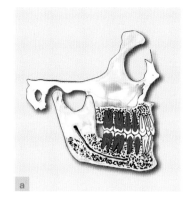
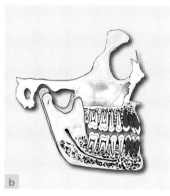

图3-2-26　相互保护的概念。（a）后牙支撑最大闭合时的力并保护前牙。（b）前牙支持前伸和侧方接触时的力并保护后牙。

作侧产生殆分离（图3-2-23～图3-2-25）。

相互保护

　　"相互保护"的概念用于描述后牙闭合和前牙非正中引导作用间的相互保护关系。这种关系包括，在MI闭合时后牙对前牙的保护作用，以及在下颌前侧方位置时前牙对后牙的保护作用[2]。这是一种理想的利于口腔健康的模式（图3-2-26）。这个概念具有争议性，详见第4章和第6章中的讨论。

非正中引导

　　由于和"前方引导"有语义上和概念上的混淆，本文使用术语"非正中引导"来描述牙齿从MI到前伸、侧方、侧前方各个方向上的尖对尖关系的引导（图3-2-19）。这是与修复学动态的，功能性的或者功能障碍的，生物机械性的和美学等方面相关。超出上牙界范围的反超殆是非功能性的，但并不是功能异常的表现（图3-2-22）。这些可能被描述为反超殆接触，常常在反覆殆范围内，并无临床关联。偏心引导包括从正中关系向各个非正中方向上的引导。非正中位引导包括从最大牙尖交错位向各个非正中方向上的引导。当MI和CR一致时，非正中引导在语义上仍然是正确的。

　　在侧前方非正中位置上，后牙区工作侧组牙功能与前方切牙引导有不同程度的结合，不能再将它称为"前牙引导"或"前牙殆分离"因为它不仅仅是前牙的引导作用，而是在侧前方或侧方运动中前后牙的联合引导作用。

牙齿接触

潜在后牙接触

　　当下颌骨发生侧方运动时，工作侧的垂直轴发生旋转。

下颌骨的每个点都围绕着这个轴呈弧线运动，由此决定了与这个轴以及对侧上颌骨相关的运动路径（图3-2-27～图3-2-29）。在工作侧，下颌颊尖在上颌颊尖之间经过，如果发生接触，将发生在下颌颊尖功能性外斜面（FOA）和上颌颊尖内侧引导斜面之间。

　　在某些情况下，工作侧的后牙接触可能发生在上颌FOA和下颌舌尖内侧面。这也称作"反殆接触"（图3-2-30～图3-2-32）。

　　当下颌在前方、侧方、侧前方的各个范围内运动时，后牙可能发生动态接触。潜在接触点如图3-2-27～图3-2-35中所示。

潜在工作侧接触

　　在I类殆关系中，切牙引导的前伸和尖牙引导的侧方运动中后牙不会有动态接触。如果侧方引导是组牙功能，工作侧接触可能发生在下颌FOA接触上颌颊尖的内侧引导斜面（图3-2-30～图3-2-33）。非工作侧接触发生在对侧支持尖的内斜面（图3-2-30和图3-2-34）。潜在的后牙前伸接触发生在下颌近中斜面和上颌远中斜面（图3-2-30和图3-2-35）。

非工作侧接触

　　非工作侧如果发生接触，该接触将发生在下颌颊尖围绕对侧工作侧的垂直轴旋转时支持尖的内斜面（图3-2-34）。在理想的I类殆关系中，工作侧的尖牙引导和组牙功能应使非工作侧脱离接触。

前伸接触

　　在I类殆关系中，前伸引导发生在上颌切牙的舌侧引导斜面和下颌切牙的唇侧斜面上。它们在正常情况下将使后牙发生殆分离。如果后牙出现了前伸接触，它将出现在下颌近中斜面和上颌远中斜面上（图3-2-35）。

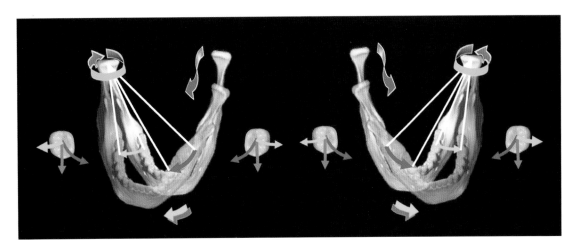

图3-2-27 右侧和左侧侧方运动的边界。下颌骨沿工作侧的髁突垂直轴旋转。绿色线标示出下颌工作侧第一磨牙的运动轨迹，红色线标示出非工作侧第一磨牙的运动轨迹，蓝线标示出前伸轨迹。

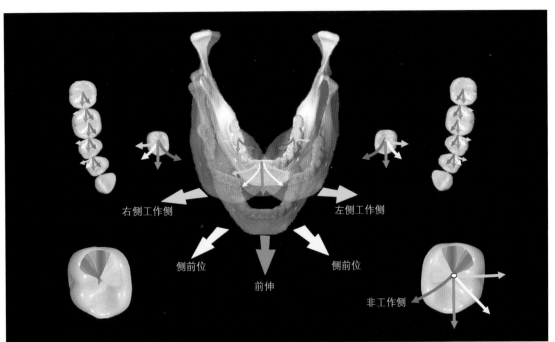

图3-2-28 下颌窝的运动轨迹（边缘嵴和切缘中点）：工作侧：绿色；非工作侧：红色；前伸：蓝色；侧前位：黄色。下颌第一磨牙的阴影区域标注了与对应的上颌近中腭侧支持尖可能接触的区域。

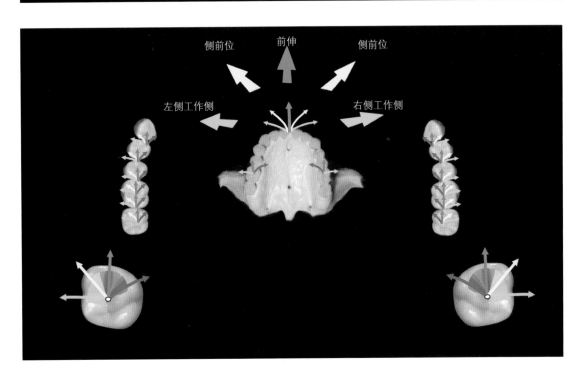

图3-2-29 与上颌相关的下颌颊侧支持尖和切缘中点的运动轨迹：工作侧：绿色；非工作侧：红色；前伸位：蓝色；侧前位：黄色。阴影区域标示与对应的下颌近中颊侧支持尖可能接触的区域。

165

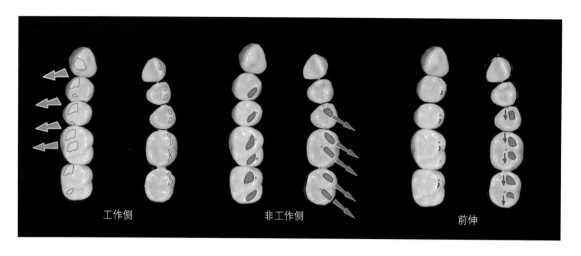

图3-2-30 潜在的工作、非工作和前伸接触。箭头标示与对侧上颌牙相关的下颌颊尖的运动轨迹。

工作侧　　　　　非工作侧　　　　　前伸

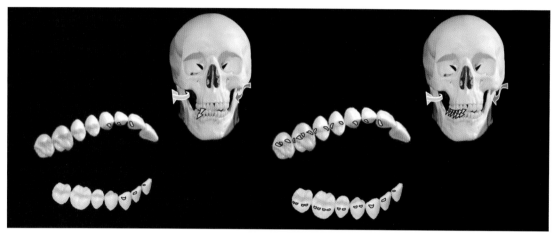

图3-2-31 左：尖牙引导接触，包括或不包括中切牙和侧切牙；右：组牙功能FOA与对颌内侧引导面。

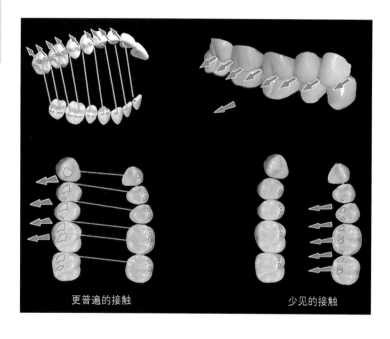

更普遍的接触　　　　　少见的接触

图3-2-32 潜在的工作侧接触：支持尖的FOA与引导尖的内侧引导斜面相对应。更普遍的工作侧接触：下颌颊尖的FOA与上颌颊尖的内侧斜面相接触。少见的"反殆接触"：上颌腭侧尖FOA与下颌舌侧尖内侧面相接触。箭头标注了相对于上颌牙齿的下颌牙尖的运动方向。

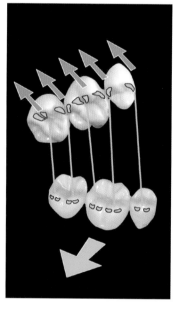

图3-2-33 潜在的工作侧接触：支持尖FOA与引导尖的内侧面。

正中位的滑动

当下颌退缩至正中关系初始接触位置并强行闭合时，将产生"正中位滑动"。发生于上颌牙齿的近中斜面和对应下颌牙齿的远中斜面（图3-2-17、图3-2-18和图3-2-36）。当最大牙尖交错位与正中关系位一致时没有正中位置上的滑动。

殆因素

殆设计

修复牙列时，需要建立适宜的殆设计。包括牙尖的相互关系以及从MI到尖对尖关系时向前方、侧方、侧前方的接触范围。动态接触也称为"殆型"或"殆设计"。在重建咬合关系

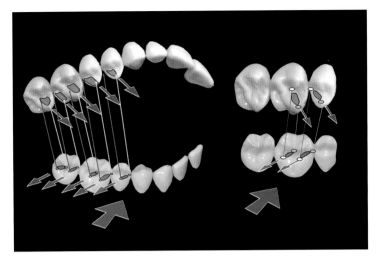

图3-2-34　潜在的非工作侧接触。对颌支持尖的内斜面。小箭头标注出对颌支持尖内斜面相互滑动时的运动方向。非工作侧潜在的接触发生在上颌内侧支持斜面和对颌下颌内侧支持面。

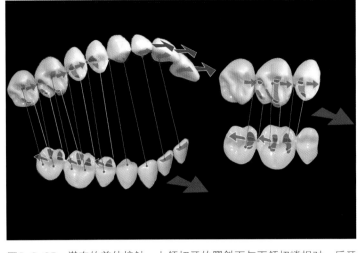

图3-2-35　潜在的前伸接触，上颌切牙的腭斜面与下颌切嵴相对。后牙可能接触发生在上颌远中斜面和下颌近中斜面。上颌牙齿远中面接触在下颌牙齿近中面。

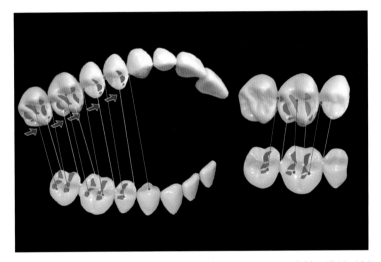

图3-2-36　从MI到正中关系滑动时的潜在接触。上颌近中斜面接触对侧下颌远中斜面。

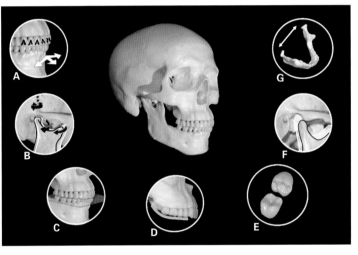

图3-2-37　殆要素（从左上方逆时针方向）：**A**：前牙引导。**B**：侧移。**C**：殆平面。**D**：前后向曲线（补偿曲线）。**E**：牙尖高度和轴倾角。**F**：髁导。**G**：两侧髁突距离。

的过程中，许多个体特异性的因素需要进行诊断、分析并加以考虑。包括殆决定性的因素，附加的美学、语音学、生物机械学、修复学和个体特异性决定因素。影响动态殆接触型的殆因素称为"殆要素"或"殆决定因素"（图3-2-37）。也有许多垂直向及水平向的决定因素。

垂直向决定因素

　　垂直向决定因素最初被描述为"Hanau's Quint"（五因素）[2,4]，包括前伸髁导、前伸切导、殆平面、前后向殆曲线、后牙尖高度和倾斜角（图3-2-38）。这些因素最早在设计全口义齿平衡性时就已被考虑。稳定而不能改变的因素是髁突因素。在牙体或种植体修复过程中，其他因素能否改变取决于修复体是牙体承力型还是种植体承力型，是固定义齿还是可摘义齿。矢状面上的垂直因素决定了切导情况下只有前牙接触还是前后牙都接触，如平衡殆（图3-2-39和图3-2-40）。前伸引

导的平坦或陡峭程度，殆分离是瞬时发生还是延迟发生都具有临床意义并由这些因素所决定。在侧方运动中，垂直向和水平向因素相互作用以决定尖牙引导、非工作侧殆分离的组牙功能是否存在。工作侧牙尖引导的陡峭或平坦程度非常重要。这里的不变因素是非工作侧的髁导斜度或路径以及侧移的属性。

工作侧尖牙引导和非工作侧髁突引导形成的殆分离

　　在具有尖牙引导的 I 类殆关系中，上颌尖牙斜面引导从MIP到侧方尖对尖位置的侧方运动。非工作侧的髁突由非工作侧的颞骨关节结节后斜面引导。非工作侧的牙齿接触被尖牙和非工作髁突引导的共同作用分开。距离指导因素越近，咬合分离影响就越显著。因此离非工作侧髁导越接近，对非工作侧牙齿分离的影响就越大。同理，离工作侧尖牙越近，对工作侧牙齿分离的影响就越大。下颌骨围绕其水平转动轴的旋转允许

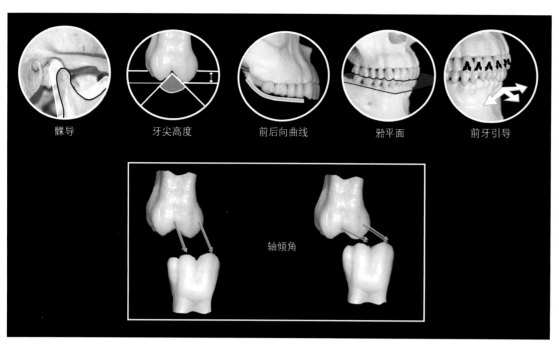

图3-2-38 殆垂直前伸因素（左到右）：髁导、牙尖高度、前后向曲线、殆平面、前牙引导、轴倾角。所有因素的交互作用决定了垂直向或水平向后牙分离或殆分离的程度。

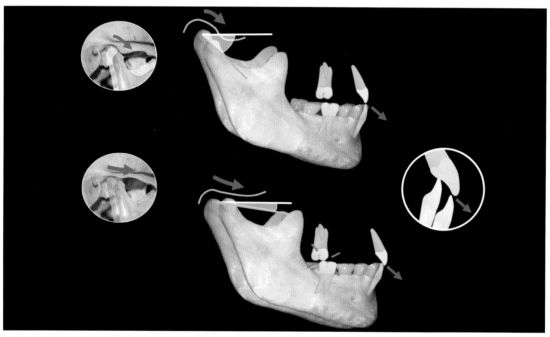

图3-2-39 切导相同，较陡的髁导（上）分离后磨牙而较浅的髁导（下）不会产生磨牙分离。

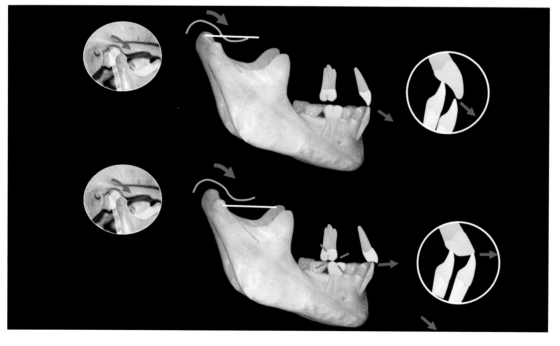

图3-2-40 髁导相同，较陡的切导（上）分离后磨牙而较平的切导则不会产生磨牙分离。

了下颌骨根据工作侧牙齿引导陡峭程度及轮廓的旋转打开与关闭。在工作侧运动时，水平转动轴可以绕工作侧髁突垂直轴旋转（图3-2-31和图3-2-37）。

如果尖牙引导斜度的陡峭度改变，下颌骨仍将由新的尖牙斜面来引导，下颌骨绕水平转动轴旋转。尖牙引导的陡峭程度和外形有几种不同的影响。引导可以是平缓的或陡峭的，平直的或凹形的，或中等程度平坦的。陡峭的引导会形成后牙的瞬时殆分离。较平的引导会有较小的垂直矢量负荷而产生较小的潜在创伤。当下颌沿尖牙引导斜面侧方运动时，可能会轻微向侧前方向运动，或者更偏远中的侧向路径。这些都会受到引导舌斜面的形状、方向的影响。侧方引导斜面对迅即侧移的影响将在第6章和第8章中讨论。

参考文献

[1] Scaife RR, Holt JE. Natural occurrence of cuspid guidance. J Prosthet Dent 1969;22:225–229.

[2] Glossary of prosthodontic terms. 8th edition. J Prosthet Dent 2005;94:10–92.

[3] Proffit WR, Fields HW, Sarver DM. Contemporary Orthodontics, ed 4. St Louis: Mosby Elsevier, 2007.

[4] Ramjford S, Ash M. Occlusion, ed 2. Philadelphia: WB Saunders, 1972.

[5] Rivera Morales, Mohl N. Relationships of occlusal vertical dimension to the health of the masticatory system. J Prosthet Dent 1991;65:547–553.

[6] Ormianer Z, Gross MD. A 2-year follow-up of mandibular posture following an increase in occlusal vertical dimension beyond the clinical rest position with fixed restorations. J Oral Rehabil 1998;25:877–883.

[7] Posselt U. Studies in the mobility of the human mandible Acta Odontol Scand 1952;10:1–160.

[8] Glossary of prosthodontic terms. 7th edition. J Prosthet Dent 1999;81:39–110.

[9] Glossary of prosthodontic terms. 4th edition. J Prosthet Dent 1977;38:66–109.

[10] Glossary of prosthodontic terms. 3rd edition. J Prosthet Dent 1968;20:443–480.

美学的基本原理
Fundamentals of Esthetics

重点内容

- 面部结构
- 垂直距离
- 面部美学决定因素
- 面部表情
- 微笑

面部结构

面部美学标志

人类对口颌面部的美学定义主要来自主观层面，美丽的外表也难以准确客观地定义，故人们通常选择"惹人喜欢""和谐""大众化"等观念作为人们广泛接受的美学标准。正如俗语"情人眼里出西施"所说，美丽外表因观察者、地域种族以及文化差异等影响也有不同的含义。自我美学认知与自我形象、社会心理以及文化环境都密切相关（图3-3-1）[1-3]。同样，口腔医生对于美的认知与当今大众审美也不同。口腔医生认为，Ⅰ类骨关系、和谐的面部比例、对称整齐的牙列是美的，反之偏离此标准如形态上的偏差导致面部不对称和失衡则显得不美观且不被喜欢。

形容口颌面部的美学词汇也可用于描述面部结构、口颌面窗、微笑等方面（图3-3-2）。

面部结构及外貌受牙齿因素所影响。面部的正面与侧面受牙槽骨和牙列唇颊面提供的唇、颊支持的影响，咬合垂直距离影响面高及面下1/3与面中上2/3的比例关系（图3-3-3）。骨骼的前后向、垂直向及侧方形态偏离Ⅰ类骨关系都会严重影响冠状面及矢状面型。

美学与殆在很多方面是密不可分的，口颌面部美学决定因素与殆及美学标志相互关联，具体如下（图3-3-3）：

- 唇支持。
- 息止时的牙齿暴露量。
- 微笑时的牙齿暴露量。
- 前牙殆平面。
- 后牙殆平面。
- 咬合距离垂直。
- 面部比例。

正常人面型由骨骼、肌肉和面部结构共同构成，而个体面型的视觉效果主要表现在息止和微笑时侧面及正面外形上（图3-3-4）。

面部美学的概念

美学面型主要由面部皮下的骨骼决定，骨骼产生的差异在垂直和侧貌面型尤为显著。面下1/3美学面型受上下颌骨的相对关系影响，尤其表现在侧貌上。当下社会及文化感性认知认

171

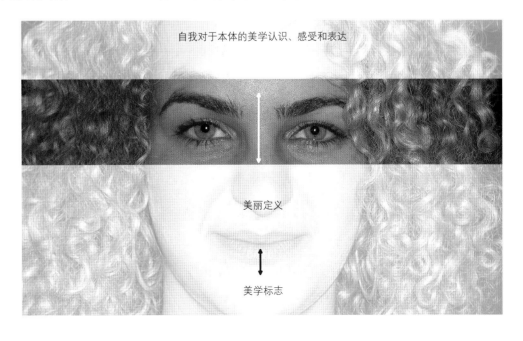

自我对于本体的美学认识、感受和表达

美丽定义

美学标志

图3-3-1 "情人眼里出西施"。

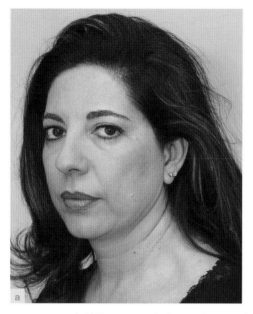 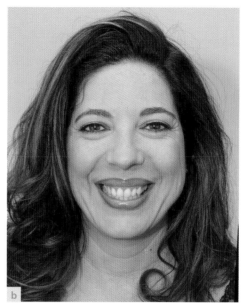 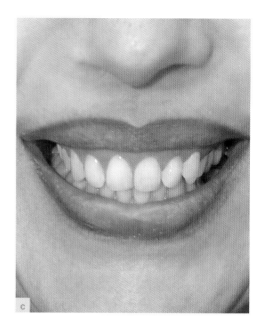

图3-3-2　面部结构。口颌面窗的内在联系、微笑及面型。

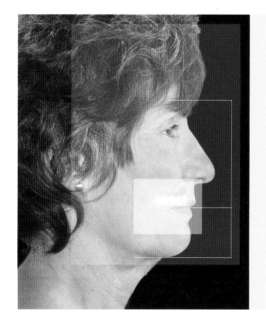

口颌面部美学决定因素

唇支持

息止时的牙齿暴露量

微笑时的牙齿暴露量

前牙𬌗平面

后牙𬌗平面

咬合垂直距离

图3-3-3　美学决定因素。与𬌗、面部、口颌面及牙齿美学密切相关的牙性决定因素。

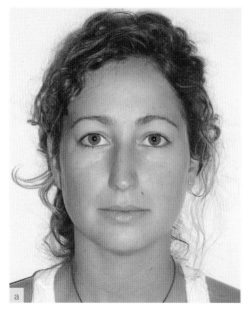 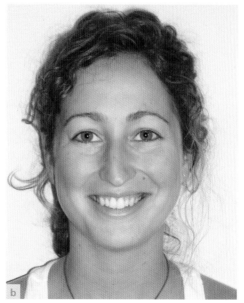

图3-3-4　息止位及微笑时，Ⅰ类骨关系的人群拥有正常骨骼及面部结构，其正面及侧面观。

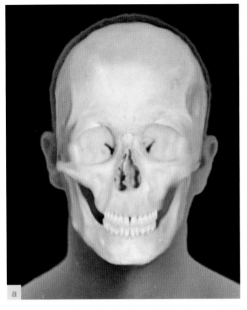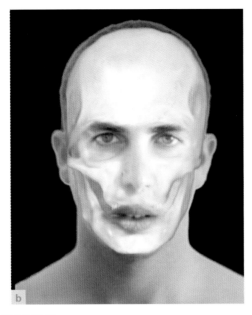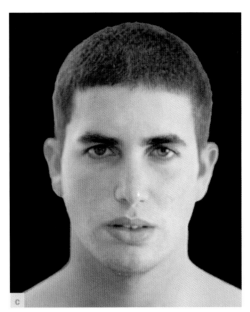

图3-3-5　息止颌位正面观：面部结构由皮下骨骼形态所决定。

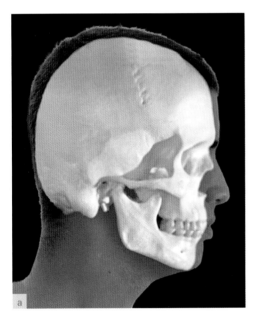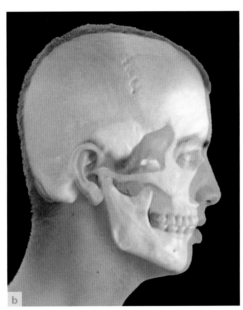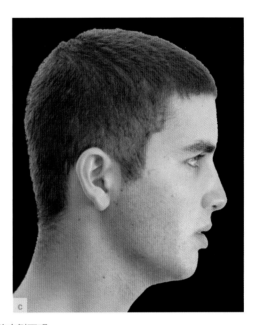

图3-3-6　息止颌位矢状观：Ⅰ类骨关系时，面部结构及前后向上下颌骨的相对关系决定面型，尤其影响侧面观。

为Ⅰ类骨关系符合美学标准（图3-3-5和图3-3-6），而Ⅱ类和Ⅲ类骨关系只有在特定情况下方可视为符合美学标准，当Ⅱ类和Ⅲ类骨关系在前后向或侧面观察骨骼变异过度时，面部外形就会随之变得不和谐，因而不被大众所接受。正常范围内的前后向骨骼变异如图3-3-7和图3-3-8所示，从正常到非正常范围的前后向骨骼变异如图3-3-9所示。

进化心理学之面部美学观点

骨骼类型过度变异者不被认可，甚至引起大众反感和不适的原因尚不确定，可能与他们作为非正常社会群体，对传统的部落审美观念产生的威胁有关，也可能是社会包容性的问题[4-5]。大众面型通常被认为最符合美学标准[6]。面部不对称的程度和对其吸引力的评估相关[4,7]。

大众面型、对称性及性别差异是影响面部美学的主要生物学标准，而这些标准则决定进化过程中择偶的倾向性[5-6]。大众面型代表特定区域大部分人群面型特点；对称性体现两侧面型的对称一致；性别差异则用于辨别不同性别的面部特征。有观点认为，面部美学建立于生物学和物种生存之间，它传递着生物体内在的健康信息。人类大脑中神经元位置固定，它是否必须按部就班地提取美的生物信息尚不确定[7]，但人类对于美丽面型的偏爱在婴儿时期就有体现，且已被证实。另有观点认为，美学概念可能是大脑处理信息过程中的副产品，主观熟悉性使人们更加偏爱大众面型。也有观点认为，可能是这两种选择压力共同塑造了我们的美学观念[6-7]。也有人认为，以上两种解释共同塑造了人类的美学认知[6]。

当颌骨和牙齿关系偏离骨性Ⅰ类标准时，牙齿和咬合关系也会受到影响；后牙支撑的变化引起咬合关系也随之改变；前牙覆𬌗和覆盖因非正中引导的变化而有显著变化；颌间距离和

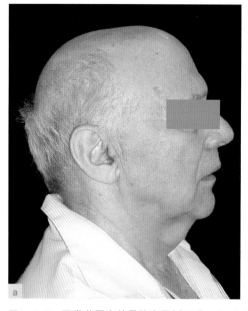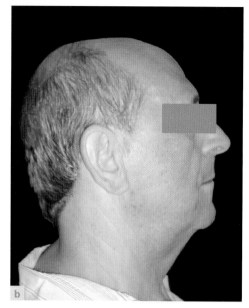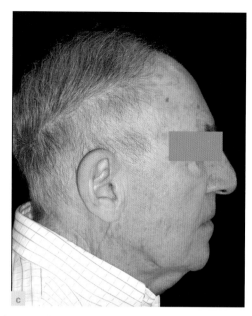

图3-3-7 正常范围内的骨骼变异侧面观：（a）Ⅱ类骨关系伴下颌后缩。（b）Ⅰ类骨关系。（c）Ⅲ类骨关系伴下颌前突。

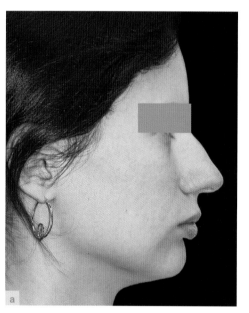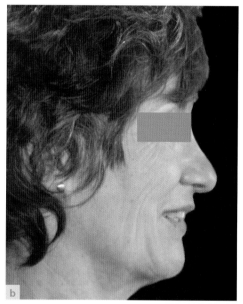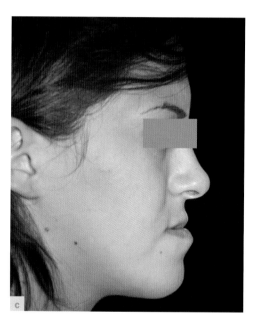

图3-3-8 正常范围内的骨骼变异侧面观：（a）Ⅱ类骨关系伴下颌后缩。（b）Ⅰ类骨关系。（c）Ⅲ类骨关系伴下颌前突。

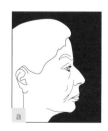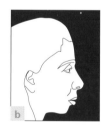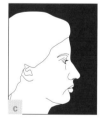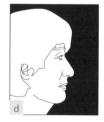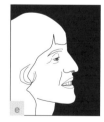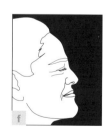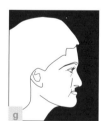

图3-3-9 （a~c）Ⅱ类骨关系伴下颌后缩。（d）Ⅰ类骨关系。（e~g）Ⅲ类骨关系伴下颌前突。当骨关系变异偏离Ⅰ类骨关系时，前后向面型会随之明显变化。

面型高度改变时，垂直向的变异也可以影响咬合关系[8-10]。

　　例如，骨性Ⅱ类病例中，下颌后退常会导致严重的切牙及尖牙深覆盖，从而引起息止颌位明显的牙齿暴露，甚至在微笑时暴露量更大。下颌后退更加严重时，甚至会伴随下唇折叠楔入上颌切牙舌侧，如图3-3-10所示。

面部比例和面高

　　根据个体基因构成，垂直向面高差异是显著的，但面部组分却恒定不变。面部由固定的唇部以上的面上2/3区及唇部以下至颏部的面下1/3区构成。面下1/3高度随颌位的变化而变化，从最小的牙尖交错𬌗到不同程度的张口位皆有不同。面部美学通常是通过息止颌位及微笑时的唇关系和下颌关系进行评

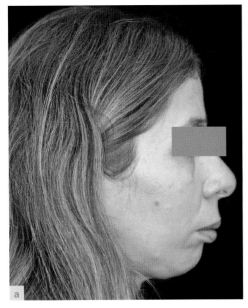
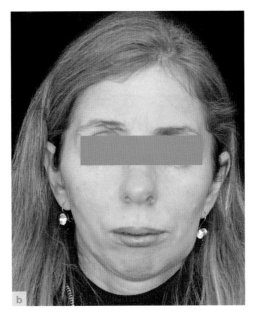
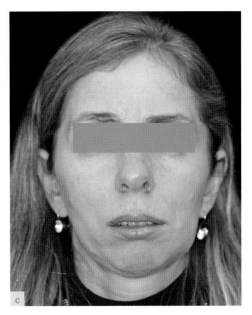

图3-3-10 Ⅱ类骨关系，前牙覆盖增大，颏肌收缩，颏唇沟上提，使上下唇接触，封闭口腔（a和b）；息止颌位时，下唇折叠楔入上颌切牙舌面。

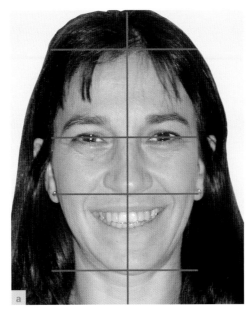
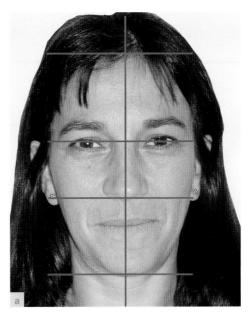

图3-3-11 面下1/3：面部通常分为较恒定的面中1/3及变异较大的面下1/3。随着殆位、功能位、表情变化而不同，咬合距离也随之变化，从而导致面下1/3发生变化。

175

估。不论是殆与口腔结构的修复标准还是修复效果的面部美学评估，面部标志线都大有裨益（图3-3-11）。

从美学角度上讲，黄金比例面型一直是人类追求的完美目标。所谓黄金比，即著名的斐波那契（1170—1250）比例1∶1.618，由古希腊哲学家欧几里得在公元前325年第一次具体阐述，他认为斐波那契比例是自然界天然存在的一个黄金分割比，且最符合审美标准。之后此比例被数学家、哲学家、艺术家、建筑学家、生物学家等广泛应用到各个领域[11-15]。

近来，黄金分割比也被运用到口腔面部美学中，主要在面部比例及前牙垂直和水平关系方面。然而，考虑到面部美学的主观性及面部构成的复杂性，黄金分割比不能作为临床主要诊断标准之一[12-14]。在图3-3-12和图3-3-13中，根据黄金分割比（1∶1.618）改变面部垂直关系后，面型美观并没有明显改善。上发际线和下颌骨下缘距离通常变异较大，不能作为可靠

的美学标志线，由此可见面部美学特点并不始终与传统的黄金分割比相一致（图3-3-14），也有研究者表明，改变前牙水平垂直比，并不完全与黄金分割比相一致[14]。

垂直距离

咬合垂直距离与姿势位垂直距离

咬合垂直距离对垂直向面型有显著的影响，牙体缺损及牙列缺损造成严重的垂直距离减小会造成过闭合面型。姿势位或息止颌位垂直距离通常会相应调整以适应咬合垂直距离的变化，故下颌骨的位置在不同张口位不断变化，张口姿势位的两个基本位在口腔文献中都有描述：临床休息位（CRP）和生理休息位（PRP）[15-16]。临床休息位的息止殆间隙为1.3~3mm，

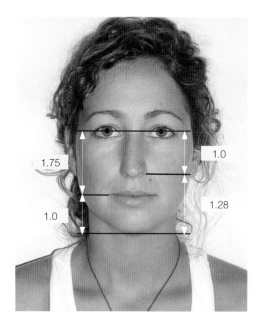

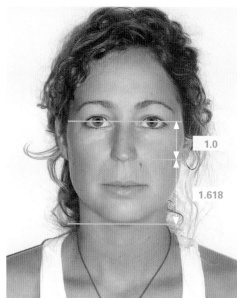

图3-3-12　息止颌位面部上下两部分比例；数字代表真实的比例。

图3-3-13　根据黄金分割比数码合成的面型，鼻位置升高，上唇变长，结果并不符合美学要求。

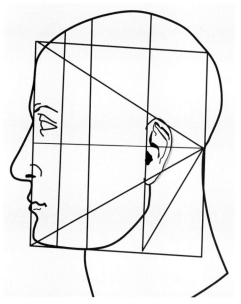

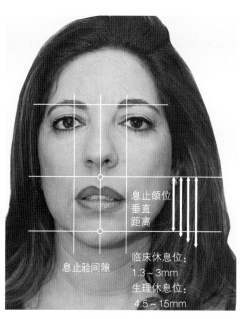

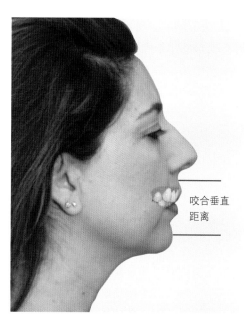

图3-3-14　莱昂纳多·达·芬奇基于黄金分割比假想的面型比例。

图3-3-15　息止颌位垂直距离：息止位时，随下颌骨相对上颌骨位置的不同会产生多种持续变化的垂直关系，而临床休息位和生理休息位的测量值均在这一范围内[15-16]。

图3-3-16　咬合垂直距离（OVD）：在正常的发育生长过程中，垂直向稳定的殆关系决定咬合垂直距离。

而生理休息位的息止殆间隙为4.5~15mm（图3-3-15和图3-3-16）。这些术语的起源、科学基础、有效性及临床应用将在第5章详细阐述。

下颌角角度

面下1/3的决定要素为下颌骨的垂直高度。长面型的面下1/3通常是高角型（图3-3-17a），而短面型则为低角型（图3-3-17b）。

面部美学决定因素

面部特征

在相似或者不同的文化群体及种族中，个体面部特征皆不同，如垂直距离、面部比例、眼的分布及耳、鼻、口的差异，这些差异结构与面部支持骨、覆盖其上的肌肉及皮肤结构的差异有关，其根源则是个体基因差异所致。

面部参考线

头面部的水平向及垂直向参考线，可以在正面观及侧面观观察到（图3-3-18和图3-3-19）。瞳孔连线连接双侧瞳孔，

176

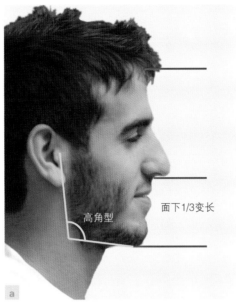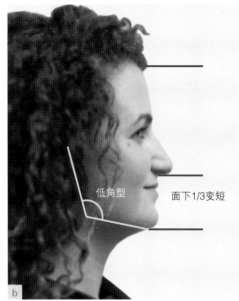

图3-3-17　(a)高角型下颌角：面下1/3变长。(b)低角型下颌角：面下1/3变短。

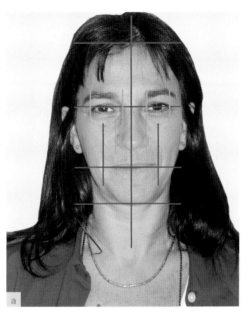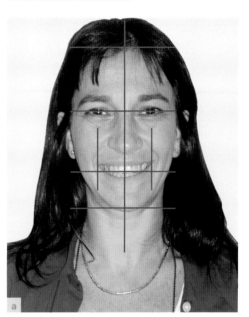

图3-3-18　水平向和垂直向参考线用来描述头部水平向关系与面部各部分的比例关系。

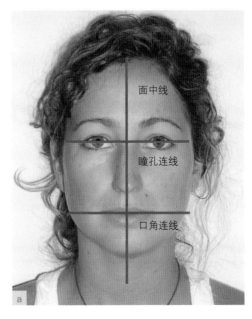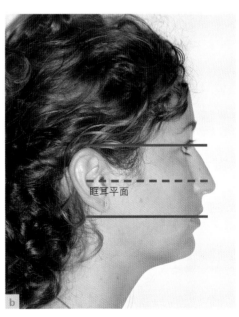

图3-3-19　面部参考线：(a)正面观：水平向瞳孔连线、口角连线，垂直向面中线。(b)侧面观：眶耳平面，联系颅骨矢状面相对水平面的关系。侧面观可表现为正常、前突或后缩，也可表现为E线（连接鼻尖和颏部的线）。

177

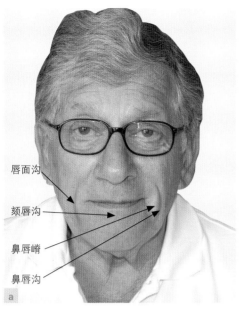

唇面沟

颊唇沟

鼻唇嵴

鼻唇沟

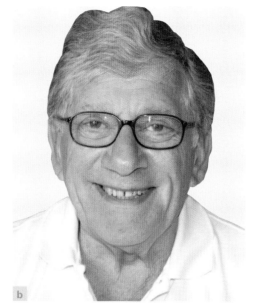

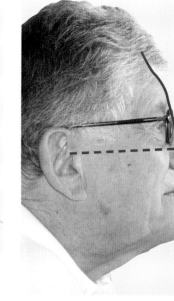

侧面
轮廓线

鼻唇角

颏唇角

图3-3-20　面部沟、嵴正面观。

图3-3-21　侧貌标志线及角度。

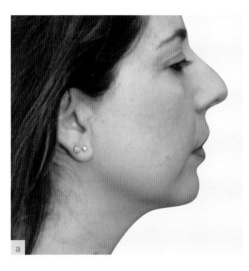

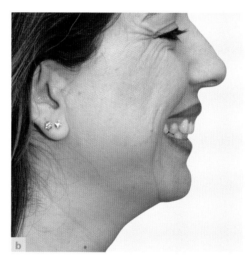

图3-3-22　息止颌位和微笑时由牙齿和牙槽突提供唇支持。

而口角连线连接息止颌位双侧口角。评判水平方向标志线时，常考虑的是双眼垂直向对称性及唇角度，这些标志线关系到整个面部总体外形，对于前后向𬌗平面有着重大意义。

侧面观，眶耳平面从眶下缘延伸至外耳道上缘，为头部提供了水平方向的参考平面，这与眶轴平面有所不同。眶轴平面是从外耳道上缘延伸至髁突中心。通常，这些参考平面仅仅被用来研究上颌骨与髁突水平向、垂直向转动中心及可调式𬌗架安装、设置的参考标志点。如果双侧髁突轴线与瞳孔连线或与面部水平向不平行时，一些临床医生偏向于根据瞳孔连线或者其他面部水平参考平面在𬌗架上放置上颌模型[8-9]。详情查询第7章。

面部发育沟和嵴

面部特征性发育沟和嵴通常围绕口腔分布，随着年龄增长，由于面部软组织逐渐松弛失去弹性，发育沟和嵴变得愈发明显。口颌面区沟、嵴，主要包括嘴唇、鼻唇沟、颏唇沟、鼻唇嵴和颏唇嵴。这些发育沟和嵴可能受牙齿唇面和牙槽骨外形及可摘义齿颊侧翼缘的影响（图3-3-20和图3-3-21）。

唇支持和唇长度

唇形态和口周肌肉是面部美学的决定要素，它们的构成和功能是由基因决定且不可改变，除非通过整形外科整塑。唇形态在不同个体之间差异显著，同一个体在不同面容动作时唇形态也不同（图3-3-22和图3-3-23），差异多体现在厚度、外形、色泽、宽度、长度上。唇形态的一个重要美学参数是上唇垂直长度，即鼻下点到上唇红缘之间的距离[17]，因其决定息止颌位和微笑时的牙齿暴露量。另外，上下唇在息止颌位和吞咽时能够相互接触也依赖上唇垂直长度和口周肌肉，因此，上唇垂直长度及口周肌肉是面部美学的决定要素，与整体面型及上颌前牙唇侧外形相协调。无论是息止颌位还是微笑时，唇支持都是由牙槽骨和牙齿共同提供，牙槽骨支持减少或者丢失、牙位异常导致的面型异常都会导致严重的美学损害[17-20]。

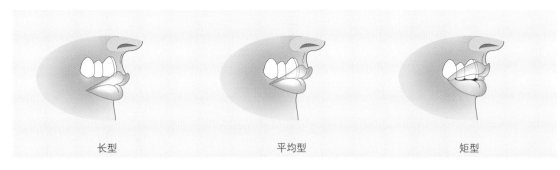

图3-3-23　唇长度。唇长度会影响息止颌位时牙齿暴露量、微笑时牙齿及牙龈的暴露量，以及前牙区上下唇的闭合。

长型　　　平均型　　　矩型

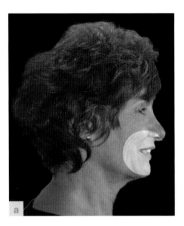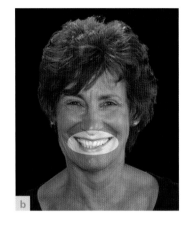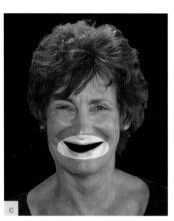

图3-3-24　口颌面区域牙齿排列的协调性可以提高息止颌位及微笑时面容美观程度，暗处理牙齿产生巨大反差。

微笑时牙齿暴露量

有时，因快乐而微笑，也有时，因微笑而快乐。
——*Thich Nhat Hahn*

　　微笑能够表达和传递许多情感，如同情、怜悯、快乐、幸福、健康等。眼睛和唇是面部最基本的器官，人通过眼睛接受外界的信息，然后通过唇来发声、表达传递自己的情感（图3-3-24）。眼睛和唇是人类情感交流和表达的媒介工具，口腔内牙齿外观明显的美学损害会严重影响其功能。

面部表情

6种跨文化的表情

　　人类通过表情肌的运动可表达多种情感与表情，其中6种被定义为面部表情的基本表型[21-23]。包括：

　　1. 厌恶。
　　2. 恐惧。
　　3. 高兴。
　　4. 惊讶。
　　5. 悲伤。
　　6. 愤怒。

　　每种表型都是生物行为的一个基本特征，且每种表型都是表情基因、环境因素及二者的交互作用而共同决定。

同系物：微笑和大笑

　　人类的微笑和大笑可能与猿同系，所谓同系为拥有共同的进化史特征，即其特征上表现出结构与行为的相似性，这一点在多物种上都已达成共识，包括本例中的古猿类。研究认为，人类微笑时的牙齿暴露与猿和猴安静时的牙齿暴露类似，而人类大笑时的牙齿暴露则与猿和猴放松并且大张口时的牙齿暴露类似[21-25]，在黑猩猩中前者常表达的是姑息或屈服，后者较类似于人类的大笑，表现出他们正要玩耍[24,26]。

微笑的类型

　　笑通常分为3种：口角型、尖牙型、复合型。按此分类，微笑时颧肌拉伸使口角上扬称之为口角型；微笑时上唇整体均匀上提但口角无上扬称之为尖牙型；微笑时上唇像尖牙型一样优先上提，下唇随之上提，称之为复合型[27]。另外，微笑的构成并不仅限于口周肌肉的运动。

杜乡微笑和非杜乡微笑

　　微笑是快乐的表现，通常包括嘴角的上扬，也可以包括眼角侧面周围皮肤的挤压与起皱（眼轮匝肌）。微笑时颧肌和眼轮匝肌同时运动被称为杜乡微笑，以纪念法国解剖学家杜乡；相反，眼轮匝肌不参与的微笑则被称为非杜乡微笑[28]。有其他面部肌肉参与时，如同张闭口时的额肌运动，微笑的剧烈程度也不同[21-22,28-30]。

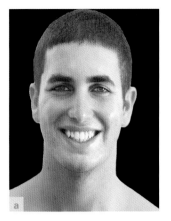
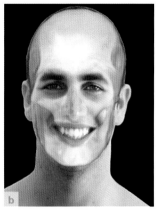
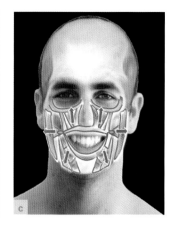

图3-3-25　微笑及其他表情皆由面部及周围肌肉收缩产生。

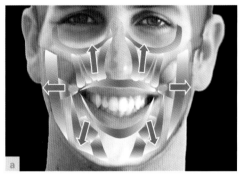
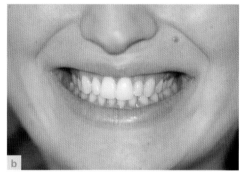

图3-3-26　面部肌肉收缩，向上方、侧方及下方牵拉唇。

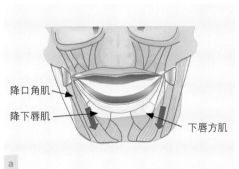

降口角肌
降下唇肌
下唇方肌

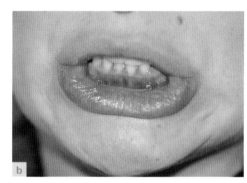

图3-3-27　下唇方肌和降口肌群下拉下唇及口角。

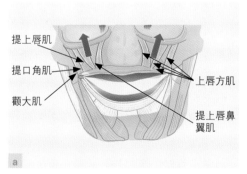

提上唇肌
提口角肌
颧大肌
上唇方肌
提上唇鼻翼肌

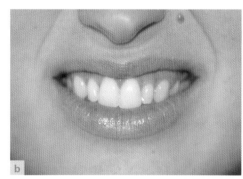

图3-3-28　上唇方肌和升颌肌群上提上唇和口角。

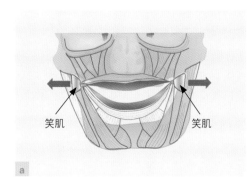

笑肌　笑肌

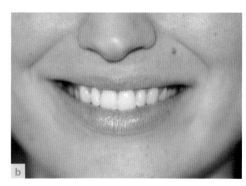

图3-3-29　笑肌侧向牵拉口角，加宽微笑线。

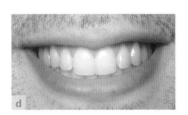

图3-3-30 微笑时，口颌面部基本水平参考线主要有上唇下缘、上颌龈线及殆平面，另外结合可直视的前牙切缘和后牙牙尖。正常情况下，上唇上提，微笑龈线、上唇笑线及微笑切缘线或"前牙殆平面"都是可见的。主要辅助参考线有下颌殆平面和下唇上缘。

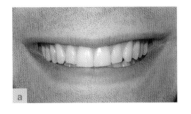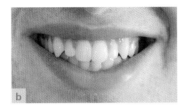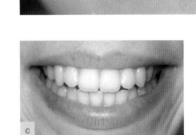

图3-3-31 男性和女性的理想"阿尔法微笑"。

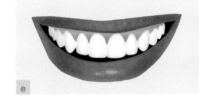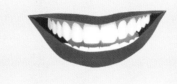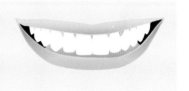

图3-3-32 美学微笑的几点特征性要素，在修复美学区域微笑窗内的牙齿应当作为参考因素进行考量。

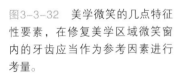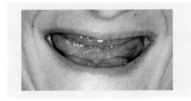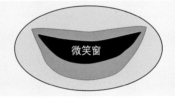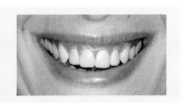

微笑的时机

面部运动的时机与模式已有文献描述[31-32]。当人高兴时，在一定时间内，通常是0.5～4秒，愉悦的微笑同时产生，并且有平缓的过渡，从发生到顶点，再到消失[21,28]。描述微笑运动变化的可识别时间窗为100ms[21-29]，在这段时间内，面部肌肉帮助完成一系列面部表情及口颌面功能（图3-3-25～图3-3-29）。面部肌肉不但行使语言功能，同时是构成表情和交流沟通的首要工具。眼优先确定面部主要水平参考线。前牙切缘线、前牙殆平面及微笑龈线通常和上下唇线、瞳孔连线、口角线平行（图3-3-19和图3-3-30）。

微笑

理想的Ⅰ类"阿尔法微笑"

已有文章将特定的微笑描述为最完美或最美丽的微笑[33-39]。

这种理想微笑在Ⅰ类殆关系和Ⅰ类骨关系中最常见，类似于图3-3-31中所示，牙齿色浅，在笑线上完美对称，且上颌龈乳头、龈线、美学殆平面与上下唇线相协调（图3-3-31），基于描述性比较，这些特点共同构成美学特征的基础参考线。偏离这些标准的面型，通常根据他们偏离的严重程度与方式来评估，至于具体判定他们是否符合美学标准，仍带有很强的主观色彩，并受观察者自身及当地文化差异的影响。定义"阿尔法微笑"对准确描述美学参考基线大有裨益，其概念与Ⅰ类殆关系类似，而Ⅰ类殆关系为天然形态变异和时间相关性缺陷确定了参考基准。另外，"阿尔法微笑"同样符合大众化和对称性的美丽与魅力表型及同系物种学说[21-26]。

唇在解剖上构成了人体口颌面窗的一个窍孔，同时也决定了人体面型上许多微妙的差别。在做功能运动牙齿暴露时，牙齿的形态及排列方式决定了他们是否符合美学要求（图3-3-32）。

图3-3-33展示了微笑的天然差异性。在一个口腔会议上随机抽取45名牙医作代表，让他们做最大限度地微笑，分析结

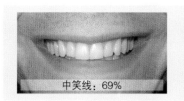 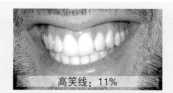 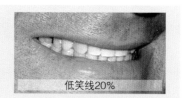

中笑线：69%　高笑线：11%　低笑线20%

图3-3-33　在一口腔会议上随机抽取的45名牙医中微笑时上唇高度的发生率百分比。

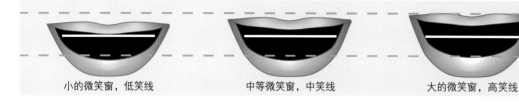

小的微笑窗，低笑线　　中等微笑窗，中笑线　　大的微笑窗，高笑线

图3-3-34　唇窗和微笑线。

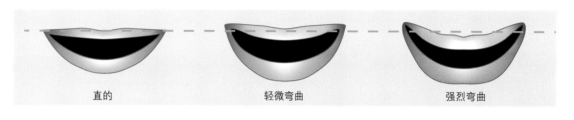

直的　　　轻微弯曲　　　强烈弯曲

图3-3-35　上唇曲率。

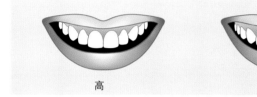 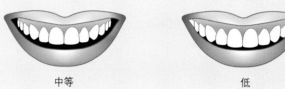 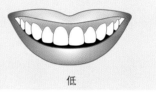

高　　　中等　　　低

图3-3-36　后牙𬌗平面。

182

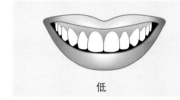 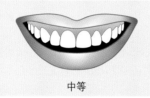 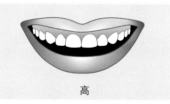

低　　　中等　　　高

图3-3-37　前牙𬌗平面。

果显示：11%是高笑线，69%是中笑线，还有20%是低笑线，有1个样本微笑时完全没有牙齿暴露，还有2个样本露龈笑，暴露了位于龈乳头线之上的牙龈。

美学决定因素

在口腔专业里，美学决定因素分为可变和不可变因素，不可变因素由颌面部软、硬组织构成，包含骨组织和覆盖其上的肌肉、筋膜和皮肤。只有在特定情况不可变因素才能修整改变，如正颌外科手术中的骨修整，整形手术中软组织修整。牙槽骨在正颌外科或骨质增生时可发生改变，也可被可摘义齿的颊侧翼缘替代。从牙齿的角度来说，唇和口周软组织是不可改变的，它们共同组成了微笑窗。

唇的解剖变异及其对微笑窗的影响如图3-3-34和图3-3-35所示。

牙槽突的决定因素

牙和牙龈的排列方式对微笑美学效果的影响如图3-3-36 ~ 图3-3-40。在图3-3-40中列举了9项决定因素：

1. 前牙𬌗平面。
2. 切牙切缘线。
3. 微笑龈线。
4. 息止颌位时前牙切缘和唇支持。
5. 微笑时上唇支持。
6. 龈齿暴露比。
7. 后牙𬌗平面。
8. 前庭间隙。
9. 微笑时下唇支持。

以上各项皆可出现尚属正常范围的变异，但当变异过度或者影响到面型对称性时这些变异就会影响美学效果。

前牙𬌗平面

美学参考平面中的前牙𬌗平面是上颌左右尖牙牙尖之间的一条虚拟假想线，主要受上颌中切牙和侧切牙切缘影响，也可称为"切缘线"。在Ⅲ类切对切关系中或上前牙切缘磨损时，

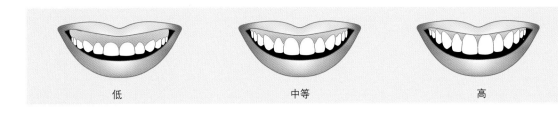

图3-3-38　上颌的牙龈平面。

低　　　　　　　　中等　　　　　　　　高

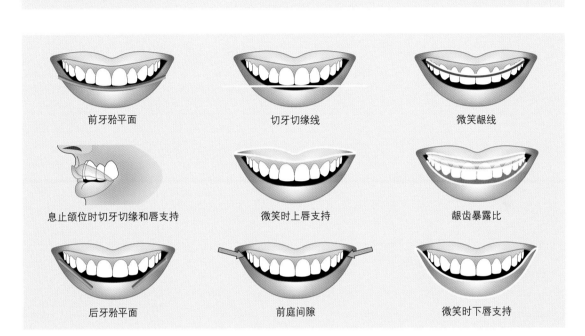

息止颌位的唇支撑前牙殆平面

息止颌位的切牙暴露
息止颌位的切牙切缘线及唇

图3-3-39　息止颌位时美学决定因素。

前牙殆平面　　　　　　切牙切缘线　　　　　　微笑龈线

息止颌位时切牙切缘和唇支持　　微笑时上唇支持　　　　龈齿暴露比

后牙殆平面　　　　　　前庭间隙　　　　　　微笑时下唇支持

图3-3-40　牙颌美学的9项决定因素。

切缘线较直；当上颌中切牙切缘线低于侧切牙切缘时，切缘线较弯曲。切缘线仅是一条美学参考线，并不同于殆平面。传统的殆平面确定了牙尖交错位时的咬合接触，主要指后牙殆平面。安氏Ⅰ类、Ⅱ类2分类及Ⅲ类在牙尖交错殆时中切牙和尖牙均有咬合接触，其前牙殆平面是由中切牙切缘线和尖牙牙尖共同决定。

切牙切缘线

上颌切缘线可直可曲，在微笑时与上下唇线对称协调，如在正常范围的变异所示，切缘线并非总是与上下唇线平行且互补。但是大范围的不和谐是不美观的。

微笑龈线

龈线是由整个上颌牙弓内龈乳头共同确定的一条曲线，分前部和后部。在"Ⅰ类理想殆"中，通常只有龈乳头尖端可见，微笑时上唇提升，根据唇线的高度，大部分情况下牙龈会不同程度地暴露（图3-3-33～图3-3-38）。从口腔的美学外形上看，龈线水平方向左右对称，微笑时与口角线及上唇曲度

在水平方向相协调。

息止颌位时前牙切缘和唇支持

上颌中切牙在息止颌位通常切缘可见，如果在息止颌位整个牙体都不可见，则不符合美学要求。上颌前牙在冠状面上共同为上唇提供了支持，根据上颌切牙和尖牙的唇向倾斜程度，支持效果也不同（图3-3-39）。

微笑时上唇支持

微笑时，上唇先上提后回缩（图3-3-40）。为了维持上唇的弓形弧度，需要切牙、尖牙、前磨牙在冠状面上共同为其提供支持，另外还需牙冠上方牙槽骨支持。缺少牙和牙槽骨支持的微笑不符合美学标准，呈现出外形的塌陷而缺乏美学效果。

龈齿暴露比

一定唇长下，微笑或息止颌位牙龈和牙冠同时暴露，龈齿暴露比将是一项重要美学参数，短牙冠、长牙龈者通常不符合美学标准，合适的龈齿暴露比则是通过改变图3-3-40中所

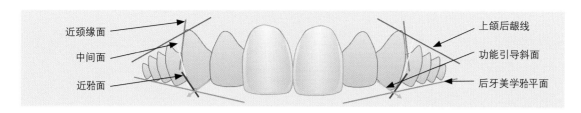

图3-3-41 后牙颊面。

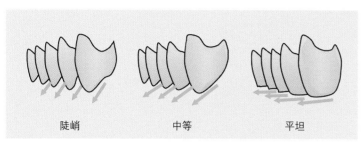

图3-3-42 陡峭、中等和平坦的功能引导斜面造成后牙颊尖和殆方外展隙的美学变化。

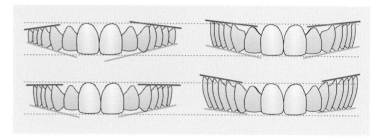

图3-3-43 后龈线倾斜度、后牙殆平面和后牙颊面高度变化。

示变量来实现，龈齿暴露比在正畸学中被描述为莫雷比（the Morley ratio）[40]。

后牙殆平面

后牙殆平面既是一种美学参考标志，也是殆的重要组成部分。传统上，从矢状向观察上颌，连接上颌牙齿颊尖，得到与眶耳平面相平行的平面称为上颌殆平面，此曲线凹向上被称为补偿曲线或Spee曲线[41]，在解剖修复及正畸学中的描述也有不同，故常引起词不达意，导致误解。

另外在修复学上，后牙殆平面可为义齿设计提供指导，使尖牙牙尖与磨牙后垫上1/3高度一致[41]。

在不同牙列中，矢状向咬合存在自然变异。当颊舌尖高度没有显著性差异时，殆平面通常较平坦；当牙齿颊舌尖高度差异显著时，在冠状面上会形成一条有明显弧度的曲线，称之为Wilson平面或Wilson曲线。正面观，连接上颌尖牙至第二磨牙远中颊尖，得到后牙殆平面（图3-3-40和图3-3-41），分左右两部，通常在正常殆中互相对称，不同个体倾斜角度和方向有所差异。以上特点仅在微笑时才可见，故成为重要的美学决定因素。牙冠高度、后牙殆平面倾斜度、上颌后龈线、功能引导斜面和颊侧间隙等美学参数都会在微笑时产生不同的美学影响（图3-3-42和图3-3-43）。

前庭间隙

上颌磨牙及前磨牙颊面可见度反映了上颌牙弓的宽度，后牙颊面在咧嘴大笑时可显露，它与颊黏膜之间会有一暗隙，称为后前庭。两侧前庭间隙小而对称，更加符合美学标准（图3-3-36~图3-3-40）；牙弓过宽、无前庭间隙、牙齿过度暴露，与面部比例不协调，则不符合美学标准。

微笑时下唇支持

下唇在微笑时下降并回缩，为使微笑更加美观，需要下颌牙齿提供唇面支持。下唇随着年龄增加逐渐变松弛，下前牙也随着年龄增加逐渐开始在息止位和微笑时暴露出来。

后牙的美学影响

后牙的美学决定因素受后牙在不同方向上的排列影响，包括：后牙殆平面、殆龈距、牙弓宽度及牙齿颊舌面的影响。后牙殆平面受后牙颊尖排列、水平向整齐度、与上下唇线的关系以及后牙颊尖的下降程度影响；后牙殆龈距由牙齿唇面高度、与龈线的关系、上唇轮廓决定；牙弓宽度明显影响微笑面型；咧嘴笑时后牙过度暴露不符合美学标准，与牙齿颊舌向厚度、倾斜度共同决定前庭间隙的暴露程度。

后牙颊舌面同样意义重大，后牙4个特征面构成了后牙的天然外形（图3-3-41和图3-3-42），包括：

1. 近颈缘面（龈1/3）。
2. 中间面（面中1/3）。
3. 近殆面（殆1/3）。
4. 功能引导斜面。

功能引导斜面

根据后牙的覆殆覆盖和其他的美学参考标准，功能引导斜面有些较平缓，有些较陡峭。平缓和陡峭的引导斜面都会影响后牙殆平面（图3-3-41和图3-3-42），有选择性非正中引导时，为了平衡潜在的咬合功能、殆负载、固定夹板、非正中引导、垂直距离、殆平面分布等，功能引导斜面就成了重点考虑的因素，具体的应用由病例的临床特点决定。平缓的功能引导

1. 口颌面窗的不对称。

2. 唇支持不足。

3. 微笑或息止颌位时过少/过度的牙齿暴露。

4. 过度牙龈暴露/牙龈暴露不协调。

5. 前后殆平面、切缘线、唇线、龈线不协调。

6. 牙齿形态、色泽、分布、排列不协调。

7. 牙齿水平轴面、垂直轴面、龈线互不协调。

8. 口腔前庭相关的颊廊暴露量过度/不足。

9. 唇闭合及唇相关的不协调因素。

斜面因缺失颊侧楔状隙，不符合美学标准，产生"板状"面型。增加中间面的倾斜程度，但不使功能引导斜面相互接触，会产生颊侧楔状隙，从而改善面型，提高牙齿殆分离的效果。

面容欠佳，美学损害

大多数口颌面形态基本符合正常面型，但与理想美学面型仍有区别，仍不是"最美"面型，如图3-3-31。Ⅰ类殆关系可作为一个比较标准，描述与诊断的理想"阿尔法微笑"，类似于用Ⅰ类殆关系做标准描述颌骨与牙列的关系。这种正常标准的殆关系，完全是为了临床描述和诊断的目的（图3-3-40，方框3-3-1）。综合患者的自我形象、牙医的诊断意见、患者所处的社会心理环境、临床特点，评估患者的面型，尽可能保证治疗干预起效。

不美观面型分类，美学差异

通过"理想美学微笑"或"阿尔法微笑"的9项美学参数，可以从客观上将美学差异分类（图3-3-40，方框3-3-1），每种参数都可分为轻微、中等、严重3度。

参考文献

[1] Hungerford MW. Molly Bawn. London: Smith, Elder, 1878.
[2] Rivera A, Graves M, Neuman C. Beauty in the living world. Zygon 2009;44:243–263.
[3] Little AC, Perrett DI. Putting beauty back in the eye of the beholder. Psychologist 2002;15:28–32.
[4] Kowner R. Facial asymmetry and attractiveness judgment in developmental perspective. J Exp Psychol Hum Percept Perform 1996;22:662–675.
[5] Rhodes G. The evolutionary psychology of facial beauty. Annu Rev Psychol 2006;57:199–226.
[6] Rhodes G, Halberstadt J, Jeffery L, Palermo R. The attractiveness of average faces is not a generalized mere exposure effect. Soc Cogn 2005;23:205–217.
[7] Chen AC, German C, Zaidel D. Brain asymmetry and facial attractiveness: facial beauty is not simply in the eye of the beholder. Neuropsychologia 1997;35:471–476.
[8] Stade EH, Hanson JG, Baker CL. Esthetic considerations in the use of facebows. J Prosthet Dent 1982;48:253–256.
[9] Chiche GJ, Aoshima H. Functional versus aesthetic articulation of maxillary anterior restorations. Pract Periodontics Aesthetic Dent 1997;9:335–342.
[10] Mack JPD. Vertical dimension: a dynamic concept based on facial form and oropharyngeal function. J Prosthet Dent 1991;66:478–485.
[11] Mario L. The Golden Ratio: The Story of Phi, The World's Most Astonishing Number. New York: Broadway Books, 2002.
[12] Ricketts RM. The biologic significance of the divine proportion and Fibonacci Series. Am J Orthod 1982;81:351–370.
[13] Rufenacht CR. Fundamentals of Esthetics. Chicago: Quintessence Publishing, 1990.
[14] Rosensteil SF, Ward DH, Rashid RG. Dentists' preferences of anterior tooth proportion – a web-based study. J Prosthodont 2004;9:123–136.
[15] Gross MD, Ormianer Z, Moshe K, Gazit E. Integrated electromyography of the masseter on incremental opening and closing with audio biofeedback: a study on mandibular posture. Int J Prosthodont 1999;12:419–425.
[16] Rugh JD, Drago CJ. Vertical dimension: a study of clinical rest position and jaw muscle activity. J Prosthet Dent 981;45:438–445.
[17] Dickens S, Sarver DM, Proffit WR. The dynamics of the maxillary incisor and the upper lip: a cross-sectional study of resting and smile hard tissue characteristics. World J Orthod 2002;3:313–320.
[18] Hulsey CM. An esthetic evaluation of lip-teeth relationships present in the smile. Am J Orthod 1970;57:132–144.
[19] Zachrisson BU. Esthetic factors involved in anterior tooth display and the smile: vertical dimension. J Clin Orthod 1998;32:432–445.
[20] Sarver DM. The importance of incisor positioning in the esthetic smile: the smile arc. Am J Orthod 2001;120:98–111.
[21] Schmidt KL, Cohn JF. Human facial expressions as adaptations: Evolutionary questions in facial expression research. Yearbook of physical anthropology. Am J Phys Anthropol 2001;116(Suppl 33):3–24.
[22] Schmidt KL, Cohn JF. Dynamic modeling of human facial expression. Am J Phys Anthropol [Suppl] 2001;32:132.
[23] Russell JA, Fernandez-Dols JM. What does a facial expression mean? In: Russell JA, Fernandez-Dols JM (eds). The Psychology of Facial Expression. New York: Cambridge University Press, 1997.
[24] Preuschoft S. Laughter and smile in Barbary macaques (Macaca sylvanus). Ethology 1992;91:220–236.
[25] Preuschoft S. Primate faces and facial expressions. Soc Res 2000;67:245–271.
[26] Preuschoft S, van Hooff JARAM. Homologizing primate facial displays: a critical review of methods. Folia Primatol (Basel) 1995;65:121–137.
[27] Sarver DM, Ackerman MB. Dynamic smile visualization and quantification and its impact on orthodontic treatment planning. In: Romano R, Bichacho N, Touati B. The Art of the Smile. Chicago: Quintessence Publishing, 2005.
[28] Frank MG, Ekman P, Friesen WV. Behavioral markers and recognizability of the smile of enjoyment. J Pers Soc Psychol 1993;64:83–93.
[29] Messinger D, Fogel A, Dickson KL. What's in a smile? Dev Psychol 1999;35:701–708.
[30] Surakka V, Hietanen JK. Facial and emotional reactions to Duchenne and non-Duchenne smiles. Int J Psychophysiol 1998;29:23–33.
[31] Schmidt KL. Variation in the timing and display of the human smile. Am J Phys Anthropol 2000 (Suppl 30):272.
[32] Leonard CM, Voeller KKS, Kuldau JM. When's a smile a smile? Or how to detect a message by digitizing the signal. Psychol Sci 1991;2:166–172.
[33] Dunn WJ, Murchison DF, Broome JC. Esthetics: patient's perceptions of dental attractiveness. J Prosthet Dent 1996;5:166–171.
[34] Abrams L in Goldstein R Esthetics in Dentistry Vol I 1998 BC Decker Hamilton.
[35] Fraedani MD, Barducci G. Esthetic rehabilitation in fixed prosthodontics. Chicago: Quintessence Publishing, 2008.
[36] Chiche GJ. Esthetics of Anterior Fixed Prosthodontics. Chicago: Quintessence Publishing, 1994.
[37] Goldstein R. Esthetics in Dentistry, Vol I. Ontario: Decker Hamilton, 1998.
[38] Moskovitz M, Nayer A. Determinants of dental esthetics: a rationale for smile analysis and treatment. Compend Contin Educ Dent 1995;16:1164–1166.
[39] Akerman MB, Akerman JL. Smile analysis and design in the digital era.
[40] Morley J, Eubank J. Macroesthetic elements of smile design. J Am Dent Assoc 2001;132:39–45.
[41] Glossary of prosthodontic terms 8th edition. J Prosthet Dent 2005;94:10–92.

3.4 形态学变异
Morphologic Variants

重点内容

- 自然变异与咬合的概念
- 牙列及咬合的结构缺陷
- 后牙支撑不调
- 垂直向不调
- 前牙关系及美学差异
- 形态学变异的诊断学分类

自然变异与咬合的概念

形态学变异

正如第3.2章节中所说，Ⅰ类殆以及其颌骨关系仅仅是目前已知的人类不同年龄段的牙列与咬合之间关系的一小部分。而Ⅰ类殆可以作为一种描述性的标准，用来识别、描述及诊断殆的变异、不调及缺陷。在此背景下，诊断就是将形态学变化作为客观描述实体进行识别和定义的过程。分析某种形态学变化是否正常，是属于生理性还是病理性，这是一个受多个因素影响的复杂过程，我们将在第6章和第9章进行详细讨论。

自然的生长发育使得颌骨和牙齿有很大的变异范围，因为在人的一生中牙列会因口腔疾病、功能紊乱及创伤而发生变化。这些改变又导致了形态学上的缺陷，而缺陷也是各有不同。主要可以分为以下3类：

1. 正常变化范围内的未受损牙列。
2. 含有异常关系、发育异常、遗传综合征以及变异的牙列。
3. 综合各种殆缺陷并因口腔疾病、功能紊乱、创伤及修复性损伤而变化的牙列。

现在认为Ⅰ类模型在正常人群研究中代表了最标准或者最理想的关系。而这个正态分布的群体同样也存在着很多的变异（图3-4-1和图3-4-2）[1-20]。这种变异称为自然变异，并且也具有正常的功能（方框3-4-1）。

自然变异及其发生率

对殆关系自然变异的研究发现殆关系类型的发生率之间有显著的差异，大约70%为Ⅰ类关系，22%为Ⅱ类关系，8%为Ⅲ类关系。而种族，人种及国家之间的发生率也有差异（图

3-4-1和图3-4-2）[1-20]。

1907—1963年，约26000份美国的早期研究显示53%~71%的受试者为Ⅰ类错殆，4%~26%为Ⅱ类错殆，1%~6%为Ⅲ类错殆。而对1200名17~25岁的北美年轻人的调查结果的分布则显示，78.3%的年轻人为Ⅰ类错殆，19.2%为Ⅱ类错殆，2.5%为Ⅲ类错殆[7]。之后的研究采用了更细致的错殆分类方法，除了存在一些种族和地区间的差异，总的来说百分比是相似的[1-20]。尼泊尔东部一项针对错殆畸形预防的研究显示68%的受试者为Ⅰ类错殆，29%为Ⅱ类错殆，4%为Ⅲ类错殆[17]。尼日利亚伊巴丹的一项针对青少年间错殆畸形发病率的研究显示，超过66%的青少年前牙的覆殆与覆盖是正常的，14%的人前牙覆殆或覆盖超过正常值9%，16%的人覆殆覆盖比正常值低8%。巴西塞阿拉的一项针对10~12岁的学龄儿童预防错殆畸形的研究显示，74%的儿童为Ⅰ类错殆，22%为Ⅱ类错殆，4%为Ⅲ类错殆[18]。

区分"正常殆"与"错殆"的困难

采用错殆及颌骨关系异常的正畸学分类方法的人群研究（通常基于儿童和青少年）对未受损的Ⅰ类殆与含有变异的Ⅰ类殆即Ⅰ类错殆做出了区分（图3-4-1和图3-4-2）。一项对土耳其安纳托利亚2329名青少年的研究结果也印证了这种变异[20]。结果显示，其中正常殆（Ⅰ类关系）约占10%，Ⅰ类错殆占34.9%，Ⅱ类1分类错殆占40%，Ⅱ类2分类错殆占4.7%，以及Ⅲ类错殆占10.3%，超过53.5%的受试者覆殆是正常的，18.3%为深覆殆，14.4%为浅覆殆，5.6%的受试者对刃殆，并且8.2%的受试者为前牙深覆殆，58.9%的受试者覆盖关系是正常的，25.1%的受试者覆盖增加，10.4%的受试者反覆盖，并且有5.6%人为对刃殆。9.5%后牙反殆，0.3%为锁殆。65.2%的人存在前牙拥挤，7%人中切牙之间存在缝隙[20]。此次研究以及其他研究所表现出来的Ⅰ类错殆、Ⅱ类错殆以及其他错殆畸形高发病率，都再次强调了区分正常殆与错殆的难度[1-20]。从正畸学角度来说，错殆畸形是最常见的牙列畸形，而目前尚没有证据证明这些错殆畸形表现更严重的病态特征，牙齿使用寿命短或者是TMD发病的重要原因。然而有一些证据显示错殆畸形中的某几类可能是TMD发病的危险因素[21-28]。目前认为深覆盖是TMD的危险因素之一[22-25]。这些危险因素与TMD的发病之间存在很大的联系，但是尚未证实是病因。

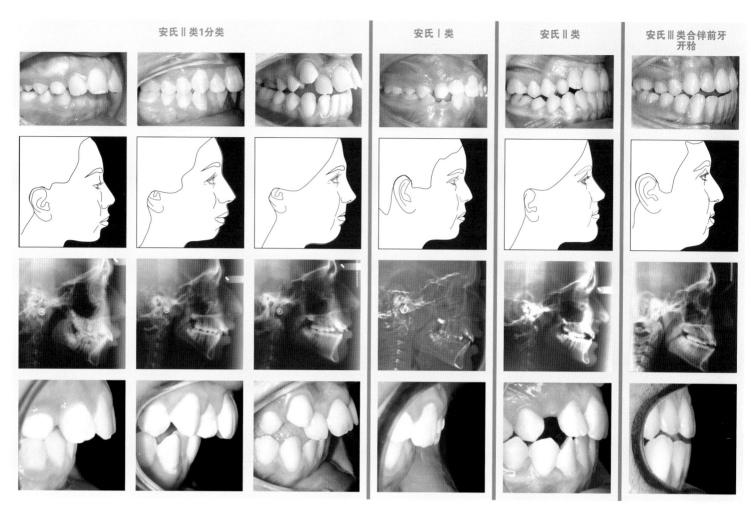

图3-4-1　颌骨及牙列关系的自然变异类型。

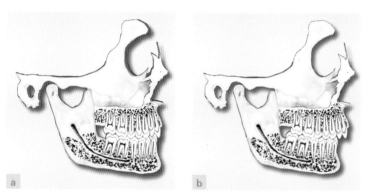

图3-4-2　咬合关系的自然变异。（a）Ⅰ类𬌗为70%。（b）Ⅱ类𬌗为22%。（c）Ⅲ类𬌗为8%。

正常的切牙覆𬌗覆盖一般在2~3mm之间。

对于异常即超过正常范围的覆𬌗覆盖分类可以通过其与理想Ⅰ类𬌗之间垂直向或者水平向的变异程度来表示。美国的一项大样本研究显示，覆𬌗的平均值为2.9mm，8%的人有6mm或者6mm以上的重度深覆𬌗[13]。

非正中𬌗接触、引导及干扰

牙齿在咬合状态下垂直向和水平向重叠程度的变异决定了非正中运动中牙齿接触（即非正中引导）的性质。在Ⅰ类𬌗关系中，工作侧及非工作侧的侧方咬合接触的差异是非常大的[29-31]。在大部分情况中，侧方引导发生在工作侧，如仅尖牙接触或者组牙功能接触。但是在一般人群中，非正中运动的

不同阶段，非工作侧和工作侧都有后牙接触的发生率也是很高的[29-31]。这种牙齿接触状态同样也见于Ⅱ类2分类错𬌗、Ⅲ类𬌗，以及前牙开𬌗。学术界对于这些单一的后牙非正中𬌗接触（SEPOC）的定义以及其所产生的影响一直存在争议。这种关系到底是定义成非正中后牙接触还是𬌗干扰一直存在争议，这部分内容将在第6章中有更详细的介绍[32-35]。

𬌗关系的变异、异常及错𬌗畸形的正畸学分类

正畸学一直以来将与完美、整齐的Ⅰ类中性𬌗关系有偏差的牙列定义成错𬌗。自Angle错𬌗分类法出现以来，人们对不同种族及地域的儿童和青少年的𬌗关系都进行了调查研究[1,40]。

如果殆关系为Ⅰ类关系然而合并有牙列拥挤，牙列存在缝隙、牙扭转及异常的覆殆覆盖，则称为Ⅰ类错殆。牙及颌骨关系的变异则称为异常[10-12]。

异常

异常是指与正常有显著的差别，尤其是因为先天或者遗传缺陷导致的异常。不同民族、不同人种及国家的儿童和青少年颌骨与牙齿关系异常的发病率为30%～93%，表现出很大的差异[20]。

有一种根据牙列关系、殆关系及间隙的异常提出的分类方法。这些异常被分类为矢状向异常、垂直向异常、水平向异常、间隙差异以及单颗牙异常[8-11]。

- **矢状向异常**包括：（1）远中错殆（安氏Ⅱ分类）；（2）近中错殆（安氏Ⅲ分类）；（3）上颌覆盖；覆盖为0，则为对刃殆，4～6mm则中度深覆盖，>6mm则为重度深覆盖。
- **垂直向异常**包括：（1）覆殆为0，则为对刃殆，4～6mm则为中度深覆殆，>6mm则为重度深覆殆；（2）前牙开殆，<3mm则为中度开殆，≥3mm则为重度开殆；（3）侧方开殆。
- **水平向异常**包括：（1）后牙反殆；（2）后牙锁殆；（3）中线移位。
- **间隙差异**包括：（1）拥挤与牙间存在间隙；（2）上颌存在正中间隙。
- **单颗牙异常**包括异位萌出、阻生、额外牙（多生牙）、先天缺失、倒置萌出、低位咬合、倾斜、扭转、过小牙和过大牙[8-11]。

正畸学分类中需要治疗的类型

一些正畸学出版物认为牙列及颌骨异常需要进行正畸治疗。而用来衡量是否需要治疗的标准本质上正是其偏离正常Ⅰ类殆模型的程度。而这两者多以能被公共资金支持进行正畸治疗的孩子为目标[39]。

认为儿童需要正畸治疗的客观理由是基于美观、功能及心理上的健康。对主观的和客观的正畸治疗需要进行分类时，美观性的治疗需要指数也应被考虑在内。治疗中包含的功能性或者病理生理性的原理反而没有很明确地阐述[36-39]。

口腔修复中颌骨与牙齿关系变异的诊断学分类

相对于理想的Ⅰ类正常殆来说，咬合与牙齿的变异范围很大（图3-4-3、图3-4-7和图3-4-14）。对所有可能的形态学变异进行分类时，使用的恰当词语是"自然变异"或者是"形态学变异"而不是"错殆畸形"。所有的形态学变异中又包括颌骨关系的变异、颌间的垂直向及水平向关系的变异、牙间关系的变异、牙弓内关系的变异、牙槽骨支持以及美学描述的变异。这种分类方法有利于对颌骨与牙齿关系进行描述性的诊断学分类（方框3-4-1）。这样使得每个个体都可以有一个形态学的诊断列表，根据诊断列表我们可以做出治疗相关的判断和决定。其他的分类方法将与Ⅰ类殆关系有偏差的殆关系描述成错殆，因而先入为主的有了好或坏、可适应或者不可适应的判断。根据最近主流观点的变化，因为宿主与牙列之间的多种变异的复杂性，这些诊断方法已经被重新评估[21-28]。

功能性错殆

功能性错殆的定义是一类与TMD发病相关的错殆畸形，并且通常与肌肉具有相关性（因肌肉亢进引起的）[41-42]。言外之意是会导致肌张力失调——可能出现肌肉静息紧张度增高，肌肉强直，咀嚼模式改变，自主运动受限或者出现肌肉疼痛的症状。功能性错殆明确的肌肉症状尚未被清楚地定义，目前仅仅描述为肌肉活动性增加，表现为静息状态肌肉张力增加和/或肌肉强直，或者殆功能紊乱[41-43]。

现代表面肌电图及运动技能学技术的进步使我们可以可视化并记录最大牙尖交错位、紧咬牙、休息（下颌姿势位）及运动状态下肌肉的电生理活动。基于这些概念和技术，这一学科自称其为"口腔神经肌肉学"，并且提出"神经肌肉殆"的概念，认为咬合关系的差异与神经肌肉之间的协调或失衡以及与TMD之间有着显著联系[44]。当然，这些理论仍然存在争议[26,28,31-34]。

错殆畸形与功能障碍以及与TMD之间的关系一直是饱受争议的。功能性错殆作为功能障碍的病因或者协同因素在传统意义上被认为与特定的形态学错殆是有联系的。这同样也与肌肉过度活跃有关，因此也称为功能障碍[41-43]。并且同样的殆缺陷在不同个体上的区别很大，在同一个体的不同年龄段的表现区别也很大。这一现象更多受到其他次要因素的影响，比如应激反应和心理上的因素[44-46]。同样的殆缺陷在一个个体上可以表现出不同的TMD症状，而在另一个个体上则可能表现出Frank征等典型症状，尤其这个症状是作为咬合缺陷的新近症状出现时。此外，这种适应性潜能是有时间依赖性的。当改变发生很缓慢时，机体有很多的时间来适应这种改变，比如在机体从乳牙列发育至恒牙列的过程[46]。理想的Ⅰ类殆牙列中，长期的非工作侧接触的高发生率就是一种适应性改变，这同时也证明了上述说法[29-31]。另外，也存在很多具有明显的殆缺陷和差异的个体却不表现出任何TMD的症状与体征。许多大样本的回顾性研究的结论都是殆因素在TMD的发生与发展中只起到了很小的病因作用（见第2.6章节和第6章）[23,32-34,44-45]。

殆不调的传统概念

传统的殆缺陷的概念和定义现在仍在使用。比如说，殆干扰通常被描述成干扰下颌运动的单颗牙的咬合接触，并且存在"偏斜接触"使得闭合至最大牙尖交错位的运动轨迹偏斜。对其进行准确的定义是困难的，而且经常使用的是一些界限比较模糊的词汇。咬合失衡的定义是牙齿咬合接触面与对颌牙的咬合接触表面不和谐和/或其他颅颌系统组成结构不和谐的现象[40]。咬合协调的定义是在正中和非正中的颌骨运动中不发生干扰性或者偏斜的咬合接触[40]。咬合干扰的定义是任何妨碍其余牙齿达到稳定协调咬合接触的牙齿接触。而对于"稳定协调的咬合接触"并没有做出进一步的明确定义，因而也存在多种解释[40]。

过去认为偏斜性𬌗接触、𬌗干扰、咬合过度、张口过度、深覆𬌗、最大牙尖交错位时单侧𬌗接触、前牙开𬌗都属于𬌗不调，并且认为它们与TMD的病因有关[41-43]。现在则不再如此认为[28,32-34,45-46]。

生理𬌗

显然有很多个体按照正畸学分类可以诊断为错𬌗畸形，然而却不表现出症状，这就牵涉到了"功能性错𬌗"的概念。而"生理𬌗"概念的提出就是为了解决这种矛盾[40,46]。在本文中，"生理𬌗"是指与Ⅰ类𬌗关系相比较形态学存在差异，然而在功能上是协调的，并且也不表现出症状的𬌗类型。这一概念在第4版《口腔修复学专业术语词典》中被定义为"与咀嚼系统功能相适应的𬌗"[40]。然而在最新的第8版《口腔修复学术语专业词典》，此词条已经过时了[40]。然而，在本文中，此

● 正常𬌗	● Ⅰ类，Ⅱ类1分类，Ⅱ类2分类，Ⅲ类切牙关系	● 颌内变异
● 形态学变异		● 非正中𬌗接触
● 对颌	● Ⅰ、Ⅱ、Ⅲ类安氏尖牙关系	● 单颗后牙侧方接触
● 前牙/后牙，前突/后缩，近中，颊侧/舌侧，垂直向变异	● 双颌前突畸形	● 𬌗接触
	● 非正中引导	● 𬌗干扰
● 对颌牙段	● 尖牙引导多变性	● 拥挤
● 后牙区段	● 组牙功能多变性	● 间隙
● 安氏磨牙关系Ⅰ、Ⅱ、Ⅲ	● 前伸时后牙𬌗分离	● 扭转
● 反𬌗	● 前伸运动时后牙引导	● 移位
● 舌向错位	● 咬合垂直距离	● 倾斜
● 正锁𬌗	● 牙槽嵴距离	● 延迟萌出
● 前牙区段	● 颌间距离	● 延迟被动萌出

方框3-4-1 下颌骨与牙齿关系的咬合自然变异。颌骨以及颌间、颌内可以发生很多的自然变异，并且这些变异无症状，具备正常的功能、美学性能以及舒适感

词条是有用的，而且或许会重新启用。

发育障碍

一般人群中约30%的人的颌骨与牙齿的关系为非Ⅰ类𬌗关系而这些𬌗关系兼具功能、美观以及使用寿命，可以认为这种𬌗关系是正常的。这种𬌗关系以及Ⅰ类𬌗关系都是人自然生长发育的结果，并且在一般人群中占大多数（图3-4-1和方框3-4-1）[1-20]。

生长期间的遗传和环境因素的影响决定了自然变异的范围（方框3-4-2）。有少部分发育障碍或者先天缺陷的人颌面部骨骼和牙列的发育会形成异常的颌骨与牙列关系，有些与正常相比只是轻微的不同，而有些则相差很大。这些异常可表现为畸形，综合征或者合并其他类型的发育不良。比较常见的是先天性无牙症、遗传性釉质发育不良以及外胚层发育不良症（方框3-4-2和图3-4-3）。

诊断学分类

每名个体都是不同的，并且牙列会随着年龄、口腔疾病以及适应性的改变而变化，为了去评估这种适应性和时间性改变互相作用的变化，首要的就是对每一名个体的形态学变异进行识别、描述以及分类，而通过制订诊断清单能够实现这一目标。

一个合格的诊断格式应该同时包括一项对形态学变异的描述性列表和一个单独的常规列表，常规列表的内容主要有全身疾病史、口腔疾病史、患者相关的信息、功能紊乱、曾经有过或者正在发生的牙周炎、龋病、根尖周病变、𬌗功能紊乱以及口腔病理。

宿主对特定的咬合、颌间、牙齿间以及牙齿咬合的形态学变异的主要反应不仅随着时间的变化，而且也与功能、神经肌肉、肌筋膜以及关节的互相作用以及咬合功能紊乱和夜磨牙的发生、发展、严重程度有关。

方框3-4-2 发育障碍、畸形、遗传性疾病以及发育不良。少见的颌骨关系、咬合关系以及牙齿形态异常

● 异常的颌骨关系	● 腭裂
● 严重的Ⅲ类巨颌	● 𬌗平面不调
● 严重的Ⅱ类小下颌	● 节段性过度萌出
● 完全性深覆𬌗/深覆盖	● 前牙/后牙开𬌗
● 颊侧锁𬌗	● 迟萌/不萌出
● 后牙支撑丧失	● 颌间距离减少/过大
● 𬌗不稳定	● 牙发育不全
● 发育不良	● 少牙畸形
● 综合征	● 先天性无牙症
● 外胚层发育不良	● 乳牙滞留
● 遗传性釉质发育不良	● 迟发型被动萌出
● 发育异常	● 牙槽嵴不发达
● 外胚层裂开综合征	● 磨改牙齿形状

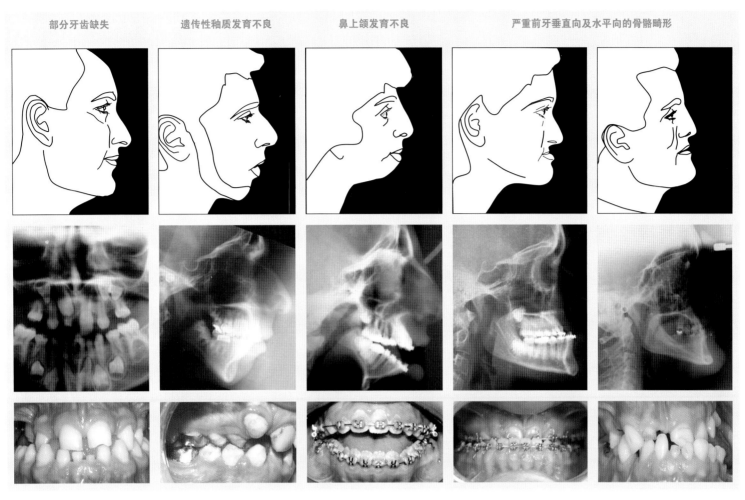

部分牙齿缺失　　　遗传性釉质发育不良　　　鼻上颌发育不良　　　严重前牙垂直向及水平向的骨骼畸形

图3-4-3　少见的病例：畸形，家族遗传性疾病，颌骨关系异常，发育不良及综合征。

方框3-4-3　形态学变异的范围是很大的，从遗传决定的自然生长发育到因口腔疾病、殆功能紊乱与修复性创伤导致的潜在改变

方框3-4-4　结构缺陷。因口腔疾病、牙周炎、龋病、殆功能紊乱、创伤等导致发育期后的殆改变，最终导致牙齿缺失，牙槽骨吸收以及结构缺陷

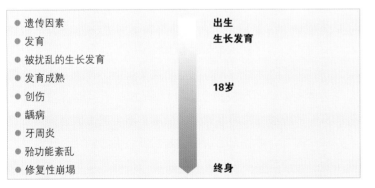

● 遗传因素	出生
● 发育	生长发育
● 被扰乱的生长发育	
● 发育成熟	18岁
● 创伤	
● 龋病	
● 牙周炎	
● 殆功能紊乱	终身
● 修复性崩塌	

● 牙齿缺失	● 殆平面不调
● 骨质丧失	● 节段性超咬合
● 牙齿磨耗	● 牙槽嵴间距降低
● 后牙支撑减少（RPS）	● 颌间距离降低
● 前磨牙咬合	● 轻度、中度、重度OVD丧失
● 后牙支撑不足（LPS）	● 前牙区段不调
● 颊舌向不调	● 非正中牙齿咬合接触不调
● 颊侧反殆	● 非正中牙齿咬合分离不调
● 咬合垂直距离（OVD）改变	● 前伸引导的丧失或者改变
● 后牙咬合过度	● 工作侧引导的丧失或者改变
● 后牙支撑不足，垂直距离降低伴前牙外倾	● 侧方引导不协调
● 后牙支撑不足，垂直距离降低伴前牙磨耗	● 美学损害
● 后牙支撑不足，垂直距离降低伴前牙Ⅱ类殆	● 全口无牙症

殆缺陷

　　牙列受殆功能紊乱、酸蚀症、龋病、慢性牙周炎影响，导致牙齿逐渐磨损、牙列崩塌，最终导致失牙。牙齿的缺失以及牙槽骨的吸收可以发生在众多相关疾病中，并且最终会导致殆的组成结构的丧失（方框3-4-3～方框3-4-5）。后牙殆支撑会降低甚至丧失，垂直距离减小，非正中引导改变。这些发育期后的牙列改变被称为殆缺陷。临床病例中应发现并诊断出殆缺陷，以便于进行治疗评估（方框3-4-4）。

修复学殆概念

　　对于殆要素中缺失部分的修复需要根据预设的殆设计来制订计划并执行。固定桥修复不仅恢复了正中关系也恢复了前牙最大牙尖交错关系。这种牙尖交错关系通常用传统方法恢复成"点正中"或者"长正中"关系（见第4章）。而垂直距离则根据现今流行方法并结合患者自身条件来决定（见第5章）。

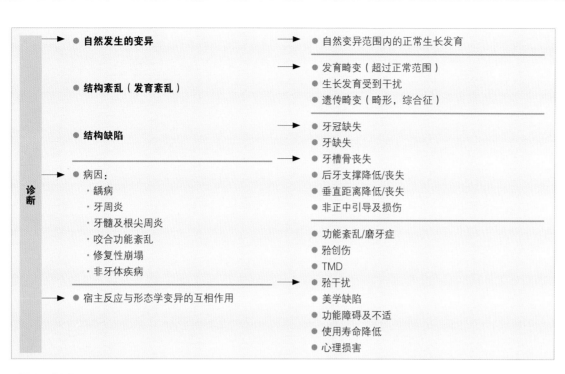

方框3-4-5　形态学变异的所有范围

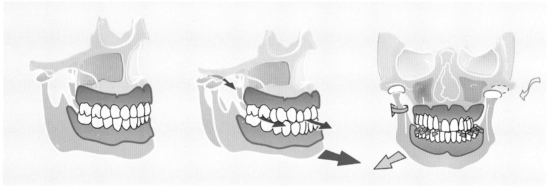

图3-4-4　平衡𬒔，来源于全口义齿的𬒔设计。

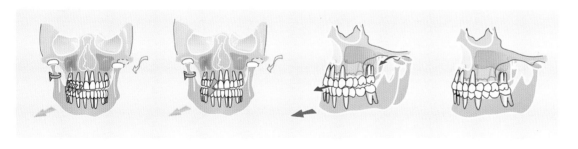

图3-4-5　非正中𬒔咬合分离。治疗性𬒔概念。前伸运动时前牙接触而后牙不接触；侧方运动时在尖牙引导或者组牙功能引导下，工作侧接触而非工作侧不接触。

192

运动中非正中𬒔接触的概念研究每年都在变化，目前认为前牙引导下的后牙瞬时𬒔分离是最理想的非正中引导模式（见第6章）。

在恢复侧方引导时一般采用以尖牙及组牙功能引导为常规模式，这两种引导模式的非工作侧都是不接触的[40]。前牙𬒔分离的概念是受到许多临床变量的影响，并且可以通过"选择性非正中引导"改善（见第6章）。"相互保护"的概念仍然被广泛使用，即在最大咬合时后牙保护前牙，而在非正中运动时则是前牙保护后牙[40]。平衡𬒔要求前牙与后牙要同时有咬合接触，而全口义齿就需要采用平衡𬒔设计（图3-4-4）。平衡𬒔是指前伸𬒔时前牙后牙同时接触，侧方𬒔时工作侧与非工作侧同时接触。

𬒔学认为前牙引导与髁突决定因素在运动中以及在下颌侧方运动（即Bennett运动）中应该是动力学协调的[46]（图3-4-6a）[46]。𬒔学的理论在全可调式𬒔架中被广泛应用。将对下颌边缘运动的动态描记转化成𬒔架中的髁突决定因素，这一行为大大有利于在𬒔架上虚拟侧方引导（图3-4-6b）（这一原理已经过时，参见第6章和第8章）。

最近的研究主要集中在建立合适的后牙支撑、垂直距离以及选择性非正中引导。而这些则要结合具体病例的临床条件来应用。而为此已经提出了一个"最理想𬒔标准"，并且这个标准已经经受住了时间的考验[46-47]。这将在第10章有详细的讲述。

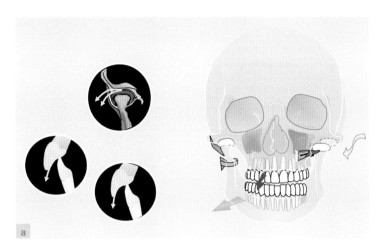
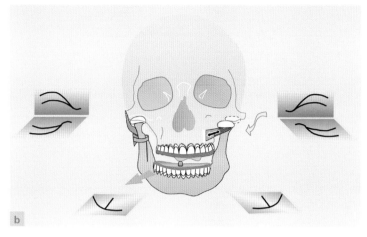

图3-4-6 （a）颌学的概念主张在侧方运动中，侧方引导斜面应当与个性化侧移及髁突决定因素相协调。（b）来源于动态描记的髁突决定因素应用于全可调式殆架。这一原理已经过时了（见第6章和第8章）。

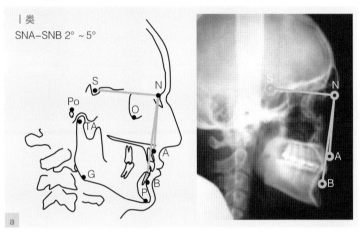
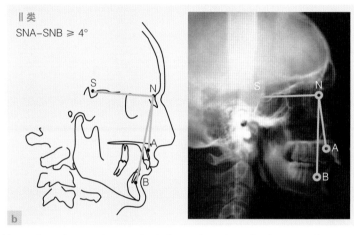

图3-4-7 （a）I类颌骨关系。（b）II类颌骨关系。A点：中切牙颊侧骨板之间的最凹点；B点：下颌切牙颊侧骨板的最凹点；S点：蝶鞍点；N点：鼻根点。

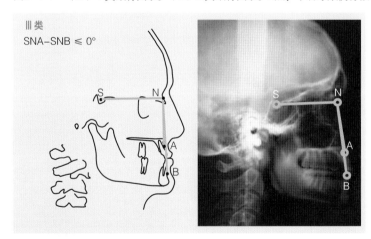
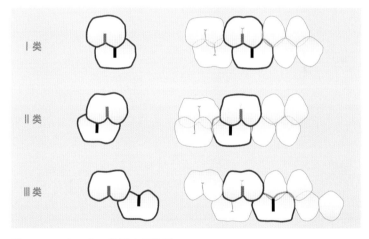

图3-4-8 III类颌骨关系。

图3-4-9 I、II、III类磨牙关系。

治疗性殆

对于有修复需要的伴有肌肉或关节症状的TMD患者，在修复过程中，改变垂直关系和前后牙关系是必要的。通过不断地实验和失败，往往我们能找到一个对于患者来说特定的更舒适的颌间关系。这种颌间关系不一定是传统的I类殆模型，因此称之为"治疗性殆"（图3-4-5）。

颌骨变异

不同文化之间以及相同文化的人，颅颌面骨骼在长度和宽度上展示出很大的变异性。中头型的人的颅骨是中等的，长头型的人的颅骨是长的，而短头型的颅骨则是宽短的。而上下颌骨关系在前后向、垂直向以及颊舌向距离上也显示出很大的变异。这些变异直接反映在静态的牙尖交错殆以及动态的非正中咬合接触关系上。

头影测量描记

相对于I类关系而言，在矢状向上最常见的上下颌骨及殆的变异是II类殆关系中的下颌后缩与III类殆关系中的下颌前突。而头影测量片可以很好地评估下颌前突或者后缩的程度。

193

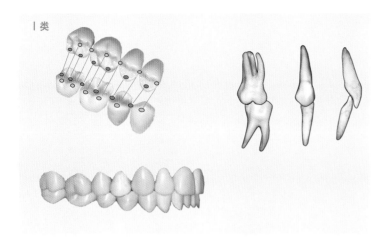

图3-4-10　Ⅰ类咬合关系，第一磨牙、尖牙及切牙接触状态。

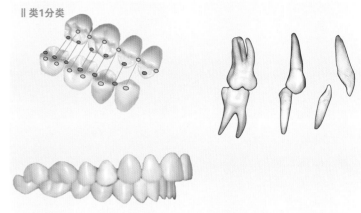

图3-4-11　Ⅱ类1分类咬合关系，第一磨牙、尖牙及切牙接触状态。

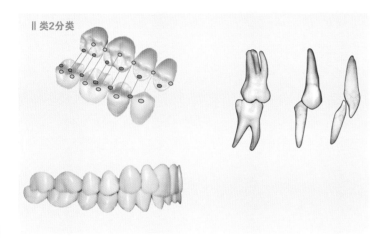

图3-4-12　Ⅱ类2分类咬合关系，第一磨牙、尖牙及切牙接触状态。

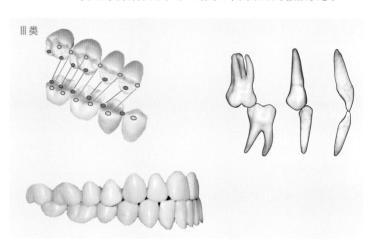

图3-4-13　Ⅲ类咬合关系，第一磨牙、尖牙及切牙接触状态。

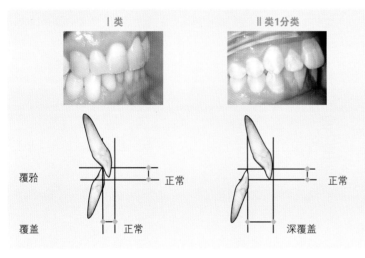

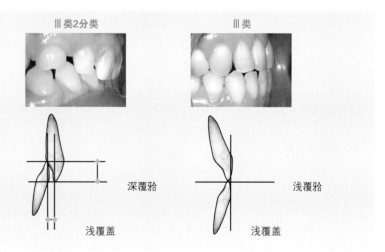

图3-4-14　Ⅰ类、Ⅱ类1分类、Ⅱ类2分类、Ⅲ类𬌗关系中的切牙关系。

一个最有效的测量方式（众多测量方式中）就是测量角SNA和角SNB的不同（图3-4-7和图3-4-8）。这两者的均值可因人种不同而变化[48-53]。

英国（白种人）的标准值为：
- SNA = 81°［标准误（SD）±3°］。
- SNB = 79°（SD ±3°）。
- ANB = 3°（SD ±2°）。
- ANB在2°~4°之间，则为Ⅰ类颌骨模型。
- ANB >4°，则为Ⅱ类颌骨模型。

- ANB < 2°，则为Ⅲ类颌骨模型。

牙尖交错关系及对应的前牙关系因颌骨关系的异常而改变（图3-4-9~图3-4-15）。

切牙关系

对切牙关系的分类并不依赖于传统安氏分类法则中的颌骨、磨牙及尖牙关系。而前牙水平向及垂直向的重叠程度对咬合方式有重要的影响。这决定了在前伸运动、侧方运动及侧前方运动中牙齿的动态接触关系（图3-4-10~图3-4-15）。

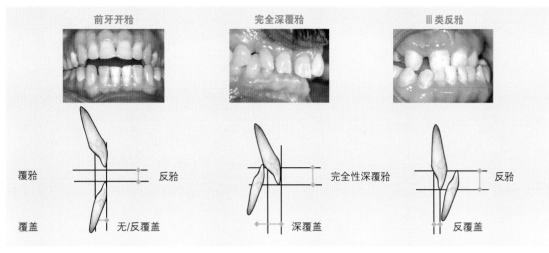

图3-4-15 前牙开殆，完全性深覆殆，Ⅲ类反殆。

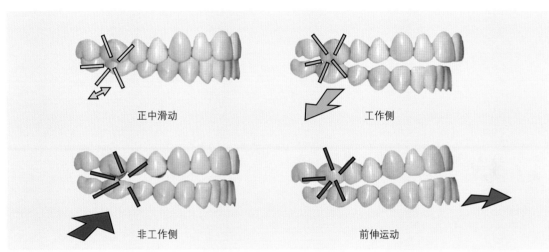

图3-4-16 Ⅰ类殆关系中的殆干扰。

殆干扰

殆干扰传统的定义是在下颌做闭口或侧方运动时单颗后牙的咬合接触。而此定义的前提是在Ⅰ类殆关系中切导使后牙在前伸运动、侧方运动以及侧前方运动中不接触（图3-4-16）[41-43]。下颌骨从正中关系运动至最大牙尖交错位中牙尖的偏斜接触也被认为是殆干扰或者偏斜接触[40]。

殆干扰、非正中引导及TMD

当认为殆干扰是TMD与殆功能紊乱的致病因素时，可以采用调殆的方式来治疗及预防这两种疾病[42-43]。而调殆的主要效果就是产生前牙引导使后牙殆分离从而避免产生殆干扰。而随后研究表明在大多数人群中即使存在殆干扰但是也没有或者并不表现出TMD症状[45]。同样的，这些无症状的人群中前牙引导并没有使后牙殆分离。流行病学以及其他方面的研究并不能说明存在殆干扰的人群的TMD、殆功能紊乱以及失牙的发病率比Ⅰ类殆关系的人群高。继而认为殆干扰并不存在大的危害性，而且越来越难以定义殆干扰真正妨碍了哪些功能。并且也更加难以评估单独使用前牙引导的调殆治疗，尤其是还涉及了庞大且昂贵的治疗费用。这在第6章中有详细介绍。

对殆干扰的传统描述是Ⅰ类殆关系牙列中的单颗后牙非正中接触（图3-4-16）[41]。对颌第一磨牙的潜在个别干扰接触/SEPOC在图3-4-16～图3-4-22中展示。Ⅰ类中性殆关系牙列的潜在非正中接触的所有类型在第3.2章节中有详细介绍。

牙列及咬合的结构缺陷

在自然的生长发育之中及之后，我们的牙齿会遭受到各种各样的刺激，包括创伤、龋病、牙周炎、酸蚀症、殆功能紊乱、磨牙症、牙齿修复以及修复性崩塌（方框3-4-3和方框3-4-4）。有一些牙齿会在这些刺激中幸存，而其他的则会出现不同程度的牙体组织损伤、牙齿缺失、牙槽骨丧失以及出现结构、形态和殆缺陷（方框3-4-4）。这在下一节有详细介绍。

牙缺失

牙缺失可能发生的原因是众多可能病因的排列组合。病因有龋病、修复性损伤、牙周炎、酸蚀症以及创伤，这些病因可以单独发挥作用，也可以互相结合。而这些病因的发生时间及易感性，牙齿间也存在很大差异。

最初，单颗牙齿的缺失破坏了牙弓的完整性，并且导致邻近缺隙侧牙齿的移位、倾斜、扭转以及对颌牙的伸长。随着牙齿缺失的日益增多，殆功能的主要组成也会日益减少。对牙齿

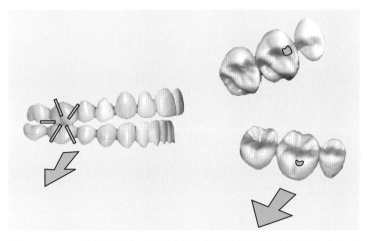

图3-4-17 工作侧𬌗干扰。下颌支持尖的功能性外斜面（FOA）与上颌引导尖的内导斜面接触。

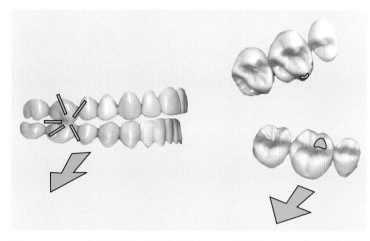

图3-4-18 工作侧𬌗干扰（牙齿反𬌗）。上颌腭侧支持尖的功能性外斜面与下颌引导尖的内斜面接触。

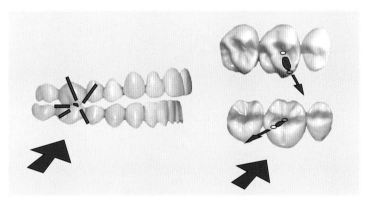

图3-4-19 非工作侧𬌗干扰。上颌腭侧支持尖内斜面与相对的下颌颊侧支持尖的内斜面接触。

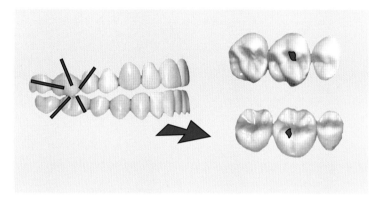

图3-4-20 后牙前伸𬌗干扰。上颌的远中斜面与下颌的近中斜面接触。

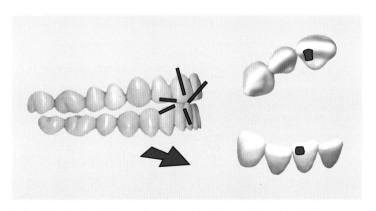

图3-4-21 前牙前伸𬌗干扰。上颌舌斜面与下颌切缘嵴斜面接触。

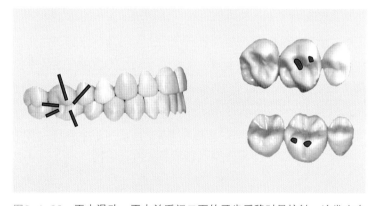

图3-4-22 正中滑动。正中关系闭口下的牙齿后移时早接触。这发生在上颌的近中斜面与下颌的远中斜面接触时。

196

缺失的分类衍生出许多分类法，而这之中最初为方便局部义齿设计而创造的肯尼迪（Kennedy）分类法是非常有用的[54]。而美国口腔修复研究院[55]及《GPT8》[40]收录的更多的其他分类方式都是与双颌的半口牙列缺失以及修复体类型有关的。虽然这些分类方式都很全面，但是都设计若干类及子类，因此需要一个学习的过程，而这个过程并不容易。如果这些分类不能被行业内迅速地掌握，那么这些分类法的使用就有自限性。对𬌗缺陷和形态学变异的描述系统使用的应该是容易辨认的术语，并且联系已知的临床条件，在适当的时候，与本文使用的第8版《口腔修复学术语专业词典》中的定义结合（方框3-4-

4）。

牙槽骨丧失

牙槽骨丧失是侵袭性或者慢性牙周炎作用的结果，并且其程度因时间、严重程度以及在牙弓中的位置而不同。剩余的牙槽骨的数量对于剩余牙列将来支持功能运动、吞咽以及副功能𬌗力的能力是一个重要的决定因素。

牙槽骨丧失程度的评估主要指通过牙周探诊记录表以及X线片——𬌗翼片最佳。

每个牙面的牙龈退缩程度，探诊深度以及附着丧失的

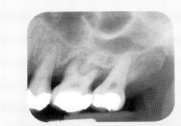
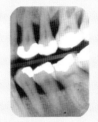
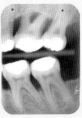
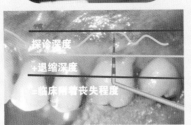

图3-4-23 牙槽骨丧失是通过牙周探诊来测量和记录的，表现为临床上的附着丧失。这是牙龈退缩程度以及探诊深度的结合。探诊深度是指从龈缘至牙周袋底的距离。牙龈退缩距离则用釉牙骨质界到龈缘的距离表示。

牙齿（颊侧）	#23	#24	#25	#26	#27
松动度	2	1	1	2	1
退缩程度（CEJ-GM）	444	223	224	567	211
探诊深度	523	223	323	665	423
临床附着丧失	967	446	547	11 12 12	634

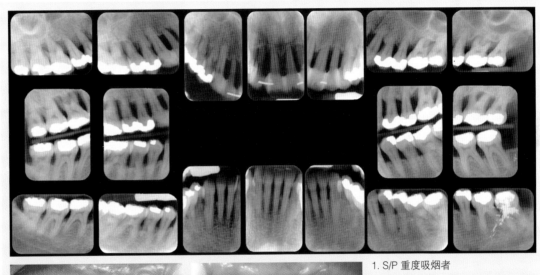

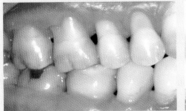
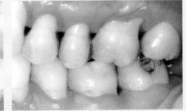
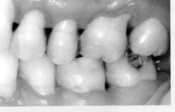

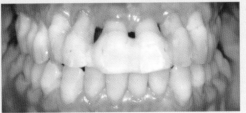

图3-4-24 一例牙槽骨丧失显著病例的诊断列表（图片由Dr J Chernobelsky提供）。

1. S/P 重度吸烟者
2. 美学损伤
3. 广泛侵袭性牙周炎（顽固性）（AAP 1999），上颌牙槽骨水平型吸收70%～85%，下颌局限性吸收20%～40%
4. 口呼吸
5. 吐舌习惯
6. 前牙扇形移位（#13～#23）
7. 继发性殆创伤（全部为上颌牙齿）
8. 非工作侧殆干扰（#26/#37）
9. 牙齿敏感（牙根暴露）
10. 慢性牙周脓肿（#17）
11. 龋病（#46）

测量都做区分。牙龈退缩是指从釉牙骨质界（CEJ）至龈缘（GM）的距离（CEJ-GM）。探诊深度是指从龈缘至牙周袋或者龈沟底的距离。而附着丧失是这两者之和（图3-4-23）。最近的牙周病分类就结合了牙槽骨丧失的程度。一个大概的牙槽骨丧失的百分比对于诊断及治疗计划的制订是一个额外有用的工具（图3-4-23和图3-4-24）[56]。图3-4-24展示的是一例有显著牙槽骨丧失病例的诊断列表。

后牙支撑不调

后牙支撑减少（RPS）

后牙支撑是指由前磨牙及磨牙提供的咬合支持。后牙支撑的减少可以发生在以下几种情况下，如日益增多的后牙修复致后牙咬合接触点丢失、日益增多的后牙缺失以及后牙区牙槽骨支持丧失。

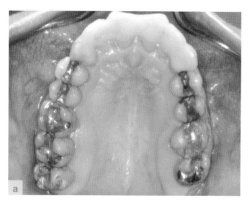
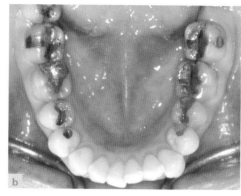

图3-4-25 咬合接触点数量减少。最大牙尖交错位时的咬合接触点会因银汞修复体数量的增多而减少。

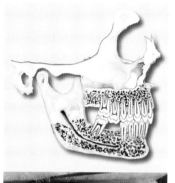
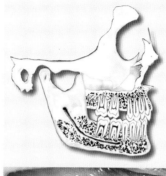
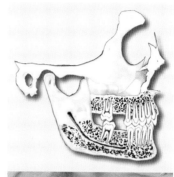
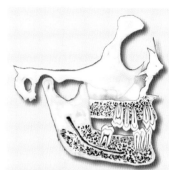

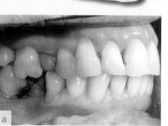
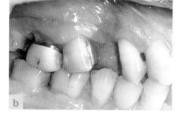
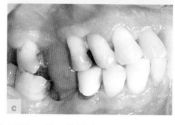
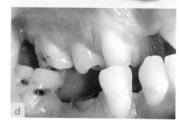

图3-4-26 牙齿缺失。（a~d）单颗牙缺失。后牙支撑减少。咬合垂直距离未受损。前牙接触未受损。

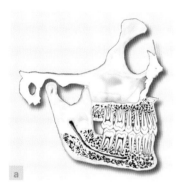
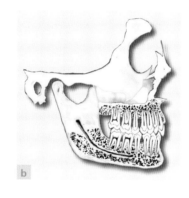
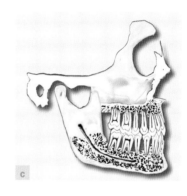

图3-4-27 后牙牙槽骨支持减少。牙齿的数量完整，但是支持咀嚼、吞咽及副功能咬合力降低。水平型牙槽骨吸收从（a）正常到（b）中度和（c）重度。

当完整的牙齿渐渐因口腔疾病而进行银汞充填、复合材料充填以及进行全冠修复后，最大牙尖交错位时的牙齿咬合接触点会慢慢丢失。一些错位的牙也将失去咬合接触（图3-4-25）。

随着时间的流逝，牙齿会渐渐丧失与对颌牙的咬合接触（图3-4-26）。常见有邻缺隙牙的移位、倾斜以及对颌牙的伸长。

在牙周病的作用下，前磨牙及磨牙区的牙槽骨支持会渐渐丢失（图3-4-27）。此时牙齿及咬合接触的数目是不变的。但是由于牙槽骨支持的减少，其支持殆力的潜能也随之降低。

牙齿的修复可以利用对颌牙冠采用固定修复或者可摘式义齿来修复缺失牙，但是剩余基牙的数目以及牙槽骨支持可能会发生不同程度的丢失（图3-4-27和图3-4-28）。

后牙缺失伴随后牙支撑减少会导致前磨牙参与咬合（图3-4-29）[57]。

从诊断学水平出发，目的是将上述定义的咬合接触的数目，上下成对的牙齿、基牙的分布以及牙槽骨支持情况作为变量来描述。额外的考虑是患者的舒适度、观点、咀嚼效率、美观、预后等，综上最终来决定是否进行治疗。

后牙支撑损失/缺失

前磨牙及磨牙的缺失可以归类为后牙支撑的损失或者缺失。而后牙支撑的缺失会导致数种可能情况的出现（方框3-4-6，图3-4-31~图3-4-35）。前牙可能仍存在咬合接触（下颌咬在上颌腭侧黏膜）并且借此维持咬合垂直距离（OVD）（图3-4-30）。

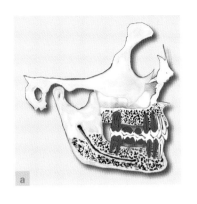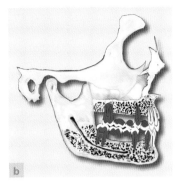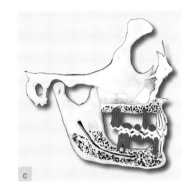

图3-4-28 修复体修复区域的后牙牙槽骨支撑减少。当图a～c中牙齿咬合接触的数目一致时，功能支持的牙槽骨的减少显著降低后牙支撑的力量、稳定性以及使用寿命。

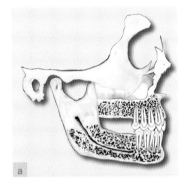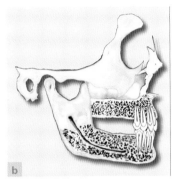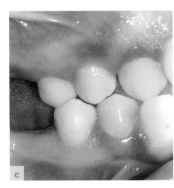

图3-4-29 前磨牙咬合、单对或者两对的前磨牙咬合。可以是单侧或者双侧。后牙支撑减少。完整的前磨牙垂直向咬合对于咬合垂直距离来说是一种维持。

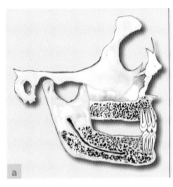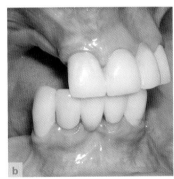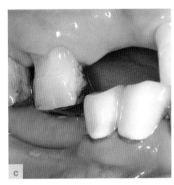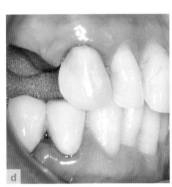

图3-4-30 后牙支撑缺失。前磨牙及磨牙缺失。前牙保留，维持咬合垂直距离并支撑殆力。

在前牙咬合接触缺失时，下列殆关系中闭口后的垂直距离会丧失：Ⅱ类1分类，Ⅱ类2分类，前牙开殆，Ⅲ类殆以及前牙反殆（图3-4-31和图3-4-32）。

Ⅲ类颌骨关系下的闭口运动完成后，会发生前牙滑动造成"功能性Ⅲ类殆"（假性Ⅲ类殆）并伴有垂直距离的丧失（图3-4-33）。

当出现显著的前牙磨耗时，闭口运动完成后会出现垂直距离的丧失（图3-4-34）。剩余前牙的牙槽骨支持减少，前牙发生倾斜、移位以及扇形移位，且并发OVD丧失（图3-4-35和图3-4-6）[40,58-59]。后牙咬合过度以及咬合塌陷在第4章中有详细讨论。前牙区段以及后牙区段静止及动态的相互关系，咬合垂直距离及其治疗学意义与内涵在第4～6章中有详细介绍。

咬合垂直距离（OVD）减少，丧失

牙齿的缺失、磨耗、损伤或前后牙的移位都有可能导致OVD的丧失。因牙冠高度损耗或者有垂直向磨耗而导致的垂直距离丧失程度可以分为轻度、中度和重度，并且用牙冠高度垂直向的丧失长度来表示。轻度丧失是指总减少量在1～3mm之间，中度为3～6mm，重度为6mm以上（图3-4-37）。OVD的测量方式、息止颌位，以及咬合垂直距离的相关分析在第5章中有介绍[60-63]。

方框3-4-6 后牙支撑缺失并发咬合垂直距离丧失
- 前牙咬合接触缺失。
- 前牙滑行至"功能性Ⅲ类殆"。
- 前牙磨耗。
- 前牙扇形移位。

牙槽嵴间及颌间距离减少

颌间距离减少描述的是上下牙弓间的距离减少。颌间距离是指在最大牙尖交错位时上下牙槽嵴水平之间的距离。牙槽嵴间距离在牙弓各段都不一致，随着殆平面以及牙槽弓的高度变化而变化。在描述性诊断时，可以进行一般性描述如颌间距离"减少"或"增加"，也可以结合变化较为明显的区段或象限进行描述（图3-4-37、图3-4-39和图3-4-41～图3-4-45）。

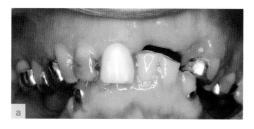 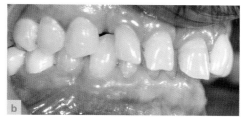

图3-4-31 完全性深覆𬌗。下颌切牙咬在上腭黏膜上。咬合垂直距离减少。（a）完全性深覆𬌗合并后牙支撑缺失及中度垂直距离丧失。（b）完全性深覆𬌗，但后牙支撑完好。

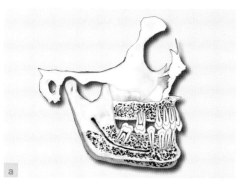 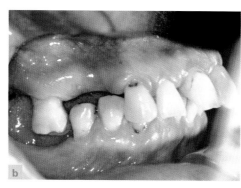

图3-4-32 Ⅱ类2分类伴覆𬌗增加，后牙支撑丧失。下颌切牙咬在上腭软组织上。轻度至中度OVD丧失。

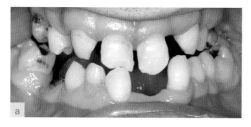 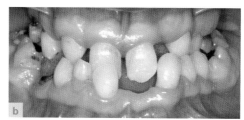 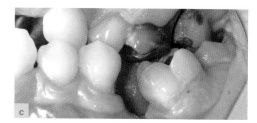

图3-4-33 Ⅲ类𬌗关系合并闭口运动终止时中切牙初始接触。前牙滑行至假性Ⅲ类𬌗前牙关系并且OVD降低。牙齿缺失、牙齿修复、磨牙倾斜、移位导致后牙支撑减少。

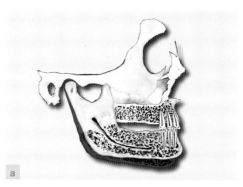

图3-4-34 后牙支撑丧失合并前牙重度磨耗。重度OVD丧失，重度颌间距离降低。

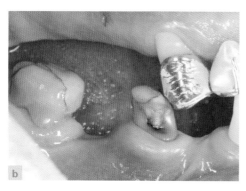 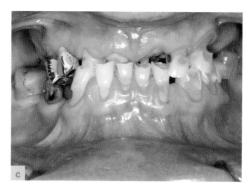 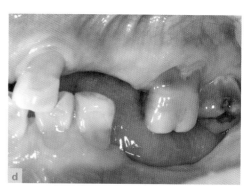

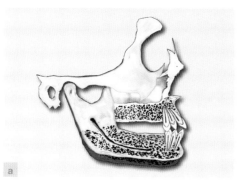 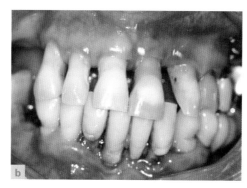

图3-4-35 后牙支撑丧失导致上下颌切牙及尖牙扇形移位。

200

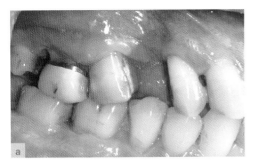
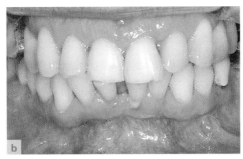
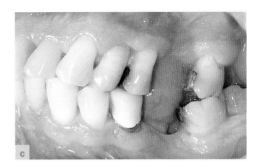

图3-4-36　OVD轻度丧失。前磨牙近中倾斜，磨牙修复体修复。前牙轻度扇形移位。

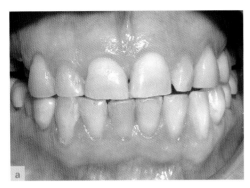
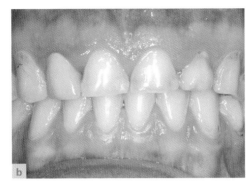
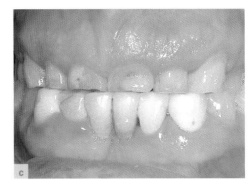

图3-4-37　（a）轻度。（b）中度。（c）重度水平性磨耗合并OVD丧失。 轻度丧失是指双颌的减少在1~3mm之间，中度为3~6mm，重度在6mm以上。

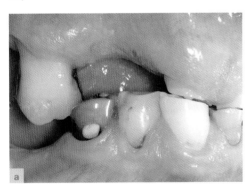
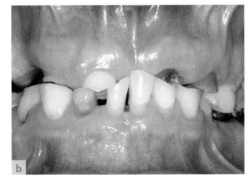
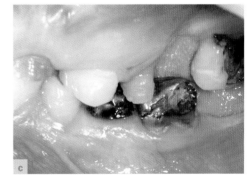

图3-4-38　重度水平性牙齿磨耗合并OVD重度丧失，牙槽嵴间距离降低，节段性超咬合，殆平面不平滑。

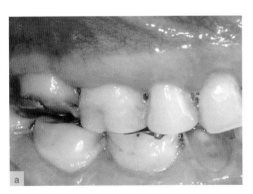
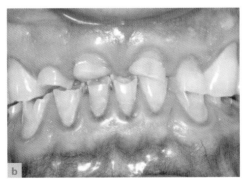
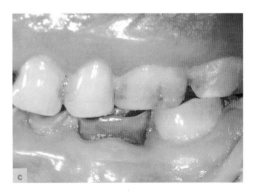

图3-4-39　重度前牙殆面磨耗，前牙部分过萌，OVD降低，颌间距离降低，牙槽嵴间距离降低，殆平面不平滑。

殆平面不调

前牙区段及后牙区段的变化会导致殆平面的不调。殆平面的变异具有静止或者动态的咬合功能或者生物力学的意义，并不一定与美学标准一致。

美学方面的考量要求前后牙的殆平面、龈缘线、息止颌位及微笑时的嘴唇轮廓之间对称协调。有时美学要求的前牙切缘嵴与后牙颊尖形成的平面与功能性的殆平面是不同的（方框3-4-7）。殆平面方向的变异有如下几种：

1. 不平滑的前后牙殆平面（图3-4-39和图3-4-40）。
2. 美学及功能性殆平面不协调导致的美学损害（图3-4-41）。

201

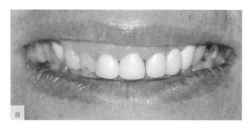
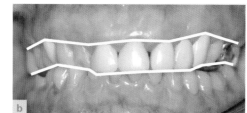
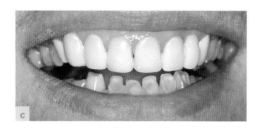
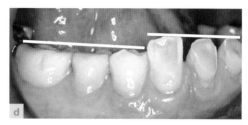

图3-4-40　前后牙美学及咬合殆平面不平滑导致的美学损害。

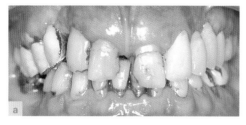
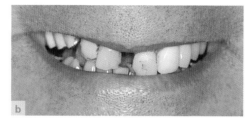

图3-4-41　前后牙美学及咬合殆平面不协调导致的美学损害。

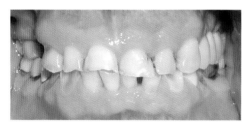
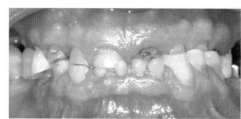

图3-4-42　颌间距离降低。中度至重度的咬合磨耗及OVD丧失。

图3-4-43　重度颌间距离降低。重度咬合磨耗及OVD丧失。

3. 颌间和/或牙槽嵴间距离降低（图3-4-42～图3-4-45）。

4. 颌间或牙槽嵴间距离增大（图3-4-47）。

5. 节段性超咬合（图3-4-32～图3-4-34，图3-4-38～图3-4-40，图3-4-44）。

方框3-4-7　殆平面不调

- 前后牙殆平面不平滑。
- 美学与功能殆平面不协调导致的美学损害。
- 颌间和/或牙槽嵴间距离降低。
- 颌间或者牙槽嵴间距离过大。
- 节段性超咬合。

牙被动萌出异常

牙被动萌出异常是指牙槽嵴与釉牙骨质界（CEJ）之间的正常关系降低，以及龈缘至膜龈联线之间的宽度增加。可以分为1A、1B、2A、2B[64]。1型代表龈缘至膜龈联线的宽度增加并且膜龈联线位于CEJ以下。

1A型的牙槽嵴与CEJ的关系是正常的，为1.5～2mm。1B型的牙槽嵴顶与CEJ的距离降低并且剩余的牙槽嵴顶高度接近CEJ。2型代表龈缘至膜龈联线的距离表现为正常，但是所有的牙龈位于解剖学牙冠上，并且膜龈联线位于CEJ水平。2A型的牙槽嵴顶高度是正常的。2B型的CEJ与牙槽嵴顶位于同样的水平，因而没有空间提供给细胞及纤维附着（图3-4-46）[64]。

节段性超咬合

牙列中没有对颌的牙齿会有伸长的趋势。这种伸长的改变可能会历经数年。牙槽窝与牙齿一同萌出导致牙槽嵴间距离降低（图3-4-32～图3-4-34，图3-4-38～图3-4-40，图3-4-44和图3-4-48）。这会发生在任何前牙或后牙区段。在那些没有发生伸长的病例中，可能是因为舌介入其中从而阻止其伸长。这与后牙咬在舌体上从而在吞咽运动中稳定下颌骨有关，当吞咽运动缺乏合适咬合支撑时就会发生这种情况。

颊舌向以及唇舌向的不调

由不匹配的颌间距离导致的颊舌向以及唇舌向不调是由基因决定的。拔牙后骨吸收也可导致残余牙列的唇舌向或者颊舌向不调，从而产生了棘手的修复问题，尤其在种植修复时（图3-4-49）。

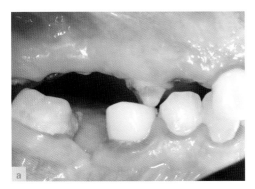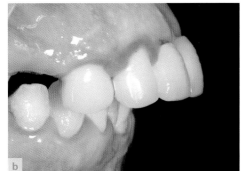

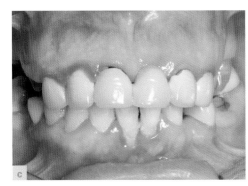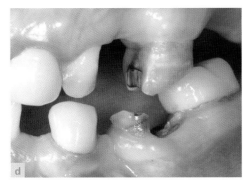

图3-4-44 Ⅱ类2分类伴重度深覆殆，后牙支撑降低，完全性深覆盖，牙槽嵴间距离降低，殆平面不平滑，节段性超咬合，美学损害。

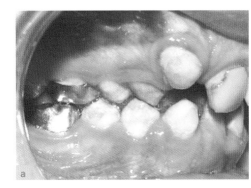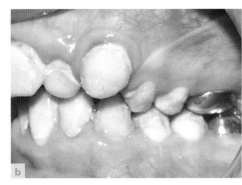

图3-4-45 颌间距离降低。遗传性釉质发育不全，牙被动萌出异常。

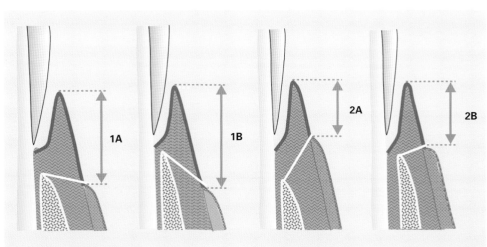

图3-4-46 牙被动萌出异常。1型：龈缘至膜龈联线距离增加；1A：牙槽嵴顶正常；1B：牙槽嵴顶至CEJ距离降低。2型：正常的龈缘至膜龈联线的距离；2A：牙槽嵴顶高度增加；2B：牙槽嵴顶与CEJ相近（重新绘画并改编自Coslet等）[64]。

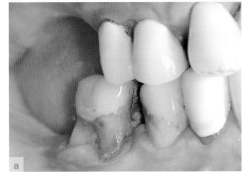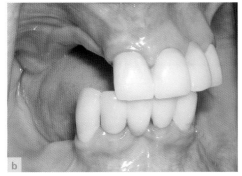

图3-4-47 牙周骨质吸收以及拔牙后的牙槽嵴吸收导致牙槽嵴间距离增大。

203

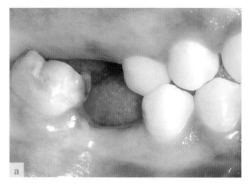 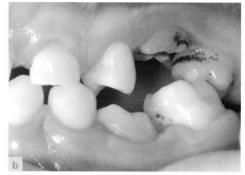 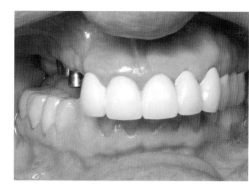

图3-4-48　节段性超咬合。牙槽嵴间间隙减少，OVD减少。

图3-4-49　拔牙后的牙槽骨吸收造成严重的颊侧骨质不调。

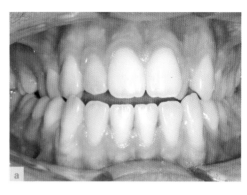 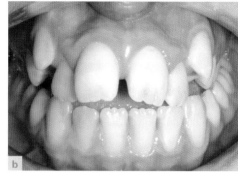

图3-4-50　前牙开𬌗。

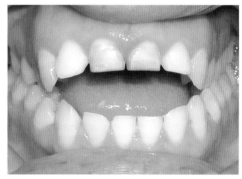 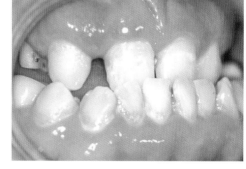 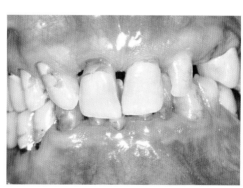

图3-4-51　反向前牙𬌗平面。

图3-4-52　前牙反𬌗。

图3-4-53　完全性深覆𬌗。

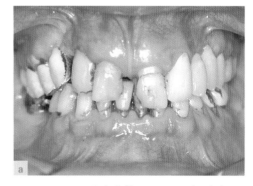 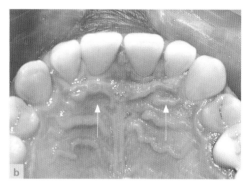 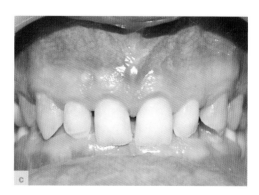

图3-4-54　（a）完全性深覆𬌗。Ⅱ类1分类，𬌗平面不平滑，右侧牙弓段伸长。（b和c）完全性深覆盖。箭头所示为最大牙尖交错位时下颌切牙咬在上腭软组织形成的凹痕。

反𬌗同样对神经肌肉的适应性是一种挑战，并且是TMD的𬌗危险因素之一，同时是正畸学错𬌗的一种[45]。

前牙关系不调

前牙区段形态学的差异和变异最初的表现可能发展为颌骨水平向及垂直向的变异（方框3-4-8）。常见于创伤、牙齿疾病与功能失调如𬌗功能紊乱、进食障碍等。这些不调包括前牙开𬌗[40]、反向前牙𬌗平面、完全性深覆盖（垂直向重叠距离），Ⅱ类重度深覆盖（水平向重叠距离），前牙扇形移位以及前牙磨耗合并或者不合并OVD丧失。在不同的术语中可能会出现语义不同。前牙开𬌗在《GPT8》中被重新定义为"Ⅰ类𬌗关系中的前牙开𬌗"以及"在后牙的各种咬合位置下前牙均不接触"[40]。这个概念容易混淆。而前牙开𬌗还是其中比较容易理解的。关于前牙关系不调的举例在图3-4-50~图3-4-58中有展示。

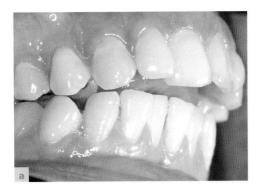
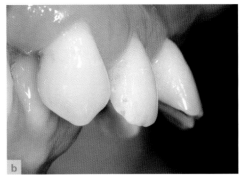

图3-4-55 重度Ⅱ类1分类殆关系伴前牙深覆盖。

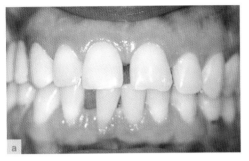
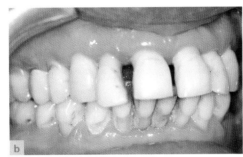
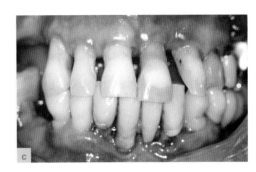

图3-4-56 前牙扇形移位。（a）轻度。（b）中度。（c）重度。

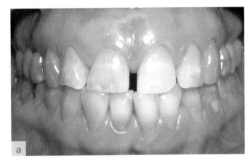
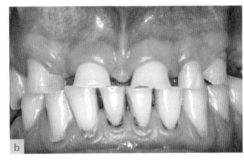
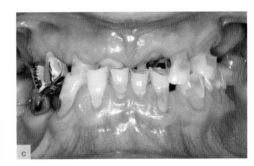

图3-4-57 前牙磨耗。（a）轻度。（b）中度。（c）重度。

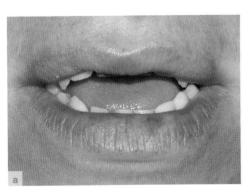
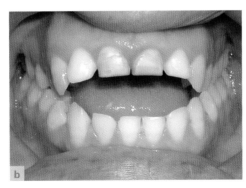
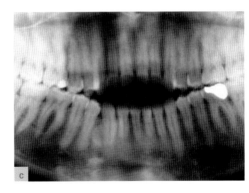

图3-4-58 前牙酸蚀症，胃食道反流症患者，前牙开殆关系，美学损害。

205

方框3-4-8 前牙关系不调
- 前牙开殆。
- 反向前牙殆平面（反殆曲线）。
- 前牙反覆盖，反殆。
- 完全性前牙深覆殆、深覆盖。
- 重度Ⅱ类殆关系覆殆、覆盖。
- 前牙扇形移位，前牙移位。
- 前牙磨耗。

美学差异

美学差异与损害可以参照与I类"阿尔法微笑"不同之处进行分类（图3-4-59）。这是一种描述性分类，可以使用客观值来衡量。这种对变异的客观测量可以描述成与正常形态的差异程度。轻度、中度以及重度都是临床常用的分类等级。美学或者审美的变异可以是极细微的也可以是特别大的并且是很明显的。

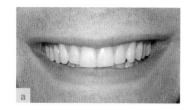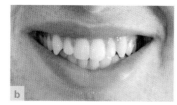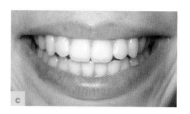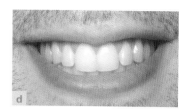

图3-4-59 "阿尔法微笑"。理想微笑传统的参考因素：微笑时露出的牙齿形状、排列以及彼此之间的协调性。

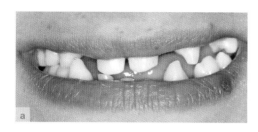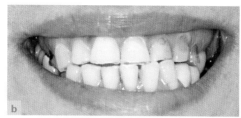

图3-4-60 微笑形态的不对称。（a）形态不对称，并且有间隙。（b）牙龈平面不对称，暴露的后牙数量不对称，并且形态不对称。

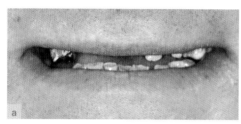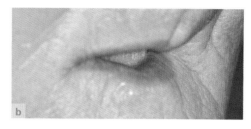

图3-4-61 嘴唇缺少支撑，牙齿暴露量不足。

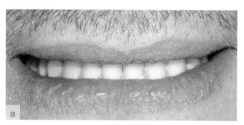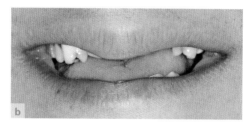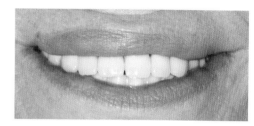

图3-4-62 （a）上颌前牙长度减小并且显示出中度的牙冠高度降低。（b）前牙暴露量减少。

图3-4-63 前牙暴露过度。

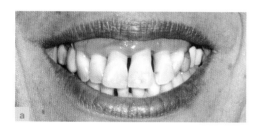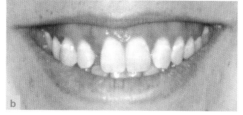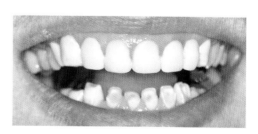

图3-4-64 牙龈暴露过度。

图3-4-65 𬌗平面与唇线、龈缘不协调。

第3.3节的方框3-3-1中所列出的变异类型描述了单独的特定美学差异类型。在很多案例中，同一个牙列常常混合多种美学差异。变异的案例以及它们的诊断学描述在图3-4-60～图3-4-70中有展示。

形态学变异的诊断学分类

口腔疾病的诊断

"诊断"的定义是"通过一种疾病或者状态的外在表现的症状以及体征来进行识别，并且分析其生理生化原因的过程"。《牛津英语大辞典简编本》中对"疾病"的定义是"结构或者功能紊乱导致特定症状的产生"[65]。《韦氏词典》将"疾病"定义成"一种损害正常功能的状态并且可通过典型的症状及体征识别"[66]。

《GPT8》对"诊断"的定义是"对疾病本质的确定"[40]。正如前文所描述，牙列呈现出庞大的形态学变异范围。这些变异可能是由于牙齿疾病和/或𬌗功能紊乱导致，或者与这些疾病一同表现出来，而这都与每名患者自身的特性以及适应性有关。

牙齿以及𬌗的变异何时开始被认为是一种疾病或者功能紊乱？

本章所述的咬合以及颌骨复合体的形态学变异不符合上述疾病的定义。然而，这些变异会导致功能性、审美上的以及适

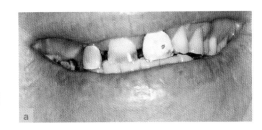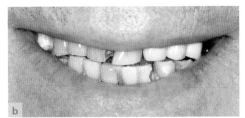

图3-4-66 牙齿的形态、颜色、分布以及排列的不对称。

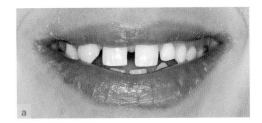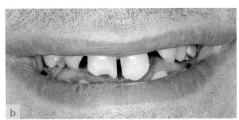

图3-4-67 牙齿的形态、分布以及排列的不对称。

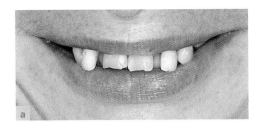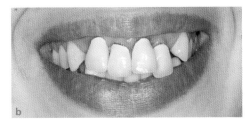

图3-4-68 牙齿中线、殆平面以及龈线的垂直向与水平向的不协调。

图3-4-69 不充分的/过度的唇侧牙齿暴露以及颊廊暴露。（a）唇侧牙齿暴露不充分，颊廊暴露过多，牙龈暴露过多，龈线不连续，形态不对称，侧切牙过突，前庭沟间隙过大，牙龈颜色不对称，龈缘发黑。（b）过度颊侧牙齿暴露，颊廊暴露不充分，殆平面不协调，颜色不协调，后牙以及殆平面不协调。

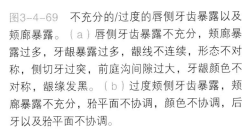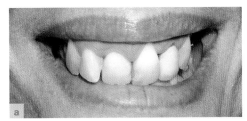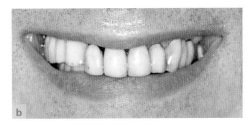

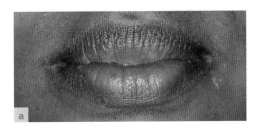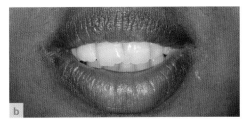

图3-4-70 唇肌闭合无力。（a）唇肌努力闭合。（b）息止颌位时的嘴唇。

207

应性的缺陷，因而需要治疗。由此就产生了一个问题：哪种形态学变异或者殆相关的牙齿状态需要治疗，以及它们如何诊断？

口腔医学以及口腔修复学中的诊断学亚类

　　过去的口腔诊断类似于医学诊断。而出于口腔修复的目的，这种诊断是不充分的。传统的诊断学重点是口腔疾病，而患者的主要因素，以及形态学和结构的变异较少涉及。每个病例都有很多相互联系的因素，而这些因素都需要被分离出来并进行系统的定义。每个病例都有其独立的临床决定因素。为了能进行综合的诊断并能够对个体病例进行分析，需要将复杂的临床信息缩减成三大诊断学亚类，分别为口腔相关疾病以及功能紊乱、患者宿主因素以及牙槽骨的形态学变异（方框3-4-9）。

　　然后，可以根据患者宿主因素、既往史以及现病史来评估形态学变异，并进一步评估治疗需求（方框3-4-9）。

口腔相关疾病与功能紊乱

　　口腔相关疾病与功能紊乱包括龋病、牙周炎、殆功能紊乱、酸蚀症、修复性损伤、口腔病理学、根尖周病变、创伤、TMD，以及其他口腔病理。

　　以上疾病根据已经建立的诊断学参数诊断，通过已建议的治疗方案来进行治疗。

形态学变异

　　诊断学亚类与口腔修复密切相关，并且涉及颌骨牙槽突复合体十分广泛的解剖学变异。这是本章所述的众多不调的一部分。这些不调包括自然变异，发展中的结构紊乱以及结构缺陷等方面（方框3-4-9）。

个体形态学诊断列表

　　每个病例都有其单独的形态学变异列表。所有的变异又

诊断		

病理学

● 口腔相关疾病与功能紊乱
- 牙周炎
- 龋病
- 口腔病理学
- 根尖周病变
- 创伤
- TMD
- 𬌗功能紊乱

患者宿主因素

● 患者因素
- 体格检查
- 心理的
- 适应性
- 疾病易感性
- 社会心理的
- 社会经济的

● 功能紊乱
- 唾液过少
- 口颌面痛
- 非典型呼吸
- 睡眠呼吸暂停综合征
- 非典型吞咽
- 言语
- 呕吐，干呕习惯
- TMD
- 肌肉强直
- 牙关紧闭

形态学

● 形态学变异
- 自然变异
- 发育中的功能紊乱
- 结构缺陷
  - 牙齿缺失
  - 后牙支撑
  - 美学不协调
  - 前牙病损
  - 垂直距离丧失
  - 拥挤，扇形移位
  - 后牙咬合过度
  - 重度偏斜接触
  - 创伤

可以在诊断列表中纯粹地描述为自然发生的形态学、形态学缺陷、功能适应性变异。正畸学方面的著作将其描述成异常或者错𬌗。将其定义成错𬌗并不十分合适，因为推测与正常 I 类𬌗关系标准有偏差并存在潜在危害的观点是存有争议的。

形态学中的自然变异以及牙齿缺失或者损伤后的口腔情况需进行系统的描述和定义，这样才能用于临床的分析和诊断。这些形态学变异与口腔相关疾病与功能紊乱、患者宿主因素的亚型一起列出在方框3-4-9中。由此，临床医生和患者就可以决定牙列的特定状态以及咬合是否与患者的舒适度、健康幸福、口腔健康、美观及功能相一致，或者是否应该考虑其作为需要纠正的结构紊乱。对于患者宿主因素及口腔因素是否进行干预（如需要干预，那么到何种程度）将成为临床决策过程的一部分，这在第9章中有详细介绍。

参考文献

[1] Angle EH. Classification of malocclusion. Dental Cosmos 1899;41:248–264.

[2] Chiavaro A. Malocclusion of the temporary teeth. Int J Orthod 1915;1:171–179.

[3] Jorkhaus G. The frequency of orthodontic anomalies at various ages. Int J Orthod 1928;14:120-135.

[4] Goldstein MS, Stanton FL. Various types of occlusion and amounts of overbite in normal and abnormal occlusion between two and twelve years. Int J Orthod Oral Surg 1936;22:549–569.

[5] Humphreys HF, Leighton BC. A survey of anteroposterior abnormalities of the jaws in children between the ages of two and five and a half years of age. Brit Dent J 1950;88:3.

[6] Emrich RE, Brodie AG, Blayney JR. Prevalence of class I, class II and class III malocclusions (Angle) in an urban population an epidemiological study. J Den Res 1965;44:947–953.

[7] Scaife RR, Holt JE. Natural occurrence of cuspid guidance. J Prosthet Dent 1969;22:225–229.

[8] Bjork A, Krebs A, Solow B. A method for epidemiological registration of malocclusion. Acta Odontol Scand 1964;22:27–41.

[9] Helm S. Malocclusion in Danish children with adolescent dentition: an epidemiological study. Am J Orthodontics 1968;54:352–366.

[10] Helm S. Prevalence of malocclusion in relation to development of the dentition. An epidemiological study of Danish schoolchildren. Acta Odontol Scand 1970; Suppl 58:1.

[11] Ingervall B. Development of the occlusion. In Mohl ND, Zarb GA, Carlsson GE, Rugh JD (eds). A Textbook of Occlusion. Chicago: Quintessence Publishing, 1988: 43–56.

[12] Thilander B, Pena L, Infante C, Parada SS, de Mayorga C. Prevalence of malocclusion and orthodontic treatment need in children and adolescents in Bogotá, Colombia. An epidemiological study related to different stages of dental development. Eur J Orthod 2001;23:153–167.

[13] Brunelle JA, Bhat M, Lipton JA. Prevalence and distribution of selected occlusal characteristics in the US population, 1988-1991. J Dent Res 1996 Feb;75:706–713.

[14] Proffit WR, Fields HW Jr, Moray LJ. Prevalence of malocclusion and orthodontic treatment need in the United States: estimates from NHANES III survey. Int J Adult Orthodon Orthognath Surg 1998;13:97–106.

[15] El-Mangoury NH, Mostafa YA. Epidemiologic panorama of dental occlusion. Angle Orthod 1990;60:207–214.

[16] Onyeaso CO. Prevalence of malocclusion among adolescents in Ibadan, Nigeria. Am J Orthod Dentofacial Orthop 2004;126:604–607.

[17] Sharma JN. Epidemiology of malocclusions and assessment of orthodontic need for the population of eastern Nepal World J Orthod 2009;10:311–316.

[18] Martins Mda G, Lima KC. Prevalence of malocclusions in 10- to 12-year-old schoolchildren in Ceará, Brazil. Oral Health Prev Dent 2009;7:217–223.

[19] Borzabadi-Farahani A, Borzabadi-Farahani A, Eslampour Malocclusion and occlusal traits in an urban Iranian population. An epidemiological study of 11- to 14-year-old children. Eur J Orthod 2009 ;31:477–484.

[20] Gelgor IE, Karaman AI, Ercan E. Prevalence of malocclusion among adolescents in central Anatolia. Eur J Dent 2007;1:125–131.

[21] John MT, Hirsch C, Drangsholt MT, Mancl LA, Setz JM. Overbite and overjet are not related to self-report of temporomandibular disorder symptoms J Den Res 2002;81:164–169.

[22] Pullinger AG, Seligman DA. Overbite and overjet characteristics of refined diagnostic groups of temporomandibular disorder patients. Am J Orthodont Dentofacial Orthop 1991;100:401–415.

[23] Türp JC, Schindler H. The dental occlusion as a suspected cause for TMDs: epidemiological and etiological considerations. J Oral Rehabil 2012;39:502–512.

[24] LeResche L. Epidemiology of temporomandibular disorders: implications for the investigation of etiologic factors. Crit Rev Oral Biol Med 1997;8:291–305.

[25] Carlsson GE, Egermark T, Magnusson J. Predictors of bruxism, other oral parafunctions, and tooth wear over a 20-year follow-up period. Orofac Pain 2003;17:50–57.

[26] Turp J, Greene CS, Strub JRJ. Dental occlusion: a critical reflection on past, present and future concepts. J Oral Rehabil 2008;35:446–453.

[27] Bryant SR. The rationale for management of morphologic variations and nonphysiologic occlusion in the young dentition. Int J Prosthodont 2003;16:75–77;discussion 89–90.

[28] Klineberg I, Stohler CS. Study group report and discussion. Int J Prosthodont 2003;16:89–90.

[29] Yaffe A, Ehrlich J. The functional range of tooth contact in lateral gliding movements 1987;57:730–733.

[30]Ogawa T, Ogimoto T, Koyano K. Pattern of occlusal contacts in lateral positions: Canine protection and group function validity in classifying guidance patterns. J Prosthet Dent 1998;80:67–74.

[31]Woda A, Vigneron P, Kay D. Non-functional and functional occlusal contacts: a review of the literature. J Prosthet Dent 1979;42:335–341.

[32]Clark GT, Tskiyama Y, Baba K, Watanabe T. Sixty-eight years of experimental occlusal interference studies: What have we learned. J Prosthet Dent 1999;82:704–713.

[33]Stohler CS. Clinical decision-making in occlusion: a paradigm shift. In: McNeill C (ed). Science and Practice of Occlusion. Chicago: Quintessence Publishing, 1997:294–305.

[34]Marklund S, Wanman A. A century of controversy regarding the benefit or detriment of occlusal contacts on the mediotrusive side. J Oral Rehabil 2000;27:553–562.

[35]The glossary of prosthodontic terms. 7th edition. J Prosthet Dent 1999;81:39–110.

[36]Brook PH, Shaw WC. The development of an index of orthodontic treatment priority. Eur J Orthodont 1989;11:309–320.

[37]Holmes A. The prevalence of orthodontic treatment need. Br J Orthodont 1992;19:177–182.

[38]Jenny J, Cons NC. Comparing and contrasting two orthodontic indices, the Index of orthodontic treatment need and the dental esthetic index. Am J Orthod Dentofacial Orthop 1996;110:410–416.

[39]Borzabadi-Farahani A, Borzabadi-Farahani A, Eslamipour F. The relationship between the ICON index and the aesthetic component of the IOTN index. World J Orthod 2010;11:43–48.

[40]Glossary of prosthodontic terms. 8th edition. J Prosthet Dent 2005;94:10–92.

[41]Posselt U. Physiology of Occlusion and Rehabilitation. Philadelphia: Blackwell, 1968.

[42]Ramjford SP, Ash MM. Occlusion. Philadelphia: WB Saunders, 1971.

[43]Shore NA. Occlusal Equilibration and Temporomandibular Joint Dysfunction. Philadelphia: Lippincott, 1959.

[44]Cooper BC. Temporomandibular disorders: A position paper of the International College of Cranio-Mandibular Orthopedics (ICCMO). Cranio 2011;29:237–244.

[45]Svensson P, Jadid F, Arima T, Baad-Hansen L, Sessle BJ. Relationships between craniofacial pain and bruxism. J Oral Rehabil 2008;35:524–547.

[46]Mohl ND, Zarb GA, Carlsson GE, Rugh JD. A Textbook of Occlusion. Chicago: Quintessence Publishing, 1988.

[47]Beyron H. Optimal occlusion. Dent Clin North Am 1969 Jul;13:537–554.

[48]Tollaro I, Baccetti T, Franchi L. Floating norms for the assessment of craniofacial pattern in the deciduous dentition. Eur J Orthodont 1996;18:359–365.

[49]Walker GF, Kowalski CJ. The Distribution of the ANB Angle in "normal" individuals. Angle Orthod 1971;41:332–335.

[50]Walker SJ, Harris JE, Kowalski CJ. SNB angles in a population of Nubian schoolchildren. J Dent Res 1975;54:764–766.

[51]Steiner CC. Cephalometrics in clinical practice. Angle Orthod 1959;29:8–29.

[52]Downs WN. The role of cephalometrics in orthodontic case analysis and diagnosis. Am J Orthod 1952;38:162–182.

[53]Proffit WR, Fields HW, Sarver DM. Contemporary Orthdontics. St Louis: Mosby Elsevier, 2007.

[54]Kennedy E. Partielle zahnprthesen und ihre herellung. Berlin: Herman Meusser Verlag, 1932.

[55]McGarry TJ, Nimmo A, Skiba JF, Ahlstrom RH, Smith CR, Koumijian JH, et al. Classification system for partial edentulism. J Prosthodont 2002;11:181–193.

[56]Armitage GC. Development of a classification system for periodontal diseases and conditions. Ann Periodontol 1999;4:1–6.

[57]Kannno T, Carlsson GE. A review of the shortened dental arch concept focusing on the work by the Kayser/Nijmegen group. J Oral Rehabil 2006;33:850–862.

[58]Shifman A, Laufer B, Chweiden H. Posterior bite collapse revisited. J Oral Rehabil1998;25:376–385.

[59]Martinez-Canut P, Carrasquer A, Magan R, Lorca A. A study on factors associated with pathologic tooth migration. J Clin Periodontol 1997;24:492–497.

[60]Rivera Morales, Mohl N. Relationships of occlusal vertical dimension to the health of the masticatory system. J Prosthet Dent 1991;65:547–553.

[61]Gross MD, Ormianer Z, Moshe K, Gazit E. Integrated electromyography of the masseter on incremental pening and closing with audio biofeedback: a study on mandibular posture. Int J Prosthodont 1999;12:419–425.

[62]Ormianer Z, Gross MD. A 2-year follow-up of mandibular posture following an increase in occlusal vertical dimension beyond the clinical rest position with fixed restorations. J Oral Rehabil 1998;25:877–883.

[63]Misch CE, Goodacre CJ, Finley JM, Misch CM, Marinbach M, Dabrowsky T, et al. Consensus conference panel report: crown-height space guidelines for implant dentistry-part 1. Implant Dent 2005;14:312–318.

[64]Coslet JG, Vanarsdall R, Weisgold A. Diagnosis and classification of delayed passive eruption of the dentogingival junction in the adult. Alpha Omegan 1977;3:24–28.

[65]Trumble WR, Stevenson A. Shorter Oxford English Dictionary. Oxford: Oxford University Press, 2002.

[66]Merriam-Webster. The Merriam-Webster Dictionary. Springfield: Merriam-Webster, 2004.

209

4 后牙支撑
Posterior Support

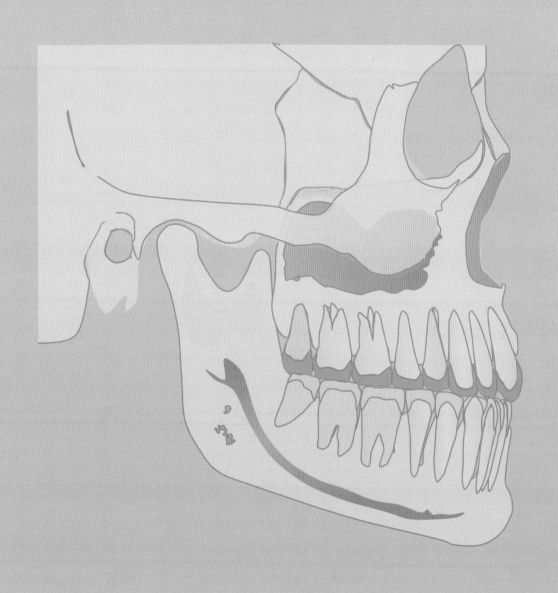

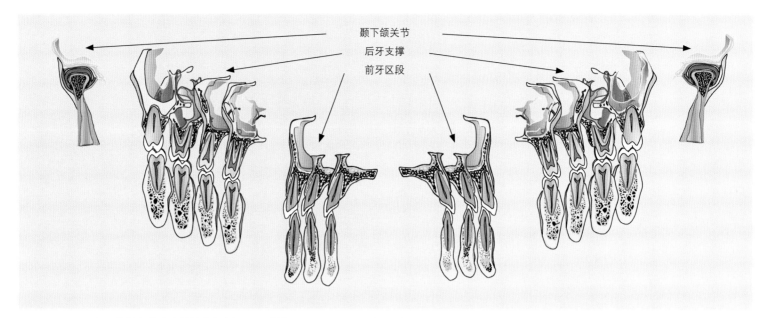

颞下颌关节

后牙支撑

前牙区段

图4-1 咀嚼系统功能性负荷的支撑结构包括：后牙支撑、颞下颌关节和前牙区段。

重点内容

- 后牙支撑的定义
- 后牙区段和前牙区段的相互关系
- 后牙支撑丧失——是否会引起前牙超负荷？
- 后牙支撑丧失是否会引起颞下颌关节超负荷？
- 后牙支撑的修复——临床方面的考虑
- 牙尖交错接触
- 髁突关系和正中关系
- 结论和总结

后牙支撑的定义

在咀嚼、吞咽和口腔副功能状态下都会产生相当大的殆力传导到颅骨的骨性结构上。其中上颌骨和颜面部骨骼均为空心结构，上颌牙齿正上方就是中空的上颌窦和鼻腔。咀嚼系统功能性负荷的主要支撑结构包括后牙及其牙槽骨、颞下颌关节（TMJ）和前牙（图4-1和图4-2）。对殆力起主要支持作用的是后牙，称"后牙支撑"。牙尖交错关系是下颌闭合运动的终点，此时殆力通过牙根传导，然后分散在颜面部骨骼的各个支持结构上。颞下颌关节起的支持作用很小，但当后牙缺失时其支持作用被迫增强。前牙区段的支持作用明显小于后牙区段。且与上下颌骨、前牙覆殆覆盖关系密切相关。

后牙支撑的功能

后牙支撑有3个主要功能：

1. 在咀嚼、吞咽和副功能状态下提供支持。

2. 维持咬合垂直距离（OVD）。

3. 提供足够的咬合接触面以保证咀嚼运动的舒适和高效。

由于不同类型牙列的后牙支撑组成不同，所以产生咀嚼支持和咀嚼功能的能力也不同。

后牙支撑的组成

后牙支撑有3个组成部分

- 咬合接触点的数量。
- 支持牙数量和天然牙或种植体作为基牙的数量。
- 后牙支撑区骨组织的量（图4-4）。

后牙支撑减弱的牙列，在使用固定局部义齿修复之后，可以与完整的天然牙列拥有相同的咬合接触数量。天然牙、天然基牙以及减少功能的后牙区段的支持牙槽骨的骨量，存在着变异。

后牙支撑减弱

随着上下成对咬合的牙齿不断缺失，后牙支撑逐渐减弱，但同时仍然可以维持其支撑功能和咬合垂直距离。此时剩余的相互咬合的前磨牙可以提供足够的支持和功能。

必须明确的是，后牙支撑的减弱和后牙支撑的丧失不同。在后牙支撑减弱时，后牙区在功能状态和功能紊乱状态下仍具有一定支持殆力及维持咬合垂直距离的能力。但此时患者的舒适性和咀嚼效率会发生明显地下降。遇到仅剩余前磨牙支撑咬合的病例时，临床医生和患者必须从功能、舒适度和使用寿命等方面做出决策，以确保不会对口颌系统的功能和健康造成不利影响（图4-5）。可以通过采用固定/可摘义齿的修复方式、增加种植体的数量或植骨来修复或加强减弱的后牙支撑。

图4-2 后牙支撑是由后牙及其牙槽骨提供的。咀嚼、吞咽和咬合功能紊乱时产生的𬌗力由后牙区段、前牙区段和颞下颌关节共同承担，而后牙区段为主要的承重结构（定义为后牙支撑）（左）。

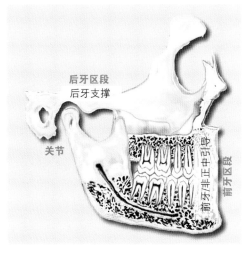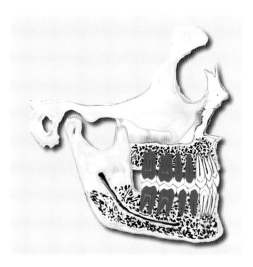

图4-3 后牙支撑的作用：1. 骨组织支撑咀嚼、吞咽和口腔副功能时所产生的𬌗力。2. 提供垂直方向的咬合运动止点，从而维持咬合垂直距离。3. 提供咬合单位以保证咀嚼运动舒适、高效（右）。

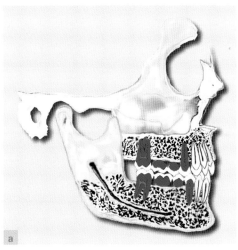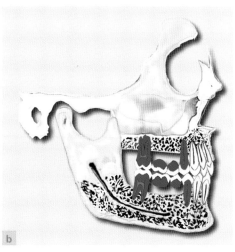

图4-4 （a和b）后牙支撑的组成部分。1. 咬合接触点的数量。2. 支持牙数量和天然牙或种植体作为基牙的数量。3. 后牙支撑区骨组织的量。

213

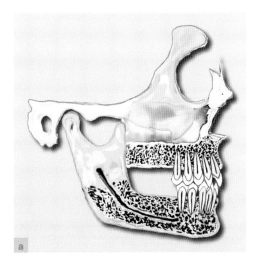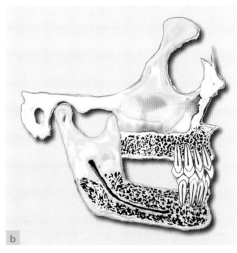

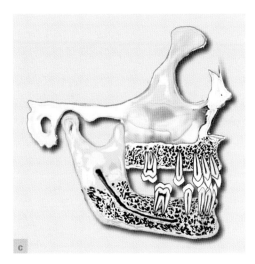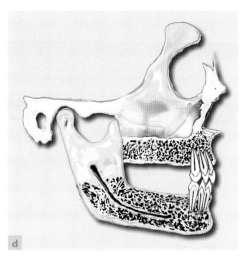

图4-5 （a和b）后牙支撑的减弱。只要相咬合的前磨牙存在咬合接触，无论有两组或仅有单组相对的前磨牙，仍可以维持生理及口腔副功能下的支持力并且维持咬合垂直距离（OVD）。（c和d）后牙支撑的丧失。后牙全部丧失，无法维持咬合垂直距离。

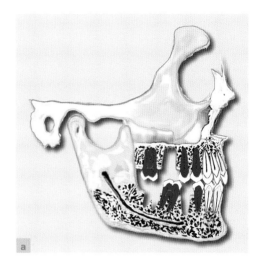
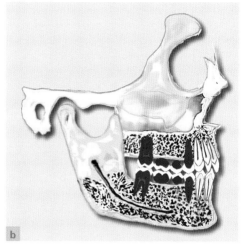
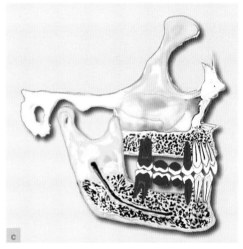
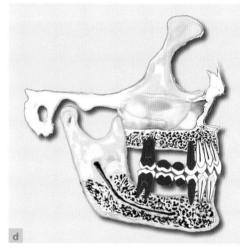

图4-6 （a~d）后牙支撑单位及支持骨量的减少最终会影响修复体的寿命和治疗效果。必要时应当考虑增加修复体支持基牙数量和/或增加骨量。

后牙支撑减弱和后牙支撑丧失的诊断

于上下颌成对的可以咬合的牙齿数量、修复体咬合接触点数量、支持牙槽骨数量存在多变性，使得后牙支撑减弱和丧失的诊断和定义经常很复杂（图4-5和图4-6）。以往基于第8版《口腔修复学术语专业词典》的分类并不完全。Eichner分类标准被广泛使用但并不便于临床分类[1-3]。

后牙支撑丧失被定义为"维持咬合垂直距离的支撑单位的缺失"。后牙支撑减弱受到多种相互作用因素的影响。基牙数量不同、支持牙槽骨状况不同的上下颌后牙固定局部义齿仍具有与牙列完好，牙槽骨丰满的牙列同等数量的咬合接触点（图4-6）。所以后牙支撑减弱的诊断学分类应当增加针对不同基牙分布情况和剩余牙槽骨支持状况的亚类。由于后牙支撑的主要功能是为正常的咀嚼、吞咽和口腔副功能提供支持力，所以剩余牙槽骨的数量就成为后牙支撑发挥功能及评估修复体寿命的重要指标。当剩余的牙和牙槽骨足以维持咬合功能时，基牙和支持骨组织状况的评估就成为制订义齿修复计划的重要内容。在修复治疗开始前必须对是否需要，以及如何进行修复做出临床判断。

后牙区段和前牙区段的相互关系

随着人们对后牙支撑、前牙引导和颞下颌关节之间相互作用关系认识的加深，它们之间相互关系的临床意义逐渐突显（图4-7）[1]。其主张在义齿修复中使用引导参数和"治疗模型"作为参考。

■ "相互保护"描述了后牙区段和前牙区段相互的保护作用。其中，后牙被认为在终末闭合时对前牙起到了保护作用，而前牙开𬌗则可以在下颌运动时为后牙提供保护（图4-8和图4-9a）。

■ 后牙支撑的减弱或丧失会引起前牙超负荷。

■ 后牙支撑的减弱或丧失会引起颞下颌关节超负荷并导致颞下颌关节紊乱病的发生。

对自然状态下的变异、牙槽疾病发病机制、牙列缺损发病率和临床研究的分析显示这些理论过于简单，没有获得足以令人信服的科学依据。

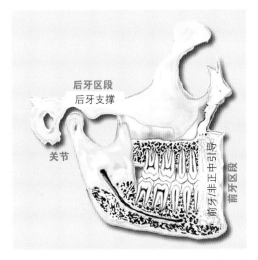
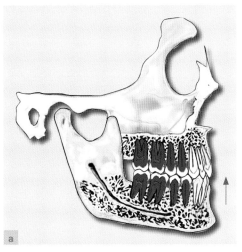
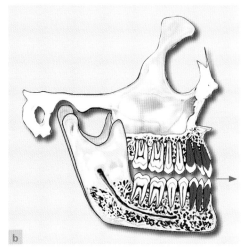

图4-7　一些临床治疗概念是基于后牙支撑、前牙引导和颞下颌关节之间可能存在的相互作用进而提出的。1. 相互保护作用。2. 后牙支撑丧失和前牙区段的超负荷。3. 后牙支撑的丧失和颞下颌关节的超负荷。

图4-8　相互保护观点认为后牙在最大闭合位时提供支持力，从而保护前牙；而前牙在咀嚼运动中保护后牙不受损伤。（a）在最大牙尖交错𬜬（MI）时后牙提供支持力。（b）前牙使后牙𬜬分离，从而保护后牙。

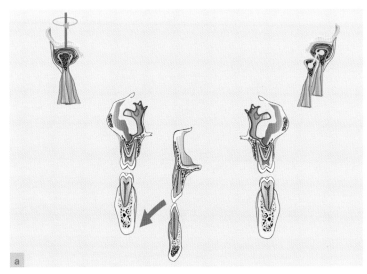
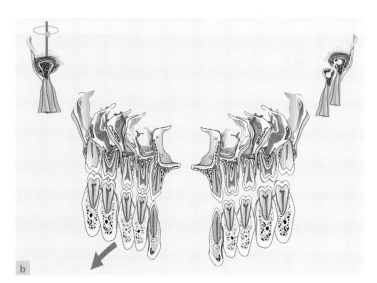

图4-9　侧方移动时的相互保护作用。（a）尖牙保护𬜬保护后牙。（b）组牙功能𬜬保护非工作区后牙。

相互保护——前牙𬜬分离的缺乏，后牙支撑是否会减弱？

　　牙齿从最大牙尖交错位移动至前伸位或侧方牙尖相对位时的动态接触关系通常被称为"前牙引导"。在Ⅰ类磨牙关系中，工作侧前牙引导的前伸运动使后牙𬜬分离，尖牙引导使后牙工作侧和非工作侧分别𬜬分离（图4-8和图4-9a）。"相互保护"的观点认为后牙区段提供静止状态下，上下颌闭合时的支持力；而前牙区段或前牙引导提供运动时的支持力。这样后牙在最大牙尖交错位时为前牙提供保护作用，前牙在前伸和下颌工作运动时为后牙提供保护[1]。

　　越来越多的人开始接受相互保护概念，它可以作为固定义

齿修复的理想模型而被广泛应用。"前牙引导"的概念揭示了前牙对于咬合支撑的作用，并且明确了修复或创建前牙引导的重要性（图4-8）[1-2,4-9]。

　　事实上，这个模型描述的仅仅是基于统计学定义为"正常"的、完整的Ⅰ类𬜬关系的病例。虽然目前文献中的数据支持这一观点，但这一观点的正确性和普适性还缺乏大量的科学依据[10-12]。临床上常常可以遇到许多并不能被这一概念概括的情况。这些例外情况使得临床治疗陷入困境，必须使用其他的指导方案。例如，大量的正常人没有直接的前牙前伸引导后牙分离的现象（图4-10）[13-15]。没有直接证据显示前牙引导的后牙𬜬分离缺乏，会使后牙支撑发生减弱。这一模型的有效性和其他模型的讨论见第6章。

215

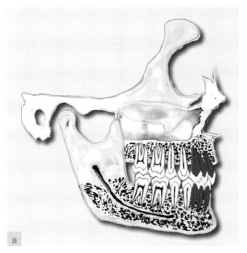 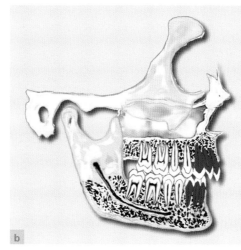 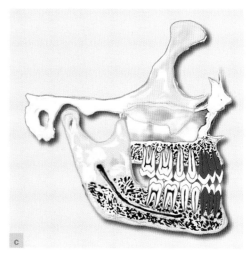

图4-10 （a）大约70%的正常人在下颌前伸时具有后牙殆分离现象（Ⅰ类关系和Ⅱ类2分类）。（b）正常人群中有20%~25%表现为骨性Ⅱ类和牙性Ⅱ类关系，在下颌前伸时后牙没有瞬时殆分离现象。（c）3%~7%的正常人为Ⅲ类关系，这种情况下咀嚼运动时前牙不会引起后牙殆分离。

非正中的牙齿动态接触：引导或保护——语义学和概念的区别

有余留牙的下颌发生有意识地运动时从牙尖交错位保持接触，滑行至侧方前伸位或牙尖相对位时的牙齿关系被称为前牙引导。第8版《口腔修复学术语专业词典》"前牙引导"的定义为前牙的接触面对牙齿限定下颌运动的影响[2]。

保护

"引导"和"保护"是两个不同的术语，不能相互替换。《GPT8》中"尖牙引导"与"尖牙保护殆"和"前牙保护殆"同义，"相互保护"的语义和"前牙引导"同义[2]。上述各个的结构都发挥了避免被保护结构发生过多咬合接触的作用。

覆殆

尖牙和切牙的覆殆是为了"保护"后牙，避免在前伸或侧方运动时潜在的功能性和非功能性后牙接触所引起的超负荷、殆创伤和磨损。同样的，工作侧的覆殆也是为了保护非工作侧的牙齿。前牙引导缺失时，后牙支撑的修复计划必须包括对修复侧后牙区段工作侧引导的考虑（见第6章）[18-22]。

治疗目标（临床的个体差异）

最终，这个设想提示在义齿修复中应用"保护殆理论"可能达到相互保护作用，并且能够作为理想的修复学模型。显而易见的是，这仅仅是简单的Ⅰ类关系模型，它并不能适用于丰富变化的各种情况的病例。有些病例特有的因素会决定何种引导理论更为合适；哪些牙齿或牙齿区段应当被保护；哪些需要被保护。这就是"临床的个体差异"的概念，在之后的章节中会详细讨论（见第5、6、10章）。

后牙支撑丧失——是否会引起前牙超负荷？

更进一步关于后牙区段和前牙区段相互作用的争论集中在后牙支撑的丧失是否会引起前牙区段咬合稳定性的下降（图4-11）。

当后牙支撑丧失前牙承担殆力时，通常可以分为以下4种情况（图4-12~图4-20）：

1. 前牙区段保持稳定，通常此种情况下前牙具有完整的牙槽骨支撑。在Ⅰ类切牙关系中这种情况通常可以通过肯氏2类可摘局部义齿修复，并多年保持稳定（图4-12a和图4-14a）[23]。

2. 在Ⅱ类1分类和一些Ⅱ类2分类关系，前牙在牙尖交错位不接触，同时伴有后牙缺失的病例，下颌骨会持续性闭合直至遇到阻力，而阻力通常来自腭部软组织。这将导致颌间距离减小和咬合垂直距离的降低（图4-12b和图4-13）。

3. 前牙发生移动或外展。进行性的后牙支撑减弱或丧失将导致前牙负荷的增加。当同时伴有慢性牙周病引起的骨组织吸收时可能发生前牙移位（图4-12c和图4-18）。

4. 前牙磨损和咬合垂直距离降低。有磨牙习惯的病例会有咬合磨损，同时咀嚼运动引起的牙本质磨耗会引起前牙进行性磨损（图4-12d，图4-15和图4-17）。

后牙支撑丧失：完整的前牙区段

当后牙缺失，后牙支撑丧失时，牙尖交错位咬合接触落在前牙上。Ⅰ类、Ⅱ类2分类和Ⅲ类对刃关系均可以保持咬合垂直距离不变。在Ⅰ类和Ⅱ类2分类关系中会出现下颌切牙切嵴接触上颌切牙和尖牙的远中斜面（图4-12a和图4-14）。

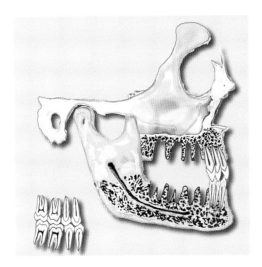
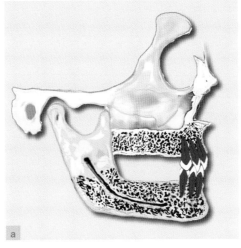

图4-11　后牙区段和前牙区段的相互作用。后牙支撑的缺失会影响前牙区段。

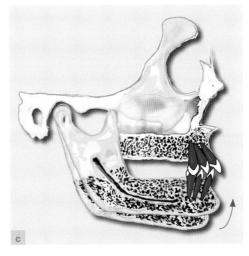
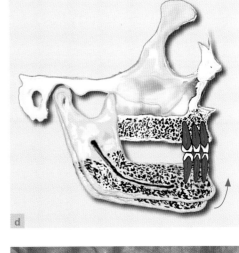

图4-12　当后牙支撑丧失时，闭口时的咬合高度将由前牙承担并维持。（a）前牙区段保持稳定接触。（b）Ⅱ类1分类出现咬合过度。（c）伴有慢性牙周病时，牙槽骨吸收，前牙可能发生移位或唇侧倾斜。（d）存在慢性口腔副功能（磨牙症）时，前牙可以保持稳定，但会发生进行性磨损，进而导致咬合垂直距离丧失。

217

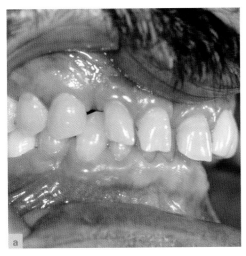
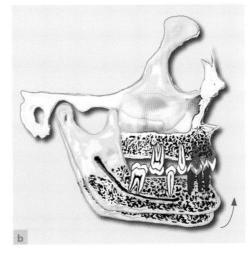
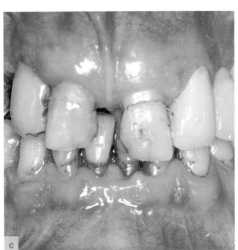

图4-13　Ⅱ类1分类和2分类在后牙支撑丧失时，闭合终点为严重或完全性深覆𬌗，闭口位时前牙开𬌗，咬合垂直距离减小。

　　Ⅲ类关系，此时上下颌前牙为对刃𬌗接触，即下颌切缘直接接触上颌切缘的"对刃"关系（图4-12d和图4-17）。Ⅱ类1分类，表现为完全性深覆𬌗和前牙开𬌗的病例，由于前牙没有咬合接触，使得终末闭合位时咬合垂直距离丧失（图4-12b和图4-13）。

后牙咬合过度，上下颌牙槽嵴间距减小，颌间距离减小，咬合垂直距离减小

　　对完整的前牙或后牙咬合接触均能够维持闭口时的咬合垂直距离。当后牙支撑减弱或丧失且前牙接触也减弱或丧失时，下颌骨会持续闭合直到前牙取得𬌗接触为止（图4-13）。阻挡下颌的可以是残留的前牙或上腭黏膜。在后牙区这将导致上下颌后牙区有牙或无牙牙槽嵴间距离减小，即"牙槽嵴间距减小"[2]。这种下颌骨的上移将导致后牙咬合止点的丧失，又称"后牙过度咬合"，其定义为"后牙缺失或移位引起的咬合垂直距离丧失"[2]。这一现象在颌间水平，又称为"颌间距离减小"，在面部外形水平，则是"咬合垂直距离"减小[2]。《GPT8》将"咬合过度"定义为"在颌间距离减小时的咬合

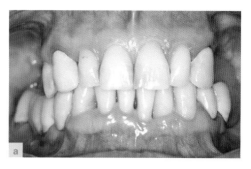
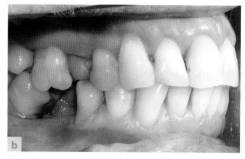

图4-14　（a）后牙支撑丧失，前牙区段保持稳定。（b）单颗下颌第一磨牙缺失引起对颌牙伸长，邻牙倾斜、扭转。

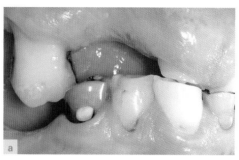
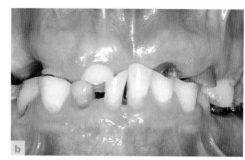
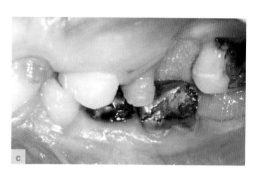

图4-15　（a~c）过度萌出区段。由于没有对颌磨牙，缺牙区对颌过度萌出的牙齿随牙槽骨一起下降伸长。这一现象导致了牙槽嵴间距减小。

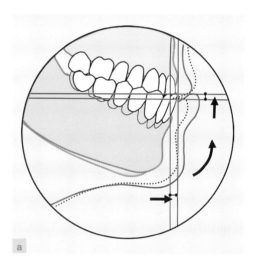
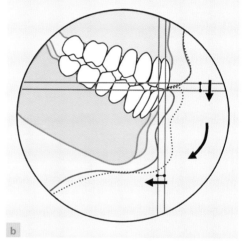

图4-16　开闭口运动中的下颌骨自旋。（a）闭口时由于牙齿引导使得下颌向前上运动，从Ⅰ类关系运动至Ⅲ类关系。（b）开口时由于下颌失去前牙引导而发生后下移位，由Ⅰ类关系变为Ⅱ类关系。

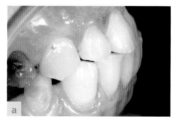
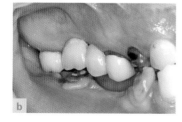
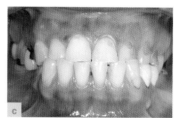
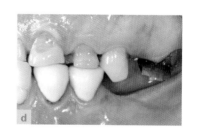

图4-17　（a~d）后牙支撑丧失时，前牙磨损，咬合垂直距离轻度丧失，后牙区段过度萌出。

垂直距离；引起下颌息止颌位颌间距过小的咬合垂直距离；引起咬合接触位时牙槽嵴间距离过短"。后牙咬合过度时可能会形成新的"息止颌位"和"息止𬌗间隙"，因此是否会引起咬合垂直距离减小尚有待商榷（见第5章）。

单颗牙和成组牙齿的过度萌出，𬌗平面失衡

　　牙齿缺失时，对颌牙及其周围牙槽骨有过度萌出趋势。这种现象可发生在单颗牙齿（图4-14b），也可见于后牙或前牙成组过萌的病例（图4-15和图4-17）。这将导致牙槽嵴间距离减小和𬌗平面失衡。

下颌骨的自旋

　　下颌围绕其末端的髁突铰链轴进行开闭运动。下颌所有结构都围绕水平旋转中心做弧线闭合运动。下颌前部闭合时的旋转轨迹导致下颌相对上颌前牙的相对前伸关系。这一现象被称为"自旋"（图4-16）。垂直距离的微小改变（2~8mm）会引起前牙关系转动1~2mm。咬合垂直距离发生较大改变（8~14mm）时，前牙自旋可发生3~4mm改变。这将极大地

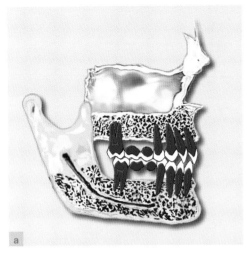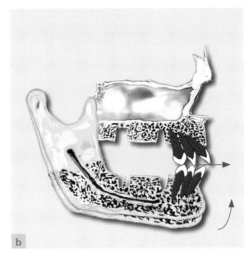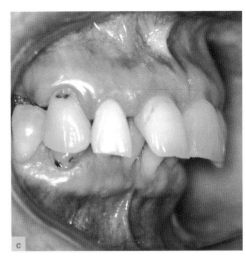

图4-18　（a~c）后牙支撑丧失，前牙斜面接触，同时存在牙槽骨吸收时，会引起前牙唇倾、前牙移位、咬合垂直距离减少和下颌骨自旋。

影响大开口或闭口时的咬合垂直距离。前牙发生这种程度的改变将影响美观，同时会影响前牙的引导作用。下颌闭合时，Ⅰ类的前牙关系会变成Ⅲ类关系。当下颌张开，Ⅰ类前牙关系会变得更接近Ⅱ类关系，即下颌前牙向远中、下方移位。

后牙支撑丧失，前牙移位

在有长期慢性牙周病的情况下，其牙周支持骨组织进行性丧失。牙齿的稳定性下降，易受到继发性殆创伤，或引起牙齿逐渐移位。

后牙缺失可引起后牙支撑的进行性减少或丧失，不论后牙是否存在邻牙倾斜或扭转，均可能引起前牙的不稳定。前牙负荷增加可能会引起其动度增加或唇向移位。后牙支撑丧失常伴随咬合垂直距离的丧失。这种前牙的唇向移位常常出现在上颌切牙，并且经常伴随有长期慢性牙周病引起的牙槽骨吸收。这种病情发展方式被称为"后牙咬合崩塌"（图4-12c和图4-18）[24-26]。前牙的扇形移位不仅不美观，还可能增加前牙区进一步唇向外展和不稳定性。对这类病例的治疗常常需要恢复咬合垂直距离和正畸内收前牙相结合，除此之外还需要牙周治疗、牙弓夹板固定和后牙支撑的修复（见第13章）。

后牙咬合崩塌和后牙咬合过度

并非所有后牙支撑丧失的病例都会引起前牙唇倾和咬合垂直距离丧失。这两种表现结合起来称为"后牙咬合崩塌"[24-26]。这一概念结合了下颌第一磨牙早失引起的一系列后果，最终发展为后牙咬合崩塌[25-26]。这一症状显而易见，但是很多后牙支撑减弱或缺失的病例并没有出现前牙咬合过度，前牙移位是由慢性牙周病导致的骨组织吸收所引起的[24,26]。《GPT8》中，"后牙咬合崩塌"的定义已经不用，并指引读者参考"后牙咬合过度"的定义，即"后牙缺失或移位导致的咬合垂直距离丧失"[2]，这一情况出现在：①前牙磨损之后（图4-12d和图4-17）；②前牙的唇倾和前牙移位（图4-12c和图4-18）；

③缺乏前牙接触，例如Ⅱ类1分类中严重的深覆殆（图4-12b和图4-13）伴前牙开殆病例。当若干变量的不同组合能产生同样的结果时，很难判断其中每一种单一变量的作用效果。

后牙支撑丧失、前牙稳定和咬合垂直距离的变量组合

- 后牙缺失可逐步出现伴有或不伴有其他后牙移位，前牙区段也可以维持稳定（图4-14）。
- 后牙缺失可以伴有或不伴有咬合垂直距离丧失，如图4-12a和图4-14所示。
- 无论是否有后牙缺失，均可能发生前牙移位（图4-18~图4-20）。图4-20展示了一种常见的没有后牙支撑丧失，前牙普遍缺乏支持牙槽骨，并移位的病例。
- 无论是否存在牙周病引起的骨吸收，均可能出现前牙移位。这种前牙移位可能进行性加重，也可为自限性。
- 当同时患有慢性牙周病，骨组织发生吸收时，常常伴有牙齿"震颤"现象。牙齿松动度增加或持续性增加可见于后牙和/或前牙，这一现象被定义为"继发性殆创伤"。

口腔副功能和酸蚀引起的前牙磨耗

咬合磨耗十分常见，在大多数后牙或前牙均可出现，这取决于覆殆情况和口腔副功能运动习惯。

长期磨牙习惯会导致后牙和前牙磨损以及牙槽嵴间距减小（图4-17）。

当后牙缺失时，所有功能和副功能的咬合负荷都落在前牙上，使得前牙缺失的可能性大大增加。随着牙釉质在异常的咬合中磨损殆尽，牙本质在酸蚀环境中磨损将更加迅速。酸蚀环境可以来源于含有大量酸性物质的食物或饮料[27-28]。这种情况下牙槽骨通常保存完好，且牙槽骨通常较厚，支撑作用良好（图4-15）。前牙牙体的进行性损耗会引起牙槽嵴间距和咬合垂直距离的逐渐减小，并引起下颌骨在矢状向上的逆时针旋

219

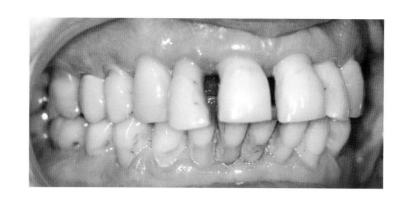

图4-19 当后牙支撑完整时，前牙扇形移位、牙周病引起的骨吸收。

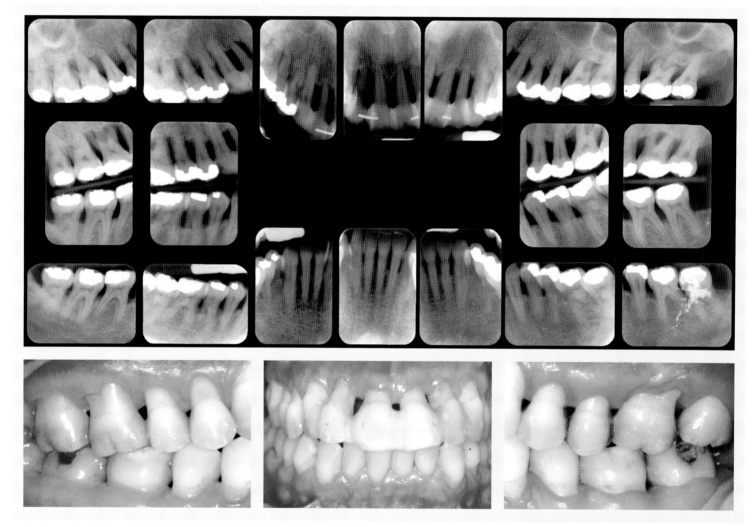

图4-20 在后牙支撑完整的情况下，前牙牙槽骨吸收60%，扇形移位。

转（图4-16）。如图4-17所示，咬合过度和下颌矢状向上的逆时针旋转导致了原本 I 类咬合关系转变成为 III 类关系。

后牙支撑丧失是否会引起颞下颌关节超负荷？

关于后牙支撑、前牙区段和颞下颌关节之间相互作用的第三大争论点就是后牙支撑的丧失是否会引起颞下颌关节的超负荷。

多年以来，许多学者和临床医生都认为后牙支撑的丧失会引起颞下颌关节负荷过重或发生潜在的病理改变（图

4-21）[29-32]。后牙支撑减弱的磨牙症可以引起髁突相对于颞骨关节窝0.3mm的动度[33]。传统上认为关节的病理生理学改变与过大的机械负荷有关。研究结果表明，在一定范围内关节可以通过改建和代偿机制来适应功能或口腔副功能状态下的负荷[34-37]。

以前关节紊乱一直被认为是由于机械负荷过重引起的，并且这一关联一度具有重要的临床意义[29-32]。临床医生需要判断是否有必要使用固定或可摘修复体修复缺失的磨牙和前磨牙，来预防关节超负荷和病理改变。这一机制被证实是有争议的。许多学者推翻后牙支撑丧失和关节病理改变之间有关联性的观点，修复缺失的后牙不再是避免关节病理性改变的必要手段[38]。另

一项人群研究显示了后牙缺失、关节症状[34,39-41]和咀嚼效率[42]之间的关联。在一项包含263个有颞下颌关节症状（颞下颌关节紊乱病）样本和82个无症状对照样本的研究中发现，下颌后牙缺失和关节盘移位呈正相关。通过文献回顾发现，修复缺失后牙对预防颞下颌关节紊乱病的发展并没有预防作用[34]。在关节盘移位的受试者中，下颌后牙缺失患病率出现了一个小幅但显著的增加，这一发现具有一定临床意义。同时可以得出，下颌后牙的缺失或许可以加快关节退行性病变的发展速度[34]。

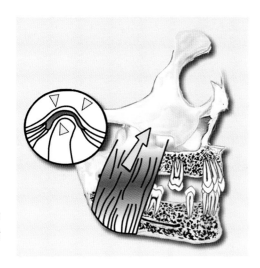

图4-21 颞下颌关节超负荷已被证实与后牙支撑丧失有关。

后牙支撑丧失是否与关节病理改变相关的争论、观点和证据

杠杆原理

下颌是一个Ⅲ类杠杆，它的作用线斜向上通过第一磨牙区域。当后牙缺失，咬合仅依靠前牙时，明显会有更多的力量施加在关节上。

远端髁突向量

髁突斜面与关节结节通过关节盘相接触。当位于牙列远中的后牙骨性止点丧失，关节就有被动向远中上方移位的趋势，这一趋势被颞下颌韧带在外侧面所限制，韧带可能会发生拉伸或附着减弱。口腔副功能的磨牙习惯伴有后牙止点丧失同时出现，被认为是颞下颌关节紊乱的潜在病因之一[1,32]。

Costen综合征

后牙的后方止点丧失伴咬合过度、咬合垂直距离丧失，这些因素与关节远中负荷过重以及髁突远中移位伴关节疼痛和耳颞部神经压迫症状有关，这被称为Costen综合征。现在这一概念已经被废弃，但从20世纪40年代到60年代这一概念对恢复减小的咬合垂直距离和恢复缺失的后牙有一定贡献[1,32]。

髁突后移位理论

盘后组织并没有神经分布，但关节盘后移位的概念在20世纪70年代被重新提出并被认为和后牙支撑的丧失有关[1,31]。许多这些方面的构想都来源于颞下颌关节经颅侧斜位片。

进行性关节紊乱的发病机制

持续的进行性关节疼痛、可复性关节盘移位（DD）、不可复性关节盘移位、关节退行性病变这些疾病的发病机制被从多方面的提出，但大多数被推翻了[1,31,36]。

尸检和关节病理研究

一些尸体解剖研究被认为显示了后牙缺失和关节盘穿孔和其他关节退行性病变之间的关联[31,35,37]。

在一个样本量为53例的15～92岁的尸检研究显示，关节改变和负荷有一定关联。牙弓长度的减小和关节紊乱之间有一定关联。关节退行性病变与年龄增长、机械因素，特别是磨牙缺失有关[37]。

一些论文和综述认为目前没有明确证据和关联证明，针对后牙支撑丧失和颞下颌关节紊乱以及颞下颌关节紊乱病类疾病之间的关联这一观点的争议主要集中在：混杂变量过多，所得出的结论可信度不高；研究的样本过少，不足以证明相关性[38-39]。

髁突后移位

具有后牙支撑接触的正常人群的CT检查显示，髁突和关节窝呈现非同心和远中关系，经颅侧斜位片显示的髁突和关节窝关系与真实情况不同，这导致许多基于这种影像的结论发生了错误[1]。髁突的远中影像关系与是否有关节盘移位或其他关节紊乱现象无关[43-44]。有些观点仍然认为两者之间具有重要关系[45]。

适应潜能和敏感性

并不是所有后牙缺失患者都发生了关节紊乱和颞下颌关节紊乱病，这说明关节的适应潜能以及个体敏感性不同是发病与否的重要影响因素[36]。

口腔副功能运动和磨牙症

关节超负荷被认为与关节盘的拉伸和变形以及关节盘附着异常有一定关系，也有观点认为关节超负荷与髁突和关节结节承重区域退行性病变时产生的自由基有关。这种情况下关节超负荷意味着高压力和高张力，它常常伴随有相应的临床体征或病理表现。关节受到慢性高强度的应力却没有临床表现和病理改变的情况，被认为是高应力状态下关节的非病理性适应性改变，这一现象或许与某一未明确的个体组织潜在反应有关[36]。然而后牙支撑丧失，慢性关节超负荷和口腔副功能之间的因果关系仍然是一种推测，尚没有被完全证实或被广为接受[31,38-39]。

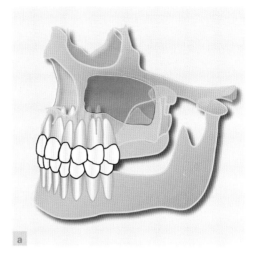

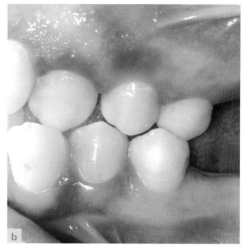

图4-22 （a和b）目前临床更加倾向于选择短牙弓作为后牙缺失的治疗方式。

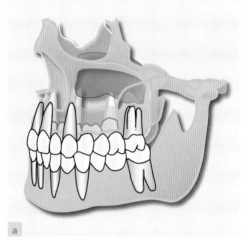

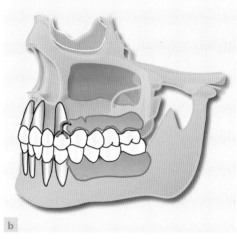

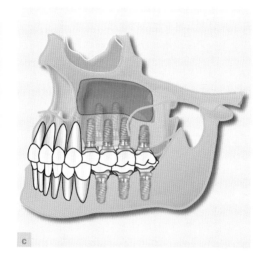

图4-23 （a~c）可以使用牙支持式或种植体支持式的固定或可摘局部义齿来修复后牙支撑丧失。

非TMD人群的流行病学研究

流行病学研究显示，无论是TMD患者还是非TMD的正常人群，后牙支撑的丧失和颞下颌关节症状之间既没有弱相关性也没有明确的相关性[38-42]。性别之间和其他混杂矛盾之间的联系被归为"弱相关"。后牙支撑丧失通过损伤关节进而引起颞下颌关节紊乱病症状，是颞下颌关节紊乱病的弱危险因素[37-41]。

关于非颞下颌关节紊乱患者群的长期连续研究显示：牙弓缩短、前磨牙咬合没有增加颞下颌关节紊乱病症状的趋势（图4-22）[5,46-53]。

短牙弓

一些研究显示，具有一对或两对前磨牙接触的前磨牙咬合可以满足长时间舒适、稳定的咬合。关于短牙弓患者持续6年的连续研究显示，短牙弓并没有增加患颞下颌关节紊乱病或症状的趋势[46-53]。随后的研究显示，整体上讲有3~5对相对牙齿的短牙弓受试者和具有完整牙列、完好咀嚼能力的受试者之间，颞下颌关节紊乱病患病率、牙周支持情况和口腔舒适度之间没有显著的临床差异。短牙弓患者在27年或46年后具有较高的前磨牙丧失风险[46-53]。与之相反，也有一些研究对此观点

持保留看法[54-55]。有报告显示磨牙缺失会引起咀嚼效率下降和下颌移位（图4-22）[54-55]。

结论

综上所述，尽管仍存在一些争议，目前看来短牙弓是一个可行的治疗选择，并且可以和其他治疗方案一同治疗后牙支撑丧失。同时这也意味着在治疗计划的制订中应当考虑骨关节病变发生的可能。

后牙支撑的修复——临床方面的考虑

临床问题

临床医生在制订后牙支撑减弱或丧失病例的治疗计划时，不得不面对一些问题（方框4-1）。首先，可选择的修复方式包括可摘义齿修复，牙支持式、固定种植体支持式固定义齿，或牙和种植体共同支持式修复（图4-23）。根据每个病例的患者因素和个体临床因素来选择不同的修复方式。如果选择固定修复，那紧接着的问题就是最少需要多少咬合支持和后牙支撑所需的最少牙齿接触点数量是多少？

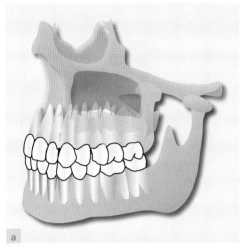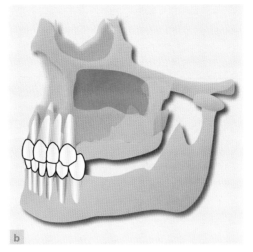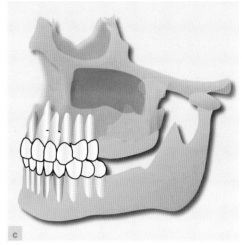

图4-24　（a-c）后牙支撑完好、丧失和减弱（短牙弓）。

方框4-1　临床问题

- 可接受的后牙支撑至少需要哪些组成？
- 至少需要多少牙齿和接触点来提供后牙支撑？
- 至少需要多少种植体和支持骨组织来提供后牙支撑？
- 颌间相对牙齿或种植体的可接受轴向是什么？
- 合理的牙尖接触关系是什么？
- 牙尖交错𬌗时最合理的髁突关系和上下颌关系是什么？

至少需要多少咬合支撑？

在使用种植体修复后牙支撑丧失或减弱时应同时考虑人群和每个病例的适应证。总而言之后牙支撑的目标是提供稳定的上下颌闭合止点，改善咀嚼功能以及在咀嚼、吞咽和口腔副功能时提供的𬌗力。因此理想的后牙支撑需要达到患者在舒适、咀嚼功能和美学方面的要求。另外它还需要具有很好的生物力学特性来支撑和分散后牙垂直𬌗力与非正中口腔副功能𬌗力。剩余的牙齿支撑和局部牙齿缺失对患者舒适性、幸福感的影响可以通过一些参数来评估，例如口腔健康相关生活质量量表（OHQoL）和口腔健康影响程度量表（OHIP）（图4-24）[56-60]。

口腔健康影响程度量表（OHIP）和口腔健康相关生活质量量表（OHQoL）

牙齿缺失对口腔健康的影响会体现在口腔健康影响程度量表得分上。剩余牙齿和咬合单位的数量会在很大程度上影响口腔健康影响程度量表的得分[54-60]。双侧第一磨牙缺失会显著降低OHQoL得分，若单侧第一磨牙缺失则影响相对较小。单独就这一评估结果来说，并不意味着需要加以治疗或修复缺失的第一磨牙。

至少留存20～21颗牙齿是实现牙列功能的最低要求，这功能与牙列是否能协助机体提供充足的功能和营养密切相关[54,59-60]。

后牙支撑的修复方法

临床上有许多种利用修复体来修复患者后牙支撑丧失的治疗方法在口腔种植出现之前，传统的治疗形式包括可摘局部义齿（RPD）、牙支持式远中单端固定局部义齿和短跨度或大跨度的牙支持式局部固定义齿。可摘局部义齿可以提供满意的功能和舒适性，多年来被大量的患者所接受[23,61-62]。但是如果缺乏足够的维护，其远期不良的副作用就会出现，包括进行性牙槽嵴吸收、龋坏和牙周并发症等[63]。种植体和球帽式附着体可以增强局部可摘义齿的支持和固位作用[64]。可摘局部义齿的缺点还包括不易被患者接受、舒适性欠佳和患者不愿使用等[62]。其他可应用的选择包括：牙支持式单端固定桥、短跨度或长跨度牙支持式局部固定义齿，这些治疗方式的选择取决于基牙的分布以及支持骨组织的情况。种植体支持式局部固定义齿是另一种治疗选择，它的修复方式有许多，例如单颗种植体修复、单端固定桥、孤立存在或与邻牙相联、长跨度修复体、上颌窦底提升术，增加支持骨组织等。关于这些的讨论详见第7章。然而，由于局部因素或全身因素以及患者的偏好和经济方面的考虑等因素，限制了种植体的应用。最终，对于有后牙缺失的患者，当患者情况合适时，短牙弓为治疗提供一种可行的选择。局部因素和全身因素、心理和经济因素都会对治疗计划起到决定性影响，但针对某一特定选择进行评估时，应有循证医学的证据来支持[52,57,59,62-76]。

结果研究

在决定是否选择固定修复和选择何种固定修复时应当充分考虑之前成功、保存完好的资料，也应考虑失败和发生并发症的资料（图4-25）[62-76]。

固定义齿的系统回顾

一项系统回顾总结了牙或种植体支持式固定局部义齿5年和10年的存留率和并发症概率，评估其未来发展并对以下结

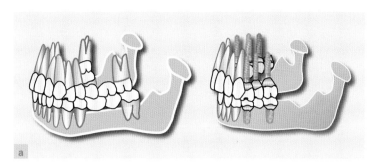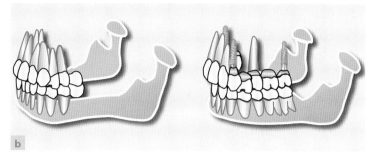

图4-25 通过长时间留存病例的系统回顾得出固定局部义齿修复的两种治疗方法。（a）第一种方法——传统的牙支持式和种植体支持式局部固定义齿。（b）第二种方法——牙和种植体混合支持的单端固定桥和粘接局部固定义齿。

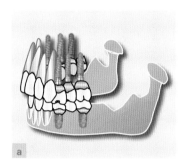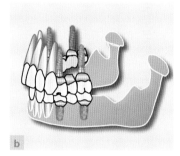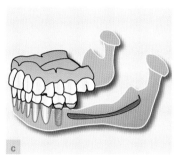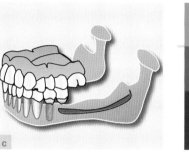

图4-26 （a和b）3颗、2颗种植体的组合、一个种植体连接的下颌单端固定桥具有良好的5～10年存留率。

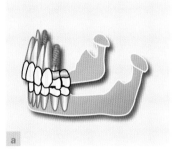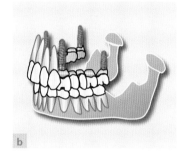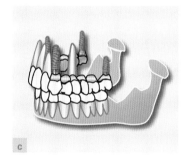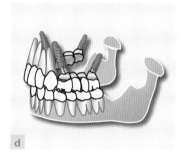

图4-27 数量不足的有限研究。（a）单一地连接到尖牙的上颌前磨牙单端固定桥。（b）3～4个桥体的长跨度固定桥。（c）中间天然牙基牙。（d）牙冠种植体比例过大，种植体过度轴向成角偏移。

果进行回顾性队列研究[66]。传统牙支持式局部固定义齿的5年存留率为93.8%，单端固定桥的存留率为91.4%，单独种植体支撑式局部固定义齿存留率为95.2%，牙/种植体共同支持式义齿存留率为95.5%，种植体支持的单冠的存留率为94.5%，树脂粘接桥的存留率为87.7%。传统局部固定义齿的10年存留率降低至89.2%，单端固定桥降低至80.3%，种植体支撑式局部固定义齿降低至86.7%，牙/种植体共同支持式义齿降低至77.8%，种植体支持的单冠降低至89.4%，树脂粘接桥为65%（方框4-2，图4-26和图4-27）。

方框4-2 通过检索口腔固定修复体的系统回顾和Meta分析（由Pjeterssun和Lang[66]提供）

5年存活评估/10年存活评估
■ 牙支持式固定局部义齿93.8%/89.2%。
■ 牙支持式单端固定桥固定局部义齿91.4%/80.3%。
■ 种植体支持式固定局部义齿95.2%/86.7%。
■ 牙、种植体混合支持式固定局部义齿95.5%/77.8%。
■ 树脂粘接桥87.7%/65%。
■ 种植体支持的单冠94.5%/89.4%。

固定局部义齿系统回顾结论

基于使用寿命的研究，当计划使用固定修复体进行后牙修复时，传统的末端有基牙支撑的固定局部义齿、单纯种植体支撑固定局部义齿或种植体支撑的单冠应作为首选治疗方案。

牙支持式单端固定桥固定局部义齿、牙/种植体混合支持式固定局部义齿或树脂粘接桥是次选方案（方框4-3和图4-25）[66]。传统的牙支持式FPDs最常见的并发症是口腔微生物改变、龋坏和牙髓活力丧失。对于单端固定桥来说生物学并

方框4-3 根据固定局部义齿寿命研究进行治疗选择（由Pjeterssun和Lang[66]提供）

■ 传统有末端基牙支撑的固定局部义齿。
■ 种植体支持式固定局部义齿。
■ 种植体支持式单冠。
■ 次选治疗方式。
■ 牙支持式单端固定桥固定局部义齿。
■ 牙/种植体混合支持式固定局部义齿。
■ 树脂粘接桥。

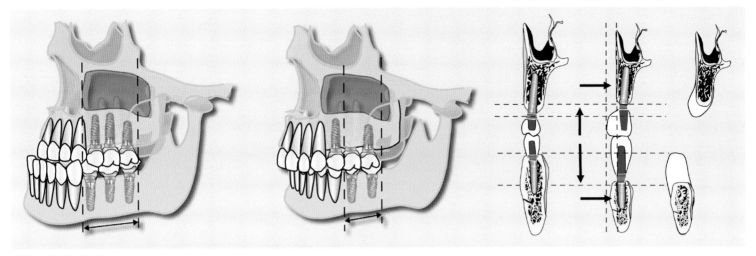

图4-28 牙弓间因素。骨和剩余牙槽嵴关系不同会引起近远中向、颊舌向和垂直向的不同。

发症与传统固定局部义齿相似。工艺并发症则更为常见，如固位力丧失和金属断裂等。对于种植体支持式修复体来说，单独种植体支持式固定局部义齿、牙/种植体混合支持式固定局部义齿、种植体支持式单冠的黏膜炎症和种植体周围炎之类的生物学并发症发病率相似。崩瓷、基台螺钉松脱和固位丧失是种植体义齿最常见的工艺并发症。总的来说种植体并发症的发病率高于牙支持式义齿[66]。

可摘局部义齿

技工室加工的商品化可摘局部义齿解决了工业化国家不断增长的对于局部修复特别是后牙无牙颌修复的需求[64]。通过分析患者咀嚼效率、营养状况、生活质量、满意度以及可摘局部义齿和口腔组织之间相互作用、颞下颌关节紊乱病及其预防等方面的参数，对文献中可摘局部义齿效果进行了评估。目前的结论是文献中对可摘局部义齿的适应证和禁忌证均未明确规定，并且多认为使用短牙弓的治疗方法优于使用可摘局部义齿修复[64]。可摘局部义齿被认为有利于改善仍具有3对后牙以上病例的咀嚼效率提升[75]。

一项对886例使用5～10年、以更换义齿或未戴用义齿为失败标准的回顾性研究显示，其保存率为5年达到75%，10年达到50%。如果以基牙再治疗为失败标准，则传统可摘局部义齿5年保存率为40%，10年为20%。对于有附着体的可摘局部义齿带冠基牙似乎可以延迟其基牙治疗时间。修复5年后10%～20%的病例出现了金属支架断裂，10年后27%～44%的病例出现了金属支架断裂[76]。回顾20篇关于由可摘局部义齿引起的牙周病的文献显示其数据并不十分准确，并且发现维持良好的口腔卫生可以避免牙周并发症，确保长期疗效[77]。

可摘局部义齿修复双侧磨牙缺失时可以提供满意的咀嚼效能，和全口义齿以及短牙弓病例没有差异性[63]。

临床的个体差异因素

每个病例的临床需求受到许多决定因素的制约，包括患者因素、牙齿相关疾病和功能紊乱的发生状况以及形态学差异。

患者因素

患者因素包括年龄相关因素、医疗因素、心理因素和生理因素。这些因素会影响患者是否修复他/她损坏或缺失的后牙，同时会决定他/她能为修复后牙支出多少费用、付出多少努力。患者主观上是选择使用可摘或固定义齿的短牙弓（SDA）修复，还是完全修复磨牙和前磨牙以及患者咀嚼功能的适应性均是临床治疗方案选择的影响因素。

口腔相关疾病和功能紊乱

急性侵袭性或慢性牙周炎易感性、猖獗龋或牙颈部龋易感性会影响后牙缺失程度，它们必须被考虑为义齿修复预后不良的潜在风险。细菌检测和唾液缓冲能力检测或许可以帮助制订治疗计划。在设计支持单位的分布、数量以及设计非正中引导时的前牙和支持牙齿或基牙时，充分认识到患者紧咬牙和磨牙症的病史与口腔表现，是十分重要的。

形态学差异

形态学差异多种多样。它们可以被分类为牙弓间因素、牙弓内因素和个体牙齿因素或基牙因素。

牙弓间因素

牙弓间因素可以是水平、垂直或前后向因素。水平方向上，骨性II类关系会影响前牙骀分离程度，并影响用于支持后牙区骀力和后牙非正中引导负荷的牙齿支撑单位的数量。相反的前牙和后牙覆盖应当设计为能够在功能和功能紊乱状态下分散应力并且满足美学要求。骨和剩余牙槽嵴的关系可能会引起上下颌近远中向、颊舌向和垂直向关系改变（图4-28）。

矢状向关系差异

颌骨矢状向关系的差异可能会影响种植体矢状向位置。骨

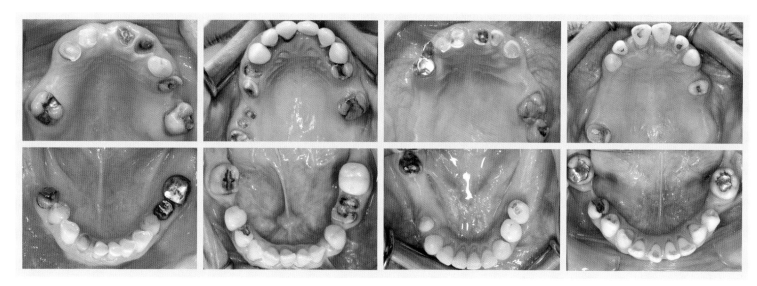

图4-29　缺牙区跨度和基牙分布的变化会影响修复后牙支撑丧失或减弱时修复方案的选择。

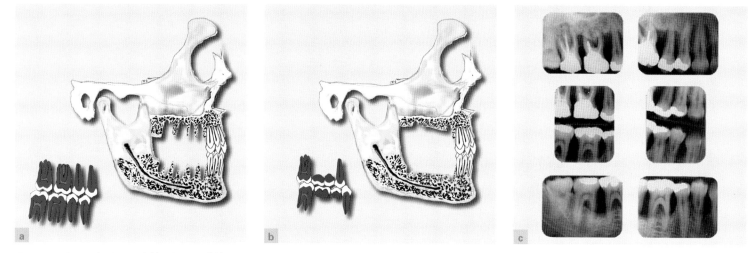

图4-30　（a～c）后牙区支持骨组织吸收情况影响将来修复方式的选择。

性Ⅱ类关系在修复后牙支撑时仅有少量的潜在空间。

颊舌向差异

颊舌向差异会影响轴向或非轴向负荷的程度。通过调整支撑结构、种植体和修复体的排列方向，使得力矩增加时各部分处在可适应的范围（图4-28）。

垂直向因素

垂直向因素包括冠根比、冠种植体比等生物力学方面的考虑。较大的修复体尺寸会增加功能状态和口腔副功能时修复体及其支撑结构的负荷力矩。颌间距离缩短可能会降低牙支持式固定义齿的固位力和稳定力、种植基台高度和修复体咬合面厚度。

牙弓内因素

牙弓内因素包括对余留牙及牙槽骨的量以及状态，剩余牙槽嵴解剖结构、牙齿排列、分布和潜在种植位点的考虑。这些牙弓内基牙分布的变化将影响选择牙支持式固定义齿还是种植体支持式义齿的治疗计划（图4-29）。

功能方面的考虑

大多数方案可以提供充足的咀嚼功能。短牙弓的可摘局部义齿和全口义齿都具有足够的咀嚼效率[63]。可摘局部义齿具有悠久的历史和患者长期的满意度等优点[23]，但更多的患者在使用可摘义齿时会出现适应困难或经受咀嚼不适等副作用[64]。世界卫生组织提出的满足牙列功能最少要保存有20～21颗牙齿[78]。一项从1460篇引文中筛选出83篇研究文献支持这一观点[79]。在此观点看来，不同年龄、社会阶级、文化、信仰和国家的人在主观评价美学和社会心理舒适性具有显著性差异。对大多数人来说，3～4对有功能的后牙单位伴牙齿对称缺失或5～6对后牙单位伴牙齿不对称缺失时，均可以获得咬合支撑和稳定[54,78-79]。

剩余牙槽骨支撑

剩余牙齿或种植体基牙的支持骨组织必须能提供足够的支持力，进而满足功能或功能紊乱状态的𬌗力要求（图4-30）。牙支持式和种植体支持式都出现了大量不同的修复选择。

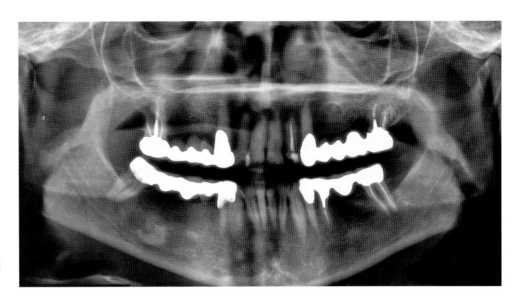

图4-31　过大的修复体跨度需要来自种植体的额外支持。

牙支持式固定义齿在牙周支持健康但支持组织减少的情况下表现了出理想的修复结果。一项对579例牙周支持减弱的固定局部义齿5年和10年存留率与并发症发生率的回顾性和前瞻性队列研究显示：Mate分析得出固定局部义齿5年修复预期存留率为96.4%，10年预期存留率为92.9%。10年后基牙没有牙髓并发症概率为93%。10年基牙预期无龋率为98.1%。研究病例中固定局部义齿10年预期未丧失固位率为95.4%。综上，固定局部义齿可以在牙周组织严重不足但仍健康的状态下建立并保持咀嚼功能。和没有严重牙周病变的义齿修复相比，其存留率令人满意[80]。

危险因素和并发症

牙支持式固定局部义齿（fixed dental prostheses）随着时间流逝会产生包括生物学并发症和机械并发症，如龋病、牙髓活力丧失、牙周病反复发作、丧失固位力和牙体或材料折断等。固定局部义齿10年的存留率为89.1%，成功率为71.1%。根据一项系统回顾的Meta分析显示龋病和牙周病导致的固定局部义齿丧失率分别为2.6%和0.7%。10年内丧失固位力的概率为6.4%，基牙折裂概率为2.1%，材料折裂概率为3.2%[69]。

远中单端固定桥

一项系统回顾研究从3658例病例中筛选出了13例病例。Meta分析结果显示10年内单端固定桥固定局部义齿的存留率为81.8%，成功率为（排除所有并发症）63%。最常见的生物学并发症为牙髓活力丧失（32.6%），接下来是基牙龋（9.1%）。修复10年后，有2.6%的固定局部义齿因基牙龋丧失，有1%因反复发作的牙周病丧失。最常见的机械并发症是固位丧失（16.1%），接着是材料断裂（5.9%）。基牙折裂的累积发生率为2.9%，修复10年后2.4%的固定局部义齿因基牙折裂而丧失[69-70]。

综上，单端固定桥固定局部义齿的存留率和成功率均低于传统末端基牙支撑的固定局部义齿，并且其生物学并发症和机械并发症更为常见[69-70]。

固定桥跨度

当固定桥跨度超过2个桥体时，牙冠和基牙的并发症将明显增多[81]。上层结构和基牙折裂并不罕见，而种植体可以提供理想的额外支持（图4-31）。

常常由于社会心理因素或患者因素使得种植体方案不可行时，短单端固定桥或牙支持式长桥固定局部义齿就成为其替代方案。

我们回顾一本科院校诊所20年间分别为149名和70名患者制作的236例牙支持式短距固定局部义齿（3~4个单位）和86例长距固定局部义齿（>4个单位）的病例研究。研究评估了它们长期的治愈率和失败率[81]。20年长距固定局部义齿的保留率为52.8%，而短距固定局部义齿保留率为70.8%进行过根管治疗（RCT）之后的基牙在短距和长距固定局部义齿中的存留率没有区别（60.4% vs 59.0%）。活髓基牙固定局部义齿的存留率为82.4%，显著高于（P=0.009）根管治疗后的基牙（60.4%）。短距组治疗失败的生物学并发症占55.6%~66.7%，而长距组失败的机械/患者原因占到56.0%~84.0%。生物学失败原因包括龋坏、牙周病、牙髓炎和基牙折裂。机械/患者因素包括固位丧失和修复体折裂。由此可以得出短距和长距固定局部义齿的20年存留率令人满意，其中短距固定局部义齿的存留率显著高于长距固定局部义齿。在4个单位以上的长桥固定义齿修复中，基牙进行根管治疗变得更加重要。出现以上可逆性并发症被认为是下一阶段出现不可逆性并发症的预兆。短距固定局部义齿的可逆性并发症在2年后就可变为不可逆性并发症[81]。

种植体支持的单冠

一项系统回顾筛选了3601篇义齿5年存留率和并发症研究中的26篇。运用Meta分析显示种植体支持的单冠的5年功能存留率为94.5%，烤瓷冠的存留率（95.4%）高于全瓷冠

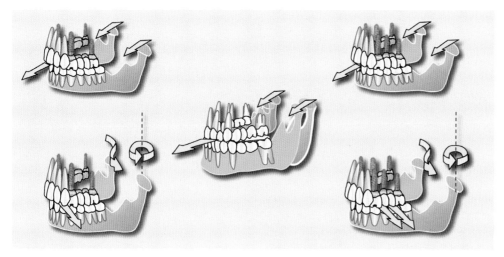

图4-32　设计选择性非正中引导具有最好的支撑功能和副功能的𬌗力。

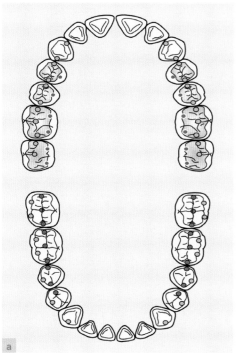

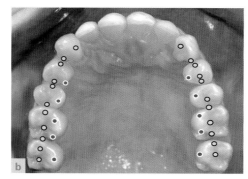

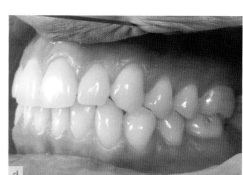

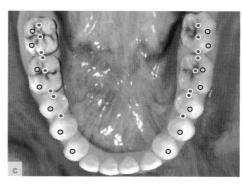

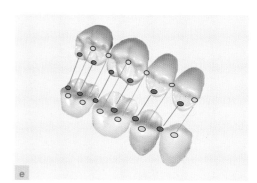

图4-33　（a~e）理论上理想的尖、窝（磨牙中央窝）和支持牙尖、边缘嵴的接触关系。

（91.2%；P=0.005）。单冠的种植体周围炎和软组织并发症的发生率大约为9.7%，另外，在5年中有6.3%的病例出现了每年>2mm的骨吸收。种植体折断的累积发生率为0.14%，螺钉或基牙松动为12.7%，螺丝或基台折断为0.35%，瓷层或瓷面折裂为4.5%。其存留率高但生物学并发症和机械并发症较为常见[71]。

咬合方面的考虑

在长期结果的研究中似乎并没有将咬合方案作为独立指标进行评估[66]。支持骨组织数量和基牙状况以及前、后牙区段的牙齿分布决定了闭合止点和非正中引导时咬合负载的原则与指导。垂直的后牙基牙在闭合止点位置时，轴向负载一直是经典模式。这一理论近来不断受到质疑，特别是涉及种植体倾斜角度方面，其长期结果仍在研究之中，支持良好的前牙在非正中引导时，使后牙𬌗分离，是已确立的模式。这种模式可能是根据最普遍的一些特定病例基牙的支持、连接、分布决定因素而适应的（图4-32）。

结论

短牙弓可以提供最低限度的后牙支撑。最低数量的牙齿接触可能来自单个成对的双侧咬合单位。除此之外的额外功能性单位，包括双侧磨牙接触等，能够提供更好的，并改善个人咀嚼效率和舒适感觉，提高OHQoL量表得分[52,55]。可摘局部义齿、短牙弓（短牙弓固定局部义齿）和全口义齿修复后，咀嚼效率在主观感受上并没有差异[63]。与短跨度的固定局部义齿以及更多基牙支持的义齿相比，牙支持式单端固定桥和长跨度固定局部义齿有更多的风险，仅作为一种可选择的治疗方案。短跨度和长跨度固定局部义齿具有来自龋、牙周病、牙髓病变和基牙折裂等方面的风险。长跨度修复体具有更高的粘接剂丧失和折裂的风险。单颗和连续的种植体可以提供大于5年和10年时间的

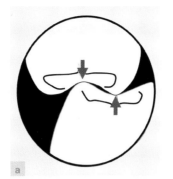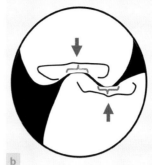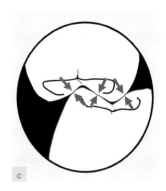

图4-34 通常讲的牙尖交错位理论的最大牙尖接触。（a）单点接触（点中心）。（b）面接触（自由中心）。（c）三点接触（3个接触点）。

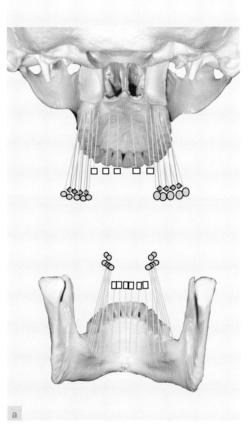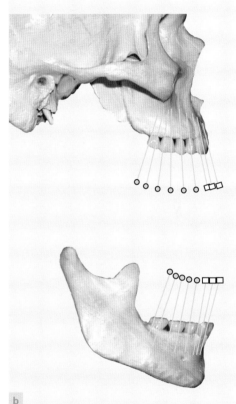

图4-35 （a和b）后牙和前牙的倾斜方向，显示其冠状面和矢状面均有一定水平倾斜角度。

理想治疗效果（方框4-3）。更多的种植体可以降低并发症风险，提高疗效。种植体的轴向方向将在第7章中做详细讨论。

牙尖交错接触

咀嚼、吞咽和和口腔副功能可以产生相当大的 力，并传导至颅骨的骨结构上。牙尖交错关系是下颌闭合的止点。在下颌闭合至最大牙尖交错位时， 力通过牙根传导分散到面部骨骼的支撑结构上。后牙牙尖交错位时支持尖接触对颌磨牙中央窝和边缘嵴。前磨牙支撑尖接触对颌边缘嵴。在进化过程中磨牙由三尖齿进化而来作为主要的研磨器官，位于颧弓之下和下颌支附近（图4-33）。

理想关系（理论上的接触分布）

基于完整Ⅰ类关系的牙列，逐渐形成了理想的Ⅰ类牙尖交错关系和相对接触的概念。这一概念成了修复牙齿最好的治疗理念。从点接触到自由的中央平的接触面，再到每个牙尖3个接触点，人们提出了许多理论。其他理想接触包括所有支持接触是尖窝关系，或单纯下颌支持颊尖与上颌牙弓接触（图4-34）[82-83]。

牙齿轴向倾斜和应力分布

前牙和后牙与水平面的角度并非一成不变的，它们牙体长轴在冠状面和矢状面的倾斜角各不相同（图4-35）。

由于支撑上颌牙齿的颌骨解剖结构的复杂性，可能需要对原本最佳的尖窝或尖嵴相对接触做出一定修改，使得 力延牙体长轴传导。上颌 力传导至上颌骨颊侧壁，并可能使其发生轻微地弯曲（图4-36）。下颌 力延牙体长轴分散到了皮质骨表面。此外后牙与 平面的夹角并不是直角，其在冠状面和矢状面的垂直倾斜角度不断发生变化（图4-35）。

牙尖起稳定作用吗？

公认的后牙闭合时的要求是上下牙弓双侧同时接触[1,83]。而其中需要咬合接触的数量，相对牙尖高度，牙窝深度和牙尖

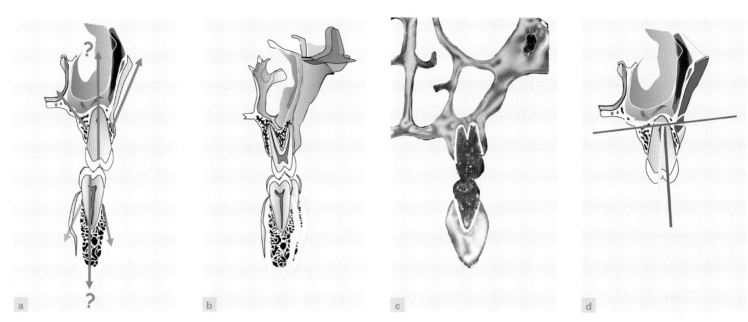

图4-36 （a）轴向负荷并不一定沿负载牙的牙体长轴传导。（b）上颌的𬌗力通过"平面内负载"传导至上颌颊侧骨板。（c）模拟高应力状态下牙周膜弹性的光弹模型。（d）牙齿颊向弯曲时颊侧凹面的高应力集中区。

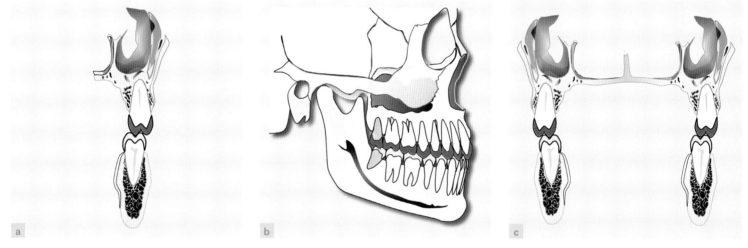

图4-37 （a～c）牙尖交错维持牙齿间和牙弓间的稳定性。

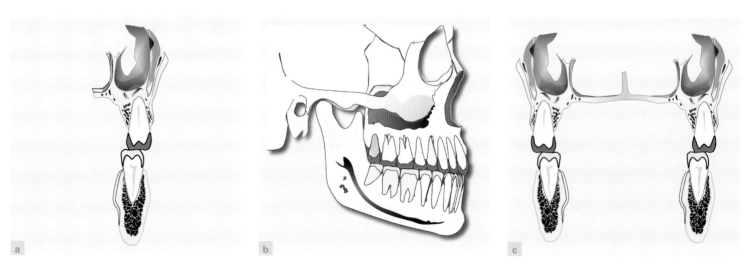

图4-38 （a～c）平坦牙尖并不会减弱牙齿间和牙弓间的稳定性。

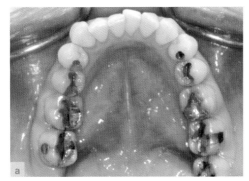 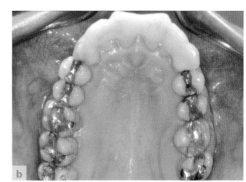

图4-39　自然状态下完整稳定的牙列很少具有理想的咬合接触并且常有磨耗之后通过斜面接触的牙尖，但并不影响牙弓间和牙齿间的稳定性。

交错程度则并不十分明确。经典的咬合概念认为不同牙尖、窝和沟之间最佳的咬合接触，能最好地维持牙齿之间和牙弓之间的稳定[83]。牙齿之间和牙弓之间的稳定据称是由牙齿之间的"牙尖交错"维持的。然而，牙齿磨损之后，平坦的牙尖仍然可以保持牙齿之间和牙弓之间的稳定性。连续重复的闭合止点在这些平坦的咬合中，以及有平坦咬合表面的𬌗垫中，非常有效地重复出现。同样的，在调整或仅恢复了最小牙尖高度的全牙弓修复中，连续牙尖吻合表现出了相当的稳定性（图4-37和图4-38）。斜面接触同样可能引起牙齿移动。最大牙尖交错𬌗斜面接触常常可以观察到并没有牙齿移动，然而，在缺失邻牙的单一斜面接触、骨支撑减弱或咬合功能紊乱时，牙齿可能出现的潜在移动或创伤。工作侧和非工作侧的侧方引导斜面与前伸切导引导下颌闭合至最大牙尖交错位。在支持和引导牙尖斜面包围的咬合平面，其中央窝和边缘嵴为点接触时，这一结构有效地建立了"牙尖交错"。金属材质的修复体可以有较尖锐的牙尖，但陶瓷材料不行，其易碎的特性使得陶瓷修复体很难有尖锐的、形态良好的牙尖。陶瓷修复体通常最终和对颌牙通过圆钝的牙尖平面相接处。侧面和前伸非正中的牙尖接触可以引导连续的咀嚼闭合。因此，尖锐牙尖具有一定作用但并非完全必要。牙尖提供了更强的咀嚼效率和更好的咬合能力。但是平坦的后牙仍会设法充分咀嚼，偶尔也会有例外，平坦的牙尖使得咀嚼更困难，更效率低下。

现实、自然状态下咬合接触分布

生理状态下正常稳定的咬合并没有理想的最大牙尖交错接触[84-88]。临床常可以观察到个体间的咬合斜面接触差异很大，随咬合压力不同而不同，在一天当中也会有很大不同。自然、完整、生理状态下的牙列很少有教科书和插图中理想的所有支持牙尖与对颌边缘嵴或中央窝相对的咬合接触（图4-33）。存在广泛分布的咬合接触，且同时具有牙齿间和牙弓间良好的稳定性（图4-39）[84-88]。

自然状态下一天之中牙齿在很小的生理范围内发生位移和回弹。正常状态下牙齿通常在垂直方向具有20～30μm动度。这是牙齿在不同压力大小和接触程度下发挥吞咽、咀嚼功能和口腔副功能的条件。首先牙齿受压移位，进而很快出现回弹运动[89-90]。时刻进行的受压移位和回弹的动态过程，保持了牙尖

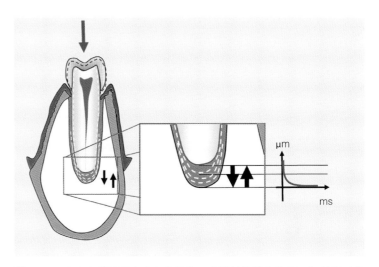

图4-40　咬合负荷下垂直方向的位移。非线性位移和恢复。初始瞬时位移。

交错接触。天然牙列中，磨牙区的咬合接触更重，这与提下颌肌群的运动方向和磨牙位于颧弓之下的解剖结构相一致。接触强度在前牙变得较轻[91-93]，并且随着时间发生改变[93]。自然状态下，Ⅰ类、Ⅱ类和Ⅲ类关系的牙列均能表现为整个牙弓相接触。由于种植体和牙齿的黏弹性不同，导致种植体支持修复体的接触与天然牙支持式义齿的接触不同[94]。

𬌗力的传导

牙周膜（PDL）是受到外力后具有黏弹性和非线性响应的复杂的纤维结构。受到负荷时，迅速出现一个最初的位移，随着外力增加，其速度逐渐变慢。负荷可以被描述成非线性的、对数增长的或滞后的。加载速率和位移之间呈反比关系。加载速率越快引起的位移在较早阶段和较晚阶段只有较小差距。负荷后的位移恢复需要至少1.5分钟。恢复时间与加载速度直接相关，与加载持续时间呈间接关系。负荷保持若干秒或若干分钟会引起牙周膜慢慢移动（图4-40）[90]。

可能的牙齿支撑机制

牙齿支撑有3种可能机制。传统的假说是张力机制。最初，力-位移曲线的低阻力部分是由于牙周膜纤维束紧张前的逐渐拉伸过程。在第二段较低的曲线，纤维束伸直，将𬌗力传导至牙槽骨。在最终阶段，直而紧的纤维传递不断增加负

231

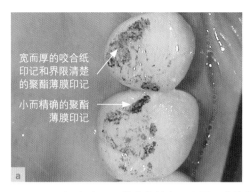
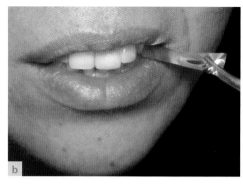
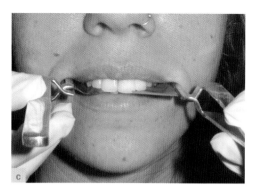

宽而厚的咬合纸印记和界限清楚的聚酯薄膜印记

小而精确的聚酯薄膜印记

图4-41 （a）宽而厚的咬合纸印记和界限清楚的聚酯薄膜印记。（b）8~12mm的Shimstock金属箔在咬合有接触时不能被抽出，不足时可以抽出。（c）夹持器和聚酯薄膜。

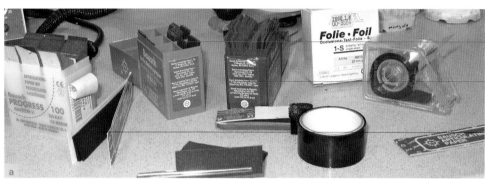
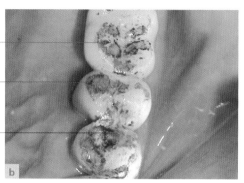

图4-42 （a和b）厚咬合纸产生的宽咬合印记。聚酯薄膜或箔片产生明显的咬合接触点。蓝色和红色交替使用产生的双重印记将真正的咬合接触点区分出来。

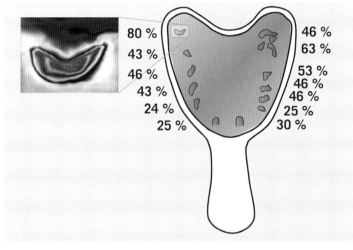

80 %
43 %
46 %
43 %
24 %
25 %

46 %
63 %
53 %
46 %
46 %
25 %
30 %

图4-43 光弹性聚酯薄膜印记能显示渐变的接触强度，远中的强度最强。

荷至牙槽骨，进而传导至颌骨的基骨上。然而，由于这种假说有许多不足之处，所以另一种假说认为PDL（periodontal ligament）的表现是一种黏弹性系统。牙齿负荷伴随细胞外液从牙周膜通过牙槽骨小梁流向血管骨髓间隙。加载速率决定通道内液体的流动速率。牙齿运动的第二阶段是由于纤维束变紧，更多松弛纤维加入，导致PDL血管压缩。这种压缩被认为会引起动脉压力改变，进而引起细胞外液回流。第三种假说认为PDL是一种胶原触变胶体，所以牙周膜纤维是一种远古组织类型，这一理论目前没有被大多数人接受[92]。黏弹性目前似乎是更好的一种假说。

接触强度：牙尖间标记

咬合接触标记点会随咬合力量大小、标记工具的灵敏度，以及牙齿在垂直方向移动的范围而发生变化。厚咬合纸（200μm）可以产生更宽、更易被发现的印记。由于现有标示条厚度不能满足要求，现在有使用人工材料制造标记的趋势。一些厚咬合纸测出的真正的咬合接触点周围染色剂呈圆环状分布。总的来说，下颌闭合越重，颜色印记也越重。但是研究显示标记区并不能准确地表示负荷就在印记内。使用不同颜色的咬合印记交替闭口，产生的两种颜色的圆环确保真实接触点落在其内。选择使用厚标记纸和不同颜色的薄标记带可以促进辨别咬合接触的准确性。压力敏感咬合纸制成的标记物厚度从200μm到8μm不等（200μm，100μm，60μm，40μm，丝质的为80μm，金属的为20~12μm，涤纶的为8μm和着色剂）。咬合压力越大色彩印记就越多。金属、陶瓷、金合金印记更加难以形成，因为它们需要保持干燥并用亲水性交联剂加强[95-97]。12μm的Shimstock金属箔以及其他箔片，薄膜或咬合纸检测咬合接触是有帮助的，在有咬合或缺乏咬合区能否抽出，对检查咬合接触十分有效（图4-41和图4-42）[97]。

图4-43中，光弹性片显示，正常闭合时从近中向远中咬合接触强度变得越来越大[91]。在使用T-Scan计算机系统测量㖞力时，对随时间变化的㖞力进行评估，可以显示出不同时间的咬合接触强度。咬合纸和箔片而言并没有足够辨别以上区别的精度，但仍能够满足临床需求[93]。

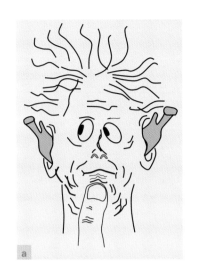
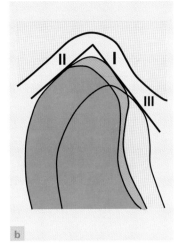
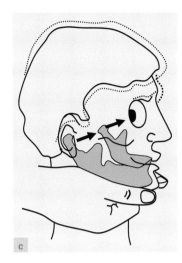

图4-44 理论上可以诱导下颌髁突关系达到正中关系。（a）从颏点施加较大远中方向的力，引导下颌达到最后、最上、最居中位置。（b）"Ⅰ"最佳的髁突前上关系。"Ⅱ"远中移位。"Ⅲ"前移位（由Celenza和Nasedkin重新绘制[98]）。（c）双手引导提升髁突向前上，使关节盘与关节结节相对。

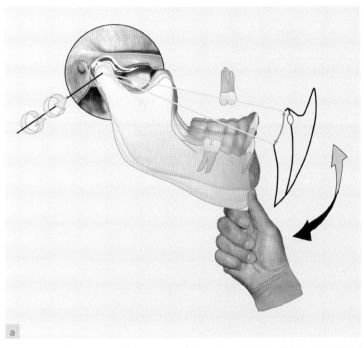
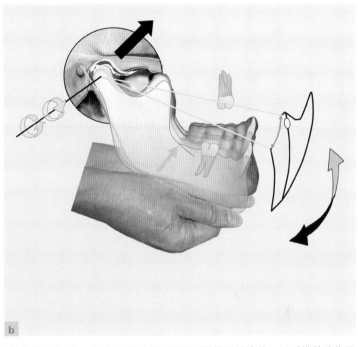

图4-45 正中关系诱导技术。（a）在颏点施力引导下颌旋转，达到肌肉放松的终末铰链关系。（b）双手引导下颌沿下颌铰链轴旋转，同时推前移位的髁突，使关节结节与关节盘相对。

髁突关系和正中关系

长时间以来，正中关系具有多种定义方式。在最新《GPT8》的定义包括：髁突解剖关系，沿水平转动轴向旋转，同时下颌在最靠后的位置关系，当侧方运动时可造成不同程度的下颌分离。

髁突位置

多年来，在正中关系时髁突的位置关系同样有多种定义和描述[2,98]。髁突与关节窝和关节结节的关系已经被从4个基本方面进行描述、观察、记录并且测量：

- 概念方面。
- 解剖学角度（尸检）。
- 临床记录系统。
- 影像学检查。

概念

最佳的髁突和关节窝关系的概念与描述被广为关注，并且《GPT8》、文献和专业论文中有许多不同且有争议的定义与概念[2,98]。最佳的髁突和关节窝关系被描述为髁突在关节窝内"最后、最上、最居中位"。这一观点逐渐变为"最上和最居中"，进而又变为"最上，最前位"。髁突的前位落于关节盘正中，正对关节结节，这一概念也被加入各种定义之中[2,98]。各种定义都与临床诱导技术联系起来（图4-44）。颏点诱导据称可以产生较大的远中向力。双手引导法据称可以使髁突向前上移位回到正常功能状态下关节盘和髁突位置关系。图4-44b展示了髁突位置关系，"Ⅰ"描述的是最佳关系，"Ⅱ"为远中关系，"Ⅲ"为前移位关系[98]。

所有正中关系的定义都认为下颌骨围绕终末铰链轴点旋转20～25mm运动。同时这些定义均将正中关系描述为下颌自然的生理最后位，从此位置，下颌可向各个方向运动（图

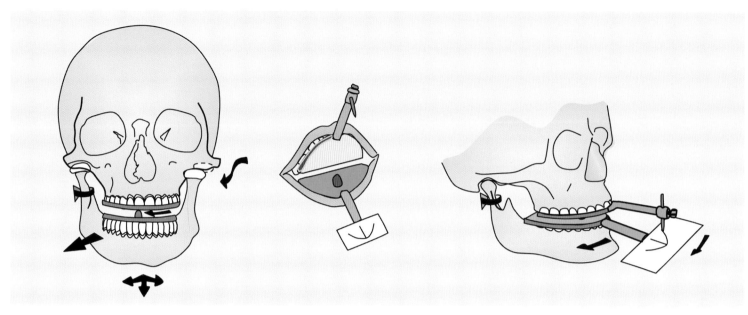

图4-46　哥特式弓轨迹。在给定的垂直距离下，哥特式弓的顶点代表了水平向的正中关系，在这个后边缘位，下颌可以做侧向运动。

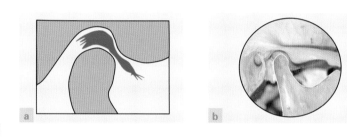

图4-47　（a）尸体颅骨在最大牙尖交错位时的髁突和关节结节关系。（b）干燥颅骨标本上最大牙尖交错位时髁突和关节结节关系。

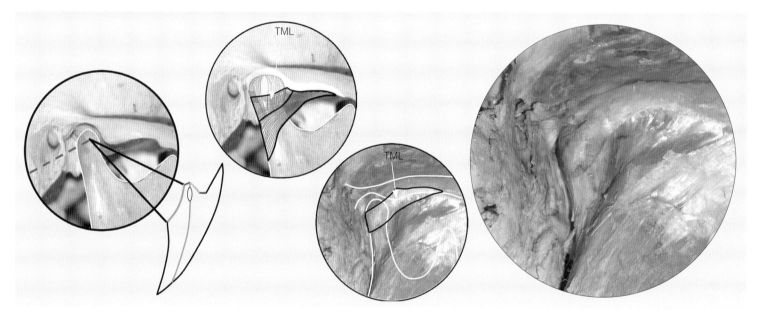

图4-48　正中关系中的髁突旋转。颞下颌关节韧带（TML）限制了下颌的远中运动并且是下颌绕下颌铰链轴旋转的结构基础。

4-45）。水平方向的关系通过哥特式弓描记的顶点显示（图4-46）。

尸检解剖关系

矢状面的髁突关系显示，髁突和关节结节的关系反映了上述最新的定义，髁突与关节结节远中斜面有功能性的关系[2.99-103]。最大牙尖交错位时的关系显示，正中关系时从牙尖交错位移动至正中关系位髁突位置相差1~1.5mm，髁突的位置会更向远中0.5mm。

下颌铰链轴旋转的解剖

尸检实验中实现髁突关节盘的正中关系较为困难，因为

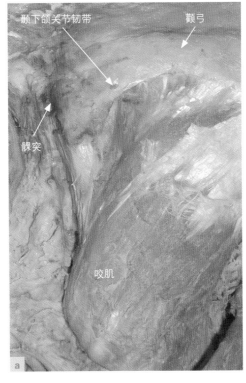

颞下颌关节韧带　　　颧弓

髁突

咬肌

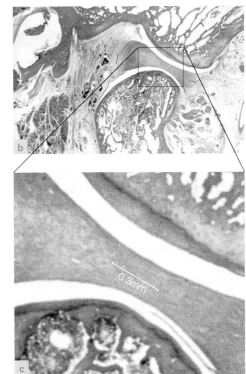

0.3mm

图4-49 （a）解剖显示了颞下颌关节韧带和关节盘后区软组织的位置关系。（b）髁突位于非正中位时的组织切片。关节盘后区软组织显示缺乏下颌运动远中止点。（c）关节盘的放大照，可以看出0.3mm的移动是无关紧要的。

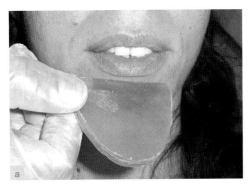

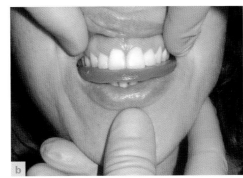

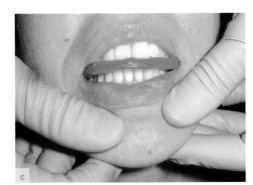

图4-50 （a）牙弓间的正中关系记录。（b）颏点引导。（c）双手记录。

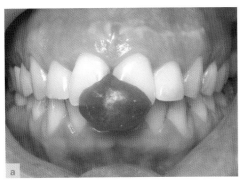

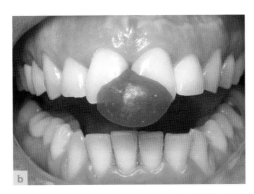

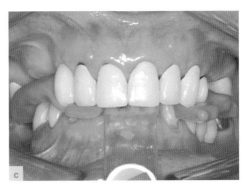

图4-51 （a和b）去程序化夹板（Lucia夹板）。（c）Leaf Gauge，刻意用于减少牙尖接触的影响（图片由Dr SGracis提供）。

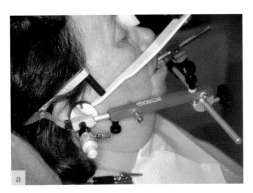

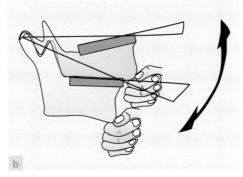

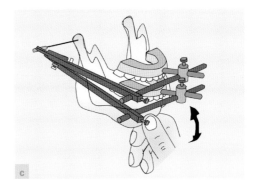

图4-52 （a~c）下颌铰链轴记录。下颌在正中关系时发生旋转，面弓上描迹针随之移动，直到其在下颌某一点单纯旋转不再位移，即可得到一个固定的点（下颌轴点）。

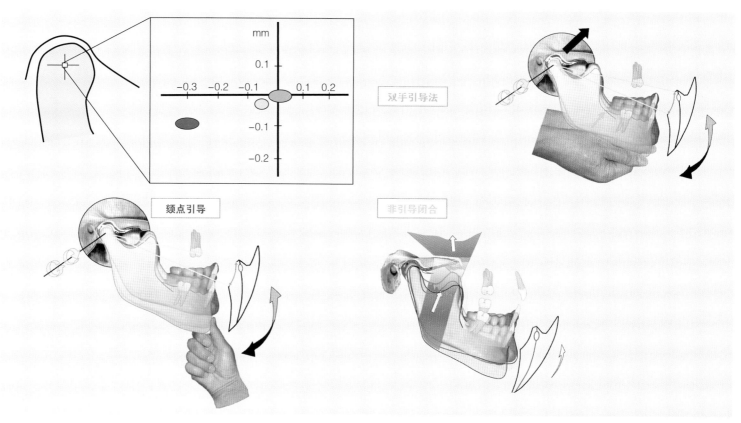

图4-53　研究显示双手引导法（绿色椭圆轨迹）、颏点引导（红色椭圆轨迹）和非引导（黄色椭圆轨迹）髁突的位置不同。颏点引导的髁突位置在双手引导的正中关系的远中0.3mm。最大的差异达到0.3mm（根据Hobo等研究[104]）。

下颌不能被诱导至正中关系位（图4-48和图4-49）。一项关于矢状向髁突关系的研究用钢丝将牙齿在牙尖交错位固定在一起。这样就达到了矢状向的组织学图像，见图4-47a[103]。图4-49b的组织学切片并不是正中关系。这些图片显示在远中疏松结缔组织缺失的情况下，髁突运动没有远中止点。系统解剖学和组织切片显示颞下颌后韧带提供了远中向的约束力，这一结构能促进髁突与关节结节接触时围绕水平轴旋转（图4-48和图4-49）。在检查以上内容以及其他关节盘解剖图片后可以得出，显然在关节正常功能范围内，髁突在关节结节远中向上0.3mm的移动，并不会引起任何临床症状。这是由于不同的诱导技术引导的髁突关系所产生的一定范围内差异（图4-49～图4-53）[100-104,107]。

临床记录系统

临床上有许多种记录正中关系的方法。包括𬌗间记录（咬合记录[2]，咬蜡法）通过颏点引导或双手引导法使下颌诱导至正中关系。𬌗间记录常使用蜡、硅橡胶或丙烯酸树脂（图4-50）。后牙的𬌗间记录可以通过使用前牙丙烯酸树脂或复合树脂去程序化夹板和Leaf Gauge获得（图4-51）[102,106]。下颌铰链轴可以使用铰链轴面弓来记录（图4-52）。同样也可以使用哥特式弓记录（图4-46）（详见第3.1章和第8章）。

下颌运动记录方法和诱导方式的研究

研究矢状面和水平面上下颌正中关系的不同记录方法显示，不同方法矢状方向的水平轴点以及水平方向哥特式弓定点的差异很小[106-109]。

现已出版一些关于采用不同诱导方式时下颌铰链轴位置和功能的可重复性的研究[106,108]。对水平面改变的研究显示诱导技术不同会引起哥特式弓顶点记录产生0.1～0.4mm的差异[106,108]。

吞咽运动或下颌自由闭合的记录显示，其动度中位数变化为0.4mm，偏离平均值0.4mm颏点引导时中位数变化在0.14mm。在有前牙牙板引导时中位数变化为0.07mm，双手引导为0.05mm[107]。在矢状面上，颏点引导、自由闭合和双手引导的最大差异为0.3mm（图4-53）[104]。

在磨牙缺失时，保持𬌗力的最大牙尖交错闭合会引起髁突前移位0.3～0.5mm[108]。

可以得出结论，不同诱导方式下髁突矢状关系的差异为0.1～0.4mm，均非常小，没有临床相关性。

关节间隙

最佳的髁突位置不再是根据髁突与关节窝和关节结节关系的影像学图像来判断[1,83]。关节前、后间隙相当曾经一度被认为代表了最佳的髁突关节窝关系[110]。影像上关节前间隙的增加和关节后间隙减小被认为代表髁突远中移位。

20世纪70年代，经颅放射影像检查被用于关节间隙评估[1]。但这一检查并未能真实代表髁突关系。由于射线角度的关系，经颅放射影像检查被用于显示关节的外侧面间隙（图4-54）[1]。CT断层检查提供了一个能更为准确地评估关节部

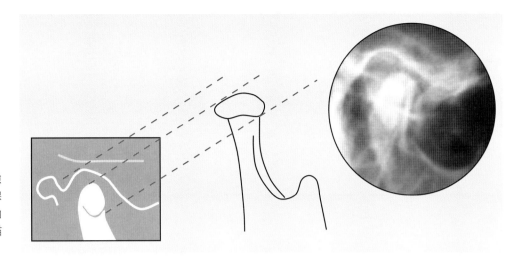

图4-54 经颅放射摄影显示变形的关节间隙影，髁突实际是被从上方倾斜观察的。真正的髁突关节窝关系并没有展示出来。由于射线角度的关系，影像显示的是关节间隙的侧面。CT扫描可以展现更精确的正中矢状向关系。

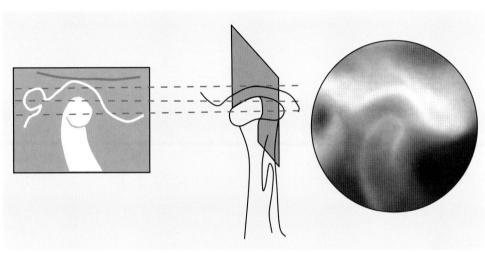

图4-55 关节的计算机辅助断层影像显示了更为精确的髁突关节窝关系。

237

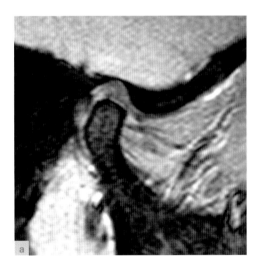
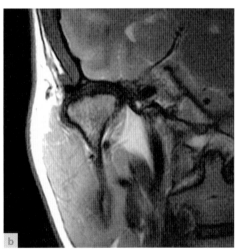

图4-56 （a和b）最大牙尖交错时髁突关节窝在MRI影像上的关系。

分关系的方法（图4-55）[1]。然而无症状的正常人群常常也出现髁突关节窝关系不对称影像[111]。因此，通过髁突关节间隙来评估髁突关系的方法现已被淘汰。新的倾向是使用CBCT来进行诊断[114-116]。关节的放射摄影和磁共振影像主要被用于评估髁突及其周围组织的病理改变（图4-56）[1-112]。

结论和总结

有关后牙支撑与临床问题的结论总结见方框4-4～方框4-7。

方框4-4

> Q：可接受最小的后牙支撑的组成是什么？
>
> A：短牙弓（SDA）。
>
> Q：可提供后牙支撑的最少的牙齿和接触点数量是多少？
>
> A：SDA。
>
> Q：可提供后牙支撑的最少的种植体和支持骨组织数量是多少？
>
> A：SDA的牙齿或种植体。种植体长度>10mm，直径>4mm。
>
> Q：可接受的牙弓间牙齿和种植体的轴向是多少？
>
> A：倾斜>30°的种植体被认为有潜在危害（"倾斜种植体"的临床数据不同，规范也不完全相同）。

方框4-5

> ■ 根据普遍的局部临床因素决定后牙和前牙区段的支撑与引导关系。
> ■ 目前不认为后牙支撑减弱对颞下颌关节健康有害。
> ■ 牙齿和种植体的最小与最大的支撑单位见之前内容。
> ■ 骨支撑应 > 牙齿根长的1/3，并且在种植体应 > 10mm（短而宽的种植体要求可适当放宽）。

方框4-7

> Q：牙尖交错时最佳的髁突关系和上下颌关系？
>
> A：常常最大牙尖交错（MI）位于正中关系（CR）之前1~1.5mm。CR到MI之间滑动距离>3mm被认为是TMD的危险因素。可以在正中关系时修复牙尖交错关系。正中关系可以通过牙尖交错关系、下颌铰链轴位置和哥特式弓顶点位置来记录。颏点引导和双手引导并没有相关的临床差异。大多数学者认为髁突远中关系（放射影像）与修复MI没有关系。

方框4-6

> Q：所需的牙尖间接触关系是什么？
>
> A：在自主闭合时双侧同时接触。"尖窝接触"和"三点接触"或"自由非正中接触"没有临床差异。尖窝接触或牙尖边缘嵴接触之间没有临床相关差异。

参考文献

[1] Mohl ND, Zarb GA, Carlsson GE, Rugh JD. A Textbook of Occlusion. Chicago: Quintessence Publishing Co Inc, 1988.

[2] The glossary of prosthodontic terms. 8th edition. J Prosthet Dent 2005;94:10–92.

[3] Ikebe K, Matsuda K, Murai S, Maeda Y, Nokubi T. Validation of the Eichner index in relation to occlusal force and masticatory performance. Int J Prosthodont 2010;23:521–524.

[4] Beyron HL. Characteristics of functionally optimal occlusions and principles of occlusal rehabilitation. J Am Dent Assoc 1954;28:648–659.

[5] Schuyler CH. The function and importance of incisal guidance in oral rehabilitation. 1963. J Prosthet Dent 2001;86:219–232.

[6] D'Amico A. Functional occlusion of the natural teeth of man. J Prosthet Dent 1961;11:899–915.

[7] Ramjford SP, Ash MM. Occlusion. Philadelphia: WB Saunders Co, 1971.

[8] Thornton L. Anterior guidance: group function/canine guidance. A literature review. J Prosthet Dent 1990;64:479–482.

[9] Ehrlich J, Yaffe A, Hochman N. Various methods in achieving anterior guidance J Prosthet Dent 1989;62:505–509.

[10]John MT, Hirsch C, Drangsholt MT, Mancl LA, Setz JM. Overbite and overjet are not related to self-report of temporomandibular disorder symptoms. J Dent Res 2002;81:164–169.

[11]Rinchuse DJ, Kandasamy S, Sciote JA. Contemporary and evidence-based view of canine protected occlusion. Am J Orthod Dentofacial Orthop 2007;132,90–102.

[12]Pullinger AG, Seligman DA. Overbite and overjet characteristics of refined diagnostic groups of temporomandibular disorder patients. Am J Orthod Dentofacial Orthop 1991;100:401–415.

[13]Scaife RR, Holt JE. Natural occurrence of cuspid guidance. J Prosthet Dent 1969;22:225–229.

[14]Ingervall B. Tooth contacts of the functional and non-functional side in children and young adults. Arch Oral Biol 1972;17:191–200.

[15]Proffit WR, Fields HW Jr, Moray LJ. Prevalence of malocclusion and orthodontic treatment need in the United States: estimates from NHANES III survey. Int J Adult Orthodon Orthognath Surg 1998;13:97–106.

[16]Hayasaki H, Sawami T, Saitoh I, Nakata S, Yamasaki Y, Nakata M. Length of the occlusal glide at the lower incisal end point during chewing. J Oral Rehabil 2002;29:1120–1125.

[17]Woda A, Vignernon P, Kay D. Nonfunctional and functional occlusal contacts: a review of the literature. J Prosthet Dent 1979;42:335–341.

[18]Ash MM. Paradigm shifts in occlusion and temporomandibular disorders. J Oral Rehabil 2001;28:1–13.

[19]Ogawa T, Ogimoto T, Koyano K. Pattern of occlusal contacts in lateral positions: Canine protection and group function validity in classifying guidance patterns. J Prosthet Dent 1998;80:67–74.

[20]Carlsson GE, Egermark I, Magnusson T. Predictors of bruxism, other oral arafunctions, and tooth wear over a 20-year follow-up period. J Orofac Pain 2003;17:50–57.

[21]Baba K, Yugami K, Yaka T, Ai M. Impact of balancing side tooth contact on clenching induced mandibular displacements. J Oral Rehabil 2001;28:721–727.

[22]Minagi S, Ohtsuki H, Sato T, Ishii A. Effect of balancing side occlusion on the ipsliateral TMJ dynamics under clenching. J Oral Rehabil 1997;24:57–62.

[23]Frank R, Milgrom P, Leroux B, Hawkins N. Treatment outcomes with mandibular removable partial dentures: A population-based study of patient satisfaction J Prosthet Dent 1998;80:36–45.

[24]Martinez-Canut P, Carrasquer A, Magan R, Lorca A. A study on factors associated with pathologic tooth migration. J Clin Periodontol 1997;24:492–497.

[25]Amsterdam M. Periodontal prosthesis. Twenty-five years in retrospect. Alpha Omegan 1974;67:8–52.

[26]Shifman A, Laufer B, Chweiden H. Posterior bite collapse revisited. J Oral Rehabil 1998;25:376–385.

[27]Bartlett DW. Erosion and tooth surface loss. Int J Prosthodont 2003;16(Suppl):87–88: discussion 89–90.

[28]Bartlett D, Phillips K, Smith B. A difference in perspective: The North American and European interpretations of tooth wear. Int J Prosthodont 1999;12:401–408.

[29]Kononen M, Waltimo A, Nystrom M. Does clicking in adolescence lead to painful temporomandibular joint locking? Lancet 1996;347:1080–1081.

[30]Sato S, Goto S, Nasu F, Motegi K. Natural course of disc displacement with reduction of the temporomandibular joint: changes in clinical signs and symptoms. J Oral Maxillofac Surg 2003;61:32–34.

[31]Zarb GA, Carlsson GE. Temporomandibular disorders: Osteoarthritis. J Orofac Pain 1999;13:295–306.

[32]Costen JB. A syndrome of ear and sinus symptoms dependent upon disturbed function of the temporomandibular joint. Ann Otol Rhinol Laryngol 1997;106:805–819.

[33]Seedorf H, Seetzen F, Scholz A, Sadat-Khonsari MR, Kirsch I, Jude HD. Impact of posterior occlusal support on the condylar position. J Oral Rehabil 2004;31:759–763.

[34]Tallents RH, Macher DJ, Kyrkanides S, Katzberg RW, Moss ME. Prevalence of missing posterior teeth and intraarticular temporomandibular disorders. J Prosthet Dent 2002;87:45–50.

[35]Carlsson GE, Oberg T. Remodeling of the temporomandibular joints. In: Melcher AH, Zarb GA (eds). Temporomandibular joint Function and Dysfunction. Oral Sciences Reviews. Copenhagen: Munksgaard, 1974:53–86.

[36]Stegenga B, de Bont LGM. TMJ growth, adaptive remodelling and compensatory mechanisms. In: Laskin DM, Greene C, Hylander WL (eds). TMDs: An Evidence-based Approach to Diagnosis and Treatment. Chicago: Quintessence, 2006:53-67.

[37]Luder HU. Factors affecting degeneration in human temporomandibular joints as assessed histologically. Eur J Oral Sci 2002;110:106–113.

[38]De Boever JA, Carlsson GE, Klinberg IJ. Need for occlusal therapy and prosthodontic treatment in the management of temporomandibular disorders. Part II. Tooth loss and prosthodontic treatment. J Oral Rehabil 2000;27:647–659.

[39]Türp JC, Schindler H. The dental occlusion as a suspected cause for TMDs: epidemiological and etiological considerations. J Oral Rehabil 2012;39:502–512.

[40]Mundt T, Mack F, Schwahn C, Bernhardt O, Kocher T, John U, et al. Gender differences in associations between occlusal support and signs of temporomandibular disorders: results of the population-based Study of Health in Pomerania (SHIP). Int J Prosthodont 2005;18:232–239.

[41]Pullinger AG, Seligman DA. Quantification and validation of predictive values of occlusal variables in temporomandibular disorders using a multifactorial analysis. J Prosthet Dent 2000;83:66–75.

[42]Ciancaglini R, Gherlone RF, Radaelli G. Association between loss of occlusal support and symptoms of functional disturbances of the masticatory system. J Oral Rehabil 1999;26:248–253.

[43]Pullinger AG, Solberg WK, Hollender L, Guichet D. Tomographic analysis of mandibular condyle position in diagnostic sub-groups of temporomandibular disorders. J Prosthet Dent 1968;55:723–729.

[44]Pullinger AG, Hollender L, Solberg WK, Petersson A. A tomographic study of mandibular condyle position in an asymptomatic population. J Prosthet Dent 1985;53:706–713.

[45]Kobayashi Y. The interface of occlusion as a reflection of conflicts within prosthodontics. Int J Prosthodont 2005;18:302–304.

[46]Witter DJ, De Haan AFJ, Kayser AF, Van Rossum GMJM. A 6-year follow-up study of oral function in shortened dental arches. Part 1: Occlusal stability. J Oral Rehabil 1994;21:113-125.

[47]Armellini D, von Fraunhofer JA. The shortened dental arch: a review of the literature. J Prosthet Dent 2004;92:531–535.

[48]Wostmann B, Budtz-Jorgensen E, Jepson N, Mushimoto E, Palmqvist S, Sofou A, et al. Indications for removable partial dentures: a literature review. Int J Prosthodont 2005;18:139–145.

[49]Sarita PTN, Witter DJ, Kreulen CM, Van't Hof MA, Creugers NHJ. Chewing ability of subjects with shortened dental arches. Community Dent Oral Epidemiol 2003; 31:328–334.

[50]Sarita PTN, Kreulen CM, Witter DJ. Signs and symptoms associated with TMD in adults with shortened dental arches. Int J Prosthodont 2003;16:265–270.

[51]Witter DJ, De Haan AFJ, Käyser AF. A 6-year follow-up study of oral function in shortened dental arches. Part 2: Craniomandibular dysfunction and oral comfort. J Oral Rehabil 1994;21:353–366.

[52]Kannno T, Carlsson GE. A review of the shortened dental arch concept focusing on the work by the Kayser/Nijmegen group. J Oral Rehabil 2006;33:850–862.

[53]Gerritsen AE, Witter DJ, Bronkhorst EM, Creugers NH. An observational cohort study on shortened dental arches – clinical course during a period of 27–35 years. Clin Oral Investig 2013;17:859–866.

[54]Yamazaki M, Yugami K, Baba K, Oyama T. Effect of clenching level on mandibular displacement in Kennedy Class II partially edentulous patients. Int J Prosthodont 2003;16:183–188.

[55]Baba K, Igarashi Y, Nishiyama A, John MT, Akagawa Y, Ikebe K, et al. Patterns of missing occlusal units and oral health-related quality of life in SDA patients. J Oral Rehabil 2008;35:621–628.

[56]Slade GD, Spencer AJ. Development and evaluation of the Oral Health Impact Profile. Community Dent Health 1994;11:3–11.

[57]Steele JG, Sanders AE, Slade GD, Allen PF, Lahti S, Nuttall N, Spencer AJ. How do age and tooth loss affect oral health impacts and quality of life? A study comparing two national samples. Community Dent Oral Epidemiol 2004:107–114.

[58]John MT, Koepsell TD, Hujoel P, Miglioretti DL, LeResche L, Micheelis W. Demographic factors, denture status and oral health-related quality of life. Community Dent Oral Epidemiol 2004;32:125–132.

[59]Sheiham A, Steele JG, Marcenes W, Finch S, Walls AWG. The impact of oral health on the ability to eat certain foods: findings from the National Diet and Nutrition Survey of older people in Great Britain. Gerodontology 1999;16:11–20.

[60]Shimazaki Y, Soh I, Saito T, Yamashita Y, Koga T, Miyazaki H, et al. Influence of dentition status on physical disability, mental impairment and mortality in institutionalised elderly people. J Dent Res 2001;80:340–345.

[61]Applegate OC. Loss of posterior occlusion. J Prosthet Dent 1954;4:197.

[62]Knezovic Zlataric D, Celebic A, Valentic-Peruzovic M, Jerolimov V. A survey of treatment outcomes with removable partial dentures. J Oral Rehabil 2003;30;847–854.

[63]Aras K, Hasnreisoglu U, Shinogaya T. Masticatory performance, maximum occlusal force, and occlusal contact area in patients with bilaterally missing molars and distal extension removable partial dentures. Int J Prosthodont 2009;22:204–209.

[64]Wostmann B, Budtz-Jorgensen E, Jepson N, Mushimoto E, Palmqvist S, Sofou A, et al. Indications for removable partial dentures: a literature review. Int J Prosthodont 2005;18:139–145.

[65]Kaufman R, Fiedli M, Hug S, Merickse-Stern R. Removable dentures with implant support in strategic positions followed for up to 8 years. Int J Prosthodont 2009;22:233–241.

[66]Pjetursson BE, Lang NP, Prosthetic treatment planning on the basis of scientific evidence. J Oral Rehabil 2008;35(Suppl 1):72–79.

[67]Pjetursson BE, Tan K, Lang NP, Bragger U, Egger M, Zwahlen M. A systematic review of the survival and complication rates of fixed partial dentures (FPDs) after an observation period of at least 5 years – I. Implant supported FPDs. Clin Oral Implants Res 2004;15:625–642.

[68]Lang NP, Pjetursson BE, Tan K, Brägger U, Egger M, Zwahlen M. A systematic review of the survival and complication rates of fixed partial dentures (FPDs) after an observation period of at least 5 years – II. Combined tooth-implant supported FPDs. Clin Oral Implants Res 2004;15:643–653.

[69]Tan K, Pjetursson BE, Lang NP, Chan ESY. A systematic review of the survival and complication rates of fixed partial dentures (FPDs) after an observation period of at least 5 years – III. Conventional FPDs. Clin Oral Implants Res 2004;15:654–666.

[70]Pjetursson BE, Tan K, Lang NP, Bragger U, Egger M, Zwahlen M. A systematic review of the survival and complication rates of fixed partial dentures (FPDs) after an observation period of at least 5 years – IV. Cantilever or extensions FPDs. Clin Oral Implants Res 2004;15:667–676.

[71]Jung RE, Pjetursson BE, Glauser R, Zembic A, Zwahlen M, Lang NP. A systematic review of the 5 year survival and complication rates of implant-supported single crowns. Clin Oral Implants Res 2008;19:119–130.

[72]Pjetursson BE, Bragger U, Lang NP, Zwahlen M. Comparison of survival and complication rates of tooth supported fixed partial dentures and implant supported fixed partial dentures and single crowns. Clin Oral Implants Res 2007;18(Suppl 3):97–113.

[73]Pjetursson BE, Tan WC, Tan K, Bragger U, Zwahlen M, Lang NP. A systematic review of the survival and complication rates of resin-bonded bridges after an observation period of at least 5 years. Clin Oral Implants Res 2008 Feb;19:131–141.

239

[74]Gunne J, Rangert B, Glantz P-O, Svensson A. Functional loads on freestanding and connected implants in three-unit mandibular prostheses opposing complete dentures: an in vivo study. Int J Oral Maxillofac Implants 1997;12:335–341.

[75]Locker D, Clarke M, Payne B. Self perceived oral health status and psychological well being and life statistics in an older adult population. J Dent Res 2000;79:970–975.

[76]Vermeulen AH, Keltjens HM, van't Hof, Kayser AF. Ten-year evaluation of removable partial dentures: survival rates based on retreatment, not wearing and replacement. J Prosthet Dent 1996;76:267–272.

[77]Bergman B. Periodontal reactions of removable partial dentures: A literature review. J Prosthet Dent 1987;58:454–458.

[78]World Health Organization. Recent Advances in Oral Health. WHO Technical Report Series. No.826. WHO, Geneva, 1992:16–17.

[79]Gotfredsen K, Walls AWG. What dentition assures oral function? Clin Oral Impl Res 2007:18(Suppl 3): 34–45.

[80]Lulic M, Bragger U, Lang NP, Zwahlen M, Salvi GE. Ante's law revisited: a systematic review on survival rates and complications of fixed dental prostheses (FDPs) on severely reduced periodontal tissue support. Clin Oral Impl Res 2007;18:63–72.

[81]De Backer H, Van Maele G, De Moor N, Van den Berghe L. Long-term results of short-span versus long-span fixed dental prostheses: an up to 20-year retrospective study. Int J Prosthodont 2008;21:75–85.

[82]Ramjford S, Ash M. Occlusion, ed 3. London: WB Saunders, 1983.

[83]Wiskott HW, Belser UC. A rationale for a simplified occlusal design in restorative dentistry: historical review and clinical guidelines. J Prosthet Dent1995;73:169–183.

[84]Hochman N, Ehrlich J. Tooth contact location in intercuspal position. Quintessence Int 1987;18:193.

[85]Anderson JR, Myers GE. Nature of contacts in centric occlusion in 32 adults. J Dent Res 1971;50:7–13.

[86]Erlich J, Taicher S. Intercuspal contacts of the natural dentitions in centric occlusion. J Prosthet Dent 1981;45:419–421.

[87]Korioth TWP. Number and location of occlusal contacts in intercuspal position. J Prosthet Dent, 1990;64:206–210.

[88]Riise C. A clinical study of the number of occlusal tooth contacts in the intercuspal position at light and hard pressure in adults. J Oral Rehabil 1982;9:469–477.

[89]Berry DC, Singh BP. Daily variations in occlusal contacts. J Prosthet Dent 1983;50:386–391.

[90]Willis DJ, Picton DCA. Changes in the force intrusion relationship of the tooth with its resting position in macaque monkeys. Arch Oral Biol.1981;26:827–829.

[91]Arcan A, Zandman F A method for in vivo quantitative occlusal strain and stress analysis. J Biomech 1984:17:67–69.

[92]Gazit E, Fitzig S, Lieberman MA. Reproducibility of occlusal marking techniques. J Prosthet Dent 1986;55:505–509.

[93]Helms RB, Katona TR, Eckert GJ. Do occlusal contact detection products alter the occlusion? J Oral Rehabil 2012;39:357–363.

[94]Misch CE, Bidez MW. Implant protected occlusion: A biomechanical rationale. Compend Contin Educ Dent 1994;15:1330–1343.

[95]Schelb E, Kaiser D, Brukl C. Thickness and marking characteristics of occlusal registration strips. J Prosthet Dent 1985;54:122–126.

[96]Kumagai H, Suzuki T, Hamda T, Sondang P, Fujitani M, Nikawa H. Occlusal force distribution on the dental arch during various levels of clenching. J Oral Rehabil 1999;26:932–935.

[97]Gary C, Anderson GC, Schulte JK, Aeppli DM. Reliability of the evaluation of occlusal contacts in the intercuspal position. J Prosthet Dent 1993;70:320–323.

[98]Celenza FV, Nasedkin JN. Occlusion: The State of the Art. Chicago: Quintessence, 1978.

[99]McNeill C. The optimum temporomandibular joint condyle position in clinical practice. Int J Periodontics Restorative Dent 1985;5:53–76.

[100]Long JH. Locating centric relation with a leaf gauge. J Prosthet Dent 1973;29:608–610.

[101]onnenberg AJ, Mulder J, Sulkers HR, Cabri R. Reliability of a measuring-procedure to locate a muscle-determined centric relation position. Eur J Prosthodont Restor Dent. 2004 ; 12:125–128.

[102]Lucia VO. Position paper. In: Celenza FV, Nasedkin JN (eds) Occlusion the State of the Art. Chicago: Quintessence Publishing, 1978.

[103]Marguelles-Bonnet R, Yung JP, Carpentier P, Meunissier M. Temporomandibular joint serial sections made with mandible in intercuspal position. Cranio 1989;7:97–106.

[104]Hobo S, Ichida E, Garcia LT. Optimum condyle position. In: Hobo S, Ichida E, Garcia LT (eds). Osseointegration and Occlusal Rehabilitation. Chicago: Quintessence Publishing, 1990.

[105]Tripodakis AP, Smulow JB, Mehta NR, Clark RE. Clinical study of location and reproducibility of three mandibular positions in relation to body posture and muscle function. J Prosthet Dent 1995;73:190–198.

[106]Lucia VO. A technique for recording centric relation. J Prosthet Dent 1964;14:492–505.

[107]Tripodakis AP, Smulow JB, Mehta NR, Clark RE. Clinical study of location and reproducibility of three mandibular positions in relation to body posture and muscle function. J Prosthet Dent 1995;73:190–198.

[108]Kantor ME, Sidney I, Silverman SI, Lawrence Garfinkel L. Centric-relation recording techniques–a comparative investigation. J Prosthet Dent 1972;28:593–600.

[109]Seedorf H, Seetzen F, Scholz A, Sadat-Khonsari MR, Kirsch I, Jude HD. Impact of posterior occlusal support on the condylar position. J Oral Rehabil 2004;31:759–763.

[110]Myers ML. Centric relation records – historical review. J Prosthet Dent 1982;47:141–145.

[111]Gerber A. Kiefergelenk und zahnokklusion. Dtsch. Zahnarztl.Z 1971;26:119–123.

[112]Pullinger AG, Hollender L, Solberg WK, Petersson A. A tomographic study of mandibular condyle position in an asymptomatic population. J Prosthet Dent 1985;53:706–713.

[113]Larheim TA, Westesson PL. TMJ imaging. In: Laskin DM, Greene C, Hylander WL (eds). TMDs: An Evidence-based Approach to Diagnosis and Treatment. Chicago: Quintessence Publishing, 2006.

[114] Ikeda K1, Kawamura A. Assessment of optimal condylar position with limited cone-beam computed tomography. Am J Orthod Dentofacial Orthop. 2009 ;135:495–501.

[115]Ikeda K1, Kawamura A, Ikeda R . Assessment of optimal condylar position in the coronal and axial planes with limited cone-beam computed tomography. J Prosthodont. 2011;20:432–438.

[116] Henriques JC1, Fernandes Neto AJ, Almeida Gde A, Machado NA, Lelis ER. Cone-beam tomography assessment of condylar position discrepancy between centric relation and maximal intercuspation. Braz Oral Res. 2012; 26:29–35.

240

5 咬合垂直距离
Occlusal Vertical Dimension

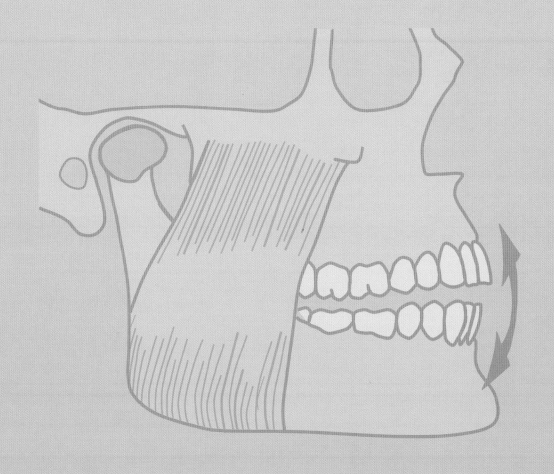

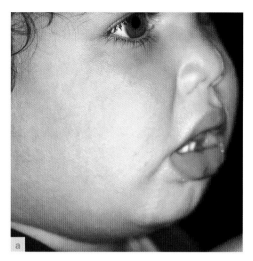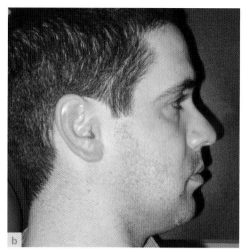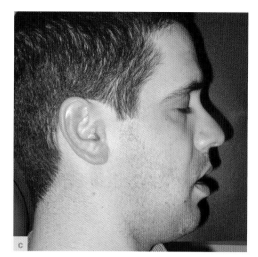

图5-1 （a~c）下颌姿势位受到体位、睡眠、紧张情绪、唇位等多方面影响。

重点内容

- 生长发育
- 下颌姿势位、息止颌位、休息位
- 姿势位和肌电图基线的机制
- 抬高和降低OVD及其与TMD的关系
- 面高和垂直距离
- 重建咬合垂直距离
- 改变咬合垂直距离：治疗计划的考量
- 重建咬合垂直距离的6项临床标准

生长发育

咬合垂直距离（OVD）的恢复与保持是口腔临床医学的重要组成部分。本章将介绍与口腔修复相关的临床问题。

基因决定牙齿、颅骨和面部结构的成熟过程，它们在有序的生长发育过程中逐渐建立了咬合垂直距离。

除了安氏Ⅱ类1分类、安氏Ⅱ类2分类严重深覆𬌗以及前牙开𬌗外，其他的咬合垂直距离都是由前牙和后牙共同维持的。

在生长过程中，下颌骨不断发育，姿势位在口呼吸、说话及日常活动中不断重复出现。牙列从乳牙期、替牙期、恒牙期到成年，姿势位逐渐适应咬合垂直距离的变化（图5-1和图5-2）[1]。

代偿性萌出

在一些牙体因磨耗或损坏使其缺损或缺失的病例中，对颌的牙齿会发生倾斜过萌或整体萌出现象。其在维持咬合垂直距离的过程中起着代偿作用，然而机制并不清楚[2-3]。

在337项古老干颅骨的研究中，我们比较了中度和重度牙齿磨耗的病例，发现牙齿代偿性萌出和牙槽骨增生可以代偿因牙齿磨耗致面高丧失的50%[2]。

面高由牙齿咬合时的垂直向止点所维持。面容是下颌处于

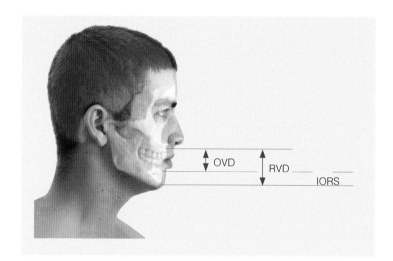

图5-2 咬合垂直距离（OVD）。 休息垂直距离（RVD）。息止𬌗间隙（IORS），过去被称为"自由间隙"，就是当下颌骨处于姿势位时上下颌牙齿咬合面间的距离，这个距离是指从最大牙尖交错（MI）到下颌姿势位时前牙垂直分开的量。

姿势位时的面部表情（图5-1）。牙齿缺失、磨耗或缺损会使咬合垂直距离降低，从而降低面高，有时可能会改变牙齿咬合及下颌处于姿势位时的面容。所以咬合垂直距离的降低，使面高的减小，不一定是由牙槽骨丧失所导致的。

下颌姿势位、息止颌位、休息位

多年来，临床医生一直认为休息位是单一不变的，这个位置不依赖于牙尖吻合，主要依赖于肌肉生理松弛长度。休息位的面高被认为在幼年时已建立而且是恒定不变的[4-10]。

面高恒定的观点

"面高恒定的观点"占据了主导地位很多年。很多学者认为如果侵犯了"自由间隙"，肌肉就会尝试去重建咬合垂直距离，结果对牙槽骨造成创伤并导致下颌骨发生功能障碍[4-10]。这一理论在牙列缺损或牙列缺失的情况下是成

242

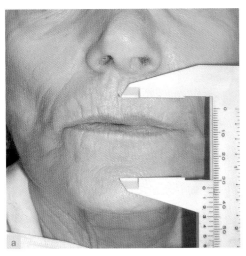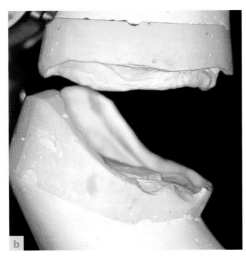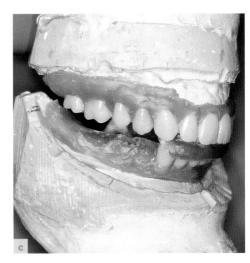

图5-3 （a-c）"临床休息位"（CRP）一直在全口牙列缺失中作为新的咬合垂直关系的参考关系。休息垂直距离（RVD）起初是根据面部参考点建立的，咬合垂直距离（OVD）是由牙齿在咬合时面部参考点间的距离减去2～3mm所得。

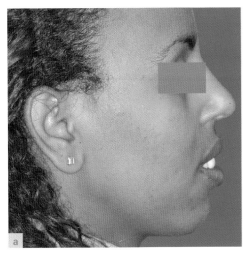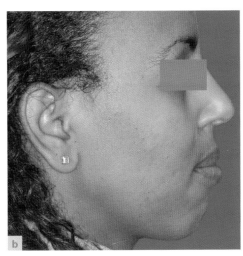

图5-4 （a和b）颏部皮肤参考点明显受到颏肌收缩、唇位和面部表情的影响。

243

图5-5 姿势位很难界定，因为其有很多的可能性。

立的。在没有侵犯"自由间隙"，同时也没有超过"休息位"的前提下，恢复丧失的咬合垂直距离是很重要的。如果超过患者原来正常的面高则会导致颞下颌关节紊乱病（TMD）[4-18]。

休息位时息止𬌗间隙的测量

在全口牙列缺失的病例中一直用休息位来建立新的咬合垂直距离。休息时的咬合垂直距离最早是根据面部参考点建立的，是由下颌姿势位时面部参考点间的距离减去2～3mm得到的（图5-3）。

颏部皮肤参考点一般放在颏肌上。颏肌的轻度收缩，唇位及面部表情的多样性都可以改变皮肤参考点的位置（图5-4）。

口腔修复治疗过程中，姿势位是重建咬合垂直距离的重要参考关系。然而，关于姿势位的确切定义以及如何能够重复测量这个位置依然争议不断。人在呼吸、吞咽、情绪紧张、唇活动及说话过程中的多个瞬时位置都会出现下颌姿势位（图5-1，图5-4和图5-5）。下颌休息时上下颌之间的距离，以前称为"自由间隙"，现在称为"息止𬌗间隙（IORS）"（图5-2）[19]。这是下颌在休息位时上下颌切牙之间的垂直距离。

休息位的定义

这些年，《GPT》的每一个版本上对于"休息位"的定义一直在变化[19-20]。

用全口义齿修复牙列缺失时，一直都是用休息时的垂直距离作为主要的垂直参考关系。休息时的垂直距离是在患者端坐且下颌处于休息状态，利用各种技术测得的[11,13-16]。

咬合垂直距离

建立临床休息位的方法

在临床中确立的姿势位就是临床休息位[13]。建立的方法包括[11,13-16]：

- 语音法：嘱患者端坐，发字母M、S或单词Mississippi（密西西比）的音，然后放松下颌。在下颌颏部和鼻下人中或鼻尖上各画一个点，测量两点之间的垂直距离即为休息垂直距离（RVD）（图5-3）。语音法是通过提升下颌骨至最小发音间隙后放松得到的[14]。

- 指令法：患者端坐位，两眼平视前方，嘱其将上下颌牙齿咬合在一起，然后放松下颌。休息垂直距离（RVD）即由上下颌相应的两个标记点测量出来的距离[21-22]。

- 吞咽法：患者端坐位，嘱其吞咽、舔唇，然后放松下颌[11,13-16,19,21]。

这3种方法有一个共同特点，就是先通过发音、吞咽或牙齿咬合使下颌抬高接近上颌，然后通过迅速放松上提肌的方法放松下颌。下颌抬高再放松的程度是无法控制的，它可能受很多因素的影响。有一项研究测量了拥有完整牙列的20名健康年轻学生的临床休息位，通过比较这3种方法，发现一个有趣的相似点，即他们的息止𬌗间隙（IORS）均为（1.7±1.28）mm[22]。表5-1显示了用不同方法和多种研究评估临床休息位（CRP）的变化情况。

休息垂直距离（RVD）和咬合垂直距离（OVD）

RVD最新的定义是：

- 休息垂直距离："下颌处于生理休息位时两个选定的点之间的距离（一个点是面中部或鼻尖，另一个点是面下部或颏部）"（图5-3）[19]。

- 咬合垂直距离："通常在下颌处于牙尖交错位测量两个标志点之间的距离"（图5-2）[19]。

这些定义是为了比较在相同坐姿下休息位和牙尖交错位时垂直距离的不同。

最小发音间隙

最小发音间隙（CSS）是清晰发出特定字母和单词时前牙之间的距离。前牙必须充分打开以便空气能穿过此空间并能发出所预期的语音。开口度受前牙覆𬌗程度的影响。前牙深覆𬌗（Ⅱ类2分类）比Ⅲ类错𬌗或Ⅰ类错𬌗开口程度大。最小发音间隙是评估垂直关系的一种临床方法。虽然最小发音间隙和息止𬌗间隙（IORS）在许多病例中测量结果是相似的，但它们其实是不同的[14]。

定义"休息位"的难点

在《GPT》这本书中查找"休息位"，你会看到其定义为"生理性休息位"。其已经被定义了很多年，只是在不同的版本上有微小的差异。

所有这些定义，包括肌肉处于"最小收缩活动""强直平衡"以及"在强直收缩下平衡"的假设，都没有被任何神经电生理研究所证实，而且考虑到休息位作为一个单一的临界点，临床医生依然不能保证它的精确性方面。"临床休息位"和确定这个位置的临床方法一直都没有明确的定义[11,13,22-25]。

临床休息位在课本中被描述为姿势参考位，同时是全口无牙颌患者义齿修复时建立新的咬合垂直距离的参考位。这是通过语音法、命令法或吞咽法建立的，并没有测量肌肉收缩程度[22]。"强直平衡""在强直收缩下平衡"或"最小收缩活动"的概念没有被引用。随着肌电图技术的发展，许多研究在试图解决这些悬而未决的问题（后续章节）。

姿势位和肌电图基线的机制

肌肉主动控制，被动的组织黏弹性（黏弹效应）或两者同时作用

下颌姿势位是由软组织张力和上提肌轻度收缩维持的。睡眠时下颌位置下降，所以没有这些活动（图5-1）[26]。走路或跑步时，下颌闭颌肌群的拉伸反射限制了下颌运动，头部轻轻快速运动时，肌肉被动和主动反射使下颌姿势保持在限定的范围内[26-27]。

身体各种姿势间是相互协调的，同时还能引发其他动作，这些动作是由一个中央程序控制的，所以我们推测下颌姿势也是以同样的方式被控制的[26,28-29]。

神经肌肉系统是通过神经肌肉反馈机制调节肌张力的，这样的系统称为主动控制装置[30]。伺服机构，或者叫伺服，是一种自动装置，这种装置可以利用误差传感反馈来纠正误差。强直肌电图基线水平是咬肌和颞肌深处Ⅰ型纤维强直性伸展所致，这个过程是由运动神经元激发和肌梭神经系统反射控制的[26,30]。在睡眠和全身麻醉期间，下颌升肌颌群收缩活动减少或消失，此时主要支持下颌的是结缔组织。强直肌电活动水平可以在全身麻醉、睡眠、催眠、生物反馈或放松时从最低水平开始变化。肌电水平随着警觉和压力水平的上升而上升[30-38]。EMG咬肌和颞肌静息水平因身体姿势、闭眼和周围光线强度水平而降低[30,37-38]。标准的最小静息肌电水平与因肌筋膜损伤功能障碍和颅颌功能紊乱的肌电水平升高组相比，有着不同的结果[39-45]。肌电图值可以作为参考值[42,46]（见第2.3章节）。通过测量电极电位的变量发现肌电图静息水平受肌肉松弛程度的影响。

表5-1 口腔科的垂直下颌关系

研究	样本量	息止验间隙（mm）	变量	肌肉		方法
			临床休息位			
Garnik 和 Ramjford[22]	20	1.7 ± 1.28			命令、语音、吞咽	SE, NHR, EO, MD
Rugh 和 Drago[24]	10	2.1			语音	SE, NHR, EO, EID
Wessberg 等[54]	4	2.5 ± 1.2			语音	STE, HR, EO, EID
Peterson 等[55]	10	4.6 ± 1.42	低角		语音	SE, HR, EO, SPM
Peterson 等[55]	10	3.2 ± 1.09	高角		语音	SE, EO, SPM
Van Sickles 等[56]	12	3.2 + 2.1	长面		语音	SE, SPM, HR
Gross 和 Ormianer[57]	8	2.6 ± 0.33			正常	SE, HR, EO, SPM
Michelotti 等[50]	40	1.4 ± 1.1			语音	SE, HR, EO, SPM
Michelotti 等[50]	8	2.0 ± 1.3	低角		语音	SE, HR, EO, SPM
Michelotti 等[50]	8	0.8 ± 0.8	高角		语音	SE, HR, EO, SPM
			最小肌电静息位（MERP）			
Rugh 和 Drago[24]	10	8.6（范围4.5~12.6）		NSF	下颌 静态增量开闭颌	SE, NHR, EO, EID, IOS, BFB
Manns 等[49]	8	10		咬肌		SE, HR EC, SPM, IOS, ITR
Wessberg 等[54]	4	5.3 + 1.9		NSF		STE, NHR, EO, IOS, EID
Peterson 等[55]	10	9.7 ± 4.24	高角	NSF		SE, EO, EID, IOS, ITR
Peterson 等[55]	10	9.9 9.95 ± 2.09	低角	NSF		SE, EO, EID, IOS, ITR
Van Sickles 等[56]	12	10.1 ± 3.6	开𬌗	NSF		SE, HR, EO, EID, ITR
Plesh 等[51]	9	9.2 ± 3.9	开𬌗	咬肌		SE, HR, EO, EID, IOS, ITR
Plesh 等[51]	9	11.9 ± 6.1	闭𬌗	咬肌		SE, HR, EO, EID, IOS, ITR
Plesh 等[55]	9	6.1 ± 2.2	开𬌗	NSF		SE, HR, EO, EID, IOS, ITR
Plesh 等[51]	9	8.3 ± 3.5	闭𬌗	NSF		SE, HR, EO, EID, IOS, ITR
Michelotti 等[50]	40	7.7 ± 2.7	开𬌗	NSF		SE, HR, EO, EID, IOS, ITR
			最小EMG静息范围（MERR）			
Manns 等[49]	8	12.5 12~19	开𬌗	颞肌前束	下颌 静态增量开闭颌	SE, HR, EC, SPM, EID, ITR
Manns 等[49]	8	15.5 6~8	开𬌗	颞肌后束		SE, HR, EC, SPM, EID, ITR
Majewsky 和 Gale[52]	22	4~16		颞肌前束		SE, HR, EC, SPM, MD, IOS
Majewsky 和 Gale[52]	22	4~16		NSF		SE, HR, EC, SPM, MD, IOS
Plesh 等[51]	9	10.8 ± 4.4	开𬌗	颞肌前束		SE, HR, EO, EID, IOS, ITR
Plesh 等[51]	9	10.3 ± 4.4	开𬌗	颞肌前束		SE, HR, EO, EID, IOS, ITR
Michelotti 等[50]	40	4~18	开𬌗	咬肌		SE, EO, EID, IOS, ITR
Michelotti 等[50]	40	4~18 1~19	开𬌗	颞肌前束		SE, EO, EID, IOS, ITR
Gross 等[53]	19	1~19	开闭𬌗	咬肌	在每个增量上的生物反馈	SE, HR, EO, EID, IOS, BFB
van Mens 和 de Vries[58]	60	2.12 ± 0.74		颞肌前束	生物反馈	SE, HR, EO, EID, IOS, BFB
George 和 Boone[59]	14	2.9			包括TENS	SE, NHR, EID
Wessberg 等[54]	4	5.2 ± 1.5				STE, NHR, EO, EID
Konchak 等[60]	62	TENS前2.6 ± 1.5 TENS后3.4 ± 1.9				SE, HR, EO, EID
Cooper和Kleinberg[64]	313	TENS前1.81 ± 0.15 TENS后3.44 ± 0.11				SE, HR, EO, EID
Monaco 等[65]	20	TENS前1.23（0.72） TENS后3.03（1.17）				SE, EC, EID
Gross 和 Ormianer[57]	8	4.4 ± 0.67			深度放松（放松休息姿势）	SE, HR EO, EID, IOS
Ormianer 和 Gross[61]	8	3.1 ± 0.04				SE, HR EO, EID, IOS
Manns 等[62]	12	8.9			催眠	SE, HR, EO, SPM
			最大咬合力关系			
Storey[63]	3	17.5			最大咬合力关系	
Manns 等[66]	8	15~20				
MacKenna 和 Türker[67]		17				
Lindauer 等[68]		15~20	最小EMG，次于最大的咬合力			

注释：SE：端坐；STE：站直；NHR：无头枕；EO：睁眼；MD：测量息止验间隙的机械装置；EID：电子式息止验间隙的测量；HR：有头枕；SPM：皮肤点测量；NSF：非典型面部肌肉；IOS：增量开放研究；BFB：静态增量的生物反馈放松；ITR：指示在静态增量上放松；EC：闭眼；TENS：经皮神经电刺激。

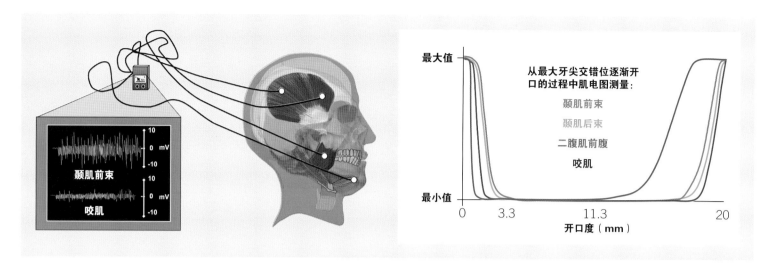

图5-6　肌电图（EMG）测量咬肌、颞肌和二腹肌前腹的活动。从最大牙尖交错位逐渐开口至20mm的过程中，肌电图显示当开口度在3.3～11.3mm之间时肌肉活动度是减少的（插图由Garnik 和 Ramfjord提供[22]）。

在肌源性颞下颌关节紊乱病中，肌电图所显示的肌强直水平是通过生物反馈来降低的。电极置于特定的肌肉或肌肉群后，可通过声音或可视化的图像成正比地体现肌肉收缩的程度；肌肉逐渐放松，声音和图像会随其逐渐降低，从而减少肌肉强直性痉挛；而肌肉放松的程度依赖于情绪应激和自主松弛的能力。

下颌骨在休息和移动过程中的震颤

当下颌骨保持休息位时，震颤频率只有6Hz，这个频率太小而不易被肉眼察觉，通过咬肌肌电图的中心调控程序和关节移动的相关性研究得出，在休息时出现频率为6Hz的震颤是闭合肌群节律性的激发所导致的[27,47-48]。

上下颌关系在姿势位时的肌电图研究

在一篇经典文献中，Garnik和Ramfjord[22]曾用肌电图测量缓慢张口过程中肌肉的变化。表面电极放置在咬肌、颞肌前束、颞肌后束和二腹肌前腹。让受试者从最大牙尖交错位缓慢张口，在颏部悬吊一轻质标准水银柱，开口度则通过这个标准水银柱来测量。肌电图显示当𬌗面间距离在3.3～11.3mm之间时，肌肉的活动度最小，继续张口直至𬌗面间距离为20mm的过程中，肌肉的活动度也相应地增加。有学者通过相同的方法做研究，也得出了相同的结论[29-30]。然而，这些研究都没有对静态姿势位时肌电图进行测量。虽然最小肌电活动范围被定义成休息范围，但此休息范围只能应用于肌肉肌电图中，不能用于静态的下颌休息位，因为下颌骨是移动的而不是休息的（图5-6）。

在两篇经常引用的文献[24,49]中，他们测量了在连续张口过程中，下颌处于静态休息位时咬肌和颞肌活动的表面肌电图的变化（图5-7和图5-8a）。在张口至一个特定的𬌗间距离后，下颌放松，然后进行肌电水平测量。依照这种方法，下颌再打开1～2mm后，放松状态下进行肌电水平测量，16～40mm的

开口度肌电水平被依次记录[24,49]。

肌电电位最小时的下颌位置研究

Rugh和Drago[24]让受试者端坐，从最大牙尖交错位开始以每次增加1mm的量逐渐张口至16mm。受试者要练习开口度每增加1mm，下颌都能保持静态、放松状态。每20个人为一组，连接到一个有示波器的运动轨迹描记仪上，从这个示波器上他们可以看到各自的张口度。左右侧咬肌表面放置电极，颏下放置接地电极，然后通过肌电图记录咬肌肌电活动。肌电图可以记录"任何颏部及面部肌肉的活动"[24]。当受试者开口度每增加1mm并保持放松状态时，肌电图就会记录下来。通过逐渐的少量开口，放松，然后记录肌肉活动一直到张口度达到16mm的时候停止（图5-7）[24]。

所有受试者的𬌗间距离从4.5mm到12.6mm的变化过程中，当张口度达到8.6mm时，肌电图水平处于最低点，之后又开始上升，此最低点称为最低肌电图水平或"最低肌电息止位"（MERP）。同时，该研究也记录了临床运用语音法测量患者的息止𬌗间隙，范围为1.5mm～3mm[24]。这个最低肌电息止位与《GPT》[19]中定义的"生理休息位"是相关的[19]。

类似的研究也得出了同样的结论，Manns等[49]用表面肌电图分别记录了咬肌、颞肌前束和颞肌后束的活动，他们将最大牙尖交错位到开口度40mm范围内的所有肌电活动都记录下来（图5-8a）。利用卡尺和皮肤标志点记录了8名男受试者的垂直距离变化。𬌗间距离（IOD）为10mm，此时咬肌特定的局限最低肌电息止位被发现。

最低肌电图（EMG）息止范围

Michelottiet[50]也报道了𬌗间距离在4～16mm之间时咬肌和颞前肌束的最低肌电息止范围（MERR）以及其他面部肌肉的MERP。Plesh等[51]报道，咬肌最小肌电休息位有很大不同，可以在张口于5mm时出现，也可以在闭口于15mm时出现。正

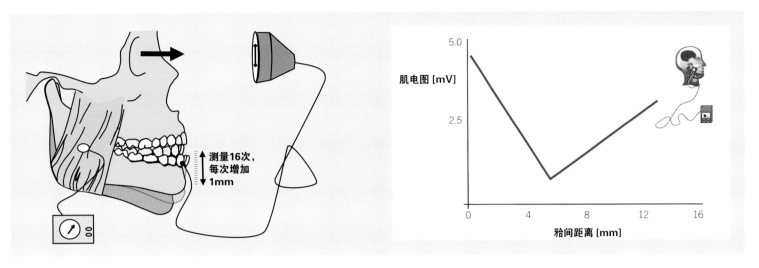

图5-7　用可视化电子纵向定位系统来测量非特定的面部肌肉肌电图，从最大牙尖交错位开始张口，每增加1mm测量一次，张口度在4.5～12.6mm之间的平均𬌗间距离是8.3mm，此距离就是最小肌电休息位置（图片由Rugh和Drago[24]提供）。

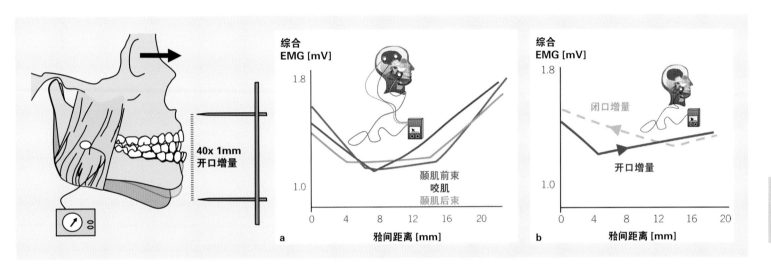

图5-8　第一张图显示从最大牙尖交错位逐渐张大至40mm的过程中，每增加1mm测量一次咬肌肌电图。（a）图示咬肌（红色）最低肌电息止位的限定点是𬌗间距离10mm；颞肌前束（蓝色）是13mm；颞肌后束（绿色）是16mm（图片由Manns等[49]提供）。（b）图示在张口和闭口的不同过程中，咬肌的最低肌电图（EMG）纵向关系（MERP）（图片由Plesh等[51]提供）。

247

如图5-8b所显示的一样，用这种方法测量的非特定的面部肌肉的最低肌电息止位MERP受下颌运动的影响。

在许多研究中[49-51]，不同的肌肉在不同的垂直向关系上，最低肌电图（EMG）水平是不同的。Manns等[49]报道了10mm𬌗间距离的咬肌最低肌电图点，13mm𬌗间距离的颞肌前束最低肌电息止范围（MERR）和16mm𬌗间距离的颞肌后束最低肌电息止范围（MERR）（图5-8a）。MERR作为图5-8a的平台期相对于图5-7和图5-8中咬肌的最低肌电息止位MERP限定点出现，在开口和闭口过程中，对于颞肌而言，可以出现不同的MERR平台期[51]。Manns等[49]并没有用垂直向定位系统。Plesh等和Michelotti等[50-51]用这个装置来指示垂直位肌肉放松程度及其运动轨迹。Majewsky和Gale[52]用这个装置以一定的增量来放松肌肉，然后用一种机械化垂直向测量装置来测量放松程度，而Rugh和Drago[24]用同步视觉反馈系统来测量肌肉放松程度和垂直位置（图5-7）。Plesh等[51]对下颌运动进行了研究，发现在顺序增量过程中肌肉放松程度是不同的（图5-8b）。肌梭活动后的作用解释了EMG和MERP记录结果的不同以及开闭口增量过程中MERP的不同[51]。

在之后的研究基础上，咬肌肌电图水平是用生物反馈技术测量的，同时由操作人员帮助20名受试者放松（图5-9）[53]。每位受试者端坐、睁眼、头部靠在支撑物上，肌电图从最大牙尖交错位逐渐以每1mm的增量张开至20mm的过程中测量下颌姿势位时的值。通过一个可视化的模拟装置使受试者每张开或闭口1mm时下颌静止并记录数据，这个装置是用一个传感器粘接在颏部实现的。EMG仪对肌肉活动的程度发出不同强度的声音。每位受试者在每次等量的张口或闭口过程中，肌电图上都会出现一个最低点。不断重复测量，结果就是所有受试者在相同增量出现开闭口过程中最小肌电图活动的平台期（图5-9）[53]。

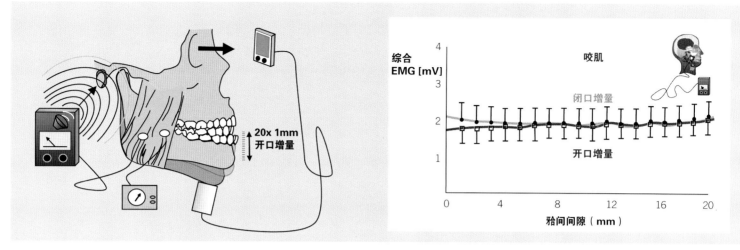

图5-9　对19名受试者的咬肌进行增量为1mm的肌电图测量，每位受试者有一个可视化的模拟装置，帮助其将下颌置于合适的位置并保持此位置不动，以便进行肌电图测量。每当增量后下颌骨静息时，肌肉水平会降低至最低水平，最终出现一个最小肌电图活动的平台期，肌电图就会把这个点记录下来[53]。

结论：关于CRP、PRP和肌肉活动最小的姿势位的争议

PRP呈现的是肌肉活动处于最小状态时的位置[19-20]。从上面的讨论和研究中可以很明显地看出最小肌肉活动受很多因素的影响。它可以随着人的姿势、情绪应激、肌肉放松程度、警觉程度、放松能力、闭眼和周围光线的变化而变化（表5-1）[22,24,49-68]。当平均张口在4.5mm～13mm范围时，EMG显示出咬肌及其他非特定的面部肌肉的最低点[24,49-51]。而颞肌前束在张口至13mm时出现一个平坦的平台期，颞肌后束在张口至16mm时出现一个平坦的平台期[49]。

所以最小肌电图活动在限定点MERP和高峰MERR之间的变化显示，在张口过程中不同肌肉静息垂直向息止𬌗间隙（IORS）水平是不同的（表5-1，图5-7和图5-8a）。它们会随着开闭口的过程而发生变化（图5-8b）[51]。在咬肌表面放置电极，用可视化生物反馈技术测量最小肌电图活动，其所显示的平台期又进一步混淆了最小活动范围的概念（图5-9）[53]。然而，在肌源性颞下颌关节紊乱病的治疗中，用生物反馈技术来放松肌肉的效果还是可以的。肌肉紧张和肌肉受伤的患者可用生物反馈技术来减少肌肉的紧张度及受伤程度，并从音频和可视化生物反馈技术来降低肌电图水平[1,36]。在颞下颌关节紊乱病的治疗中，生物反馈技术实现肌肉放松并没有与一个特定的垂直位置相关联。因此，人在发声、吞咽、闭口、唇接触时肌肉会有瞬时记忆，而CRP则在这种肌肉的瞬时记忆中产生[30]。开口增量测量的方法可能使肌肉产生记忆，这种记忆受张闭口过程的影响，所以不能真正反映一个特定的垂直向姿势关系的肌电图活动。

讨论：面高的恒定性概念，CRP，改变的OVD以及TMD

很明显，下颌姿势位是多变的，而且可以呈现出很多垂直关系[28]。那么，为什么还要定义一个特定的垂直向关系呢？因为我们在全口义齿修复中，重建咬合垂直距离时需要一个最初的参考关系。息止𬌗间隙（IORS）和咬合垂直距离（OVD）是临床休息位（CRP）垂直距离减去2～3mm确定的。有研究用语音法和吞咽法证实了有2～3mm息止𬌗间隙的临床休息位（CRP）是可重复的[15-17]。进一步证实如果咬合垂直距离抬高过多，即"自由间隙"被侵犯了，则会导致颞下颌关节紊乱病（TMD）、肌功能亢进、咬合错乱等不良后果[12-18]。另外，咬合垂直距离丧失也会导致关节病变，所以要鼓励医生不断在临床中练习重建咬合垂直距离的方法，以恢复患者的原始咬合垂直距离，因此就必须根据休息垂直距离，即临床休息位（CRP）来建立它。一个特定局限休息位（恒定面高）由肌肉放松长度所决定[4-7]，我们需要对这个概念有一个精确的定义，确定准确的临床位置并精准记录是有必要的。但是要同时满足这三要素却不太可能，休息位的定义依然很模糊[19]。

通过发声、吞咽、咬合或唇接触，然后自我放松的方法建立一个垂直下颌关系的方法是不准确的。据称，通过不自主移动的颏肌，其皮肤表面标记点测量临界RVD是不准确的。作为最小肌肉活动的"肌电休息位"是很难定位的，因为它不能在临床上测量，但在实验中发现，人在放松的时候，张口度可以很大，IORS是5～13mm，相对于CRP，IORS只有2～3mm，所以，姿势休息位是不断变化的[29]。除了影响之前描述的CRP和PRP范围和表5-1中的因素外，疼痛、年龄、牙齿缺失、口腔设备、情感、唇支持、睡眠和药物治疗的因素也是起到一定作用的[15,28]。

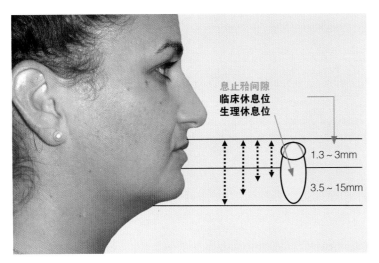

图5-10 息止𬌗间隙（IORS），临床休息位（CRP），生理休息位（PRP）等同于放松休息位（RRP）范围。

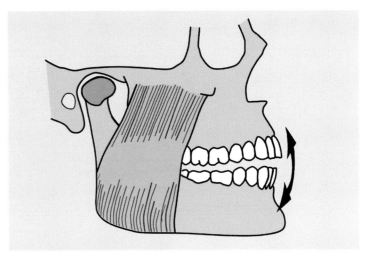

图5-11 抬高咬合垂直距离要求神经肌肉系统，颞下颌关节和心理协调适应（来自Rugh和Johnson.15）。

结论

这些是有争议的或尚未被完全阐明的理论。一个结论是下颌可能有很多姿势关系位[28]；另一个结论是下颌大约有两个可重复的静息范围：

1. 临床休息位（CRP）休息范围。
2. 放松休息位（RRP）休息范围（图5-10）。

临床休息位是一个范围，而不是一个固定的点，闭合后就到达最大牙尖交错位。当在临床测量时，通过前面所讲的发音、牙尖交错、吞咽或唇接触可以到达一个高度。在可摘义齿和固定义齿修复中，通过减去2~3mm的息止𬌗间隙，来重建咬合垂直距离的过程中，临床休息位作为一个起始的参考范围。如果将CRP作为起始参考位，那么就要记住一点，在发声、吞咽或唇接触后放松，其位置的变化是很大的。所以这种确定咬合垂直距离的方法需要临床上进一步验证。这些方法是针对具体的临床病例，作为"个体临床决定因素"，包括美学因素、语音、生物力学、神经肌肉适应，生理心理和恢复性因素等。这种放松状态，开口度更大的关系被描述成"放松休息姿势"[53,57]"生理休息位"[19-20]"肌电图休息位"[24,51,54]"放松休息位"[28]，它们表示最小的肌肉活动度，这些位置并不是一个固定的位置，而是不同于临床休息位的一个变化的范围。TENS诱导的休息位被许多临床实验组作为参考关系所应用，这个休息位是TENS诱导闭合后导致的一个所谓的下颌肌正中关系。同时认为这个位置创造了一个神经肌肉系统最合适的闭合关系[64]。

抬高和降低OVD及其与TMD的关系

临床上很多情况下需要抬高或降低咬合垂直距离。在修复牙列和牙槽骨丧失的过程中，咬合垂直距离是随着修复形式、功能、审美和舒适度等主观因素而选择性地变化的。另外，在颞下颌关节紊乱病的治疗中，通常会用一种可摘式𬌗板来改变其咬合垂直距离[69-72]。这个系统的作用是可以适应神经肌肉系统、精神状态、颞下颌关节区和牙齿的改变（图5-11）。

一般来说，它们虽然可以很好地适应这些改变，但是不利的反应也可能会出现[28,69-70]。神经肌肉系统需要通过改变姿势关系和适应反射性功能活动来适应口腔形态与功能。

垂直距离过高和垂直距离过低

传统观点认为CRP是一个生理固定点，这个点由息止𬌗间隙时肌肉静息长度所决定的。垂直距离过高而超过息止𬌗间隙被认为会导致下颌功能异常和功能紊乱。同时认为，重建丧失的咬合垂直距离是很有必要的，因为垂直距离过低对于关节是一个潜在的损伤因素。现在看来这些理论大多缺乏充分的证据[28,68-70]。在咬合垂直距离变化中的不良反应通常是道听途说，是例外而不是常态。一些反应可能是咬合垂直距离降低后导致肌肉的疲劳而发生的。相反，大量调查发现"垂直距离过低"的患者并没有什么症状。改变垂直距离可能会改变关节受力接触点[1]，同时也会缓解关节炎时的关节症状。

垂直距离过低和关节症状

传统观点认为，咬合过度伴有后牙支撑的丧失是关节负载过度以及病理变化的病因。这就意味着为了避免额外的慢性关节负荷过载，不仅要恢复后牙支撑，还要恢复原始咬合垂直距离。所以这成为很多医生盲目地通过固定或可摘义齿抬高咬合来治疗颞下颌关节紊乱病的理由。因没有证据支持这个论点，所以这种传统观点已经被抛弃了[69-70]。咬合垂直距离降低的牙列不会自动地陷于更大的风险，也不会对TMD造成更大的伤害。

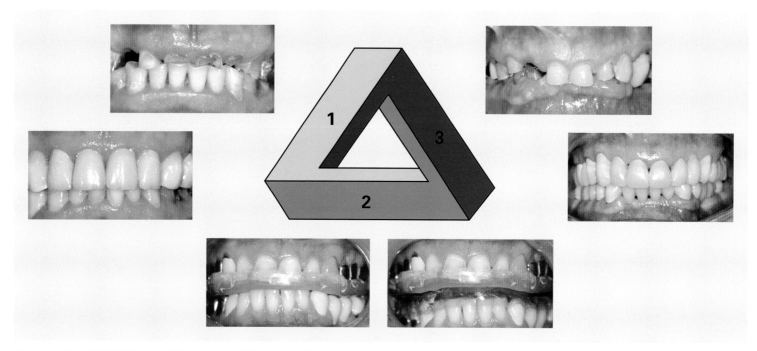

图5-12　垂直距离的悖论：1. 早期认为如果原始的IORS被破坏则会导致功能障碍。2. 相反，在颞下颌关节紊乱病的治疗中，佩戴𬌗垫后，垂直距离经常会＞CRP，高度不断变化的𬌗垫对颞下颌关节患者的症状有缓解作用。3. CRP和PRP可能会适应新建立的咬合垂直距离，甚至比原始的IORS更好。临床病例也显示提高咬合垂直距离比建立新的CRP和PRP要好。

颞下颌关节紊乱病的体征和症状

现在的观点认为后牙支撑的丧失不会增加关节病的发病率[72]。根据目前的证据和观念，在重建咬合时通过抬高咬合垂直距离来预防颞下颌关节紊乱病的方法，依然没有依据，也不是治疗颞下颌关节紊乱病、肌肉、关节症状的一个基本的治疗方法。然而，对于每位颞下颌关节紊乱病患者来说，可移动稳定型𬌗垫在治疗肌肉和关节症状中，是可接受的方法之一。

咬合垂直距离和颞下颌关节紊乱病的治疗

颞下颌关节紊乱病是混合精神心理因素和咬合因素在内的多因素疾病。其中，急性或慢性因素包括咬合功能紊乱、磨牙症、紧咬牙等，这些因素可能导致肌肉和关节病变。咬合功能紊乱是造成颞下颌关节紊乱病的次要因素。然而，用可移动𬌗垫治疗颞下颌关节紊乱病依然被认为是一种有效的治疗方式，虽然它的作用机制依然不清楚。在慢性复杂性病例中，可移动𬌗垫可能对肌肉和关节疼痛有一定的缓解作用。

但是使用可移动𬌗垫治疗成功的病例不能保证其症状不会复发。将可移动𬌗垫替换成固定义齿修复，则会不可逆地改变咬合垂直距离，所以一定要谨慎考虑固定义齿修复的合理性，以及固定义齿修复治疗及费用问题。

超过原始的息止𬌗间隙会导致颞下颌关节紊乱病（一个过时的典型范例？）

多年来，人们一直认为休息位是终生不变的，它由肌肉的放松长度所决定，而且如果咬合垂直距离抬高超过了它的原始高度，将会使肌肉活动活跃，导致下颌功能紊乱和𬌗干扰，直到恢复最初的咬合垂直距离（图5-12）[4-15]。下颌功能紊乱主要包括肌肉和关节功能的变化。虽然定义被改为"损伤性功能障碍综合征"，但人们依然认为关节升颌肌过度伸展会引起肌痉挛和筋膜损伤，进而使功能紊乱症状加重[16-18,71]。

𬌗垫

相对来说，在颞下颌关节紊乱病的治疗中，𬌗垫已经被证明是减少肌肉和关节症状的一种有效的治疗方式[1,72-73]。𬌗垫在任意变化的咬合垂直距离中被制成，往往比那些不超过最初息止𬌗间隙来治疗颞下颌关节紊乱病的方法，效果要好（图5-12）。在一项研究中显示厚的咬合板可以更好、更快地缓解颞下颌关节病的症状[73]。

抬高咬合垂直距离超过IORS的位置适应

在进一步研究咬合垂直距离这个重要概念的过程中，许多结果显示IORS会适应咬合垂直距离的抬高（图5-12～图5-14）[57,61-79]。虽然肌肉和关节症状最初是存在的，但一个星期后就会消失[57]。我们始终没有发现咬合垂直距离的降低和颞下颌关节紊乱病之间有什么联系[80-81]。

动物实验研究

动物实验研究证明了这个悖论，抬高咬合垂直距离会造成肌肉和关节病变[82-83]。而在小鼠和猫上做实验研究发现，抬高咬合垂直距离后3～4周内，机体会通过增加梭外肌纤维肌节迅速适应[84-86]。

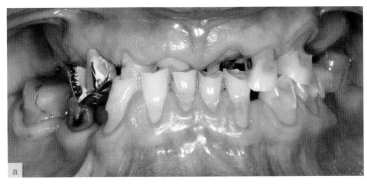 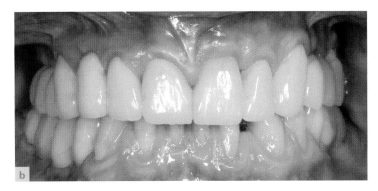

图5-13 （a和b）一个适应新CRP和PRP的临床病例。咬合垂直距离被抬高了6mm。这种通过抬高咬合垂直距离超过CRP的方法会导致肌肉活动亢进、干扰。而此时神经肌肉已不再能够恢复到原始的咬合垂直距离（图片由Dr E Zenziper提供）。

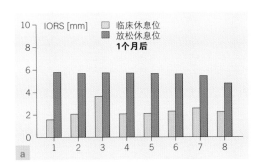 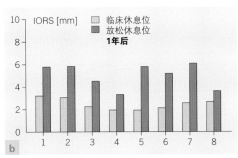 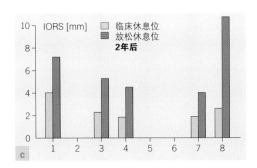

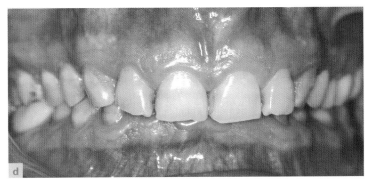 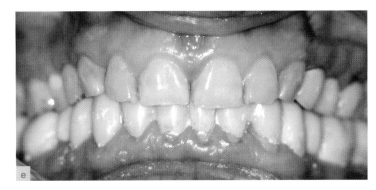

图5-14 （a~c）8名受试者，使用全牙弓超嵌体，来抬高咬合垂直距离，建立稳定的最大牙尖接触𬌗和前牙非正中引导𬌗，1个月后CRP、RRP的IORS重新建立。在所有的病例中，咬合垂直距离比最初的IORS超过4~5mm，1~2周后肌肉不适和讲话困难都缓解了，新的IORS可以稳定保持1~2年。（d和e）病例为下颌超嵌体的研究。根据原始数据重新绘制[57,61]。

已经有研究观察到小鼠的咬合垂直距离充分抬高后会发生急性炎症并且伴随肌纤维退化，它们的肌纤维伸长23%。这种情况通常在第14天时就出现了[84-85]。最大程度抬高咬合垂直距离只用在这些模型上，假如推断在人的身上就和许多颌面外科手术中见到的一样了[87-89]。

改变咬合垂直距离

临床经验研究表明，抬高咬合垂直距离超过CRP主要表现为无症状适应和新的姿势关系的建立（图5-13和图5-14）。验证这个理论的科学实验证据是不可信的，因为其实验样本量太少[57,61,74-79]。在固定义齿修复重建的过程中，因为各种各样的原因都需要抬高咬合垂直距离。这个修复过程只需常规进行，而在过去10年里由此导致的功能障碍或不良反应的报道其实是很少见的。然而，当大量的病例开始适应时，少部分抬高咬合垂直距离后的病例仍有可能遇到神经肌肉或关节方面的不良反应。

在全口义齿修复中，通过抬高或降低咬合垂直距离而出现的反应也有报道[90-91]。此外，在固定全牙弓种植体支持修复中根据普遍的临床个体因素，改变和重建咬合垂直距离，不良的功能障碍反应报道是很少见的或仅仅只是轶事。

新的CRP和PRP适应吗？

抬高咬合垂直距离后休息位的适应性研究

样本有限的研究显示了休息位对新咬合垂直距离的适应[57,61,74-79]。随着对可移动覆盖𬌗垫的研究，其中有3项研究显示新建立的CRP的适应和发展[77-79]。Hellsing[79]在10名颞下颌关节紊乱病患者中发现，放置𬌗垫并调整后，很快会出现一个新的CRP。Christensen[77]给20名牙齿健康的受试者双侧的磨牙覆盖𬌗垫，切牙间加高4mm来增加咬合垂直距离1周。Carlsson等[78]用尖牙覆盖𬌗垫将7名受试者的咬合垂直距离抬高1周。这两项研究报道了佩戴𬌗垫后，开始出现的一些症状：如头痛、紧咬牙、磨牙、肌肉和关节疲劳、牙齿疼痛以及语音和咀嚼功能障碍。Carlsson等[78]报道除了一名受试者症状未减轻外，其他受试者的症状均在1～2天后减轻了。这些研究都缺少最大牙尖交错位时的前牙接触和前牙引导。对固定修复体做的长期研究发现[61,74-75]，在许多病例中只有轻度的复发但整体都显示很好的长期适应性[74]。

一项对8名受试者的研究中，在最大牙尖交错位时用固定的丙烯酸全牙弓超嵌体重建咬合，此时全牙弓接触并可以达到前伸和侧方引导（图5-14）[57,61]。

将这8名受试者的咬合垂直距离在切牙之间抬高4～5mm，然后在1个月内将CRP和RRP每周测量一次。实验员诱导通过下颌放松来获得患者的放松休息位。这已经显示了PRP就是放松休息位[57]。CRP由要求闭合的方式及之后下颌的放松所决定的。一个新的2～4mm的CRP和一个新的4～9mm的RRP在4周后就建立了，而且对8名受试者1年内和6位受试者2年内（2个没有回访）的CRP和RRP都是不一样的（图5-14）。7名受试者1周后，1名受试者2周后其肌肉和说话的不适感都消失了[57]。

长期复发的病例

在用固定修复和正畸方式抬高咬合垂直距离的研究中，有报道说刚开始就出现了少量的复发现象。然而，咬合垂直距离并不能恢复到最初的状态[74-75]。这种复发与咬合垂直距离的抬高没有关系，而且在第一个月就明显发生了。从这些研究[57,74-75]和正颌外科的研究[28,87-88]中可以得出对于有余留牙的患者，当抬高咬合垂直距离之后，最初会出现一定的复发，但是咬合垂直距离并不能恢复到原来的水平，甚至当突然抬高几毫米时，功能也没有受损[28]。

改变咬合垂直距离之后肌肉的适应

肌电图显示抬高咬合垂直距离后提颌肌群的姿势性肌张力会降低。甚至当咬合垂直距离充分抬高至侵犯到IORS时，提颌肌群和降颌肌群姿势性肌张力的变化都会使IORS保持不变[28,72,78-79]。

肌肉对抬高IORS的适应可能通过姿势性肌张力的变化和组织的适应来实现[28]。肌肉在最小肌电图范围内对抬高咬合垂直距离的适应主要通过姿势性肌张力的变化实现（表5-1）[28]。更大变化的适应正如在许多正颌外科的病例中[15]，将通过肌肉组织的适应实现[28]。

肌纤维通过肌节在肌腱上的伸长和重新排布以及肌纤维方向上的改变来适应咬合垂直距离的变化[28]。

从临床上的这些研究发现，咬合垂直距离可以在自然牙列和全口义齿修复中抬高，并没有预期的不良影响产生[28,69-79,82-86]。

面高和垂直距离

传统上把面高水平向分成了三等份，最下面是下颌骨、牙槽突和牙齿的高度。水平参考线是任意的也是一般常用的水平面，分别是最上面的发际线、瞳孔线或眉线，通过鼻尖的水平线以及通过颏部的水平线（图5-15）。个体差异在面部三等分的比例上还是很大的。在审美水平上对面部比例的评估由整个外貌和软组织所决定。如果过度偏离正常外貌解释为不美观了（图5-16）。对于正常牙列和面型，最大牙尖交错位时其面高方面微小的差异，CRP范围内的休息姿势以及微笑对面高的改变并不是很明显（图5-17）。

软组织和硬组织评估

在研究中，他们通过测量矢状面骨组织解剖标志点和X线头影测量标志点来评估面高。评估生长过程中，面高长期变化或者面高变化与慢性牙齿磨耗、代偿性萌出与牙槽骨丧失的关系。软组织标志点及从面部表情对面高的整个评估方面都不是太准确，并没有进行定量的比较而更多的是主观方面的评估。所以，硬组织解剖标志点测量发现的变化在面部的表现并不是很明显。

减少面高

面下1/3高度的降低是由于咬合垂直距离的丧失，导致一种"咬合过度"的面部表情。面高与咬合垂直距离是直接相关的，它影响着面下1/3与面上2/3之间的关系。正常咬合垂直距离随着生长发育在正常范围内会有轻微变化，前提是由基因决定的生长发育过程未受外界的干扰。自然变化发生在下颌角和下颌支高度以及整个上、下颌骨大小比例的变化。通常可以在休息或在活动的时候观察到面高的变化，比如说话时姿势的改变、面部表情的改变。咬合垂直距离丧失较多的病例中，面部表情的改变是很明显的，比如全口无牙颌患者表现出"咬合过度"的面部表情是很常见的（图5-16）。

在面高方面抬高咬合垂直距离的效果

很多人认为抬高咬合垂直距离在低面高和面部美学上有直接的效果[92]。还有人认为改变咬合垂直距离可以改变颌面部美学，并且可以在面高方面改进视觉比例[92-95]。

然而，对于在什么范围内改变，改变多少，依然不清楚。在22名牙列完整的年轻成人志愿者的口内放置4个可移动的上颌全牙弓丙烯酸树脂覆盖𬌗垫，以2mm、4mm、6mm、8mm连续增大上、下切牙间的距离[96]。志愿者在最大牙尖交错位和CRP时的正面相分别拍照记录。

佩戴树脂𬌗垫，从牙尖交错位开始连续拍照。10名观测者被要求随机拍照片，面高通过不同的𬌗垫逐渐增加。由于

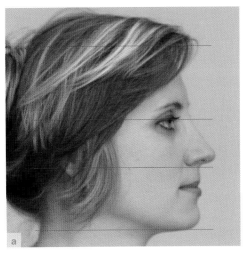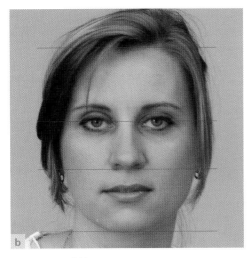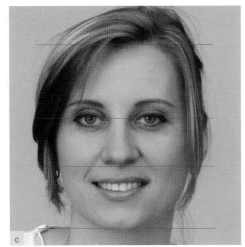

图5-15　侧面观。〔a〕最大牙尖交错位。〔b〕姿势位。〔c〕微笑。

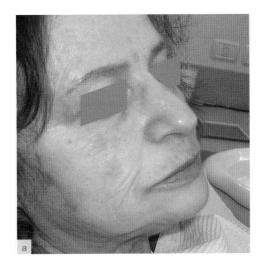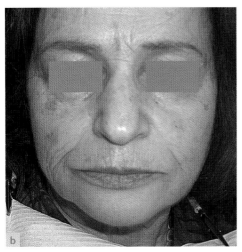

图5-16　〔a和b〕显示咬合垂直距离丧失后面下1/3高度降低，出现"咬合过度"的面容。

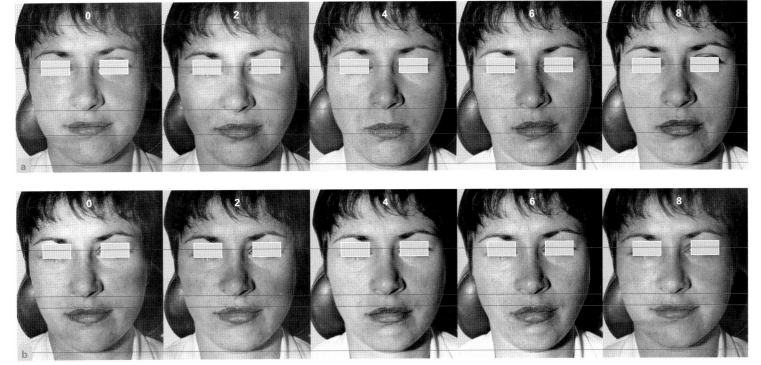

图5-17　两种面部视图：〔a〕最大牙尖交错位。〔b〕CRP（分别抬高咬合垂直距离2mm、4mm、6mm、8mm）[96]。

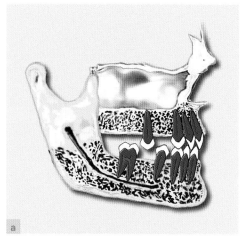 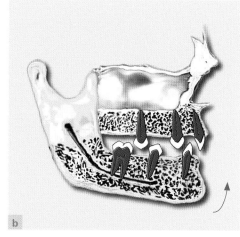

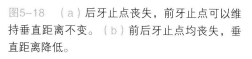

图5-18 （a）后牙止点丧失，前牙止点可以维持垂直距离不变。（b）前后牙止点均丧失，垂直距离降低。

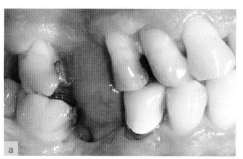 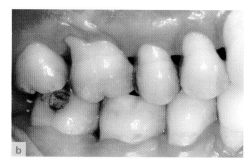

图5-19 前磨牙和磨牙维持垂直向止点和咬合垂直距离。（a）前磨牙和磨牙倾斜表明垂直距离丧失，也叫作后牙咬合过度[19]。（b）牙冠高度充足、轴倾度正常的前磨牙是OVD没有丧失的指征之一。

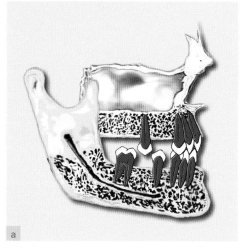 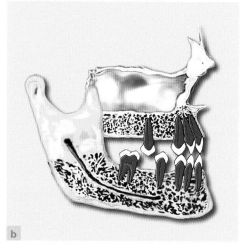 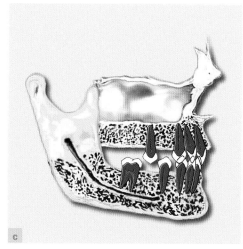

图5-20 如果后牙磨耗、破坏或缺失，（a）Ⅰ类、（b）Ⅲ类、（c）Ⅱ类2分类的切牙关系是可以维持咬合垂直距离不变的。

是在口内增加了2~6mm高度，所以很难分清面高的改变（图5-17）。因咬合垂直距离增加使面下高度改变的患者，在最大牙尖交错位时口内需增加50%，在CRP时需增加40%。对于最大牙尖交错位和CRP，面高的增加不是咬合垂直距离增加的直接比例。从这些可以得出，在固定义齿修复中咬合垂直距离在2~6mm范围内的改变未必会造成明显的面下高度变化。将此应用于正常咬合垂直距离范围内的年轻成人，试图在这个范围内去改变面高以达到美学上的面部比例，可能并不会获得成功[96]。

这个发现不支持抬高咬合垂直距离将必然改变面下高的理论。

咬合垂直距离的降低和丧失

随着牙齿𬌗面结构的破坏以及牙齿移动，垂直距离会逐渐降低（图5-18）。

如果单侧或双侧的上下颌前磨牙可以咬合在一起就可以维持咬合垂直距离不变。因此我们可以得出这样一个结论：如果上下颌前磨牙直立且咬合不倾斜，则表明原始的咬合垂直距离没有丧失（图5-19）。

后牙缺失和后牙咬合过度

后牙磨耗或缺失，前牙是Ⅰ类、Ⅲ类和Ⅱ类2分类关系，则咬合垂直距离可以通过前牙咬合止点来维持（图5-20）。但是当前牙随着后牙的缺失、松动或磨耗而不能保持在垂直止点时，咬合垂直距离就会降低，这被称为后牙咬合过度[19]。一般这种情况发生在前牙移动、唇展、松动、磨耗或无接触，比如前牙Ⅱ类1分类关系、开𬌗或重度的Ⅱ类2分类关系（图5-21和图5-22）（第4章）。如果前牙垂直向改变过于明显，

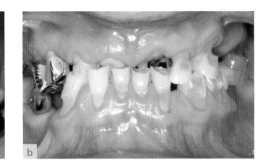

图5-21　后牙咬合过度。（a）Ⅱ类1分类关系：前后牙垂直止点丧失。（b）Ⅲ类关系：后牙垂直止点丧失、前牙磨耗，伴随下颌旋转。

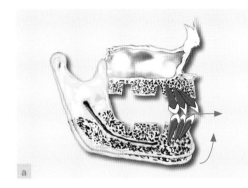
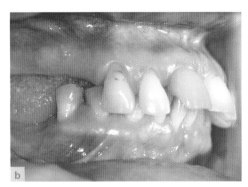

图5-22　（a和b）随着前牙唇展、移位，后牙会逐渐出现咬合过度的现象。随着骨支持组织的丧失，上颌前牙不能再维持咬合垂直距离，同时还会出现前牙漂移、向外张开的现象，从而导致垂直距离的丧失。

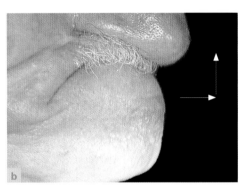

图5-23　（a和b）自旋。开口时下颌向后下方转动，闭口时下颌向前上方转动。

255

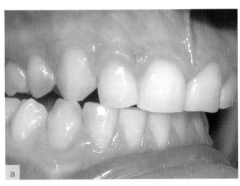
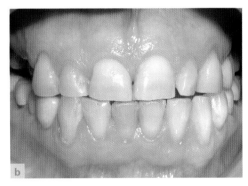
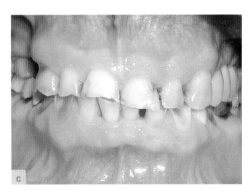

图5-24　牙齿骀面磨耗使牙齿高度丧失，根据冠高度垂直向减少的量，分为轻、中、重度。（a）轻度：1～3mm。（b）中度：3～6mm（冠高度丧失1/3～1/2）。（c）重度：>6mm（冠高度丧失超过1/2）。

牙齿高度丧失的分类

当牙齿出现水平向磨耗时，会导致单颌或对颌牙齿高度的丧失。当然，在这个过程中，牙齿会不断萌出，牙槽骨会不断生长来补偿牙齿高度减少的量，但它们的补偿量比牙齿缺失的量少。牙齿高度的减少量是在原来牙齿高度的基础上进行评测的。在临床检查和诊断中，可以将冠高度降低水平分为轻、中、重度。轻度时冠高度降低1～3mm，中度时冠高度降低3～6mm（1/3～1/2冠长），重度时冠高度降低超过6mm（超过冠长1/2）（图5-24）。

评估咬合垂直距离的降低

咬合垂直距离可能会因为各种原因降低，除了牙齿磨耗外，牙齿移动（牙齿倾斜、漂移、外倾）、冠破坏或低垂直距离下的口腔修复都会使咬合的垂直止点丧失，进而引起垂直距离的降低。当牙齿磨耗、无对颌牙或牙齿和牙槽骨同时伸长时，评估咬合垂直距离的丧失量将更加困难。

为了临床分类和诊断的方便，我们将牙列缺损患者的咬合垂直距离丧失分为轻度、中度和重度，其咬合垂直距离丧失与

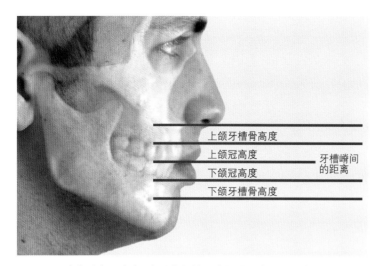

上颌牙槽骨高度
上颌冠高度
下颌冠高度 牙槽嵴间的距离
下颌牙槽骨高度

图5-25　咬合垂直距离由4个垂直向的元素组成，它们的高度可能会因口腔疾病而减少。上下颌个别或多颗牙齿的冠高度可能因为咬合功能紊乱、磨耗、酸蚀、龋病、后期修复、修复失败、牙齿倾斜、牙齿拔除等原因降低。冠高度降低会导致牙槽嵴间的距离减少，牙槽骨高度的丧失可能发生在慢性或侵袭性牙周炎和拔牙后骨吸收的情况下。

上下颌牙冠的高度降低（图5-24）、牙槽骨高度的降低有关（图5-25）。我们可以根据牙齿初始高度的丧失量以及支持组织形态上的改变，通过已存在的、保持不变的解剖参考点来评估咬合垂直距离的丧失，以前都是在下颌姿势位时，通过测量息止𬌗间隙（IORS）以及面高来评估咬合垂直距离的，但是由于下颌姿势位范围变化的多样性（前文已讨论）使得这种评估方法在现在看来已经没有多大意义了。

　　人们过去认为，咬合垂直距离降低后会使息止𬌗间隙（IORS）变大，其实，姿势位已经适应了变化后的咬合垂直距离，它会适应性地产生正常的息止𬌗间隙，此间隙已不是牙齿缺失和牙槽骨高度丧失的反应。另外，休息位的测量可能受肌肉松弛程度的影响；一个精神紧张的人在一个特定的时间内可能会产生一个小的息止𬌗间隙（IORS），而在相同的条件下，精神放松的人息止𬌗间隙就会变大，此时既不反映牙齿的缺损也不反映牙槽骨高度的降低。

面高的丧失

　　面高的丧失与短面容相关，短面容表现为面下1/3减少、嘴角处皮肤皱褶，闭口时唇外翻（图5-16）。在重度面高丧失的情况下，下颌骨可能会发生向前并向鼻尖的方向转动（图5-23）。大张口时，下颌骨打开并自旋回位（图5-23）。对于咬合垂直距离较小范围的改变，面高并不是抬高垂直距离的精确标志，因为当咬合垂直距离抬高6mm时，面高的改变并不明显（图5-17）[96]，而抬高超过6~8mm时面高才会有明显的变化。

咬合垂直距离丧失和降低的意义

　　咬合垂直距离的降低或丧失可能从多方面影响牙颌系统，

表现如下：

■ 美观：当患者的嘴唇在休息或微笑时，牙齿可能暴露较少或不暴露，此时说明其面高可能是降低的。牙齿一般会节段性代偿性萌出，结果可能导致不美观的阶梯状𬌗平面。

■ 功能：影响咀嚼和表达。当前牙变短以及前牙关系改变时可能会影响我们的语言表达。前牙的覆𬌗会增加，软组织被侵害，咀嚼效率和舒适度也可能受损。

■ 功能障碍：虽然人们过去认为咬合垂直距离的丧失会对肌肉和关节造成严重的损伤，但现在发现垂直距离丧失或降低，本身并不是肌源性颞下颌关节病和关节相关的颞下颌关节病的危险因素。咬合垂直距离的丧失可能会促使关节产生病理变化，为了恢复最初的咬合垂直距离而过度抬高咬合超过"息止颌位"时，则可能会使肌肉收缩极度活跃而亢进[12-17]。这个观点与恒定的面高、恒定的下颌姿势位一起受到了挑战，人们将不再认为它们是正确的[1,15,69]。

■ 生物力学：改变咬合垂直距离可以改变冠高度、冠根比、冠种植体比以及前后牙的覆𬌗、覆盖。如此则会影响到终末闭合时水平向力的传递和牙齿非正中运动时功能的和副功能的咬合负载。

■ 咬合过度：颌间距离减少的咬合垂直距离；下颌姿势位时𬌗间距离过大的咬合垂直距离；咬合过度导致牙齿在接触时，嵴间距离减少[19]。息止𬌗间隙和息止颌位能适应咬合垂直距离的变化，因此，该定义的第一部分是不确定的。咬合垂直距离的降低不一定会引起息止𬌗间隙（IORS）相应地增大。由于咬合垂直距离降低与功能、美观问题息息相关，所以才在一些病例中将抬高咬合垂直距离作为治疗计划的一部分。

重建咬合垂直距离

　　当患者的所有牙齿都缺失时，我们就需要重建他们的咬合垂直距离。

　　骨骼和面部结构的重建是一项基本临床目标，是治疗计划、咬合恢复的重要组成部分。我们在重建咬合垂直距离时，将会涉及重建的具体形式、功能、美学和舒适度方面，而这些必须在后牙支撑以及非正中𬌗引导等咬合因素的前提下进行。然而，对于咬合垂直距离与下颌姿势位的相关临床和理论知识方面依然争议不断。

目前与下颌姿势位、咬合垂直距离和改变咬合垂直距离相关的临床诊断与治疗形式

　　我们在临床上诊断口腔疾病、制订其治疗计划时，与咬合垂直距离相关的修复计划需要专门说明。方框5-1做了总结，并回答了第1章所提到的相关临床问题。

方框5-1　临床问题和回答

什么是休息位？	多个休息关系，临床上可以反复重现的休息范围：临床休息位（CRP）、生理休息位（PRP）
休息位是固定的吗？	不是
只有一个CRP吗？	不是
如果咬合垂直距离抬高超过CRP会怎么样？	一般神经肌肉会适应
如果抬高或降低咬合垂直距离，下颌姿势会适应吗？	建立新的CRP和PRP
改变咬合垂直距离会改变低角面型吗？	超过6mm（视觉上才会比较明显）
咬合垂直距离在临床上应该怎样建立？	6项决定因素： 神经肌肉 美学 语音 生物力学 修复 适应能力

方框5-2　建立新的咬合垂直距离的6项临床标准

神经肌肉	CRP时比RVD少2~3mm，作为开始的参考关系
美学	牙齿暴露程度 上颌前牙殆平面，后牙殆平面
语音	低角面型 最小发音间隙
生物力学	后牙冠根比 冠预备体比 冠种植体比 前牙覆殆 非正中引导
修复	降低颌间距离 降低殆间距离
适应能力	用可逆的、过渡性殆垫测试

方框5-3　在牙齿支撑的固定修复中影响垂直关系的相关因素

垂直向因素	生物力学	美学	修复
咬合垂直距离	冠根比	休息或微笑时的齿、龈暴露程度	最小发音间隙
息止殆间隙	冠与牙齿预备体间的比例	切牙平面 后牙平面	前牙关系
嵴间/颌间距离	抗力固位		垂直向覆殆
冠长			水平向覆盖
			颌骨关系

257

改变咬合垂直距离：治疗计划的考量

在恢复牙列完整和重建咬合垂直距离的计划中，我们需要考虑很多影响因素。大家都知道，每名患者都是不一样的，所以我们一定要认真考虑和分析每名患者不一样的病情，制订出"个性化治疗方案"。而且，诸多相关的影响因素在不同的病例中其要求也是千变万化的，涉及有固定义齿修复、固定种植体修复、联冠修复、种植体支持的可摘义齿修复、局部义齿修复以及全口义齿修复。个体临床决定因素（ICD）有以下5项因素：

1. 患者相关的因素。
2. 面部因素。
3. 牙弓内因素。
4. 牙弓间因素。

5. 修复因素。

每名患者的牙列都是不同的，所以我们必须根据每名患者的这些决定因素来综合考虑。

除了这5项主要的因素外，还需要将其他的因素整合到具体的治疗计划中。治疗计划的制订过程是复杂的、多因素的，在临床分析、整合、决策以及治疗计划的制订中要综合考虑，最好根据最佳有效证据（BAE）来决定，这些将在第9章叙述。另外，这些标准之间也是相互影响的，并最终决定后牙支撑、咬合垂直距离和最合适的非正中殆引导。

重建咬合垂直距离的6项临床标准

我们在临床中要根据每名患者的个体临床决定因素来建立咬合垂直距离。这些因素包括：神经肌肉、美学、语音、生物力学、修复和个体适应能力（方框5-2和方框5-3）。

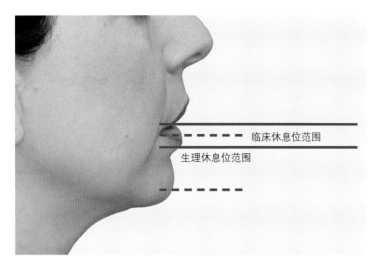

图5-26　发出闭合、发音、吞咽以及唇轻触的指令后，由下颌姿势位时的神经肌肉影响下颌骨的放松程度。一般来讲，放松程度在临床休息范围内，然而，无法控制下颌进一步放松到生理休息范围。

1. 神经肌肉决定因素。在临床休息位（CRP）范围内，神经肌肉决定了一个初始咬合垂直距离，这个距离比休息垂直距离（RVD）小2～3mm。
2. 美学因素。牙齿暴露量和𬌗平面的美观性在最初就已建立，而且还担任着重要的角色。
3. 语音因素。我们必须要根据前牙位置关系来确定最小发音间隙，保证患者无语言障碍。
4. 生物力学因素。后牙因素：冠根比，冠与预备体的比例，冠与种植体的比例，冠长以及其他相关的因素。前牙因素：覆𬌗，覆盖及非正中𬌗引导。
5. 修复因素。根据修复需要评估颌间距离、𬌗间距离、抗力固位、基牙以及冠高度。
6. 适应能力。适应能力要根据每名患者的耐受程度、舒适度、患病情况、个人习惯和颞下颌关节紊乱病病史等因素来评估。

神经肌肉组织

测量休息垂直距离（RVD）

如果嘴唇是分离的就只能在口内测量，这会干扰患者，使患者反射性地改变姿势关系。口外参考点通常用来测量咬合垂直距离和休息垂直距离。利用颏部皮肤标志点在口外进行测量可能会受到颏肌收缩的影响，也会受到嘴唇闭合和分离的各种的影响（图5-26和图5-27）[21-25]。

美学决定因素

休息位和微笑时，牙齿及牙龈的暴露情况在美学方面一直是重要决定因素。上下颌前、后牙的𬌗平面同样也是重要决定因素。而受咬合垂直距离影响的垂直向面高主要是面下1/3。

那么，假如我们的肌肉已经适应了一个新的姿势范围，如果再过度改变垂直距离（超过6～8mm）则会改变咬合时的面高和姿势位时的面高，从而影响我们的面容。

牙齿暴露程度

嘴唇休息时，牙齿暴露是令人很愉悦的，如果没有牙齿暴露，给人感觉可能没有牙齿。人在说话、微笑或大笑时，前牙暴露较多。大笑时，依据美学标准建立前后牙美学𬌗平面（图5-27e）。

𬌗平面

上颌牙齿的𬌗平面是根据嘴唇位置和牙槽骨的解剖结构确立的。休息时，我们可以根据前牙切缘的最小暴露程度确定了垂直距离和上颌中切牙的长度。𬌗平面是根据微笑时嘴唇的位置确定的。建立的上颌前牙𬌗平面应与休息和微笑时的下唇位置相协调。上颌后牙咬合平面应提供前后渐变、对称、宽度合适的前庭区。参考平面是Frankfort水平面（眶耳平面）和鼻翼耳屏面。然而，审美标准仍起着主导作用。下颌前后牙𬌗平面的建立是当休息、讲话或微笑时让下嘴唇与牙齿暴露在视觉上协调，显现出美丽、令人愉悦的微笑（图5-27和图5-28）。

休息和微笑时的龈线

龈线需与前后牙咬合平面平行协调。垂直向后牙牙冠的高度与牙龈暴露的比例应该让人感觉美丽、舒服，如果比例不协调，就需要修整。如果唇线较高，牙龈与𬌗平面可能需要抬高（图5-28）。

抬高𬌗平面会使咬合垂直距离降低。或者，如果患者临床牙冠较短，牙齿不暴露，这种不美观的表现可能会使患者要求医生加长他们的临床牙冠，那么医生就可以通过降低上颌前后牙𬌗平面来抬高咬合垂直距离。此过程必须考虑冠根比，冠种植体比例以及固位等支持因素和支持修复要素的作用（图5-27c和图5-27e）。

面高

面高，特别是面下1/3的高度，与咬合垂直距离和牙齿长度以及它们的支持组织密切相关。垂直距离的改变与面高的改变是有关联的。垂直向面高的降低与面中1/3的降低是相关的，并作为在临床中确定咬合垂直距离是否降低时的诊断标准之一。特别是全口义齿修复的病例，"咬合过度"的临床诊断标准是嘴角处的斜行皱褶加深、唇外翻、加深的唇纹以及口角炎（图5-29）。

IORS超过3mm也是咬合垂直距离丧失的诊断因素。然而，由于CRP和PRP的不断变化，我们不可能在测量中评估患者放松的程度。如果患者紧张，IORS可能会变小，如果患者非常放松，在闭合、发音或吞咽后，其下颌自由地下降张

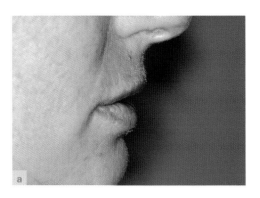
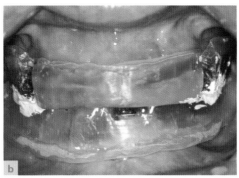
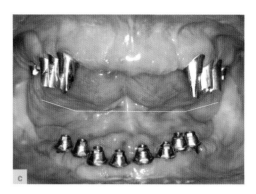
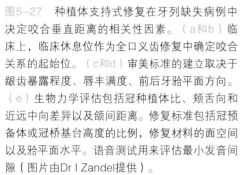
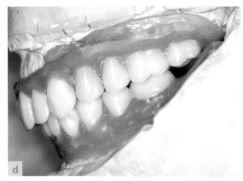
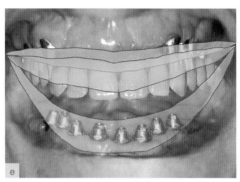

图5-27 种植体支持式修复在牙列缺失病例中决定咬合垂直距离的相关性因素。（a和b）临床上，临床休息位作为全口义齿修复中确定咬合关系的起始位。（c和d）审美标准的建立取决于龈齿暴露程度、唇丰满度、前后牙𬌗平面方向。（e）生物力学评估包括冠种植体比、颊舌向和近远中向差异以及颌间距离。修复标准包括冠预备体或冠桥基台高度的比例，修复材料的面空间以及𬌗平面水平。语音测试用来评估最小发音间隙（图片由Dr I Zandel提供）。

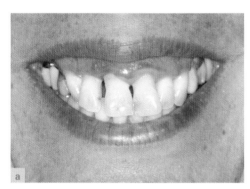
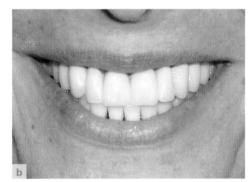
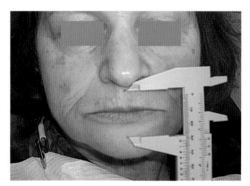

图5-28 （a和b）美学因素。龈齿暴露的人需要抬高𬌗面，抬高龈线并降低咬合垂直距离来恢复其美观（图片由Dr O Ghelfan提供）。

图5-29 诊断咬合过度的传统标准：嘴角斜行皱褶加深，唇外翻，加深的唇纹和口角炎。IORS超过3mm是咬合垂直距离丧失的诊断因素之一。然而，由于CRP和PRP的不断变化，肌肉放松程度的准确评测是不可能的，所以测量时要很谨慎，特别是在做固定义齿修复需要抬高咬合垂直距离时。

259

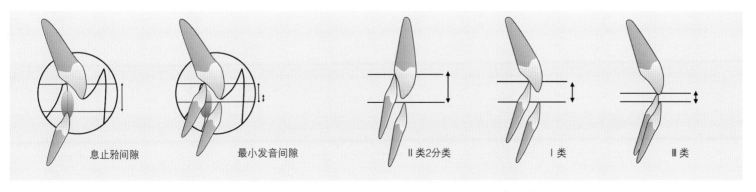

图5-30 最小发音间隙与IORS是不同的。IORS是CRP休息范围内产生的间隙，CRP作为一个范围或临床休息范围在同一个人是可以变化的。最小发音间隙在个体之间因不同的前牙覆𬌗关系而不断变化。

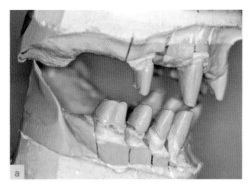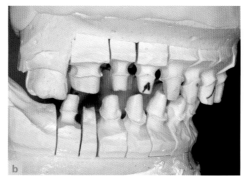

图5-31 垂直向修复因素。相对应牙冠的瓷和金属的拾间隙，冠预备体高度要有一定的抗力形和固位形及拾平面位置。

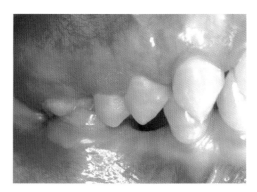

图5-32 短的临床牙冠需要抬高咬合垂直距离来增加拾间隙，以便烤瓷冠有足够的咬合面修复空间。牙冠延长术后需提供足够的固位形和抗力形空间避免粘接失败。

嘴时，较大的IORS将会被记录下来。所以测量时一定要很谨慎，特别是需要在固定义齿修复中抬高咬合垂直距离的情况（图5-26）。

假如患者在最大牙尖交错位和休息位可以适应较大的增加了的高度，那么抬高咬合时牙齿高度（OVD）就可以作为抬高面高的一种方式。但这需要提前用可逆的方式进行评估，因为OVD抬高2～6mm，容貌基本上检测不到有什么变化。将年轻成人的OVD抬高2～6mm后不能用主观可视方法评估，而且上下颌切牙间距离没有在面部参考点上相应地按比例增加，反而减少了40%～50%（图5-17）[96]。

全口义齿的修复病例，面容改变的评估通常是多方面因素组成的。需要评估牙齿对唇的影响。牙齿唇向排列对唇的支撑，以及颊侧基托对唇的支撑，还有因咬合垂直距离改变所致的垂直向的变化。牙齿位置或边缘厚度的轻度改变可能在容貌方面比咬合垂直距离的轻度改变有更明显的作用。抬高或降低咬合垂直距离将会对休息或微笑时上下前牙的暴露程度有直接的作用。

语音要素

许多临床医生建议，最小发音间隙应该作为建立咬合垂直距离的辅助工具[13-14,25]。然而，上下颌切牙间的张开程度所创建的前方说话空间会随着最大牙尖交错位时前牙覆拾覆盖的不同而变化。II类2分类的深覆拾要比III类前牙切对切关系张开更大。最小发音间隙会随着不断变化的切牙关系在不同的牙列间改变（图5-30）。语音需要适应新的切牙关系，而且这个适应过程并不是很快就能发生，所以，虽然可以通过最小发音间隙来测量咬合垂直距离和前牙关系，但它仍有局限性，所以利用暂时修复体测试语音适应性是很明智的。

生物力学因素

影响垂直距离确定的生物力学因素包括牙槽嵴间的距离、

冠根比或冠种植体比、拾平面水平、颊舌向关系，屈矩以及颊舌向力矩。如果咬合垂直距离升高了，牙槽嵴间的距离就会相应地增加，进而会增加冠预备体或冠种植体的比例，增加修复体及其支持结构的转矩、屈矩效应。增加垂直距离后，对支持结构有了更多的要求，增加了基牙抗力、固位，种植体抗力以及机械连接力上的压力。

垂直距离改变后可能会影响到前牙覆拾覆盖，非正中引导倾角，上下颌牙齿冠高度的比例关系（图5-27），从而影响到前、后牙拾面水平以及它们的美观性。

修复因素

不同的临床条件，可能存在需要通过抬高咬合垂直距离来安放固定修复体。这种情况在图5-31～图5-33中都有说明，包括重度磨耗、重度深覆拾、颌间距离降低、部分牙齿过度萌出（伸长）、不平坦的拾平面。这些情况可能是因为一系列特定病例的形态学、美学、功能、生物力学和义齿修复因素造成的。

垂直向咬合牙槽嵴间距离/拾间距离

在一些拾间距离有限的病例中，临床医生可能需要通过抬高咬合垂直距离来给金属和瓷的拾面提供足够的空间（图5-31b）。在固定义齿修复中，考虑预备基牙剩余长度的抗力与固位，也许就关系到了拾间距离和咬合垂直距离。那么，如果我们要抬高咬合垂直距离，则可能需要改变拾平面水平位置，在这个过程中，关于抬高或降低拾平面水平位置的美学效果，需要我们再次做评估，同时，也需要对潜在的不利的生物力学影响和神经肌肉适应垂直距离改变的能力进行考虑。

冠与预备体的高度比例

有一些根据美学标准建立拾平面的病例，其咬合垂直距离是基于临床休息位建立的，但是其嵴间距离与拾平面方向并不

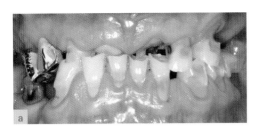
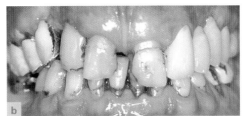
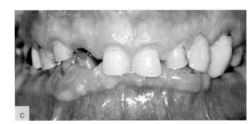
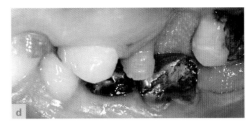
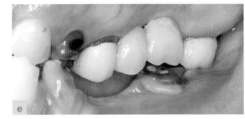

图5-33 （a）重度磨耗。（b）重度覆𬌗。（c）颌间距离降低。（d）牙齿伸长。（e）不均匀𬌗平面。这些病例可能是因为一系列形态学、语音学、功能学、生物力学和修复学因素造成的。

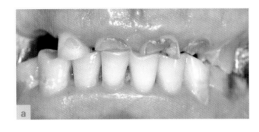
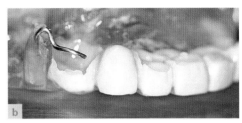
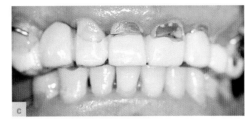
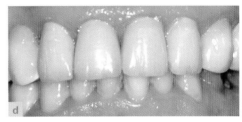

图5-34 （a~d）重度磨耗和咬合垂直距离的丧失。可摘式𬌗垫过去常用来测试患者对重新抬高的咬合垂直距离的适应性。

261

合适。由于需修复的牙冠高度过长，修复体冠的长度与预备体高度的比例可能也不合适。过大的冠与预备体比例可能会危害固定修复的抗力形以及固位形，同时导致后期粘接的失败。特别是重度磨耗的病例，磨牙持续咬合功能紊乱是很常见的，过大的冠预备体比例就会增加修复体的咬合力臂和力矩，从而增加冠脱胶结的风险，尤其是末端基牙。如果要增加全冠的使用寿命，可能需要做牙冠延长术。

垂直种植体基台和修复空间不足

种植体支持的修复体，较小的颌间距离或减小的嵴间距离会导致种植体基台、固定螺丝、覆盖义齿的垂直修复空间不足。在一些病例中，我们可能为了修复的需要去抬高咬合垂直距离以提供足够的修复空间，但是，当冠预备体比例不利于修复时，我们必须通过降低咬合垂直距离来减少修复体潜在的脱落可能和不稳定性（图5-31）。

不均匀𬌗平面

临床中的以下情况可能需要改变咬合垂直距离：要求将不均匀𬌗面重建的病例、牙齿伸长的病例以及替换牙过度萌出的病例。这些情况在没有抬高咬合垂直距离的情况下都无法恢复。

𬌗间间隙：抗力/固位

垂直向因素会明显影响牙支持的固定义齿的抗力和固位。固位是指一种防止修复体沿着就位道脱位的力量。

冠外修复体的固位作用一方面是利用与之相对应的预备体长轴表面与粘接剂形成的弱粘接面，另一方面主要还是通过修复体和牙齿预备体之间的机械锁合作用实现固位的。

根据每个病例的决定因素，冠预备体高度、𬌗间间隙、修复材料和𬌗平面的垂直向考虑因素是相互影响的（图5-31）。

在每个病例中，咬合垂直距离的垂直向高度的考量、𬌗平面水平位置、生物力学力矩以及修复体咬合设计，这些决定因素与修复所需的充足的固位和抗力，是相互影响的。

适应能力

不同个体间适应咬合垂直距离抬高的能力是不同的。如今，不超过CRP的咬合垂直距离的增加，这种治疗方案已经退出了历史舞台，因为增加咬合垂直距离会导致颞下颌关节紊乱病的证据并不充分[28,69]，而且许多研究已经证实了颞下颌关节在咬合垂直距离抬高后可以很好地适应这种改变[74-81]。

然而，也有一部分患者不能适应新的咬合垂直距离，我们发现这种情况多发生在夜磨牙的患者或有肌肉和关节不适的患者、部分感觉敏感的患者。他们会在新的修复体上过度紧咬或过度磨耗，在许多病例中，想减轻这种症状是很困难的，而且这些症状通常也会使人不安的。

测试新的咬合垂直距离

在有限的时间内，我们可以用可摘式𬌗垫测试抬高咬合垂直距离后患者的适应能力，这是非常明智的。目前对于患者咬合垂直距离抬高后适应时间的长短没有研究数据，不过，有学者指出2周到2个月的时间可以作为一个基础时间[28,69]。但是，如果计划抬高很多，则可能在上、下颌均需要可摘式临时𬌗垫，我们可以用丙烯酸树脂制作可摘式临时𬌗垫，但在上腭或下颌舌侧均有厚的基托。而且它有一定的干扰作用，患者在吃饭或说话时可能会不稳定，也会对患者造成一定的不适，所以，这些装置产生的额外不适需要和抬高咬合垂直距离产生的不适相区别。新的垂直距离可能会在最初引起患者紧咬牙，以及随后的肌肉疼痛或敏感。肌肉不适以及肌肉敏感与紧咬牙无关。有学者通过测量咬合垂直距离改变后的即刻作用发现咬合垂直距离改变后的反应在1～2周后就开始逐渐适应了[57,76-79]。虽然这些研究的样本量很小，但在评估咬合垂直距离抬高后的适应能力方面是根据每名患者各自的特点，将每名患者的反馈结果结合临床目前的分析现状，并且充分应用现有的证据来做评估的（图5-34）。

早些时候的观点，人们主张少量抬高咬合垂直距离，避免一步直接增大——"𬌗跳跃"。抬高咬合垂直距离要阶段性进行，在技术上要求很高，在每个阶段都要重建所有咬合止点和非正中引导。然而，现在观点是，如果有必要的话在一个阶段抬高咬合垂直距离似乎更可取[57,69]。

参考文献

[1] Mohl N, Zarb G, Carlsson, Rugh J. A Textbook of Occlusion. Chicago: Quintessence, 1982.
[2] Murphy T. Compensatory mechanisms in facial height adjustment to functional tooth attrition. Austr Dent J 1959;17:312–323.
[3] Crothers AJ. Tooth wear and facial morphology. J Dent 1992;20:333–341.
[4] Nisswonger ME. The rest position of the mandible and the centric relation. J Am Dent Assoc 1934;21:1572–1582.
[5] Thompson JR. The rest position of the mandible and its significance to dental science. J Am Dent Assoc 1946;33:151–180.
[6] Thompson JR, Brodie AG. Factors in the position of the mandible. J Am Dent Assoc 1942;29:925–941.
[7] Moyers RE. An electromyographic analysis of certain muscles involved in temporomandibular movement. Am J of Orthod 1950;36:481–515.
[8] Silverman MM. Vertical dimension must not be increased. J Prosthet Dent 1952;2:188–197.
[9] Sicher H. Positions and movements of the mandible. J Am Dent Assoc 1954;48:620–625.
[10] Duncan ET, Williams ST. Evaluation of rest position as a guide in prosthodontic treatment. J Prosthet Dent 1960;10:643–650.
[11] Atwood DA. A critique of research of the rest position of the mandible. J Prosthet Dent 1966;16:846–854.
[12] Dawson PE. Evaluation, Diagnosis, and Treatment of Occlusal Problems. St Louis: CV Mosby, 1974.
[13] Boucher C, Hickey J, Zarb G. Prosthdontic Treatment of Edentulous Patients, ed 7. St. Louis: Mosby, 1975.
[14] Pound E. Let S be your guide. J Prosthet Dent 1977;38:482–489.
[15] Rugh JD, Johnson W. Vertical dimension discrepancies and masticatory pain dysfunction. In: Solberg WK, Clark GT (eds). Abnormal Jaw Mechanics. Chicago: Quintessence, 1984.
[16] Ramfjord SP. Bruxism: a clinical and electromyographic study. J Am Dent Assoc 1961;62:21–44.
[17] Ramfjord S, Ash M. Occlusion, ed 2. Philadelphia: WB Saunders, 1971.
[18] Shore NA. Temporomandibular joint dysfunction and occlusal equilibration. Philadelphia: JB Lippincott, 1976.
[19] Glossary of prosthodontic terms, eighth edition. J Prosthet Dent 2005;94:10–92.
[20] Glossary of prosthodontic terms, seventh edition. J Prosthet Dent 1999;81;48–110.
[21] Turrell AJ. Clinical assessment of vertical dimension. J Prosthet Dent 2006;96:79–83.
[22] Garnik J, Ramfjord SP. Rest position. An electromyographic and clinical investigation. J Prosthet Dent 1962;12:895–911.
[23] Gilliss RR. Establishing vertical dimension in full denture construction. J Am Dent Assoc 1941;28:430–436.
[24] Rugh JD, Drago CJ. Vertical dimension: a study of clinical rest position and jaw muscle activity. J Prosthet Dent 1981;45:670–675.
[25] Fayz F, Eslami A. Determination of occlusal vertical dimension: a literature review. J Prosthet Dent 1988;59:321–323.
[26] Taylor A. Proprioception in the strategy of jaw movement control. In: Kawamura Y, Dubner R (eds). Oral-Facial Sensory and Motor Functions. Tokyo; Quintessence, 1981:161–173.
[27] Jaberzadeh S, Brodin P, Flavel SC, O'Dwyer NJ, Nordstrom MA, Miles TS. Pulsatile control of the human masticatory muscles. J Physiol 2003;547:613–620.
[28] Woda A, Pionchon P, Palla S. Regulation of mandibular postures: Mechanisms and clinical implications. Crit Rev Oral Biol Med 2001;12:166–178.
[29] Shpuntoff H, Shpuntoff W. A study of physiological rest position and centric position by electromyography. J Prosthet Dent 1956;6:621–628.
[30] Möller E. Evidence that the rest position is subject to servo control. In: Anderson DJ, Mathews B (eds). Mastication. Bristol: John Wright and Sons, 1976:72–80.
[31] Watkinson AC. Biofeedback and the mandibular rest position. J Dent 1987;15:16–22.
[32] Manns A, Zuazola RV, Sirhan R, Quiroz M, Rocabado M. Relationship between the tonic elevator activity and the vertical dimension during the states of vigilance and hypnosis. Cranio 1990;3:163–170.
[33] Watkinson AC. Biofeedback and the mandibular rest position. J Dent 1987;15:16–22.
[34] Yemm R. Neurophysiological studies of temporomandibular dysfunction. Oral Sci Rev 1976;7:31–53.
[35] Yemm R. The role of tissue elasticity in the control of mandibular resting posture. In: Anderson DJ, Matthews B (eds). Mastication. Bristol: John Wright and Sons, 1976:81–89.
[36] Bydyzinski T, Stoyva J. An electromyographic feedback technique for teaching voluntary relaxation of the masseter muscle. J Dent Res 1972;52:116–119.
[37] Kawamura Y, Fujimoto J. Some physiological considerations on measuring rest position of the mandible. Med J Osaka Univ 1957;3:247–255.
[38] Miller AJ. Electromyography and TMJ. In: McNeill C (ed). Current Controversies in Temporomandibular Disorders. Chicago: Quintessence, 1992:118–129.
[39] Burdette BH, Gale EN. The effects of treatment on masticatory muscle activity and mandibular posture in myofascial pain dysfunction patients. J Dent Res 1988;67:1126–1130.
[40] Gervais RO, Fitzsimmons GW, Thomas NR. Masseter and temporalis electromyographic activity in asymptomatic, subclinical and temporomandibular joint dysfunction patients. Cranio 1989;7:52–57.
[41] Glaros AC, McGlynn D, Kapel L. Sensitivity, specificity, and the predictive value of facial electromyographic data in diagnosing myofascial pain-dysfunction. Cranio 1989;7:189–193.
[42] Ferrario VF, Sforza S, Miani A Jr. D'Addona A, Barbibi E. Electromyographic activity of human masticatory muscles in normal young people. Statistical evaluation of reference values for clinical application. J Oral Rehabil 1993;20:271–280.
[43] Paesani DA, Tallents R, Murphy WC, Hatala MP, Proskin HM. Evaluation of the reproducibility of rest activity of the anterior temporal and masseter muscles in asymptomatic and symptomatic temporomandibular subjects. J

Orofac Pain 1994;8:402–406.

[44]Lund IP, Widmer CC. An evaluation of the use of surface electromyography in the diagnosis, documentation and treatment of dental patients. J Craniomandib Disord Facial Oral Pain 1989;3:125–137.

[45]Mohl N, Lund JP, Widmer CC, McCall WD. Devices for the diagnosis and treatment of temporomandibular disorders. Part II: Electromyography and sonography. J Prosthet Dent 1990:63:332–336.

[46]Castroflorio T, Bracco P, Farina D. Surface electromyography in the assessment of jaw elevator muscles. J Oral Rehabil 2008;35: 638–645.

[47]Miles TS. Postural control of the human mandible. Arch Oral Biol 2007;52:347–352.

[48]Palla S, Ash MM Jr. Frequency analysis of human jaw tremor at rest. Arch Oral Biol 1979;24:709–718.

[49]Manns A, Miralles R, Guerrero F. The changes in electrical activity of the postural muscles of the mandible upon varying the vertical dimension. J Prosthet Dent 1981;45:438–445.

[50]Michelotti A, Farella M, Vollaro S, Martina R. Mandibular rest position and electrical activity of the masticatory muscles. J Prosthet Dent 1997;78:48–53.

[51]Plesh O, McCall WD Jr, Gross A. The effect of prior jaw position on the plot of electromyographic amplitude versus jaw position. J Prosthet Dent 1988:60:369–373.

[52]Majewsky RF, Gale EN. Electromyographic activity of anterior temporal area, pain patients and non-pain patients. J Dent Res 1984;63:1228–1231.

[53]Gross MD, Ormianer Z, Moshe K, Gazit E. Integrated electromyography of the masseter on incremental opening and closing with audio biofeedback: a study on mandibular posture. Int J Prosthodont 1999;12:419–425.

[54]Wessberg GA, Epker BN, Elliot AC. Comparison of mandibular rest positions induced by phonetics, transcutaneous electrical stimulation, and masticatory electromyography. J Prosthet Dent 1983;49:100–105.

[55]Peterson TM, Rugh JD, McIver JE. Mandibular rest position in subjects with high and low mandibular plane angles. Am J Orthod 1983:83:318–320.

[56]Van Sickles JE, Rugh JD, Chu CW. Electromyographic relaxed mandibular position in long faced subjects. J Prosthet Dent 1985:54:578–581.

[57]Gross MD, Ormianer Z. A preliminary study on the effect of occlusal vertical dimension increase on mandibular postural rest position. Int J Prosthodont 1994;7:216–226.

[58]van Mens P, de Vries H. Interocclusal distance determined by electromyographic biofeedback compared with conventional methods. J Prosthet Dent 1984:52:443–446.

[59]George JP, Boone MD. A clinical study of rest position using the kinesiograph and myomonitor. J Prosthet Dent 1979:41:456–462.

[60]Konchak PA, Thomas NR, Lanigan DT, Devon RM. Freeway space measurement using mandibular kinesiograph and EMG before and after TENS. Angle Orthodont 1988;58:343–350.

[61]Ormianer Z, Gross MD. A 2-year follow-up of mandibular posture following an increase in occlusal vertical dimension beyond the clinical rest position with fixed restorations. J Oral Rehabil 1998;25:877–883.

[62]Manns A, Zuazola RV, Sirhan R, Quiroz M, Rocabado M. Relationship between the tonic elevator activity and the vertical dimension during the states of vigilance and hypnosis. J Craniomandib Pract 1990:3:163–170.

[63]Storey AT. Physiology of a changing vertical dimension. J Prosthet Dent 1962:12:912–921.

[64]Cooper BC, Kleinberg I. Establishment of a temporomandibular Physiological state with neuromuscular orthosis treatment affects reduction of TMD symptoms in 313 patients. Cranio 2008;26:104–117.

[65]Monaco A, Sgolastra F, Ciarrocchi I, Cattaneo R. Effects of transcutaneous electrical nervous stimulation on electromyographic and kinesiographic activity of patients with temporomandibular disorders: A placebo-controlled study. J Electromyo Kinesio 2012;22:463–468.

[66]Manns A, Miralles R, Palazzi C. EMC bite force and elongation of the masseter muscle under isometric voluntary contractions and variations of vertical dimension. J Prosthet Dent 1979,42:674–682.

[67]MacKenna BR, Türker KS. Jaw separation and maximum incising force. J Prosthet Dent 1983;49:726–730.

[68]Lindauer SI, Gay T, Rendell J. Electromyographic-force characteristics in the assessment of oral function. J Dent Res 1991;70:1417–1421.

[69]Rivera-Morales WC, Mohl ND. Relationships of occlusal vertical dimension to the health of the masticatory system. J Prosthet Dent 1991;65:547–553.

[70]De Boever JA, Carlsson GE, Klinberg IJ. Need for occlusal therapy and prosthodontic treatment in the management of temporomandibular

disorders. Part II. Tooth loss and prosthodontic treatment. J Oral Rehabil 2000 27:647–659.

[71]Ekberg EC, Vallon D, Nilner M. The efficacy of appliance therapy in patients with temporomandibular disorders of mainly myogenous origin. A randomized, controlled, short-term trial. J Orofac Pain 2003;17:133–139.

[72]Kovaleski WC, De Boever J. Influence of occlusal splints on jaw musculature in patients with temporomandibular joint dysfunction. J Prosthet Dent 1975;33:321–327.

[73]Manns A, Miralles R, Santander H, Valdivia J. Influence of the vertical dimension in the treatment of myofascial pain dysfunction syndrome. J Prosthet Dent 1983;50:700–709.

[74]Dahl BL, Krogstad O. Long-term observations of an increased occlusal face height obtained by a combined orthodontic/ prosthetic approach. J Oral Rehabil 1985;12:173–176.

[75]De Boever JA, Adriaens PA, Seynhaeve TM. Raising the vertical dimension of occlusion with fixed bridges (abstract). J Dent Res 1989;68:902.

[76]Kohno S, Bando E. Functional adaptation of masticatory muscles as a result of large increase in the vertical occlusion. Dtsch Zahnarztl Z 1983;38:759–764.

[77]Christensen I. Effect of occlusion-raising procedures on the chewing system. Dent Practit Dent Rec 1970;20:233–238.

[78]Carlsson GE, Ingervall B, Kocak G. Effect of increasing vertical dimension on the masticatory system in subjects with natural teeth. J Prosthet Dent 1979;41:284–289.

[79]Hellsing G. Functional adaptation to changes in vertical dimension. J Prosthet Dent 1984;52:867–870.

[80]Magnusson T. Change in recurrent headache and mandibular dysfunction after treatment with new complete dentures. J Oral Rehabil 1982; 9:95–105.

[81]Wilding RIC, Owen CP. The prevalence of temporomandibular joint dysfunction in edentulous non-denture wearing individuals. J Oral Rehabil 1987;14:175–182.

[82]Ramfjord SP, Blankenship JR. Increased occlusal vertical dimension in adult monkeys. J Prosthet Dent 1981;45:74–83.

[83]Yaffe A, Tal M, Ehrlich J. Effect of occlusal bite raising splint on electromyogram motor unit histochemistry and myoneuronal dimensions in rats. J Oral Rehabil 1991 Jul;18:343–351.

[84]Akagawa Y, Nikaido T, Tsuru H. Histologic changes in rat masticatory muscles subsequent to experimental increase the occlusal vertical dimension. J Prosthet Dent 1983;50:725–732.

[85]Goldspink G. The adaptation of muscle to a new functional length. In: Anderson DJ, Matthews B (eds). Mastication. Bristol, UK: John Wright & Sons, 1976:90–99.

[86]Yabushita T, Zeredo JL, Fujita K, Toda K, Soma K. Functional adaptability of jaw muscle spindles after bite raising. J Dent Res 2006;85:849–853.

[87]Bell WH, Scheideman G. Correction of vertical maxillary deficiency: stability and soft tissue changes. J Oral Surg 1981;39:666–670.

[88]Ellis E 3rd, Carlson DS, Frydenlund S. Stability of midface augmentation: an experimental study of musculoskeletal interaction and fixation methods. J Oral Maxillofac Surg 1989;47:1062–1068.

[89]Hunt NP, Cunningham SJ. The use of kinesiography to assess mandibular rest positions following corrective orthognathic surgery. J Craniomaxillofac Surg 1998;26:179–184.

[90]Tallgren A. The continuing reduction of the residual alveolar ridges in complete denture wearers: a mixed- longitudinal study covering 25 years. J Prosthet Dent 1972;27:120–132.

[91]Lambadakis J, Karkazis HC. Changes in the mandibular rest position after removal of remaining teeth and insertion of complete dentures. J Prosthet Dent 1992;68:74–77.

[92]Kois IC, Phillips KM. Occlusal vertical dimension: alteration concerns. Compend Contin Educ Dent 1997;18:1169–1177.

[93]Mack MR. Vertical dimension: A dynamic concept based on facial form and oropharyngeal function. J Prosthet Dent;1991;66:478–485.

[94]Ricketts RM. The biologic significance of the divine proportion and Fibonacci Series. Am J Orthod 1982;81:351–370.

[95]Rufenacht CR. Fundamentals of esthetics. Chicago: Quintessence Publishing, 1990.

[96]Gross MD, Nissan J, Ormianer Z, Dvori S, Shifman A. The effect of increasing occlusal vertical dimension on face height. Intl J Prosthodont 2002;15:353–357.

6 非正中引导
Excursive guidance

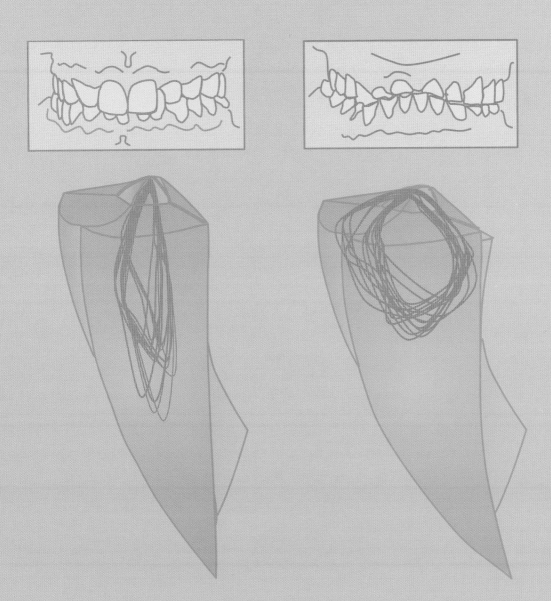

6.1 非正中引导：定义
Excursive Guidance: Definitions

重点内容

- 前导和后牙支撑
- 语义和定义
- 相关术语解析
- 前导和后牙殆分离可作为治疗的依据
- 自然变异
- 非正中引导的修复

方框6-1-1罗列了本章中与非正中引导相关的数个临床问题。

方框6-1-1　非正中引导相关临床问题

- 在前伸运动中是否需要前导来分离后牙殆接触？
- 在侧方运动中是否需要前导和/或侧方引导来分离非工作侧殆接触？
- 是否需要前伸和/侧方引导来避免殆干扰？
- 殆干扰与TMD和咬合功能紊乱有什么关系？
- 如果前牙引导没能分离后牙，那此时后牙的接触是殆干扰还是后牙引导接触？
- 前导与咀嚼、磨牙症有什么关系？
- "相互保护"是可行的治疗模式吗？
- 引导斜度和外形是否相关联？
- 引导斜面越平缓，非正中运动时引导牙所受负载是否越少？
- 侧方移动在引导侧方接触中有何意义？
- 殆板如何影响前导？
- 组牙功能殆时，工作侧殆接触部位应该涉及多远？
- 非正中引导是否具有选择性和实用性？
- 牙和种植体的分布是如何影响引导的？

前导和后牙支撑

殆的3个主要支持元素是颞下颌关节、前牙区和后牙区。后牙区提供后牙支撑，是殆的最重要的支持元素，而前牙区则与前导息息相关[1]。

后牙在咀嚼、吞咽及口腔副功能时提供支持，并形成垂直止点以维持咬合垂直距离（OVD）。咀嚼时，后牙将食物研磨

压碎成小圆块，并由连续不断的反射性咀嚼循环进一步磨细。在此过程中，后牙支撑起到承担咀嚼力的作用。随后，后牙稳定下颌骨以便完成吞咽动作。前牙的作用是切割食物，形成传统意义上的前导（图6-1-1）。

前导

尖牙引导的 I 类咬合中，前导是指从最大牙尖交错位到对刃位的自主引导运动中，上颌切牙和尖牙形成的前伸、侧方和侧前方引导。从最大牙尖交错位到对刃关系，这些接触引导非功能性的口腔副功能或自主"空咬"运动。之所以称之为"空咬"运动，是因为它们没有生理功能，通常只有在牙医要求患者移动牙齿时才会发生（图6-1-2）。

非功能的副功能接触

口腔副功能很大程度是潜意识的，有多种表现形式，可发生在"空咬"运动范围内的任何部位。不同个体副功能的发生部位不一。可以存在于最大牙尖交错位附近或正中关系（CR）到最大牙尖交错位之间的小幅运动中，工作侧或非工作侧以及前伸移动中均有可能发生。也可存在于从最大牙尖交错位到对刃位的幅度较大的运动中。副功能也有可能只发生于对刃位时相对的尖牙牙尖或切牙切端。不同个体会有多种副功能。在这些相互接触摩擦的部位可产生相当大的殆力（图6-1-2）。

功能性咀嚼运动和接触

当咀嚼作为一种反射而非自主行为时，咀嚼运动不需要任何刻意指示，自然而然就发生了。在最终闭合阶段，食团变小软化，非正中引导斜面才会偶然接触。这种接触发生在最大牙尖交错位之前的1mm范围内，被称为"短暂轻接触"[2]。根据食物的硬度，用于剪、切、压的咀嚼力可能很大。这种情况多出现在工作侧，可能会涉及侧向前伸接触和前伸接触。随后的反射性咀嚼循环在非正中引导斜面形成更轻、更短暂的接触[2-3]。一般来说，工作侧引导、前伸引导、非工作侧引导的引导斜面性质决定咀嚼循环轨迹的形状。 II 类2分类关系中深覆殆且引导斜面较陡者，其咀嚼型在垂直向上更长一些。而 II 类1分类及 III 类关系中浅覆殆或无覆殆关系者，其咀嚼型在水平向上更宽一些（图6-1-2a、图6-2-14和图6-2-15）[2]。

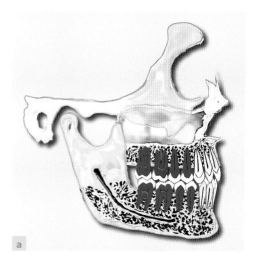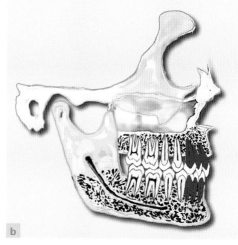

图6-1-1 （a）后牙支撑。后牙承担着咀嚼、吞咽及口腔副功能时的力量。提供垂直向的止点以维持咬合垂直距离。（b）前牙非正中引导。前牙引导自主性和反射性咀嚼循环以及从最大牙尖交错到对刃关系过程中的非正中口腔副功能与"空咬"运动。

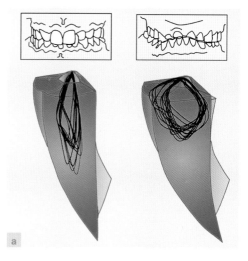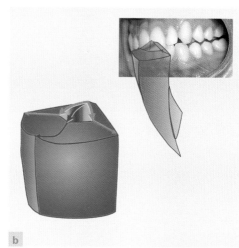

图6-1-2 （a）咀嚼类型受覆𬌗、覆盖程度，以及前伸和工作侧引导斜度的影响。冠状面观，与引导斜度相对应的垂直向和水平向咀嚼循环。（b）在前伸、侧向前伸和工作侧运动中，从最大牙尖交错到对刃关系过程里的自主性滑动接触是无功能的"空咬"运动。图中蓝绿色区域是从最大牙尖交错到对刃关系过程中的非正中引导的全部范围。

268

牙齿引导、咀嚼功能、肌肉功能障碍

非正中引导斜面的本体感受反馈，在调节咀嚼循环中十分重要。过去几十年中，有一种学说认为能否进行平滑无阻的滑动接触和无阻碍的功能反射性咀嚼循环与肌肉是否协调息息相关[4-6]。"干扰"即妨碍"正常功能"的接触，会造成功能模式缺失和肌肉失调。上述干扰、失调以及最终导致肌肉功能紊乱的机制仍需进一步研究。变化的前导或非正中引导与咀嚼循环之间的关系，以及𬌗干扰的影响会在本章的后续小节中进行讨论。此外，非正中引导在形态、描述和概念性方面还存在一些语义学上的争议，仍需改进完善。

语义和定义

目前，与牙齿的非正中接触相关的一些术语仍不十分明确，容易令人混淆，模棱两可的术语会引起误解。

前导和非正中引导

在口腔发展进程中，"前导"的概念一直是模棱两可的。与后牙相反，"前"是指前牙，而非下颌后段相反的前段[1]。

第8版《口腔修复学术语专业词典》一书中对于前导的定义是："牙齿约束下的下颌运动中前牙接触面产生的影响[1]"。因此，当后牙引导下颌运动时，这个概念在语义上就不成立了。

在尖牙引导的Ⅰ类咬合关系中，前导的侧方组成部分是上颌尖牙的引导，并以此分离了工作侧余留牙齿以及非工作侧的所有牙齿。在组牙功能型侧方引导中，侧方运动由工作侧的后牙群单独引导，或连同工作侧的前牙一起引导，并以此分离非工作侧牙齿。若考虑到后牙，组牙功能型侧方引导并不是前导的一部分（图6-1-3和图6-1-4）。

非正中引导

用于描述所有前伸和侧方引导接触的更合适、更全面的术

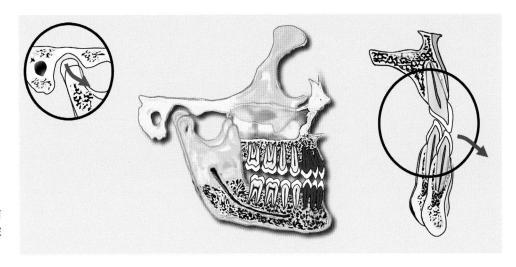

图6-1-3 前伸前导和后牙殆分离。前伸时在前部由切牙引导完成后牙殆分离，在后部由髁导完成后牙殆分离。

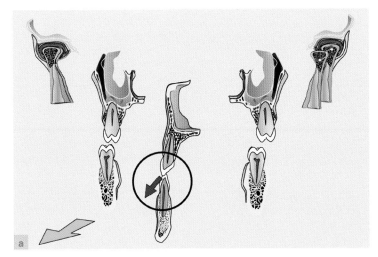 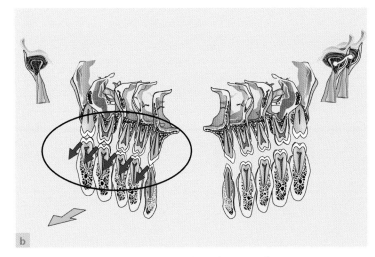

图6-1-4 （a）尖牙引导。尖牙引导的侧方运动。前导的侧方组成部分。（b）组牙功能型侧方引导。后牙参与的引导不能称之为前导。

语是"非正中引导"。非正中运动是指下颌骨离开牙尖交错位所做的运动。包括侧方运动、前伸运动，以及所有可能的侧前方运动[1]。在语义学上，前导这个概念只有在描述切牙和尖牙的引导时才算正确（图6-1-3和图6-1-4a）。

　　这不单纯是一个陈腐的语义学问题。这些词汇使用不准确，会引起概念混乱，造成沟通障碍。尤其是"前""引导"和"保护"这些术语，迫切需要人们多加关注并予以改进。在第8版《口腔修复学术语专业词典》中，引导和前导通常与在移动中分离后牙以及与"相互保护"相关[1]。殆分离是对未接触牙齿的一种神经肌肉"保护"功能，具有生物力学优势，是牙齿修复的治疗理念。

前牙殆分离，后牙殆分离和相互保护（语义学含义）

　　在尖牙引导型Ⅰ类咬合中，前导仅由前牙提供，所有运动中后牙均分离（图6-1-3和图6-1-4a）。此即前牙引导分离

后牙殆接触。 组牙功能型Ⅰ类咬合中，前伸过程前牙分离后牙，而工作侧的部分或全部磨牙和前磨牙分离对侧非工作侧的磨牙和前磨牙。如果双侧都是组牙功能殆，则侧方引导时，一侧牙齿分离另一侧牙齿（图6-1-4b）。

引导还是干扰？

　　殆分离的目的及治疗学意义是防止殆干扰。然而，正如后续小节所述，天然牙列中后牙单一的后牙非正中殆接触（SEPOC）的发生率很高，从牙尖交错位到对刃位移动的过程中的不同阶段均有可能出现。SEPOC到底是接触引导还是干扰，以及对什么造成干扰仍需进一步阐述[7-8]。

　　解决这些问题的关键在于我们是选择接受还是摒弃殆分离及其保护功能的传统修复观念，其中包含一些具有重大临床意义的概念，有助于我们理解传统咬合重建概念，学习与同时代临床形式相适应的治疗模型。

相关术语解析

下面我们将对第8版《口腔修复学术语专业词典》中的部分术语进行讨论和解析。

注释：引导

第8版《口腔修复学术语专业词典》中的引导仅指前牙。然而大量人群存在后牙单独或后牙联合前牙的非正中引导接触。难道组牙功能𬌗牙列中就不存在引导吗？

注释：尖牙保护

在第8版《口腔修复学术语专业词典》中所有关于尖牙引导的功能运动的概念都会提及"尖牙保护𬌗"。这就导致读者更关注于尖牙引导的"保护"功能，而忽略了其本身侧方引导的含义。书中对于"尖牙保护𬌗"的定义是"相互保护𬌗"[1]。相互保护是一个不确定的概念性模型，仍有许多内涵、含义、假设有待验证，其涉及进化发育、生物力学、功能和神经肌肉及功能紊乱等多个方面。因此，在启用"相互保护"这个概念之前应进行全面分析。

注释：相互保护

正如上文所述，第8版《口腔修复学术语专业词典》一书中对于相互保护的定义是不明确的，存在一些有争议的假设和未经证明的概念。例如，最大牙尖交错位时，后牙接触能防止前牙过度接触和损伤的观点并没有相关论据支持。在Ⅰ类、Ⅱ类2分类和Ⅲ类对刃𬌗中，最大牙尖交错位时前、后牙均同时有接触。Ⅱ类1分类且前牙开𬌗时，仅后牙有接触。前牙形成的覆𬌗覆盖在运动中分离后牙从而保护后牙的机制也存在争议，此点在后续小节以及第4章均有提及。没有证据说明缺乏这种保护会减少牙列的使用寿命，造成功能障碍，或是易于产生咬合功能紊乱以及引起颞下颌关节紊乱病（TMD）。

组牙功能和尖牙保护

在第8版《口腔修复学术语专业词典》定义中，组牙功能是一种"接触关系"，与尖牙引导形成的"保护"相对[1]。组牙功能在这里特指承担并分散𬌗力的功能，与之相对的是尖牙引导的保护作用。这个词不适用于描述自然发生率或作为修复设计目的。因为倘若要用于描述自然发生率，需假设组牙功能是进化的结果，其目的是分散咬合负载。这显然与尖牙引导产生的保护作用相矛盾。后续小节将会向我们展示同侧的、不同程度的侧方运动中组牙功能型和尖牙保护型引导间的差异，其中对自然发生率的研究发现使这些定义更为复杂难懂[7-8]。

注释：非正中引导，前导

"前导"在语义学概念上存在一些争议，故而用"非正中引导"来描述从最大牙尖交错位到对刃位的所有前伸、侧向以及侧前方运动中的牙齿引导。非正中引导可单独或同时存在于前牙或后牙。𬌗接触涉及动态功能、咬合功能紊乱、生物力学及美学等多个范畴，与修复治疗息息相关。前牙的反覆盖、反覆𬌗接触没有生理作用，几乎不会发生在咀嚼以及磨牙症中。这种非正常覆𬌗范围内的极端接触一般与临床无关。

非正中颌引导和非正中𬌗引导

"非正中"颌位与"非正中"运动在含义上有差别[1]。非正中颌运动或非正中颌位是指偏离正中关系位的运动或颌位。非正中𬌗运动是指偏离最大牙尖交错位的运动。因此，若最大牙尖交错位在正中关系位之前，则"非正中𬌗引导"这个术语更恰当。为了避免混淆，本文中"非正中𬌗引导"和"非正中𬌗运动"指代偏离最大牙尖交错位的引导和运动。"非正中颌引导"和"非正中颌运动"指代偏离正中关系位的引导和运动。

前导和后牙𬌗分离可作为治疗的依据

前导和后牙𬌗分离可作为治疗模型的论据包括其生物力学优势和神经肌肉保护功能。

生物力学优势

下颌骨是Ⅲ类杠杆：因此闭合时，作用在前牙上的力量较小，恰恰适合前牙较单薄的牙周组织支持[9]。故而我们认为前牙引导接触比后牙引导接触更有利、作用更大。这就将"𬌗分离"和"保护"这两个概念结合在一起了[9]。

神经肌肉保护

有观点称，前牙的感觉神经更为敏感。前伸和侧前方关系位闭合时，接触的前牙涉及神经肌肉保护机制，使得产生的作用于所有接触牙齿及其支持结构上的负载较小[9]。这对固定义齿修复的非正中引导有重要的临床指导意义。至此，由神经肌肉保护机制和"非正中颌时前牙引导保护后牙"，我们便可以联系到"相互保护"这个概念上了。如果前伸或侧向接触由后牙引导，那么神经肌肉保护机制是不是不再起作用？后牙是否要承担更多负载？如果是，那这种负载是否有害，有没有可靠的临床或流行病学证据支持？

涉及牙及其支持组织的夹板固定治疗时，更多的临床问题就突显出来。如果将单侧牙齿或全牙弓固定在一起，神经肌肉

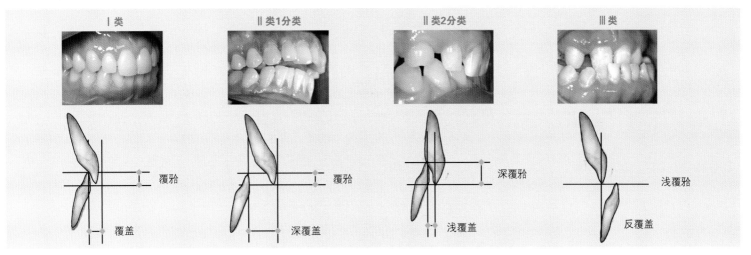

I类　　　　　Ⅱ类1分类　　　　　Ⅱ类2分类　　　　　Ⅲ类

覆𬌗　　　　　覆𬌗　　　　　深覆𬌗　　　　　浅覆𬌗

覆盖　　　　　深覆盖　　　　　浅覆盖　　　　　反覆盖

图6-1-5　正常变异。I类，Ⅱ类1分类，Ⅱ类2分类，Ⅲ类关系。根据前牙覆𬌗覆盖程度不同，每种类型都有不同的前伸接触模式。

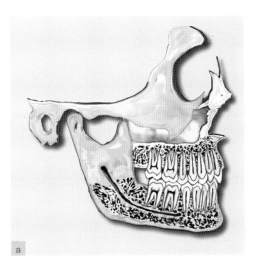
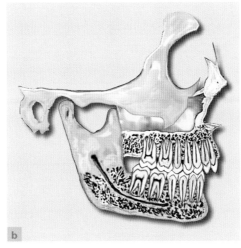
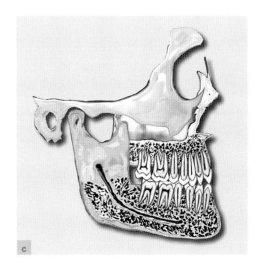

a　　　　　　　　b　　　　　　　　c

图6-1-6　正常分布。（a）I类关系70%。（b）Ⅱ类关系 22%。（c）Ⅲ类关系 8%[9-13]。

保护作用是否会被中和减弱？倘若此种保护机制本质上是牙周膜反馈作用，当前牙缺失或相应支持骨组织吸收时，神经肌肉保护作用就会丧失。那种植体作为基牙时情况又会如何呢？种植体是否缺少感受元素？抑或是还有更多的来自肌腱和关节感受器的感受反馈？倘若如此，那么"𬌗分离"和"相互保护"就不适用于指导牙支持式修复的设计。

自然变异

以下是正常人群I类、Ⅱ类和Ⅲ类骨性或牙性关系的自然变异归纳：

- I类关系占60%～70%的人群。
- Ⅱ类关系占约20%的人群。
- Ⅲ类关系占8%～10%的人群[9-13]。

前牙的覆𬌗覆盖不同，前伸引导也不同。I类关系占绝大多数，下颌前伸时，后牙瞬时𬌗分离（图6-1-4～图6-1-6）。

"轻度""中度""重度"或"平缓""中等""陡峭"等词能方便地描述引导斜度的变化。平缓的切导（Ⅲ类和I类）角度在0°～20°之间，中等斜度的引导（I类）角度在20°～50°之间，更陡峭的（Ⅱ类2分类）角度则在50°～90°之间（图6-1-7）。

多个针对正常人群中I类、Ⅱ类、Ⅲ类牙性、骨性关系自然变异分布比例的研究显示，与以上的结果相近[10-14]。I类咬合占绝大多数，其他变异性也有一定比例（图6-1-5～图6-1-7）[9-14]。

侧方引导，自然发生率

目前公认的一种说法是，Ⅱ类1分类和Ⅲ类关系中，前、后牙前伸接触关系不同，前伸引导的类型也不同；而侧方引导则通常包括尖牙保护𬌗和组牙功能𬌗两类（图6-1-8）[1]。然而多个研究表明这种理解过于肤浅[7-8,15]。

以牙列完整的青年人群为研究对象，结果显示：从最大牙尖交错位向侧方对刃位运动的过程中，侧方牙齿的接触关系差异较大。我们收集了86名I类关系且牙列完整、无牙体修复的20～29岁青年的实验数据，以研究其工作侧𬌗接触的自然

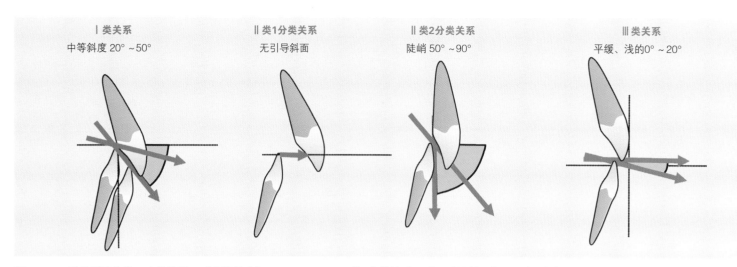

Ⅰ类关系	Ⅱ类1分类关系	Ⅱ类2分类关系	Ⅲ类关系
中等斜度 20°~50°	无引导斜面	陡峭 50°~90°	平缓、浅的0°~20°

图6-1-7　引导斜度分类。Ⅰ类关系："中等斜度"，20°~50°。Ⅱ类1分类关系："无引导斜面"。Ⅱ类2分类关系："陡峭"，50°~90°。Ⅲ类关系和部分Ⅰ类关系："平缓"，0°~20°

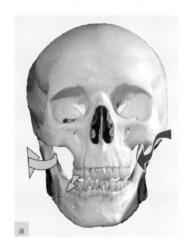

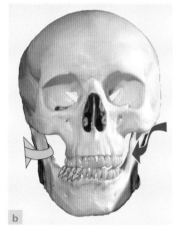

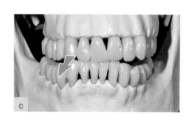

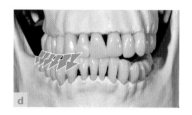

图6-1-8　（a~d）侧方引导。侧方引导的传统分类为尖牙保护𬌗和组牙功能𬌗。针对自然发生率的相关研究表明这种分类过于简单化[7-8.15]。

272

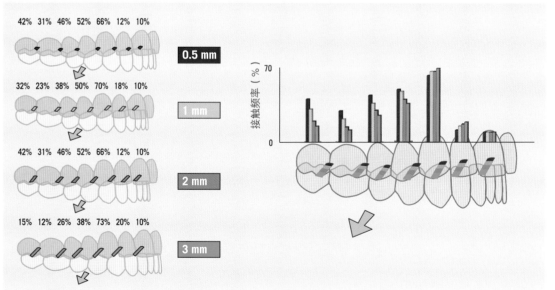

图6-1-9　86名正常Ⅰ类关系研究对象在侧方运动过程中，分别离开最大牙尖交错位0.5mm（红色）、1mm（天蓝）、2mm（深蓝）和3mm（绿）时，侧方牙齿引导接触的自然发生率（经Ogawa等[7]同意后改编而来）。

变异。具体方法为测量下颌骨做侧方运动时，分别离开最大牙尖交错关系0.5mm、1mm、2mm和3mm时的侧方牙齿接触情况（图6-1-9和图6-1-10）[7]。研究结果显示：86%牙列的工作侧𬌗接触关系是组牙功能𬌗，10.5%是尖牙保护𬌗，3.5%是其他类型的侧方接触关系。且在整个侧方移动的所有运动范围内，工作侧的接触型并非始终如一。在距离最大牙尖交错位0.5~2mm之内运动时，磨牙和前磨牙的接触更为普遍。第二

磨牙和前磨牙的接触概率则较为接近。非工作侧接触的发生率有41.8%，最易发生在第二磨牙上（32%）（图6-1-9和图6-1-10）[7]。

另一项针对72名Ⅰ类磨牙-尖牙关系且牙列完整的19~35岁年龄段人群的研究，则记录了离开最大牙尖交错位1mm、2mm和侧方对刃位时的工作侧𬌗接触情况（图6-1-11）[8]。离开1mm时，双侧均为组牙功能型接触占74%，双侧均为尖牙

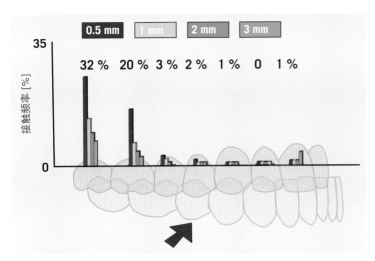

图6-1-10　非工作侧殆接触的发生率为41.8%。具体分布如图。其中第二磨牙接触频率最高，占32%；其次为第一磨牙，占20%（经Ogawa等[7]同意后改编而来）。

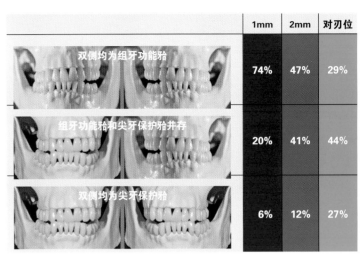

	1mm	2mm	对刃位
双侧均为组牙功能殆	74%	47%	29%
组牙功能殆和尖牙保护殆并存	20%	41%	44%
双侧均为尖牙保护殆	6%	12%	27%

图6-1-11　72名正常 I 类关系实验对象在侧方运动过程中，分别离开最大牙尖交错位1mm（红色）、2mm（蓝色）以及到达侧方对刃位（绿色）时，殆引导接触的自然发生率[8]。

图6-1-12　前牙开殆而无明显症状者是个体适应的表现，且属于个例。30%的正常人群在侧方和前伸移动中并不出现殆分离，并且很大一部分人存在后牙侧方引导接触。因此"后牙引导接触"和"殆干扰"两者必须要有明确定义，并加以区分。

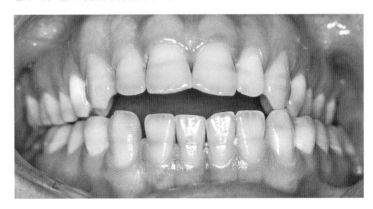

保护型接触占6%，两者混合占20%。

离开2mm时，双侧均为组牙功能型接触占47%，双侧均为尖牙保护型接触占12%，两者混合占41%。移动到侧方对刃位时，双侧均为组牙功能型接触占29%，双侧均为尖牙保护型接触占27%，两者混合占44%。

多个研究均证实非工作侧殆接触的概率很高。且同时代人群中，无论是尖牙引导殆还是组牙功能殆，非工作侧殆接触的情况都非常普遍[7]。

后牙引导和殆干扰

有关正常人群中不同殆接触关系发生率的研究证实，非正中引导型种类多样是形式差异的正常表现，是个体适应性改变。很多变异型不存在前导和后牙殆分离（图6-1-6和图6-1-12），但这些牙列有正常的后牙引导。然而非正中后牙殆接触一直认为是"殆干扰"，且与TMD和咬合功能紊乱关系密切。因此区分是"后牙非正中引导"还是"殆干扰"很有必要，并且需采取进一步手段理清后牙的这种接触与TMD和殆干扰之间的关系。目前已知的是，行为习惯因素、生理心理及社会心理学因素等是TMD和殆干扰的主要病因，而咬合因素在其

中的作用较小。

非正中引导的修复

对于牙列缺损伴殆缺陷者，制订非正中引导修复的治疗计划是必不可少的。过去几十年中，咬合理念虽变化多端，但总之皆在于恢复牙列良好的外形和功能。

咬合理念的发展

几百年前，人类备受无牙症和少牙症的困扰。缺失牙修复材料逐渐由木头、象牙升级到橡胶、树脂等。近年来，在天然基牙或钛种植体基台上行黄金、树脂、烤瓷和全瓷修复体的修复手段开始慢慢盛行起来。口腔工艺学研发的高级齿科修复技术，有助于推动修复手段的先进化和多样化（图6-1-13）[9,16-20]。齿科材料的发展、塑料和陶瓷工艺的进步、金属铸造法以及计算机扫描和CAD/CAM切削在临床中的应用等大大促进了可摘局部义齿、黄金和树脂等材料的牙支持式固定局部义齿以及钛种植体基台上的烤瓷或全瓷修复体的发展。随着临床技术和口腔工艺学的进步，咬合理念也不断发展。

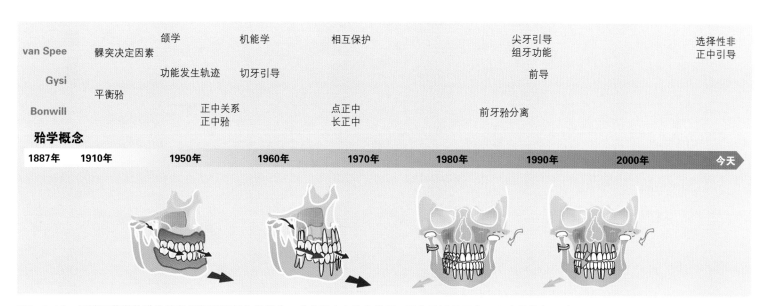

殆学概念									
van Spee	髁突决定因素	颌学	机能学	相互保护		尖牙引导 组牙功能			选择性非 正中引导
Gysi		功能发生轨迹	切牙引导			前导			
Bonwill	平衡殆	正中关系 正中殆		点正中 长正中		前牙殆分离			
1887年	1910年	1950年	1960年	1970年	1980年	1990年	2000年	今天	

图6-1-13　口腔工艺学的进步使得修复手段更为多样化，咬合理念也随之发展。平衡殆适用于全口义齿的修复设计，也曾指导过固定义齿修复，后因人们更倾向于"相互保护""前导"和"殆分离"而被舍弃。现如今，受"个体临床决定因素"左右，咬合理念开始从"殆分离"的"相互保护"向"选择性殆分离"的"选择性非正中引导"而转变[9,16-20]。

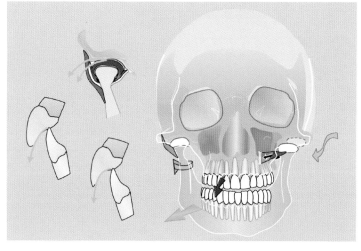

图6-1-14　殆学理念认为，前导必须与边缘髁突决定因素相协调。所恢复的工作侧引导斜面需与髁突决定因素，尤其是Bennett侧方移动相协调。迅即侧移的前提是初始侧方不受限，而受限与否由舌体轮廓、磨牙窝宽度、修复体的沟嵴方向所决定。此理念如今已不再为人所接受。

平衡殆

1887—1920年间，咬合理念起初仅围绕全口义齿咬合而言[9,16]。

平衡殆是全口义齿的理想殆设计，其中包括一个可在多方向活动的殆架，其功能类似于髁突引导。随着铸造金属和树脂修复体的发展，咬合理念也逐渐丰满成熟起来。

某团队发表了多篇知名殆学刊物，并最先主张将平衡殆运用于全口固定义齿的修复。同时，他们认为在殆架上精确再现

髁突决定因素对达到理想殆的影响重大[9,19-20]。从最初的"完全平衡殆"到后来的"相互保护殆"，随着人们对这些咬合理念认识的加深，全可调式殆架应运而生，并很快进入临床应用。然而，即便是在近几十年中，这些理念和殆架依旧存有争议[9,17-26]。

平衡殆在固定修复中遭受失败

1926—1953年间，平衡殆理论也曾作为固定修复的理想设计，然而最终还是惨遭滑铁卢[9,20]。有关平衡殆疗效的报告指出，平衡殆设计存在"日益增加的磨耗""咬合不稳定性""平衡接触导致的殆创伤""长期预后差"以及"达到平衡时所恢复的前牙较为短小且垂直距离过大"等问题，故以失败告终[9,20]。

前牙殆分离和相互保护

平衡殆理论后来被前导、相互保护和组牙功能等咬合理念取代。"相互保护"认为，前牙在移动中保护后牙，后牙在闭合末期保护前牙。一些人认为，为了避免移动中的"创伤性"后牙接触，应坚持咬合设计与髁突决定因素相协调，并充分利用全可调式殆架[19]。有观点认为，侧方移动中将髁突决定因素（如Bennett侧方移动等）并入引导性上腭轮廓十分有必要。多年来这些观点一直受到众人支持，并持续出现在现今的一些文本中。有思想学派强调前导的主导性质及统治地位，另一流派则强调髁突决定因素与所设计的固定修复体"相协调"的必要性。两种观点相互矛盾，且持续发酵。然而这些理念的基础

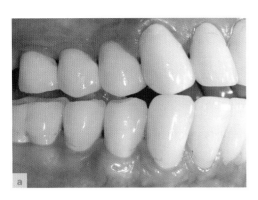
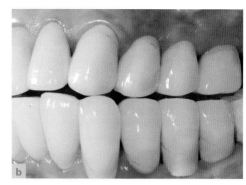

图6-1-15 在颌骨、美学、语音和基牙分布多样性允许的情况下，后牙殆分离可通过形成前牙覆殆和经验性增加前牙前伸及侧方引导斜面来获得。

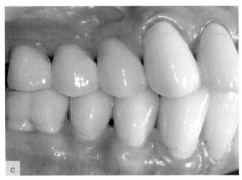
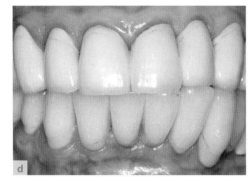
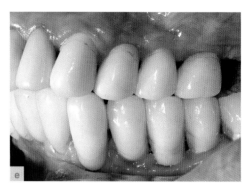

于对土著社会的人类学观察，并没有相关科学研究支撑（图6-1-13和图6-1-14）[9,17-26]。

前导、殆分离、相互保护作为理想修复标准的优点

许多文献一直主张前导、殆分离和相互保护等理论，其优点包括减少乃至消除殆干扰、TMD和咬合功能紊乱，以及减少后牙创伤并保护后牙。前导是一种神经肌肉保护机制，而前牙位于Ⅲ类杠杆的前末端，能减少牙列、修复体和支持结构受力，同时又具有生物力学优势。

迄今为止，临床结果对照研究仍无法证明或推翻这些理念。在很多临床案例中，将Ⅰ类关系牙列中前导和殆分离的咬合设计作为牙列修复标准似乎是合理的。从以往临床案例来看，这种设计经得起时间考验，比较成功。在颌骨、美学、语音和基牙分布允许的情况下，后牙殆分离可通过形成前牙覆殆和经验性增加前牙前伸及侧方引导斜面来获得（图6-1-15）。

其他标准

近来Henry Beyron提出的标准得到普遍应用和广泛认可[24-25]。他背离殆分离理念，主张前伸和侧方移动中的水平向运动自由无阻碍。工作侧组牙功能型侧方引导是一种可接受的侧方引导设计，满足了侧方引导时移动接触平稳、均匀的需求。

随着种植体时代的来临，创造实用型标准将面临更大的挑战，这意味着根据临床决定因素而定的选择性设计即将走向更大的舞台。以上详见第10章。

选择性非正中引导和选择性殆分离

为了使Ⅰ类关系这一标准适合各种情况，不二选择是引进"选择性非正中引导"和"选择性殆分离"。非正中引导应该是尖牙保护殆还是组牙功能殆，与其被一些特殊学说左右，不如由各个案例的特有临床决定因素而定。不同患者的个体临床决定因素差异相当大（方框6-3-3）。个体选择性引导应具有实用性，并与个人骨骼、美学、生物力学、修复时的颌间及颌弓关系多样性相适应。尽管选择性引导设计较为灵活，其基础仍旧是健全的、经得住考验的修复原则（见第6.3章节和第10~13章）。

患者因素和患者导向决策

患者因素在义齿修复和治疗方案的选择及执行上起主要支配作用。患者导向治疗中所做的决策需要将特定人群的生活质量、舒适度、年龄和健康状况以及生理心理条件等考虑在内，以便做出最佳选择。在此，我们需要摒弃过分死板的理念，所做决定皆以患者的需求和期望为中心。医患之间的知情合作关系支配着许多临床决策的制订，包括选择合适的选择性非正中引导[26]。

275

参考文献

[1] The Glossary of Prosthodontic Terms. (eighth edition). J Prosthet Dent 2005;94:10–92.

[2] Gibbs CH, Messerman T, Reswick JB, Derda HJ. Functional movements of the mandible. J Prosthet Dent 1971;26:604–620.

[3] Ahlgren J. Masticatory movements in man. In: Anderson DJ, Mathews B (eds). Mastication. Bristol: Wright & Sons, 1976.

[4] Posselt U. Physiology of Occlusion and Rehabilitation. Philadelphia: Blackwell FA Davis,1968.

[5] Ramjford SP, Ash MM. Occlusion. Philadelphia: WB Saunders Co, 1971.

[6] Ash MM. Paradigmatic shifts in occlusion and temporomandibular disorders. J Oral Rehabil 2001;28:1–13.

[7] Ogawa T, Ogimoto T, Koyano K. Pattern of occlusal contacts in lateral positions: canine protection and group function validity in classifying guidance patterns. J Prosthet Dent 1998;80:67–74.

[8] Yaffe A, Ehrlich J. The functional range of tooth contact in lateral gliding movements. J Prosthet Dent 1987;57:730–733.

[9] Mohl ND, Zarb GA, Carlsson GE, Rugh JD. A Textbook of Occlusion. Chicago: Quintessence Publishing,1988.

[10]Scaife RR, Holt JE. Natural occurrence of cuspid guidance. J Prosthet Dent 1969;22:225–229.

[11]Ingervall B. Tooth contacts of the functional and non-functional side in children and young adults. Arch Oral Biol 1972;17:191–200.

[12]Helm S. Prevalence of malocclusion in relation to development of the dentitiaion. An epidemiological study of Danish schoolchildren. Acta Odontol Scand 1970;58(Suppl):1+.

[13]Proffit WR, Fields HW Jr, Moray LJ. Prevalence of malocclusion and orthodontic treatment need in the United States: estimates from NHANES III survey. Int J Adult Orthodon Orthognath Surg 1998;13:97–106.

[14]Rinchuse DJ, Kandasamy S, Sciote J. A contemporary and evidence-based view of canine protected occlusion. Am J Orthod Dentofacial Orthop 2007;132:90–102.

[15]Woda A, Vigneron P, Kay D. Non-functional and functional occlusal contacts: a review of the literature. J Prosthet Dent 1979;42:335–341.

[16]Gysi A. Masticating efficiency in natural and artificial teeth. Dent Digest 1915;21:74–78.

[17]McLean DW. Physiologic vs. pathologic occlusion. J Am Dent Assoc 1938;25:1583–1594.

[18]MacMillan HW. Unilateral vs bilateral balanced occlusion. J Am Dent Assoc 1930;17:1207–1220.

[19]Stuart CH, Stallard CE. Principles involved in restoring occlusion to natural teeth. J Prosthet Dent 1960;10:304-313.

[20]Schuyler CH. Fundamental principles in the correction of occlusal disharmony, natural and artificial. J Am Dent Assoc 1935:1193.

[21]D'Amico A. The canine teeth: normal functional relation of the natural teeth of man. J S Calif Dent Assoc 1958;26:6–23.

[22]Beyron H. Occlusal relations and mastication in Australian aborigines. Acta Odont Scand 1964;22:597–678.

[23]Begg PR. Stone Age man's dentition. Am J Orthodont 1954;40:298–312.

[24]Beyron H. Point of significance in planning restorative procedures. J Prosthet Dent 1973;30:641–652.

[25]Klineberg I, Stohler CS. Introduction to study group reports. Interface of occlusion. Int J Prosthodont 2005;18:277–279.

[26]Zarb G. The interface of occlusion revisited. Int J Prosthodont 2005;18:270–271.

6.2 非正中引导：理论观点
Excursive Guidance: Didactic Perspectives

重点内容

- 进化的观点：相互保护
- 人类学研究
- 神经肌肉保护
- 生物力学考量
- 非正中引导与咀嚼的相互联系
- 殆干扰与非正中引导的相互联系
- 覆盖，覆殆和TMD
- 非正中引导与磨牙症
- 前导作为修复标准

当我们开始深入研究非正中引导时，便会不可避免地涉及与非正中运动过程中咬合接触相关的诸多问题。本章将对这些问题加以回顾和综述，旨在让读者对非正中运动时咬合接触的本质和意义做整体了解。

用一个简易的临床前导模型简化相关领域的复杂性是不可取的。在此我们需要一个包含众多明显矛盾的灵活模型。因为所有领域的相关性和贡献性不同，我们需要对这些领域进行折中，再得出结论。对相关领域的全面解析有助于我们提出更有意义的术语和更合适的治疗理念，从而应用在与之相关的临床、形态学、社会心理学、社会经济差异学和治疗方案上。

进化的观点：相互保护

当代人视安氏Ⅰ类骨骼/牙齿模型为标准模型。在这种模型中，后牙支撑是闭合的终点，且所有非正中运动中都存在前牙接触。它们间的相互作用被称为相互保护[1]。在牙齿成组相互保护时，相互保护被认为是一种与牙齿特化演变有关的正常自然现象[1]。这个假定需要我们在系统发育、古生物学背景下及动物学记录中进行验证。自然选择过程中，因需要适应并生存，在不同的生态环境中，牙齿的形态、功能和行为发生了特化。

全球大灭绝时期伴随恐龙的消失，根据生态需求，恒温（热血）胎盘哺乳动物分化成了具有鳞骨–齿骨关节和特殊牙列的现代哺乳动物。目和物种间的牙列分布各不相同[1-2]。基础哺乳动物的牙列分布如下：

- 切牙3/3。
- 尖牙1/1。
- 前磨牙4/4。
- 磨牙 3/3。

人类牙列的进化发育

灵长目动物——包括狐猴、类人猿、原始人、现代人，即发育类似的哺乳动物亚类的牙列发育完成后，磨牙和前磨牙的形态非常相似，这从猴类、类人猿和原始人中可看出[1-4]。

原始人的磨牙尺寸类似于类人猿的磨牙尺寸，但比现代人的稍大。在已灭绝的爪哇直立类人猿和一些尼安德特人的牙中，我们可以看到近远中径增大的磨牙。而在现代人的牙中，磨牙的近远中径较小。自南猿后，除了恒磨牙牙尖减小之外，牙齿尺寸的缩减和形态的微细改变也都属于原始人牙齿发育的特点。在所有牙齿包括尖牙上，我们可以看到广泛的磨耗，这些磨耗皆归因于不同的觅食方式（图6-2-1）。

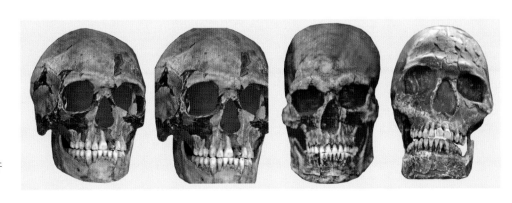

图6-2-1 原始人的尖牙和切牙皆很小。整个牙弓皆有磨耗。

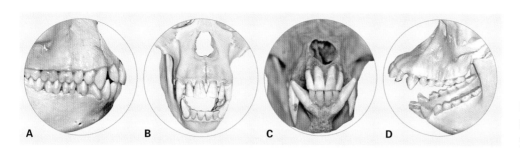

图6-2-2 猴类和类人猿。**A**：猕猴。**B**：黑猩猩。**C**：狒狒。**D**：猩猩。因为树栖式进食方式，切牙随食物加工而发育变化。

原始人的尖牙

因为觅食方式和饮食习惯的复杂性，尚存的原始人牙列中，尖牙普遍较小且存在相似的磨耗（图6-2-1）。和类人猿的尖牙相比，原始人和现代人的尖牙在逐渐变小。原始人的尖牙兼具防御武器和视觉威胁的功能。进化过程中，到底是现代人和类人猿的尖牙起源相似，还是在特化中猿类的尖牙尺寸增大了，抑或是猿类的尖牙经过一系列简化缩小，形成了现代人的尖牙，目前对此尚不清楚[2,5]。一种观点认为，类人猿的尖牙尺寸比猿类先祖的尖牙尺寸小，且原始人尖牙尺寸缩减的说法尚不被支持[5]。

树栖式饮食中，原始猴类和猿类发育形成了铲状切牙，以用于切削加工水果（图6-2-2）。而在灵长目动物复原体中，人族的切牙并没有显著变化。

结论

从差异广泛的饮食习惯和生存策略中，我们可以得到大量哺乳动物磨牙、尖牙和切牙特化的证据。每个物种中，牙齿和咀嚼系统的发育与整个生物体是协调的。特定的生态环境和地理位置中，食物的获取和加工、捕猎或逃跑的运动机制、攀登、步行、奔跑或游泳、消化机制以及整个的生活方式，是每个物种生存机制中不可分离的部分。

五六百万年前，原始人的牙列形态表现为磨损的小尖牙、切牙、前磨牙和磨牙。分析相关的动植物种类进化、考古学及动物学证据后，没有明确证据显示前后牙在特化中形成了相互保护关系。所有物种中，磨牙和前磨牙皆被用来咀嚼与研磨食物。而尖牙和切牙的发育，根据日常需要及生态环境的不同，差异广泛。

没有种族发育进化及古生物学证据显示前牙发育是为了保护非正中运动中的后牙，磨牙发育是为了保护最大牙尖交错位的前牙（见第2.1章节）。

人类学研究

非正中引导与人类学研究的关系

在平衡𬌗理论不盛行的时代，有关理想𬌗模型的讨论与争执一直盛行到当代。前伸引导使得后牙分开不接触，工作侧引导使得非工作侧牙齿分开不接触，这种观点已被大家接受。故讨论集中在工作侧侧方引导是尖牙引导型还是组牙功能型。由于缺乏肯定性证据，支持皆来自那个时代可获得的最佳有效证据。人类齿学研究的出版刊物对这些理念的争论影响重大。这些出版刊物来自对美洲印第安人和澳大利亚土著族系的齿学研究。D'Amico[6]研究了欧洲移民前后的加利福尼亚印第安人的颅骨，Beyron[7]和Begg[8]则研究了澳大利亚土著人的牙列。

D'Amico和尖牙引导

D'Amico是一位解剖学家，在1958年，他发表了一篇对在欧洲人到达加利福尼亚之前及之后，加利福尼亚印第安人颅骨中牙齿磨耗的观察研究[6]。他观察到在欧洲人到达之前，他们牙列的磨耗更严重。在欧洲人到达后，同样人群中，尖牙和后牙的𬌗面磨耗减少，磨损的发生率降低。从这些观察中，他得出结论：在牙列固定义齿修复时，工作侧引导更适宜选择尖牙引导的修复模型。

Beyron和组牙功能

Henry Beyron是挪威一位杰出的牙医，他研究了澳大利亚土著人的牙列。在对非城市化自然环境里土著人的研究中，他观察研究了前后牙齿的磨耗，并从中得出结论：磨耗是一个自然过程，且应该被应用在牙列修复中。他提倡牙列修复时需要前方和侧方的"正中自由域"以及组牙功能型的侧方引导。他描述了牙列的决定因素，提倡把这些作为口腔修复学治疗的基础[9]，包括：

■ 双侧正中止点的最大数量。

■ 适当的咬合垂直距离。

■ 后移时𬌗接触自如。

■ 接触运动多方向自如。

他在一篇文章中描述了他的理念，并主张在修复非正中引导和前牙引导时，需要平滑地接触[9]。近来，这些原理已被广泛接受且被引用为修复牙列的根据[10]。

讨论

多年来，尖牙引导型或组牙功能型的相关支持者一直引证着D'Amico和Beyron的理论[6-7]。与研究了澳大利亚土著人牙列的Begg类似，许多人得出结论，这些牙列磨耗是生理性的[6-8]。然而，决定这些乡村土著族系咬合磨耗的主要因素

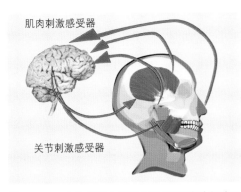

图6-2-3 在许多动态肌电图和侧向移动紧咬牙研究中，反射抑制机制减少了肌电活动。这些机制和行为模式并未被证明，且这些理念仍然存在争议。

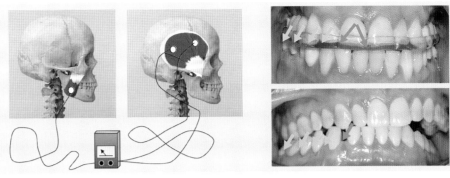

图6-2-4 过去30年中，在上颌𬌗垫覆盖、天然牙和全口义齿3种情况下，测量咬肌、前后颞肌束表面肌电活动的研究一直在进行。尖牙引导、组牙功能在侧方非正中关系时和在最大牙尖交错位时的比较是最常见的[15-24]。

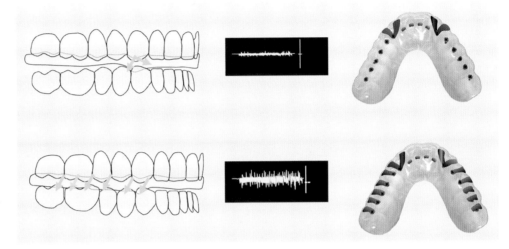

图6-2-5 戴有上颌树脂𬌗垫时，从最大牙尖交错位到对刃位、伴后牙𬌗分离的偏轴、非正中运动尖牙引导的颞肌和咬肌肌电反应低于组牙功能的肌电反应[15]。另一种研究发现戴有上颌𬌗垫时，尖牙和组牙功能中的咬肌肌电反应无差异[16]。

279

显然是食物。在这些族系中，极少烹调的粗糙食物和在混有沙砾的炊具里进行食物精制，可能是造成那些可视磨耗的原因。在因纽特人、巴西印第安人和其他乡村及土著族系也报道了相似磨耗的存在。原始人的牙齿记录也显示𬌗面存在普遍的磨耗，这种磨耗最先是因食物磨损被报道出来的[3]。

从D'Amico和Beyron的研究中得出固定义齿修复的基础结论是不全面的。因为在这些澳大利亚土著人种中，磨耗主要受食物的影响。沙砾环境中的粗糙食物很可能是两个人种牙齿磨耗增加的主要因素。在更彻底烹饪和精制食物的城市环境中，即使饮食中的磨损成分不能被完全消除，但其磨损成分也会被显著减少。其他有关狩猎-采集时期牙齿磨耗的研究显示，当时使用的炊具可能携带的沙砾显著影响着牙齿磨耗的模式。

因而，在现代城市环境中，食物引发的磨耗就不再成为影响因素。此时这些传统的基于土著人牙齿磨耗的争论似乎就失效了。现今，因为釉质被磨耗之后还存在其他侵蚀因素，所以学者们认为磨耗主要是由口腔副功能造成的。我们由此得出结论：基于两个土著群体中任意一个的研究，就决定在固定义齿修复牙列时，恢复类似的工作侧引导的基础理论尚不具备信服力[5-10]。

神经肌肉保护

神经病学和神经肌肉考量

前牙的牙列接触中存在神经肌肉保护机制，以阻止可能的病理性过重负载力的施加，这个理念常被提及[1,11-13]。

据说牙周机械刺激感受器对压力刺激非常敏感，它们传入的信息经三叉神经感觉核被传送至三叉神经运动核。一项在猫上的研究显示当牙周机械刺激感受器接收到的机械刺激到达一个特定的生理压力承受阈值时，它们会释放物质，反射性抑制升颌肌群的运动神经元（图6-2-3）[13]。有关牙齿机械感受器敏感性阈值的研究显示尖牙比后牙拥有更高的压力敏感性和定位性[13-14]。

仅仅这些研究尚不支持"除疼痛外，还有其他因素也会引发前牙的保护机制"这个理念。已有其他肌电研究在更深入地研究这个观点。

肌电图测量方法

肌肉组织动作电位的神经肌肉机制在第2章有更详尽的描述。由于细胞膜的去极化，单一运动神经元的收缩会产生电活动的峰值上升，这被称作"动作电位"。肌肉的多个动作电

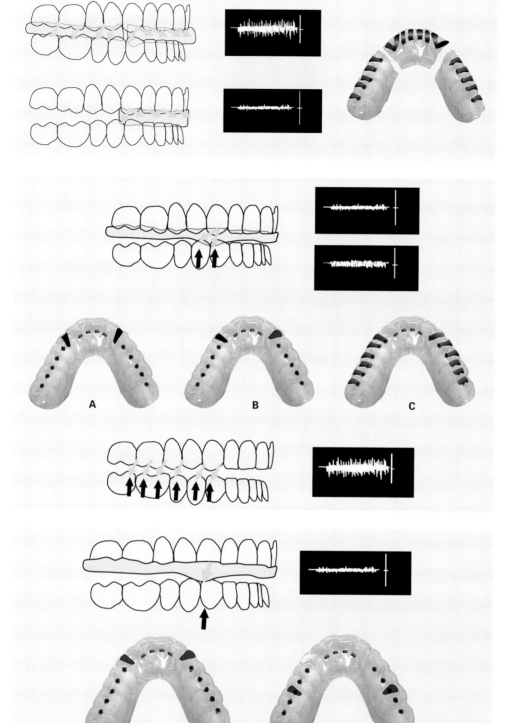

图6-2-6　相同垂直距离下，在上颌放置3段树脂𬌗垫，来比较尖牙引导和组牙功能。尖牙引导比组牙功能产生的肌电活动少[11]。

图6-2-7　从最大牙尖交错位到对刃位的最大自主紧咬牙和侧方运动中，产生的肌电活动在陡尖牙引导（**A**）时最少，缓尖牙引导（**B**）时适中，组牙功能引导（**C**）时最多[17]。

图6-2-8　尖牙引导时咬肌和颞肌前束的肌电活动减少，肌电图像与第一磨牙在侧向运动和侧向紧咬牙时引导产生的肌电图像相同[18]。

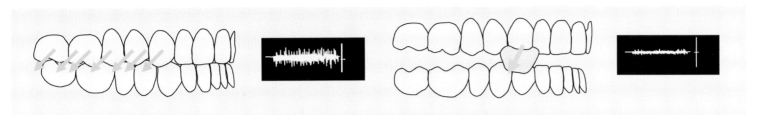

图6-2-9 天然牙在佩戴尖牙殆垫时与组牙功能引导时的两个研究。研究报道佩戴局部殆垫时，最大自主侧前伸时的紧咬牙和滑动中，咬肌和颞肌的肌电活动更少。

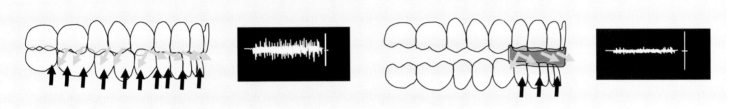

图6-2-10 紧咬牙和磨牙时，"前牙咬合止点"显著减少了前后颞肌束与咬肌的肌电活动。

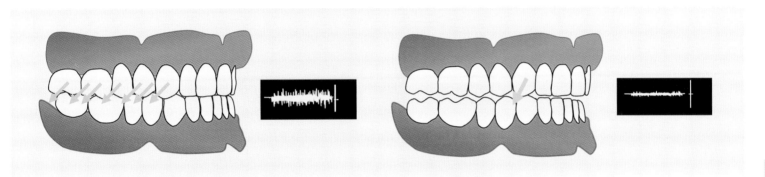

图6-2-11 在一项全口义齿的研究中，Miralles等[22]报道尖牙引导比完全平衡殆产生的肌电活动更少。

位可能会被表面电极记录到，被记录的微电压用以测评肌肉代偿（或恢复）活动及相关力量产生的功能[1]。许多研究运用放置在咬肌与颞肌前后束上的表面电极评估前牙移动引导型和组牙功能型的神经肌肉反应。已经测量的有在最大牙尖交错位紧咬牙中，在稳定的侧方、前伸时的紧咬牙中，在自主滑动运动中，在咀嚼过程中等情况下综合的表面肌电反应（图6-2-4～图6-2-11，表6-2-1）[15-24]。

肌电图研究

树脂殆垫

大多数研究比较报道，上颌佩戴树脂殆垫分别做尖牙引导和组牙功能引导时，在非正中运动、最大自主紧咬牙和咀嚼中，尖牙引导产生的肌电活动更少。引导面越陡，肌电活动越少。垂直距离的改变对前后牙的锁殆，单侧前中后牙的锁殆不产生影响。在前牙放置平面导板可以减小紧咬牙和磨牙时的肌电水平（图6-2-10）[20]。

一项研究报道，使用上颌殆垫的正常个体在侧方对刃紧咬牙时，尖牙引导下和组牙功能引导下的咬肌肌电活动没有差异。殆平衡改变后，肌肉活动显著减少[16]。另一项研究发现使用上颌殆垫时，侧方运动和侧方紧咬牙中，尖牙引导和第一磨

牙引导产生的咬肌和前颞肌的肌电图像相同（图6-2-8）[18]。

天然牙

一篇比较组牙功能型殆垫和尖牙引导型殆垫的研究显示，"尖牙保护殆"对咀嚼中的肌电活动没有显著影响，但显著减少了自主侧向紧咬牙时的肌电活动[12]。另一篇比较模拟尖牙引导和组牙功能的研究显示，与天然组牙功能的肌电活动相比，尖牙引导型殆垫产生的肌电活动更少[21]。

义齿

在一篇包含9副全口义齿（1名男性，8名女性，平均年龄为59岁）的研究中，研究者记录了在最大牙尖交错和对刃侧方运动时，最大自主紧咬牙中，颞肌前束和咬肌的肌电活动。尖牙引导与完全平衡殆相比，尖牙引导时，肌电活动水平更低（图6-2-11）[22]。

结论

证明神经肌肉保护机制的证据并不充分。前导和前牙接触中存在神经肌肉保护机制以减小前牙负载，学界对此观点尚存争论。固定义齿修复时这个争论被用来评判前伸和侧向殆分离。但这个过程的机制尚未被阐明。研究人员在尖牙中发现了

表6-2-1 肌电图研究

作者	咬合测量模型	对象	咬合设计和方法	结果	研究者的结论
Williamson 和 Lundquist[15]	上颌树脂𬌗垫； 比较非正中运动中后牙𬌗分离与𬌗接触	5名女性，4名男性，7/9 4/5颗下颌关节紊乱病史	闭合力下的侧向滑动	所有受试者在侧方或前伸运动期间，肌电活动会在后牙𬌗分离时突然中断，但在非正中运动的前牙接触中不会中断	非正中运动中后牙自主𬌗分离不自觉减少了肌电活动
Shupe 等[17]	上颌𬌗板；尖导深陡或平缓，后牙组牙功能，及运动中树脂𬌗垫上颌前磨牙与第一磨牙的接触	9名健康成年人（23-41） 健康的I类牙列，无功能障碍	测量最大程度自主紧咬牙10秒的增量。最大程度自主侧方磨牙10秒。咀嚼口香糖90秒	上颌树脂𬌗垫上，侧方磨牙和咀嚼的肌电活动在尖导深陡时最小，尖导平缓时较多，组牙功能时最多	
Belser 和 Hannam[12]	1. 对比上颌尖牙固定的局部𬌗垫和天然牙的组牙引导 2. 对比覆盖第一磨牙的自凝树脂𬌗垫产生的工作侧干扰和非工作侧过平衡与受试者天然牙的组牙引导	12名健康成年人（34-45） 全口天然牙，伴随磨损的尖牙和平衡侧磨牙	测量前后颞肌束和咬肌的肌电图。侧方紧咬牙。侧方运动。单侧咀嚼口香糖	1. 侧方紧咬牙下，与天然牙组牙功能相比，所有肌肉在放置尖牙𬌗垫时产生的肌电活动更少（但垂直距离不同） 2. 侧方紧咬牙下，咀嚼肌在天然组牙功能时和放置单一磨牙𬌗垫时产生的肌电活动一样多，咀嚼时情况相同 3. 非工作侧干扰时，紧咬牙不会减少肌电活动但会改变双侧肌电图图像	尖牙保护𬌗，在咀嚼时未显著改变肌电活动，但在自主侧方紧咬牙时减少了肌电活动
Manns 等[11]	上颌树脂咬合板。在上颌弓上被分为3段 对比从尖牙至第二磨牙的后牙组牙接触与尖牙引导 分裂成3段，即1个前牙区段和2个后牙区段的上颌𬌗垫	6名健康的成年人（17-35） 完全天然咬合，无功能障碍	前后颞肌束和咬肌的肌电图。正中关系和侧方运动期间的最大自主紧咬牙	所有情况下，与组牙功能相比，尖牙引导产生的肌电活动持续显著地减少 非工作侧颞肌的肌电活动比咬肌的肌电活动减少得更多 工作侧咬肌肌电活动比颞肌肌电活动减少得更多	1. 接触更少。接触越少，牙周感受器活动阈值越低，这会抑制肌电活动（不确定的推论，从疼痛反射中猜测推测的抑制机制） 2. 尖牙比后牙的敏感性更高 3. 平稳性减小抑制了肌力：尖牙引导时，下颌稳定性减小，这抑制了肌肉肌电活动
Graham 和 Rugh[18]	上颌树脂𬌗垫，理想垂直距离增加时对比尖牙引导与单一磨牙引导	10名健康的成年人（23-32）		尖牙引导和单一磨牙引导间无差异	"很有可能的是正中神经活动导致了两种引导下肌电活动减少，从而放松闭下颌肌，允许必要的下颌张开以实现下颌侧方运动"
Miralles 等[22]	全口义齿 完全平衡𬌗和尖牙引导	9名受试者（41-71）	前后颞肌束和咬肌的肌电图。最大牙尖交错和侧方运动时最大自主紧咬牙	前后颞肌束和咬肌的肌电图。最大牙尖交错和侧方运动时最大自主紧咬牙	
Visser 等[23]	2mm厚的稳定𬌗板，3mm厚的前伸再定位𬌗板	10名健康受试者，10%和50%力量的最大紧咬牙		前伸时肌电活动更少	
Manns 等[24]	分成3段的上颌单侧树脂覆盖夹板，第一段为侧切牙和尖牙，第二段为2颗前磨牙，第三段为2颗磨牙	8名健康的成年人（21-26）同侧（工作侧）咬肌和前颞肌的表面电极	1. 磨牙组牙功能较低的侧方运动 2. 尖牙对刃侧方运动 3. 更陡更高的尖牙侧方对刃	前段𬌗垫对应的咀嚼肌收缩的肌电活动显著低于中段和后段的肌电活动。单独中段、中段加后段及三段联合时，肌电活动无差异	
Borromeo[16]	上颌树脂𬌗垫	10名正常的受试者（20-35）	最大侧方移动紧咬牙	尖牙引导𬌗和组牙功能𬌗的肌电活动没有差异。但与正中关系相关时，两种情况下咬肌的肌电活动减少量相同	改变肌肉长度和增加垂直距离可以减少肌电活动
Becker 等[20]	前牙树脂𬌗垫	30名受试者	紧咬牙和磨牙时，前后颞肌束、咬肌和前二腹肌的肌电图	在紧咬牙和磨牙时，所有被测试的收缩肌的肌电活动都有减少	
Okano 等[21]	天然牙上放置金属和树脂局部𬌗垫 使用金属局部𬌗垫模拟尖牙引导𬌗、组牙功能𬌗和平衡𬌗（单侧平衡接触）	20名健康的成年人		与天然接触相比，放置尖牙局部𬌗垫时，所有咀嚼肌产生的肌电活动更少	模拟组牙功能𬌗和模拟单侧平衡𬌗时，颞肌前束的肌电活动，比模拟尖牙保护𬌗时的肌电活动活跃
Scott 等[25]	比较最大牙尖交错位时最大前伸紧咬牙与最大紧咬牙的肌电活动	10名受试者天然牙	测量比较前后颞肌束的肌电活动	最大牙尖交错位最大紧咬牙时，前后颞肌束的肌电图值高度无差异。在最大前伸紧咬牙时，前后颞肌束几乎没有或根本没有肌电活动	

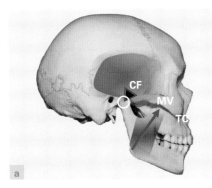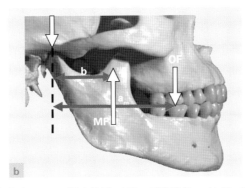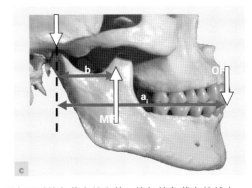

图6-2-12　（a）Ⅲ类杠杆关系的颌骨。CF：髁突支点；MV：肌肉导引；TC：牙齿接触。（b和c）肌力导引的负载点越靠前，施加的负载力就越小。MF：肌力；OF：𬌗力。

数量增加的压力感受器，提出可能存在牙周膜（PDL）感受器和肌肉本体感受器，大多数肌电图研究显示在侧向紧咬牙中前导比组牙引导产生的肌电活动更少。但上颌𬌗垫存在时的侧向紧咬牙状态不能准确模拟天然牙的咬合功能紊乱状态。两组研究显示了在尖牙和组牙引导下天然牙肌电活动的减少[12,21]。因为非正中咬合功能紊乱对牙齿和支持组织造成的损害最多，所以"保护性"前导可能会减小非正中咬合功能紊乱时的负载。然而，白天与晚上的自主对刃前伸的紧咬牙不同。晚上的磨牙是最有破坏潜力的紊乱活动，尚没有证据证明自主侧前伸紧咬牙时对刃关系与夜磨牙有关联。

生物力学考量

杠杆作用的下颌闭合运动

有主张称：在最大牙尖交错位闭合力相同的闭口运动中，颌骨前段的前牙负载小于颌骨后段的后牙负载。这是因为下颌闭合运动中Ⅲ类杠杆的作用（图6-2-12）。这意味着前牙的非正中引导产生的𬌗力和咬合负载更小。故有一种猜想：口腔前部的功能紊乱性非正中磨牙或紧咬牙造成的创伤，有可能比后部的非正中磨牙或紧咬牙造成的创伤更少[26]。

非正中运动时前牙闭合的不稳定性

为了承受最大牙尖交错关系时的最大负载力，天然牙、颅骨和肌肉因而形成了相应的组织结构关系（图6-2-12）。前伸闭合或侧向前伸闭合时，肌肉骨骼的关系不稳定，因而需要被迫闭合。除了有力地提升，肌肉必须使下颌和髁突在非正中位时保持平稳。后牙闭合位，肌肉关节处于理想的关系时，被迫闭合会阻止肌力的施加。前伸运动时上颌切牙斜面的闭合与侧方或侧方前伸运动时上颌尖牙斜面的闭合相似，都需要肌肉系统支撑和降低最大负载潜力（图6-2-13）。

前牙𬌗分离和相互保护的考量

由于Ⅲ类杠杆的作用，学者认为前牙咬合功能紊乱可潜在引起很小的支持组织创伤[26-27]。这与非正中运动的不稳定性、

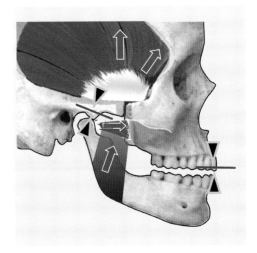

图6-2-13　前牙引导的闭合运动是不稳定的，同时髁突会发生前伸，人为地被迫闭合可以使闭合运动变得稳定。

前牙闭合时神经肌肉的抑制作用可能会造成肌力减少，形成了使后牙𬌗分离治疗理念的合理依据。由于这些原因，所有非正中接触中，可使后牙𬌗分离的前牙非正中引导被认为是理想的治疗模型。这些考量都被用作支持相互保护（非正中运动接触时前牙保护后牙）理念的证据。

计量考量

然而，几个显而易见的混淆争议使前述的理念值得商榷。许多情况下，虽然受Ⅲ类关系和关系不稳定的影响，但功能紊乱的釉质破坏性磨耗仅发生在对刃关系中。尽管闭合力比可能的最大闭合力小，但功能紊乱性非正中运动仍具有非常大的破坏性，比如磨耗釉质、破坏修复体、折断种植体。这从最初的尖牙牙尖和切牙切缘的磨耗中皆可看到。

被迫的非正中闭合中，力臂是影响牙齿和支持组织负载与创伤的显著因素。力臂受覆𬌗、覆盖程度及冠根比和冠种植体比的影响。其他临床因素如嵴间距和临床牙冠高度的增加、邻接的滑动、引导斜度等，都影响着非正中运动和非正中负载。在牙列修复中，临床病例各不相同，个体生物学因子和其他临床决定因子也有其独特范围。

前牙咬合止点式闭合

最大牙尖交错位闭合时，若咬合止点在肌肉导引点前方且相距较远，生物学结构便会由原始稳定的Ⅲ类杠杆结构发生变

化。在最大牙尖交错闭合时，若翼外肌上头与其他肌肉不能协调使关节盘居中并与关节结节相对，髁突就会发生前伸且处在不稳定的位置。但它们并不是最大牙尖交错闭合的稳定中枢。后段颅骨和骼接触不能提供稳定的对抗力去对抗后牙咬合提升的力量。前牙负载点的被迫闭合更像是前部的稳定中枢，而且下颌骨需要在升颌肌群和前伸翼外肌的协调下完成非正中被迫闭合。远离前牙负载点引导的闭合使得髁突远移同时髁突会受到侧方的颞下颌韧带和关节囊复合体的抵抗（图6-2-13）。

髁突的负载

显而易见，加载负荷时髁突会受到压迫[26]。但我们尚不清楚尖牙组与非工作侧关节压迫组之间髁突受压迫的差异。关节压迫显示负重关节盘和关节结节上存在压迫剪切力与牵拉力，以及对关节囊筋膜的牵拉力。这些相关差异是否会影响关节盘的连接机制，并或多或少地造成关节盘功能紊乱，尚不完全清楚。如在对伴有关节炎性改变的患者进行解剖研究中看到的那样，是否这些差异将会影响受迫关节盘的退化和穿孔，也尚不清楚。经过长时间对紧咬牙和磨牙的观察发现，很有可能最相关的因素是所加载的功能紊乱力的大小、持续时间及其累积影响，似乎是合理的。生物力学因素的联合，口腔副功能的行为环境影响，以及功能紊乱的性质、时机和周期性，是每个病例独特的决定因素、始动因素、易患因素及持续因素。

非正中引导与咀嚼的相互关系

功能协调

非正中引导和功能协调间自始就存在联系。术语"功能"和"功能协调"经常被随意使用且两者皆没有被明确定义。这些被称为功能协调的干扰因素与颞下颌关节紊乱病（TMD）有关，尤其是TMD中的肌肉相关因素[28-29]。

《口腔修复学术语专业词典》中将功能性下颌运动描述为"在说话、咀嚼、打呵欠、吞咽及其他相关运动时，下颌做出的所有正常的、合适的或特征性的运动"[30]。这些运动中，咀嚼和吞咽过程需要下颌运动和咬合关系进行协调的功能性合作。舒适高效的咀嚼是咀嚼和吞咽功能良好的主要临床特征。

静息肌紧张和亢进

平稳的咀嚼循环和正常的静息肌紧张被视为功能协调的特征。在平稳的咀嚼反射循环里，功能不调可能包括一系列保护性肌僵直、咀嚼系统不调或无症状的变化[31-33]。

人们常用肌电图来研究功能位和静止位间的相互联系和与之相关的肌肉活动。正常健康牙列中，肌肉可能会处在正常基线中最小的静息肌紧张水平。经过中枢的反射，静息肌紧张可能会更加自主。静息肌紧张水平增加或"亢奋"可能是一种亚

临床状态，且仅能被表面肌电图记录检测到[1]，或者肌电活动可能会更激烈，且与一些限制下颌运动的肌肉协同收缩或保护性肌僵直相关。TMD间的关系是模糊不清的。这种关系与生理心理变化、压力、功能紊乱和肌痛有着不同程度的联系。保护性肌僵直被描述为保护疼痛区的机制[31]。这些受一些因素影响，如增加的外周和中枢神经致敏性、上升和下降的调节及神经可塑等被行为和社会心理变化影响的因素[31-33]。

正常的和受干扰的咀嚼适应

正常的咀嚼循环可由不同的运动描记仪记录。特征性的重复循环通常出现在冠状面和矢状面的记录上[34-36]。它们反映了侧方骼和前伸骼中覆盖、覆骼的特性。平直的非正中引导产生一个平的、宽的咀嚼路径，然而陡峭的前牙深覆骼会产生垂直的咀嚼路径（图6-2-14和图6-2-15）。

引导或干扰

侧方和前伸引导斜面的变化使得咀嚼循环需要去适应新引导斜面。这可能会形成一个全新的单颗前牙或后牙修复关系，牙尖斜面可能比之前的工作侧斜面、非工作侧斜面或前伸移动引导斜面更陡。可能使非正中运动中出现短暂接触，之后经原先的引导使上下颌到达对刃关系位，或到达从最大牙尖交错位到对刃关系中的所有新接触关系位。这可能会被设计为选择性非正中引导斜面，从而被引入到一个新的修复关系中。

许多争议和调查正在研究，是否这种新的接触或斜面会限制、阻断、干扰咀嚼反射或静息肌紧张，会引起对正常功能和肌紧张的无症状性适应。

新接触关系何时恰好表现为引导斜面或"干扰"或"偏斜接触"尚不清楚。引起体征或症状的新接触关系会被描述为一种干扰。但若相同的接触出现在无症状的牙列中，则被视为正常而并非干扰[37-39]。

对新引导斜面的适应

一个新的引导斜面或咬合接触可能会使咀嚼循环发生与之适应或避让的变化，但在静息肌紧张时，运动记录仪的轨迹平稳性可能发生变化也可能不发生变化。新斜面或新接触出现时，神经肌肉的记忆和指令会发生与之适应的变化，从而避免咀嚼循环在接近和退出最大牙尖交错位时产生接触干扰。最初的不良应答表现为被干扰或改变的咀嚼循环轨迹。阻断性接触或阻断性斜面可能表现为"干扰"或"限制性斜面"。如此，就会干扰原先的习惯性咀嚼反射周期。适应反应是否被视为干扰或限制性导斜面，取决于适应它的系统。当接触或斜面被视为新的非正中导斜面时，系统对其的适应性良好。不良的适应是因为系统将这些斜面视为干扰或限制时，出现了大量的外在因素。后一种情况下，不良宿主反应的特性可能受到了许多因素的影响且随着时间在改变；因此很难分辨正常的非正中接

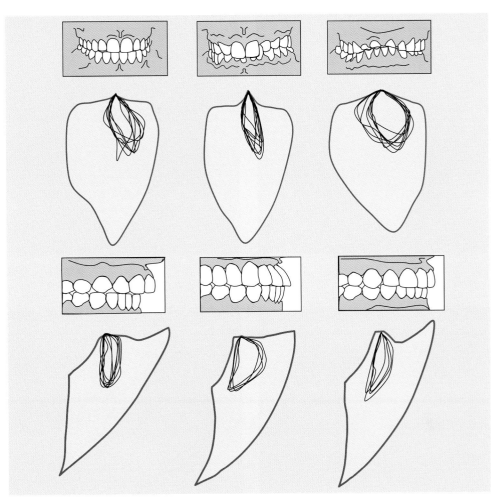

图6-2-14 牙齿的覆盖和覆𬌗程度决定着咀嚼循环。

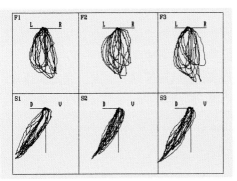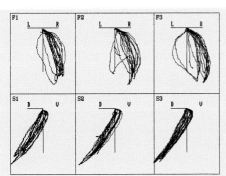

图6-2-15 冠状向和矢状向的咀嚼循环。冠状向和矢状向的非正中斜面决定了咀嚼循环特征性的开始与结束角度（Avinoam Jaffe教授供图）。

285

触，单一的后牙非正中𬌗接触（SEPOC）和𬌗干扰[37]。

周期性咀嚼

学者们认为大脑的中枢模式发生器控制着咀嚼运动的周期循环模式。尽管中枢模式发生器引发了周期性咀嚼运动，但周围神经的传入和中枢神经系统间密切的相互作用会引发产生复杂的咀嚼模式。咬合改变开始后，咀嚼循环中的咬合期比节律性垂直向张闭口期更易受到外周输入信号的影响。直到成年牙列建立，咀嚼一直随牙槽骨正常生长和发育的改变而改变[33-34]。

咀嚼中的咬合引导

牙齿斜面在矢状、冠状距离下引导完成最后阶段的闭合运动。当下颌骨到达最大牙尖交错位时，冠状面上，上颌颊尖的内侧引导斜度和上颌尖牙的舌面决定了泪珠状咀嚼循环的陡度。经斜面引导，工作侧进入最大牙尖交错位，非工作侧退出最大牙尖交错位。矢状面上，切牙和尖牙的覆𬌗、覆盖程度控制着进入退出最大牙尖交错位的（前伸）角度和在CR-MI间的（后退）滑动（图6-2-14和图6-2-15）。

对非正中引导变化的适应

在乳牙列和混合牙列的正常发育过程中，从开始发育到与咀嚼循环完全适应，咬合发生了巨大变化。在众多生物系统中，这个形态与功能自然适应的过程各具特色。牙列中，系统是否能够适应一个新的引导或什么特征会过度挑战适应能力是决定一个新的治疗性非正中引导方案的关键所在。

影响咀嚼循环的因素

一篇有关功能性接触的文献指出，个体咀嚼中咬合接触的滑动范围和咀嚼循环的性质差异巨大[34,37-39]。

影响咀嚼循环的因素包括：

■ 食物硬度。
■ 安氏分类。
■ 咬合引导。
■ 引导倾斜度。
■ 引导类型。
■ 尖牙引导或组牙引导。
■ 干扰和姿势。

食物硬度

无垂直向距离的影响时，食物的坚硬程度影响着闭合运动的角度和咀嚼回路的宽度[40]。其他研究皆显示食团硬度、碾碎程度和尺寸大小都改变着咀嚼循环的性质。人类通过增加咀嚼循环周径和循环速度来适应食团尺寸的增大，同时维持咀嚼循环的形状和持续时间[40-43]。

安氏分类

让134名测试者咀嚼硬食和软食，对其切牙中点的轨迹进行评估，咀嚼硬食的轨迹主要为磨牙成角型运动，而软食的则为下落状双凸轨迹。安氏Ⅰ类和安氏Ⅱ类两种咬合关系的受试者中，咀嚼轨迹的分布没有差异。而在安氏Ⅲ类下颌前突的受试者中，轨迹发生了显著变化，中断的闭合运动产生了S形镜像轨迹[44]。后牙反𬌗受试者的咀嚼类型多于前牙反𬌗的受试者。深覆𬌗型错𬌗也可以改变咀嚼循环的形状和咀嚼循环运动学[44-46]。

𬌗平面的倾斜度

学者发现，𬌗平面的倾斜度在一定程度上影响着咀嚼循环的性质。闭合运动的咀嚼路径，在牙尖交错位范围外时主要受𬌗平面倾斜度的影响；在接近牙尖交错位范围时主要受咬合引导的影响。观察发现在𬌗平面后倾型受试者中，咀嚼滑动轨迹是板状的闭合路径。相比之下，在𬌗平面前倾型受试者中，观察到的是垂直向的中断型咀嚼轨迹和垂直向的闭合路径。这是因为𬌗平面倾斜度不同，平衡侧髁突的复位周期不同。咀嚼运动咬合期内，除了在接近牙尖交错范围时，其余位置上𬌗平面倾斜度的作用比咬合引导倾斜度的作用更重要[44-45]。

咬合引导，引导倾斜度

几项研究结果显示咬合引导影响着咀嚼循环的性质[34,37,39]。一些研究结果显示非正中引导的改变会引起咀嚼循环的改变[12,45-48]。

尖牙引导或组牙引导

一项12名受试者的肌电图研究显示，使用临时义齿时，工作侧引导会从组牙功能变成尖牙引导。我们记录了双侧咀嚼口香糖时，前后颞肌束和咬肌的肌电活动。其中，尖牙引导时肌电活动无显著变化。接近咬合期时咀嚼循环会受到限制，滑动期时会有更多的牙发生接触[12]。研究者记录了9名年龄在26~54岁的受试者单侧咀嚼10秒期间的肌电活动。与无平衡接触组相比，平衡接触组里，闭颌肌群的活动更不对称[49]。

在冠状面上，尖牙引导时咀嚼循环的角度更小，但组牙功能和尖牙引导的咀嚼肌肌电活动无差异[50]。垂直/水平咀嚼型组和尖牙斜面倾斜度增加10°组相比，工作侧引导从组牙功能转变为尖牙引导。垂直咀嚼组里咀嚼循环形状无任何变化。但侧方咀嚼组里，咀嚼循环因为更陡的引导，而变得更加垂直[51]。

干扰和咀嚼循环

数项研究介绍了非工作侧干扰。一些研究发现咀嚼循环有细微改变，但多数研究得出结论：咀嚼模式发生了显著改变，同时咀嚼系统适应了新的非工作侧牙接触[12,37,52-59]。

头颅的位置和倾斜度也会改变咀嚼循环[60-61]。

结论

■ 改变引导可以改变咀嚼循环，但这无重要的临床意义。
■ 可重复的功能性边缘运动的丧失与TMD的体征和症状之间无确定的联系。
■ 无证据表明陡峭的引导对功能有不良影响。

𬌗干扰与非正中引导的相互联系

早接触和𬌗干扰：定义、争议和混淆根源

文献中，学者们对早接触和𬌗干扰的概念存在不同的观点和争论[37-39,62-63]。这些争论源于对自然发病率的认识的不断变化、功能紊乱、咬合功能紊乱的概念，以及单一的后牙非正中𬌗接触和后牙后退咬合接触、功能紊乱、咬合功能紊乱间的病因学联系。语义学的定义缺乏一致性。通常情况下，干扰涉及非正中运动和闭合运动时的单个接触。把闭合运动中进入最大牙尖交错位时的个别接触称为早接触，非正中运动中的单个接触称为干扰。多数情况下，用单一的后牙非正中移动或闭合接触来做参考，但其中可能包含单个前牙接触。语义学定义因不断改变而造成了许多混淆。

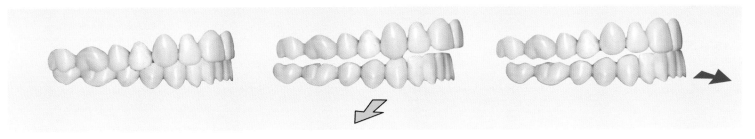

图6-2-16　殆干扰的传统模型是Ⅰ类咬合关系中，非正中运动时前牙引导使后牙殆分离，以避免殆干扰。

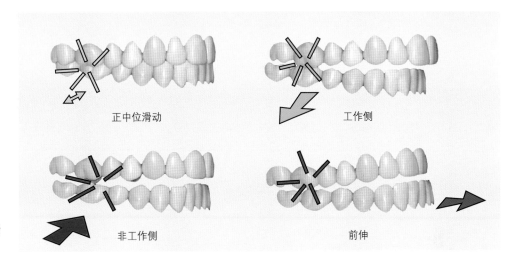

正中位滑动　　工作侧

非工作侧　　前伸

图6-2-17　经典的殆干扰。正中位CR-MI的滑动；工作侧干扰；非工作侧干扰；前伸干扰[28]。

早接触

通常把在习惯性闭口运动进入最大牙尖交错位时，发生在所有牙齿接触之前的单个提前接触称为早接触。这通常发生在新修复体或"高"修复体中。若早接触（新出现的或原本存在的）使下颌在沿任意闭合道回到最终闭合位时发生偏斜，则被称为偏斜接触或妨碍接触[30,54]。

殆干扰的经典描述和经典模型

殆干扰的传统模型是在Ⅰ类咬合关系中，非正中运动时前牙引导使后牙殆分离，以避免殆干扰（图6-2-16）。此时，干扰被定义为单个的、通常出现在后牙，且以4种可能形式出现的接触：

1. 正中关系干扰或从正中关系到最大牙尖交错位的滑动（CR-MI的滑动）也被视为正中关系早接触。
2. 工作侧干扰。
3. 非工作侧干扰。
4. 前伸单个干扰（图6-2-17）[1,28]。

有研究显示无后牙"干扰"的前牙引导后牙殆分离可以保护后牙，促进功能协调、减小后牙负载、减少口腔副功能及TMD的发生[1,28-29,64-65,68]。

这过度简化了前牙分离后牙殆接触的作用。若系统适应了单一的后牙非正中殆接触而无症状表现，则正常的安氏Ⅰ类、Ⅱ类和Ⅲ类咬合关系中皆可出现单一的后牙非正中殆接触（SEPOC）（表6-2-2）[37-39,51,73-87]。此时，它们被认为是

正常变异的一部分，并没有偏斜或干扰正常功能。其后的语义学和概念学也难以定义这些接触究竟在干扰什么。标准的定义变化很大，且经常包含或反映特殊的理念或模型。概念学和语义学上，它们与推测或假定的宿主不良反应、多种社会心理因素、行为因素、涉及肌肉关节功能正常、适应不调和功能障碍的基因因素等相关。

正中关系、早接触和正中位的滑动

描述正中关系位初始接触的术语及滑动进入最大牙尖交错位时接触的术语有许多。这些有：正中关系早接触，正中滑动，正中关系至正中殆位的滑动，后退接触位至牙尖交错位的滑动，正中关系位至最大牙尖交错位的滑动[1,28,30]。发生在无症状人群中的1~1.5mm的接触前移被视为自然变异。小范围的滑动属于正常变异的一部分（图6-2-18）。大范围的滑动或不调被称作偏斜髁突"正中"位[1,28,30,65]，这会产生回避式咀嚼轨迹，造成肌肉活动增加、口腔副功能[29,64-69]以及可能引发肌肉滑动和肌肉肌源性症状[29,64-65]。这些说法中的大部分已经被摒弃了。被认同的说法仍然是髁突在正中位大范围（>1.5mm）的侧方滑动与某些TMD的发生有关[37,70]，髁突不可能持续保持在非正中位。从CR到MI的大范围滑动仍然被认为是TMD的咬合危险因素之一[69-72,88]。这与其他类型的早接触或干扰，如果不是功能紊乱型磨牙发生的原因，则就是功能紊乱型磨牙发生的部位。新修复体上颌牙尖近中斜面与下颌牙尖远中斜面在正中位相对时可能会发生潜在滑动（图6-2-19）。令人满意的新修复体中不包含这样的接触。

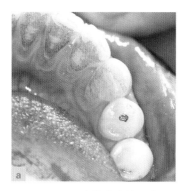 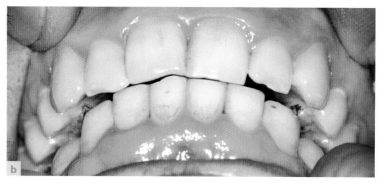 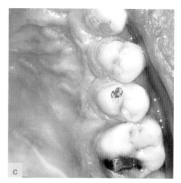

图6-2-18　正中位的自然滑动。上颌牙尖近中斜面与下颌牙尖远中斜面间的相对滑动。

非工作侧/向内运动/平衡侧干扰的变化模型

在正中关系位发生的干扰挑战了非工作侧或平衡侧干扰和接触的经典理念，且其定义至今仍在不断变化。传统理念认为非工作侧接触就是干扰且可造成潜在的病理损害，天然牙列应回避其出现。天然牙、修复牙列和固定修复体都是经工作侧引导而分离非工作侧牙齿的接触。语义学上，这些接触被称为非工作侧接触或非工作侧干扰。非工作侧干扰和非工作侧接触之间存在一些细小差别[1,38]。相对于传统理念的干扰而言，如果非工作侧接触和工作侧接触同时发生，这些接触就被称为非工作侧接触。如果非正中运动由非工作侧的牙尖斜面引导，这些接触则被称为非工作侧干扰。

但是，有研究提出可能这些接触本身就是病源，研究显示，无症状的正常人群中也存在大量的非工作侧接触，但在最大牙尖交错位到对刃关系（见先前节段）的非正中运动中，这些接触的变化程度不同。在无症状的正常人群中，随着CR-MI

的滑动，这些接触的发生率会升高，这可能是自然变异的一部分（表6-2-2）[51,73-87]。一项关于无症状年轻人的研究显示，在咀嚼功能已经适应了非工作侧长期的天然接触/干扰的情况下，当这些接触发生变化时，肌肉活动不会发生变化。研究者把这些接触称为"干扰"。因为它们并未干扰到其他方面，另有人称之为非工作侧或向内运动接触[56]。

非工作侧/向内运动接触的发生率

一篇题为"向内侧移动与正常人群中存在着高比例的非工作侧接触的𬌗接触的益处和损害的世纪之争"综述报道引起了大家的重视[38]。

共涉及5736名受试者的17项研究显示，非工作侧接触的发生率因研究和人群的不同而差异广泛。接触发生比例在1%～84%之间，平均值为35%。其中有一些研究区别了接触和干扰。有关未成年人和成年人发生率差异的研究结果是不同的，一些研究显示两者的发生率无显著性差异[73]，一些研究显示发生率有所减少[74-75]，另一些研究则显示发生率有所增加（表6-2-2）[76]。

表6-2-2　正常人群中非工作侧接触/干扰发生率的研究[38]

研究	人群	样本数量	发生率（%）
Ahlgren 和 Posselt[77]	儿童	120	34
Ingervall[73]	儿童	100	85
	成年人	50	84
Geering[78]	TMJ受试者	251	15
Molin 等[79]	成年人	253	15
Egermark-Erikkson 等[74]	儿童	402	2～40
Nilner[80]	青少年	309	77
de Laat 和 van Steenberg[81]	口腔系学生	121	61
Wannman 和 Agerberg[82]	青少年	285	30
Agerberg 和 Sandstrom[83]	青少年和年轻人	140	5～25
Heikinheimo 等[76]	青少年	334	18～46
Minagi 等[84]	成年人	464	4～15
Pahkala 和 Laine[75]	儿童和青少年	754 254	61～58
Ogawa 等[51]	成年人（Ⅰ类咬合）	86	42
Ingervall 等[85]	成年人	75	30
Tipton 和 Rinchuse[86]	口腔学校人群	101	74
Hochman 等[87]	成年人	96	94

非工作侧干扰与TMD关系的研究

数项流行病学研究报道了非工作侧干扰与TMD体征和症状间的相互关系，但也有研究发现两者间没有重要关联。这些研究大多是横向研究，且难以说明它们之间的因果关系[38-39]。

大部分出版综述的结论是：没有有效证据证明非工作侧接触是TMD的直接引发因素[1,38-39,67-68]。

非工作侧接触和髁突负载稳定性

另外，更为混乱的是，一些研究认为，非工作侧接触可以维持负载髁突的稳定[89-94]。一些研究显示非工作侧/向内运动侧接触可能会保护非工作侧接触侧（同侧）的颞下颌关节[89-95]。另一些研究显示平衡侧/非工作侧接触可使关节更稳定[93-94]。

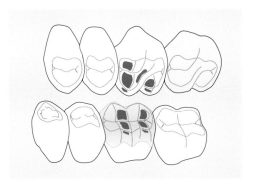
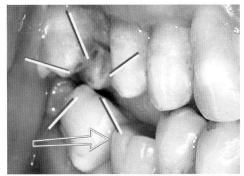
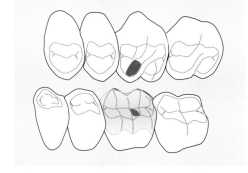

图6-2-19 新修复体在正中位的潜在滑动接触可能会出现在上颌牙尖的近中斜面和相对的下颌牙尖的远中斜面上。

图6-2-20 非工作侧接触/干扰。接触发生在支持尖对应的内斜面上。

但是，若对这个结论进行深究，提倡将侧方"平衡船"作为固定修复的治疗标准似乎为时过早，且其正确性并未被证明。非工作侧/向内运动侧的接触发生在支持尖相对的内斜面上（图6-2-20）。因此采用这个标准进行修复是不合理的。

SEPOC和宿主的可变反应

以往，人们常把单一的后牙非正中船接触（SEPOC）与功能中断联系在一起，且认为它们是TMD和磨牙症的初始损伤因素。它们最常被描述为干扰[1,12,29,64-68]。这提示它们干扰了机体的某方面。它们需要神经肌肉去适应，故认为它们干扰了下颌运动，当机体不适应时，它们则被称为"功能不调"、功能障碍症、TMD、口腔副功能和磨牙症[1,12,28-29,54,96-97]。

过去的几十年里，人们认为船干扰对牙列和咀嚼系统造成了大量有害的影响。因为出现了咀嚼轨迹的中断、力的分布、下颌姿势位的改变、吞咽运动或日磨牙的反射改变[1,12,28-29,54,96-98]，船干扰被认为与潜在损害有关。但是，据描述，在无症状的正常人群中这些接触也有较高的发生比例（表6-2-2），且被认为是船形式正常变异的一部分。现在，大多数基于科学研究的文献得出结论船干扰不再是TMD的重要病因[37-39,67,73]。

长期的单一的后牙非正中船接触和新出现的单一的后牙船接触

对这个明显矛盾的解释应考虑到肌肉的正常适应功能和神经肌肉功能障碍的不同病因。正常生长发育中，功能性咀嚼循环会长期与咬合发育变化相适应。因此，单一的后牙非正中船接触可出现在无前牙船分离、咀嚼循环协调、静息肌紧张正常、无肌功能失调的成年人中。

但是如果这些成年人中某个人因为压力或其他社会心理因素开始紧咬牙和磨牙，他或她身上可能会出现这些单一的后牙船接触。如果他或她产生骨骼肌反应或口颌面痛觉变化调节的倾向，产生来自生活压力或抑郁的感知，那么可能会随即出现肌肉痛或运动限制。咬合功能紊乱和肌肉反应可能会同时发生。磨牙或紧咬牙也可能会造成关节区的一过性疼痛。过去，当这样的患者出现时，人们常认为是单一的后牙接触造成了这些肌肉骨骼症状，因此它也被称为船干扰，也被称过正中关系早接触和非工作侧接触[1,12,28-30]。如果一段时间后观察同一受试者，当初始的应激情境或肌肉痛和肌肉协同收缩消除后，这些同样的接触就不再被称为干扰。

干扰到底在干扰什么？

上述所有的定义中，现在对干扰的描述是偏离、阻碍、阻断或阻挡正常的、滑动协调的、理想的颌骨功能和颌骨运动的接触[1,28-30,66,68]。

这些定义皆未考虑这样一个事实，在多数无症状牙列中，我们常常会见到单一的后牙非正中船接触，但它们不会阻碍、阻断或阻挡颌骨运动。

口腔系统和咀嚼功能可以无症状地适应这些单一的后牙非正中船接触，同时，这些牙列在所有非正中运动进出最大牙尖交错位时可无干扰地自主滑动。

由于新出现的单一的后牙船接触能干扰初始咀嚼循环且能进行平稳的非正中磨牙运动，故大多数定义都不能区分长期适应后的后牙非正中接触和后牙引导。

新出现的后牙非正中接触/干扰的陡度、长度和粗糙度

据说新的非正中干扰接触会干扰或阻断平滑的非正中接触[28-29,76]。这些接触的陡峭程度、长度和粗糙度被认为是造成不良影响的变化因素。模型上的这些新相互接触可以引发咀嚼运动中的回避反应或"寻找"反应。寻找包括不良接触中活跃的磨牙或紧咬牙接触（图6-2-21）[1,67]。

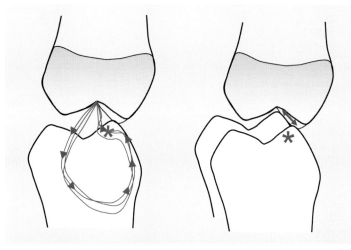

图6-2-21　人们认为新出现的𬌗干扰引发了寻找和磨切反应（右），或引导了功能型回避模式的发展（左）。

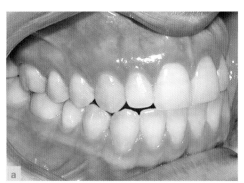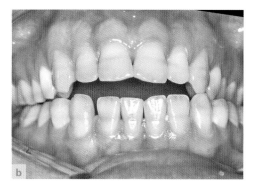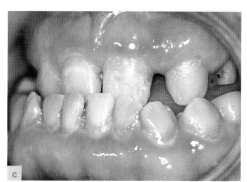

图6-2-22　无症状𬌗。（a）前牙Ⅲ类对刃关系。（b）前牙开𬌗。（c）前牙水平反覆盖。非正中𬌗引导发生在后牙上。非正中𬌗接触是引导接触且不产生干扰。

正常下颌运动的干扰

这些定义和理念反映的许多问题仍尚待解决。如果一个新的非正中𬌗接触/干扰，干扰了咀嚼循环，那么咀嚼功能最终会适应它吗？或可否证明是它引起了非适应性肌源性的或囊内的、不良的或功能失调的反应吗？数条定义提示干扰可以造成异常的或路径不调的下颌运动。如前面节段所述，大多数关于咀嚼运动的研究显示：通常诱发产生的非工作侧干扰可能会使咀嚼循环产生一过性变化，但之后咀嚼循环会无症状地适应[38,53,55-56,58,99-100]。

Clayton等报道𬌗干扰造成了下颌运动的回避型路径，使边缘运动无法到达边界[101-104]。消除干扰可引导运动到达边界。这被称为肌僵直或协同收缩下的边缘受限性运动[102-104]。也有人提议图像描记仪显示的下颌运动无法到达边界是下颌运动"功能障碍"的指征，因此提出了图像再现指数[102-104]。这个理念后被放弃了。更多关于功能失调的定义仍是模糊不清的。是否神经肌肉适应性回避咀嚼运动的模式诱发了临床肌筋膜症状如引起静息肌紧张、肌僵直、协同收缩和肌痉挛，是不清楚的。这取决于个体的易患因素、决定因素和持续因素及其他个体危险因素的组合。在长期和新引入的SEPOC中，我们可以看到对此的不同反应。

图6-2-22~图6-2-25中的无对照病例报告了适应性变异的广泛范围。无症状的适应功能可出现在Ⅲ类前牙对刃关系，前牙开𬌗和前牙水平反覆盖中。所有牙列中，没有前牙𬌗分离，且非正中𬌗引导发生在后牙上。非正中𬌗接触是引导性接触且无干扰（图6-2-22）。

与上述形成鲜明对比的是，在新修复体微小不良接触中，Ⅰ类牙列关系患者会出现严重的肌肉固定痛和肌肉协同收缩的应答反应（图6-2-23）。临时固定的局部义齿中，细小的非工作侧干扰引起了严重的肌肉疼痛反应、肌肉协同收缩和僵直，这些症状需要数月才能消散（图6-2-23）。

相比之下，新出现的"高充填体"延长了原本5天的肌痛消散时间（图6-2-24）。在图6-2-25中，新的工作侧干扰出现时，咀嚼循环自身会消除这些新工作侧引导接触但不表现出症状。

这些反应出现在有单个早接触或损害接触的新修复关系中，多数情况下这都不会引起异常反应。这些极端情况显示了个体间适应能力的差异性。个体反应取决于多个因素，包括已知和未知因素。功能失调的非适应性反应的辅助因素包括机体对环境和心理学应激的反应，精神社会条件，日间功能和夜间功能紊乱的程度，激素和疼痛的基因调节因子（表6-2-3）[72]。

实验性𬌗干扰对个体牙的影响

许多动物和人类研究评估了新引入的𬌗干扰的影响。主要根据动物研究评估对牙周和支持组织受到的组织学影响。根据

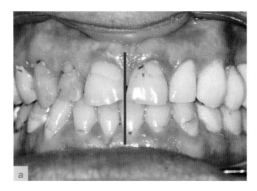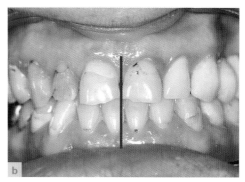

图6-2-23 （a～d）这名患者不能在最大牙尖交错位闭口，只能在侧方位闭口。在最大牙尖交错位上使劲闭口会给她带来严重的肌痛和不舒适感。此时肌肉处于协同收缩状态（或僵直），且按压时感觉肌肉是紧绷的。在上颌左侧放置了临时局部固定义齿后，机体逐渐出现症状，且局部义齿处出现了偏斜接触。在去除偏斜接触并放置夜间防护装置后，这些症状在几周后逐渐消失。偏斜接触、压力、疼痛调节和肌肉骨骼差异的病理影响很难被分开研究。这种对微小𬌗失调做出严重且明显反应的病例非常稀少。

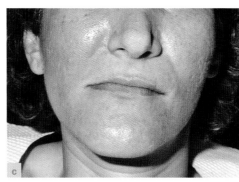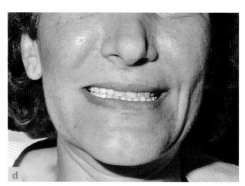

图6-2-24 新出现的干扰或"高"接触。一名接受了#44银汞充填治疗的患者，抱怨连续3天牙齿有不舒适感和肌痛感。5天后症状自发消失了。牙齿上发亮的斜面提示患者"寻找"并磨削了新"干扰"的修复体。此病例中，单一的后牙非正中𬌗接触"干扰"了舒适感。

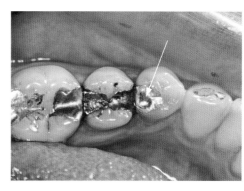

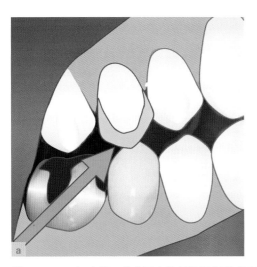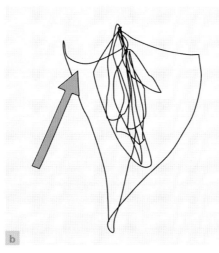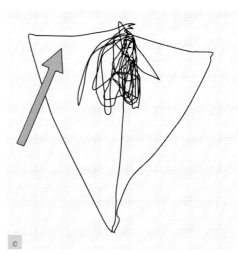

图6-2-25 （a）第二前磨牙上的新修复体形成了新的工作侧引导/干扰。（b）咀嚼循环中右侧闭合角度的变化。（c）前磨牙接触减少后，原始引导恢复，原始咀嚼循环恢复（Arthur Levin教授供图）。

从人体上观察到的临床体征、症状与肌电图和下颌轨迹图记录的神经肌肉反应来评估机体功能及症状受到的影响。

𬌗创伤（动物研究）

近年来的动物研究里，研究者通过在高牙冠或高修复体上放置弓丝或橡皮筋，来使牙齿前后微动。这些研究（无牙周炎症时）显示这些干扰引发了早期骨吸收、后期修复、牙周膜增宽、牙齿移动等一系列过程，但牙颈部附着组织无丧失（表6-2-4）[105-107]。因此𬌗创伤被定义为由过度𬌗力造成的附着组织的损伤[30]。有学说认为𬌗创伤和牙周炎相结合组成了协同破坏理论[108-110]。在比格犬中，牙周炎和𬌗创伤联合引发的骨吸收量，比单独牙周炎引发的骨吸收量多。但有

表6-2-3 颞下颌关节紊乱病的危险因素

TMD的危险因素	与咬合有关的危险因素	未被列为危险因素的殆缺陷
性别/激素化水平[72]	前牙开殆[143] f (J)	偏斜接触[37-39,62]
抑郁/躯体化[72]	单侧后牙反殆[143] f (J)	殆干扰[37-39,62,70-72,88,124]
多种疼痛状态/弥散性疼痛[72](M), (J)	深覆盖 > 6 ~ 7mm f (J)	垂直距离过高[62]
磨牙症/口腔副功能运动 自我报告的磨牙症[71,72,130] (J)	缺失后牙超过5 ~ 6颗[143]f (J)	垂直距离过低
创伤[130]	RCP-ICP距离 > 2mm[143] f (J) [143]	后牙支撑丧失 无相关性 f[124,132]
特定基因型的遗传易感性[131]	牙列磨损[71]	深覆殆、深覆盖 无相关性[62,143-144]
	后牙支撑丧失[132] m (J) (M)	
	下颌在ICP时位置不稳定 f[88] m[132]	

f: 女性；m: 男性；J: 关节相关的症状和体征；M: 咀嚼肌相关的症状和体征

表6-2-4 动物殆创伤研究

研究	动物	实验模型	时间	发现
Gottlieb 和 Orban[105]	犬 n=33	高牙冠	12小时至13个月	24小时后牙槽骨开始吸收
Box[106]	山羊	高牙冠 未控制的牙周炎	104天	牙齿动度增加 牙周袋加深
Wentz 等[107]	猴 下颌第二磨牙	高牙冠的舌侧弓丝的微调力 未控制的牙周炎	2 ~ 6个月	牙槽骨吸收和短期炎症 牙周膜适应性增宽3 ~ 6个月
Glickman 和 Smulow[108]	松鼠猴			支持协同破坏理论
Svanberg 和 Lindhe[109]	比格犬 n=14	对比微调力加结扎丝引发的牙周炎与对照组	7、24、39、280天	非牙周炎组适应。牙周炎组出现炎症和骨吸收
Lindhe 和 Svanberg[110]	比格犬	微调力加结扎丝引发的牙周炎	10个月	短期：无相互影响 长期：第6月牙周骨吸收，损害增加，殆创伤损害增加
Meitner[111]	松鼠猴 n=4	橡皮圈翻转加结扎丝诱发性牙周炎	20周	微调和牙周炎同时出现无附着丧失 额外增加的橡皮圈导致附着丧失增加
Polsen 和 Zander[112]	松鼠猴 n=10	10周结扎丝诱发性牙周炎加10周橡皮圈微调	10周	推论：龈袋存在时的创伤（橡皮圈）增加了骨吸收但未影响结缔组织附着
Polson 等[113]	松鼠猴	有或无结扎丝诱发性牙周炎伴微调（橡皮圈）	10周和20周	边缘性炎症的存在抑制了微调创伤中骨再生的潜力
Ericsson 和 Lindhe[114]	比格犬 n=8	有或无微调创伤的结扎丝诱发性牙周炎	12个月	牙周炎加微调殆创伤加快了牙周组织的破坏速度

关Squirrel猴的研究则没有完全证实这个理论（表6-2-4）[111-113]。对比格犬的研究发现，当殆创伤和牙周炎同时发生时，牙槽嵴顶附着处会出现协同破坏区且牙齿的动度会增加[110,114-115]。炎症的进展随协同破坏区的殆创伤程度、牙齿动度的增加程度和牙周炎的变化而变化。这促进了炎症的播散，使菌斑相关性炎症向牙周组织深部发展。一项关于犬的研究显示与单独牙周炎相比，长时间的微小创伤和牙周炎相结合时，骨吸收量和牙颈部附着丧失更多[114]。此时，牙周膜增粗、胶原组织体积比例下降、血管组织和白细胞体积增加。这些关于人类殆创伤发现的推论有待商榷。一些争论的关注点仍是协同破坏区。殆创伤和牙周炎相互叠加时，比仅牙周炎存在时造成的骨吸收量更多，但附着丧失量并未增加，这个观点已被广泛接受[110,112,115-117]。有关种植体间过度接触的研究多种多样。一项在犬身上的研究显示殆负载过度与种植体周围炎共存比单独的种植体周围炎造成的边缘骨吸收量更多（见第7章）。

在2000年，美国牙周病学会发表了一些诊断和治疗牙周疾病的参数[117]。以下参数均被提及："对慢性牙周炎患者而言，失败的殆创伤治疗可能会引起骨吸收加速且使其预后不良。""殆创伤的损害或和牙周炎症性疾病同时发生，或单独发生""虽然殆创伤和牙周炎症性疾病也许会同时发生，但每种病症皆可被独立医治。最终的治疗目标和治疗结果可以相互独立存在。通常在炎症损害消退的同时或之后开始殆治疗[117]"。

人体支持组织对实验性殆干扰（EOI）的反应

临床上，在最大牙尖交错位造成早接触或偏斜接触的单一修复体可对支持骨组织产生副作用[39]。早接触的牙齿的牙周组织会变得敏感，但只有极少数牙齿会发生牙髓炎症。殆创伤会随着牙周组织受压迫、吸收而发展，最终造成牙周膜间隙增宽、硬骨板增宽、致密性骨炎和牙齿移动。

对单颗牙齿来说，这种影响可能是暂时的，几天到几周不等。受创伤的牙齿远离不良殆力的运动被描述为病理性牙移位。如果牙齿被交替的异常殆力反复摇动，它们可能会持续松动并逐渐加重。非菌斑性牙周炎中不会出现附着改变和牙周袋形成[117]。殆力会引起牙齿动度增加，这可能会加速进展期牙周炎附着丧失的进程。有文献证明牙髓的不良炎症反应和应激反应通常都是暂时的。为减轻症状而调殆被认为是合理的疗法[39,117]。为减少受牙周炎侵袭的牙齿的动度或减轻殆创伤以及在调整新修复体的咬合时，通常被接受的习惯性方法是减少单一的后牙非正中殆接触。

EOI下的TMD体征和症状

目前在人体上开展了数项实验性殆干扰（EOI）研究（见Clark等的综述）[39]。多数研究的观察时间普遍较短，从4～12天以上到1月不等。研究的最后阶段干扰皆会被移除，以避免造成慢性损害。一项为期14天的研究报道坚持9个月的受试者中有1/8的人出现关节弹响和不舒适感[119]。

这些研究的样本量普遍较小，受试者也都是牙列完好、无症状的年轻健康人[120-124]。这降低了研究对TMD人群的预测价值。另外，这些研究不能区别、控制个体间TMD易感和持续特点的差异或其他危险因素。一项研究报道，无TMD病史的受试者对实验性殆干扰适应良好，而有TMD病史的受试者临床体征会明显增加[123]。因为研究的时间短，观察到的体征和症状持续的时间也较短。因为各研究参数不同，故难以形成一致性结论。一些研究测试了静息时或紧咬牙或咀嚼时的肌电活动，另一些则研究了咀嚼循环的效应[120-124]。

最大牙尖交错位的EOI

最大牙尖交错位的EOI会对涉及的牙齿的牙周、牙髓组织产生不良影响，有时也会干扰下颌的稳定功能，一些研究指出机体可能会出现头痛、下颌肌痛和关节症状[39]。矛盾的结果使争议日趋激烈[121-123]。一项研究显示6名受试者在单侧有0.25mm的高殆接触时，出现了头痛、肌痛、咀嚼困难、关节症状，并在短期内紧咬牙时出现肌电活动不对称[120]，其他研究则显示未有症状出现，接触期也未缩短[121-122]。

非正中运动中的EOI

研究显示只在下颌非正中侧方运动时，EOI接触产生的结果各不相同。在一篇引入非工作侧干扰2周的研究中，12名受试者中有10名出现了下颌痛，奇怪的是对照组中有3名受试者也出现了下颌痛。这显示我们难以从研究结果中分辨额外的潜在因素和初始的危险因素，哪个更为重要[57]。

研究中，产生的诱导效应包括局部的暂时性牙痛、牙齿移动、姿势位肌肉紧张度的轻微改变、咀嚼入轨模式和关节弹响[39]。

EOI研究的结论与TMD

大部分研究对象都是非TMD受试者，且在研究的后期阶段，干扰或被移除或被消减。在多数EOI研究中，研究者观察到了EMG中的即时效应：肌肉收缩方式不对称、颌骨移动速度改变、肌肉静止期延长以及收缩方式与之协调的变化。少数受试者出现了功能障碍的体征[39]。一些受试者出现了一过性牙齿磨动增加[39]。另有一项对照研究显示EOI没有引发夜磨牙症[98]。

由于研究持续时间短暂且宿主反应呈一过性，回顾性研究文献指出这些研究不能证明殆干扰和慢性下颌肌痛或TMD有因果关系。多数评审员皆反对干扰和长期的TMD有因果关系的观点[1,38-39,67,72,124]。

肌肉对早接触的反应

包括Clark等的数项回顾性EOI研究显示[39]，加载实验性干扰时，机体会出现磨牙或紧咬牙或咀嚼改变的症状。这可以引起肌痛、静息肌紧张并减少不对称的紧咬牙[39,120-128]。肌肉受创会造成局部疼痛，引发牵张反射。实验性疼痛会引起闭颌肌群姿势位肌电活动的增加[127]。是实验性肌痛引起闭颌肌群姿势位肌电活动增加，还是持久性慢性肌痛的反射循环造成了姿势位肌电活动的增加，尚不清楚[126-128]。传统理念认为功能障碍和压力造成了局部缺血、肌痛亢进[29]。当代观点则认为功能障碍可以造成局部肌缺血、微创和外周疼痛致敏。压力因素、个体易感因素和中枢致敏联合可能会引起肌筋膜痛和痛觉过敏[129]。尽管被认为是促发因素，但我们对外周致敏和中枢致敏、局部缺血、贫血、疼痛调节型协同收缩和张力亢进间的相关作用，尚不清楚。

对TMD中咬合角色的传统理念

20世纪60—70年代的传统理念认为殆失衡、殆不调和殆干扰是功能障碍症状及磨牙症的促成因素或致病因素[1]；认为殆"不调"是非工作侧、工作侧、前伸、正中关系干扰和大范围或侧方"正中滑动"的致病因素；认为促发因素有：前牙殆分离和尖牙引导的缺乏、前后牙反殆、深覆殆和深覆盖、后牙支撑丧失、髁突移位和垂直距离不当等。但是，无症状的正常人群中也存在这些Ⅰ类关系中的所有偏差，且这些偏差在正常的、与宿主形态功能相适应的、协调的变化范围内。研究中没有任何重要因素显示这些偏差可能会增加TMD的体征和症状[62]。回顾性临床流行病学研究显示，殆因素已被考量多年，但其对TMD的病因学没有重要影响[1,38-39,62-63,67,72,124]。

当代理念

数篇综述显示正畸学的错殆和殆不调不是TMD的重要致病因素[1,67,72,88]。现今观点认为殆型在TMD疼痛的发展和持续中起次要作用。

咬合特点可能会引发一小部分的TMD体征和症状。相较于外周殆因素，众多证据支持中枢社会心理因素及磨牙症是TMD的危险因素例如压力、抑郁等躯体症状[72,88,130-131]。但是，许多研究显示有TMD体征和症状的特殊患者和殆因素之间存在联系，见表6-2-3[38-39,62,70-72,88,139-148]。虽然殆干扰自身不被包含在一些殆危险因素量表中[72]，但有研究发现两者间存在

293

联系[88,132]。另外，前牙开骀、反骀覆盖超过6~7mm、CR-MI滑动超过2mm等情况中都存在单一的后牙非正中骀接触，这些皆包含在不同TMD状况的相关因素和危险因素量表中（表6-2-3）[38-39,62,70-72,88,130-148]。危险因素显示其间存在相关联系但不能确定其因果关系。这些因素或许对个体无影响但可能会影响其他危险因素或个别因素群，从而造成个体独特的TMD状况。不同个体对骀变化的反应不同。"骀敏感或有TMD病史的个体对咬合错乱的反应是不同的"[133]。

一项随机双盲研究报道无TMD病史的受试者对实验性骀干扰适应性良好，患TMD的受试者则出现了临床体征（见第2.6章节）[123]。

危险因素及因果联系

联系显示在有症状的人群中，特定比例的人群具有特殊的咬合特点或存在与之相关的特殊体征或临床症状。但是因为不是众多有症状的患者都存在特殊危险因素，且众多个体存在危险因素但并无症状表现，所以不能想象其间接/直接的因果关系。

易感因素、促发因素和持续因素

研究显示这些因素间有明显联系但联系的相关度较低，认为尽管所列因素没有直接的致病性，但可能会单独或与肌肉或关节紊乱的其他决定因素一起表现为潜在的易感因素、促发因素或持续因素[62,70]。

这些因素可能会被认为潜在增加了TMD的风险。促发病因（或易感因素）包括：创伤（微创和重创）；功能紊乱习惯及不良负载因素。持续（或续存）因素可能为机械性肌紧张、代谢问题和行为-社会-心理障碍。但我们对可能易感和/或持续的特殊危险因素尚不清楚。表6-2-3中的因素间有明显的联系但联系的相关度较低，意味着大量没有TMD经历却有相同状况的人群，生活未受影响。骀干扰是最受争议的因素之一[1,10,28,37-39,62,88,134,151]。不同研究发现的干扰和TMD的联系程度不同。许多学者没有将其考虑为危险因素[62-63,72,88,124,151]。另外，许多只有后牙SEPOC引导非正中运动的研究将水平覆盖超过5~6mm和反骀作为危险因素（表6-2-3）。

覆盖，覆骀和TMD

覆盖、覆骀与TMD的关系对TMD的病因讨论和修复中选择性骀分离有重要作用。一些覆盖、覆骀与TMD关系的研究见表6-2-5[70-71,134-146,148-149]。一些研究显示安氏Ⅱ类关系中覆盖和/或覆骀的增加是一些TMD发展的相关危险因素[70-71,135-136,139-140,142,146,149]。另外一些研究则指出覆骀不是危险因素[72,134,141,144]。

由于各研究的设计和测量方法不同，故难以从不同的有关覆骀和覆盖的研究中得出一致性结论。病例对照研究或队列研究中，深覆骀常被认为是TMD的相关因素[71,139,143-144]。这些使

表6-2-5 研究覆盖、覆骀对颞下颌关节紊乱病体征和症状关系的研究

学者	HO/VO与TMD的联系	TMD	HO VO
Mohlin 等[134]	无关联	肌松弛	HO, VO
Riolo 等[135]	显著相关	弹响音	HO超过7mm
Lieberman 等[136]	有关联	功能障碍的3种症状	覆骀 VO > 5mm
Roberts 等[137]	无统计学关联	TMD	VO
Cacchiotti 等[138]	无关联	TMD	VO
Kahn 等[139]	流行程度统计上有显著性差异	关节盘紊乱	HO > 4mm
Al-Hadi[140]	与流行程度相关	TMD体征和症状	HO > 6mm
Pullinger 和 Seligman[149]	有关联	骨关节炎，肌痛和之前的关节盘移位史	HO增加
Tsolka 等[141]	无统计学关联	TMD	VO
Henrikson 等[142]	有关联	TMD可能性增加	VO > 6mm
Seligman 和 Pullinger[71]	有关联 n=381	确认TMD患者的协同因素	极度HO/VO前牙开骀
Pullinger 等[70]	有关联 n=413	风险显著增加	深覆盖覆盖 > 6~7mm
John 等[144]	覆盖或覆骀与自述性TMD无关联 n=3033	TMD疼痛、关节杂音、张口受限	深或浅的覆盖和覆骀
Celic 和 Jerolimov[145]	流行程度明显 n=230	TMD关节盘和肌紊乱	HO & VO > 5mm
Selaimen 等[146]	有关联 n=72	TMD	非正中移动中双侧尖牙引导的缺乏和特殊的安氏Ⅱ类错骀被认为是TMD发展的重要危险因素

关键词：HO：覆盖；VO：覆骀

用不同方法测评TMD的研究，或样本量太小，或效应短暂。另外，关联范围较小，且一些学者强调不应过分夸大它们间的作用[143-144]。

深覆盖被认为是显著危险因素的组成部分[71]。一项大样本量的研究摘要指出，从研究中得出的证据强力支持覆𬌗和自述性TMD无关的理念[144]。现今一致认为TMD的病因有多种。与外周、局部𬌗因素相比，更多证据支持磨牙症的中枢反应因素、心理因素、压力、抑郁和躯体症状是TMD的危险因素[147]。覆盖、覆𬌗的改变并未超出口颌系统的适应力，故它们不一定会诱发TMD。因此可以得出结论：覆𬌗范围与咀嚼肌和颞下颌关节的正常功能相适应。牙科治疗中，通过形成"更正常"的覆𬌗范围来试图阻止TMD，是不被支持的，也不被临床认可[143-144]。

稳定装置

长期以来用𬌗稳定装置减少肌源型和一些囊内病变型TMD的症状。尽管这些装置的作用方式未被完全认同，但联合应用前伸导斜面模拟前导是常用的做法。当这与非正中紧咬牙的肌电和功能研究所示的机制相同时，是否可抑制功能紊乱活动或减少肌源性症状，尚不清楚。

非正中引导与磨牙症

> **非正中引导与日磨牙和夜磨牙的关系**
> - 是𬌗干扰造成了口腔副功能吗？
> - 是前牙𬌗分离阻止或减少了日磨牙或夜磨牙吗？
> - 调𬌗或𬌗保护装置疗法能防止磨牙症吗？

功能紊乱和TMD

口腔副功能、肌肉关节症状及TMD体征和症状间的相互关系尚未被完全解释清楚。磨牙症被引证为TMD的一个危险因素[88,127]。慢性负载被认为是造成关节病理的重要因素[150]。肌肉、关节的体征和症状可能与口腔副功能无明显联系，个体的TMD病因可能为目前认为的所有TMD危险因素中的任何一个（表6-2-3）。肌肉症状可能包括自发痛、压痛或协同收缩痛（僵直）。肌痛和外周致敏的初始期有血流量不足和肌肉微创的表现[129]。无肌肉关节体征和症状的日间、夜间口腔副功能可能出现在整个短暂的应激期内或习惯性的长周期内。另外，日间口腔副功能/磨牙的短暂压力相关期可能与肌痛、肌亢进、肌肉协同收缩和限制性运动有关。这些因素可能单独出现，可能同时出现，也可能随时间而变化。在口腔副功能/磨牙症、社会心理交互作用、压力和肌肉关节病的相互联系中，咬合不稳定或特殊的咬合关系、引导方式和单一后牙非正中𬌗

接触也被作为额外的促发和持续因素。

当𬌗因素突然引起变化但系统似乎没有足够的时间和能力去适应时，这些𬌗因素就可能对系统产生影响。这可能出现在单一的后牙𬌗接触中。尽管已经意识到这些相互关联因素的存在，但通常不可能将这些因素分开研究，尤其是在每个病例的特殊时期。

是𬌗干扰形成了口腔副功能吗？

多年来，众多研究者和临床医生相信𬌗不调或𬌗不调与压力联合引发了咬合功能紊乱和磨牙症。多数人相信可以通过调𬌗消除磨牙症[1,64-68,120]。𬌗干扰与压力间相同的联系被认为在肌肉关节紊乱中起着重要的致病作用——被各色各样地描述为功能障碍症。前导、前牙𬌗分离、𬌗干扰、功能紊乱和功能障碍间的相互关系被共同提及但很少被明确定义[64-68]。

现今观点认为夜磨牙，是一种与中枢起源的清醒情绪状态相关的睡眠障碍，另外，𬌗不调对夜磨牙水平的影响较小[150]。

新干扰和牙列修复

尽管机体会适应长期的𬌗不调，但我们基本不清楚新发生的不调对机体的影响。新发生的𬌗干扰可能只被认为是紧咬牙或磨牙中的功能紊乱反应（图6-2-24）。实验性𬌗干扰的短期研究和临床应用"高"修复体的轶闻报告显示这些接触可能会造成光滑平面、接触牙齿的敏感、移动，及相关的肌痛和不舒适[39,120]。其中引人注目的结论是这些干扰接触在某种程度上可以刺激触发一些功能紊乱活动。这些接触是直接出现还是作为日间或夜间功能紊乱/夜磨牙而出现，尚不清楚。研究者和评论者对这些效应的长期性质提出疑问，指出随着时间的延长，系统会慢慢适应这些接触[129]。新的或"医源性"干扰会阻断咀嚼功能，因此需要被消除。但是，大多数研究显示咀嚼循环和咀嚼运动似乎可以适应新修复体。虽然如此，如果功能和舒适感经过一段时间适应了这些接触，那么中枢产生的重复性磨牙和紧咬牙就可能会复发，且发生在𬌗接触的单个点上，这会造成相对牙尖、修复体、支持牙根或种植体和支持骨的高压力集中。

倘若不是来源则就是发生部位

随着时间的推移，新干扰或非正中引导倘若不是引起功能紊乱性磨牙或紧咬牙发生的来源，则就是干扰的发生部位。

如果这出现在SEPOC（或干扰）中，现有的接触就成为过度的且具有潜在损害性的𬌗负载的集中部位。不论如何争议这些不适接触造成的损伤范围，不适接触后修复体或支持组织可能会继发创伤。现在这些接触变成了潜在的病理性𬌗力负载的部位（图6-2-26和图6-2-27）。

295

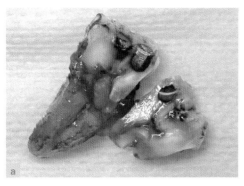
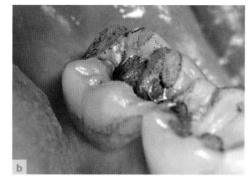

图6-2-26 （a和b）一名60岁完整牙列患者的非工作侧和正中关系干扰。因紧张时磨牙，牙齿的近远中向发生了折裂。

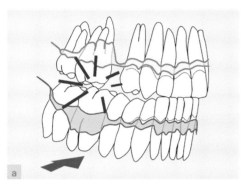
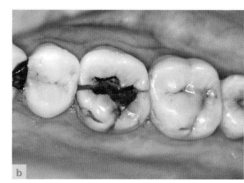

图6-2-27 （a）功能紊乱型磨牙出现时，𬌗干扰点或非工作侧SEPOC倘若不是磨牙的来源则就是磨牙的发生部位。（b）由于功能紊乱型磨牙造成的磨牙折裂。

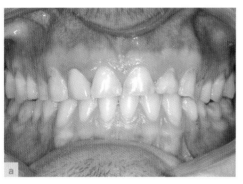
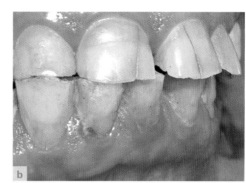
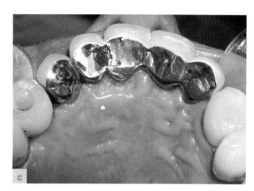

图6-2-28 （a）尽管前牙和尖牙组成了前导，但也会被磨耗。（b）天然牙的磨耗。（c）金属面的磨耗和瓷体折裂。中枢起源的口腔副功能引发了非正中运动中前后牙接触点的移动性磨耗。

是前牙𬌗分离防止或减少了日间或夜间功能紊乱吗？

侧方尖牙引导和前伸切导并不能防止口腔副功能。以前的观点认为设置支配性尖牙引导可以中断或治疗磨牙症。且可以潜在中断过度紧咬牙。现在这种理念已经失效了。有理念声称没有任何有对照或无对照的研究支持尖牙引导可以中断过度紧咬牙。

天然尖牙的磨耗非常普遍，且通常从对刃关系的牙尖开始发生（图6-2-28和图6-2-29）。如果在中枢作用下机体发生持续性磨牙，那么尖牙将持续磨耗，且直到工作侧或非工作侧牙齿完全接触且开始磨耗后，尖牙的磨耗才会停止。

前导作为修复标准

众多临床医生认为治疗、恢复和处理口腔副功能的理想途径是由尖牙引导作为前导，获得前伸和侧方𬌗分离。修复的基础理论是把潜在的功能紊乱𬌗力最佳地分布在前牙和前部支持骨上而非后牙或后部支持骨。这会把对后牙修复体及其支持组织的潜在的、功能紊乱的损害效应降到最低。合适时，这可能会被接受为治疗标准，但也必须清楚它的局限性和灵活性。假定这样的引导会停止或防止进一步的口腔副功能是不合适的。尽管存在前导，但中枢起源的功能紊乱型磨耗还是会发生在前伸、侧方前伸和侧方运动的前牙上（图6-2-28和图6-2-29）。对众多临床个体来说，选择性组牙功能𬌗可使潜在的功能紊乱𬌗力选择性分布，这可能更适合他们。因此，引导的设计必须与牙列及与个体临床决定因素相关的修复体的整体状态相协调。

干扰和磨牙症

先前人们认为干扰模型是磨牙症的病因，但现在这个理念却受到了严重质疑[1,63,98,120,129]。现在，几乎没有研究支持调

296

图6-2-29 （a和b）前导不能防止功能紊乱和牙齿磨耗。当中枢产生非常强烈的磨牙和紧咬牙冲动时，前牙会向前移动。当前驱力量非常强大时，前牙就会像后牙一样受到磨耗。在许多病例中，切牙和尖牙的切缘是最先阻止功能紊乱型磨牙磨耗的。之后由于牙列受损且两个过程同时发展，磨耗变得更为严重。在一名Ⅱ类咬合关系的患者身上，前牙覆𬌗、覆盖缺少时，后牙受到了磨耗。

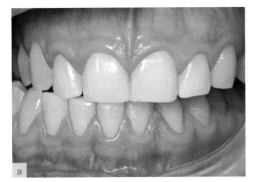
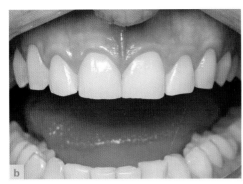

𬌗可以防止磨牙症。现有研究发现，似乎没有可靠的证据证明𬌗干扰可以引起或停止长期的夜磨牙[120,129]。有研究记录到新干扰呈一过性（图6-2-24）[37-39]。单独调𬌗不能防止磨牙症的发生。但已明确证实，我们可以考虑用其防止不良负载（表6-2-6）。

调𬌗或𬌗保护装置疗法能防止磨牙症吗？

可以减少磨牙的𬌗基础疗法包括调𬌗、咬合重建和正畸。虽然𬌗保护装置尚未被证明可以防止口腔副功能，但它已被广泛应用在TMD疗法、最小化功能紊乱和磨牙症的损害中。相对于调𬌗带来的不可逆性损伤而言，𬌗保护装置疗法是非侵害性的。调𬌗仍然饱受争议。尽管调𬌗有被少量人提倡，但现今的主体观念仍是调𬌗对防止或减少口腔副功能和/或TMD活动无作用。支持者声称的成功只是建立在个体的临床经历上[152]。但是，文献中没有高质量的证据支持调𬌗可以防止磨牙症、治疗TMD。大多数支持这一理念的文献是建立在传闻和个人观点上的[64-67,120]。

因为人们难以鉴别口腔副功能的休止与减少，故难以证实、接受这些建立在传闻和个人观点上的主张。在了解有限的

基础上，多数人认为调𬌗带来了不可逆性损伤，故将其视为禁忌[62-63,98,121,151,153]。一位著名学者说过：磨牙症发生后，调𬌗使牙列变得进一步不完整。在其治疗价值无证据证实时，这是一个不可逆疗法滥用的经典范例[151]。

为最优化并防止不良负载集中的调𬌗

但是，有临床资料显示调𬌗是有指征且必要的（表6-2-6）。例如当个别早接触或移动接触的高压力集中点有损害牙尖、修复体或支持组织的倾向时（图6-2-27）。𬌗创伤时，调𬌗与其他牙周物理疗法联合被作为推荐疗法（表6-2-6）[117,154]。这可以最大限度分散功能紊乱带来的损害。适应证包括牙齿动度增加时、牙齿震颤和牙周膜增粗时。在牙周组织减少但健康的情况下，调𬌗可以和受侵袭牙的夹板疗法联合使用（表6-2-6）。

稳定型𬌗垫的前导能防止或减少口腔副功能吗？

研究𬌗垫对磨牙症发生率的影响时，大多数研究没有明确说明磨牙症中前导或非正中引导的性质。设置上颌𬌗垫时，人

表6-2-6 调𬌗的适应证和禁忌证

	调𬌗		
	研究	证据	临床适应证
治疗TMD	不支持	禁忌[62-63,98,121,149-151,153]	无
防止TMD	不支持	禁忌[62-63,98,121,149-151,153]	无
停止功能紊乱	不支持	禁忌[62-63,98,121,149-151,153]	无
防止功能紊乱	不支持	禁忌[62-63,98,121,149-151,153]	无
防止或减少𬌗创伤	支持	合适时可以被证实	牙动度增加，震颤，牙周膜增粗
给功能位和紧咬牙提供平稳基础	研究不充分	经验证实 可接受为治疗范例的双侧平稳最大牙尖交错接触	不稳定的最大牙尖交错位
移除干扰功能和舒适感的接触	研究不充分	被证实	患者舒适感
适应新修复体	研究不充分	可取的，必要的 主要确保负载分布最优且避免生物学并发症	必要的 与治疗理念一致 选择性非正中引导

们最常采用的是前牙设置引导斜面。稳定型殆垫可作为TMD的疗法，且可在咬合功能紊乱和磨牙症中保护牙齿，因而被提倡使用。它们能够缓解一些TMD症状的原因尚不清楚，因此一些理论尚在讨论中[1]。

这些理论包括殆接触（干扰）时自身牙周感受器作用的消除、垂直距离的增加、认知意识、前导的神经肌肉效应和气道开放[1,67]。它们常被应用在治疗咬合功能紊乱和TMD中。两种病症中的应用原理相似。当应用在功能异常的处理上时，稳定的全牙弓接触殆垫，为紧咬牙强制性地提供了一个稳定的基础。许多人设置前导平面以迫使非正中紧咬牙或磨牙发生的部位靠前，且远离咬肌/翼内肌在第一磨牙区的最大加力点。因为前牙关系不稳定会影响最大紧咬牙和磨牙殆力的施加。但是，这仅是猜测，其他人更倾向于设置一个平的、小角度的非正中殆平面板。深覆殆时，我们需要增加垂直距离以促进形成平直磨光面。咬合垂直距离的增加范围可从最小的1～2mm增加至4～6mm不等。

参考文献

[1] Mohl ND, Zarb GA, Carlsson GE, Rugh JD. A Textbook of Occlusion. Chicago: Quintessence Publishing, 1988.

[2] Scott JH, Symons NBB. Introduction to Dental Anatomy. Edinburgh and London: E & S Livingstone, 1965.

[3] Kay RF. The functional adaptations of primate molar teeth. Am J Phys Anthropol 1975;43:195–215.

[4] Zhe-Xi Luo, Cifelli RL, Kielan-Jaworowska Z. Dual origin of tribosphenic mammals. Nature 2001;409:53–57.

[5] Kinzey WG. Evolution of the human canine tooth. Am Anthropol New Series 1971;73:3:680–694.

[6] D'Amico A. The canine teeth: normal functional relation of the natural teeth of man. J S Calif Dent Assoc 1958;26:6–23.

[7] Beyron H. Occlusal relations and mastication in Australian aborigines. Acta Odont Scand 1964;22:597–698.

[8] Begg PR. Stone Age man's dentition. Am J Orthodont 1954;298–312.

[9] Beyron H. Optimal occlusion. Dent Clin N Am 1969;13:537–554.

[10] Klineberg I, Stohler CS. Introduction to study group reports. Interface of occlusion. Int J Prosthodont 2005;18:277–279.

[11] Manns A, Chan C, Miralles R. Influence of group function and canine guidance on electromyographic activity of elevator muscles. J Prosthetic Dent 1987;57:494–501.

[12] Belser UC, Hannam AG. The influence of altered working side occlusal guidance on masticatory muscles and related jaw movement. J Prosthet Dent 1985;53:406–412.

[13] Hannam AG, Mathews B. Reflex jaw opening in response to stimulation of periodontal receptor mechanoreceptors in the cat. Arch Oral Biol 1969;14:415–419.

[14] Anderson DJ, Hannam AG, Mathews B. Sensory mechanisms in mammalian teeth and their supporting structures. Physiol Rev 1970;50:171–195.

[15] Williamson EH, Lundquist DO. Anterior guidance its effect on EMG activity of the temporal and masseter muscles. J Prosthet Dent 1983;49:816–823.

[16] Borromeo GL, Suvinen TI, Reade PC. A comparison of the effects of group function and canine guidance interocclusal device on masseter muscle electromyographic activity in normal subjects. J Prosthet Dent 1995;74:174-180.

[17] Shupe RJ, Mohamed SE, Christensed LV, Finger IM, Weinberg R. Effects of occlusal guidance on jaw muscle activity. J Prosthet Dent 1984;51:811–818.

[18] Graham GS, Rugh JD. Maxillary splint occlusal guidance patterns and EMG activity of the jaw-closing muscles. J Prosthet Dent 1988;59:72–77.

[19] Okano N, Baba K, Akishige S, Ohyama T. The influence of altered occlusal guidance on condylar displacement. J Oral Rehabil 2002;29:1091–1098.

[20] Becker I, Tarantola G, Zambrano J, Spitzer S Oquendo D. Effect of a prefabricated anterior bite stop on electromyographic activity of masticatory muscles. J Prosthet Dent 1999;82:22–26.

[21] Okano N, Baba K, Igarashi Y. Influence of altered occlusal guidance on masticatory muscle activity. J Oral Rehabil 2007;34:679–684.

[22] Miralles R, Bull R, Manns A, Roman E. Influence of balanced occlusion and canine guidance on electromyographic activity of elevator muscles in complete denture wearers J Prosthetic Dent 1989;61:494–501.

[23] Visser A, McCarrol RS, Naeije M. Masticatory muscle activity in different jaw relations during submaximal clenching efforts. J Dent Res 1992;71:372–379.

[24] Manns A, Rocabado M, Cadenasso P, Miralles R, Cumsille MA. The immediate effect of the variation of anteroposterior, laterotrusive contact on the elevator EMG activity. Cranio 1993;11:184–190.

[25] Scott BJJ, Mason AG, Cadden SWJ. Voluntary and reflex control of the human temporalis muscle. J Oral Rehabil 2002;29:634–643.

[26] Hylander WL. Functional anatomy and biomechanics of the masticatory apparatus. In: Laskin DM, Greene C, Hylander WL (eds). TMDs: An Evidence-based Approach to Diagnosis and Treatment. Chicago: Quintessence Publishing, 2006.

[27] Caputo AA, Standlee JP. Biomechanics in Clinical Dentistry. Chicago: Quintessence Publishing, 1987.

[28] Posselt U. Physiology of Occlusion and Rehabilitation. Philadelphia: Blackwell, 1968

[29] Ramjford SP, Ash MM. Occlusion. Philadelphia: WB Saunders, 1971.

[30] The glossary of prosthodontic terms. J Prosthet Dent 2005;94:10–92.

[31] Okeson JP (ed). Management of Temporomandibular Disorders and Occlusion, ed 3. Chicago: Quintessence Publishing, 1993.

[32] Lund JP. Evidence for a central neural pattern generator regulation the chewing cycle. In: Anderson DJ, Matthews B (eds). Mastication. Bristol: John Wright and Sons, 1976:204.

[33] Lund JP. Mastication and its control by the brain stem. Crit Rev Oral Biol Med 1991;2:33–64.

[34] Gibbs CH, Lundeen HC. Jaw movements and forces during chewing and swallowing and their clinical significance. In: Lundeen HC, Gibbs CH (eds). Advances in Occlusion. Boston: John Wright, 1982.

[35] Bates JF. Stanfford GD, Harrison A. Masticatory function – a review of the literature 1. The form of the masticatory cycle. J Oral Rehabil 1975;2:281–301.

[36] Suit SR, Gibbs CH, Benz ST. Study of gliding tooth contacts during mastication. J Periodontol 1976;47:331–334.

[37] Woda A, Vigneron P, Kay D. Nonfunctional and functional occlusal contacts: a review of the literature. J Prosthet Dent 1979;42:335–341.

[38] Marklund S. Wanman A. A century of controversy regarding the benefit or detriment of occlusal contacts on the mediotrusive side. J Oral Rehabil 2000;27:553–562.

[39] Clark GT, Tskiyama Y, Baba K, Watanabe T. Sixty-eight years of experimental occlusal interference studies: what have we learned? J Prosthet Dent 1999;82:704–713.

[40] Agrawal KR, Lucas PW, Bruce IC. The effects of food fragmentation index on mandibular closing angle in human mastication. Arch Oral Biol 2000;45:577–584.

[41] Anderson K, Throckmorton GS, Buschang PH, Hayasaki H. The effects of bolus hardness on masticatory kinematics. J Oral Rehabil 2002;29:689–696.

[42] Filipic S, Keros J. Dynamic influence of food consistency on the masticatory motion. J Oral Rehabil 2002;29:492–496.

[43] Bhatka R, Throckmorton GS, Wintergerst AM, Hutchins B, Buschang PH. Bolus size and unilateral chewing cycle kinematics. Arch Oral Biol 2004;49:559–566.

[44] Ogawa T, Koyano K, Suetsugu T. Correlation between inclination of occlusal plane and masticatory movement. J Dent 1998;26:105–112.

[45] Ogawa T, Koyano K, Umemoto G. Inclination of occlusal plane and occlusal guidance as contributing factors in mastication. J Dent 1998;26:641–647.

[46] Proschel P, Hofman M. Frontal chewing patterns of the incisor point and their dependence on resistance of food and type of occlusion. J Prosthet Dent 1988;59:617–624.

[47] Shiau YY Syu JZ. Effect of working side interferences on mandibular movement in bruxers and non-bruxers. J Oral Rehabil 1995;22:145–151.

[48] Ogawa T, Ogawa M, Koyano K. Different responses of masticatory movements after alteration of occlusal guidance related to individual movement pattern. J Oral Rehabil 2001;28:830–841.

[49] Nishigawa K, Nakano M, Bando E. Study of jaw movement and masticatory muscle activity during unilateral chewing with and without balancing side molar contacts. J Oral Rehabil 1997;24:691–696.

[50] Akoren AC, Karaagaçlioglu L. Comparison of the electromyographic activity

of individuals with canine guidance and group function occlusion. J Oral Rehabil 1995;22:73–77.

[51]Ogawa T, Ogimoto T, Koyano K. Pattern of occlusal contacts in lateral positions: canine protection and group function validity in classifying guidance patterns. J Prosthet Dent 1998;80:67–74.

[52]Schaerer P. Stallard RE. The effect of an occlusal interference on the tooth contact occurrence during mastication. Helv Odontol Acta 1966;10:49–56.

[53]De Boever J. Experimental occlusal balancing-contact interference and muscle activity. An electromyographic study with permanently applied electrodes. Parodontologie 1969;23:59–69.

[54]Bakke M, Moller E. Distortion of maximal elevator activity by unilateral premature tooth contact. Scand J Dent Res 1980;88:67–75.

[55]Hannam AG, Wood WW, DeCou RE, Scott JD. The effects of working-side occlusal interferences on muscle activity and associated jaw movements in man. Arch Oral Biol 1981;26:387–392.

[56]Ingervall B, Carlsson GE. Masticatory muscle activity before and after elimination of balancing side occlusal interference. J Oral Rehabil 1982;9:183–192.

[57]Magnusson T, Enbom L. Signs and symptoms of mandibular dysfunction after introduction of experimental balancing-side interferences. Acta Odontol Scand 1984;42:129–135.

[58]Karlsson S, Cho SA, Carlsson GE. Changes in mandibular masticatory movements after insertion of nonworking-side interference. J Orofac Pain 1992;6:177–183.

[59]Yashiro K, Fukuda TK, Takada K. Masticatory jaw movement optimization after introduction of occlusal interference. J Oral Rehabil 2010;37:163–170.

[60]Mohl ND. The role of head posture in mandibular function. In: Solberg WK, Clark GT (eds). Abnormal Jaw Mechanics: Diagnosis and Treatment. Chicago: Quintessence Publications, 1984.

[61]Yamada R, Ogawa T, Koyanon K. The effect of head posture on direction and stability of mandibular closing movement. J Oral Rehabil 1999;26:511–520.

[62]Stohler CS. Clinical decision-making in occlusion: a paradigm shift. In: McNeill C (ed). Science and Practice of Occlusion. Chicago: Quintessence Publishing, 1997:294–305.

[63]Ash MM. Paradigmatic shifts in occlusion and temporomandibular disorders. J Oral Rehabil 2001;28:1–13.

[64]Shore NA. Occlusal Equilibration and Temporomandibular Joint Dysfunction. Philadelphia: Lippencott, 1959.

[65]Krough-Pousen WG, Olssen A. Occlusal disharmonies and dysfunction of the stomatognathic system. Dent Clin N Am 1966;Nov:627–635.

[66]Ramfjord S. Bruxism, a clinical and electromyographic study. J Am Dent Assoc 1961;62:21–44.

[67]Bush F. Occlusal etiology of myofascial pain dysfunction syndrome. In: Laskin D (ed). The President's Conference on the Examination, Diagnosis and Management of Temporomandibular Disorders. Chicago: American Dental Association, 1982:98–103.

[68]Dawson PE. Evaluation, Diagnosis and Treatment of Occlusal Problems. St Louis: CV Mosby, 1974.

[69]Solberg WK, Woo MW, Houston JR. Prevalence of mandibular dysfunction in young adults. J Am Dent Assoc 1979:25–34.

[70]Pullinger AG, Seligman DA, Gornbein JA. A multiple logistic regression analysis of the risk and relative odds of temporomandibular disorders as a function of common occlusal features. J Dent Res 1993;72:968–979.

[71]Seligman DA, Pullinger AG. Analysis of occlusal variables, dental attrition, and age for distinguishing healthy controls from female patients with intracapsular temporomandibular disorders. J Prosthet Dent 2000;83:76–82.

[72]Svensson P, Jadidi T, Arima L, Baad-Hansen, Sessle B. Relationships between craniofacial pain and bruxism. J Oral Rehabil 2008;35:524–547.

[73]Ingervall B. Tooth contacts on the functional and nonfunctional side in children and young adults. Arch Oral Biol 1972;17:191–200.

[74]Egermark-Erikkson I, Carlsson GE, Ingervall B. Prevalence of mandibular dysfunction and orofacial parafunction in 7-, 11- and 15-year-old Swedish children. Eur J Orthod 1981;3:163–172.

[75]Pahkala R, Laine T. Variation in function of the masticatory system in 1008 rural children. J Clin Pediatr Dent 1991;16:25–30.

[76]Heikinheimo K, Salmi K, Myllarniemi S Kirveskari P. A longitudinal study of occlusal interferences and signs of craniomandibular disorder at the ages of 12 and 15 years. Eur J Orthod 1990;12:190–197.

[77]Ahlgren J, Posselt V. Need of functional analysis and selective grinding in orthodontics. Acta Odontol Scand 1963;25:3–13.

[78]Geering AH. Occlusal interferences and functional disturbances of the masticatory system. J Clin Periodontol 1974;1:112–119.

[79]Molin C, Carsson GE, Friling B, Hedegard B. Frequency of symptoms of mandibular dysfunction in young Swedish men. J Oral Rehabil 1976;3:9–18.

[80]Nilner M. Prevalence of functional disturbances and diseases of the stomatognathic system in 15–18 year olds. Swed Dent J 1981;5:189–197.

[81]de Laat A, van Steenberghe D. Occlusal relationships and temporomandibular joint dysfunction. Part I: epidemiologic findings. J Prosthet Dent 1985;54:835–842.

[82]Wannman A, Agerberg G. Mandibular dysfunction in adolescents II: prevalence of signs. Acta Odontol Scand 1986;44:55–62.

[83]Agerberg G, Sandstrom M. Frequency of occlusal interferences: a clinical study in teenagers and young adults. J Prosthet Dent 1988;59:212–217.

[84]Minagi I, Watanabe H, Sato T, Tsuru H. The relationship between balancing-side occlusal contact patterns and temporomandibular joint sounds in humans: proposition of the concept of balancing-side protection. J Craniomandib Disord 1980;4:251–256.

[85]Ingervall B, Hahner R, Kesse S. Pattern of tooth contacts in eccentric mandibular positions in young adults. J Prosthet Dent 1991;66:169–176.

[86]Tipton RT, Rinchuse DJ. The relationship between static occlusion and functional occlusion in a dental school population. Angle Orthod 1990;61:57–66.

[87]Hochman N, Ehrlich J, Yaffe A. Tooth contact during dynamic lateral excursion in young adults. J Oral Rehabil 1995;22:221–224.

[88]Türp JC, Schindler H. The dental occlusion as a suspected cause for TMDs: epidemiological and etiological considerations. J Oral Rehabil 2012;39:502–512.

[89]Baba K, Yugami K, Yaka T, Ai M. Impact of balancing side tooth contact on clenching induced mandibular displacements J Oral Rhabil 2001;28:721–727.

[90]Minagi S, Ohtsuki H, Sato T, Ishii A. Effect of balancing side occlusion on the ipsliateral TMJ dynamics under clenching. J Oral Rehabil 1997;24:57–62.

[91]Korioth TW, Hannam AG. Effect of bilateral asymmetric tooth clenching on load distribution at the mandibular condyles. J Prosthet Dent 1990;64:62–73.

[92]Korioth TW, Hannam AG. Deformation of the human mandible during simulated tooth clenching. J Dent Res 1994;73:56–66.

[93]Carlsson GE, Egermark I, Magnusson T. Predictors of bruxism, other oral parafunctions and tooth wear over a 20-year follow-up period J Orofac Pain 2003;17:50–57.

[94]Okano N, Baba K, Ohyama T. The influence of altered occlusal guidance on condylar displacement during submaximal clenching. J Oral Rehabil 2005;32:714–719.

[95]Sarinnaphakorn L, Murray GM, Johnson CWL, Klineberg IJK. The effect of posterior tooth guidance on non-working side arbitrary condylar point movement. J Oral Rehabil 1997;24:678–690.

[96]Schuyler CH. Fundamental principals in the correction of occlusal disharmony, natural and artificial. J Am Dent Assoc 1935;22:1193–1202.

[97]Jarabak JR. The adaptation of the temporal and masseter muscles: an electromyographic study. Angle Orthodont 1954;24:193–213.

[98]Rugh JD, Baarghi N, Drago CJ. Experimental occlusal discrepancies and nocturnal bruxism. J Prosthet Dent 1984;51:548–553.

[99]Schaerer P, Stallard RE, Zander HA. Occlusal interferences and mastication: an electromyographic study. J Prosthet Dent 1967;17:438–449.

[100]Shiau YY, Syu JZ. Effect of working side interferences on mandibular movement in bruxers and non-bruxers. J Oral Reahbil 1995;22:145–151.

[101]Clayton JA, Kotowitz WE, Myers GE. Graphic recordings of mandibular movements: research criteria. J Prosthet Dent 1972;25:287–298.

[102]Crispin BJ, Myers GE, Clayton JA. Effects of occlusal therapy on pantographic reproducibility of mandibular border movements. J Prosthet Dent 1978;40:29–34.

[103]Clayton JA, Beard CC. An electronic computerized pantographic reproducibility index for diagnosing mandibular joint dysfunction. J Prosthet Dent 1986;55:500–505.

[104]Dewe-Mathews J. Observations of Graphic Tracings of Functional Mandibular movements [thesis]. Ann Arbor: University of Michigan, 1975.

[105]Gottlieb B, Orban B. Tissue changes in experimental traumatic occlusion, with special reference to age and constitution. J Dent Res 1931;11:505–510.

[106]Box HK. Experimental traumatogenic occlusion in sheep. Oral Health 1935;25:9–15.

[107]Wentz FM, Jarabak J, Orban B, Experimental occlusal trauma imitating cuspal interferences. J Periodontol 1958;28:117–127.

[108]Glickman I, Smulow JB. Adaptive alterations in the periodontium of the rhesus monkey in chronic trauma from occlusion. J Periodontol 1968;39:101–105.

[109]Svanberg G, Lindhe J. Vascular reactions in the periodontal ligament incident to trauma from occlusion. J Clin Periodontol 1974;1:58–69.

[110]Lindhe J, Svanberg G. Influence of trauma from occlusion on progression of experimental periodontitis in the beagle dog. J Clin Periodontol 1974;1:3–14.

[111]Meitner S. Co-destructive factors of marginal periodontitis and repetitive mechanical injury. J Dent Res 1975;54 Spec no C:C78–85.

[112]Polsen AM, Zander HA. Effect of periodontal trauma upon intrabony pockets. J Periodontol 1983:54:586–591.

[113]Polson AM, Meitner SW, Zander HA. Trauma and progression of marginal periodontitis in squirrel monkeys. IV. Reversibility of bone loss due to trauma alone and trauma superimposed upon periodontitis. J Periodontal Res 1976;11:290–299.

[114]Ericsson I, Lindhe J. Effect of longstanding jiggling on experimental marginal periodontitis in the beagle dog. J Clin Periodontol 1982;9:497–503.

[115]Ericsson I, Lindhe J. Periodontal ligament tissue reaction to trauma and gingival inflammation. An experiment study in the beagle dog. J Clin Periodontol 1995;22:772–779.

[116]Nyman S, Lindhe J, Ericsson I. The effect of progressive tooth mobility on destructive periodontitis in the dog. J Clin Periodontol 1978;5:213–225.

[117]American Academy of Periodontology. Parameter on occlusal traumatism in patients with chronic periodontitis J Periodontol 2000;71:873–875.

[118]Kozlovsky A, Tal H, Laufer B-Z, Leshem R, Rohrer MD, Weinreb M, Artzi Z. Impact of implant overloading on the peri-implant bone in inflamed and non-inflamed peri-implant mucosa. Clin Oral Implants Res 2007;18:601–610.

[119]Randow K, Carlsson K, Edlund J, Oberg T. The effect of an occlusal interference on the masticatory system. An experimental investigation. Odontol Revy 1976;27:245–256.

[120]Li J, Jiang T, Feng H, Wang K, Zhang Z, Ishikawa T. The electromyographic activity of masseter and anterior temporalis during orofacial symptoms induced by experimental occlusal high spot. J Oral Rehabil 2008;35:79–87.

121]Michelotti A, Farella M, Gallo LM, Velri A, Maritina R. Effect of occlusal interferences on habitual activity of human masseter. J Dent Res 2005;84:644–648.

[122]Michelotti A, Farella M, Steenks MH, Gallo LM, Palla S. No effect of experimental occlusal interferences on pressure pain thresholds of the masseter and temporalis muscles in healthy women. Eur J Oral Sci 2006;114:167–170.

[123]Le Bell Y, Jamsa T, Korri S, Nierni PM, Alanen P. Effect of artificial occlusal interferences depends on previous experience of temporomandibular disorders. Acta Odontol Scand 2002;60:219–222.

[124]De Boever JA, Carlsson GE, Klineberg IJ. Need for occlusal therapy and prosthodontic treatment in the management of temporomandibular disorders. Part I. Occlusal interferences and occlusal adjustment. J Oral Rehabil 2000; 27: 367–379.

[125]Riise C, Sheikholeslam A. The influence of experimental interfering occlusal contacts on the postural activity of the anterior temporal and masseter muscles in young adults. J Oral Rehabil 1982; 9:419–425.

[126]Ikeda T. Influence of occlusal overload on tooth sensation and periodontal tissue. J Jpn Prosthodont Soc 1987;31:675–688.

[127]Svensson P, Wang K, Sessle BJ, Arendt-Nielsen L. Associations between pain and neuromuscular activity in the human jaw and neck muscles. Pain 2004;109:225–232.

[128]Zhang X, Lund JP. The effect to the experimental jaw muscle pain on postural muscle activity. Pain1996;66:215–221.

[129]Clark GC. Treatment of myogenous pain and dysfunction. In: Laskin DM, Greene C, Hylander WL (eds). TMDs: An Evidence-based Approach to Diagnosis and Treatment. Chicago: Quintessence Publishing, 2006:483–500.

[130]Johansson A, Unell L, Carlsson GE, Söderfeldt B, Halling A. Risk factors associated with symptoms of temporomandibular disorders in a population of 50 and 60 year old subjects. J Oral Rehabil 2006;33:473–481.

[131]Diatchenko L, Slade GD, Nackley AG, Bhalang K, Sigurdsson A, Belfer I et al. Genetic basis for individual variations in pain perception and the development of a chronic pain condition. Hum Mol Genet 2005;14:135–143.

[132]Gesch D, Bernhardt O, Alte D, Kocher T, John U, Hensel E. Malocclusions and clinical signs or subjective symptoms of temporomandibular disorders (TMD) in adults. Results of the population-based Study of Health in Pomerania (SHIP). J Orofac Orthop 2004;65:88–103.

[133]Palla S. The interface of occlusion as a reflection of conflicts within prosthodontics. Critical commentaries. Int J Prosthodont 2005;18:304–306.

[134]Mohlin B, Ingervall B, Thilander B. Relation between malocclusion and mandibular dysfunction in Swedish men. Eur J Orthodont 1980;2:229–238.

[135]Riolo ML, Brandt D, Tenhave TR. Associations between occlusal characteristics and signs and symptoms of TMJ dysfunction in children and young adults. Am J Orthod Dentofacial Orthop 1987;92:467–477.

[136]Lieberman MA, Gazit E, Fuchs C, Lilos P. Mandibular dysfunction in 10–18 old school children as related to morphological malocclusion. J Oral Rehabil 1985;12:209–214.

[137]Roberts CA, Tallents RH, Katzberg RW, Sanchez-Woodworth RE, Espland MA, Handelman SL. Comparison of internal derangements of the TMJ with occlusal findings. Oral Surg Oral Med Oral Pathol 1987;63:645–650.

[138]Cacchiotti DA, Plexh O, Bianchi P, McNeill C. Signs and symptoms in samples with and without temporomandibular disorders. J Craniomandib Disord 1991;5:167–172.

[139]Kahn J, Tallents RH, Katzberg RW, Moss ME, Murphy WC. Association between dental occlusal variables and intraarticular temporomandibular joint disorders: horizontal and vertical overlap. Journal of Prosthet Dent 1998;79 658–662.

[140]Al-Hadi LA. Prevalence of temporomandibular disorders in relation to some occlusal parameters. J Prosthet Dent 1993;70:345–350.

[141]Tsolka P, Walter JD, Wilson RF, Prieskel HW. Occlusal variables, bruxism and temporomandibular disorders: a clinical and kinesiographic assessment. J Oral Rehabil 1995;22:849–856.

[142]Henrikson T, Ekberg EC, Nilner M. Symptoms and signs of tempormandibular disorders in girls with normal occlusioin and Class II malocclusion. Acta Odontol Scand 1997;Aug;55:229–235.

[143]Pullinger AG, Seligman DA. Quantification and validation of predictive values of occlusal variables in temporomandibular disorders using a multifactorial analysis. J Prosthet Dent 2000;83:66–75.

[144]John MT, Hirsch C, Drangsholt MT, Mancl LA, Setz JM. Overbite and overjet are not related to self-report of temporomandibular disorder symptoms. J Dent Res 2002;81:164–169.

[145]Celi´c R, Jerolimov V. Association of horizontal and vertical overlap with prevalence of temporomandibular disorders. J Oral Rehabil 2002;29:588–593.

[146]Selaimen CM, Jeronymo JC, Brilhante DP, Lima DP, Lima EM, Grossi PK, et al. Occlusal risk factors for temporomandibular disorders. Angle Orthodont 2007 May;77:471–477.

[147]Slade GD, Diatchenko L, Bhalang K, Sigurdsson A, Fillingim RB, Belfer I, et al. Influence of psychological factors on risk of temporomandibular disorders. J Dent Res 2007;86:1120–1125.

[148]Sonnenson L, BakkeM, Solow B. Malocclusion traits and symptoms and signs of temporomandibular disorders in children with severe malocclusion. Eur J Orthod 1998;20:543–559.

[149]Pullinger AG, Seligman DA. Overbite and overjet characteristics of refined diagnostic groups of temporomandibular disorder patients. Am J Orthod Dentofacial Orthop 1991;100:401–415.

[150]Paesani D. Introduction to bruxism. In: Paesani D (ed). Bruxism, Theory and Practice. Quintessence Publishing, 2010.

[151]Greene C. Concepts of TMD Etiology: Effects on diagnosis and treatment. In: Laskin DM, Greene C, Hylander WL (eds). TMDs: An Evidence-based Approach to Diagnosis and Treatment. Chicago: Quintessence Publishing, 2006.

[152]Dawson PE. Position paper regarding diagnosis, management, and treatment of temporomandibular disorders. J Prosthet Dent 1999;81:174–178.

[153]Koh H, Robinson PG. Occlusal adjustment for treating and preventing temporomandibular joint disorders. J Oral Rehabil 2004 31;287–292.

[154]American Academy of Periodontology. Proceedings of the World Workshop in Clinical Periodontics. Chicago: American Academy of Periodontology, 1989.

6.3 选择性非正中引导
Selective Excursive Guidance

重点内容

- 设计非正中引导的目的
- 选择性非正中引导
- 个体临床决定因素
- 选择性非正中𬌗分离
- 总结和结论

根据第6.2章节中的证据分析推断，"相互保护"不符合生物法则，最大牙尖交错关系时后牙保护前牙以及非正中移动中前牙保护后牙说法的可靠性有待考证。

"相互保护"作为通用治疗标准的运用可能会受到质疑。这种前伸𬌗时后牙的𬌗分离和侧𬌗时非工作侧𬌗分离的修复模式有临床实用性，并得到一部分人支持。然而，此标准并非适合所有临床情况。当临床环境不合适时，另一种办法是通过个体临床决定因素来设计选择性非正中引导和选择性𬌗分离（方框6-3-1）。

方框6-3-1 非正中引导和相互保护的相关结论

- 相互保护不符合自然法则，尚不能证明其临床有效性。
- 文献中许多术语语义不完整、较为混乱。
- 尖牙引导下的𬌗分离并非总是固定修复中非正中𬌗接触的最佳治疗模式。
- 另一种治疗标准是根据个体临床决定因素确定选择性非正中引导和选择性非正中𬌗分离。

设计非正中引导的目的

设计非正中引导的目的总结如下：

- 将口腔副功能、咀嚼和吞咽时所受𬌗力降至最小或用最佳方式分散。
- 提高功能，主要是提高咀嚼效能和咀嚼舒适度。
- 加强美观。
- 延长修复体和牙列本身使用寿命。

每个病例特有的因素变化多样，包括患者差异性、面部美学因素、牙弓间因素、颌弓因素、特殊修复因素和单颗牙因素等。这意味着不同患者达到上述目的所需的选择性非正中引导设计及咬合型也不同。

选择性非正中引导

选择性非正中引导是指由临床医生选择的、能达到临床目的的、最大限度适合于不同个体的非正中引导类型。个体临床决定因素不同，针对其设计的非正中引导也不尽相同。

选择性𬌗分离

同理，选择性𬌗分离是指临床医生选择的、最大限度符合个体情况的𬌗分离类型。以前伸𬌗分离为例，Ⅱ类和Ⅲ类关系以及前牙开𬌗案例中，𬌗分离类型可以是前伸引导下分离后牙，也可以是前伸运动中尖牙和前磨牙分离磨牙。目前认为，非工作侧𬌗分离是侧方引导的主要范例。工作侧引导分离非工作侧𬌗接触，而对于工作侧引导牙的选择则建立在具体案例之上。每种设计均依据个体临床决定因素而定（图6-3-1）。

个体临床决定因素

个体临床决定因素是指构成各个病例特征的、相互联系的多个因素。这些因素包括：

- 患者因素。
- 面部因素。
- 牙弓间因素。
- 颌弓因素。
- 修复因素。

正是各个病例的特殊之处决定了其最合适的非正中引导（表6-3-1）。

患者因素

患者因素包体格检查、心理以及行为学方面。体格检查和心理精神疾患决定患者能否接受一些特殊手术或修复过程。口腔疾病的遗传因素则会左右修复手段的选择。社会文化背景等因素决定治疗倾向以及方案合适与否。行为学因素决定个人口腔保健力度、可摘义齿摘戴熟练与否、治疗过程中的依从性以及口腔副功能的易感性和病史。

301

表6-3-1 影响非正中引导设计的个体临床决定因素

患者	牙弓间因素	颌弓因素	个体牙齿
年龄，药物治疗	骨骼关系	牙弓形态	骨支持
家族史	覆𬌗	牙齿分布	松动度
体格和病史	覆盖	基牙分布	非正中接触，干扰
心理状况	美学表现	跨度长度	冠长
社会心理状况	美学𬌗平面	后牙支撑	抗力/固位
嗜好	非正中引导	非正中引导	冠根比
口腔副功能	咬合型	牙槽支持	牙齿活力
	颌间距离		牙髓状态

面部因素

面部因素包括面型和口面型。牙槽骨和牙列支撑起颜面部软组织例如放松或微笑时的口唇支撑和牙龈外观以及余留牙数量。

牙弓间因素

前后向和颊舌向的牙弓间因素在咬合设计中起重要决定作用。Ⅰ类、Ⅱ类、Ⅲ类关系或其他变异型决定了覆𬌗覆盖程度，也因此决定了非正中引导的类型。咬合垂直距离和牙槽骨条件决定颌间距和𬌗间距，垂直牙弓间因素也会影响非正中引导的设计。

颌弓因素

颌弓因素包括牙弓形状、牙和基牙的分布、骨形态和牙齿松动度，但不仅限于此。这些因素会影响合适的后牙支撑的选择以及个体选择性非正中引导的设计。

修复因素

修复因素包括牙髓情况、牙周支持、牙根长度、牙本质肩领、固位形、抗力形、种植体固位和修复条件（见第10章）。

选择性非正中𬌗分离

过于简单化的相互保护、𬌗分离或组牙功能𬌗的模式，需要与个体临床决定因素相适应。因此，当临床医生认识到前伸时的𬌗分离和尖牙保护型或组牙功能型侧方𬌗分离都是可行的模型，那就必须建立一个合适的可选方案，即由个体临床决定因素而定的选择性非正中𬌗分离的选择性非正中引导。前牙前伸𬌗分离和侧方工作非工作侧𬌗分离作为指导方针，需要与每个病例中的相关临床决定因素相适应（表6-3-1）。

基牙分布和骨支持

在选择合适的非正中引导时，骨支持及引导和𬌗分离的稳定性是非常重要的考虑因素。前牙区基牙支持薄弱者，其支撑移动负载及"保护"后牙或修复体的能力较弱，因此需要更强大的骨支持。其余牙弓间因素、颌弓因素也要考虑在内，包括牙槽嵴前后向和颊舌向关系、垂直距离、颌间距离、临床牙冠高度、冠/根/种植体比和美学因素。还有天然牙和基牙分布、天然牙和种植体的骨支持、基牙的连接和固定及覆𬌗与覆盖关系等。这些因素均会影响新修复体的引导斜度和工作侧引导的前后向分布的最佳建立。

当𬌗分离区及其上基牙通过跨牙弓夹板相连接时，选择性分离并保护该区域的观点就又说不通了。使用夹板相连接的结构及其上基牙受到扭力和杠杆臂的作用，本该通过𬌗分离减轻负载的区段反而承受了更大的𬌗力。因此，侧方引导即便分离了非工作侧牙冠接触，依旧会对非工作侧的基牙及基牙上的连接结构产生拉伸负载。在这种情况下，尖牙引导型相较组牙功能型是否更合适也未可知。这可能受其他的颌弓因素和单个单位决定因素影响。

总结和结论

以上评述主要针对诸多观点中提及的自然发生率和多种影响因素，概述了非正中引导的相关知识及理论背景。对一些临床问题的总结见方框6-3-2和方框6-3-3。

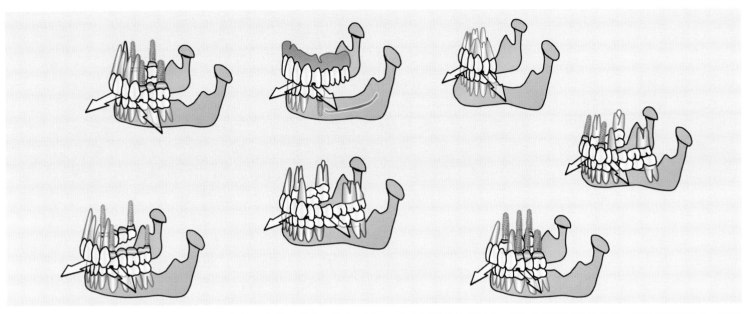

图6-3-1　选择性前伸引导和侧方引导应该根据相关支持和潜在可分离区以及已分离区的稳定性而定。牙和种植体周围骨支持、基牙数量及分布、引导斜度和连接关系以及美学因素、垂直距离、颌间距离、覆𬌗和覆盖都是病例特有决定因素。前伸和侧方𬌗分离原则需根据一般临床决定因素进行改良。

方框6-3-2　侧方引导——总结和结论。单一的后牙非正中𬌗接触（SEPOC）

> Q：在前伸运动中是否需要前导来分离后牙𬌗接触？
>
> A：是。除非个体临床决定因素指示选择性非正中引导更合适。
>
> Q：在侧方运动中是否需要前牙和/或后牙侧方引导来分离非工作侧𬌗接触？
>
> A：是，这是一般原则。
>
> Q：是否需要前伸和/或侧方引导来避免𬌗干扰？
>
> A：如有可能，必须区分干扰是长期的还是无症状的单一的后牙非正中𬌗接触（SEPOC）。设计引导时需要避免不必要的SEPOC。长期的无症状的SEPOC可以保留，而不利的SEPOC应当使之𬌗分离，或减少，或消除。

方框6-3-3　非正中引导、干扰和SEPOC——总结和结论

> Q：干扰因素与TMD和咬合功能紊乱有什么关系？
>
> A：TMD的危险因素并不是非正中干扰/SEPOC，而是正中位到最大牙尖交错位距离>2mm。非正中干扰/SEPOC并不会造成长期的咬合功能紊乱。SEPOC不是咬合功能紊乱的原因，反而，𬌗接触点是紊乱部位。
>
> Q：如果前牙引导没能分离后牙，那此时后牙的接触是咬合干扰还是后牙引导接触？
>
> A：引导接触。
>
> Q：前导与咀嚼和磨牙症有什么关系？
>
> A：见第6.2章节。
>
> Q："相互保护"是可行的治疗模型吗？
>
> A：不是。选择性非正中𬌗分离是合理的治疗模型。

7

种植中的咬合
Occlusion in Implant Dentistry

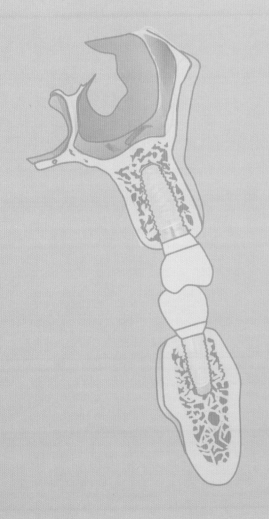

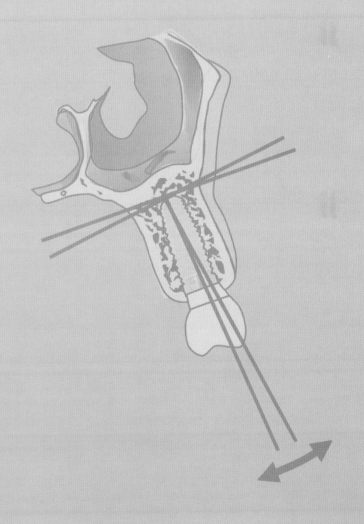

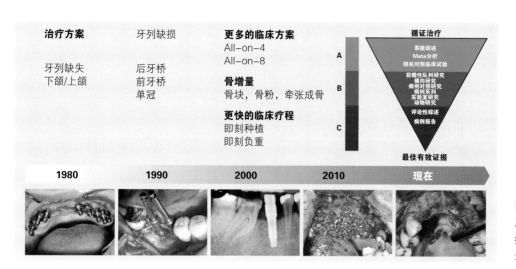

图 7-1 近20年来，口腔种植技术不断发展，临床治疗方案、骨增量方案多样化，治疗时间大大缩短。循证治疗备受关注，种植相关研究与日俱增，但最佳有效证据仍显不足。

重点内容

- 种植咬合的原则
- 骀力的分布
- 种植体负载反应的影响因素
- 骨结合和愈合期早期边缘骨吸收
- 种植体超载、疲劳性微损伤
- 种植体周围炎
- 临床范式和当前的观点
- 修复方案
- 非正中引导
- 无牙颌种植修复的考量
- 种植体的生物力学
- 生物力学模型
- 颅骨负载的模拟

导读

关于种植修复方案有很多不同的观点，临床医生常需确定种植体的数目、位置、分布和倾斜度，以满足功能和副功能运动骀力加载的要求。制订和实行最优的咬合方案是种植修复必不可少的组成部分。确定咬合方案要考量多个相互关联因素以保证种植体足够的骨支持，如种植体位置、数量、长度、分布和倾斜度，联冠还是单冠、垂直距离、美学、静态和动态咬合设计等。

近20年来，随着种植体形状、表面处理和材料的持续改进，现代根形种植体不断演变与发展。这些发展有助于扩大牙列缺损和牙列缺失修复治疗方案的范围，包括从单颗牙到多颗牙缺失再到全口无牙颌的固定修复的全部可能的组合情况。随着骨增量方案增多及治疗时间缩短，治疗方案变得多样化，这常常使临床医生面对一系列治疗方案感到不知所措。这些方案常常与我们所希望的循证治疗不相符，因为种植技术发展的速度太快，而我们的研究难以对治疗方案进行长期评估，得出有

意义的结果（图7-1）。

面部骨骼的骀力分布

咀嚼时，后牙可捣碎、磨细食物以促进消化；吞咽时，后牙可稳定下颌骨。颅骨上的后牙牙尖交错形成了后牙支撑，咬合时产生的最大骀力作用于位于第一和第二磨牙上方的颧骨基部。在上颌骨，上颌窦和鼻腔位于牙齿根端正上方，骀力沿上颌体颊侧和前颌骨以平面加载的方式向周边分散。下颌牙由致密骨小梁结构的松质骨及外层较厚的皮质骨所包绕，并提供支持。所有上下颌的牙齿，除下颌后牙外，通常唇颊侧骨板很薄。承担最大骀力的后牙区比前牙区的骨小梁更为致密，特别是在下颌。

剩余牙槽骨支持的固定局部义齿（FPD）中，螺纹状钛种植体修复牙列缺损，极大地挑战了这个复杂咀嚼系统的适应潜力。

前牙远中悬臂冠桥固定局部义齿，进行上颌窦骨增量术的种植体，及种植体长度、直径、分布、倾斜度和桥体方案的多种组合，是对每名患者适应潜力的挑战，也是对临床医生诊断及判断预后能力的挑战，临床医生面临着多重治疗方案的选择，有些方案常常还没有得到足够科学研究的支持。

种植咬合的原则

临床种植修复设计主要的难点在于种植体数量、轴倾度、长度的确定及支持骨骨量、骨质的要求，目前仍没有足够的临床预后研究来阐明以上大部分难题。

天然牙和种植体有着不同的本体感受特性，功能和副功能运动骀力加载时支持机制也不同，这影响了牙列缺损的修复理念[1-9]。骨感知现象及骨-种植体界面有机械感受器已得到证实，这支持了负载的种植体存在感觉反馈的假说[10]。

单纯的咬合创伤和疲劳性微损伤，或伴有牙周炎或种植体周围炎，都会影响临床设计，如是否采取相邻种植体和天然牙联冠修复、如何实现后牙支撑、选择哪种非正中引导方案。

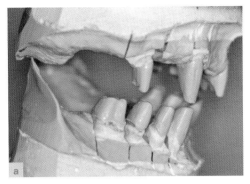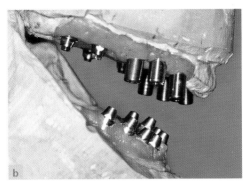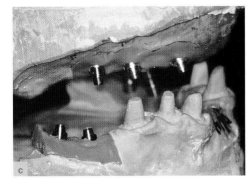

图7-2 殆型是由相互影响的多种修复因素决定的。后牙支撑和选择性非正中引导的方案应根据天然牙和/或种植牙的分布及其周围的骨质情况来设计。（a）天然牙支持式。（b）种植体支持式。（c）天然牙和种植体混合支持式。

天然牙列的咬合重建应保证足够的后牙支撑，合适的咬合垂直距离和适宜的非正中引导，从而实现舒适和美观。天然牙相互保护殆和前牙殆分离的治疗模式很大程度上已被默认运用到种植体义齿的修复设计中。然而，鉴于种植体支持的机制与天然牙不同，而口腔种植持续发展和进步，这些天然牙模式是否适合种植义齿修复的问题仍悬而未决（图7-2）。

咬合重建原则有3个基本要素，即后牙支撑、垂直距离、非正中引导，这种天然牙修复的范式在种植修复中需做一定的修正，因为有证据表明种植体的牙龈附着、生物学及生物力学特点与天然牙及上部的修复体不同。

副功能

口腔副功能中紧咬和磨牙能产生极高、潜在破坏性的负荷，足以磨损牙齿，导致冠折、根折，固定局部义齿脱落或破损，基台螺丝移位或折断，崩瓷或种植体上部结构折裂，周围支持骨创伤，种植体折断等问题。咬合设计时，我们应重点考虑如何使这种我们了解甚少的行为现象所造成的潜在破坏影响降至最低。

相互保护

前面的章节我们已讨论过，很显然，没有系统发育方面的证据表明所谓的天然牙相互保护是生物进化特化的结果。尖牙是用来杀死猎物、切牙撕裂肉类或剥水果皮，而不是为了在口腔副功能运动过程保护后牙。也没有任何令人信服的证据表明安氏Ⅱ类1分类、安氏Ⅲ类和其他缺乏前牙殆分离牙列的患者，TMD、口腔副功能或牙齿缺失的发病率、患病率更高。这与种植体支持式的咬合设计相关，也和后牙、前牙、种植体之间互相作用有关。前伸前牙、后牙殆分离和侧方运动中选择性非工作侧殆分离，是长久以来天然牙固定义齿修复的临床范式，这些范式会自动运用于种植义齿，但对每个病例而言，这未必是最合适的殆型。

相互保护和前牙殆分离

种植体唇颊侧由较薄的骨板支持，没有牙周感受器，咬合

过载时可能更容易导致颈部边缘骨丧失。天然牙和种植体混合支持的牙列、全颌种植固定义齿各有不同的修复设计考量。在天然牙和种植体混合支持的牙列，需决定采用天然牙殆分离还是种植体殆分离；采用单纯种植体支持非正中引导还是种植体和天然牙共同支持非正中引导；修复体采用单冠还是联冠。理论上，所谓的前牙殆分离和相互保护有利于神经肌肉保护，而临床上则应更注重局部生物力学特点的考量。

全颌固定联冠修复的殆分离设计更复杂，前牙区段和后牙区段不再是独立的部分，而是具有不同生物力学特性的刚性结构整体的一部分。

相互影响的修复决定因素

不同咬合决定因素的相互影响，也影响着种植体位置、距离、倾斜度、支持和殆型的设计。前牙区牙齿在息止颌位和微笑时的美学暴露量决定上颌牙冠的长度。垂直距离决定了上下颌牙弓的距离、冠种植体比（C/I）、牙冠高度空间（CHS）[11]。颌骨和剩余的近远中及颊舌牙槽嵴的关系决定种植体倾斜的角度，非轴向负载或是否需要骨增量。

因此种植体尺寸、分布、倾斜度、支持、上部结构和殆型的设计，需考虑不同的相互影响因素。这些设计要求应是个性化的，在合适的垂直距离下保证足够的后牙支撑以及非正中引导，从而分散口腔副功能潜在的破坏性影响。正确地完成术前诊断工作、放射导板和手术导板、临时修复体和交叉上殆架，有助于完成这项具有挑战性的临床工作。

殆力的分布

天然牙

天然牙和种植体与牙槽骨有不同的结合机制（图7-3和图7-4）。天然牙通过牙周组织悬吊在牙槽窝内，在常规的功能负载时，有25~100μm垂直向和56~108μm[1-5]颊舌向位移（图7-3）。过度的负载会导致殆创伤，受压的位点伴随着骨修复和牙周膜的增宽。天然牙有正常的牙周间隙，受到超载侧

307

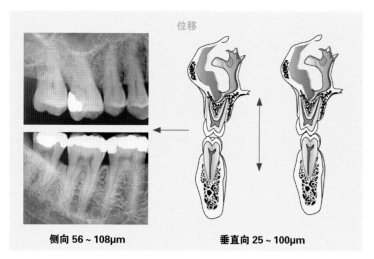

侧向 56 ~ 108μm   垂直向 25 ~ 100μm

图7-3   天然牙和牙槽骨通过牙周膜结合（嵌合），在牙周间隙内有 25 ~ 100μm 垂直向和56 ~ 108μm侧向生理动度。

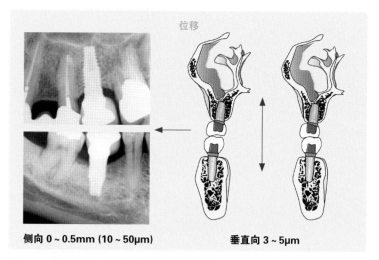

侧向 0 ~ 0.5mm (10 ~ 50μm)   垂直向 3 ~ 5μm

图7-4   种植体与牙槽骨刚性连接（骨结合），根据周围骨密度，只允许 3 ~ 5μm垂直向和10 ~ 50μm侧向有限的动度。

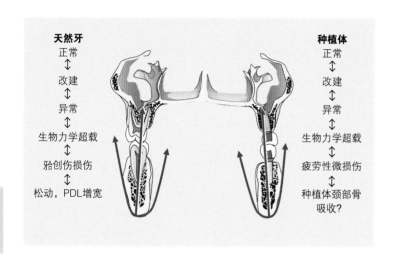

图7-5   天然牙和种植体受到正常或过大的𬌗力负载时反应机制不同。正常负载下，天然牙和种植体周围的支持骨不断地进行骨改建以维持稳定的健康骨质和骨量。异常的负载可能导致天然牙和种植体生物力学超载。对于天然牙，受压位点初始𬌗创伤病损，可通过牙周膜（PDL）增宽、牙动度增加得以恢复正常，并伴随附着丧失。对于种植体，生物力学超载可能会导致疲劳性微损伤和潜在的颈部骨吸收。

308

向𬌗力时，往往伴随着骨吸收、骨修复、牙周间隙的增宽、牙动度增加；不伴有牙周炎症，就不会有顶端的附着丧失。这是一个可逆的过程（图7-5）。当创伤合并牙周炎时，则会导致不可逆骨吸收加剧[12-14]。

种植体

种植体与牙槽骨为刚性结合，可能只有3 ~ 5μm垂直向和10 ~ 50μm侧向的动度（图7-4）[6,7]。骨-种植体界面通过骨改建，也就是不断地微损伤和修复过程，来维持一个稳定的状态（图7-5）[15]。天然牙在严重超载时有可逆性动度增加，种植体不具备这种适应力。关于正常和过度𬌗力负载时种植体周反应的观点仍在不断变化[15-17]。

负载的正常和异常反应

负载的口腔种植体通过刚性骨结合界面与牙槽骨连接在一起，能适应咀嚼功能运动，正常负载时骨-种植体界面不断发生改建。初始愈合过程形成骨结合，随后，咀嚼和口面部功能运动使骨-种植体界面长期不断发生适应性改变[18]。

这种适应性改变在功能层面上由种植体介导的口面部功能运动产生，在个体骨-种植体界面通过骨改建来实现。

异物反应

骨结合与种植体植入后异物反应有关。口腔种植体周围不可避免地存在慢性异物炎症反应。研究表明，"对大多数种植体而言，不可避免的异物反应会建立一种平衡稳定的状态，可视为骨结合的维护，不伴随或只伴有很少量的边缘骨吸收[16]。

骨感知

骨感知被假定为产生口面部感觉-运动和咀嚼功能的生物反馈过程。通过种植体介导的骨感知，外周神经反馈和神经的可塑性，种植体得以适应咀嚼和其他口腔运动感觉功能。骨-种植体界面的功能𬌗力刺激了骨传导过程，产生永久的适应性骨改建[19,23]。

骨结合的长期适应改变

这种持续改建的适应性改变是由很多宿主相关生物学和修复相关的可变因素所决定的[18,21,23]。界面产生骨微裂，随后修复，这种界面改建机制保持了骨-种植体界面的完整。假定当负载增大到微损伤的修复速度赶不上产生微损伤的速度，边缘骨将发生退行性塑形，疲劳损伤导致不可逆边缘骨吸收，出现

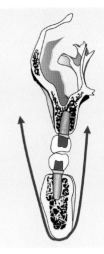 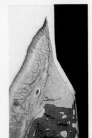 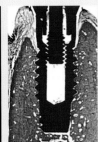 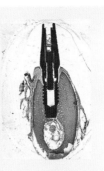

种植体因素

种植体的形状

界面宏观几何形状（螺纹、螺距等）

表面结构粗糙度和微观形态（材料）

种植体倾斜度、长度和直径

修复因素

联冠

基牙分布

修复设计

𬌗型

骨包绕因素

界面连接

支持牙槽骨几何形状、形态、骨-种植体接触

支持骨骨基质的解剖结构

负载因素

肌肉收缩

程度、强度、持续时间

口腔副功能

图7-6 𬌗力分布的影响因素（左）。种植体因素、骨包绕因素、负载和修复因素。（右）骨-种植体接触（图片由Prof A Koslovsky提供）。

种植体颈部骨的净吸收[20-21]。

种植体负载反应的影响因素

功能负载的适应性或不适应性反应受很多不同因素的影响。包括受植区骨宏观和微观结构、骨感知、负载因素、种植体因素与修复因素（图7-6）。受植区骨反应取决于骨生物学、骨-种植体接触、界面连接、种植体周围骨形态、牙槽骨几何形状、支持颌骨的解剖结构。种植体形状、几何形态、表面处理和尺寸等因素影响着由升颌肌群收缩和骨感知产生的即刻与周边负载反应。种植体周围的健康对"骨充分"的维持也是非常必要的，"骨充分"维持着长期生物适应性改变和"异物平衡"，从而确保了骨-种植体界面完整性和骨结合[16,18,21,23]。

骨包绕因素

种植体手术植入后，在第一年的负载期间，界面骨密度和矿物质含量增加，骨强度增加[21-22]。骨切开创伤后，周围骨坏死，逐渐形成编织骨，几个月后编织骨被板层骨所取代，有序的矿化程度更高的板层骨比无序的编织骨强度更高[21,23]。

局部骨组织、手术、种植体、负载和宿主相关性因素决定骨结合成功或失败。当具备了这些有利的因素，形成"骨充分"，成功的骨结合便出现了。"骨充分"这一术语既指骨结合的必要因素，也指愈合期及随后的适应期良好的结果[18]。保持这种骨充分及长期的"异物平衡"需长时间的适应性改变来满足功能和副功能运动负载、局部和宿主可变因素的要求[16,18]。

骨密度

骨-种植体界面的长期存在和持续的功能适应，很大程度上是由支持骨的状况决定。这些因素包括界面连接和骨-种植体接触（BIC）的百分率，种植体周围各处BIC的百分率可能均不同。BIC反映了骨密度、骨小梁形成程度、骨小梁腔隙的尺寸、外周皮质骨的厚度（图7-7和图7-8）。骨密度常规被分为4个级别：1级骨密度高；2级骨密度中等，骨小梁形成程度中等；3级骨密度中等，骨小梁形成显著；4级骨密度低，骨小梁高度形成（图7-7和图7-8）[24-26]。影像学可通过检查或图像强度换算的CT值（单位是HU）来评估骨密度[26]。

人体骨的组织形态学骨密度是用骨小梁占总骨量面积的百分比来描述的。1级是77% ± 17，2级 67% ± 16，3级60% ± 20，4级28% ± 12[27]。支持骨的几何形态多样，下颌支持骨多为实心致密的骨块，上颌骨外侧皮质骨板较薄，而前颌骨内侧的骨小梁疏松，其上方是上颌窦和鼻窦黏膜（图7-6，7-7和图7-8）。骨密度及BIC越高，种植体更为牢固，也更利于骨改建和功能适应性改变[18]。特定骨质的生物学反应机制随时间有所不同[18,23]。

肌肉负载因素

肌肉产生的负荷传递到骨-种植体界面，并分散到周围颌骨上。负荷的强度和持续时间可能不同。源于肌肉、口唇和吞咽时升颌肌群的较小作用力可保持改建稳定的状态。而咀嚼产生的磨碎强作用力持续时间较短，但口腔副功能运动中紧咬和磨牙产生强作用力，周期更长。

肌肉负载因素与单一肌肉、肌群收缩的强度和持续有关。传统的标准模型中描述闭口时沿种植体轴线的垂直向合力与轴向力是对称的（图7-9）。然而，实际上，闭口时，最大牙尖交错位的受力很少是真正对称的，因为所有升颌肌并非是以相同强度同步收缩的[28-29]。最主要的升颌肌咬肌的作用线从下颌角斜向颧突。因此，闭口时当一侧肌肉收缩强度更大，或非正中运动（侧方或侧向前伸运动）时，𬌗力的传导方向更偏颊侧（图7-10）。如图7-11，𬌗力矢量的方向上各不相同，可用

309

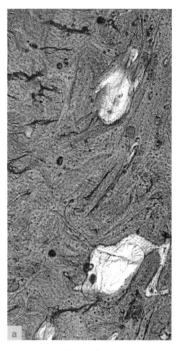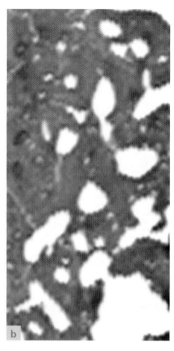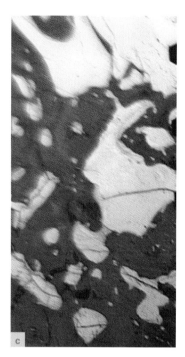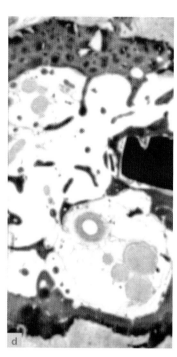

图7-7　牙槽骨分类。（a）1级：骨密度高。（b）2级：骨密度中等，骨小梁形成程度中等。（c）3级：骨密度中等，骨小梁形成显著。（d）4级：骨密度低，骨小梁高度形成（图片由Prof A Koslovsky提供）。

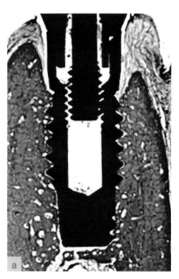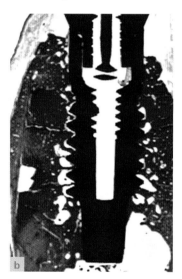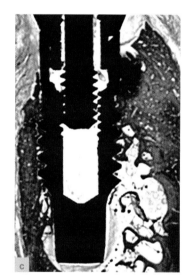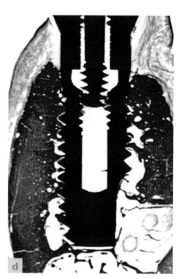

图7-8　（a~d）从左至右，种植体周围骨密度分别是1、2、3、4级。同一种植体周围的骨密度、骨与种植体接触的百分率与种植体周围形态有关（图片由Prof A Koslovsky提供）。

骀力矢量锥形束来表示[28-29]。在食团的作用下时，这种现象更为显著（图7-11）。

种植体因素

种植体的形状

单颗种植体因素受种植体的形状（锥形或柱状）、宽度、螺纹设计（螺距、螺纹深度、螺纹分布）影响。种植体的设计不同，骨界面周围应力集中的程度不同。然而，种植体形态对骨结合界面和长期临床疗效的影响还不完全清楚。

关于种植体全长上螺纹螺距、螺纹角度和螺纹分布有不同的主张，这些有待被充分证实。现在，螺纹螺距和螺纹分布似乎被标准化：螺纹角约30°，柱状和锥形种植体轴壁、根端聚合部位可有所不同[30]。锥形种植体和宽种植体的设计增大了骨-种植体接触面积，但通常也以牺牲颊侧支持骨量为代价。推荐的颊侧骨板厚度应不少于2mm。

种植体表面处理

研究表明，粗糙喷浆涂层的柱状种植体和细小螺纹柱状种植体骨结合及长期成功率与光滑的机械螺纹状种植体没有明显的差异[30-32]。对于上颌短种植体和上颌窦提升的病例，现代表面微处理或表面"中等粗糙"的种植体比表面机械磨光（粗糙程度最小）的种植体早期失败率要低，临床结果也更好[16,33-35]。

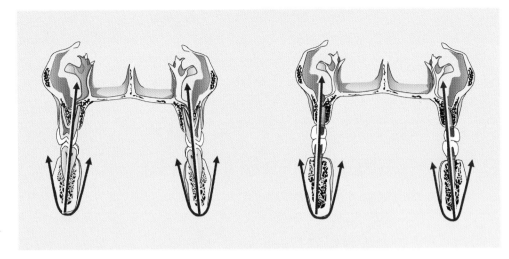

图7-9　最大牙尖交错位时种植体和天然牙的负载。𬌗力的传导和分散通常被认为是沿负载种植体长轴方向的。然而，𬌗力通常受到相关闭口肌群收缩强度和同步性，以及其他因素的影响。

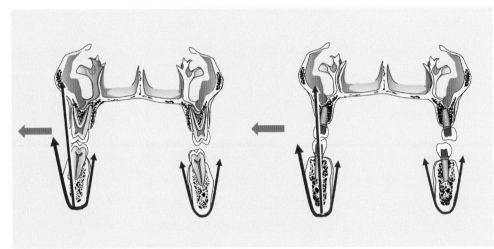

图7-10　无论是天然牙还是种植体，在侧方引导𬌗接触产生的𬌗力均传导至颊侧支持骨结构。

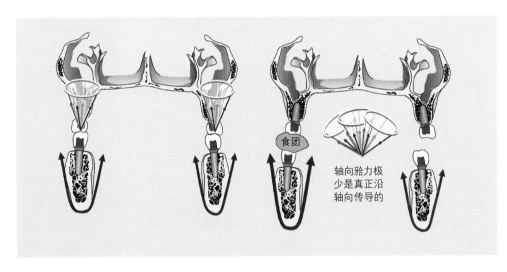

图7-11　轴向𬌗力极少是真正沿轴向传导的，这取决于支持上下颌骨间关系、牙槽骨和颌骨的形态、相关升颌肌群的收缩和协调程度、牙尖的形态。𬌗力可能是多方向的，锥形束代表了𬌗力各种可能的方向（如图）。咀嚼一个食团，切割、磨碎食团及非正中副功能运动均增加了𬌗力的强度和侧向程度。

种植体颈部几何形状

　　种植体颈部几何形状和领口表面处理与边缘骨吸收有关[36-37]。多年来，种植体颈部的几何形状一直在改变，有柱形、锥形、螺纹状和所谓的平台转移与内连接[38-39]。螺纹状颈部设计的理论基础是为了改善种植体颈部皮质骨区域的应力分布，从而减少负载导致的颈部边缘骨吸收。继早期骨吸收后，种植体周围更容易堆积菌斑。

骨结合和愈合期早期边缘骨吸收

　　口腔种植体功能负荷1年，边缘骨有一定的吸收是很常见的[40]。影像学检查发现，边缘骨水平吸收或"碟形"吸收至第一个螺纹，通常会超过第一个螺纹，垂直向吸收1~1.5mm。随后每年最少有0.2mm骨吸收的稳定状态[30]。

　　多种不同的原因被推测可能是引起愈合期早期边缘骨吸收

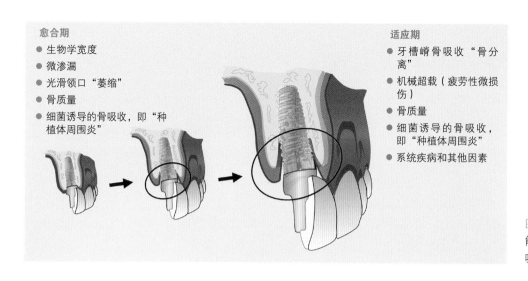

愈合期
- 生物学宽度
- 微渗漏
- 光滑领口"萎缩"
- 骨质量
- 细菌诱导的骨吸收，即"种植体周围炎"

适应期
- 牙槽嵴骨吸收"骨分离"
- 机械超载（疲劳性微损伤）
- 骨质量
- 细菌诱导的骨吸收，即"种植体周围炎"
- 系统疾病和其他因素

图7-12　早期边缘骨吸收一般发生在第一年功能负荷的愈合期。随后在适应期发生的牙槽嵴骨吸收与多种因素有关。

的促进因素（图7-12）。它们与异物反应的相互作用造成了早期骨吸收[18]。

这些包括：

- 种植床的外科准备。
- 建立生物学宽度。
- 冠根水平基台/种植体界面微间隙。
- 𬌗力超载。
- 种植体颈部形态和表面处理。

除此之外，骨密度因素、骨量、颊舌侧骨板厚度也与之相关[20,25,40]。在愈合期之后，骨-种植体界面不断适应性改变以维持其完整性。适应期牙槽嵴顶骨吸收是由多种因素导致的，可能包括机械超载和细菌诱导的骨吸收（图7-12）。

生物学宽度

种植体、骨和牙龈界面被证实形成了类似天然牙的生物学宽度。研究发现，一些动物和人的骨结合种植体模型中，上皮和结缔组织的宽度各不相同[41-43]。这种起自骨-种植体接触顶端的软组织生物学封闭的建立，满足了生物学需要[41]。随着牙龈的退缩，牙槽嵴顶向根方吸收，新的生物学宽度也随之重新形成。建立生物学宽度这一生物学需要，导致了临床上早期骨吸收[41]。对不存在基台-种植体界面微间隙的模型进行研究，结果同样出现了骨吸收现象。组织是否能向冠方附着，牙槽骨是否一定会向根方吸收，这个问题尚无定论[41-44]。

光滑领口"萎缩"

传统的螺纹状种植体的颈部通常为机械磨光的光滑表面，以减少菌斑的附着和种植体周围炎症。然而，当种植体领口位于牙槽嵴顶以下，骨组织并未与平滑的机械磨光表面相结合，而总是吸收至机械磨光的螺纹状种植体第一个螺纹，或吸收至种植体磨光粗糙表面与更粗糙轴壁的交界处。这个过程以前被称作"萎缩"[44]。在不同时期，领口表面处理有所不同，机械磨光或微表面处理。普遍来说，有的种植体机械磨光的颈部很短，有的种植体颈部和前3个螺纹均为机械磨光，其他的种植

体一直到种植体边缘均经表面微处理。

基台种植体界面微渗漏

另一个可能引起边缘骨吸收的因素是微间隙微渗漏。一些研究表明，种植体内腔可被活菌感染，体液和细菌不可避免地经由种植体-基台界面（微间隙）互换（微渗漏）[45-47]。在犬的实验中，微渗漏引起了种植体-基台界面的炎症反应[47]。在猴的实验中，微间隙到牙槽嵴顶的距离影响骨吸收的量[48]。有些学者认为这种微渗漏与种植体第1年负载骨吸收至第一个螺纹有关。

平台转移

平台转移或界面内移，即基台直径比种植体平台和颈部直径要小。这种主张认为，骨嵴顶到微间隙距离增大，生物学宽度内移，避免了牙槽骨退缩，进而建立生物学宽度，减少了微渗漏所产生的影响[38-39]。临床研究结果发现这些因素带来的影响各不相同，一般并不支持哪一种特定的方案比其他更优。

Frost的力学调控模型

正常负载或超载时骨组织的反应对骨结合的维持有着重要意义[21,23,49-53]。Wolff提出了一个不同负荷强度下骨组织反应的模型；随后，Frost提出了力学调控模型（图7-13）[21,51-52]。这个模型是基于长骨的受力反应，量化了生理性负荷、轻度超载和病理性超载的范围。在生理性负荷范围内，出现了改建。改建是持续的骨更新，维持骨的形态处于一个稳定的状态。塑形指的是骨组织在轻度超载时形状的改变。进行性塑形可能出现尺寸的增大或肥大，退行性的塑形可表现为尺寸的减小或吸收。这个模型通常被外推到骨-种植体界面[21,49]。800～1500微应力的生理性负荷被认为可维持界面重建的稳定状态[23]。负荷应力值越大，引起疲劳性微损伤的可能性越高。改建一般修复了损伤，避免了损伤的累积[22]。

相反，应力不足会导致骨密度降低，这被称为应力遮挡。有研究认为，种植体界面水平维持长期骨更新的足够的应力

与种植体螺纹和粗化的种植体表面应力传导有关[23,53]。足够的粗糙度指种植体表面经微表面处理后粗糙度中等，如双酸蚀、喷砂酸蚀和阳极钛氧化。粗糙度根据微粗糙表面平均表面峰值（Sa）被分为以下几类：光滑Sa 0 ~ 0.4μm，微粗糙Sa 0.5 ~ 1μm（如机械磨光种植体），中等粗糙Sa 1 ~ 2μm（如酸蚀，喷砂酸蚀或阳极氧化），粗糙Sa 42μm（如等离子喷涂）[34-35]。

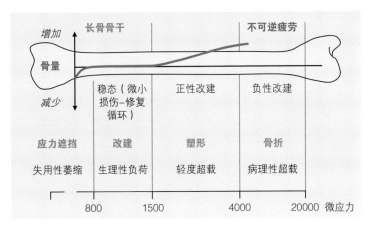

图7-13　Wolff的长骨模型。这个模型通常被外推到骨–种植体界面。改建维持骨质处于一种稳定的状态。塑形发生骨尺寸的改变。进行性塑形骨尺寸增大。退行性塑形骨尺寸减小[21,51-53]。

种植体超载、疲劳性微损伤

疲劳性微损伤或疲劳微破坏现象导致了种植体颈部骨吸收及殆力超载时退行性骨塑形。当疲劳性微损伤的速度超过修复损伤的速度，颈部骨出现不可逆的损失。犬和兔胫骨动态周期性负载实验发现，颈部骨出现了类似临床上种植体颈部碟形吸收现象[20,50]。

殆力超载

殆力超载很难被定义，对于临床医生、理论学家、研究人员来说，殆力超载的意义各不相同。根据Frost的假说，轻度超载范围内的应力会增加微骨折的发病率，2500 ~ 3000微应力值范围的应力增加了骨组织适应性改变的需要，增大了退行性骨塑形和骨吸收的风险[20-21,49,51-52]。骨–种植体界面应力水平不能被直接检测，迄今也没有被广泛认可的量化标准来定义种植体周超载[20,84]（图7-14）。

有研究将超载定义为在特定的生物环境下，施加的应力使界面矿化组织产生不良的病理反应[20,84]。然而，一些动物研究表明，不伴有菌斑性种植体周围炎时，骨组织发生了合成代谢而不是分解代谢反应[49,83-84]。临床医生认为由咬合、修复体设计和口腔副功能运动等因素引起的高殆力集中是应力集中、潜在的适应失败和骨吸收的原因[22,86-87]，疲劳性微损伤、宏观和微观的细胞应答、细胞感受器，负载史和暂时处理的理论模型只能得到理论上预期的结果，而不是因果模型[15,21-23]。其他的模型，如愈合适应理论和异物反应，是根据负载、炎症反应、生物膜有关的辅助因子相应的作用推测而来的[16,18,51-53]。临床和动物负载研究运用的方法不同，得出的结果也各不相同[22,49,54-56]。

基于临床研究的系统综述得出如下结论，虽然有一些实验报道了超载与骨吸收、种植失败有关，但实验结果和存在一定问题的实验设计，不足以支持它们之间的因果关系[22,49]。

一些动物实验证实了菌斑性种植体周围炎[57-71]和负载[72-86]的相互作用，但人体内这种关联仍存在争议。

动物模型中种植体的殆力负载

予以动物模型中骨结合的种植体静态和动态加载，对负载和对照的种植体支持组织进行组织形态学分析。

动物实验中，猴和犬功能性负载显示了更高的骨密度和更多的骨–种植体接触（BIC）[22]。在一对猴的研究中，咬合过高的修复体受到侧方超载殆力18个月后出现了部分和全部的骨结合丧失[22]。当猴种植体咬合过高达180μm和250μm时，种植体颈部骨吸收比相邻的对照种植体严重[55]。相反，其他犬和猴的动物模型，不同程度的过高咬合没有发现或者只出现少量的骨吸收[54-55,84]。

静态加载模型中相邻种植体间有弹簧或螺旋扩弓器时，实验和对照的位点并没有出现边缘骨吸收的迹象。邻近负载种植体的位点骨密度增大，骨–种植体接触（BIC）矿化程度变高，可以解释为受力后发生了适应性改建[56]。

静态和动态加载

将螺纹状种植体植入到犬的胫骨中，实验发现，受到高频率循环轴向拉力的机械磨光种植体颈部周围出现了骨吸收和弹坑样吸收，而在未负载的对照种植体周围并没有出现骨吸收[20]。

另一个实验[50]予以兔胫骨中10mm Branemark种植体静态、动态循环加载[20]，结果表明，静态加载和对照组没有明显差别。静态加载的种植体周围边缘和根端可观察到致密的皮质骨骨板。予以种植体动态循环加载14天，实验发现，这些种植体周围形成了弹坑状骨缺损，在边缘骨区域出现了Howship骨吸收陷窝和明确的骨吸收迹象。骨–种植体接触（BIC）没有减少[50]。各系统综述纳入动物实验和临床研究，得出的结论各不相同。其中，一篇综述结论是，据动物和临床实验，超载和骨吸收存在有限的关联，但没有证据证明它们之间存在因果关系[22]。另一篇对动物实验有着严格的纳入和排除标准的系统综述表明，不伴种植体周围炎症时，通过过高咬合模拟的超载对骨结合并没有负面作用，骨组织甚至出现了合成代谢[49]。而当伴有种植体周围炎时，咬合高点加剧了菌斑性骨吸收[49]。

313

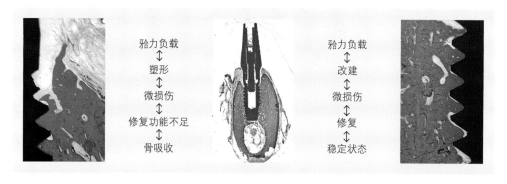

图7-14　正常𬌗力负载和𬌗力超载时骨组织的反应。改建是骨组织在正常负载时，持续微损伤和持续修复的动态平衡，以维持一个稳定的骨质健康状态和骨量的过程。当微损伤的速度超过修复的速度，可能会发生退行性塑形，伴随颈部界面骨吸收[20-23,52]（图片由Prof A Koslovsky提供）。

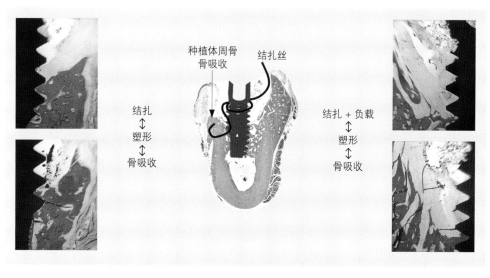

图7-15　结扎丝诱导的种植体周围炎。左：在比格犬模型中，放置在种植体周围12个月的结扎丝诱发未负载种植体骨吸收。右：𬌗力超载合并结扎丝诱导的种植体周围炎，骨吸收加剧（图片由Prof A Koslovsky[84]提供）。

314

种植体周围炎

种植体周围炎即口腔种植体周围出现了炎症反应。它与菌斑性炎症反应和相关的微生物群有关[57-59]。种植体周围炎并不是指种植体周牙槽嵴顶吸收的广义的术语[60]。菌斑（生物膜）性种植体周围炎对在人体功能负荷的种植体周围骨吸收的影响存在争议[58-59,61]。

据报道，长期随访，种植体周围炎随时间增加[52]。种植体周围黏膜炎和种植体周围炎有不同的定义。

种植体周围黏膜炎和种植体周围炎都属于感染性疾病。种植体周围黏膜炎表现为初始愈合后局限于黏膜的炎症病变，不伴有骨吸收[60,64]。种植体周围炎表现为种植体周围的炎症过程，包括软组织炎症和超过生理性骨改建的进展性骨吸收（吸收速度超过重建速度）[59-60,63-64]。

种植体周围炎的诊断

种植体周围黏膜炎可根据临床表现如软组织红肿和溢脓来确诊，而探诊出血是现在公认的重要特征[64]。

种植体周围炎中，黏膜病变常与探诊出血、溢脓和加深的牙周袋有关，但总是伴随着边缘支持骨的吸收。探诊很难实现，可能需要拆除上部结构。边缘骨吸收可根据平行投照根尖片来评估，需要与种植体植入时的基线影像对比。

种植体周围炎的发病率

种植体周围炎发病率的报道有很大的不同[62-68]。种植术后9~14年，患者的发病率是16%，种植体的发病率是6.6%[68]。据不同的已发表的文献报道，基于不同的研究人群和方案，2%~48%的种植体在5年及以上的观察期间出现了不同程度的种植体周围炎[62-68]。

大多研究是横向研究。不同的研究采用不同的探诊深度值和影像学骨吸收来定义种植体周围炎。有的研究纳入所有影像学上骨吸收超过2mm的病例，种植体周围炎的发病率也就更大[67]，然而其他研究只纳入骨吸收超过3个或4个螺纹的病例，因而所报道的发病率有很大的不同[66-69]。种植体周围炎的定义、所采用的临床检测方法及研究人群的不同，也导致了发病率的广泛不同[62,65,67]。种植体周围炎病史（尤其是急性和侵袭性）、吸烟、口腔卫生维护、糖尿病、修复因素、基因及宿主因素影响了其长期的发病率，以上均是危险因素。

具有争议的术语和概念

一般用于描述性的术语包括：种植体周围骨吸收、牙槽嵴顶骨吸收、边缘骨吸收、颈部骨吸收、骨分离和骨结合破坏[18,60,70]。种植体周围炎这一术语表明种植体周围存在软组织炎症，并且这一过程是由炎症和菌斑所导致的。在人体，晚期适应性骨吸收一般出现在数年后少量种植体周围。有些人认为

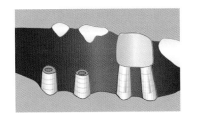
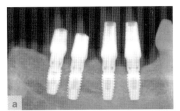
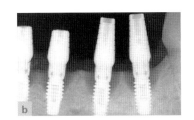
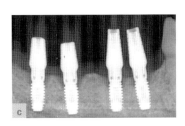

图7-16 比格犬的骨结合种植体。近中种植体咬合过高。远中种植体没有咬合接触。同侧超载和不负载的种植体伴有与不伴结扎诱导的种植体周围炎进行比较[84]。

图7-17 种植体负载和负载且留置结扎棉线的影像。（a）远中种植体不负载，近中种植体负载但均不伴有结扎丝诱导的种植体周围炎症。（b）远中种植体不负载和近中种植体负载，均伴有结扎丝诱导的种植体周围炎。（c）仅结扎丝诱导的种植体周围炎（图片由Prof A Koslovsky提供）。

种植体周围炎这一术语不适合描述各种牙槽嵴顶骨吸收[18,70]，因为有些出现骨吸收的病例可能并没有活动性炎症、接触出血或渗出物。炎症成分可能叠加于之前的骨吸收，不同时期炎症成分也各不相同。

我们很难单一考虑某种病因，因为在每个特定的病例中，种植体相关病因会与宿主因素发生相互作用。这些宿主因素被证明与种植体周围炎有关，但不能被证实其因果关系。例如，高加载力可能与细菌性炎症共同作用，每个病例都很难明确这些病因是否加剧了骨吸收，或与其他因素有怎样的关联。

愈合与适应理论

有学者提出了愈合和适应理论，这一理论认为骨充分的状态对于新植入的种植体的愈合与随后功能负载期是非常必要的。充分的骨结合在愈合期和适应期可能是局部或系统性的，或与宿主相关的，或取决于个例的[18]。

骨结合不充分指的是对骨组织和愈合期生理反应及随后功能负载的适应性改变有长期不利的影响的一些或一组的情况[18,71]。

种植体周围炎的病因

菌斑（生物膜）诱导的种植体周围炎对人体功能负载的种植体周围骨吸收的影响存在一定争议[57-60,70]。相关的颈部骨吸收是否是仅仅由菌斑性炎症反应引起，还是与之有关，还是继发于其他因素，如机械超载、不平衡的异物反应、吸烟和其他患者因素，这些仍有争议[16,57-60,69-71]。

结扎丝诱导的种植体周围炎

一些动物模型构建了结扎丝诱导的种植体周围炎[72-74]。其中一个研究比较了人和犬自然产生与结扎诱导的种植体周围炎骨缺损，结果发现犬的结扎丝诱导的种植体周围炎骨缺损的形状和大小与人体自然产生的种植体周围炎类似[75]。其他研究认为结扎丝诱发了"典型的异物反应""结扎丝反应与所谓的种植体周围炎没有关系[69]"。然而，普遍的观点是结扎丝使细菌聚集增加，更易于建立龈下微生物群，随之牙周袋形成，种植体周围骨吸收加快[72-74,84]。因此，由此产生的病变被认为是菌斑诱导的[57,72-75]。

殆力超载合并微生物诱导的炎症反应

在犬的牙齿模型中，殆力超载合并结扎丝诱导的牙周炎引起的骨吸收比单纯的牙周炎要多[76-78]。但这在松鼠猴的模型并未被证实[79-81]（见第2.5章节）。

对于天然牙而言，炎症可能的发病机制是创伤导致的病损与牙周炎导致的病损叠加，引起了额外的不可逆的骨吸收。因为天然牙和种植体的支持机制不同，人体内种植体是否会出现同样的相互作用尚不清楚。

动物实验

对猴施加重复的创伤和对比格犬静力加载，两种动物实验结果表明，不论是健康还是存在病变的种植位点，数月后，结扎丝诱导的种植体周围炎骨吸收并没有发生组织学改变[82-83]。

在比格犬模型中，结扎丝诱导的种植体周围炎伴有咬合过高引起的殆力超载，边缘骨吸收比单纯的12个月负载的结扎丝诱导的种植体周围炎要多[84]。当存在菌斑性种植体周围炎症时，超载加剧了菌斑性骨吸收，种植体颊舌侧骨丧失增加（图7-15～图7-19）[84]。在同一个研究中，咬合过高的种植体不伴有种植体周围炎症表明出现了合成代谢反应而不是分解代谢反应[49,84]。比格犬模型中，种植体超载，骨-种植体接触（BIC）百分率增加，边缘骨水平有轻微的降低。边缘骨吸收不超过种植体颈部[84]。

种植体周围早期骨吸收和愈合

临床上，人体对长期成功的种植有着详细的记录[18,60-61]。然而，有一定比例的病例出现了早期和晚期边缘骨吸收和种植失败。早期骨吸收、晚期边缘骨吸收及种植失败是有区别的。早期1～2mm颈部骨吸收是很普遍的，随后便是持续稳定的适应期。种植早期失败与愈合受损有关，可能受到一些因素的影响，如吸烟、骨质、外科手术及负载方案、微小间隙、负载、炎症、种植体表面或其他位点特异性和宿主特异性因素。早期颈部骨吸收暂没有单一被证实的因果因素，但从动物实验和人体研究中发现了一些促进因素[22,49,54-56,72-84]。

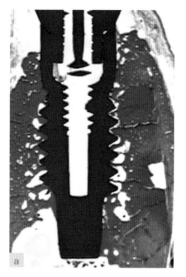
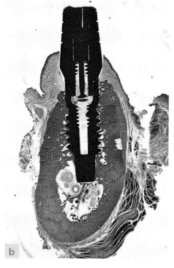
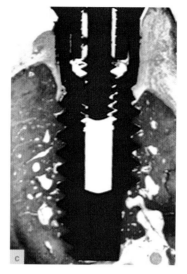
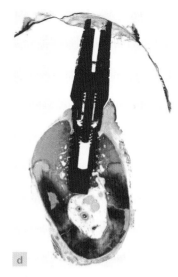

图7-18 （a和b）不负载的种植体周围没有炎症反应。没有颈部骨吸收。（b和c）负载种植体周围没有炎症反应。轻微的颈部骨吸收（图片由Prof A Kozlovsky提供）。

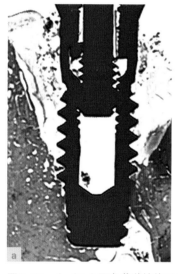
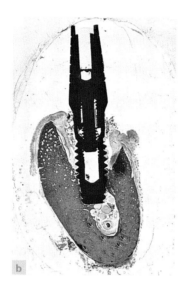
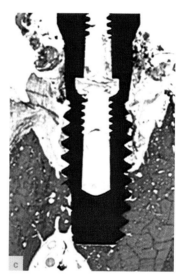
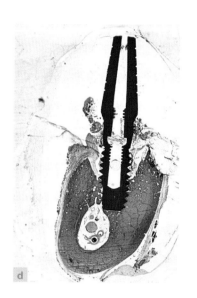

图7-19 （a和b）不负载种植体无炎症反应。（c和d）负载的种植体炎症感染（图片由Prof A Kozlovsky提供）。

种植体周围骨晚期吸收

机械超载和细菌性炎症反应被认为是长期颈部骨吸收的主要成因。验力负载/超载与炎症性周围致病菌诱导的种植体周围炎是否有关联，目前仍有争论。在人体，只有很少数量的种植体周围会出现骨吸收。据报道，5~14年间，种植体周围炎的发病率从3%至40%不等，伴有不同程度的骨吸收[62-68]。

在一些病例中，骨吸收是进展性、阶段性的或者在很多年后发生的，通常与机械性超载或炎症、探诊出血或溢脓没有明显关联。牙槽嵴顶骨吸收是更普遍应用的术语，语义上并没有表明病因[60]。

当边缘骨界面不能维持生物学适应需求：无法维持骨改建，无法维持长期的骨－种植体界面骨结合和颈部骨附着，便会出现界面骨吸收。骨结合不充分即骨组织不具有这种适应能力，由此出现的骨分离是迄今仍未明确的宿主反应

之一[18,21,70]。

另一种观点认为晚期骨吸收是异物反应失衡的结果[16]，推测由不同病例特异性因素引起。不同学派对菌斑生物膜所起的作用意见不一。绝大多数牙周综述，包括美国牙周病学会和其他重要共识性论述，认为炎性反应过程可引起支持骨吸收，并且与边缘下的微生物菌群生物膜有关[57,59,63-68]。这些学者引证了一些研究来支持其观点：微生物是导致炎性反应过程和种植体周围骨破坏的主要因素[57]。另外一些学者认为没有证据证明炎症反应主要是由微生物因素导致的。他们认为生物膜相关的炎症可能是继发于早期骨吸收[16,60,69-70]。骨组织生物学上增龄性变化、组织学、基因或其他系统或局部宿主因素都与之相关。吸烟不利于愈合但对适应期长期影响很小。放疗史与长期适应和晚期种植体失败有关。类固醇、双膦酸盐和其他药物的药物作用，及其他危险指标，是又一潜在的危险因素[85-86]。

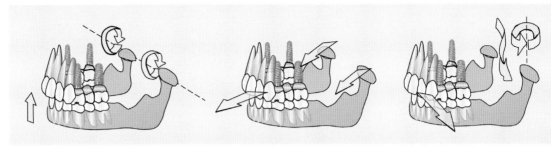

图7-20　种植义齿修复牙列缺损需适当地考量咬合的3个基本要素，即后牙支撑、垂直距离和非正中引导。由于种植体和天然牙不同，那么修复体和咬合的考量也有所不同，需考虑不同于天然牙的范例和治疗策略。

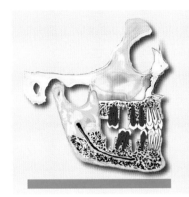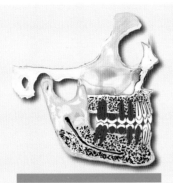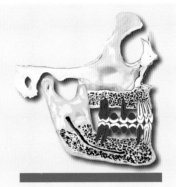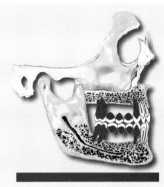

图7-21　后牙支撑丧失，伴有牙缺失和牙槽骨支持的丧失。由于后牙支撑减少，那么对修复体寿命、可预测性、种植修复牙列缺损和/或骨增量技术以恢复牙槽骨支持进行临床评估是非常必要的。需根据当前最佳有效证据来评估证据等级和风险。

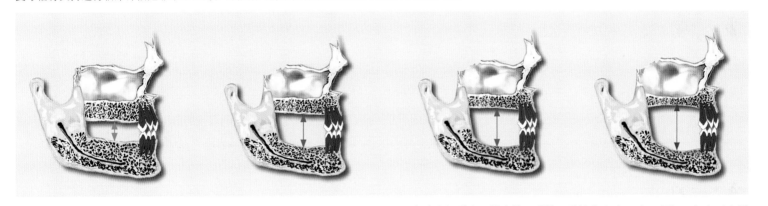

图7-22　随着后牙牙槽嵴垂直骨高度逐渐降低，牙槽嵴间的距离增大。由于牙冠高度空间增大，潜在的不利的冠种植体比（C/I）、屈矩、扭力随之增加。

临床范式和当前的观点

咬合要素

　　临床上种植修复牙列缺损/缺失与牙支持式修复有相似的原则。虽然现在研究和成果知识库在不断扩增，但很多临床问题仍没有得以解答。因此，临床医生需遵循当前最佳有效证据和临床范式来制订方案并完成每个病例的修复。依据合理的临床原则和循证原则，恢复后牙支撑、垂直距离和非正中引导的观念仍是种植修复、种植与天然牙混合支持修复的临床指南（图7-20）[87-88]。

后牙支撑减少

　　当后牙逐渐缺失时，我们可采用天然牙支持的固定局部义齿（FPD）、可摘局部义齿（RPD）来修复牙列缺损，也可以短牙弓（SDA）的方式，继续依赖有咬合功能的前磨牙，来维持咀嚼功能。采用牙支持的固定局部义齿（FPD）来恢复后牙支撑时，若基牙的支持骨不足或基牙跨度较大，修复体的预后、寿命和可预测性将受到一定的影响，那么这时，我们需考虑额外增加种植体支持单位或实施骨增量技术（图7-21～图7-28）。

　　当所有的磨牙、前磨牙均缺失时，可行的种植修复方案非常多样，种植体的排列、长度、角度和上部结构的设计可各不相同（图7-28）。剩余牙槽嵴的高度、骨密度、上颌窦的形态、与下牙槽神经的关系都是重要的决定因素。

骨吸收、垂直和水平牙槽嵴间距离的难题

　　生物力学方面的考量引起了对轴向或非轴向种植体倾斜度、冠种植体比（C/I）的关注。随着骨吸收增加，垂直和水平牙槽嵴间距离的差异增大，生物力学风险随之增加。当这种差异到达极点时，种植修复受到限制（图7-21～图7-27）。

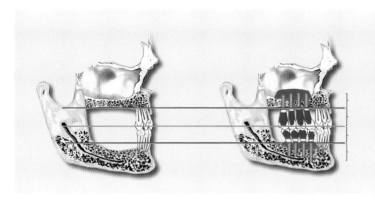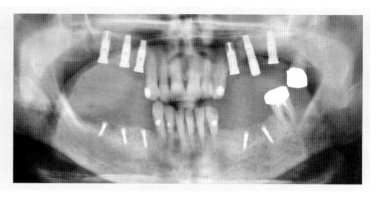

图7-23 骨增量技术能增加支持骨的骨量。研究表明，骨粉在上颌窦提升和侧方骨增量中的应用有较好的预后，但应用骨粉、骨块、牵张成骨的垂直骨增量技术并没有得到大力支持。当牙冠高度空间过大，冠种植体比（C/I）可能欠佳。

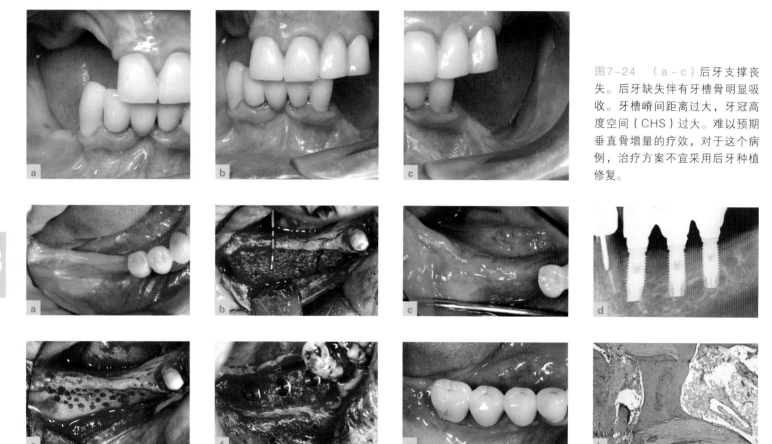

图7-24 （a~c）后牙支撑丧失。后牙缺失伴有牙槽骨明显吸收。牙槽嵴间距离过大，牙冠高度空间（CHS）过大。难以预期垂直骨增量的疗效，对于这个病例，治疗方案不宜采用后牙种植修复。

图7-25 （a~h）前后牙骨增量技术中应用异体骨块移植，疗效有很好的前景[94-95]。侧方骨增量技术修复下颌萎缩牙槽嵴（图片由Prof Gabriel Chauchu 和 Prof Joseph Nissan提供）。

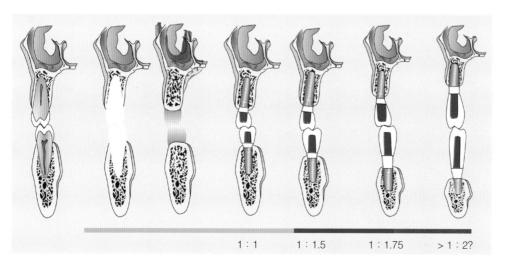

1:1   1:1.5   1:1.75   >1:2?

图7-26 牙槽骨垂直高度丧失越多，导致冠种植体比（C/I）增大、屈矩增大，风险越高。当冠种植体比（C/I）>1.5：1时视为高风险，>3：1则视为禁忌证。证据等级较低[91-92]。

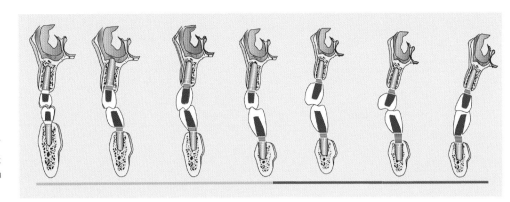

图7-27 上下牙弓牙槽嵴颊舌向的差距。随着颊舌向差距的增加，保持更利于负载倾斜度和美学颊侧宽度更加困难。由不宜种植转变为禁忌种植的临界点尚未确定。

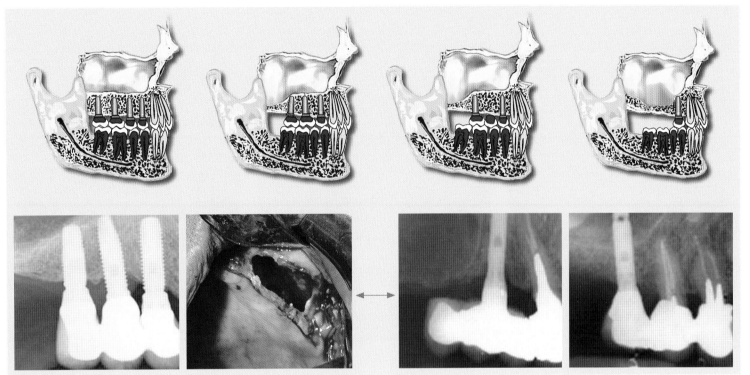

图7-28 种植固定义齿修复后牙区各个象限的牙列缺损，治疗方案差别很大，如所需种植体的数目可最多也可最少，是否需行上颌窦提升。如果可能的话，应以循证的观点来决定最佳方案。如果没有足够的临床证据，则需根据个体临床决定因素和以患者为中心的主观判断来决定治疗方案。

当后牙牙槽嵴垂直高度逐渐降低，牙槽嵴间的距离增大。由于牙冠高度空间增大，潜在的不利的冠种植体比（C/I）、屈矩、扭力随之增加。骨增量技术能增加支持骨骨量。现有不同等级的长期临床结果研究可提供支持[91-92]。其中一个长达10年的临床研究表明，成功的种植修复的冠种植体比应在1:2~1:3的范围内[91]。牙冠高度空间（CHS）可能冠种植体比（C/I）更重要。当牙冠高度空间（CHS）超过15mm，就生物力学而言是不利的[92-93]。研究表明，骨粉和骨块在上颌窦提升和侧方骨增量中的应用有较好的效果[94-95]，但采用骨粉、骨块、牵张成骨的垂直骨增量技术并没有得到大力支持（图7-21~图7-27）。

修复方案

后牙缺失的修复方案有很多种，单颗前磨牙种植修复、单颗前磨牙种植体与邻近的天然牙联冠修复，增加至2颗、3颗、4颗后牙种植体的修复（图7-28）。其中，有的修复体是相邻的，或联冠或单冠，也有的缺牙区由桥体或近中或远中悬臂梁来修复。上颌窦提升、水平和垂直牙槽嵴增量技术扩大了临床修复方案的范围。随着新兴的、被证实可行的短牙弓修复方案的出现，这种改变的范式表明不一定要单纯恢复磨牙支撑，也避免了颞下颌关节承担超载的殆力。

多种方案选择的临床难题

临床医生常面临着在诸多治疗方案中选用最佳方案的难题，因此以循证医学为指导是非常必要的。由于这些治疗模式在临床实践中常常不是孤立的，因此可靠的证据十分匮乏。临床决策通常是更主观的结果，决策需考虑患者的健康状况、年龄、生理、行为和社会经济因素，必要时也受临床医生的认知、个人偏好、所受教育和经验的影响。

后牙支撑所需种植体的数目

临床研究结果一般没有将修复体和种植基牙因素区分开来。因此，虽然研究报道种植固定局部义齿修复牙列缺损10年

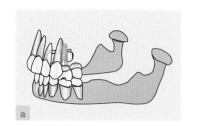 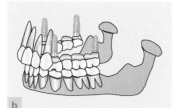 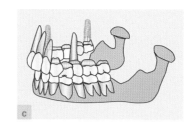 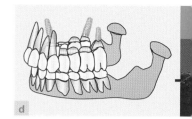

图7-29　不充分的研究。（a）上颌单颗前磨牙远中悬臂种植体与天然的尖牙相连。（b）跨度为3～4个桥体的长桥。（c）桥基牙（牙）。（d）长跨度的固定局部义齿（FPD）。极端的冠种植体比，极端的非轴向角度和倾斜种植体都饱受争议，但应用却在增多。

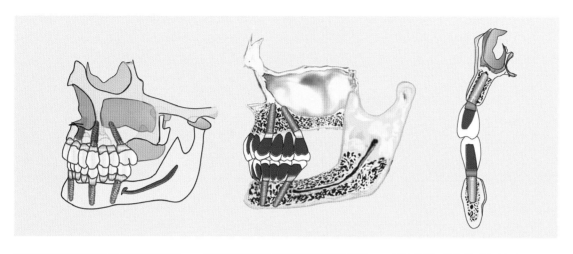

图7-30　倾斜种植体的三维视图，矢状面和冠状面观，近远中斜向植入支持骨的种植体能对抗负载验力和产生弯曲形变。上颌颊舌向斜向植入的种植体下方没有足够抵抗负载的骨量，但当负荷传导至颊侧骨板时，种植体能向颊侧弯曲[105-108]。

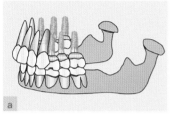 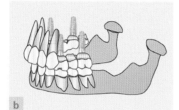 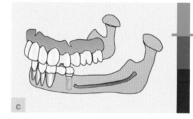

图7-31　（a～c）不论3颗种植体的单冠修复、2颗种植体的联冠修复还是下颌1颗种植体的悬臂修复，5～10年的存留率均较高[90,97,99,112-114,119]。

320

成功率达95%，但基牙的分布、种植体数目、长度和直径并不明确[89-90,96-97]。一项关于肯氏Ⅰ类牙列缺损的自身对照研究，比较了两种种植修复方案，一侧是跨度较小的刚性连接的天然牙-种植体固定局部义齿，另一侧是两颗种植体支持的孤立的固定局部义齿。天然牙-种植体支持固定局部义齿的10年累积成功率达88.4%，与另一侧种植体支持固定局部义齿结果没有明显差异。该研究开始时共计植入69颗种植体[98]。另一研究显示5年后，2颗与3颗种植体修复结果没有差异[99]。有一篇关于上颌窦提升修复上颌后牙区的系统综述纳入了39篇文章（包括3篇随机对照研究），共计6913颗种植体，2046名研究对象。研究结果表明，总体种植体存留率达92%，其中表面粗化处理的种植体存留为96%，机械磨光处理的种植体存留率为86%[100]。

短种植体，宽种植体

对下颌后牙区短种植体、宽种植体的研究，结果各不相同，成功率从67%至100%不等。外科技术、种植体表面处理，骨量和骨密度等因素使得种植体长度和直径的作用不那么明显了。从1997年起就有对骨密度和种植体表面处理的研

究，如对比表面微处理和机械磨光加工的研究表明，短种植体和标准长度种植体存留率相似。将种植体表面处理作为变量，机械磨光加工改为微表面处理，短种植体、宽种植体预后得到明显改善[101-102]。因而，最少种植体和最多的种植体方案的成功率相似。具体病例的患者因素对临床决策有指导意义，包括心理的、经济的、主观要求的因素，如患者个人对咀嚼效率、美观和舒适度的要求（图7-28）[103]。

充分和不充分研究结果组合

各种修复体方面不充分的临床研究结果包括：上颌单颗前磨牙远中悬臂种植体与天然尖牙或前牙固定局部义齿（FPD）连接，长跨度的后牙种植义齿，种植体和周围天然牙作为桥基牙的固定联合可摘局部义齿（RPD），极端的冠种植体比>1:1，极端的种植牙非轴向角度>30°，和不同的骨因素（图7-29）。对于长度≥10mm，直径≥3.75mm的种植体，为期5～10年的研究结果表明，2颗种植体联冠修复或3颗种植体单冠修复、下颌1颗种植体悬臂修复均是可行的（图7-30和图7-31）[90,96-101]。

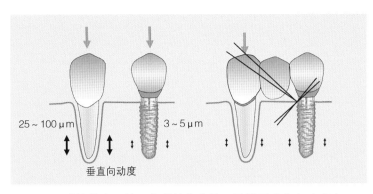

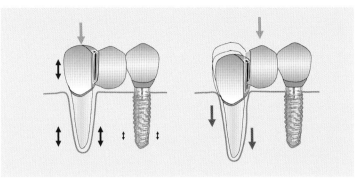

图7-32　种植体和天然牙的弹性有差异。天然牙垂直向动度（25～100μm）比种植体（3～5μm）要大。刚性连接种植体与天然牙，有利于联合抵抗位移，但与此同时，由于种植体和天然牙的黏弹性不同，支持的种植体（右）也会受到扭力。若永久粘固，万一出现固定螺丝松动或崩瓷的情况，种植体基台是不可继续使用的。若临时粘接，则天然基牙面临发生继发龋的风险[111-116]。

图7-33　利用半精密附着体（栓道）连接相邻的天然牙和种植体，则天然基牙获得独立的垂直向动度。5%的病例天然牙向根方嵌入[90,116]。

图7-34　（a）利用套筒冠连接相邻的天然牙和种植体，则天然基牙获得独立的垂直向动度。（b）暂时粘接套筒冠或者采用过渡螺丝可避免天然基牙的嵌入。（c）若不粘接套筒冠，则可能出现天然牙的嵌入[109,115]。

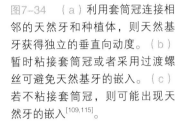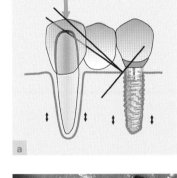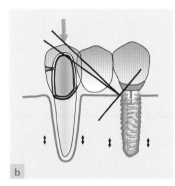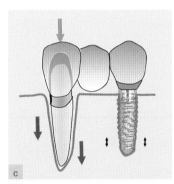

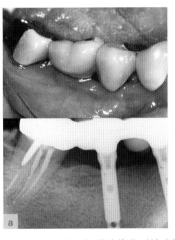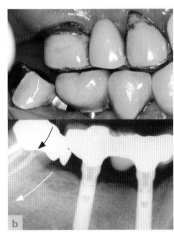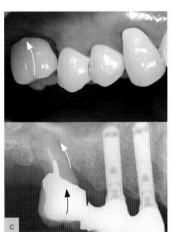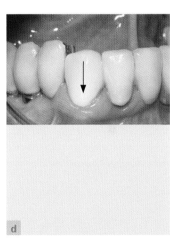

图7-35　天然牙与种植体非刚性连接（半精密附着体，T形连接体或不粘固的套筒冠连接体）时天然基牙的嵌入。5%的病例出现了天然基牙的嵌入[116]。（a）第二磨牙采用非刚性连接。（b）3年后，第二磨牙后移。但断开附着体连接，3年后，天然基牙回到原来的位置。当天然基牙发生嵌入，与附着体或套筒冠组成部分的机械接触限制其进一步嵌入。（c）9年来右上颌远中磨牙保持嵌入并脱离咬合接触，处于一稳定的位置上。（d）当利用半精密附着体与相邻的固定种植义齿连接时，下颌前牙固定桥向根方嵌入。

倾斜种植体

　　按以前的范式，当颊舌方向上，种植体颊倾超过30°，但矢状面观种植体是垂直植入的，我们会担心种植体超载。这种担忧到现在依然存在，种植体颈部过度的应力集中会导致疲劳性微损伤和骨吸收。但现在斜向近远中和颊舌侧的倾斜种植体得到了广泛应用。上颌种植体斜向植入避开上颌窦，下颌种植体斜向植入避开下牙槽神经管（图7-30）。以上两种情况，在骨内斜向植入的种植体可对抗殆力，产生弯曲形变。上颌颊舌向斜向植入的种植体没有足够的骨量来对抗殆力，但当负荷传导至颊侧骨板时，种植体可向颊侧弯曲。

　　特别是随着"all-on-4"治疗理念的推广，倾斜种植体被广泛应用，也出现了倾斜种植体的研究结果，虽然有人认为种植修复已经出现了模式转变（或者正在转变），但也有人强烈反对倾斜种植体或对其保留意见[104-108]。

天然牙和种植体的联冠修复

　　是否采用联冠，需探讨殆学相关问题。天然牙的连接，特

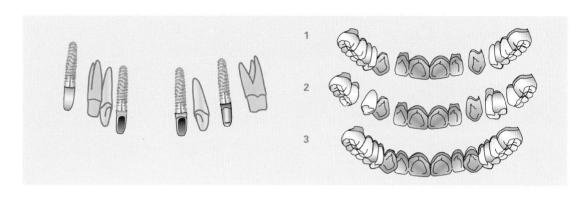

图7-36 天然牙和种植体联冠修复的难题。天然牙和种植牙的分布如图左侧所示，则有以下几种可行的方案：（1）小区段天然牙和种植牙的联冠修复存在粘固、不同的黏弹性和再次利用的难题。（2）天然牙不与种植牙连接，则需通过数个悬臂来修复。（3）全牙列联冠有潜在的粘固、再次利用和天然牙嵌入的问题。

别是松动牙，上部结构采用联冠有利于联合对抗侧向力，特别是不共线和跨牙弓的联冠修复，进一步增强了对抗侧向力的能力。天然牙与种植体的联冠修复，或相邻种植体间的联冠修复受到了诸多方面的挑战[109-111]。

天然牙和种植体的弹性差异可能引起种植体超载；永久粘接的刚性连接存在种植体组件可继续使用的问题；采用非刚性连接，天然基牙可能发生根向嵌入。以上均使天然牙与种植体的连接变得复杂（图7-32～图7-34）[109-111]。采用天然牙和种植体联冠修复，若永久粘接修复体，由于修复体不具可恢复性，万一以后出现崩瓷或固定螺丝松动，则临床上很难对此进行处理。在种植基台冠的𬌗面预留基台螺丝的通道，有利于日后移除和旋紧螺丝。如果牙冠是临时粘接的，当粘接剂被冲洗掉，天然基牙可能发生龋坏。套筒冠也是一种可能的解决方案。如果没有临时粘接或没有固位螺丝固定套筒基牙，则天然基牙更易发生嵌入（图7-34和图7-35）。嵌入的过程尚不完全清楚[112-117]。虽然一小部分非刚性连接的病例发生了天然基牙嵌入，但大量非刚性连接的病例多年来保持着稳定的状态[112-117]。

邻近种植体的联冠修复，过载弯曲

理论上，口腔种植修复中，联冠增大了承受负荷的抗力区，分散应力[118]。然而，这与临床研究结果相矛盾。种植体联冠并不能明显提高种植体成功率，相比种植体单冠94.3%的成功率，种植联冠固定义齿成功率为97.1%[96]。种植体联冠不同的C/I，对牙槽骨吸收并无影响[91]。种植体的连接方式，特别是牙冠高度空间较大、C/I欠佳时，与修复体、种植体和支持骨所受的扭力和弯曲力增大相关。当种植体是间隔的，需中间桥体来修复缺失牙，此时联冠是不可避免的（图7-36）。刚性连接的上部结构、减少的悬臂、缩窄的𬌗面、足够的基骨支持和分布、较平的非正中引导减小了种植体扭力反应。研究发现，小单位联冠种植体在10～15年间临床结果较好[112,114,117,119]。

在一长达15年140例天然牙－种植体混合支持修复的研究中（平均6.5年），联冠修复与对照的单冠修复成功率均很高。天然牙－种植体多单位固定联冠修复与单冠修复相比，边缘骨吸收（多0.7mm）有明显的差异[114]。

据一篇天然牙－种植体混合支持修复的系统综述报道，5年间5.2%非固定连接的病例出现了基牙嵌入。5年、10年种植体失败（松动或折裂）率分别为3.4%、15.6%。种植修复后5年、10年分别有3.2%、10.6%病例出现基牙丧失。天然牙－种植体混合支持的固定局部义齿5年、10年的存留率分别是94.1%、77.8%。因此得出如下结论：单冠是首选的方案。为避免基牙嵌入，如果必须联冠修复，那么须选择固定连接[90]。另一篇综述比较了种植固定义齿和种植体－天然牙混合支持的固定局部义齿的成功率，发现单纯的种植固定义齿的成功率更高（成功率分别是97%、89%，但与种植体－天然牙混合支持的固定局部义齿成功率无统计学差异）[96]。

天然牙联冠修复

通常松动牙联冠修复有一定的优势，联冠中各基牙支持骨联合起来承受应力，同时联冠也更稳定。不共线联冠及跨牙弓联冠改善了旋转中心，使缺乏牙周支持的松动牙更稳定。松动牙的联冠修复提高了患者的舒适度、咀嚼的舒适度，减小了松动度增加的风险。由于联冠或上部结构更稳定，当去除联冠，单颗基牙仍保持了原有的动度[120-121]。

下颌骨的挠曲形变

下颌牙列采用全颌联冠或区段性联冠修复时，需考量下颌骨挠曲形变和上部结构的再次利用性[89]。

当张口超过最大张口度的30%时，在下颌肌和后牙区肌腱的作用下颌骨发生挠曲形变。磨牙区形变1～1.5mm，前磨牙区形变程度较小。有一些学者建议下颌种植修复的上部结构自中线分，他们认为下颌骨的挠曲形变是全牙弓种植修复远中种植体失败的潜在原因。然而，很多报道了高成功率的研究并没有将下颌骨的挠曲形变作为骨吸收或种植失败的因素。另一种潜在的原因来自大张口取模，在闭口的时候会导致全牙弓金属铸件结构的变宽（图7-37）[89]。

咬合垂直距离的考量

后牙支撑的丧失会导致后牙咬合过度、垂直距离降低。修复缺失后牙，必要时需增大垂直距离增加后牙牙槽嵴间的距离，从而获得足够的符合修复体功能和美学的牙冠高度空

322

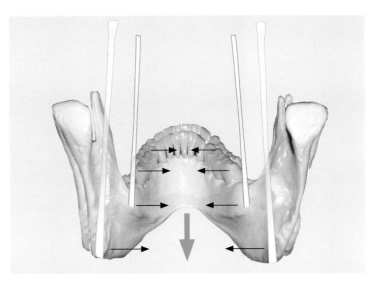

图7-37 下颌骨的挠曲形变。当张口超过最大张口度的30%时，磨牙区靠近了1~1.5mm。

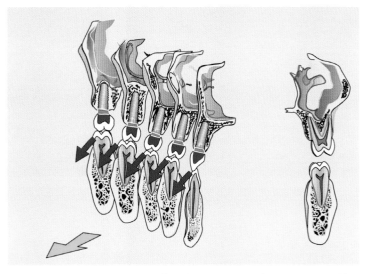

图7-38 选择工作侧种植体支持式引导需考量的因素。这些因素包括：颊侧骨量、种植体的长度和直径、种植体间的联冠、尖牙保护𬌗或组牙功能𬌗。每个病例均应选用循证最新最佳的方案。当相关结果证据不足时，应根据个体临床决定因素做出临床决策。

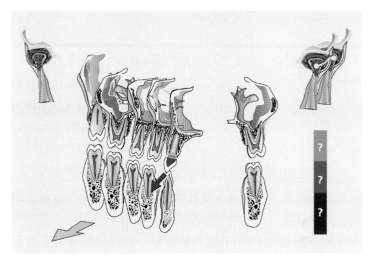

图7-39 种植体支持的尖牙是否与天然尖牙牙根具有同样的功能、生物力学和本体感觉特点，现有的证据还无法解答这个问题。当前的观点是，如果其他的𬌗引导可行，则应尽量避免单颗种植体的𬌗引导。

间。另外，当垂直骨量严重丧失、牙槽嵴间距离过大、C/I过大时，应考虑减小垂直距离，减少美学区牙冠的暴露量。当颌骨和美学决定因素提示前牙存在严重的深覆𬌗，则需考虑增大垂直距离，减小非正中引导的牙尖斜度，侧向负载矢量随之减小，当然，也需要权衡增大的C/I风险和全牙列修复责任。

非正中引导

牙列缺损的混合支持式修复和牙列缺失的种植义齿修复，对非正中引导有不同的考量。

牙列缺损的修复

牙列缺损时，当前牙骨支持条件较好，前伸𬌗前牙可使后牙区种植修复体脱离𬌗接触。强健的尖牙或切牙在引导侧方运动时，可使后牙种植修复体和非工作侧脱离𬌗接触，这符合牙支持修复的传统。当前牙区种植体需承担前伸非正中𬌗接触的咬合力时，需确定所需种植体的数目、长度和直径、非轴向倾斜度，判断是否需行颊侧骨增量技术。研究表明，当颊侧骨板厚度<2mm时，颊侧骨板会随时间延长逐渐吸收。很多临床医生建议采用颊侧骨增量技术来保证前导足够的支持（图7-38~图7-40）。当没有合适的天然牙，需利用后牙区种植体进行工作侧引导，那么侧方引导同样需考虑骨增量技术（图7-38和图7-39）。

临床决策需要依据以下因素考量：组牙功能𬌗是否需将侧向负载分散到所有工作侧𬌗接触点上，组牙功能𬌗需向远中延伸的长度，以及是否需考量传统的天然牙前导范式。

但临床结果研究不足，我们很难据此做出临床决策。现有的大多结果研究未能将相关的临床因素独立开来。很多临床技术的文章参考的是前牙种植修复的美学影响因素。生物力学研究表明非轴向负载和增大的覆𬌗，使唇颊面负载矢量增大，颈部和唇颊面更易发生应力集中。

前牙𬌗分离和相互保护

对于天然牙列，神经肌肉受益于前牙𬌗分离和相互保护，这是否适用于前牙种植体支持式前导尚不清楚。虽然骨感知的机制已得到认可，但其在前牙神经肌肉功能保护中所起的作用仍是未知的。另外，种植牙颊侧骨板支持薄弱，种植体-骨界面连接和负载反应不同于天然牙的牙周膜，前伸𬌗分离能否保护后牙或种植牙存在争议。在尖牙引导中依然存在这种不确定性。上颌尖牙区种植体周围的唇侧骨板通常很薄，与天然尖牙的生物力学和本体感觉特点、牙槽骨支持均不同。美学和颌骨因素决定了在某一些情况下需不可避免地采取前牙种植义齿𬌗引导。

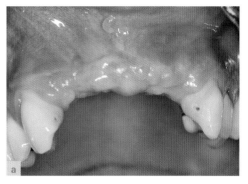
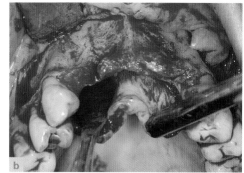
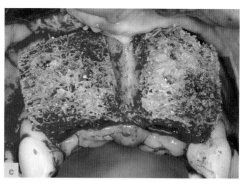
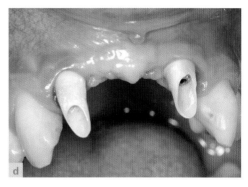
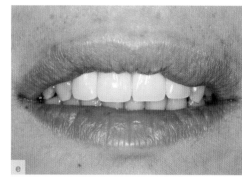
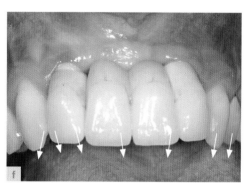

图7-40　利用同种异体松质骨移植来实现唇颊侧骨增量。关于是否需行骨增量术来支持种植体支持的前伸和侧方引导，暂缺乏足够的临床研究证据。骨增量后能更好地抵抗非正中副功能运动的𬌗力（图片由Prof G Chauchu 和 Prof J Nissan[94-95]提供）。

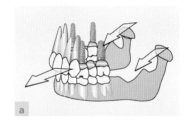
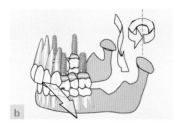
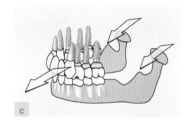
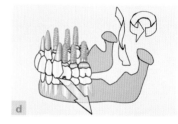

图7-41　选择性非正中引导是由相关天然牙与种植牙共同和自身的骨支持的负载潜力决定的。（a和b）健康且有良好骨支持的前牙使后牙区种植修复体脱离𬌗接触。（c和d）当前牙条件欠佳时，由良好骨支持的种植体来支持非正中引导。

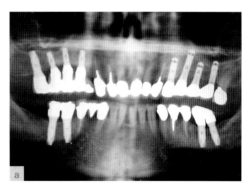
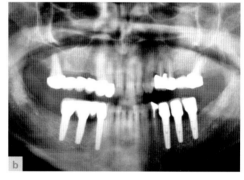

图7-42　（a）后牙区种植体具有强有力的骨支持，而前牙牙槽骨条件欠佳。对于这个病例，选择性非正中引导应优先采用种植体支持的侧方组牙功能𬌗引导和前伸𬌗时前牙前导。（b）当前牙具有良好的骨支持时，应由前牙来支持所有的非正中引导。

选择性非正中引导，尖牙保护𬌗还是组牙功能𬌗？

非正中引导的基本原则是，当前牙健康且有良好骨支持时，在非正中运动中，应利用这些前牙使后牙种植修复体脱离𬌗接触（图7-41）。当前牙条件不佳时，应由骨支持良好的种植牙来支持非正中引导（图7-41和图7-42）。

根据临床决定因素来选择𬌗引导的类型。主要因素包括骨支持和潜在的𬌗引导要素的机械耐久性。多个接触点的分布、选用最长的种植体、有理想的骨支持、相邻种植体的联冠修复均可降低潜在的失败率。下颌闭口运动中Ⅲ类杠杆的作用也可减小负载，但每个病例还是要根据个体的临床决定因素来确定𬌗引导方案。一般原则是，侧𬌗运动工作侧引导使对侧非工作侧脱离𬌗接触。瓷修复体的非正中引导的斜面应平缓且有良好的支持。做平缓的前伸运动时，前牙种植体𬌗引导是采用种植体支持的轻微的前牙𬌗分离，还是尖牙和第一前磨牙保持𬌗接触的平缓的前牙引导方案，通常是难以抉择的。依照传统的范式，采用轻微的𬌗分离更令人信服。然而，并没有证据支持哪一种𬌗引导方案更优，也没有研究证据能解答上述其他临床难题。

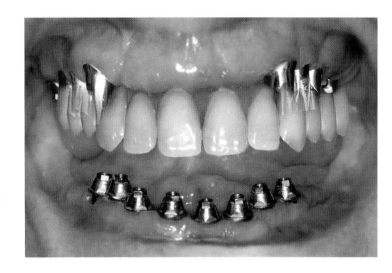

图7-43 种植体的植入、位置、分布和后期的修复需考量每名患者具体的临床因素。这些因素包括：上下颌骨关系、剩余牙槽嵴间的关系、咬合垂直距离、支持组织的解剖结构、颌间距离和涉及美学的殆平面的定位、牙齿的暴露量和唇组织的支撑。

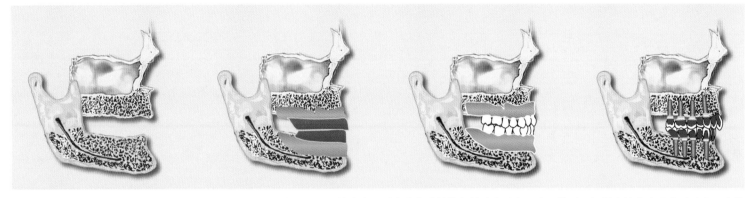

图7-44 确定垂直距离。我们通常沿用全口义齿垂直距离和殆平面的确定原则来确定种植修复的咬合垂直距离。然后可根据个体临床因素对垂直距离做一定的调整。

325

对于安氏Ⅱ1类和安氏Ⅲ类的颌骨关系，前导和工作侧引导得益于平缓的引导斜面，同时非正中运动时负荷理想地分散到尽量多的基牙上，平滑的咬合接触使不利的生物力学风险降至最低。

磨牙症

磨牙症的诊断和治疗都很复杂，是种植修复非正中运动又一危险因素。戴用上颌全牙列夜间咬合板有减少夜间副功能运动导致的超载的可能。

尽管一些综述表明磨牙症与支持骨的吸收没有因果关系，但磨牙症确实能引起种植体上部结构和表面结构有关的并发症。

因此，通常患者的社会心理和社会经济因素定会影响当前修复治疗方案和咬合设计的决策。

口腔副功能的症状和病史是制订非正中引导方案及殆型设计的重要影响因素，为使磨牙症潜在的破坏力降至最低，咬合设计应优化基牙和骨支持设计。可考虑降低引导斜面，增加种植体数目和骨支持，减小咬合垂直距离从而减小冠根比，在不过度影响美学前牙暴露量的前提下，使殆面（切端）瓷层的厚度最小。

无牙颌种植修复的考量

无牙颌固定修复的术前诊断，必须先明确咬合、功能和美学标准，并以此制作指导种植植入的放射导板和手术导板。所有相关的修复决定因素均应纳入考量。种植义齿固定修复和活动修复有着不同的咬合标准。

各临床因素的相互作用

无牙颌种植修复，设计种植体的位置、支持和殆型应考量上下颌骨关系、剩余牙槽嵴之间的关系、垂直距离、支持骨的解剖结构、颌间距离和涉及美学的殆平面的定位、牙齿的暴露量、唇组织的支撑等重要因素。术前诊断应综合考虑这些因素，便于制作放射导板和手术导板。

每个病例应根据具体的临床状况进行个性化设计（图7-43）。

无牙颌种植修复的治疗目标，也就是修复学指标，即恢复和维护口颌系统的健康、形态、功能、舒适和美观。其咬合重建的指导原则是在最佳的咬合垂直距离下，恢复适宜的后牙咬合关系，形成适合骨结合种植体支持条件的非正中引导，来满足咀嚼、吞咽和口腔副功能运动的需要。

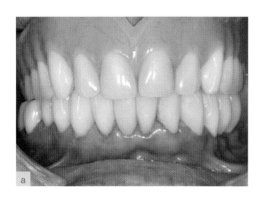
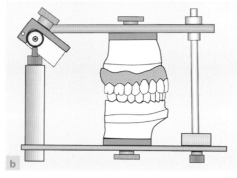

图7-45 （a）上颌为种植覆盖义齿，下颌为全牙列天然牙支持的固定修复体。（b）利用半可调式𬌗架建立的平衡𬌗有利于减小前伸和侧方运动时义齿的翘动。当难以达到平衡𬌗时，建议采用组牙功能𬌗（图片由Dr BOz-Ari提供）。

垂直距离

最初是根据全口义齿的传统范式来确定无牙颌种植修复的垂直距离。临床上往往利用息止颌位垂直距离减去2~3mm得到初始咬合垂直距离，作为垂直颌位关系的参考。也可参照先前合适的旧义齿来确定初始垂直颌位关系。鉴于需对传统范式中息止颌位与息止𬌗间隙做一定的调整，我们应该意识到这种垂直颌位关系的确定方法具有不准确性和可变性。

临床休息位是一个范围，取决于测量垂直颌位关系时使下颌放松的方法。下颌放松的程度难以控制，通过皮肤标记点测量息止颌位垂直距离具有可变性，这两点我们要谨记于心。正因为息止颌位范围多变的特性，我们可根据具体病例的美学和生物力学条件来调整垂直颌位关系。临床医生应谨慎对待垂直距离改变较大的情况，可通过戴用过渡性可摘义齿以确保患者神经肌肉能适应这种改变（图7-44）。

美学指标

可利用蜡𬌗堤来确定后牙𬌗平面、前牙切缘的位置与美学平面、牙齿和牙龈的暴露量及前牙区唇组织的支撑。排列人工牙并在口内试戴，可核实这些美学指标。排牙时应参照拟种植位置，注意人工牙近远中和颊舌侧方向。排牙期间，也应进行语音测试。也可复制合适的旧义齿。在口内检查旧义齿或义齿蜡型，可确定人工牙与牙槽嵴的位置关系。上𬌗架后，参照美学标准，对模型进行生物力学方面的评估。包括评估涉及𬌗平面的上下颌牙冠高度空间及上下牙槽嵴间的关系。冠的高度空间及上下牙槽嵴间的关系决定了是否需增大或减小咬合垂直距离。必要时可升高或降低𬌗平面，并进行美学评估。可利用硅橡胶导板，根据下方牙槽嵴状况来评估前牙的位置、唇面支持、切缘、前牙美学平面。如果人工牙的位置与牙槽嵴存在明显的差异，根据现有或计划支持种植体的牙槽嵴状况，人工牙应该调整到更有利的位置上。口内核查这些美学及功能指标后，复制诊断性排牙，制作射线阻射的放射导板，锥形术CT（CBCT）扫描，从而评估支持骨的解剖结构和确定种植位置。通过可视化图像或利用相应的软件做进一步评估，来确定准备种植的位置和制作手术导板（见第15章）。

选择性非正中引导，平衡𬌗

无牙颌种植修复体的非正中引导设计由其下的种植体和支持骨条件所决定。𬌗引导应注意使咬合应力最佳地分布到其下的支持结构上。工作侧𬌗引导使非工作侧脱离𬌗接触的原则仍是无牙颌种植固定修复𬌗引导的临床范式。无牙颌可摘种植覆盖义齿修复则应尽量达到平衡𬌗。当对颌是全口义齿或覆盖式义齿时，比较容易实现平衡𬌗。半可调式𬌗架可设定髁导斜度。把握前导、后牙𬌗平面、补偿曲线、牙尖斜度和髁导（Hanau𬌗架的五因素）的相互关系，有助于实现平衡𬌗。当对颌是天然牙列或固定修复牙列时，则很难达到平衡𬌗（图7-45）。种植覆盖义齿具有固位结构，减少了义齿基托的翘动，故无须严格达到完全的平衡𬌗。对于这些病例，根据具体情况，包括其下的种植体固位和支持，以及无牙颌牙槽嵴支持条件，来设计咬合方案更为实用。

种植体数量的确定

无牙颌种植固定修复，Branemark最早的设计方案是下颌在两侧颏孔之间植入种植体，上颌在颌骨前部植入种植体，设计远中悬臂。这种设计与短牙弓类似，长期成功率很高。随着上颌窦提升术的广泛应用和后牙区种植体数量的增多，后牙区种植基牙增多，前牙区段可采用尖牙到尖牙桥体来修复。这种固定修复方案有助于美学效果的掌控，但也增加了前牙悬臂长度。另外也有学者建议单颌植入4、5、6、8或10颗种植体，因而治疗计划的难点在于确定种植体数目，是选择最少还是最多数量的种植体修复方案（图7-46和图7-47）。

治疗方案的选择需要综合考虑患者的社会心理、生理心理及患者个人的经济条件等因素，患者知情同意，最终确定可行的治疗方案。为此，我们仍迫切需要高水平长期的临床结局研究来实现循证的方案设计及预后判断（第15章临床注意事项和病例报告中也有提及）。

临床原理和当前的范式

方框7-1~方框7-5分别列出了后牙、前牙和无牙颌种植修复的临床影响因素与要求。必要时应事先在𬌗架上进行诊断性排牙，制作放射导板和外科导板。计算机导航系统可提高种

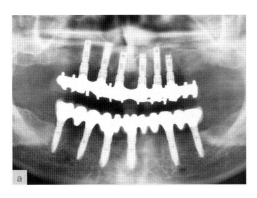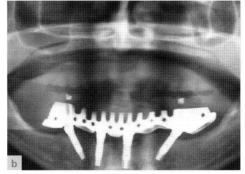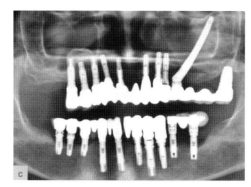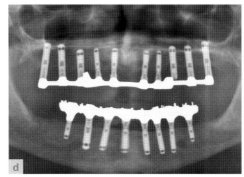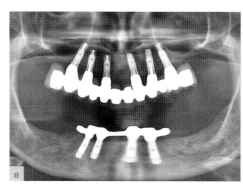

图7-46 （a~e）无牙颌种植固定修复的治疗方案。种植体的数量、长度、直径、分布和轴倾度可有多种选择。现有的临床结局研究范围很广，研究的可靠性也各不相同。

植修复临床设计和外科手术的精确性，尤其适用于牙槽嵴条件、解剖结构间关系欠佳的患者。大多临床结局研究一般并没有将如方框7-1~方框7-5的修复细节单独进行研究，所以除非出现大量进一步高水平研究，当前的临床指南仍是基于生物力学的考量和美学治疗范式。

方框7-1 后牙区种植单冠修复——最佳标准和当前范式

- 后牙区种植体沿垂直轴方向植入仍是当前最佳范式（倾斜度>30°时有一定争议）。
- 长度>10mm。
- 直径>3.75mm。
- 正中接触（点正中或在1~1.5mm的范围内的正中自由域）。
- 𬌗面缩窄。
- 牙尖平缓。
- 悬臂最短。
- 无后退接触位−最大牙尖交错位滑动，工作侧、非工作侧及前伸无𬌗干扰。
- 当能实现足够的天然牙引导时，尽量避免采用种植体单冠的非正中引导。

方框7-2 后牙区种植固定义齿修复——最佳标准和当前范式

- 尽量保证轴向植入的种植体与𬌗平面成直角(当前的范式)。
- 种植体近远中和颊舌侧倾斜度>30°的植入方式现越来越常用，但仍有一定的争议。
- 两种植体间的距离应不少于3mm。
- 每个象限种植体的数量可从1到4颗不等（数量越多，生物力学风险越小）。
- 相邻种植体的联冠修复是当前的惯例（相邻种植体的非固定连接修复仍有争议）。
- 孤立、自支持的种植部分应优先与天然牙支持的修复体部分连接起来。
- 种植体与相邻的天然牙刚性连接修复不是最可取的，但当修复体跨度小时，这种修复方式是可行的（非刚性连接存在天然基牙嵌入的风险）。
- 冠种植体比>1∶1会产生不利的生物力学影响。
- 种植体直径>3.75mm（直径<3.75mm，种植风险增大）。
- 种植体长度>10mm（短种植体、宽种植体的风险相对较高，但越来越常用）。
- 最大牙尖交错位时的正中接触（点接触或正中自由域）。
- 按正中关系修复或根据常规的天然牙支持式范式建立牙尖交错关系。

- 全牙列应均有𬌗接触（种植修复体比天然牙的咬合低有一定的争议）。
- 尽量缩窄咬合面。
- 陡峭的牙尖增大了生物力学风险和屈矩。
- 必要时采用颊舌侧反𬌗。
- 尽量避免悬臂修复（颊舌侧、近远中的悬臂越长，风险越高）。
- 近中悬臂比远中悬臂更符合生物力学原则。
- 悬臂部生物力学风险。
- 非正中引导尽量利用骨支持良好的天然前牙使后牙区种植体支持部分脱离𬌗接触。
- 单颗种植义齿非正中运动接触点使修复体、种植体−基台−冠以及支持骨均处于高风险状态（避免后牙𬌗干扰）。
- 当选择后牙区种植体支持的部分来实现工作侧的组牙功能𬌗，组牙功能𬌗运动中平缓的牙尖和平滑均匀的𬌗接触是可取的，可降低生物力学风险。
- 工作侧𬌗引导使非工作侧脱离𬌗接触。
- 工作侧𬌗引导应由骨量充足的颊侧基骨支持，从而最大程度抵抗侧方应力，降低生物力学风险。
- 烤瓷修复体瓷层下应由足够厚度的金属作为支持。
- 尤其对于诊断为磨牙症或疑似磨牙症的患者，建议戴用上颌塑料全牙列稳定型𬌗垫。

图7-47 无牙颌最少和最多种植体支持的固定局部义齿方案。现有的结局研究范围很广。（a）种植体数量最少，采用远中倾斜种植体，这种修复方式已得到推广，当前的结果证据也更加肯定了这种方案。是选用种植体数量最少且采用倾斜种植体的方案[104-108]，相反选用种植体数量最多的方案仍有争议。（b）大数量植入种植体、实施骨增量术的治疗是有争议的。

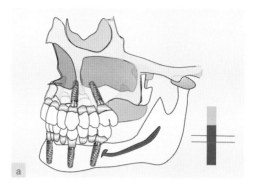
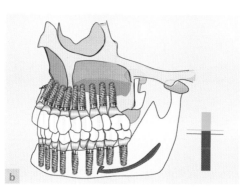

方框7-3 前牙区种植固定修复的临床指南、当前的范式、考量和争议

- 种植体颊侧骨板的厚度至少为2mm。
- 唇侧骨增量术有助于种植体抵抗侧向加载，但迄今还没有明确的适应证（唇侧增量骨的生物力学耐用性和寿命还有待评估）。
- 种植体长度>10mm。
- 有些情况种植体直径不可避免会<3.75mm，但种植体界面组件折裂的风险也随之增大。
- 冠种植体比>1:1时，不利的生物力学风险增大。基于现有的临床数据，尚无确切的禁忌证标准。
- 前牙种植联冠修复是当前公认的范式。
- 直径较小的种植体唇侧骨量更为充足，能更好地抵抗侧向力，相比之下，大直径种植体剩余唇侧骨板较薄，但骨-种植体接触面积较大，其适用性有一定的争议。
- 所需种植体的数量：2~4颗（取决于患者的骨条件、缺牙区间隙的大小及美学因素。尚无法循证地确定种植体最少可行的数量和尺寸）。
- 覆𬌗和覆盖（包括反𬌗）——尽量使前伸和工作侧引导斜面平缓或平直，从而减小侧向力（受到上下颌骨关系、前牙暴露量和唇组织支撑等美学因素的限制）。
- 在上下颌骨关系和上下颌弓的关系允许的条件下，最大牙尖交错位时各象限后牙应均有𬌗接触（尚未证实最大牙尖交错𬌗时前牙低𬌗）。
- 选择性非正中引导——根据生物力学最佳的基牙分布及骨支持条件，来选择前伸及工作侧的𬌗引导。
- 骨性安氏Ⅱ类1分类错𬌗：轻微的下颌后缩-上颌前牙舌侧平台较平，受发音和舒适度的限制。严重的下颌后缩-应利用上颌前磨牙牙尖斜面来引导前伸𬌗运动。
- 骨性安氏Ⅱ类2分类错𬌗：不可避免的深覆𬌗增大了生物力学风险。升高咬合垂直距离，减小前导斜度，增加了医源性生物力学风险和患者的经济负担。
- 骨性Ⅲ类错𬌗：平缓的前导——根据具体患者的临床决定因素，采用轻微前牙𬌗分离使后牙微微脱离𬌗接触，或前伸时前磨牙有𬌗接触。

方框7-4 无牙颌种植固定修复的临床指南、当前的范式、考量和争议

- 单颌种植体的数量存在一定的争议。
- 上颌：一般可植入6~8颗种植体，仅植入4颗种植体的方案有争议，植入10颗及以上的种植体又过多了。
- 下颌：一般可植入5~8颗种植体，仅植入3~4颗种植体的方案有争议，植入10颗及以上的种植体又过多了。
- 角度：常规的范式中，种植体轴向倾斜于𬌗平面成合适的角度。
- 倾斜度>30°，有一定争议。种植体近远中及颊舌侧倾斜度不同，潜在支持力和生物力学特征有差异。末端远中斜向植入的种植体备受推崇。
- 最初是根据全口义齿的常规范式来确定咬合垂直距离。根据患者具体的临床决定因素进行一定的调整，包括息止颌位和微笑时前牙美学的暴露量、唇组织的支撑、颌间距离、上下牙槽嵴间的关系、牙冠高度空间、冠种植体比。
- 悬臂：1颗前磨牙单位的远中悬臂是可行的，>1颗前磨牙单位的悬臂则有争议。主要靠邻近悬臂的种植体来承担悬臂的压应力。距离悬臂较远的种植体对分散悬臂应力没有明显帮助。
- 当悬臂从前牙一直延伸到最近中的后牙支撑种植体，则近中前牙悬臂部分会产生潜在的不利的生物力学影响。
- 跨牙弓的联冠与分段式联冠的比较。传统的范式认为跨牙弓的联冠形成复合抗力，有助于上部支持结构承受功能和副功能运动负载的侧向分力。一项应力片研究发现，无论是固定还是活动的上部结构，跨牙弓和分段式联冠修复应力没有明显差异。联冠修复屈矩增大（仍有争议）。
- 冠种植体比>1:1时，生物力学风险增大。
- 减小覆𬌗，使牙尖斜面平缓。
- 𬌗型是由患者具体临床决定因素决定的（上下颌骨关系、种植体分布、咬合垂直距离、后牙支撑、颌间距离、冠种植体比、各区段的倾斜度、美学𬌗平面定位、前牙的暴露量、唇组织的支撑等）。
- 根据个体临床决定因素（ICD），前导应尽量平缓。采用前牙𬌗分离还是平缓的前伸组牙功能𬌗取决于ICD。
- 工作侧𬌗引导采用组牙功能𬌗，应优化负载分布，降低引导尖斜度。

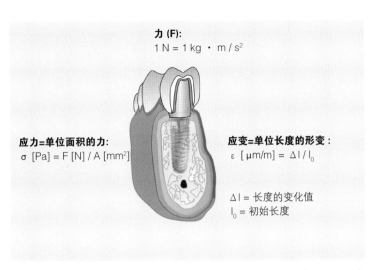

图7-48 力、应力和应变的定义。非常小的形变用微应变进行测量和表示。微应变是应变形变值的百万分之一。

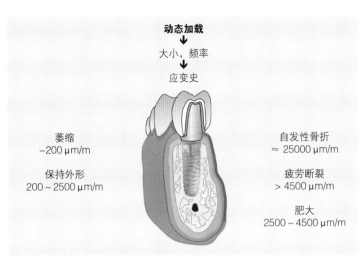

图7-49 根据不同时期应变史，不同大小和频率动态加载引起骨组织应变反应。体外长骨模型研究发现，在不同强度的负载作用下，骨组织可产生萎缩、保持外形、肥大、疲劳断裂及自发性骨折等反应[20-23,52-54]。

方框7-5 无牙颌种植覆盖义齿修复的临床指南、当前的范式、考量和争议

- 可遵循传统的全口义齿范式，如美学、𬌗平面、垂直距离、正中关系和双侧平衡𬌗等临床指标。
- 必要时可通过升高咬合垂直距离和𬌗平面关系以保证附着体间隙与金属支架的垂直空间。
- 采用舌侧集中𬌗有利于达到双侧𬌗平衡。
- 单颌覆盖义齿，对颌为天然牙列，应尽量达到侧方和前伸运动的三点𬌗平衡。
- 有种植附着体提供固位和抗力，不一定要达到平衡𬌗才能避免基托移位。

种植体的生物力学

𬌗力传递及面部骨架

附着于面上部骨骼的升颌肌群收缩，下颌产生闭口运动。其中，左、右侧翼内肌咬肌升颌吊索附着于颧弓和内侧翼板，牵拉可上提下颌角。颞肌附着于颅骨两侧颞骨，牵拉喙突上提下颌。牙槽窝内的牙齿受压，由支持牙槽骨及面部骨架中覆于牙槽骨的解剖结构提供抗力，避免牙齿向根方移动。上颌骨及面上部骨骼均为中空结构，天然牙上方有上颌窦和鼻腔，上颌窦和鼻腔上方有眶腔与颅腔。薄的膜状骨壁生物力学上作为板层结构，支持并分隔了这些中空结构（也可参考第2.7章节）。

𬌗力及咀嚼力

对于正常牙列，人类的平均垂直向（轴向）的𬌗力尖牙可达到（469±85）N，第二前磨牙为（583±99）N，第二磨牙为（723±138）N[29]。

种植体𬌗力的分散

当𬌗力作用于种植体，种植体由以下结构来承受负载：

- 种植体–骨界面。
- 界面周围的支持牙槽骨。
- 支持牙槽窝的面部解剖支持骨架。

整个结构由于颌骨受到升颌肌群的挤压作用发生微观形变。正常功能条件下，这个过程可刺激正常骨代谢，使宏观骨总量长期处于稳定状态。正常功能𬌗力刺激下的骨改建可使骨组织维持稳定的宏观和微观形态（图7-48和图7-49）。骨改建是不断地骨吸收和骨形成，取代原有骨组织的过程。人体的骨改建周期用一个骨改建周期或用"sigma"来描述，一般为4~6个月[15,20-21,52-53]。

总的骨量或形态与负载史有关，即与加载应力的大小和频率有关。骨的宏观形态由功能性负载维持，面部骨架为中空结构，外层皮质骨包绕着骨松质，松质骨骨小梁间为髓质代谢区域，可以最少的骨量实现最优的生物力学效率[15,20-21,52-53]。

疲劳性微损伤

长期较高循环负载可导致骨组织疲劳损伤或微创伤。

循环加载条件下，局部区域骨组织胶原基质从矿物相分离，导致疲劳性微损伤。随着骨疲劳的产生，骨微裂隙增加，同时局部骨细胞凋亡（细胞死亡）和因子RANKL激发了骨改建以促进微损伤的修复。微观上，该区域疲劳的骨组织被移除并被改建的骨组织所取代。这一过程形成了由成骨细胞和破骨细胞构成的基本多细胞单位（BMU）体系[21,23]。

当骨组织微损伤的速度超过了修复的速度，则出现了骨的净吸收（疲劳性微损伤）。负载时，某些区域产生的形变或应变程度高于其他区域。这种高形变或应变集中区发生微损伤的可能性增加，修复潜力受到挑战。当骨组织修复的速度超过了微损伤的速度，可能会导致骨退行性塑形或骨吸收[20-21]。

生物力学模型可以提示𬌗力或负载作用下高应力和应变可

329

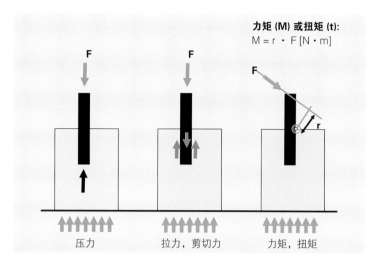

力矩 (M) 或扭矩 (t)：
$$M = r \cdot F [N \cdot m]$$

图7-50　轴向力可产生压力和拉力。非轴向力可产生力矩（扭矩）、压力和拉力。如图是位于平面上实心体的受力反应，假定作用力与抗力大小相等方向相反。

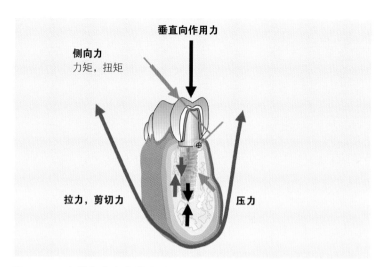

图7-51　在轴向力和非轴向力作用下，负载种植体和周围支持骨受到压力、拉力和力矩。下颌骨是由外层致密的骨皮质和内部弹性可变的骨小梁结构构成的管状结构。翼内肌咬肌升颌吊索上提下颌骨，可抵抗使其产生位移的𬌗力。

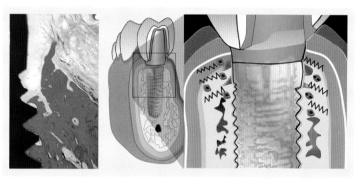

图7-52　种植体-骨界面和周围牙槽骨受到压力与拉力，引起微创伤和微观骨折，同时刺激成骨细胞和成纤维细胞来修复微损伤。当发生显著形变和应变的位点微损伤速度超过修复速度，则会出现骨的净吸收[20-21]（图片由Prof A Koslovsky提供）。

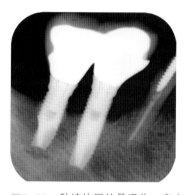

图7-53　种植体周的骨吸收。高应变集中区域是发生潜在的微骨折、疲劳性微损伤、骨塑形和远期骨吸收的高危位点。

能出现的部位。

当口腔种植体受到压力和拉力时，种植体上受到力和力矩的作用。种植体及其支持结构发生的形变可以通过应变测量仪进行检测，结果用微应力来表示（图7-48～图7-50）。

这些生物力学模型也提示了加载方向、解剖支持结构、咬合的设计及修复方案的相互影响。虽然这些信息不能直接应用于临床，但据此临床医生可意识到多种临床种植方案与生物力学负载相关的潜在的危险因素，哪些修复方案是可行的，并从中做出治疗决策。

牙槽嵴吸收的假设机制

超过骨屈服点的主应变大多发生在种植体-骨界面牙槽嵴区域。种植体-骨界面及周围牙槽骨受到压力和拉力可引起微创伤、微观骨折。大的应变会破坏种植体-骨界面，同时刺激皮质骨的骨改建循环及骨膜表面的吸收性塑形。骨改建与骨塑形保持修复平衡，则达到稳态。骨的净吸收可能机制是塑形和改建，及进一步的𬌗力负载最终导致牙槽嵴吸收，骨膜成骨减少进一步加剧了骨吸收（图7-51～图7-53）[15,20-21,52-53]。

生物力学模型

一些物理和数学方法被用来模拟𬌗力负载。这些包括二维和三维光弹应力分析、电测应力分析及二维和三维有限元分析（FEA）。虽然这些方法各有其优缺点，但都基本展现了模拟的种植体上部结构、种植体及支持结构的相应应力或应变集中的点或区域。一些模型量化了应变的程度，从而得出骨形变模型疲劳过载相关计算值（图7-54～图7-79）[20,122]。

分析模型

分析模型计算几何学参数和负荷参数，并预测应力和应变反应。利用简单块状模型，假定无相对边界限制，且材料具有均质、弹性特点，可得到线性关系，但此分析模型过于简化（图7-54）[122]。在二维和三维有限元模型中，将多个分析外形和有限元相结合，用于计算机化处理和分析。矩阵代数算法包含有每个网格单元的物理特性，便于负载分析。这些可以预测复合体和它们的组成成分的相互作用。该方法在精确模拟多个复杂模型方面有一定局限性，如种植体的上部结构[123]和颅

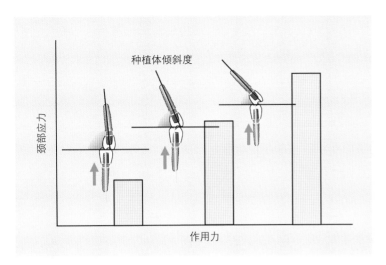
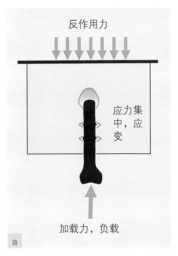
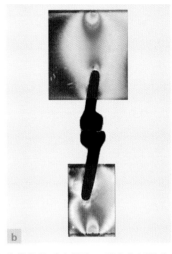

图7-54 分析模型。通过计算作用力、抗力与力矩的夹角，可得到在压力加载条件下不同种植体倾斜度产生的相关生物力学反应[122]。这是一个研究受力反应的简化模型，假定研究物为支持的均质弹性的块状物。

图7-55 （a）单一弹性模量负载块中种植体的受力模拟。假定塑料块位于一固定的支持平面上，则可以直接观察到塑料块中应力集中的区域，应力分布不受解剖支持结构和边界抗力约束条件的影响。（b）模拟上下相对的金属柱状根形种植体，种植体埋入到单一弹性模量的二维光弹板中。两光弹板受到沿其中轴线的加载，加载点上下相对，位于两负载种植体垂直轴向作用线上，在偏振光下观察受力状况。上下光弹板中种植体根端辐射的小的彩色环（条纹）提示了应力集中的区域。上下光弹板加载点周围也有小的应力环。光弹板中间的彩色区域提示了在两相对垂直加载点的作用下，光弹板是怎样发生形变的。

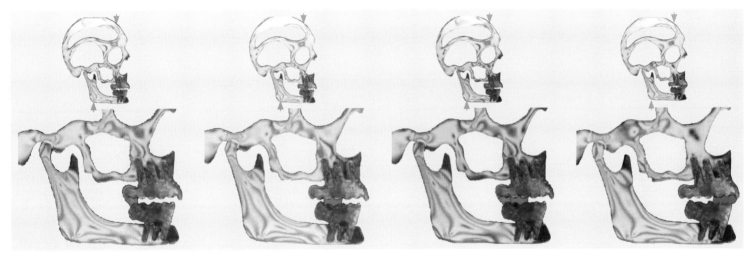

图7-56 光弹板模拟面部骨骼的矢状向负载，该模型模拟了刚性连接的种植体上部结构，从后牙区到前牙区有不同的验力加载点。箭头所指即加载点。加载路径是沿前斜位方向。对于所有的后牙区负载情况，应力集中在最后的两颗种植体上。而对于模拟的前牙区负载，后牙区种植体周所受的应力较小。

骨形态。精细的螺纹界面[20]及负载的人体颅骨[124]的三维模型（有限元分析）都可以进行计算（图7-69）。

光弹模型

　　光弹模型采用各向同性（单一模量）的不同形状的塑料，如二维板、塑料块或贴片，粘接到研究对象表面，利用偏振光来模拟研究对象的形变。该塑料弹性模量单一，不能用于模拟具有不同模量和复杂特性的模型，如由坚硬的骨皮质和内侧弹性骨小梁结构构成的骨组织。发生形变的区域产生不同彩色条纹（等色带）。随着应变或形变增大，显现出一系列级数彩带或条纹，应变越大越集中，色带或条纹越浓密，重复越多。

研究模型可以是二维、三维的简单块状模型（图7-55），也可是二维、三维的解剖模型（图7-56和图7-57）。这种方法的优点是通过对研究对象形态的模拟可更为直观地模拟其受力行为。在感兴趣的位点，应力区可利用应力片做更精确的研究以获得更细节和精确的信息。二维模型很容易构建，但不能展现三维的受力情况。构建三维模型很复杂，且无法模拟具有不同模量的构件。三维的块状模型有一定参考价值，但并没有展现构件真实的几何形态和边界条件。将光弹板粘接到复杂的复合结构表面，可观察到加载时被测物外表面的受力情况（图7-67）。

331

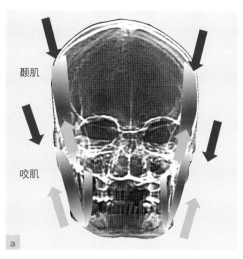 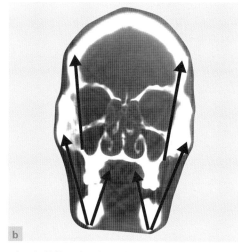 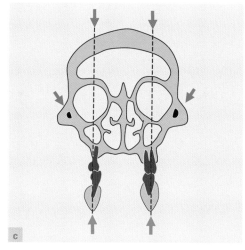

图7-57 （a）升颌肌群通过牙齿的咬合将收缩力通过下颌骨作用在面部骨骼上。（b）冠状面观，升颌肌群中咬肌（主要的升颌肌）的作用线是从下颌角斜向颧弓，而颞肌的作用线是从喙突斜向颞肌附着处。（c）第一磨牙区冠状面的二维光弹模型的设计，模型材料的弹性模量与皮质骨类似，且包含有上下咬合的金属种植体替代体和天然牙替代体。种植体替代体粘固在模型中，粘接剂与模型的弹性模量相同。天然牙与模型间隔有1mm厚的硅橡胶，从而模拟天然牙牙周膜的受力情况。蓝色箭头所指是颅部和颧部的加载点。绿色箭头表示下颌骨板加载点的加载方向[125-126]。

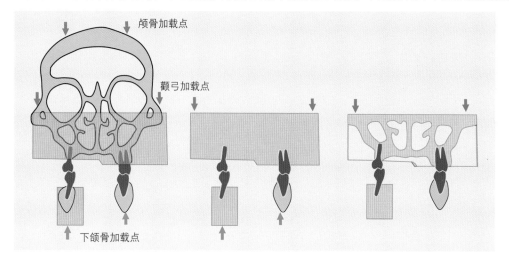

图7-58 左：冠状面颅骨模型及面中部重叠区的块状模型设计。中：面中部块状模型，与冠状面解剖模型比例一致且颧骨加载点相同。右：去除部分材料，形成颊部外形、上腭外形、上颌窦及鼻腔的块状模型。

应力片

应力片是通常粘接到负载被测物外表面的小型传感器。应力片内细金属带粘接到被测物表面，通过电线连接到检测装置上（图7-72）。研究对象加载时，传感器记录下细金属带微观长度的变化，也就是电阻的变化。在假定发生形变的位置上，将应力片排成一条直线，或放置在3个方向上，2个90°、1个45°方向（称作花环），由此可计算得到该点的平均应变（图7-68和图7-72）。应力片具有方向敏感性，因而只能进行单个位点的测量。因此，有限元分析和光弹模型可用来预测应在什么地方放置应力片。

颅骨负载的模拟

矢状面模型

由于面部骨骼有着中空复杂的结构，面中部颅骨负载的矢状面模拟有一定难度（图7-57）。图7-56试图利用二维光弹模型模拟矢状面颅骨负载。如图7-56的矢状模型在前面部区发生了弯曲效应，当模拟的验力负载向前牙方向移动时，弯曲效应增强。二维光弹模型的特性决定了其在模拟三维中空颅骨负载方面有一定局限性。

负载的冠状面二维光弹模型

图7-57b冠状面CT断面显示了冠状面中空颅骨的尺寸。由于很难模拟中空颅骨外形，同时颅骨各结构有着不同骨密度和弹性，附着的肌肉作用线也不同，因此以二维模型来呈现颅骨负载是极具挑战性的。

升颌肌群通过牙齿的咬合将收缩力通过下颌骨作用在面部骨骼上。冠状面观，升颌肌群中咬肌（主要的升颌肌）的作用线是从下颌角向上斜向颧弓，而颞肌的作用线是从喙突斜向颞骨附着处（图7-57）。有研究试图利用第一磨牙水平的CT断面制成二维复合材料的切片，从而模拟冠状面种植体在颅骨中的负载（图7-59，图7-63和图7-64）。

采用光弹板模拟第一磨牙区的冠状断面，其材料的弹性模量与皮质骨类似，含有上下咬合的金属种植体替代体和天然

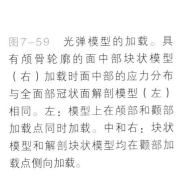

图7-59 光弹模型的加载。具有颅骨轮廓的面中部块状模型（右）加载时面中部的应力分布与全面部冠状面解剖模型（左）相同。左：模型上在颅部和颧部加载点同时加载。中和右：块状模型和解剖块状模型均在颧部加载点侧向加载。

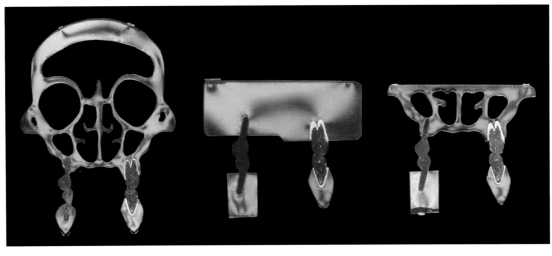

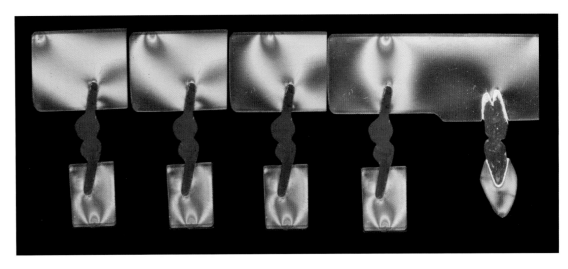

图7-60 对含种植体的面中部块状模型依次进行加载，侧方加载点逐渐从颧骨外侧移至为垂直轴。当加载变为垂直向加载时，应力集中发生上颌种植体根端，下颌加载的光弹板也一样。对于侧上方的加载点，应力集中发生在种植体颈部。

牙替代体。将种植体替代体粘固在光弹板中，粘接剂与光弹板弹性模量相同。而天然牙替代体表面覆有1mm厚的硅橡胶，负重时可模拟天然牙牙周膜的受力情况。采用下颌角向上的加载点、颧骨外侧和颅部向下的加载点来模拟升颌肌群的作用线（图7-57和图7-58）。

面中部颅骨仿真二维模型

为了探究不同复杂颅骨仿真模型（具有复杂边界条件的和不同的加载方向）的区别，有研究构建了面中部二维矩形模型，比例与冠状面颅骨模型相同（图7-58和图7-59）。颅骨模型的加载可采用从颧部到颅部间不同的加载点。于面中部光弹板的颧部加载点进行加载，加载点从颧骨外侧移至种植体上方。逐渐改变面中部块状模型，模拟出上颌窦、鼻腔、颊部和上腭外形，依次从侧方加载点到垂直轴加载点进行加载（图7-58和图7-59）。

塑料板模型的形变显示了弹性模量单一、支持几何形状各异的二维模型的受力情况。矩形模型与沿种植体长轴加载、无限边界条件的传统模型的受力情况不同。当块状模型的上方加载点从侧方转变至长轴方向上，上颌种植体周围的应力场及应力集中也随之改变。同样的，改变块状模型的几何形状，上颌

种植体的应力场也会随之改变。相比轴向加载点，侧上方加载点加载时发现应力集中区位于上颌种植体颈部腭侧（图7-60和图7-61）。具有颅骨轮廓的面中部块状模型与全面部冠状面解剖模型加载时应力分布相同，从颊部凹陷，上至上颌窦侧壁，均发现应力集中（图7-62~图7-66）。

当加载点从侧方（颧部）转变为垂直轴时（图7-63~图7-65），矩形模型（图7-60~图7-62）应力分布受到的影响，比解剖式面中部矩形光弹板（图7-63和图7-64）要大一些。逐渐去除面中部块状模型部分材料，形成相应的解剖结构，包括上颌窦、鼻腔、颊部和上腭外形，得到冠状面颅骨断面模型，随着模型越来越接近颅骨解剖特点，应力分布也发生了变化。上颌垂直种植体和倾斜种植体周的应力分布未发现明显的不同（图7-63和图7-64）。无论是颅部加载还是颅部和颧部同时加载，应力始终集中在种植体颊侧的区域。如果减小模型颊侧的尺寸，无论是垂直还是倾斜种植体，应力集中主要位于颊部凹陷处（图7-63~图7-66）。虽然模型越来越具解剖特点，但所有模型的应力分布有一些相同的地方。不论模型有没有上颌窦腔，垂直或倾斜的上颌种植体的根端均未发现应力集中现象。然而，在所有的下颌模型中种植体根端均有应力集中（图7-59~图7-66）[125-126]。

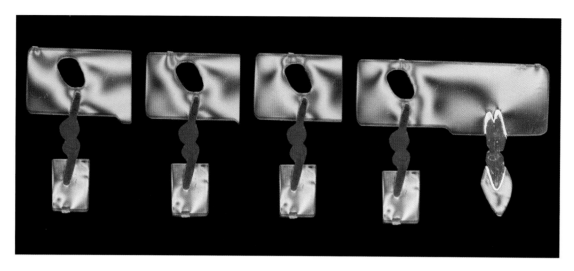

图7-61 移除模型部分材料，模拟形成上颌窦，应力场随着加载点从侧方移至上方而发生变化。

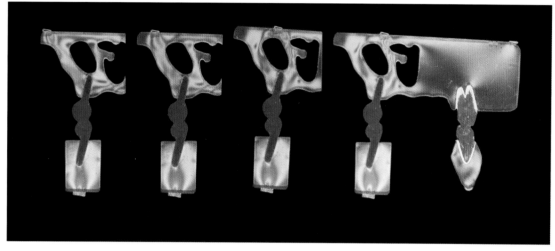

图7-62 移除模型部分材料，形成上腭、鼻腔和颊壁。应力集中发生在颊部凹陷处。在上颌种植体根端没有发现应力线。对于上方任意加载点，下颌种植体应力集中均发生在种植体根端。

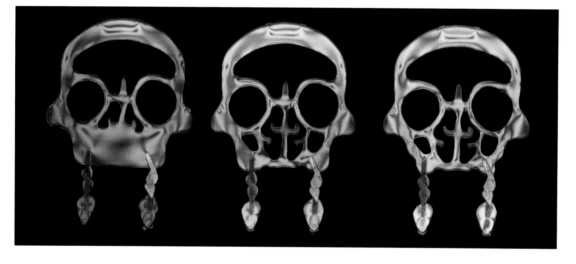

图7-63 双侧颧部和颅部加载点加载的冠状面二维光弹颅骨模型。左：面部中1/3；中：移除部分材料，形成上腭、上颌窦、鼻腔，减小原较宽的颊部尺寸。右：减小颊部尺寸。上颌面中部模型的应力集中始终发生在种植体侧方。减小颊部尺寸后，应力线集中在颊部凹陷处。

二维模拟的总结

二维光弹模型有以下几点局限性：二维模型很难模拟三维中空的复杂结构；二维模型具有单一的弹性模量；二维模型不能完全表现出复合结构的不同密度和弹性特点。但将二维模型运用到机械工程学中，确实能定性分析特定研究对象的二维平面断面在特定加载时产生的形变。

三维分析可采用表面光弹法。将表面光弹板粘接到被测物外表面选定的区域，可分析负载结构的表面受力情况。一些复杂的实心复合结构——比如飞机的机翼，在二维模型提示发生显著的应力和应变的区域，可通过表面光弹板来模拟受力情况。由于颅骨是中空的结构，而外层的皮质骨板保持了其结构的完整性，所以研究颅骨表面加载时受力情况也是很有意义的。负载的二维冠状面模型的研究发现，最大应力集中的部位发生在颊部凹陷处，这说明加载时，种植体和牙槽突向颊侧弯曲（图7-66）。

表面光弹板在干燥颅骨模型中的应用

在人类干燥颅骨模型上第一磨牙及尖牙的区域牢固地植入柱状种植体（图7-67）[126]。光弹板的弹性模量与上颌骨相

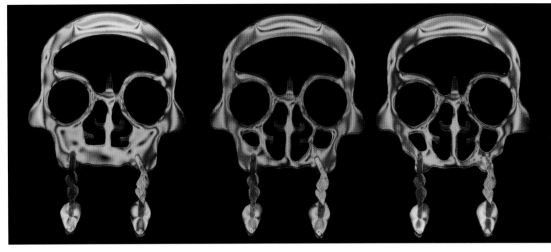

图7-64 冠状面二维光弹颅骨模型于颅部加载点加载。上颌面中部未经外形处理的模型断面显示，垂直种植体的颊侧发生应力集中，倾斜种植体颈部应力分布呈辐射状（左和中）。减小颊部尺寸，加载时发现无论是垂直还是倾斜种植体，应力集中部位均发生在颊部凹陷。

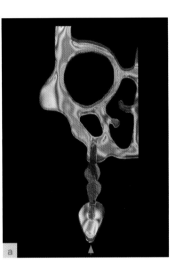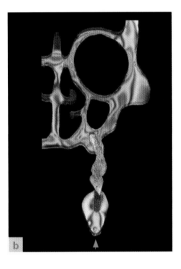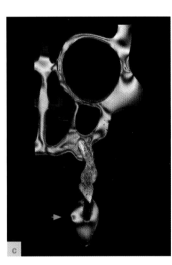

图7-65 当种植体颊侧和根端支持解剖结构最少时，垂直和倾斜的上颌种植体的受力情况。垂直种植体和倾斜种植体的最大应力集中部位均发生在颊部凹陷，上颌窦侧壁均发生形变。（a）垂直的种植体，垂直加载。（b）倾斜的种植体，垂直加载。（c）倾斜的种植体，侧向加载。

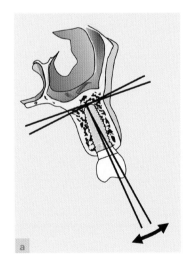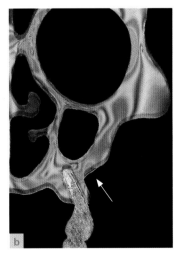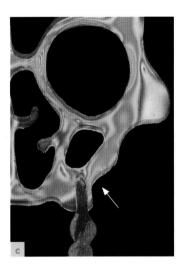

图7-66 （a~c）模型显示应力集中部位发生在颊部和腭部凹陷处，这说明加载时种植体和牙槽突向颊侧弯曲[124-125]。最大应力集中部位发生在颊部凹陷（白色箭头）。

同，塑形后粘接到上颌种植体上方上颌窦侧壁的区域。予以种植体轴向和侧向的加载力，加载点位于眶缘和颧弓处。对表面光弹板进行光弹性分析发现，轴向加载时，上颌窦侧壁上应力分布较均匀，只有负载种植体侧方的颊部凹陷处出现了高应力。侧向加载时，有2个区域出现了较高的应力，一个位于颊部凹陷，另一个位于负载种植体垂直上方（图7-67）。对该模型定性分析发现，负载种植体侧方颊部凹陷区表面发生了形变，这也应验了二维光弹板的应力分布。虽然光弹性条纹的色彩过渡带可换算为定量值，但结果不一定精确。若想获得更精确的量化的信息，可采用应变电测法。

应力片在干燥颅骨模型中的应用

将应力片粘贴到颅骨的对侧面。花环形应力片分别置于颊部凹陷、种植体根端和种植体颈部骨的垂直上方。轴向加载时，种植体颈部应变是颊部凹陷处的12倍（图7-68）。

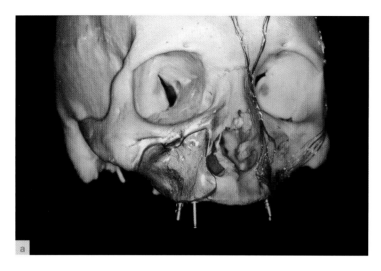

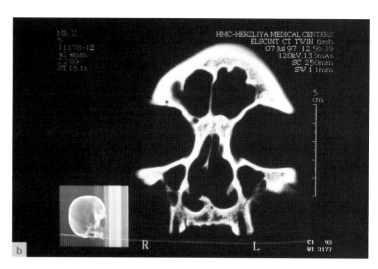

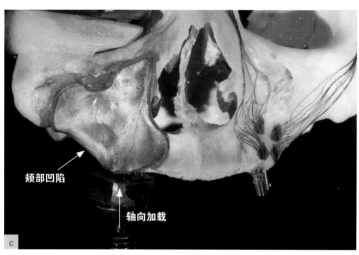

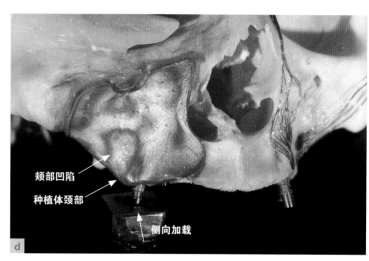

图7-67 （a）在干燥颅骨标本的右侧放置一光弹性板，光弹性板内植入4颗种植体。左侧放置应力片。（b）尖牙区域的种植体CT断面。种植体位于尖牙和第一磨牙的位置。（c）轴向加载时，尖牙种植体显示最大应力位于颊部凹陷。（d）侧向加载时，最大应力集中区域发生在种植体颈部颊侧和颊部凹陷。

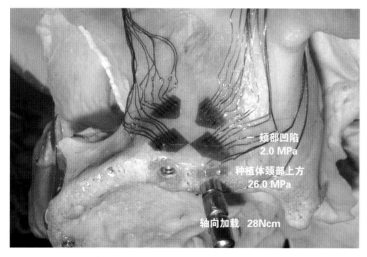

图7-68 应力片放置于种植体颈部上方的骨面上，颊部凹陷及种植体根端。种植体颈部的应力是颊部凹陷的12倍。

应力片、光弹和有限元模型的比较

所有的研究模型均发现应力集中发生在颊部凹陷处。这展现了颅骨负载时宏观的受力情况。光弹模型不够灵敏，尚不能量化颈部骨的负载反应，而表面应力片却能实现这一点，其他有限元模型也已能模拟种植体周围区域及牙槽窝内的负载反应。通过CT扫描模拟得到三维全颅骨骀力负载模型，我们发现在加载点上方的颊部凹陷处总是立即出现应力集中（图7-69）[124,127]。应用目前的技术，我们还未建立精细的种植体、牙槽骨和全颅骨的模型来实现骀力负载时的有限元分析。但我们已能对不同的下颌骨模型进行有限元分析，能模拟负载时下颌骨的形变及不同种植体尺寸、位置和修复体设计时的负载反应。

上颌种植体周的形变

根据光弹模型、有限元模型和应力片模型受力分析的研究，我们很容易得出以下结论：负载的上颌种植体牙槽骨复合体在颊部凹陷周围发生了侧向弯曲和形变（图7-70）。根据颅骨的有限元模型，我们发现加载力沿受压的颧部、鼻部和

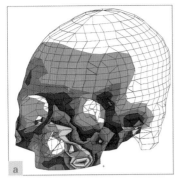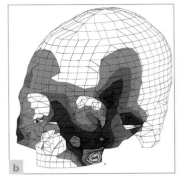

图7-69 （a和b）三维有限元颅骨模型单一位点加载时，在加载点上方的颊部凹陷处立即出现了最高的应力集中（红色区域）。（a）前磨牙区加载点。（b）磨牙区加载点。

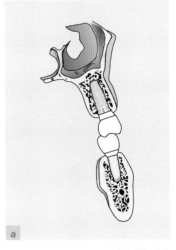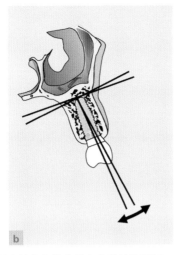

图7-70 （a）在上颌解剖模型中，最大的应力集中发生在种植体颈部，颊部凹陷处也出现了强应力集中。（b）上述模型表明，种植体牙槽骨复合体在轴向和侧向加载时向颊侧弯曲。

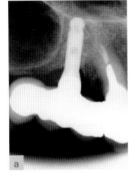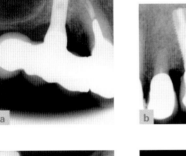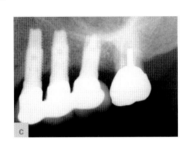

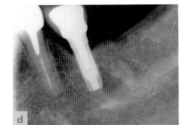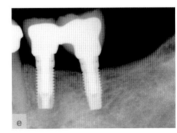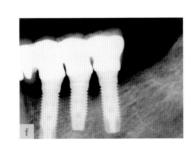

图7-71 （a~f）是各种可行的修复方法，但相关支持证据却很少。不同的修复方案包括：连接或不连接相邻种植体；相连还是间隔有桥体；相连还是间隔有悬臂；不同的冠种植体比；非轴向倾斜还是轴向植入。

额部分散，由垂直的上颌骨侧壁的平面加载所支持。种植体侧向弯曲避免种植体根端发生应力集中。沿种植体轴壁的整合性骨-种植体接触使种植体保持在原有的位置。对于骨小梁高度形成的IV级骨，种植体颈部周围的皮质骨使种植体保持在原有的位置。在最初的报道中，上颌后牙区IV级骨种植失败率增加，可能是因为机械磨光的种植体骨-种植体接触面积较小。而现在临床上后牙区、下颌区种植及上颌窦骨增量术的成功率大大提高，这可能与种植体表面微处理有关[97,100-102]。

修复方法

利用生物力学模型进行风险预测

生物力学模型可用于不同修复方法的比较（图7-71）。多种种植体植入、分布、上部结构和𬌗型的设计方案可供临床医生选择，但相关的临床研究结果或其他支持证据却很少，据此临床医生难以做出临床决策。生物力学模型对风险预测有一定帮助，但它并不能取代临床结局研究。生物力学模型可用来

预测高应力应变区域的位置，也可用来比较不同修复设计和支持因素，如种植体尺寸、分布和倾斜度、桥体的分布、冠种植体比、加载的方向和强度。

失败的病例和风险预测

据报告，失败有时与特定的生物力学风险有关，如悬臂修复或种植体过度倾斜。然而，由于缺乏足够具有相同危险因素的成功病例的对照或比较，病例报告不宜用于生物力学风险的预测。

临床难题

后牙种植固定局部义齿修复常面临相邻种植体连接的问题。是否应连接相邻种植体？拟种植体应间隔有桥体还是应在相邻的位置植入以获得更多的支持？另外，我们常需考量是否可采用悬臂修复？可采用多长的悬臂？需要多少种植体来支持悬臂？悬臂如何分布最佳？不利的冠种植体比或非轴向倾斜何时是可行的，何时不可取的？然而，现有的临床结局研究或动

337

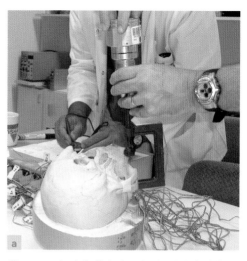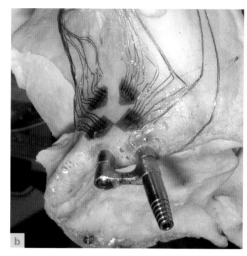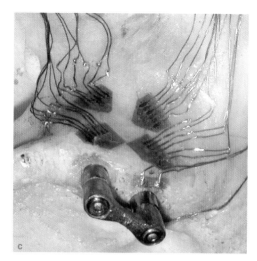

图7-72 （a）加载方法。（b和c）应力片位于种植体颈部、颊部凹陷区和种植体根端骨表面。测定基台-种植体比、基台的角度、种植体连接方式的负载影响。相邻种植体的刚性连接可减小种植体颈部的应变，但颊部凹陷区应变增大。

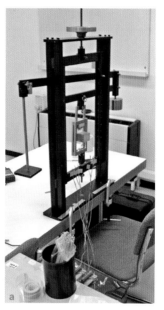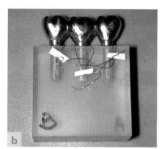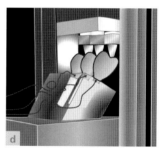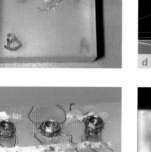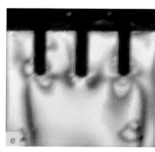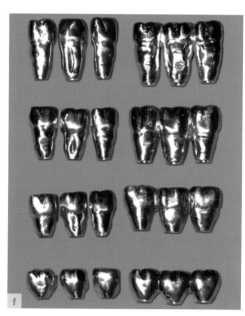

图7-73 （a~f）对2~3颗种植体支持的不同的修复体进行研究。采用常规加载的方式，对不同的上部修复体分别进行轴向和30°非轴向加载。由此产生的应变可通过种植体颈部的应力片来进行定量检测，通过支持塑料块的光弹分析可进行定性分析。

物研究尚无法解答上述大多数问题。我们可设计相应的生物力学模型，从而获得一些有用的临床信息，但我们仍需慎重考虑这些研究结果能否直接外推到临床实践中[128]。

悬臂

很多研究探讨了悬臂的问题。有限元分析、光弹实验和应力片研究结果均表明与悬臂相邻的种植体承受的负荷最大，当悬臂负载时，主要由靠近悬臂的前两颗种植体来提供支持，而第三颗种植体所起的作用很小[118]。其他研究表明悬臂负载产生的力矩增加了种植体的负荷[129]。由于悬臂延伸，种植体承受的轴向负载可达修复体上殆力的2倍[98]。当不少于1颗种植体为上部修复体提供支持时，由于悬臂力矩的作用，支持的种植体所

承担的殆力有时超过了作用于修复体上的殆力[118]。

干燥颅骨模型

对干燥颅骨模型中基台进行加载，研究发现第一磨牙区负载的种植体颈部颊、舌侧骨产生的应变不同（图7-68和图7-72）。

实验研究种植体轴向加载时基台-种植体比、角度和种植体连接方式的负载影响。相邻种植体的刚性连接可减小种植体颈部的应变，但种植体颊部凹陷区应变增大。垂直与15°倾斜的种植体颈部与颊侧的应力无明显差别。当牙冠与种植体长轴的角度增大到25°时，种植体颈部及颊部凹陷区的应变显著增大。基台的高度增大，种植体颈部应变水平随之增大。

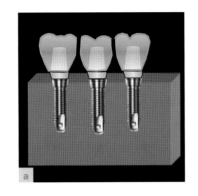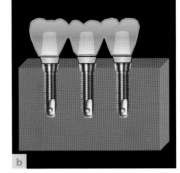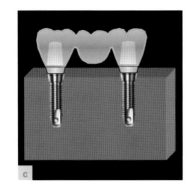

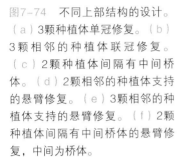

图7-74　不同上部结构的设计。(a)3颗种植体单冠修复。(b)3颗相邻的种植体联冠修复。(c)2颗种植体间隔有中间桥体。(d)2颗相邻的种植体支持的悬臂修复。(e)3颗相邻的种植体支持的悬臂修复。(f)2颗种植体间隔有中间桥体的悬臂修复，中间为桥体。

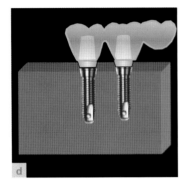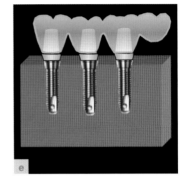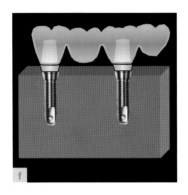

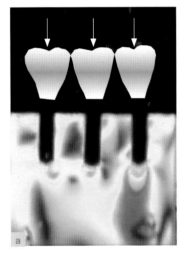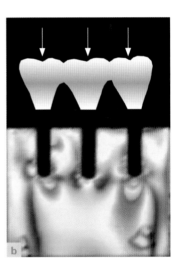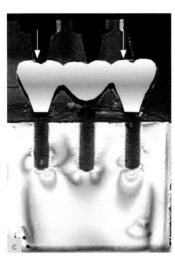

图7-75　光弹块状模型轴向加载时，(a)种植体单冠修复与(b)种植体联冠修复相比，种植体根端的应力较小。(b)联冠修复与(c)间隔有中间桥体的修复相比，种植体根端应力较大。3种修复方式中，单冠修复的种植体根端应力最小。

339

颈部应力片和块状光弹模型

上部修复体的不同设计

　　将3颗种植体平行且相邻地埋入到与骨组织弹性模量近似的光弹块中，并在种植体颈部颊、舌侧粘接应力片，应力片排列成直线。采用常规的加载方式对不同的上部修复体进行轴向和30°非轴向加载。对不同基台分布、桥体和悬臂的设计、冠种植体比、轴向和非轴向加载，以及联冠修复体进行研究。

　　各种植修复体及桥体中心同时进行20kg负荷的加载（图7-73～图7-79）[130-131]。

30°非轴向加载与轴向加载的比较

　　同垂直向加载相比，30°非轴向加载时所有种植体及其上部修复体的应变值均显著增大（$P<0.001$）。非轴向加载的总应变是轴向加载的8倍。

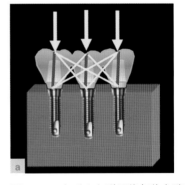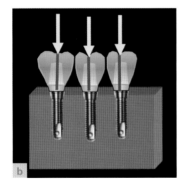

图7-76　(a和b)联冠修复体力臂（如黄线所示）越大，种植体颈部和支持结构的应变水平越高。

间隔的与相邻的种植体的比较

　　对加载的模型进行分析，我们发现间隔的种植体联冠修复要么较相邻种植体联冠修复的应力分布更佳，要么与后者应力分布相似（图7-75，图7-78和图7-79）。

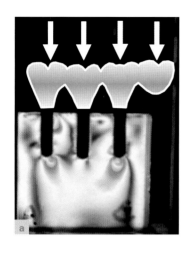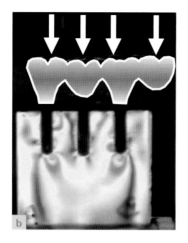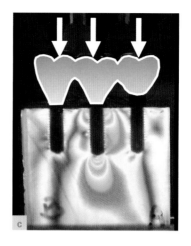

图7-77 光弹模型研究发现，两颗相邻种植体支持的悬臂修复，邻近悬臂的种植体周围的应力最大。

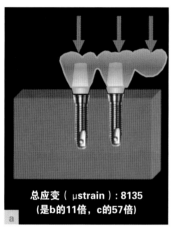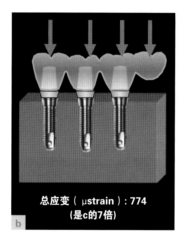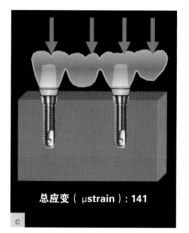

总应变（μstrain）：8135
（是b的11倍，c的57倍）

总应变（μstrain）：774
（是c的7倍）

总应变（μstrain）：141

图7-78 不同悬臂梁种植修复体在垂直加载时种植体颈部的总应变值（μstrain）。（a）两颗相邻种植体，总应变为8135μPa。（b）3颗相邻种植体，总应变为774μPa。（c）间隔有中间桥体，总应变为141μPa，两颗相邻种植体支持的悬臂修复应变是其57倍。

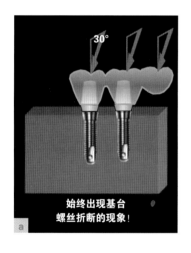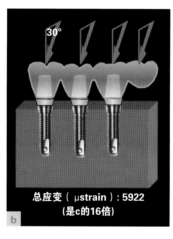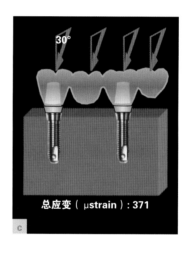

始终出现基台
螺丝折断的现象！

总应变（μstrain）：5922
（是c的16倍）

总应变（μstrain）：371

图7-79 不同悬臂梁种植修复体在30°非轴向加载时种植体颈部的总应变值（μstrain）。（a）两颗相邻种植体支持的上部结构每次加载时均遭受严重失败，出现基台螺丝折断的现象。（b）3颗相邻种植体，总应变为5922μPa。（c）间隔的种植体，总应变为371μPa（b是c的16倍）。

冠种植体比

一项长达10年的临床研究表明，即使冠种植体比较大，甚至高达2：1~3：1，依然可能实现成功的种植修复[91]。联冠修复能降低不良冠种植体比的不利影响[49]。牙冠高度空间（CHS）较冠种植体比更为重要。当牙冠高度空间 > 15mm，会产生不利的生物力学影响[92]。研究结果（图7-73）表明，相比冠种植体比高达1.5：1的情况，冠种植体比较小时，牙冠承受的应力较低。当冠种植体比达1.75：1和2：1时，30°的非轴向𬌗力可使牙冠脱位，进而导致基台螺丝折断。牙冠高度空间一般介于10~20mm之间。当牙冠高度空间 > 15mm时，30°非轴向𬌗力可导致种植失败。联冠修复种植体颈部的应力

增大，并不能避免修复失败。

无论是联冠还是单冠修复，当冠种植体比 > 1.5：1时，总会出现基台螺丝折断的现象。

联冠单冠

研究发现，单冠种植体颈部及支持结构承受的应力比联冠要低（P<0.001）。这可能是由于相邻种植体联冠修复会产生较长的力臂，如图7-76所示。

悬臂

就悬臂梁种植固定局部义齿而言，支持种植体的数量和分布可各不相同，其中，垂直负载时最不宜采用两颗相邻种

植体支持的悬臂修复。研究表明，2颗相邻种植体支持的悬臂修复、3颗相邻种植体支持的悬臂修复、2颗间隔的种植体的悬臂修复，种植体颈部的总应变分别为8135μPa、774μPa和141μPa（图7-78）。2颗相邻种植体所承担的负荷是3颗相邻种植体的11倍，是2颗间隔种植体的57倍。同时，3颗相邻种植体所承担的负荷是2颗间隔种植体的7倍。30°非轴向加载时，2颗相邻种植体悬臂修复的上部结构每次加载总会出现基台螺丝折断的现象。3颗相邻种植体的总应变为5922μPa，而2颗间隔的种植体总应变为371μPa，前者是后者的16倍（图7-79）。

生物力学模型研究的结论

上述不同的生物力学模型反映并量化了不同修复体、种植体和支持结构模拟负载时的应力应变分布。

种植体颈部高应力集中和高频循环加载的区域风险较高。这些区域更易出现疲劳微裂纹、初始骨吸收和骨修复反应。会出现骨-种植体界面修复和改建，还是出现吸收和塑形现象，受多种因素的影响，前文已详述。因此，尽管生物力学模型显示了种植体在不同加载条件下的力学特性，对临床风险预测有一定的帮助，但将这些模型研究的参数运用于临床实践时，我们仍要格外谨慎。另外，这些模型并不能检测到种植体-骨界面的应变，因而对界面骨反应的预测能力也比较有限[49]。

长期且精心设计的临床结局研究最具临床预测价值，但鉴于目前这样的研究很少，额外的动物实验和生物力学研究可帮助临床医生为每名患者做出相应的主观的临床决策，但我们也应意识到生物力学和动物负载的研究结果有一定的局限性。

参考文献

[1] Schulte W. Implants and the periodontium. Int Dent J 1995;45:16–26.
[2] Mühlemann HR. Tooth mobility: a review of clinical aspects and research findings. J Periodontol 1967;38:686–713.
[3] Parfitt GJ. Measurement of the physiologic mobility of individual teeth in an axial direction. J Dent Res 1960;39:608–618.
[4] Parfitt GJ. The dynamics of a tooth in function. J Periodontol 1961;32:102–107.
[5] Willis DJ, Picton DCA, Davis WIR. The intrusion of the tooth for different loading rates. J Biomech 1978;11:429–434.
[6] Sekine, H, Komiyama Y, Hotta H, Yoshida K. Mobility characteristics and tactile sensitivity of ossointegrated fixture-supporting systems. In: van Steenberghe D (ed). Tissue Integration in Oral Maxillofacial Reconstruction. Amsterdam: Excerpta Medica, 1986:326–332.
[7] Picton DCA, Johns RB, Willis DJ. The relationship between the mechanism of tooth and implant support. Oral Sci Rev 1974;5:3–22.
[8] Uhlrich R, Muhlbrandt L, Mohlmann H, Schmid M. Qualitative mechanoperception of natural teeth and endosseous implants. Int J Oral Maxillofac Implants 1993;8:173–178.
[9] Lundquist S, Haroldson T. Occlusal perception of thickness in patients with bridges on osseointegrated oral implants. Scand J Dent Res 1984;92:88–92.
[10] Wada S, Kojo T, Wang Y-H, et al. Effect of loading on the development of nerve fibres around oral implants in the dog mandible. Clin Oral Implants Res 2001;12:219–224.
[11] Misch CE, Goodacre CJ, Finlay JM, et al. Consensus conference panel report: crown-height space guidelines or implant dentistry – Part 2. Implant Dent 2006;15:113–121.
[12] Ericsson I. The combined effect of plaque and physical stress on periodontal tissues. J Clin Periodontol 1986;13:918–922.
[13] Biancu S, Ericsson I, Lindhe J. Periodontal ligament tissue reaction to trauma and gingival inflammation. J Clin Perio 1995;22:772–779.
[14] Giargia M, Lindhe J. Tooth mobility and periodontal disease. J Clin Periodontol 1997;24:785–795.
[15] Hoshaw SJ, Brunski JB, Cochran GVB, Higuchi KW. Bone modeling and remodeling around control and axially-loaded fixtures in canine tibiae. In: Laney WL (ed). Tissue Integration in Oral, Orthopedic and Maxillofacial Reconstruction. Chicago: Quintessence Publishing, 1990:275–280.
[16] Albrektsson T, Dahlin C, Jemt T, Sennerby L, Turri A, Wennerberg A. Is marginal bone loss around oral implants the result of a provoked foreign body reaction? Clin Implant Dent Relat Res 2013. doi: 10.1111/cid.12142. [Epub ahead of print].
[17] Kim Y, Oh T-J, Misch CE, Wang H-L. Occlusal considerations in implant therapy: clinical guidelines with biomechanical rationale. Clin Oral Implants Res 2005;16:26–23.
[18] Koka S, Zarb G. On osseointegration: the healing adaptation principle in the context of osseoinsufficiency, osseoseparation and dental implant failure. Int J Prosthodont 2012;25:48–52.
[19] Jacobs R, Van Steenberghe D. From osseoperception to implant-mediated sensory-motor interactions and related clinical implications. J Oral Rehabil 2006;33:282–292.
[20] Hoshaw SJ, Brunski JB, Cochran GVB. Mechanical loading of Branemark implants affects interfacial bone modelling and remodelling. Int J Oral Maxillofac Implants 1994;9:345–360.
[21] Stanford CM, Brand RA. Toward an understanding of implant occlusion and strain adaptive bone modelling and remodelling. J Prosthet Dent 1999;81:553–561.
[22] Isidor F. Influence of forces on peri-implant bone. Clin Oral Impl. Res 2006;17:8–18.
[23] Stanford CM. Biomechanical and functional behavior of implants. Adv Dent Res 1999;13:88–92.
[24] Lekolm U, Zarb GA. Patient selection and preparation. In: Branemark, PI, Zarb GA, Albrektsson T (eds). Tissue-integrated Prostheses, ed 1. Chicago: Quintessence Publishing, 1985:199–210.
[25] Misch K. Bone density: a key determinant for clinical success. In: Contemporary Implant Dentistry, ed 2. St Louis: Mosby, 1999:109–118.
[26] Molly L. Bone density and primary stability in implant therapy. Clin Oral Implants Res 2006;17:(Suppl 2):124–135.
[27] Trisi P, Rao W. Bone classification: clinical-histomorphometric comparison. Clin Oral Implants Res 1999;10:1–7.
[28] MacDonald JW, Hannam AG. Relationship between occlusal contacts and jaw-closing muscle activity during tooth clenching. Part I. J Prosthet Dent 1984;52:718–728.
[29] Van Eijden TMJ. Three-dimensional analysis of human bite-force magnitude and movement. Archs Oral Biol 1991;36:535–539.
[30] Lindquist LW, Carlsson GE, Jemt TA. A prospective 15-year follow-up study of mandibular fixed prosthesis supported by osseointegrated implants. Clinical results and marginal bone loss. Clin Oral Implants Res 1996;7:329–336.
[31] Buser D, Merickse-Stern R, Bernard JP, et al. Long-term evaluation of non-submerged ITI implants. Part 1: 8-year life table analysis of a prospective multi-center study with 2,359 implants. Clin Oral Implants Res 1997;8:161–172.
[32] Eckert SE, Choi Y, Sanchez AR, Koka Soka S. Comparison of dental implant systems: quality of clinical evidence and prediction of 5-year survival. Int J Oral Maxillofac Implants 2005;20:406–415.
[33] Cochran DL. A comparison of endosseous dental implant surfaces. J Periodontol 1999;70:1523–1539.
[34] Albrektsson T, Wennerberg A. Oral implant surfaces: Part 1 – review focusing on topographic and chemical properties of different surfaces and in vivo responses to them. Int J Prosthodont 2004;17:536–543.
[35] Albrektsson T, Wennerberg A. Oral implant surfaces: Part 2 – review focusing on clinical knowledge of different surfaces. Int J Prosthodont 2004;17:544–564.
[36] Hansson S. Implant–abutment interface: biomechanical study of flat top versus conical. Clin Inplant Dent Relat Res 2000;2:33–41.
[37] Hansson S. The implant neck: smooth or provided with retention elements – a biomechanical approach. Clin Oral Implants Res 1999;10:384–405.
[38] Lazzara RJ, Porter SS. Platform switching: a new concept in implant dentistry for controlling post restorative crestal bone levels. Int J Periodontics Restorative Dent 2006;26:9–17.
[39] Maeda Y, Miura J, Taki I, Sogo M. Biomechanical analysis on platform switching: is there any biomechanical rationale? Clin Oral Implants Res

2007;18:581–584.

[40]Oh TJ, Yoon J, Misch CE, Wang H. The causes of early implant bone loss: myth or science? J Periodontol 2002;73:322–333.

[41]Berglundh T, Lindhe J. Dimension of the periimplant mucosa. Biological width revisited. J Clin Perodontology 1996;23:971–973.

[42]Hermann JS, Buser D, Schenk RK, Higginbottom FI, Cochran DI. Biologic width around titanium implants. A physiologically formed and stable dimension over time. Clin Oral Implants Res 2000;11:1–11.

[43]Klinge B, Meyle J. Soft-tissue integration of implants. Consensus report of Working Group 2. Clin Oral Implants Res 2006;17(Suppl 2):93–96.

[44]Hämmerle CMF, Bragger U, Burgin W, Lang NP. The effect of subcrestal placement of the polished surface of ITI implants on marginal soft and hard tissues. Clin Oral Impl Res 1996;7:111–119.

[45]Gross MD, I Abramovich, E Weiss. Microleakage at the abutment/implant interface of osseointegrated implants: a comparative study. Int J Oral Maxillofac Implants 1999;14:94–100.

[46]Jansen VK, Conrads G, Richter EJ. Microbial leakage and marginal fit of the implant-abutment interface. Int J Oral Maxillofac Implants1997;12:527–540.

[47]Hermann JS, Schoolfield JD, Schenk RK, Buser D, Cochran DL. Influence of the size of the microgap on crestal bone changes around titanium implants. A histometric evaluation of unloaded non-submerged implants in the canine mandible. J Periodontol 2001;72:1372–1383.

[48]Piatelli A, Vrespa G, Petrone G, Iezzi G, Annibalu S, Scarano A. Role of the microgap between implant and abutment: A retrospective histologic evaluation in monkeys. J Periodontol 2003;74:346–352.

[49]Naert I, Duyck J, Vandamme K. Occlusal overload and bone/implant loss. Clin Oral Implants Res. 2012 ;23 :95–107.

[50]Duyck J, Naert I, Van Oosterwyck H, Naert I, Vander Sloten J, Ellingsen JE. The influence of static and dynamic loading on marginal bone reactions around osseointegrated implants: an animal experimental study. Clin Oral Implants Res 2001;12:207–218.

[51]Wolff J. The Law of Bone Remodelling. New York: Springer, 1986.

[52]Frost HM. A 2003 update of bone physiology and Wolff's law for clinicians. Angle Orthod 2004;74:3–15.

[53]Wiskott HW, Belser UC. Lack of integration of smooth titanium surfaces: a working hypothesis based on strains generated in the surrounding bone. Clin Oral Implants Res 1999;10:429–444.

[54]Isidor F. Loss of osseointegration caused by occlusal load of oral implants. A clinical and radiographic study in monkeys. Clin Oral Implants Res 1996;7:143–152.

[55]Miyata T, Kobayashi Y, Araki H, Ohto T, Shin K. The influence of controlled occlusal overload on peri-implant tissue. Part 3: a histologic study in monkeys. Int J Oral Maxillofac Implants 2000;15:425–431.

[56]Gotfredsen K, Berglundh T, Lindhe J. Bone reactions adjacent to titanium implants subjected to static load. A study in the dog (I). Clin Oral Implants Res 2001;12:1–8.

[57]Mombelli A, Lang NP. The diagnosis and treatment of peri-implantitis. Periodontology 2000 1998;17:63-764:74–80.

[58]Albrektsson T, Isidor F. Consensus report of session IV. In: Lang NP, Karring T (eds). Proceedings of the 1st European Workshop on Periodontology. London: Quintessence Publishing, 1994.

[59]Quirynen M, De Soete M, van Steenberghe D. Infectious risks for oral implants: a review of the literature. Clin Oral Implants Res 2002;13:1–19.

[60]Albrektsson T, Buser D, Chen ST, Cochran D, DeBruyn H, Jemt T, et al. Statements from the Estepona consensus meeting on peri-implantitis, February 2–4 2012. Clin Implant Dent Related Res 2012;14:781–782.

[61]Adell R, Lekholm M, Rockler B, Brånemark PI. A 15 year study of osseointegrated implants in the treatment of the edentulous jaw. Int J Oral Surg 1981;6:387–416.

[62]Huynh-Ba G. Peri-implantitis: 'Tsunami' or marginal problem? Int J Oral Maxillofac Implants 2013;28:333–337.

[63]American Academy of Periodontology. PeriImplant mucositis and peri-implantitis: a current understanding of their diagnoses and clinical implications. J Periodontol 2013;84:436–443.

[64]Lindhe J, Meyle J. Group D of European Workshop on Periodontology. Peri-implant diseases: Consensus Report of the Sixth European Workshop on Periodontology. J Clin Periodontol 2008;35(Suppl):282–285.

[65]Fransson C, Lekholm U, Jemt T, Berglundh T. Prevalence of subjects with progressive bone loss at implants. Clin Oral Implants Res 2005;16:440–446.

[66]Tomasi C, Derks J. Clinical research of peri-implant diseases – quality of reporting, case definitions and methods to study incidence, prevalence and risk factors of peri-implant diseases. J Clin Periodontol 2012;39(Suppl):207–223.

[67]Koldsland OC, Scheie A, Aass AM. Prevalence of peri-implantitis related to severity of the disease with different degrees of bone loss. J Periodontol

2010;81:231–238.

[68]Roos-Jansåker AM, Lindahl C, Renvert H, Renvert S. Nine- to fourteen-year follow-up of implant treatment. Part II: Presence of peri-implant lesions. J Clin Periodontol 2006;33:290–295.

[69]Qian J, Wennerberg A, Albrektsson T. Reasons for marginal bone loss around oral implants. Clin Implant Dent Relat Res 2012;14:792–807.

[70]Albrektsson T, Buser D, Sennerby L. On crestal/marginal bone loss around dental implants. Int J Prosthodont 2012;25:320–322.

[71]Esposito M, Hirsch J, Lekholm U, Thomsen P. Differential diagnosis and treatment strategies for biologic complications and failing oral implants: A review of the literature. Int J Oral Maxillofac Implants 1999;14:473–490.

[72]Lindhe J, Berglundh T, Ericsson I, Liljenberg B, Marinello C. Experimental breakdown of peri-implant and periodontal tissues. A study in the beagle dog. Clin Oral Implants Res 1992;3:9–16.

[73]Lang NP, Bragger U, Walther, D, Beamer B, Kornman KS. Ligature-induced peri-implant infection in cynomolgus monkeys. I. Clinical and radiographic findings. Clin Oral Implants Res 1993;4:2–11.

[74]Zitzmann NU, Berglundh T, Ericsson I, Lindhe J. Spontaneous progression of experimentally induced peri-implantitis. J Clin Periodontol 2004;31:845–849.

[75]Schwarz F, Herten M, Sager M, Bieling K, Sculean A, Becker J. Comparison of naturally occurring and ligature induced peri-implantitis bone defects in humans and dogs. Clin Oral Implants Res 2007;18:161–170.

[76]Lindhe J, Svanberg G. Influence of trauma from occlusion on progression of experimental periodontitis in the beagle dog. J Clin Periodontol 1974;1:3–14.

[77]Ericsson I. The combined effect of plaque and physical stress on periodontal tissues. J Clin Periodontol 1986;13:918–922.

[78]Biancu S, Ericsson I, Lindhe J. Periodontal ligament tissue reaction to trauma and gingival inflammation. J Clin Periodontol 1995;22:772–779.

[79]Meitner S. Co-destructive factors of marginal periodontitis and repetitive mechanical injury. J Dent Res 1975;54:78–85.

[80]Polsen AM, Zander HA. Effect of periodontal trauma upon intrabony pockets. J Periodontol 1983;54:586–591.

[81]Polson AM, Meitner SW, Zander HA. Trauma and progression of marginal periodontitis in squirrel monkeys. IV. Reversibility of bone loss due to trauma alone and trauma superimposed upon periodontitis. J Periodontal Res 1976;11:290–299.

[82]Hurzeler MB, Quinones CR, Kohal RJ, et al. Changes in periimplant tissues subjected to orthodontic forces and ligature breakdown in monkeys. J Peridontol 1998;69:396–404.

[83]Gotfredsen K, Berglundh T, Lindhe J. Bone reactions at implants subjected to experimental peri-implantitis and static load. A study in the dog. J Clin Periodontol 2002;29:144–151.

[84]Kozlovsky A, Tal H, Laufer B-Z, Leshem R, Roher MD, Weinreb M, et al. Impact of implant overloading on the peri-implant bone in inflamed and non-inflamed peri-implant mucosa. Clin Oral Implants Res 2007;18:601–610.

[85]Sahin S, Cehreli MC, Yalcın E. The influence of functional forces on the biomechanics of implant-supported prostheses—a review. J Dent 2002;30:271–282.

[86]Esposito M, Hirsch JM, Lekholm U, Thomsen P. Biological factors contributing to failures of osseointegrated oral implants. (II). Etiopathogenesis. Eur J Oral Sci 1998;106:721–764.

[87]Taylor TD, Wiens J, Carr A. Evidence-based considerations for removable prosthodontic and dental implant occlusion: A literature review. J Prosthet Dent 2005;94:555–560.

[88]Gross MD. Occlusion in implant dentistry. A review of the literature of prosthetic determinants and current concepts. Aust Dent J 2008;53:(Suppl):S60–S68.

[89]Law C, Bennani V, Lyons K, Swain M. Mandibular flexure and its significance on implant fixed prostheses: a review. J Prosthodont 2012;21:219–224.

[90]Lang NP, Pjetursson BE, Tan K, Bragger U, Egger M, Zwahlen M. A systematic review of the survival and complication rates of fixed partial dentures (FPDs) after an observation period of at least 5 years. II. Combined tooth–implant-supported FPDs. Clin Oral Implants Res 2004;15:643–653.

[91]Blanes RJ, Bernard JP, Blanes ZM, Belser UC. A 10-year prospective study of ITI dental implants placed in the posterior region. II: Influence of the crown-to-implant ratio and different prosthetic treatment modalities on crestal bone loss. Clin Oral Implants Res 2007;18:707–714.

[92]Misch CE, Goodacre CJ, Finley JM, Misch CM, Marinbach M, Dabrowsky T, et al. Consensus conference panel report: crown-height space guidelines for implant dentistry-part 2. Implant Dent 2006;15:113–121.

[93]Nissan J, Ghelfan O, Gross O, Priel I, Gross M, Chaushu G. The effect of crown/implant ratio and crown height space on stress distribution

342

in unsplinted implant supporting restorations. J Oral Maxillofac Surg 2011;69:1934–1939.

[94]Nissan J, Mardinger O, Calderon S, Romanos GE, Chaushu G. Cancellous bone block allografts for the augmentation of the atrophic maxilla. Clin Implant Dent Relat Res 2011;13:104–111.

[95]Chaushu G, Mardinger O, Calderon S, Moses O, Nissan J. The use of cancellous block allograft for sinus floor augmentation with simultaneous implant placement in the posterior atrophic maxilla. J Periodontol 2009;80:422–428.

[96]Weber H-P, Sukotjo C. Does the type of Implant prosthesis affect outcomes in the partially edentulous patient? Int J Oral Maxillofac Implants 2007;22(Suppl):140–172.

[97]Pjetursson BE, Tan K, Lang NP, Bragger U, Egger M, Zwahlen M. A systematic review of the survival and complication rates of fixed partial dentures (FPDs) after an observation period of at least 5 years. I. Implant supported FPDs. Clin Oral Implants Res 2004;15:625–642.

[98]Gunne J, Rangert B, Glantz P-O, Svensson A. Functional loads on freestanding and connected implants in three-unit mandibular prostheses opposing complete dentures: an in vivo study. Int J Oral Maxillofac Implants 1997;12:335–341.

[99]Jemt T, Lekholm U. Oral implant treatment in posterior partially edentulous jaws: a 5-year follow-up report. Int J Oral Maxillofac Implants 1993;8:635–640.

[100]Del Fabbro M, Testori T, Francetti L, Weinstein R. Systematic review of survival rates for implants placed in the grafted maxillary sinus. Int J Periodontics Restorative Dent 2004;24:565–577.

[101]Renouard F, Nisand D. Impact of implant length and diameter on survival rates. Clin Oral Implants Res 2006;17:35–51.

[102]Misch CE, Steigenga J, Barboza E, Misch-Dietsh F, Cianciola FJ, Kazor C. Short dental implants in posterior partial edentulism: A multicenter retrospective 6-year case series study. J Periodontol 2006;77:1340–1347.

[103]Ichikawa T, Nagao K, Goto T. Alternative decision-making considerations in prosthodontics. Int J Prosthodont 2012;25:260–261.

[104]Branemark PI, Svensson B, van Steenberghe D. Ten-year survival rates of fixed prostheses on four or six implants ad modum Branemark in full edentulism. Clin Oral Implants Res 1995;6:227–231.

[105]Capelli M, Zuffetti F, Del Fabbro M, Testori T. Immediate rehabilitation of the completely edentulous jaw with fixed prostheses supported by either upright or tilted implants: a multicenter clinical study. Int J Oral Maxillofac Implants 2007 Jul-Aug;22:639–644.

[106]Agliardi E, Panigatti S, Clericò M, Villa C, Malò P. Immediate rehabilitation of the edentulous jaws with full fixed prostheses supported by four implants: interim results of a single cohort prospective study. Clin Oral Implants Res 2010;21:459–465.

[107]Penarrocha M, Carillo C, Boronat A, Penarrocha M. Maximum use of the anterior maxillary buttress in severe maxillary atrophy with tilted, palatally positioned implants: a preliminary study. Int J Oral Maxillofac Implants 2010;25:813–820.

[108]Patzelt SB, Bahat O, Reynolds MA, Strub JR. The all-on-four treatment concept: a systematic review. Clin Implant Den Relat Res 2013;15:10–14.

[109]Laufer B, Gross MD. Splinting osseointegrated implants and natural teeth in rehabilitation of partially edentulous patients. Part II: Principles and applications. J Oral Rehabil 1988;25:69–80.

[110]Richter EJ, Orschall B, Jovanovic SA. Dental implant abutment resembling the two-phase tooth mobility. J Biomech 1990;23:297–306.

[111]Richeter EJ, Spiekerman H, Jovanovics SA. Tooth to implant fixed prostheses: biomechanics based on in vitro and in vivo measurements. In: Laney WR, Tolman DE (eds). Tissue Integration. Chicago: Quintessence Publishing, 1990.

[112]Lang NP, Pjetursson BE, Tan K, Bragger U, Egger M, Zwahlen M. A systematic review of the survival and complication rates of fixed partial dentures (FPDs) after an observation period of at least 5 years. II. Combined tooth implant-supported FPDs. Clin Oral Implants Res 2004;15:643–653.

[113]Block MS, Lirette D, Gardiner D, Li L, Finger IM, Hochstedler J, et al. Prospective evaluation of implants connected to teeth. Int J Oral Maxillofac Implants 2002;17:473–487.

[114]Naert I, Duyck J, Hosny M, Quirynen M, van Steenberghe D. Freestanding and tooth-implant connected prostheses in the treatment of partially edentulous patients. Part II: An up to 15-years radiographic evaluation. Clin Oral Impl Res 2001;12:245–251.

[115]Sheets CG, Earthman JC. Natural tooth intrusion and reversal in implant-assisted prosthesis: evidence of and a hypothesis for the occurrence. J Prosthet Dent 1993;70:513–520.

[116]Reider CE, Parel SM. A survey of natural tooth abutment intrusion with implant-connected fixed partial dentures. Int J Periodont Restorative Dent 1993;13:334–337.

[117]Nickenig HJ, Schafer C, Spiekermann H. Survival and complication rates of combined tooth–implant supported fixed partial dentures. Clin Oral Implants Res 2006;17:506–511.

[118]Brunski JB, Puleo DA, Nanci A. Biomaterials and biomechanics of oral and maxillofacial implants: Current status and future developments. Int J Oral Maxillofac Implants 2000;15:15–46.

[119]Gunne J, Astrand P, Ahlen K, Borg K, Olsson M. Implants in partially edentulous patients. A longitudinal study of bridges supported by both implants and natural teeth. Clin Oral Implant Res 1992;3:49–56.

[120]Renggli HH, Schweizer H. Splinting of teeth with removable bridges. Biological effects. J Clin Periodontol 1974;1:43–46.

[121]Renggli HH. Splinting of teeth – an objective assessment. Helv Odontol Acta 1971;15:129–131.

[122]Misch CE, Bidez MW. Implant protected occlusion: a biomechanical rationale. Compend Contin Educ Dent 1994;15:1330–1343.

[123]Rungsiyakull C, Rungsiyakull P, Li Q, Li W, Swain M. Effects of occlusal inc lination and loading on mandibular bone remodeling: a finite element study. Int J Oral Maxillofac Implants 2011;26:527–537.

[124]Gross MD, Arbel G, Hershkovitz I. A three-dimensional finite element analysis of the facial skeleton on simulated occlusal loading. J Oral Rehabil 2001;28:684–694.

[125]Gross MD, Nissan J, Rellu S. Stress distribution around maxillary implants in anatomic photoelastic models of varying Geometry. Part I. J Prosthet Dent 2000;85:442–449.

[126]Gross MD, Nissan J, Rellu S. Stress distribution around maxillary implants in anatomic photoelastic models of varying Geometry. Part II. J Prosthet Dent 2001;85:450–454.

[127]Arbel G, Hershkovitz I, Gross MD. Strain distribution on the skull due to occlusal loading: an anthropological perspective. Homo 2000;51:30–55.

[128]Nissan J, Ghelfan O, Gross MD, Chaushu G. Analysis of load transfer and stress distribution by splinted and unsplinted implant-supported fixed cemented restorations. J Oral Rehabil 2010;37:658–662.

[129]Richter EJ. In vivo horizontal bending moments on implants. J Oral Maxillofac Implants 1998;13:232–244.

[130]Nissan J, Ghelfan O, Gross O, Priel I, Gross M, Chaushu G. The effect of crown/implant ratio and crown height space on stress distribution in unsplinted implant supporting restorations. J Oral Maxillofac Surg 2011;69:1934–1939.

[131]Nissan J, Gross O, Ghelfan O, Priel I, Gross M, Chaushu G. The effect of splinting implant-supported restorations on stress distribution of different crown-implant ratios and crown height spaces. J Oral Maxillofac Surg 2011;69:2990–2994.

343

8

𬌗架
Dental Articulators

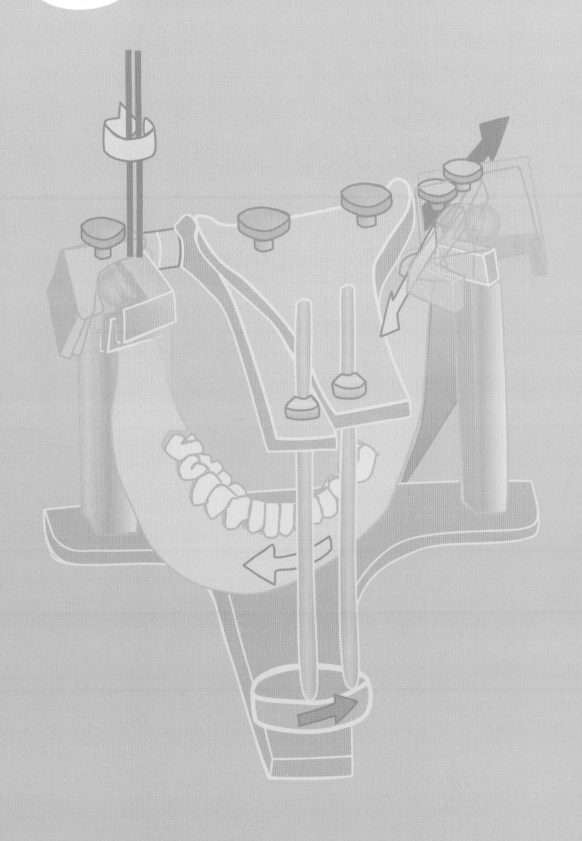

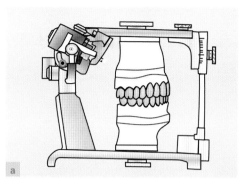 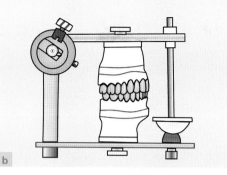 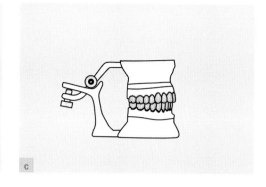

图8-1　拾架通常分为3种基本类型：（a）全可调式拾架。（b）半可调式拾架。（c）简单拾架。

拾学概念	1887年	1910年	1950年	1960年	1970年	1980年	1990年	2000年	今天
van Spee		髁突决定因素	颌学	机能学	相互保护		尖牙引导 组牙功能		选择性非正中引导
Gysi			功能发生轨迹	切牙引导			前导		
Bonwill	平衡拾			正中关系位 正中拾位	点正中 长正中	前牙拾分离			
简单拾架 不可调式拾架			全可调式拾架 动态描记 铰链轴面弓		半可调式拾架 可替换的髁导窝			检测咬合	平均值拾架

图8-2　拾架的发展与拾学相关概念的演变紧密相连。一些经典的拾学概念趋向于认为拾架的临床使用效果，并非与拾架系统的复杂程度呈正相关。

346

重点内容

- 拾架的类型
- 拾架原理
- 正中关系位时模型上拾架
- 临床实践和理论的考量
- 拾架的选择

拾架的类型

拾架是一种修复牙列缺损或缺失的工具。现有拾架常分为3种类型：简单拾架、半可调式拾架和全可调式拾架（图8-1）。每一种拾架的开发应用的发展和淘汰与临床治疗理念的变化密切相关。简单拾架上有固定的髁导装置，体积通常偏小，而且没有转移面弓。半可调式拾架配有面弓转移装置，同时大多能够通过平直的髁导装置，在矢状向形成可调的髁导斜面和Bennett角。它们可以通过前伸或侧方的咬合记录来调节。全可调式拾架通过三维立体机械描记仪（随后出现了电子动态描记系统）辅助建立髁导机械装置[1-3]。伴随着数字化系统的发展，虚拟数字化系统也在开发应用中。

定义

如今我们可以见到各式各样拾架，依据它们各自的模拟特征，或者依据下颌运动不同主导因素决定拾架功能，对拾架进行了多种方式的分类。一种实用的分类便是将拾架分为全可调式拾架、半可调式拾架和简单拾架[1-7]。

拾架及拾学理念的发展

多年以来，拾架作为义齿修复时下颌闭合运动及其他运动的模拟装置来使用，以便我们修复缺失或严重缺损的牙齿。随着拾学概念的演变，拾架从最初的简单拾架演变发展为半可调式拾架和全可调式拾架。大体而言，拾学相关概念的提出与该阶段特定拾架类型密切相关（图8-2）。

这3种基本样式的拾架，虽有改良，但是在发展历程上是连贯的。从1887年到1920年，拾学概念集中于牙齿的咬合研究。在全口修复义齿中，平衡拾是最理想的咬合模式，这就需要拾架能够模拟髁导结构来实现侧方运动。

出于复制髁导的需要，半可调式拾架应运而生，可根据前伸和侧方运动的咬合记录来设置其合适的参数。

具有动态咬合记录功能与髁突装置的全可调式拾架，从机械平台装置发展到了电子平台的装置，但是它的普及率却在逐步降低。一些具有"颌学理念"的学者认为，髁突决定因素与下颌侧移在拾架上的精准设定要与修复体的引导斜面相匹配。有关专家认为下颌边缘运动的自由度是非常重要的，并且整合这些决定因素可以防止出现功能紊乱及所谓的拾相关问题[8-18]。在拾架体系发展中，通过动态咬合记录设定的可替换曲面髁导装置目前还在使用。

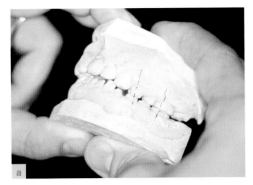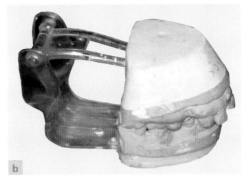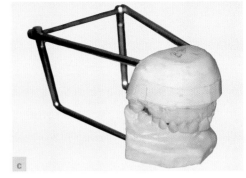

图8-3 图a中手持拟合模型及图b、c中达到垂直咬合的最大牙尖交错位,但无法模拟咬合终末的闭合弧及偏心移动。

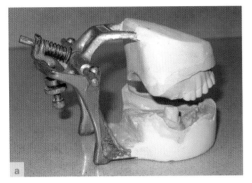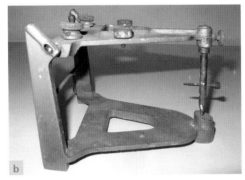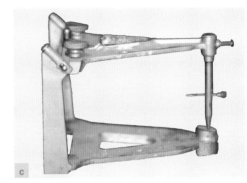

图8-4 (a~c)简单殆架的大小规格各异,有平直不可调的侧方髁突移位的模拟平面。它们都缺乏面弓转移装置。

简单咬合器及简单殆架

简单殆架及咬合器在日常实践中经常用到。尽管上下颌模型可以达到咬合的牙尖交错关系,但简单殆架无法模拟咬合的终末闭合道以及下颌侧方运动,尤其在需要精确义齿修复时,简单殆架存在明显的错陷(图8-3和图8-4)。

殆架原理

原理及应用

各种不同殆架及其原理、经典构型及理论在过去的10年中已经成型。本章将介绍关于不同殆架的那些被公认的原理、特性及理论的思考,还有对它们各自的精确性及缺陷的研究进行详细讨论。在此,读者需要自己去评判哪一种殆架或面弓更为合理。

殆架是一种模拟下颌闭合及其运动的机械装置

殆架是用来模拟下颌闭合及其运动的机械装置。鉴于其能够模拟下颌开闭及侧方移动,因此我们必须掌握其相关理论及工作原理。下颌骨可能沿着多重闭合道闭合,并最终达到牙尖交错位。自主闭合发生在正中关系位的终末闭合弧前方的闭合道上。自主闭合道通常开始于后退休息位,而且其多重轨迹难以精确复制(图8-5)。

闭合道

殆架的闭合道取决于上下颌模型与水平转动轴的距离和位置关系。简单殆架小半径闭合弧与真实的终末闭合弧度并不相符

正中关系位时下颌的开闭口运动

正中关系位时下颌是通过围绕着穿过两侧髁突的水平轴旋转来做开闭口运动。水平轴能够迅速跨越关节结节,使下颌沿着前伸轨迹及闭合弧做各种开闭口运动。下颌位于正中关系位时水平轴在最远中,此时下颌围绕该固定的铰链轴旋转,运动轨迹为通过两颗切牙近中接触点,半径约20mm长的圆弧,也就是说,下颌两中切牙的近中接触点围绕终末铰链轴以固定半径的圆弧旋转。伴随着水平轴的前移,下颌会出现休息位或更靠前的多重闭合道(图8-5和图8-6)。为了复制闭合弧,终末转动轴与上颌的位置关系必须依靠面弓转移来精确定位。此外,上下颌的位置关系还需要正中位的咬合记录来辅助定位[19-21]。

水平旋转中心和闭合弧

下颌在正中关系位的开闭是通过围绕固定轴的旋转来实现的,也就是所谓的终末铰链轴(水平转动轴)(图8-7)。如果殆架的旋转中心与人体真实的下颌旋转中心一致,同时殆架上牙颌模型与水平横轴的关系正确,那么殆架上的下颌旋转半

347

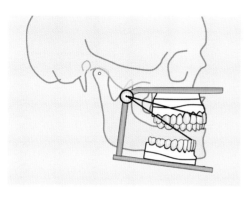

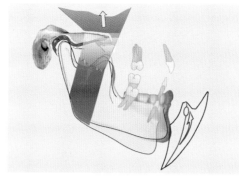

图8-5　小型的简单𬌗架的水平轴与真实下颌运动的铰链轴并不一致。

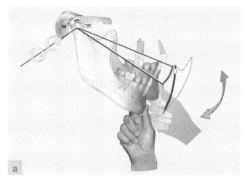

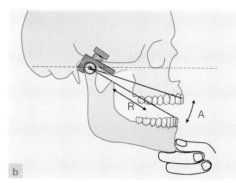

图8-6　从姿势休息位任意闭合至最大牙尖交错位可以遵循多重闭合道。

图8-7　（a和b）下颌在正中关系位的开闭运动是围绕水平轴，以固定半径（R）和特殊的终末闭合弧（A）来旋转的。随着水平轴的前移，下颌可以出现休息位或更靠前的多重闭合道。

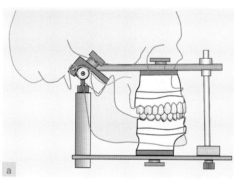

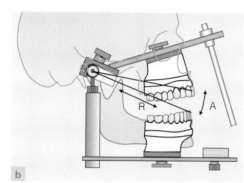

图8-8　（a和b）如果水平转动轴能够被精确模拟，那么下颌在正中关系位时的旋转半径（R）和闭合弧（A）就能够从患者的口内被精确复制下来。我们将上颌模型与转动轴的关系做到非常精确的定位，那么下颌模型又可以与上颌模型在正中关系位时非常精确复制。

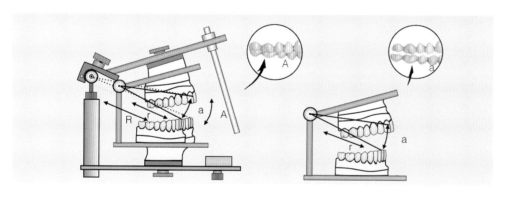

图8-9　体积偏小的𬌗架（a）旋转半径（r）也偏小，体积偏大的𬌗架（R）旋转半径（A）相应也偏大，上下颌牙齿的初始接触位置也会出现差异。

径及弧度将非常接近于人体真实情况。小型的简单𬌗架的转动轴与模型无法精确匹配，这使得𬌗架上的下颌旋转半径与弧度有别于真实情况（图8-8和图8-9）。

咬合记录的厚度

如果𬌗架上下模型的咬合记录偏厚，当咬合记录移除后，因下颌模型的旋转半径较人体真实的旋转半径偏小，会导致𬌗间关系不准确[22-26]，在牙齿水平上潜在的误差范围为0.2～0.5mm（图8-10）[26-27]。

垂直轴的旋转差异

如果𬌗架模型在牙尖交错接触时与工作侧髁突垂直转动轴相对位置关系不准确，在模拟下颌围绕垂直轴进行的侧方运动时，工作侧与非工作侧旋转的侧方弧度将与真实情况不符（图8-11）[28]。

面弓转移

面弓是用来转移上颌模型上𬌗架的装置。可以用它来转

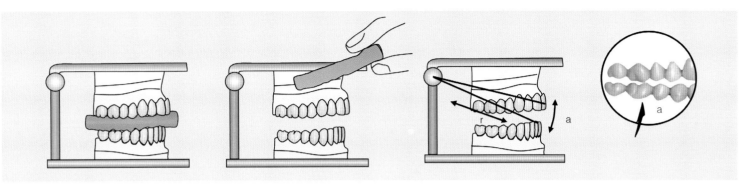

图8-10 在偏厚的咬合记录移除后，小型简单殆架的闭合弧（a）偏小。

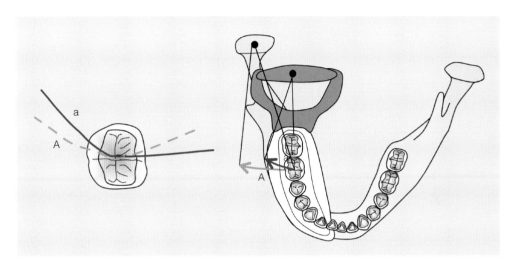

图8-11 小型殆架围绕垂直轴旋转形成的侧方弧（a），围绕工作侧髁突垂直轴旋转形成解剖学旋转弧（A）。

349

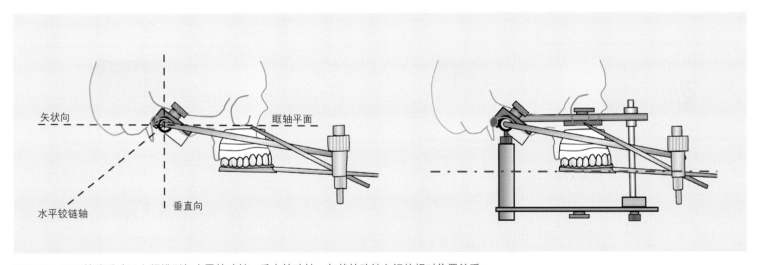

图8-12 面弓转移反映了上颌模型与水平转动轴、垂直转动轴、矢状转动轴之间的相对位置关系。

移上颌殆平面与髁突水平转动轴、垂直转动轴、冠状转动轴之间的三维关系（图8-12）。面弓的髁突水平杆定位于髁突任意轴点或真实水平铰链轴点的外侧方（图8-13和图8-14）。真实的铰链轴中心点需用动态铰链轴定位仪专门定位（图8-15）。

侧方转动的垂直轴是随意定位的，为了精确定位就需要可调的髁突间机械装置。在全可调式殆架上，髁突间距离的调节由动态描记仪的记录结果来决定，矢状轴的调整可能也是根据这种办法来完成的。

面弓的两个髁突杆位于相对于髁突偏远中的位置，并且面弓的第三个参考点位于面部骨骼第三参考点靠前方上，通常在眶下缘或是在鼻根最凹陷处（图8-12）。面弓的这种构造能让上颌通过面部骨的眶轴平面作为水平参考平面来定位。以这种方式，上颌模型在三维空间都定位于殆架的水平转动轴，其上方的部件都平行于眼眶参考平面（图8-12）[22-29]。

任意铰链轴和耳塞式定位仪

最初的面弓转移是Snow面弓，它习惯性地将任意铰链轴

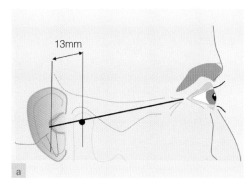 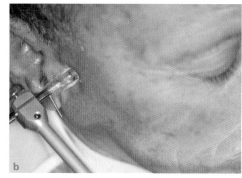 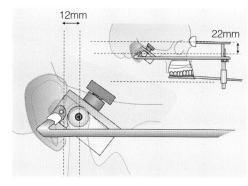

图8-13　（a和b）任意铰链轴点通常位于耳屏眼角连线上近耳屏端13mm处。

图8-14　耳塞式面弓在耳道与水平轴之间有12mm的补偿。在垂直方向上，从鼻根到眶轴平面之间有22mm的补偿。

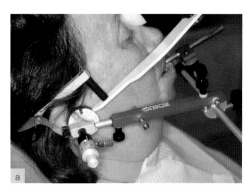 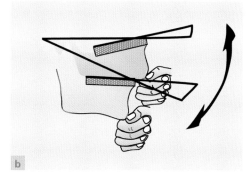 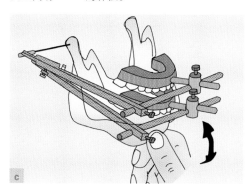

图8-15　真实铰链轴定位。运动学面弓，下颌在正中关系位围绕终末铰链轴旋转，当下颌旋转运动的时候，动态铰链轴定位仪上的水平指针不断调整直至其不再滑动，以颏点引导或下颌旋转进行铰链轴的定位，两种方法误差在0.1～0.3mm之间[36,44]。

点定位于耳屏眼角连线近耳屏端13mm处（图8-13）。许多面弓使用耳塞定位，可以调整合适并进入两侧外耳道。从耳塞尖端到髁突盒上铰链轴预测点有向前大约12mm的补偿（图8-13和图8-14）[29]。以耳塞或皮肤标志点建立面弓系统，两者之间未见明显差异，𬌗架模型的定位误差范围在1mm[30]。

真实铰链轴与任意铰链轴之间的潜在误差

反映在牙齿水平上，任意铰链轴与真实铰链轴之间的定位误差非常小。我们对终末铰链轴前后内外方位上5mm和8mm的定位改变都做了相应的评估。当切牙牙间咬合记录的厚度在3～6mm之间时，在上下第二磨牙牙尖之间垂直向高度的差异会在0.15～0.4mm之间。

在近远中方向上就会出现从远中0.51mm至近中0.52mm大小范围的差异[26]。

真实铰链轴的记录

真实铰链轴的定位可能需要使用铰链轴面弓或者运动面弓来完成（图8-15）。它附着在下颌牙齿上，并且需要下颌骨在正中关系位旋转。髁突外侧的水平指针随着下颌的旋转而上下前后移动，直到指针定位的点固定不变。这个点就会作为真正的髁突旋转中心标记在皮肤上，也就指明了水平髁突横轴的两端[31-35]。一项研究表明：以颏点为引导，下颌旋转以及自然闭合这3种方式定位的真正的髁突旋转中心，三者之间的误差

在0.1～0.3mm之间[36]。这些误差甚小，不会影响临床使用。

面弓的对称关系

从上面和正面观察，面弓相对于头部是对称的，这样可以避免上颌模型在水平面、冠状面上的偏斜（图8-16）。从冠状面观察，面弓的两侧臂与前部杆应该平齐，以防止前部咬合平面偏斜（图8-17）[37-40]。

上颌模型与水平参考平面的关系

为了保证上颌平面在水平向的正确定位，除了依靠任意铰链轴点，还需额外使用面部水平参考平面辅助定位。最常提倡使用的参考线是瞳孔连线（图8-17）[41]。根据瞳孔连线，双耳与面部位置关系，头部直立时的水平线就可看到面弓的不对称性。面弓水平杆应是平行于已选定的面部水平参考线，否则这会改变其与髁突或者面弓耳塞的正确位置关系[41]。

使用瞳孔连线还是任意铰链轴来定位？

对于面弓的应用还存在几种不同的理念。

髁间轴与面部水平参考平面的不平行会造成𬌗架模型的倾斜[38-39]，有人认为上颌与水平面的美学定位比其与任意髁间转动轴的定位更重要。他们更倾向于主观依靠美学𬌗平面定位水平参考面或者使用水平仪、可调鼻托安放上颌模型[38-39]，更有一些人直接凭借主观感觉将上颌模型安放于𬌗架上，只需将𬌗

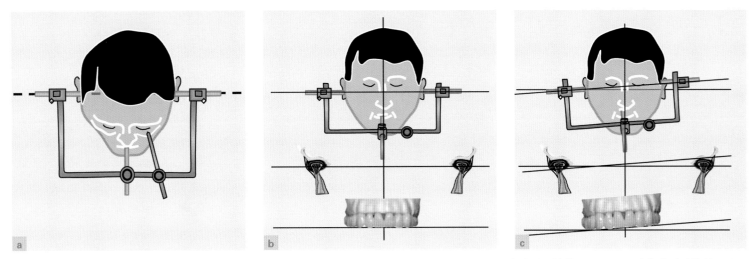

图8-16 面弓必须对称地安放于头部以防止上颌模型与头部关系转移出现偏差。（a）上面观。（b）定位对称性前面观。（c）定位非对称性前面观，可以看到前切牙平面的偏斜。

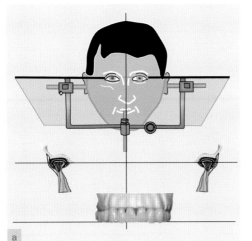 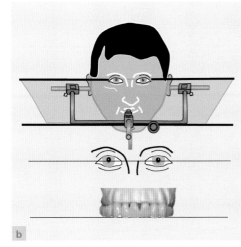

图8-17 面弓冠状向定位于面部骨骼结构。
（a）从两侧对称的任意铰链轴点进行水平向定位。（b）使面弓平行于瞳孔连线进行水平向定位，以保证验平面正确地水平定位于瞳孔连线构成的参考平面。

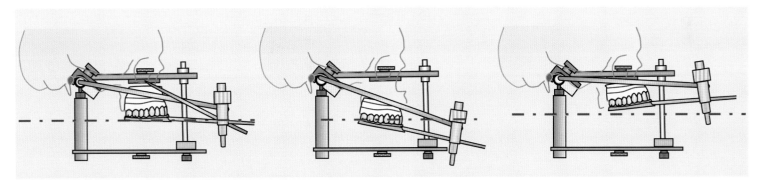

图8-18 第三个参考点将上颌平面定位于眶轴参考平面。如果该参考点没有用到，上颌模型就会相对于真实水平位置偏低或偏高。

平面与验架的上方部件平齐即可[42-43]。

第三参考点及平面

当使用装有髁突铰链轴的面弓来定位模型上颌平面与面部骨骼的矢状关系时，第三参考点是非常必要的。不使用该参考点来安放上颌模型会导致其验平面比正确方位向下或向上旋转（图8-18）。常用的参考点是眶下缘最低点和鼻根点。验架的上方部件通常设置平行于眶轴平面，作为水平基台参考

平面使用。在上验架的过程中，鼻托可以垂直向调整，以确保验架上方部件接近平行于眶轴平面。通常使用20mm的解剖测量平均值来进行调整，获得上颌与面弓的正确位置关系（图8-14）。尽管不同的验架制作上存在些许误差，但大多数验架有内置的调整结构以确保上方部件平行于眶轴平面[37]。

面弓是必须使用的吗？

"由于没有有力证据证实面弓能够带来更好的临床治疗效

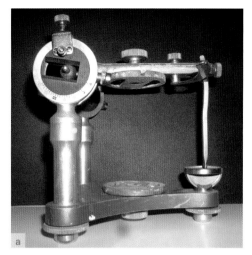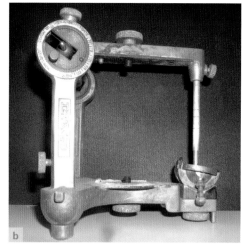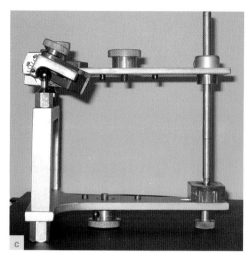

图8-19 最初的非髁式𬌗架。（a）Dentatus𬌗架。（b）Hanau H2𬌗架。（c）20世纪60年代面世的髁式唯美𬌗架。

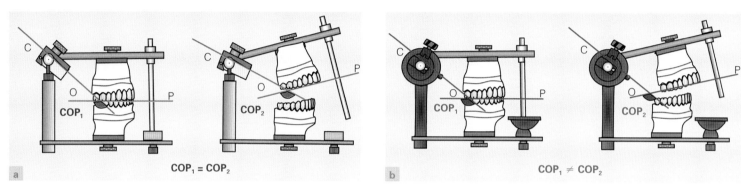

图8-20 髁式与非髁式𬌗架。（a）髁式𬌗架的髁球连接于其下方部件，开闭时，上颌平面与髁导斜面间的夹角保持恒定。（b）随着𬌗架上部的打开，非髁式𬌗架的上颌平面与髁导斜面间的夹角逐渐变小。

果，因此在Scandinavia，过去的二三十年中几乎没有人用到它[42]。"Scandinavian中心认为该观点主要针对的是具有完整牙列的病例并随后扩展到了种植体支持的咬合重建和全口无牙𬌗咬合重建的病例，并且取得了长期的高成功率。据报道该中心在修复牙列时使用的是平均值半可调式𬌗架，而且没有使用面弓，"模型上𬌗架时要做到上颌平面平齐于𬌗架上方部件[43]"。

其他学派的观点是提倡使用第三参考点辅助下的任意或真实铰链轴定位。他们认为若水平轴出现偏斜，那么𬌗架垂直距离的变化将导致闭合弧或者牙尖接触偏差。

半可调式𬌗架：髁式和非髁式之间的差异及临床意义

第一代半可调式𬌗架配有连接于下颌的圆形髁突轨道装置，而髁球与上颌部件连接（图8-19）。

随后出现的几代𬌗架，其髁球结构与下颌部件连接，同时髁球窝或是髁突轨道连接于上颌部件。术语上叫作"arcon"源于𬌗架的"髁"。髁球连接于上颌部件，而髁突引导结构连接于下颌部件的𬌗架类型称"非髁式"𬌗架。这两型𬌗架的区别在于髁突模拟系统。对于髁式𬌗架系统，当𬌗架的垂直距离升高或降低时，上颌平面与髁导斜面间的夹角保持恒定（图

8-20）。对于非髁式𬌗架系统，随着上颌的打开，上颌平面与髁突轨道斜面的夹角将减小，反之将增大。根据临床理论，当较厚的正中关系位咬合记录移除之后，𬌗架进一步闭合，髁导斜面与上颌平面的夹角将增大。类似的，咬合垂直距离的变化将改变髁突斜面与上颌平面的夹角，同时非正中𬌗运动时也会出现垂直向的分量。这些差异具有临床意义还是无关紧要现在具有争议。在非正中咬合分离和平衡𬌗状态下，这些差异性的改变可能是非常小的，不具有临床意义。

正中关系位模型上𬌗架

𬌗间关系记录

正中关系位的咬合记录通过将下颌引导至终末铰链关系位时来记录。下颌模型通过正中关系位的牙间咬合记录与上颌模型正确匹配。当咬合记录移除，𬌗架的上方部分沿着水平闭合弧闭合（图8-21）。正中关系位的咬合记录需要通过颏点引导或者双手引导调整下颌位置来完成（图8-22）。

我们从牙齿咬合差异和髁突位置差异两方面测量分析了这些记录方法的差别。轻推颏点引导法、双手引导法、任意闭合法对髁突部位记录，彼此差异不超过0.3mm[36,44]。双侧引

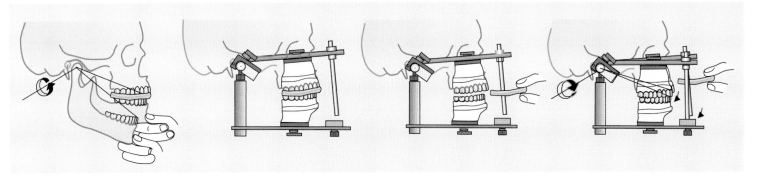

图8-21 使用正中关系位的咬合记录将上下颌模型上殆架。咬合记录移除之后，由于其厚度原因，导致殆架进一步闭合。

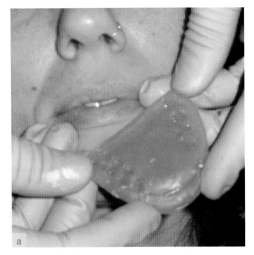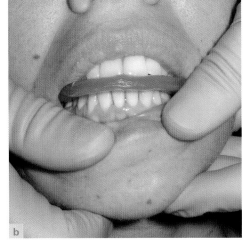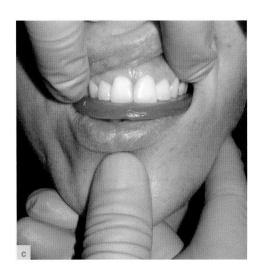

图8-22 （a）正中咬合记录。（b）双手引导。（c）颏点引导。

353

导的正中关系位记录被证实在牙齿上是可重复的[45]。使用牙间咬合记录咬合工作模时存在0.5mm的垂直向误差[46]。吞咽法和任意咬合法记录的咬合关系存在0.4mm的平均值误差。颏点引导的咬合记录则也会产生0.14mm的平均值误差，配合使用前牙去程序化装置误差将减为0.07mm，双侧引导的咬合记录产生的误差更小，达到0.05mm[47]（见第4章）。

哥特式弓咬合记录

正中关系位还可以使用哥特式弓描迹装置完成记录。其工作原理为通过下颌口内引导指针与上颌的描记板的接触实现口内反向引导。下颌从正中关系位开始进行左右边缘运动。描迹为一条弧形，顶部代表正中关系位（图8-23）[48-51]，其最初更多地应用于全口义齿的重建。哥特式弓口内正中关系位记录咬合比使用双手引导咬合记录法更具重复性[51]。

咬合记录材料对殆架上正中关系位定位的影响

一项研究对比了正中关系定位及记录的不同方法，中心承支点，哥特式弓，带有氧化锌的锡箔纸，丁香酚混合物，光固化丙烯酸树脂片，前牙去程序化小装置，粗制咬合记录蜡（粉红色蜡），精制咬合记录蜡（粉红色蜡里含有氧化锌丁香酚及铝蜡混合物）。粗制蜡片咬合记录的精度在0.33～0.44mm

之间，而光固化丙烯酸树脂片精度最高。中心承支点、前牙去程序化小装置、锡箔纸咬合记录的精度均界于粗制蜡片与光固化丙烯酸树脂片之间。结果表明，考虑到临床操作可重复性带来的影响，咬合记录材料对精度的影响更小[52]。对于单颗磨牙的咬合定位记录，硅橡胶与自凝丙烯酸树脂之间的差异<0.05mm[53]。在保持模型垂直高度的稳定性方面，硅橡胶的性能优于蜡片，氧化锌丁香酚混合物及丙烯酸树脂片较硅橡胶次之。在使用初始模型或翻制模型上殆架30分钟后，不当的树脂咬合记录会造成垂直向的模型偏差超过350μm，水平向偏差在463μm以上。聚醚橡胶咬合记录造成的殆架髁突结构左右向的偏差在47～187μm，垂直向的偏差在0～200μm[54]。

最大牙尖交错时上殆架

稳定完整的自然牙列通过手持上殆架的精度确实高于使用咬合记录上殆架。在殆架上模拟闭合时，蜡片、硅橡胶、聚醚橡胶3种咬合记录材料的误差范围在24～74μm之间[46]。

金属盘承托模型时，硅橡胶、聚醚橡胶和蜡咬合记录的垂直向误差分别是101μm、107μm和168μm。当上下颌模型为树脂材质时，以上任何一种殆间关系记录材料均会产生0.5mm的偏差。笔者认为上完殆架，咬合记录材料移除前后，殆架上下模型会重新定位，前后过程在垂直向发生的微小改变无临床

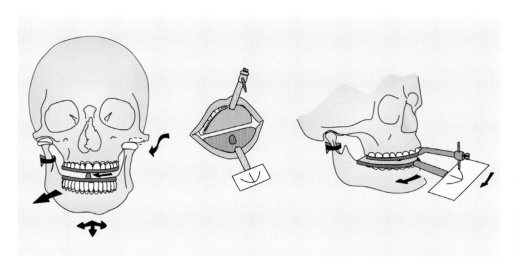

图8-23　哥特式弓描迹。连接于上颌的中央引导针通过在固定于下颌的平面导板上滑动实现引导描迹。当下颌从正中关系向左右两侧做边缘运动时，上颌的指针会在其下方运动的平板上描迹出哥特式弓。哥特式弓的顶部代表正中关系位。

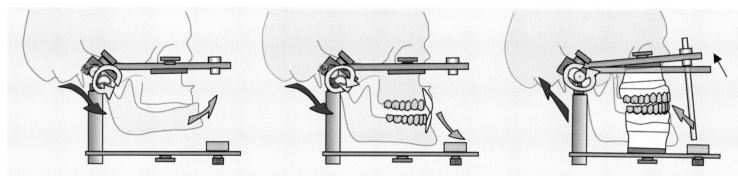

图8-24　在下颌前伸运动中，髁导引导其后部并且切导引导其前部。

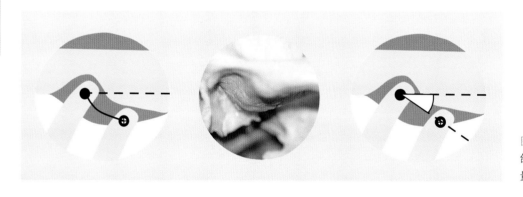

图8-25　前伸髁道。髁道通常是弯曲的，在下颌单纯前伸到一个特定位置，以该过程的髁导角度。

意义。然而，将所有记录材料的误差测试结果转换至牙颌模型上后，所有材料引起的误差差不多是0.5mm，该误差具有临床意义[46]。

髁导

下颌非正中运动时，两侧髁突与关节结节远中部位接触，此为髁导，同时上下颌前牙区也处于动态接触状态。髁突围绕其水平轴的旋转并越过关节结节，此过程由非正中殆引导（图8-24）。由于关节结节解剖形态的原因，髁突在关节结节下方的移动轨迹通常是轻度弯曲的。

非工作侧髁突的前伸髁导角度

下颌前伸运动时，在一个特定的前伸位的平均水平夹角，我们称为髁导角度（C）（图8-25）[55]。非工作侧髁道斜度偏

陡一些，这使得该侧的前伸髁道和非工作侧髁道在矢状向上变化非常小（图8-26和图8-27）。前伸髁道与非工作侧的角度之差叫作Fischer角，其测量平均值为6°[56]。前伸髁道倾斜度可以通过前伸时的咬合记录来记录下来，同时其非工作侧的髁道斜度也可以通过非正中咬合记录来记录下来。工作侧髁道短小而且远中弯曲，且可以使用描迹仪或者其他动态记录系统完成记录（图8-26）。

Bennett角（内侧移角）

侧方运动时，非工作侧髁道与矢状向直线在水平面内成一夹角，该角称为Bennett角，Bennett倾斜或者内侧移角，在髁球窝殆架上通过可调节的非工作侧髁突引导壁实现该角度的模拟（图8-28~图8-31）。

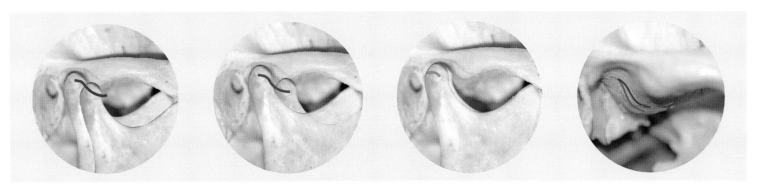

图8-26　下颌运动的髁道。蓝色：直的前伸髁道，红色：非工作侧前伸髁道，绿色：工作侧前伸髁道。

图8-27　（a）髁突前伸运动及前伸髁导角度（蓝色）。（b）非工作侧髁突被拉向前内侧并抵在关节结节的下方。在矢状向水平线所夹的前下角为非工作侧髁导角度（红色箭头），一般比前伸髁导角度大6°（蓝色箭头），该差角称为Fischer角[1]。

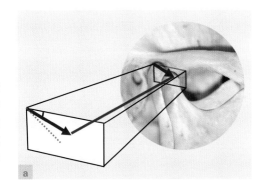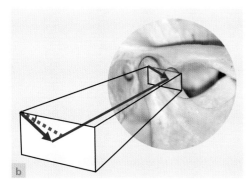

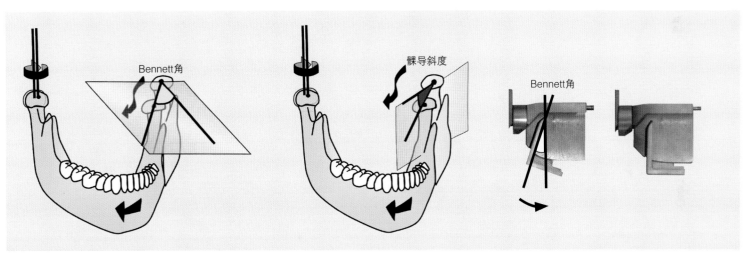

图8-28　侧方移动。Bennett角为下颌侧方移动时在水平面（黄色）上非工作侧髁突轨迹与矢状向直线间的夹角。非工作侧髁导斜度（蓝色）为在垂直平面上该侧髁突运动轨迹与水平线间的夹角。

依据前伸咬合记录来设定髁导

矢状向的髁导装置可以为平直形或者弯曲形。通过下颌前伸时的咬合记录，我们可以将该平直且可调的引导设定下来（图8-32和图8-33）。

使用3~4层厚度的红蜡片记录前伸咬合。医生要求患者对着镜子，将下颌前伸至上下颌切牙切缘相对并反复练习开闭口。咬蜡片时上下颌切牙切缘最好不要滑动接触至切对切，待前伸咬合记录的红蜡片冷却后转移至已固定于下方殆架的牙颌模型上（图8-34）。

上颌模型根据咬合记录来安放于正确位置，殆架双侧髁球窝将与其相对的髁球分开。双侧髁球窝向下旋转直到其引导面与髁球接触，然后将盒内的螺丝拧紧。从正中关系位到前牙

切对切的直线型髁导斜面将被转移模拟于髁球窝斜面上。前牙切对切的关系需要记录下来，因为这代表下颌前伸运动的功能范围。非工作侧髁突矢状向髁导斜面则通过侧方咬合记录来设定。理论上使用侧方咬合记录获得非工作侧髁突矢状向髁导斜度比使用前伸咬合记录获得的髁导斜度偏低。但是，由于两者之间的差异甚小（6°的Fischer角），所以其并没有临床意义。

髁导设定的不确定性

研究表明，在殆架上记录并模拟髁导不一定是可靠的[57-60]。通过大量重复的咬合记录研究，发现不同术者，咬合记录材料之间及不同殆架间髁导的复制均存在差异[57-74]。更有研究显示，这些装置模拟设定的髁导存在±10°~30°的较大范围误差。

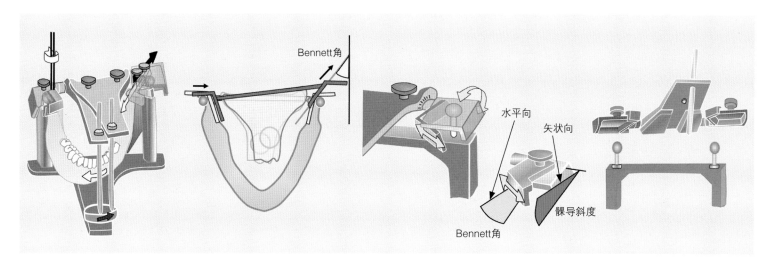

图8-29　侧方引导平面的内侧面与正中矢状面的夹角为Bennett角，髁球窝围绕髁突的水平轴旋转模拟了矢状向上髁导斜度及关节结节表面斜度。侧方引导平面围绕对侧髁突垂直轴旋转形成了Bennett角。

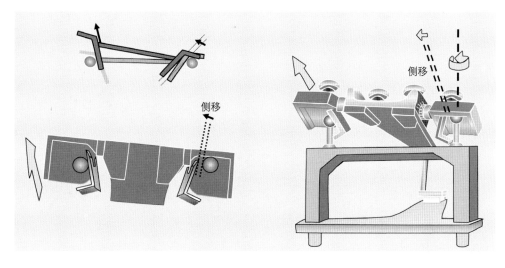

图8-30　𬌗架上非工作侧髁球经侧方引导平面的内侧面引导来模拟侧方运动。此过程需要工作侧髁球向内侧移动少许，然后绕垂直轴旋转，𬌗架工作侧髁球微小的内侧移动则模拟了下颌侧移。

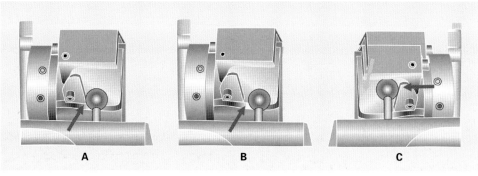

图8-31　**A**：终末闭合状态，髁球与髁球窝的后上内壁接触。**B**：工作侧的接触情况。**C**：非工作侧，侧方运动时工作侧髁球窝经非工作侧髁球窝内侧壁引导向内侧移动少许。

髁导平均值的测定

作为一种可供选择的方式，研究人员设定了一平均值作为正常成人关节结节表面斜度，并设置于𬌗架上，通常该斜度在30°～40°之间[7,74-75]。研究发现，通过咬合记录测量，大多数人的髁导斜度平均范围在21°～64°之间[76-79]。一些学者建议设置的髁导比平均值更加平坦以确保在侧方运动时新修复体的后牙𬌗分离[7,80]。然而，如果患者个体的关节结节表面斜度过陡或过平，以平均斜度为参考确定的髁导将完全不同于该患者自身髁导，最终导致我们无法达到治疗目标，例如后牙区咬合分离及平衡𬌗。应该考虑到一些诸如动态咬合记录或绘图的辅助手段，以帮助我们达到治疗目标。

髁导斜面的曲面断层片

曲面断层片可以显示出相应的关节结节斜面[81]。在全口曲面断层片显示的颞骨区域可以看到两条走势一致的亮白线。一条描绘的是关节结节与关节窝的轮廓，另一条则描绘的是颧弓下缘。这两条线往往相互交错容易混淆。关节结节的轮廓线一般更亮白且靠上，而更暗且靠下的线则代表颧弓下缘（图8-35）[81]。

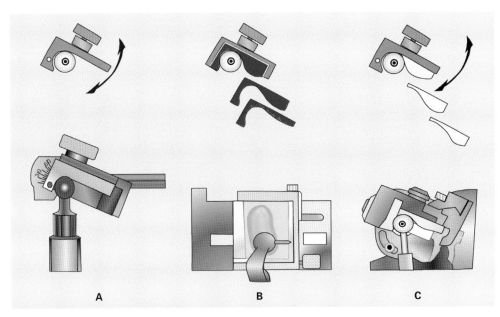
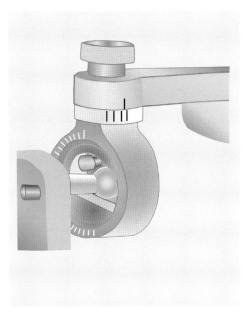

图8-32 髁导装置。**A**：平直的髁导面旋转至以前伸及侧方咬合记录而取得的髁导角度的平均值。**B**：模拟髁突运动的结构可以预制或者定制成型。**C**：通过动态铰链轴描记的办法设定成弯曲内置部件及转动盒装置。

图8-33 髁式半可调式殆架上髁突轨道装置。髁球与殆架下颌体相连，髁导装置则连接于殆架上颌体。

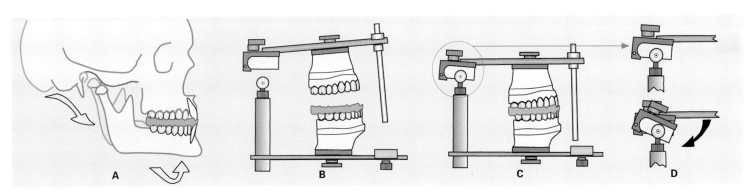

图8-34 前伸咬合记录取得髁导。**A**：在最大牙尖交错位前方4~5mm记录前伸咬合。**B**：前伸咬合记录蜡放于下颌模型上。**C**：上颌模型安放于咬合记录蜡上，髁球窝位于髁球上方并不与其接触。**D**：髁导装置转动至其表面与髁球接触。

图8-35 曲面断层片显示关节窝与关节结节的轮廓线不同于颞弓轮廓线。（a）X线片显示较粗的髁突-关节结节线出现在细线的上方。（b）较细的线指的是颞骨轮廓线，较粗的线指关节窝及关节结节轮廓线。（c）关节结节的轮廓线看上去更粗且更靠上，而颞骨的轮廓线看上去更细且更靠下[81]。

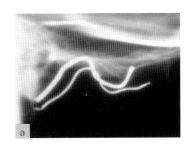
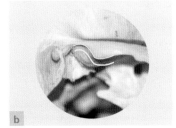
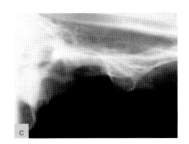

髁导斜面与骨解剖结构的关系

有研究表明，Ⅰ、Ⅱ、Ⅲ类骨性关系情况下其髁导斜面之间存在轻微差异，骨性Ⅱ类对应的斜面更陡，骨Ⅲ类对应的斜面最平缓，骨Ⅰ类界于两者之间。通过对57名白种患者的研究[82]，发现骨Ⅰ类的髁导斜度为58°，骨Ⅱ类为61°，骨Ⅲ类为47°[82-84]。

髁导和前部切导盘

殆架前部的切导盘或模型上殆架后的牙齿建立的非正中殆引导下颌的运动（图8-36）。两侧髁突沿着关节结节斜面滑动，同时伴随着各自的水平轴及垂直轴旋转，以此来配合前牙的非正中殆引导（图8-36）。

非正中状态下的殆接触可以发生在殆架模型上或者切导针

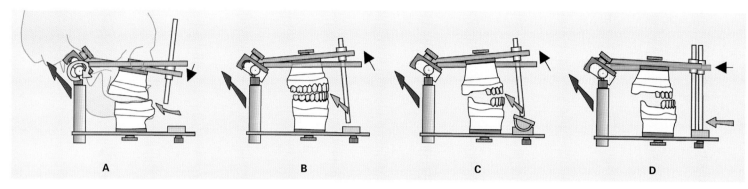

图8-36　髁导与前导的相互关系。𬌗架上颌体向远中移动来模拟下颌的前伸运动，其后部由髁突引导，前部由前牙引导。A：无切牙引导。B：模型上的牙齿形成的切牙引导。C：倾斜的切导盘形成一定角度的切牙引导。D：平直的切导盘上平直的切牙引导。

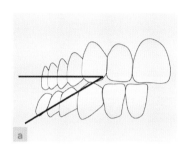
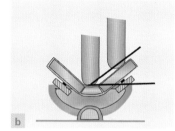
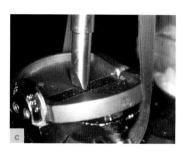
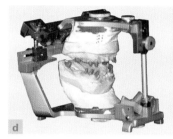
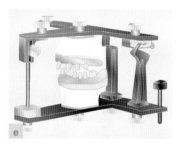
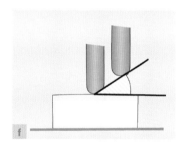
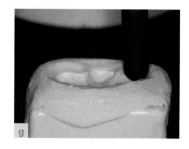

图8-37　（a）模型上𬌗架后由牙引导建立侧方引导，这可以通过调节前部引导盘两侧的斜面台倾斜度模拟（b~d），或以丙烯酸树脂定制一个引导盘（e~g）实现模拟。

与切导盘之间（图8-36）。通过切导盘前后向旋转、两侧面的升降模拟𬌗架前部的前伸及侧方引导。实践证明该斜面符合临床要求。如果在暂时修复或复制先前已有的引导时需要建立非正中𬌗引导，调整这些装置的设定就可以直接完成。在复制先前已有或者暂时修复的引导时，需要控制𬌗架上模型的前伸和侧方运动，而且前部的引导平面可配合随之升降或旋转。一些临床医生更喜欢专门制作一个前部引导盘，以此来复制暂时修复的已有的引导（图8-37）[7]。

个性化前牙引导

定制的引导盘由丙烯酸树脂加工而成。树脂在面团期时铺在𬌗架盘上。切牙处的指针在最大牙尖交错位时要与盘基部接触。𬌗架上的模型由其牙齿引导进行前伸、侧方及侧前方运动，同时切导针作为前牙运动的模拟装置，与切导盘上方的丙烯酸树脂接触。切导针在丙烯酸树脂上不断划出痕迹，反复校准，重复数次直到把口颌系统的各种引导精准复制到𬌗架模型上。

下颌矢状向前伸的动态描迹

如果要使髁导斜度更加精确，在矢状向描迹盘上的动态记

录可以提供一个更加形象具体的髁突运动轨迹图。这些描迹的结果通过相关引导装置转化为角度的测量，或者转化为平均髁突运动模拟，这正如Panadanent和其他𬌗架系统所使用的那样（图8-38）。

机械与电子轴描迹系统

下颌窝设有矢状向的描迹指针与记录侧方移位的千分刻度盘，这些能够让下颌非正中𬌗运动在矢状向的描记数据更加精确[84]。侧方移位则单独记录于前牙引导盘上。与电子化Denar Cadiax Compact（CDX）记录系统相比，直接咬合法得出的矢状向下颌前伸记录结果相对浅5°，而且电子化的记录系统具有高度测量可重复性[85]。

全可调式𬌗架与描记仪描迹

使用机械描记仪就可以在其垂直及水平描记板上完成下颌运动轨迹的记录。水平向及垂直向的描记针引导左右侧边缘运动和直线前伸运动，中央引导针及引导板同时引导下颌。凭借正中关系位的咬合记录与转移面弓记录的真实铰链轴点，将模型上𬌗架后，我们将这些下颌描板及下颌侧杆结构关系转移到

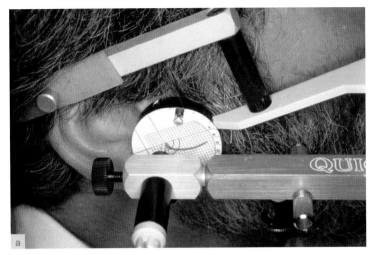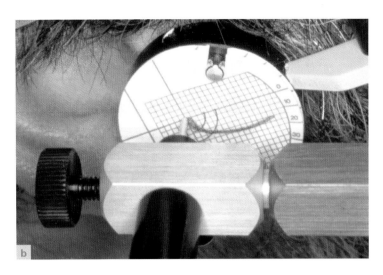

图8-38 动态前伸咬合记录的下颌前伸运动轨迹（V Serfaty医生供图）。

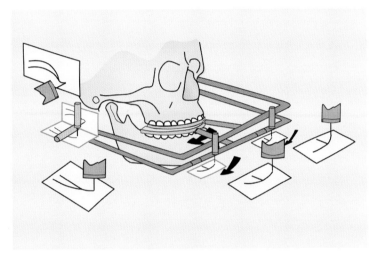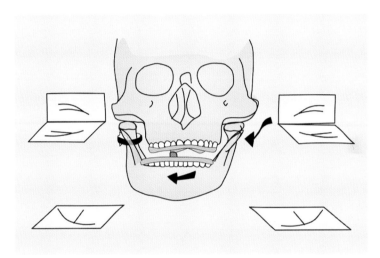

图8-39 描记仪描迹。描记板随着下颌从正中关系位开始做前伸、左右边缘运动而运动，运动时与描记针相抵。

图8-40 位于下颌且支撑于中央的描记针与上颌描记板相抵，以此记录下颌运动轨迹。

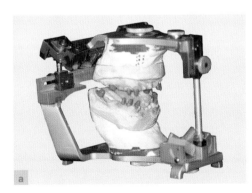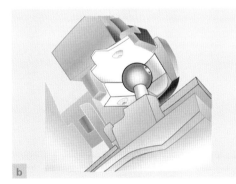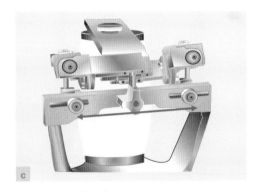

图8-41 （a）使用描记仪描迹的Denar全可调式殆架。（b）具有内、上、后斜面与衬件的可调式髁球窝。（c）可调的髁间距。

殆架模型上。

所有的髁突设置参数（包括牙弓间距）需要不断调整，直到殆架运动并描绘出与描记盘上已有的下颌运动轨迹一致。使用电子描记仪来工作的电子等效设备可以将所有可调结构设置

信息打印出来，并且可以绘制打印出非工作侧髁突在水平面的内运动轨迹。颞下颌关节殆架采用预制的髁突运动模拟装置，该模拟装置在口内描板上设有中心支撑指针，以此实现三维立体描记（图8-39～图8-42）。

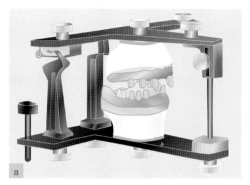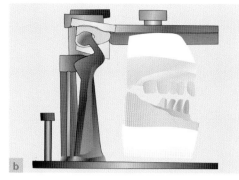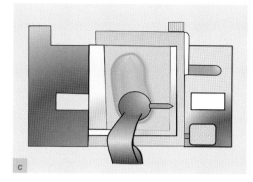

图8-42　颞下颌关节骀架采用定制成型的髁突运动模拟装置，该模拟装置在口内描板上配有中心支撑指针，且在做口内三维立体描记。

临床实践和理论的考量

骀架的前导及后部构形的髁突决定因素

过去人们往往认为，在修复前后牙骀面形态时必须要将髁突决定因素考虑在内，很显然，此时只有可调式骀架才能满足这样的临床要求。

临床上固定修复牙列时，前牙引导应该使下颌在做前伸及侧方运动时要达到后牙脱离咬合接触。医生所建立的非正中骀引导首先得使后牙牙尖高耸而且不接触，为了实现这个要求，就必须用合适的骀架将水平向及垂直向的咬合决定因素精准复制下来（图8-43~图8-45）。

垂直向及水平向咬合决定因素

下颌的侧方移动由工作侧牙齿所引导。在新的修复体上，牙齿侧方引导斜面及牙齿外形应该自然呈现或者经验性地修复重建。非工作侧髁导引导下颌非工作侧牙齿脱离咬合接触。工作侧后牙咬合在垂直向是否实现分离取决于牙齿引导工作斜面的倾斜度、牙尖高度及无接触后牙牙尖倾斜度这3个因素。如此，侧方移动才不受干扰（图8-43和图8-44）。

水平向侧方决定因素

水平向侧方决定因素决定着当牙齿围绕工作侧垂直向转动中心旋转时下颌的运动轨迹。就如同Bennett角一样，牙齿距离转动中心的距离，包括髁突间距，都是重要的决定因素。侧向移动是一个临床相关性较弱的决定因素。这些因素通常决定着对侧牙面上沟脊的走向（图8-44）。这些决定因素在避免无作用的牙尖出现多余的咬合接触中起重要作用，如果这些无作用牙尖越过对颌牙尖时发生接触，这将会导致咬合干扰[86]。然而，由于工作侧引导可以通过增大非正中引导斜度来使工作侧与非工作侧的后牙脱离咬合接触，这让那些水平向侧方决定因素变得不重要了。此外，增大后牙牙尖之间的夹角，降低牙尖高度也都可以使其牙尖变得相对平坦一些，如此则有利于避免对侧后牙侧方运动产生咬合干扰。若实际操作中，后牙本身

牙尖高耸，且要求尽可能小的后牙骀分离[87]，这时就很容易引起对侧后牙咬合干扰。

然而，通过较大的侧方引导斜度使后牙骀分离超过1mm，以及让后牙牙尖变平、牙尖之间的夹角变宽等操作，这些都不是禁忌。建立咀嚼功能并不十分需要做成尖锐、高耸的后牙牙尖，因为这样更容易出现瓷修复体折裂。

矢状向垂直决定因素

垂直向决定因素中最重要的一点是出现在前牙的前伸引导。为了让前牙咬合分离，髁导须使后牙脱离咬合接触。出于平衡骀的考虑，一些要素如骀平面、补偿曲线、牙尖高度、牙尖之间的夹角是非常重要的（图8-45）。然而，通过直接咬合记录设定的自然状态下的髁导装置并不是很可靠，正因如此，依靠平均值建立的髁导装置反倒能够符合大致的关节结节面的倾斜角度，让倾斜角度不至于过平或过陡，在可接受的范围内供操作者选择以保证后牙骀分离（通常使用30°~40°的范围）。

侧方引导中Bennett侧移

Bennett侧移是否需要在初始阶段有一定的侧向自由度，并且该自由度须综合考虑上颌前牙舌侧引导面的形态，该争论一直持续了好多年[86-90]，并一度认为只有使用全可调式骀架才能够得以实现[87-88]（图8-46）。

已有报道Bennett侧移相关测量数值在不同实验之间具有显著性差异：侧方移动的平均值为0.75mm，约有85%的患者其侧方移动值不超过1.5mm[89,91-97]。有些人认为Bennett侧移量的大小差异是由于操作者力度不同造成的[92-93,96]，也就是说记录的侧移量代表着下颌在进行侧方边缘运动时，操作者施加在下颌侧向的力度大小。这适合于颞下颌关节正常的情况。如果关节结构松弛，侧移幅度将显著增加（图8-47）。这个理论尚未被证实，而且与临床关系不大。

侧方引导斜度的记录会影响髁突的记录

下颌运动的轨迹通过前牙引导平面来记录。研究表明，改变侧方引导平面的倾斜度将会改变侧方移动的特征、记录值以

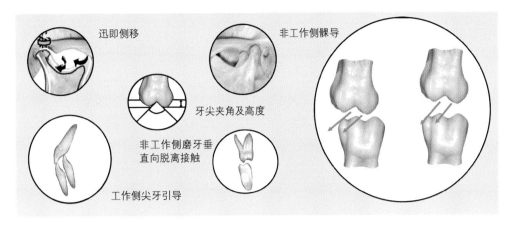

图8-43 侧方垂直向决定因素。工作侧磨牙垂直向脱离咬合接触的程度除了由工作侧尖牙引导的斜度与轮廓外形决定外，还由非工作侧髁导决定。工作侧颊尖的角度及牙尖高度影响着对侧牙尖的运动轨迹，但迅即侧移则对以上这些没有影响。

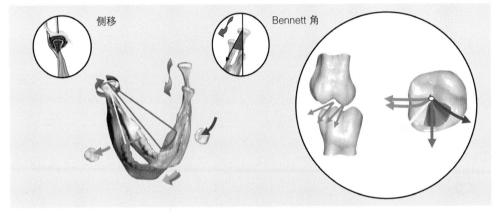

图8-44 侧方水平向决定因素。工作侧及非工作侧下颌牙牙尖的侧方运动轨迹由其围绕工作侧髁突旋转的半径、髁突间距、非工作侧牙引导以及髁突运动路径（Bennett角）决定。侧移的影响微小。

361

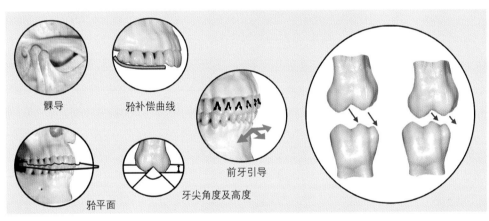

图8-45 垂直向前伸决定因素。后牙垂直向咬合脱离接触的程度由前牙引导、髁导、殆平面、殆补偿曲线、单颗牙尖的高度及牙尖斜面斜度决定。

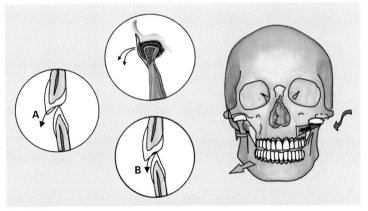

图8-46 在工作侧牙引导修复时应该考虑进去侧方运动伴随的迅即侧移（该理论目前还未被证实并且与临床关系不大）。天然尖牙的形态由遗传决定，具有个性化的舌侧解剖形态（如A、B所示），这些与侧移的关系不大。

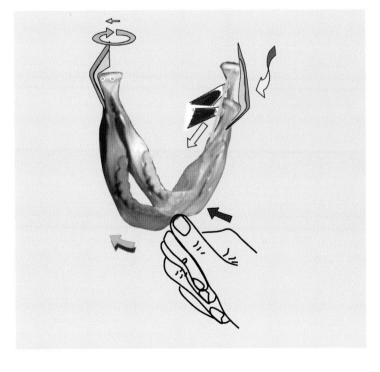

图8-47 操作者施加的侧向力的差异导致侧方移位的记录值大小不同。

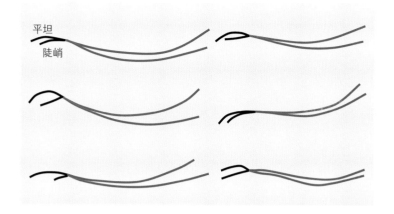

图8-48　6名受试者的侧方引导平面斜度或平或陡，造成矢状向运动轨迹也各异。所有受试者的工作侧髁突运动轨迹处于平坦和陡峭的引导平面范围之间，且各有不同（黑线）。非工作侧的运动轨迹则不受影响（红线）。前伸引导的轨迹也没有发生改变（蓝线）（根据原始资料重新绘制[100]）。

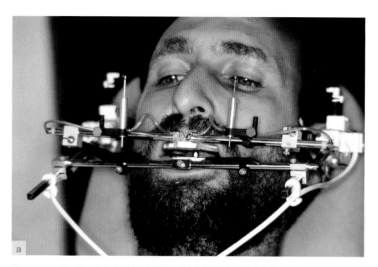

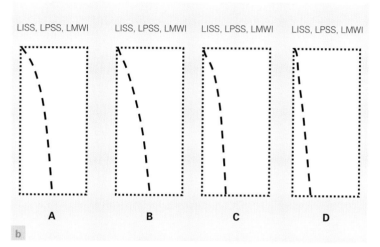

图8-49　（a和b）不同的引导平面斜度使得渐进侧移轨迹各异，以此模拟迅即侧移、早期侧移及延迟侧移的轨迹。侧方控制引导平面的斜度分别是0°、30°、45°和60°。以非工作侧水平盘描记。**A**：平的引导面，斜度为0°时的侧移轨迹。**B**：30°引导面斜度时的侧移轨迹。**C**：45°引导面斜度时的侧移轨迹。**D**：60°引导面斜度时的侧移轨迹。

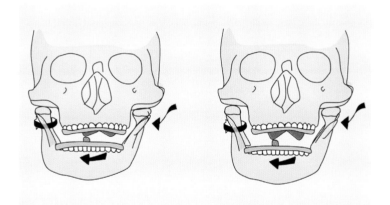

图8-50　平坦的引导面使侧移更加迅速。陡峭的引导面减缓了侧移。

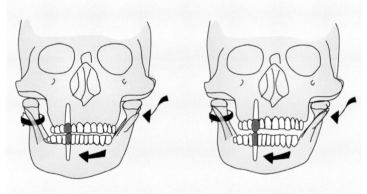

图8-51　平坦的引导面使侧移更加迅速。陡峭的引导面减缓了侧移。

及髁突运动的方式[96,98-101]，改变侧方引导平面的倾斜度将会改变工作侧髁突（图8-48）[100]、运动轨迹、迅即侧移还有渐进侧移记录值（图8-49）[96]。如果因为侧方引导平面的倾斜度改变使得工作侧髁突运动轨迹和水平向迅即侧移及渐进侧移记录发生改变，那么最终殆架上髁突相关设定将会依据记录的引导面斜度而做出改变。有一点必须明确，因受前牙引导斜面记录可变性的影响，根据殆架侧移装置来设定前牙工作侧引导面是不合理的，且毫无意义。

在平坦和陡峭的牙尖引导斜面上可以看到相同的侧移效果

（图8-50和图8-51）[101]。牙尖引导斜面平坦时，边缘运动将会出现更多的侧移，而牙尖引导斜面陡峭时，侧移相对偏少。一项研究通过下颌三维运动分析系统发现：将自然尖牙的引导面变陡峭10°会使工作侧髁突更靠前内方运动，而非工作侧髁突运动的方向和数值，包括Bennett角，很少发生变化[101]。

最后，有一个问题必须得问一下：这有什么重要作用吗？天然尖牙的形态已经由遗传决定好了，其舌侧解剖形态与侧移并没有相关性。没有证据证明工作侧髁突的运动在1mm范围内改变会引起颞下颌关节紊乱病的症状或体征、关节病理性改

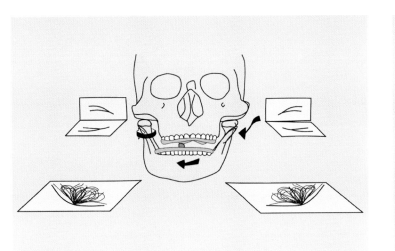

图8-52 描记重复指数（RPI）。在咀嚼时无法到达边缘被认为是功能紊乱的征象，其曾被推荐作为临床诊断的方法（该理论已被废除）。一些研究则认为功能运动的轨迹无法到达边缘是因为神经肌肉的限制，是与殆干扰有关的一种保护机制[102-105]。

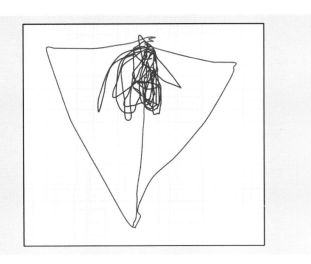

图8-53 咀嚼实验发现下颌在行使咀嚼及吞咽功能时（蓝色）很少到达边缘运动（红色）。

变或下颌功能受影响。似乎有这样一种结论：以上所讨论的迅即侧移、渐进侧移、延迟侧移，它们与殆架上的一些记录及设置在某种程度上来说是互不相关的。也许我们敢这样说：这其实是在浪费时间。

在一项不同矢状向工作侧运动轨迹研究中，研究人员采用了6名受试者，他们的侧方引导面或平或陡，研究结果发现他们之间的工作侧运动轨迹各不相同（图8-48）。一项电子描记研究发现随着侧方引导平面斜度的变化，渐进侧不同会出现不同情况，以此可以模拟迅即侧移、早期侧移、延迟侧移（图8-49）[96]。图8-49b侧方引导面斜度为0°、30°、45°和60°时的下颌侧移轨迹。这说明侧方引导面斜度为0°时，下颌出现迅即侧移，随着侧方引导面斜度增大，侧移量逐渐减小（图8-49和图8-50）[96]。

自由到达运动边缘

让下颌运动受到限制不让其到达边缘被认为是维持下颌神经肌肉功能健康的必要条件[102-103]。该理论备受质疑，因为正常情况下，下颌的咀嚼运动就不会超过边缘运动的范围（图8-52和图8-53）[89]。无法到达边缘运动很可能是肌肉同步收缩及夹持作用的结果。但这并不是亚临床不健康的，不会出现疼痛，不一定会扰乱正常咀嚼功能或者引起不适。此外，所有其他的关节正常功能时也不会受到肌腱张力的限制，如果受到限制，反而说明有神经肌肉不健康的迹象。实际上，肌肉的保护性反射对肌腱的紧张所起的限制作用，能使下颌运动控制在其界限范围之内，其并非有害，反而有益。所以全景描记仪的重复性指数理论，在临床上并没有被广泛认可[104]。

咀嚼过程接近咬合的时候，咀嚼道可能与工作侧边缘运动的轨迹重合[78,89]，这是自身侧方引导斜面作用的结果。继续咀嚼到最大牙尖交错位的过程中，下颌一直在其边缘运动范围之

内，而且咀嚼循环中最大牙尖交错位的初始和终末一直受侧方引导斜度的控制。这种咀嚼循环中牙尖接触比较迅速短暂，接触移动的范围也是0.5~1mm。在运动边缘时并不需要任何附加功能；相反，如果此时功能越多，对其运动进行控制的韧带紧张度将增加，这很可能会带来不适。

殆架的选择

本章介绍概括了多种殆架系统及其发展历程、各自的功能特性及局限性。使我们欣慰的是，一些殆架系统已经延续了好多年，但个人还得根据自身修复重建的要求及咬合要点的把握来选择合适的殆架系统。每位临床医生应该掌握每一种殆架系统的功能及其局限性，据修复需要进行取舍，以便帮助我们更好地做出正确合理的治疗措施。

参考文献

[1] The Academy of Prosthodontics. The glossary of prosthodontic terms. J Prosthet Dent 2005;94:26.
[2] Lang B, Kelsey CC (eds). Articulators and Articulation. International Prosthodontic Workshop on Complete Denture Occlusion. Ann Arbor: University of Michigan, 1972.
[3] Hall EE. An analysis of the development of the articulator. J Am Dent Assoc 1930;17:3–51.
[4] Celenza FV. An analysis of articulators. Dental Clinics N Am 1979:23:305–326.
[5] Mohl ND, Zarb GA, Carlsson GE, Rugh JD. A Textbook of Occlusion. Chicago: Quintessence, 1988.
[6] Becker CM, Kaiser DA. Evolution of occlusion and occlusal instruments. J Prosthodont 1993;2:33–43.
[7] Gracis S. Clinical considerations and rationale for the use of simplified instrumentation in occlusal rehabilitation. Part 2: setting of the articulator and occlusal optimization. Int J Periodontics Restorative Dent 2003;23:139–145.
[8] Gysi A. Masticating efficiency in natural and artificial teeth. Dent Digest 1915;21:74–78.

[9] Stuart CH, Stallard CE. Principles involved in restoring occlusion to natural teeth. J Prosthet Dent 1960;10:304–313.

[10]Schuyler CH. Fundamental principles in the correction of occlusal disharmony, natural and artificial. J Am Dent Assoc 1935;22:1193.

[11]McLean DW. Physiologic vs pathologic occlusion. J Am Dent Assoc 1938;25:1583–1594.

[12]D'Amico A. The canine teeth: normal functional relation of the natural teeth of man. J S Calif Dent Assoc 1958;26:6–23.

[13]MacMillan HW. Unilateral vs bilateral balanced occlusion. J Am Dent Assoc 1930;17:1207–1220.

[14]Beyron H. Characteristics of functionally optimal occlusion and principles of occlusal rehabilitation. J Am Dent Assoc 1954;48:648–656.

[15]Klineberg I, Stohler CS. Study group report and discussion. Int J Prosthodont 2003;16(Suppl):89–90.

[16]Turp JC, Greene CS, Strub JR. Dental occlusion: a critical reflection of past present and future concepts. J Oral Rehabil 2008;35:446–453.

[17]Klineberg I, Jagger R (eds). Occlusion and Clinical Practice – An Evidence-based Approach. Edinburgh: Wright, 2004.

[18]Zarb G. The interface of occlusion revisited. Int J Prosthodont 2005;18:270–271.

[19]Posselt U. Studies in the mobility of the human mandible. Acta Odontol Scand 1952;10:1–160.

[20]Posselt U. The Physiology of Occlusion and Rehabilitation. London: Blackwell, 1971.

[21]Ash M, Ramfjord SP. An Introduction to Functional Occlusion. Philadelphia: WB Saunders, 1982.

[22]Craddock FW, Symmons HF. Evaluation of the face-bow. J Prosthet Dent 1952;2:633–642.

[23]Brotman, DN. Hinge axis part II: Geometric significance of the transverse axis. J. Prosthet Dent 1960;10:631–636.

[24]Weinberg LA. An evaluation of basic articulators and their concepts. Part II. Arbitrary, positional, semi-adjustable articulators, J Prosthet Dent 1963;13:645–663.

[25]Balthazar M, Ziebert M, Donegan SJ. Effect of interocclusal records on transverse axis position. J Prosthet Dent 1984;52:804–809.

[26]Gordon SR, Stoffer WM, Connor SA. Location of the terminal hinge axis and its effect on the second molar cusp position. J Prosthet Dent 1984;52:99–105.

[27]Thorp ER, Smith DE, Nicholls JI. Evaluation of the use of a face-bow in complete denture occlusion. J Prosthet Dent 1978;39:5–15.

[28]Hobo S, Schillinburg HT, Whittsett LD. Articulator selection for restorative dentistry. J Prosthet Dent 1974;36:35-43.

[29]Teteruck WR, Lundeen HC. The accuracy of an ear face-bow. J Prosthet Dent 1966;16:1039–1046.

[30]Gold B, Setchell D. An investigation of the reproducibility of face-bow transfers. J Oral Rehabil 1983;10:495–503.

[31]Kurth L, Feinstein IK. The hinge axis of the mandible. J Prosthet Dent 1951;1:327–332.

[32]Borgh O, Posselt U. Hinge axis registration: Experiments on the articulator. J Prosthet Dent 1958;8:35–40.

[33]Lauritzen AG, Wolford LW. Hinge axis location on an experimental basis. J Prosthet Dent 1961;11:1059–1067.

[34]Preston JD. A reassessment of the mandibular transverse horizontal axis theory. J Prosthet Dent 1979;41:605–613.

[35]Walker PM. Discrepancies between arbitrary and true hinge axes. J Prosthet Dent 1980;43:279–285.

[36]Hobo S. Reproducibility of mandibular centricity in three dimensions. J Prosthet Dent 1985;53:649–654.

[37]Gross M, Nemcovsky C, Friedlander LD. Comparative study of condylar settings of three semiadjustable articulators. Int J Prosthodont 1990;3:135–141.

[38]Stade EH, Hanson JG, Baker CL. Esthetic considerations in the use of facebows. J Prosthet Dent 1982;48:253–256.

[39]Chiche GJ, Aoshima H, Functional versus aesthetic articulation of maxillary anterior restorations. Pract Periodontics Aesthetic Dent 1997;9:335–342.

[40]Gracis S. Clinical considerations and rationale for the use of simplified instrumentation in occlusal rehabilitation. Part 1: Mounting of the models on the articulator. Int J Periodontics Restorative Dent 2003;23:57–67.

[41]Fraedani M, Barducci G. Esthetic Rehabilitation in Fixed Prosthodontics, Volume 2: Prosthetic Treatment: A Systematic Approach to Esthetic, Biologic, and Functional Integration. Chicago: Quintessence Publishing, 2008.

[42]Carlsson GE. Some dogmas related to prosthodontics, temporomandibular disorders and occlusion. Acta Odontol Scand 2010;68:312–313.

[43]Carlsson GE. Dental occlusion: modern concepts and dental occlusion: modern concepts and their application in implant prosthodontics. Odontology 2009;97:8–17.

[44]Teo CS, Wise MD. Comparison of retruded axis articular mountings with and without applied muscular force. J Oral Rehabil 1981;8:363–376.

[45]Tripodakis AP, Smulow JB, Mehta NR, Clark RE. Clinical study of location and reproducibility of three mandibular positions in relation to body posture and muscle function. J Prosthet Dent 1995;73:190–198.

[46]Vergos VK, Tripodakis AP. Evaluation of vertical accuracy of interocclusal records. Int J Prosthodont 2003;16:365–368.

[47]Kantor ME, Silverman SI, Garfinkel LA. Centric relation recording techniques – a comparative investigation. J Prosthet Dent 1972;28:593–600.

[48]Myers ML. Centric relation records – historical review. J Prosthet Dent 192;47:141–145.

[49]Kapur KK, Yurkstas AA. An evaluation of centric relation records obtained by various techniques. J Prosthet Dent 1957;7:770–786.

[50]Michman J, Langer A. Comparison of three methods of registering centric relation for edentulous patients. J Prosthet Dent 1963;13:248–254.

[51]Paixaol F, Silva WA, Silva FA, Ramos Gda G, Cruz M. Evaluation of the reproducibility of two techniques used to determine and record centric relation in angle's class I patients. J Appl Oral Sci 2007;15:275–279.

[52]Utz KH, Miller F, Lukerath W, Fuss E, Koeck B. Accuracy of check-bite registration and centric condylar position. J Oral Rehabil 2002;29:458–466.

[53]Breeding LC, Dixon DL, Kinderknecht KE. Accuracy of three interocclusal recording materials used to mount a working cast. J Prosthet Dent 1994;71:265–270.

[54]Muller J, Gotz G, Horz W, Kraft E. An experimental study on the influence of the derived casts on the accuracy of different recording materials. Part II: Polyether, acrylic resin, and corrected wax wafer. J Prosthet Dent 1990;63:389–395.

[55]Shillingburg HT. Fundamentals of Fixed Prosthodontics. Chicago: Quintessence Publishing, 1979.

[56]Guichet N. Occlusion: A teaching Manual. Anaheim: Denar Corporation,1970.

[57]Gysi A. Practical application of research results in denture construction. J Am Dent Assoc 1929;16:199–223.

[58]Donegan SJ, Christensen LV. Sagittal condylar guidance as determined by protrusion records and wear facets of teeth. Int J Prostodont 1991;4:469–472.

[59]dos Santos J Jr, Nelson S, Nowlin T. Comparison of condylar guidance setting obtained from a wax record versus an extraoral tracing: a pilot study. J Prosthet Dent 2003;89:54–59.

[60]Gross M, Nemcovsky C, Tabibian Y, Gazit E. The effect of three different recording materials on the reproducibility of condylar guidance registrations in three semi-adjustable articulators. J Oral Rehabil 1998;25:204–208.

[61]Craddock FW. The accuracy and practical value of records of condyle path inclination. J Am Dent Assoc 1949;38:697–710.

[62]Posselt U. Sagittal condylar guidance. Odont Revy 1960;2:32–36.

[63]Posselt U, Franzen G. Registrations of the condyle path inclination: variations using the Gysi technique. J Prosthet Dent 1960;10:243–247.

[64]Langer A, Michman J. Evaluation of lateral tracings of edentulous subjects. J Prosthet Dent 1970;23:381–386.

[65]Agerberg, G., Carlsson, G.E. Intraoral och rontgrologsk bestmning av kondylbanelutingrn pabetandade individer. Svensk Tandlakare-Tidskrift, 1969; 61: 95–99.

[66]Carlsson GE, Astrand P. Registrering av kondylbanelutingrn medelst intraorala vaxindex hos patienter med totala plattprotesser. Svensk Tandlakare-Tidskrift 1964;56:1.

[67]Nevakari K. Sagittaalisen leukanvelraden yksiloosen kaltevuuden maarttamiistarkudesta intraorlista vahaindksiteknika kaytteaen. Finska Tandl Sallsk Forth 1975;53:205.

[68]Frazier QZ, Wesley RC, Lutes MR, Henderson D, Rayson JH, Ellinger CE, et al. The relative repeatability of plaster interocclusal eccentric records for articulator adjustment in construction of complete dentures. J Prosthet Dent 1971;26:456–467.

[69]Ecker CA, Goodacre CJ, Dykema RW. A comparison of condylar settings obtained from wax interocclusal records and simplified mandibular motion analyzers. J Prosthet Dent 1984;51:404–406.

[70]dos Santos J Jr, Ash MM. A comparison of the equivalence of jaw and articulator movements. J Prosthet Dent 1988;59:36–42.

[71]Stern N, Hatano Y, Kolling JN, Clayton JA. A graphic comparison of mandibular border movements generated by various articulators Part I: methodology. J Prosthet Dent 1988;60:194–198.

[72]Tsau-Mau C, Pameijer CH. An investigation of the reproducibility of articulators. J Prosthet Dent 1987;58:442–448.

[73]Curtis DA. A comparison of lateral interocclusal records to pantographic tracings. J Prosthet Dent 1989;62:154–156.

[74]Zarb GA, Bolender CL. Prosthodontic Treatment For Edentulous Patients: Complete Dentures and Implant-Supported Prostheses, ed 12. St Louis: Mosby, 2004.

[75]Ash MM, Ramjford S. Occlusion. 4th ed. Philadelphia: Saunders; 1996.

[76] Hangai K, Aridome K, Wang C, Igarashi Y. Clinical evaluation of semi-adjustable articulators: reproducibility of sagittal condylar path inclination assessed by a jaw-tracking system with six degrees of freedom. J Jpn Prosthodont Soc 2008;52:360-365.

[77]Isaacson D. A clinical study of the condylar path. J Prosthet Dent 1959;9:927–935.

[78]Lundeen HC, Shyrock EF, Gibbs CH. An evaluation of mandibular border movements: their character and significance. J Prosthet Dent 1978;40:442–452.

[79]Preti G, Scotti R, Bruscagin C, Carossa S. A clinical study of graphic registration of the condylar path inclination. J Prosthet Dent 1982;48:146–461.

[80]Dawson PE. Evaluation, diagnosis and treatment of occlusal problems, ed 2. St Louis: Elsevier, 1989.

[81]Gilboa I, Cardash HS, H, Kaffe I, Gross MD. Condylar guidance: Correlation between articular morphology and panoramic radiographic images in dry human skulls. J Prosthet Dent 2008;99:477–482.

[82]Zimmer B, Jäger A, Kubein-Meesenburg D. Comparison of 'normal' TMJ function in Class I, II, and III individuals. Eur J Orthod 1991;13:27–34.

[83]Stamm T, Vehring A, Ehmer U, Bollmann F. Computer-aided axiography of asymptomatic individuals with Class II/2. J Orofac Orthop 1998;59:237–245.

[84]Anders C, Harzer W, Eckardt L. Axiographic evaluation of mandibular mobility in children with angle Class-II/2 malocclusion (deep overbite). J Orofac Orthop 2000;61:45–53.

[85]Hangai K, Aridome K, Wang C, Igarash Y. Clinical evaluation of semi-adjustable articulators reproducibility of sagittal condylar path inclination assessed by a jaw-tracking system with six degrees of freedom. J Jpn Prosthodont Soc 2008;52:360–365.

[86]Ramfjord SP, Ash MM. Occlusion. Philadelphia: WB Saunders, 1966.

[87]Granger ER. Functional relations of the stomatognathic system. J Am Dent Assoc 1954;48:638–647.

[88]McCollum BB, Evans RL. The gnathological concepts of Charles E. Stuart, Beverly B. McCollum and Harvey Stallard. Georgetown Dent J 1970;36:12–20.

[89]Gibbs CH, Lundeen HC. Jaw movements and forces during chewing and swallowing and their clinical significance. In: Advances in Occlusion Lundeen HC, Gibbs CH (eds). Boston: John Wright, 1982:2–32.

[90]Lucia V. Priciples of articulation. Dent Clin N Am 1979;23:199–211.

[91]Prieskel HW. Ultrasonic measurements of movement of the working condyle. J Prosthet Dent 1972;27:607–615.

[92]Tupac R. Clinical importance of voluntary and induced Bennett movement. J Prosthet Dent 1978;40:39–43.

[93]Valentin C, Morin F. Comparison des enregisments pantographique des mouvements mandibulaires passifs et actifs. Les Cahiers de Prothese 1980;32:85–91.

[94]Belanti ND, Martin KR. The significance of articulator capability. Part II The prevalence of immediate side shift. J Prosthet Dent 1979;42:255–256.

[95]Hobo S. A kinematic investigation of mandibular border movement by means of an electronic measuring system. Part II: a study of the Bennett movement. J Prosthet Dent 1984;51:642–646.

[96]Gross MD, Nemcovsky CE. Investigation of the effects of a variable lateral guidance incline on the pantronic registration of mandibular border movement: Part II. J Prosthet Dent 1993;70:336–344.

[97]Preiskel H. Bennett's movement: a study of human lateral movement Br Dent J 1970;129:372–377.

[98]Kitschenberg B. The significance of the Bennett movement as a border movement, its pantographic reproducibility under experimental conditions [thesis]. Michigan: University of Michigan School of Dentistry, 1977.

[99]Kamimura Y. The effect of the central bearing plate form on the angle. J Gnathol 1983;2:45–54.

[100]Gross MD, Hirsh N. Investigation of the effect of a variable anterior guidance incline on the graphic registration of mandibular border movement. Part I. J Prosthet Dent 1985;53:731–736.

[101]Ogawa M, Ogawa T, Koyano K Suetsugu T. Effect of altered canine guidance on condylar movement during laterotrusion. International J Prosthodont 1998;11:139–144.

[102]Lederman KH, Clayton JA. Restored occlusions. Part II: the relationship of clinical and subjective symptoms to varying degrees of TMJ dysfunction. J Prosthet Dent 1982;47:303–309.

[103]Shields JM, Clayton JA, Sindledecker LD. Using pantographic tracings to detect TMJ and muscle dysfunction 1978;39:80–87.

[104]Mohl ND, Lund JP, Widmer CG, McCall WD. Devices for the diagnosis and treatment of temporomandibular disorders. Part II: Electromyography and sonography. J Prosthet Dent 1990;63:326–332.

[105]Dewe-Mathews GJ. Observations of graphic tracings of functional mandibular movements [thesis]. Michigan: University of Michigan, 1975.

365

9

诊断与治疗计划
Treatment Planning and Diagnosis

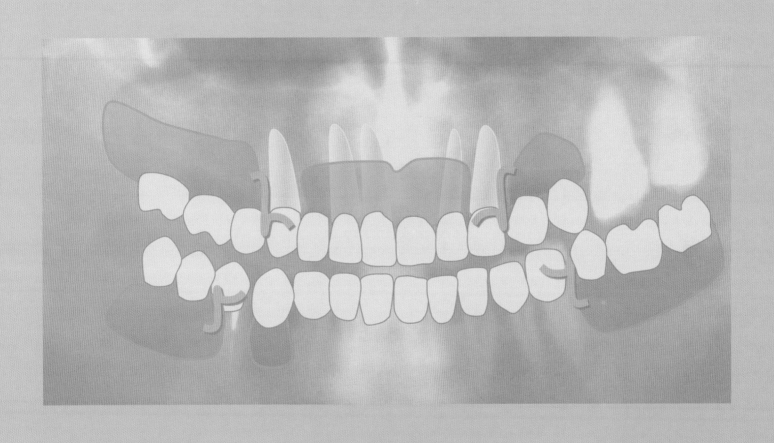

重点内容

- 修复治疗计划的决策过程
- 决策中的认知和个人偏好
- 决策模型
- 口腔医学和口腔修复学中的诊断
- 牙科相关疾病和功能紊乱
- 患者相关因素
- 形态学变异
- 治疗方案的扩展
- 治疗计划标准
- 前瞻性结构模式
- 个体临床决定因素和牙齿条件的整合
- 病例报告

修复治疗计划的决策过程

在所谓的循证医学领域，治疗计划的制订变得越来越复杂和具有挑战性。在种植和骨增量技术中，新增的治疗方案选择和新出现的疗效资料需要对决策过程不断进行再评估。"最佳有效证据（BAE）"在这一过程的应用需要持续更新现有水平的知识和观点，并需要公认的临床标准的革新。另外，每个病例有其特有的个体临床决定因素（ICD），包括形态学、病理学、行为学的多样性和宿主特定的参数，并且这种特异性必须形成有诊断意义的形式来作为有效分析和治疗计划的模板[1-3]。

决策是一个在不同选项和参数之间可有多种选择的认知过程。这一过程是推论性的，可以是合理或不合理的，用于解决非定量的不确定性和风险，并且必须基于主客观之间多种复杂的相关因素[1-6]。

修复治疗计划的决策是复杂的，涉及个别牙医根据客观临床资料和与患者的沟通相结合做出的解释。首先，决策需基于方框9-1列出的客观因素，这些因素有很高的复杂性[7]。现在对基于"最佳有效证据"的循证医学理论的诉求有一定困难，并且因为缺乏高水平的疗效研究，对很多病例并不适用。主要是因为对多数问题来说，高确定性水平的证据是并不存在的。

因此，牙医很难为患者提供疗效和风险的客观预测。另外，牙医的认知方式、教育背景和所处的社会经济环境会影响其对特殊治疗方案的可行性和期望的决策，并将之表现给患者[8-18]。一些跟患者和医生相关的因素已经在方框9-1中列出。最后决定接受或拒绝特定的治疗方案取决于患者[19-24]。而其中的影响因素很多，不只是社会心理参数和社会牙科因素，也包括患者的经济承受能力，进行多次昂贵的外科、修复治疗方式的能力[25-27]。

直觉和结构化治疗决策

治疗计划中有两种主要的决策方法，即直觉化和结构化。理性的结构化治疗决策在所有自然科学领域都是重要的元素。医学上的决策需要合理的诊断形式和合适治疗方案的选择。很多牙科学中的临床情况具有高度的复杂性和不确定性。对临床、口腔及患者相关决定因素进行有序的分析，用合理的决策树或逐步算法得到结构化的决策过程，可以为我们提供最终最佳的治疗方案。

方框9-1 影响修复治疗计划和决策的3组主要因素

客观影响因素	牙医主观因素	患者主观因素
最佳有效证据	对特殊治疗方案的个体偏好	年龄
个体临床决定因素	最大/最小治疗方案的倾向	基本健康情况
牙弓间因素	高/中/低收费模式	医疗和行为条件的妥协
诊断列表	冒险主义与实验主义	重度/中度/轻度磨牙症
牙弓内因素	保守，低风险方案，妥协	牙科疾病易感性（高/低风险）
复杂性	经验/非经验	社会经济条件
花费	持续接受教育	自我形象的要求
专科和实验室检查结果的可用性	终身学习者	美学和功能需求
单次或多个手术阶段的需要	专科教育	口腔卫生维护和家庭护理的规范
手术并发症风险	商业市场化的敏感性	治疗方案达到最佳生活质量的期望
治疗时间的长短		对非最佳治疗方案的接受
每个治疗方案的预后		能否接受多次修复或手术
早期或晚期失败的风险评估		高/中/低社会经济能力
修复保持要求的评估		
能力，花费，时间，精力，依从性，评估远期保持和重加工的要求		

大部分临床医生更习惯用直觉化决策，此方法遵循"认知预处理决策"过程。它符合一套纳入临床医生经验、知识和教育的指标，有利于最终的决策，不管是否权衡各种治疗方案的选择。直觉化决策被称为"探索式"方法。探索式方法将决策过程描述成是快速的、涉及经验法则的、有根据的推测，直观的判断或常识，是通过试验和错误得到的方法，或被松散定义的准则，可能受认知偏好的影响[6,28-32]。

决策风格

不同的临床医生基于许多影响因素有不同的决策风格（方框9-1）。最终治疗方案的确定受到牙医对客观临床条件的说明、他或她的诊断、决策制订风格，还有同患者的沟通与患者接收、理解、接受或拒绝特殊治疗模式等的影响。每个临床医生有不同的决策制订风格，这与他的经验、知识、教育背景、所属区域、社会心理环境和个性等都有关。另外，许多感性的、认知的及个人偏好也会影响决策的制订[8-18]。

修复中决策的制订需在多种方案中进行选择，这些方案还具有不同程度的"不确定性"和"风险"。

不确定性和风险

不确定性和风险用于决策理论，也被定义在其他环境和学科中。在决策理论中，不确定性被定义为"无法准确描述某个现有状态或预见未来结果"。

风险被定义为"不确定的状态，这种状态的一些可能的结果有不好的效果[33]"。

衡量不确定性是将概率归因于可能的后果，在治疗计划中的这种效果，如果没有对可供选择的方案进行足够的临床疗效研究，是不可信的[6,33-35]。

风险的量化

最小临床治疗风险的最优量化可能反映于高水平的成功临床疗效的统计结果。这些都产生于高质量科研的临床疗效研究（前瞻性、随机、对照、多中心临床试验的系统评价）。相反

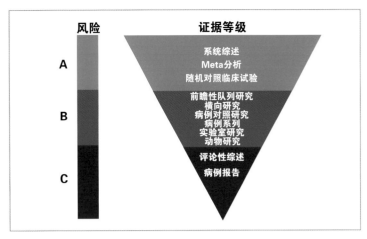

图9-1　**A**：高等级的科学有效性（成功的预后），低风险和高预测性。**B**：中等等级的科学有效性，中等风险和适度可预测性。**C**：低等级的科学有效性，高风险和低预测性（第1章可见）。

的，对于类似高质量的疗效研究的低水平的成绩，则是表达高风险的最佳预测，因为危险被认为是负疗效。基本上没有对这种负疗效的研究。由于缺乏足够的证据，一种可选择的、不太可靠的方法被用于相关的疗法，这种方法的科学证据最少。所需的知识和适于评估疗效的知识之间的不匹配太常见。然而，必须做选择时，决策必须依靠有效的既存知识，并应用替代参数反映剩余的不确定性（图9-1）[6,33-37]。

不确定性的量化

不确定性可分为主观不确定性和客观不确定性。

客观不确定性可能是认识论（知识化）或本体论（概念化），是具备足够知识储备的知识引导性决策。

本体论不确定性通过准理性决定反映。在口腔修复学中，高、中、低水平的科学证据可作为认识论的"循证"指南。基于概念的本体论不确定性，如治疗概念、"临床哲学"、临床案例和临床知识，引导"准理性"决策。

主观不确定性可能是道德不确定性，由应用规则解决。在规则不可用或不适用的案例中，不确定性决策变得直观。并且主观决策受认知和个人偏好的影响（方框9-2）[38-42]。

369

方框9-2　客观不确定性和主观不确定性及决策[38]

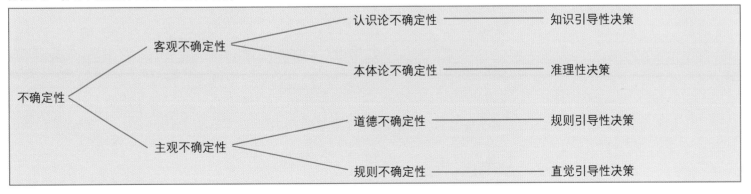

决策中的认知和个人偏好

在修复治疗计划中，许多主观偏好可能参与了决策过程，并影响决策的客观性。在不确定性与复杂性面前，个人情感和认知偏好将起作用。认知偏好会在归纳推理中产生错误，在心理学中被描述为不同个体、起源和动机的进化心理行为过程。而许多人可能不知道或不承认这些偏好及其对决策的影响[28,43]。

认知偏好

下面列出了一些从决策和心理学中摘录的一些认知偏好，这些偏好可能影响口腔修复治疗计划[28,43]。

- 锚定效应。决策极易受到第一信息的影响，而后又形成随后信息的观点。初始信息可对随后的判断形成锚定基础。
- 归因。虽然证据只是表明关联或相关性，但人们倾向于将其描述成因果关系。公鸡打鸣时太阳升起，但并不意味着太阳因鸡鸣而升起。在口腔医学中可类推于骀干扰领域。比如，存在骀干扰的情况下，肌肉疼痛的发生并不一定意味着是干扰引起肌肉疼痛。
- 确认偏误。选择性寻找及支持个人结论和偏好的倾向性。
- 基准率偏差。支持某一观点时倾向于忽视相关的统计数据。
- 经验偏倚。不愿或无力去学习超过个人经验范围的知识，倾向于拒绝陌生东西。
- 惯性。尽管条件和范例不断变化，也不愿改变既定的思维模式。
- 选择性感知。无视信息的相关性。受个人偏好影响，认为它们有多个主客观起因。
- 粗浅研究。愿意接受那些看起来合理的第一选择。
- 乐观者偏差。倾向于看到事物，可能曲解感知与思考的积极面。
- 选择支持偏倚。倾向于认为过去的决策比真实的更好。
- 拒绝新证据。倾向于拒绝与既定范例相矛盾的新证据。
- 终结者偏倚。倾向于更多考虑现有信息，忽略或忘记更长远的考虑。例如在最近的一次专业会议上听到了一个有魅力的讲座而受到影响。
- 重复偏倚。信任重复吸取的信息及足具冲击性的不同信息。这与通过传统营销和学术渠道向临床医生销售牙科产品的商业市场有特殊的相关性。
- 从众效应。倾向于相信群体和同行所做或所相信的东西。
- 同行压力。临床医生倾向于羡慕或渴望效仿同行或前辈形成的观点。
- 信息信度偏倚。拒绝信息中的概念或实践，排斥持有偏倚的人、组织或团体。倾向于接受被认可的人或团体的概念。
- 认知失调。同时持有矛盾想法的棘手效应。引导者可能会理性或感性地拒绝这些想法。
- 归因不对称。倾向于将自身的成功归于能力，失败归于运气和外部条件。而认为别人的成功是运气，失败是由于失误。
- 角色满足感。基于自身预期做出相符的判断，认为别人是有依仗的。名望强迫症，以地位或职位作为成就感。
- 不确定性的低估。由于对事物本身可控性的错误信念而低估了不确定度的倾向。
- 概括缺陷。为了简化复杂的情况，将各组分概括表达。这些都会导致决策过程的偏倚[28,43]。

医疗决策

口腔医学运用传统医疗行业的诊断和决策标准。传统医学模式需要考虑治疗的好转及风险情况，选择替代疗法，而不是什么都不做。好转容易被看到，而风险则难以预测。在没有特定高水平的疗效研究的条件下，较低水平的研究将作为最佳有效证据来评估治疗的风险和可预测性（方框9-2）[6,38,44-46]。

决策模型

决策模型可以是系统的或直观的。系统化的模型可能是逐步自上而下，具备规则和循证的。这些已被认为是基于有统计意义和特殊疗效或参数的可能性可得出概率。直观的模型可能是启发式的和基于模糊逻辑的（近似的推理，而不是精确的）。启发式方法是一种根据以往的经验和直觉而进行快速治疗决策的"经验法则"[33-37,45]。

循证模型

循证模型需要实践者掌握大量的口腔医学相关文献，至少需要系统回顾和临床指南的引导。具备对证据等级及其对治疗预测的影响的意识是必需的。决策需要从多个特殊病例的问题和选项中进行选择，而每一种最理想的状态是适用于最佳有效证据。此外，循证实践标准需要将最佳有效证据与患者的要求和资源的考虑相整合。循证实践要有分析标准的能力，可以将最佳有效证据运用其中，并且可以将受到直观、非循证和基于名誉标准的影响降到最低[6,44-50]。

以患者为中心的治疗和共享决策

循证指导治疗的一个限制是，决策需要有一个评估因素而非以特殊病例为基础的最佳有效证据。在上述中，患者因素被重点提出，包括特定的对患者价值观的考虑、偏好需求的考虑和方框9-1列出的其他方面的考虑。

以患者为中心的治疗和共享决策相结合成循证考虑，其以患者因素和可用资源与个体临床决定因素相关联。

为了解决这些复杂性，"三圆模型"被提出来表示循证实践和其他变量。这种循证实践的定义是对3个数据源的整合：

1. 最佳研究证据。
2. 包括临床专业知识的资料。
3. 患者的要求、价值观、特征、地位、条件和偏好[6,45-46]。

直观模型

直觉是不经推理或借助证据而感知的能力。证据结合直觉可能会产生无法证明或无理由的信念。相反的，推理是用逻辑或统计的方法得出结论的过程。得出的结论也被称为推理。从多个观察中推断出结论的过程称为归纳推理。结论可能是正确的或错误的，或在一定的精度下是正确的，或在某些情况下是正确的。从大量观测结果推断，可以通过额外的观测和统计分析进行测试。这可以建立概率水平。直觉过程和认知分析是近似的和不精确的，表示在学科里称为"模糊逻辑"[6,45-46]。

模糊逻辑是一种多值分析的形式，来自模糊集理论，解决近似的，而非精确的论证。模糊逻辑和概率是表达不确定度的不同方法，前者对应于"真理的程度"，而后者对应于"概率的可能性"。模糊逻辑和概率逻辑代表医学和口腔修复治疗计划中的两个对照模型。

诊断学诊断

医学诊断需要通过一系列的诊断过程来鉴别疾病或不适。一般来说，是通过评估外在的症状和体征，包括异常的生理、解剖、认知、情感、表达和行为来诊断为疾病或不适。对所有这些参数相关数据的标准采集包括症状和体征的传统评估、物理、影像、电子、化学、组织学检测。这就要求医生熟悉正常解剖、生理、功能、行为和心理，有能力去评估病变的程度，并以诊断的形式表现出来。一旦确诊，医生可以提出一个包括治疗和随访的管理计划。

口腔医学和口腔修复学中的诊断

传统意义上，诊断重点是在口腔疾病，对患者宿主因素的区域性和形态学变异的定义缺乏系统性。对全面的诊断和分析每个病例的能力来说，将临床信息的复杂度减少到3个诊断亚群是很必要的。这些包括：

1. 牙科相关疾病和功能紊乱。
2. 患者相关因素。
3. 形态学变异（方框9-3）。

牙科相关疾病和功能紊乱

牙科相关疾病和功能紊乱，最主要的是需要治疗的疾病。这些包括牙周炎、龋齿、咬合功能紊乱、口腔病理学改变、根尖周病变、外伤与颞下颌关节紊乱病（TMD）。治疗将基于现有的病原学概念和可接受的临床实践护理标准。

分类

口腔医学中的分类诊断主要涉及龋齿和牙周病。相关的知识和概念已经取得了进展，涉及病因学、诊断分类及危险因素。这些对诊断的影响不仅表现在临床的症状和体征中，还表现在额外的危险因素、遗传和个体易感性。

方框9-3　诊断亚群

诊断		
病理	患者宿主因素	形态学 正常或紊乱
牙科相关疾病或功能障碍	患者因素　　功能紊乱	形态学变异
■ 牙周病 ■ 龋齿 ■ 口腔病理学改变 ■ 咬合创伤 ■ 颞下颌关节紊乱病 ■ 口腔副功能	■ 医学的 ■ 心理的 ■ 适应能力 ■ 疾病倾向 ■ 社会心理 ■ 社会经济的	■ 唾液分泌减少 ■ 颌面部非典型性面痛 ■ 睡眠呼吸暂停 ■ 异常吞咽 ■ 发音异常 ■ 呕吐干呕 ■ 不良习惯 ■ 颞下颌关节紊乱病 ■ 肌肉过度紧张牙关紧闭症	■ 自然变异 ■ 发育障碍 ■ 结构缺陷 ● 缺牙 ● 后牙支撑 ● 美观缺陷 ● 前牙损伤 ● 垂直距离丧失 ● 牙列拥挤、间隙 ● 后牙咬合过度 ● 严重偏斜接触 ● 外伤
是否治疗	修订因素	是否治疗

龋齿

目前使用的龋齿风险检测标准，如龋齿的风险评估管理（CAMBRA）[51-52]。危险因素包括细菌计数和唾液pH，在评估固定修复体和继发龋的可能性时，可通过细菌计数检测龋病的发生风险[51-52]。类似的，对牙周病本质的认识也发生了变化。

牙周病

关于慢性和侵袭性牙周炎的修订分类已成为标准。牙周炎分为局限性和广泛性，进一步分类是基于牙周病的病变范围和严重程度。根据通用指南，严重程度可定性为局部的（累及位点≤30%）和广泛的（累及位点＞30%）。其定量可由临床附着丧失（CAL）量来表示：

- 轻度：1~2mm。
- 中度：3~4mm。
- 重度：≥5mm。

慢性牙周炎不再仅与菌斑和牙结石的发生呈线性关系。它现在被认为是时间依赖性的局限性的局部感染。高风险病例也会影响到牙周处理方法的治疗决策，潜在的风险也会影响修复治疗计划的时间性和治疗的先后顺序。对程度和先后顺序的诊断分类也会影响远期的治疗效果。另外一个因素是口腔副功能相关的咬合创伤可加速牙周的附着丧失。

行为障碍

口腔副功能（磨牙症）是造成牙齿附着丧失，机械并发症，咬合创伤和修复并发症最相关的行为障碍之一。所以将日磨牙症和夜磨牙症分成亚类是很必要的。另外，关于疾病进展程度和先后顺序也需要被考虑，如广泛性和局部性牙齿磨损、牙折和修复性障碍。

患者相关因素

患者因素是影响治疗策略性质的特征性限制因素。它可分为2个亚组。

患者因素除了包括口腔疾病的诱因和适应能力，还包括患者的年龄、治疗条件、治疗史。心理决定因素包括综合智商、牙科智商、自我定位、期望、依从性和治疗态度等。社会心理和社会经济因素是影响治疗本质与程度的经济限制性因素。

另一组包括功能障碍在内的患者相关因素，可能是影响治疗性质的修正性因素。这些包括唾液条件（唾液分泌减少）、非典型性面部疼痛、睡眠呼吸暂停、呼吸障碍、言语障碍、呕吐或干呕、不良习惯、与TMD相关的疾病。上述因素很多无法治愈，会影响治疗效果，从而影响治疗计划（方框9-3）。

形态学变异

这一亚组与修复关系最为密切，在牙槽骨形成的复杂过程中有很高的解剖形态变异。这些是形成过程中众多变异的一部分（详见第3.4章节），也可能被视为自然变异的一部分，如发育结构紊乱、结构缺陷（第3.4章节，方框3-4-1~方框3-4-5）。

自然变异

正常人群颌面部骨骼的前后向和垂直向与牙齿的关系存在Ⅰ、Ⅱ、Ⅲ类的自然变异，可导致前后牙不同的咬合关系。这种变化的咬合关系发生在最大牙尖交错（MI）时的咬合接触，也可发生在从最大牙尖位滑至正中关系位的过程中。颌骨后段矢状向的变化将导致反𬌗或牙齿舌向错位。前牙区有不同程度的覆盖关系和覆𬌗关系，并伴不同程度的前伸咬合接触。侧向非正中引导接触在不同程度的尖牙引导、工作侧接触和非工作侧接触中有相当大的变化。骨骼垂直向的变化主要是面下1/3的不同比例，或长或短的面型，颌间距离和牙冠高度也会发生变异。个别牙齿的关系和接触可能存在间隙、拥挤、牙齿移动，个别牙齿的早接触或𬌗干扰现象[54-61]。这些变异在病例诊断表中都会被描述，且仅仅被描述为在形态学或功能性适应性的自然发生的变异，在正畸文献中被称之为畸形或错𬌗畸形。

错𬌗的分类并不适用，因为他们的假设存在争议，即认为偏离了Ⅰ类标准就是不利的和潜在病理性的，但这并不是普遍持有的观点（第3.4章节，方框3-4-1）。

发育障碍

发育障碍在描述形态学亚群时，可作为发育和遗传的变异。除了形态学分类中的描述值，其偏差的起源可作为特殊的畸形、发育异常或综合征来定义其病因来源（第3.4章节，方框3-4-2）。

发育过程中由于局部变化而产生的变异如口腔疾病、龋齿、牙髓病变、牙齿磨损、牙齿折断和牙齿脱落导致牙齿和咬合发育过程的改变等都包含在此诊断分类中。这些连同功能因素，如吮指习惯，都可导致发育过程中正常和异常牙齿关系[62-71]。

𬌗缺陷

各种各样的原因可造成发育完成后牙列的改变，包括龋齿、牙周炎、功能障碍和创伤。造成牙体结构缺陷，牙齿脱落和咬合与关节关系改变等因素，都被归类为𬌗缺陷。造成𬌗缺陷的发生有不同病因，从乳牙早失、牙齿移动，到咬合支持、垂直距离和颌间距离的下降，再到完全丧失。对特殊病例缺陷的分类是对每个病例颌骨、牙槽骨复杂的形态学诊断描述过程的一部分。对每个结构缺陷和殆缺陷的病因、病史及病理过程的评估都是有价值的，当牙列修复过程中遇到同样的病理危险因素，就可以为其提供病因和预后的评估（第3.4章节，方框3-4-1～方框3-4-5）。

病原与宿主相互作用的形态学变异

最后一组要考虑的参数与宿主因素有关，是个体与特定形态变异的交互作用。这些可表现为口腔副功能、殆创伤、TMD、审美与功能损伤、咀嚼不适和心理上的痛苦。另外需考虑的是最常见的心理性因素，根据个体情况，可能有不同诱发、刺激和持续性因素。这应该与形态学变异的病因诊断一起评估。例如，肌肉疼痛与牙齿敏感和移动的内在联系，咬合功能紊乱与单一的后牙偏斜接触的关系，可因存在时间长短而不同。这些与宿主适应性能力，疾病或功能紊乱的倾向及心理因素等有关。

治疗方案的扩展

随着种植和其他技术的进步，临床医生能够将治疗方案可选择的范围扩大[1]。而这些新技术和数据会将治疗计划过程复杂化。

传统的治疗目的是为了治疗疾病，避免进一步地恶化，保留剩余组织，恢复形态和美学功能。现在为了实现这一目标，有了更多改进治疗方案的可能性，包括免治疗，这在很多情况下是合理的。

疗效风险评估的回顾性研究

虽然准确预测修复体寿命是不可能的，但临床疗效研究可显示具体的危险因素。修复治疗失败的危险因素包括根管治疗的基牙生物力学过载、龋坏、悬臂和水平应力[72-74]。

15篇局部固定义齿存留率研究的Meta分析显示，10年后的失败率是15%，15年后的失败率是33%[75]，存留率仅为74%。回顾性研究显示18～23年后的存留率为65%～79%[76]。对许多治疗方案来说，不同科学水平的综述和个体疗效研究的结果很容易获得，范围从随机对照试验的系统综述到系列病例，到病例报告都有。熟悉这些作为最佳有效证据的表述，可以在治疗计划过程中出现的问题做出系统周全的决策[72-81]。

治疗方案的最大、最小范围

制订治疗计划经常遇到决定治疗方案最大和最小范围的困境。它们的差异可能是巨大的，涉及时间、精力、痛苦、不适和花费方面。在某些情况下，两者都可得到很好的疗效，但是在许多情况下，并没有明确的临床疗效研究结果，而由牙医和患者的主观决定。

伦理道德因素

伦理和道德因素也是必须考虑的重要部分。患者的期望、偏好和经济能力，以及经济负担和进行许多治疗程序的负担都必须考虑在内。应该铭记的是，对一些患者，简单的修复方案可能和复杂的治疗起到同样的效果，而患者对简单的方案感到更加高兴和更易配合，比如可摘局部义齿与种植固定支持式义齿[82-92]。临床医生必须意识到他们的认识和个人偏好在对患者的各种治疗方案进行解释时的道德意义。患者在社会经济条件下的真实需求和生活质量的需求，都要真实评估[88-92]。

临床医生也应该注意"预警原则"，它被定义为一种道德和政治准则，即如果采取行为或策略（向公众）会导致严重或不可逆转的伤害，并且缺少科学共识认为伤害不会继续，那么责任将是主张采取行动的人。因此，"在不确定的条件下谨慎行事"或"明智谨慎"是一个道德上适当的方法[93]。

牙科社会和心理因素

牙科社会和心理因素是决定最终治疗计划的重要决定因素。这些需要对修复需求做一个真实评估。必须对患者的反馈进行深入的评估，如舒适度、功能性、美观性和自我形象方面。这些得从患者的生活方式、年龄、社会环境等方面进行评估。患者的愿望和期许需要尽可能多地阐明，并且不管是否能满足患者的这些期望，都应与医生的决策相匹配。

以患者为中心制订治疗计划及患者参与治疗计划，是现在医学治疗计划的可接受标准[6,82-86]。应当确定患者的偏好，并评估干预措施对患者生活质量的影响[88-92]。以最佳有效证据进行预后、预测和风险评估，不足时用主观分析。最后，临床医生需要评估患者应付与治疗方案有关的压力的能力，评估患者的经济来源和可能的经济负担，并明确评估和讨论替代方案[1,25-26,90,94-95]。

治疗计划标准

不同临床医生有不同的治疗决策过程和标准。这与地理位置、教育背景、执业环境的社会经济现状，以及参与治疗的牙医和团队都有关系。最常用的标准是启发式直觉法。另外，更系统的逐步算法标准将和启发式标准一并考虑。

运算方法

运算方法是一种用一系列指令或问题来解决问题的方法。在不同学科有多种类型的运算方法，如流程图、逐步分析、二进制交叉（二分法）和决策树分析等。

经典的运算方法是一个有限的指令序列或一个逐步的程序，用于求解问题，其中每个步骤或指令都可以在计算机上进行。对于口腔治疗计划，逐步决策树模型是有帮助的。它根据

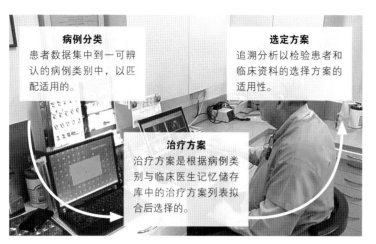

图9-2 直觉启发式的临床修复决策模型

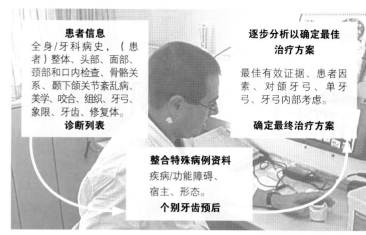

图9-3 治疗计划采集，诊断和分析的结构化逐步模型。

具体到个体案例及其决策中提出的关键问题进行求解。

直觉启发式模式

直觉启发式方法可能是口腔修复治疗计划中最常用的模式。它将每个病例中复杂和不确定的因素初步简化为可识别的组群，以匹配熟悉的应用和已知的治疗方案。临床医生将复杂的临床数据浓缩为病例种类的简单缩写形式，储存在记忆库中以便选取合适的治疗方案。从最可能适用的方案中选择一个或多个，并追溯分析关于其适用的特定患者。因为涉及更多的考虑因素，追溯"以脚配鞋"的过程可能会越来越复杂和不明确。患者的依从性、决策、审美和功能要求、社会心理能力和理解力等因素需要权衡多个特定情况下的具体因素与考虑。这些可能包括：牙弓间因素；行为功能异常；美学因素；单牙弓的牙齿、骨支持及分布的因素；义齿力学因素；固位抗力；根尖病变和生物力学因素等。其他出现的需要考虑的因素可能包括口腔疾病管理、手术方案的适应证、最佳有效证据，及缺乏科学支持的情况下相关问题和随后风险评估的不确定性。

之前讨论过的心理，个性和决策风格因素也包括在此过程中。在这里，个人偏好可能会通过缩短分析过程或进行更深入的研究来影响这个分析过程和简化的愿望（图9-2）。虽然许多病例有复杂性和不确定性，但直觉启发式系统似乎可以起作用。然而，如果没有达到系统的方式，这极易受潜在忽略的重要因素和严谨的最佳有效证据因素的影响。

前瞻性结构模式

前瞻性结构模式是第二种结构化的模式，以前瞻性的方式解决问题，并提前考虑所有这些因素。在制订治疗方案时，此方法已经剔除不适用的，筛选出与特殊病例最相关和适用的方案，并保留其个体临床决策（图9-3和方框9-3）。

此结构模式需要基于临床水平并有序采集整合患者临床资料，以做出合理诊断（方框9-4）。

采集患者信息和临床资料

根据临床医生所处的环境和自身习惯方式，临床资料有许多不同的收集、确定或保存方式。原则上，资料的级别越高，越能为参考与分析服务。发展起来的系统检查方法可为确定患者的病史和临床条件提供更多的资料，并有助于防止相关细节的遗漏。

文档

虽然最全面的文档信息可帮助有经验的临床医生通过之前的记载和记录而回忆起很多治疗过程中的细节部分及更多相关的信息，但见到病例就将焦点放在个别牙齿或象限的行为惯性就可能会导致医生忽略牙弓、牙弓内部、心理和行为水平因素。

系统化方法的应用是有价值的，依据系统的顺序，从大到小，关注的细节也应从患者口腔整体情况着手，经过牙弓间、牙弓内和牙弓六分法到个别牙齿水平。

方框9-4 治疗方案收集和选择的序列过程（Shifman 协议）

1. 临床和宿主资料收集。
2. 诊断列表，诊断亚群。
3. 个别牙齿预后。
4. 个体临床因素和牙齿条件的整合。
5. 治疗目标的分析。
6. 制订治疗计划的过程，治疗方案的选择。

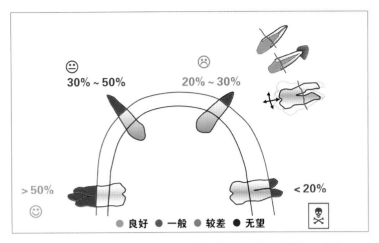

图9-4　基于牙髓、牙周和修复的标准，个别牙的预后指标：良好、一般、较差、无望[95-98]。

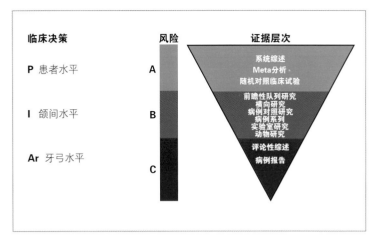

图9-5　对患者、牙弓和颌间水平的每个二进制问题的评估标准。A、B、C：证据等级的低、中等、高风险。

评估个别牙齿预后的参数

初步评估个别牙齿的预后情况是必要的，它可以帮助决定有关余留基牙的作用。个体标准包括："良好""一般""较差"和"无望"。个别牙齿的初步评估涉及其最佳治疗方案和预后，包括牙周治疗、牙体牙髓及龋坏的去除、桩核、冠延长。基牙选择的牙齿预后评估是在个别牙齿水平上最先提出的。随后根据制订的总义齿和牙周治疗计划评估整体治疗水平的预后。个别牙预后的评估包括牙周和牙髓指标。

牙周指标包括骨支持量、牙周病发展过程、𬌗创伤、骨丧失率、探诊深度、水平向或垂直向骨吸收、根分叉病变的存在和严重程度、松动度（0°、Ⅰ°、Ⅱ°、Ⅲ°）、冠根比和根形态[96-99]。

个别牙齿预后

麦奎尔和纳恩根据典型的10年研究结果，基于牙周指标，提出了个体预后的标准[96-99]。

- 良好：需要病因控制，有适当的剩余牙周支持，临床和X线测量约25%的附着丧失，Ⅰ类根分叉病变，患者依从性好，可遵循医嘱做适当的维护。
- 一般：50%的附着丧失与Ⅱ类根分叉病变，维护较困难。10年以上牙齿的存留率为80%以上。
- 较差（符合以下一条或多条）：50%以上的附着丧失导致冠根比例失调，根形态不良，Ⅱ类根分叉病变不易维护或Ⅲ类根分叉病变，松动度Ⅱ°及以上，（附着丧失）明显接近根尖。
- 无望：无充足的附着量以支持牙齿，具备拔牙指征[96-99]。

仍有一些疑问，比如通过治疗（如牙髓治疗或再生医学）反应来判断个体预后。对总体评估而言，潜在修复体基牙的评估还需要包括其牙体牙髓和修复指标的支持（图9-4）。

个体临床决定因素和牙齿条件的整合

进行数据收集、诊断亚群的组织和个别牙齿预后的评估之后，对个体临床决定因素和牙齿条件的整合是必要的（方框9-4）。遵循这一点，可对具体病例的治疗目标进行分析和定义，有利于治疗计划的有序进行，最终选择最适合的治疗方案。

治疗目标的分析

首先，以患者为中心的决策是以是否进行治疗来制订的。若制订恢复形态学缺陷的治疗方案，则需要考虑修复的方式，如使用可摘局部义齿（RPD）或固定义齿或种植体支持式义齿以修复缺失牙，则须恢复咬合和/或功能缺陷以及美学外观。需要对余留牙的牙周状况及患龋情况进行治疗；对每个牙弓的支持进行评估，涉及牙齿支撑、基牙分布、牙齿和潜在基牙的牙槽骨支持、种植体或可摘义齿牙槽嵴的骨密度和质量。对颌牙弓用来评估牙弓间关系，对颌治疗方案需要和咬合关系一起评估。咬合关系是根据后牙支撑、咬合垂直距离和非正中引导来评估的。

逐步式决策系统

对修复治疗计划，逐步的提问和回答过程是便利的，因为基本问题的提出并回答是以二进制系统的"是"或"否"的形式，这个过程可能以流程图的形式进行（方框9-5）。答案可以是明显的，或在不确定的情况下，他们可以通过3个临床水平和循证水平被评估。这3个临床水平主要是患者水平，其次是颌间水平和牙弓水平。3个循证水平的评估包括对风险证据质量的推断和高、中、低风险的可预测比例（方框9-5、方框9-6和图9-5）。

方框9-5 算法的图形表示

算法 – 从初始状态到明确的结束状态任务的一个列表：		
上颌牙缺失		
↓		
患者接受全口义齿	→ 是 →	选择全口义齿
否		
↓		
患者要求种植体支持式固定义齿	→ 是 →	选择种植体支持式固定义齿

方框9-6 流程图显示了治疗目标的考虑过程，修复支持，对颌牙弓及咬合关系的替代治疗方案。在适用的情况下，每一个评估步骤都需要临床参数（P、I、Ar）的考虑和风险或证据级别（**A、B、C**）的评估

治疗目标		
	支持	
■ 是否选择牙支持式固定局部义齿？ ■ 缺牙区是否选择骨支持式可摘局部义齿？ ■ 是否选择种植–骨支持式固定局部义齿？		
上颌牙弓	**咬合相互作用**	**下颌牙弓**
■ 不治疗 ■ 组织–骨支持式可摘局部义齿 ■ 牙–骨支持式固定局部义齿 ■ 种植–骨支持式固定局部义齿	■ 后牙支撑 ■ 垂直距离 ■ 选择性非正中引导	■ 不治疗 ■ 组织–骨支持式可摘局部义齿 ■ 牙–骨支持式固定局部义齿 ■ 种植–骨支持式固定局部义齿

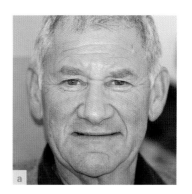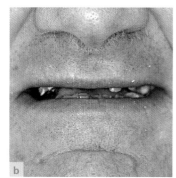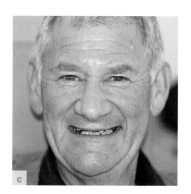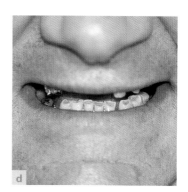

图9-6 男（58岁）。（a和b）微笑。（c和d）大笑（由Dr E Zensiper供图）。

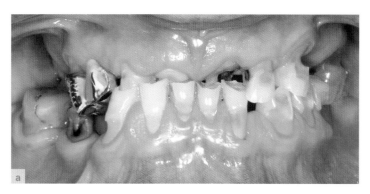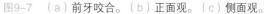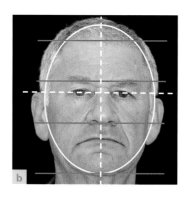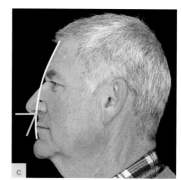

图9-7 （a）前牙咬合。（b）正面观。（c）侧面观。

流程图显示了治疗目标的考虑过程，修复支持，对颌牙弓及咬合关系的替代治疗方案等显示在方框9-6中。在适用的情况下，每一个评估步骤都需要临床参数的考虑和风险或证据级别的评估。临床参数包括：患者水平（P）、颌间水平（I）和牙弓水平（Ar）（综合表示为PIAr）。

风险/证据等级包括：A：低风险，证据良好；B：中等风险，证据适度；C：高风险，证据不足或不支持（图9-5）。

病例报告

本病例报告说明了患者数据采集过程、诊断列表、牙齿预后、数据整合、治疗计划的两个决策系统和治疗方案的选择：直觉启发式过程及用流程图表示形态学变异治疗计划的逐步系统化过程（图9-6～图9-16）。

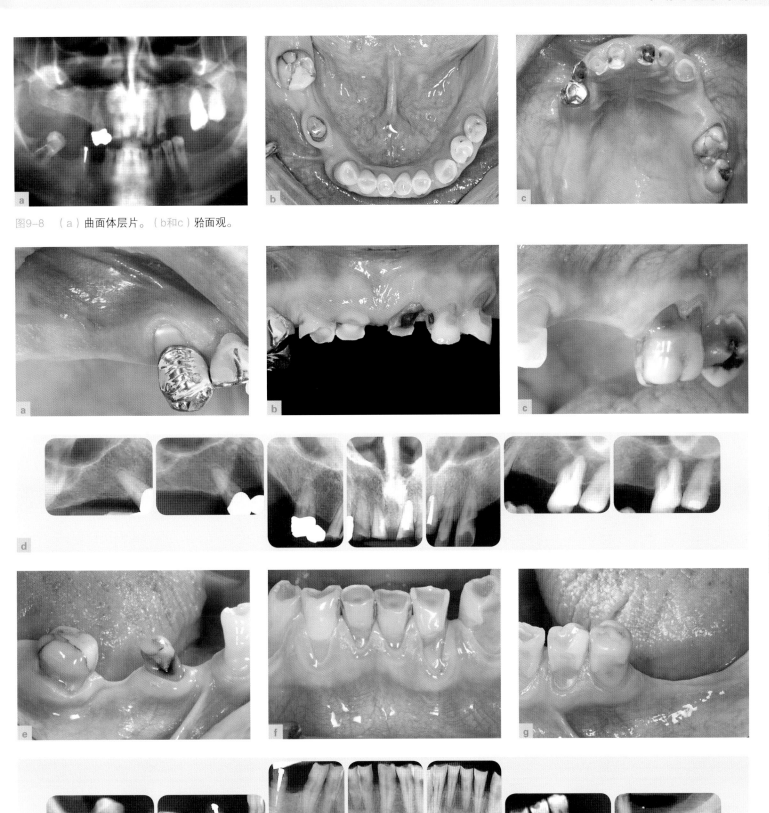

图9-8 （a）曲面体层片。（b和c）殆面观。

图9-9 （a~h）严重的咬合磨损和缺牙。

患者信息

患者是一位58岁的男子，已婚，有两个孩子，工厂工作，身体健康，不吸烟，每日10mg转化素（Convertin）保持正常血压，无慢性疾病和药物过敏史。

他11岁开始接受正规牙科治疗。23岁时上下颌牙弓都做过根管治疗和固定桥修复。从24岁到57岁，牙齿因龋坏和折断相继被拔除。每天早晚刷牙，未接受牙科卫生保健知识。饮食规律，每日两到三餐，不喜致龋食物或碳酸饮料，饮水量多。

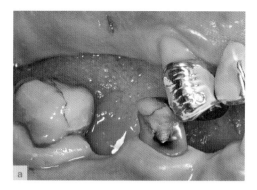 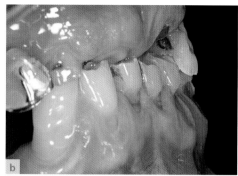 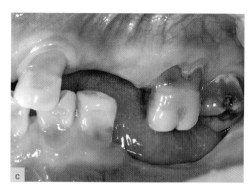

图9-10　（a～c）殆面观。后牙支撑降低，中到重度咬合垂直距离丧失，无覆盖，无垂直向覆殆。重度磨耗。殆平面不均衡。颌间距离下降。

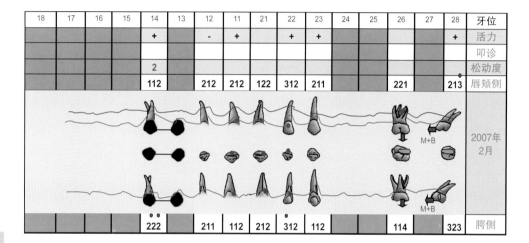

牙位	18	17	16	15	14	13	12	11	21	22	23	24	25	26	27	28
活力					+	-	+			+	+					+
叩诊																
松动度					2											●
唇颊侧					112		212	212	122	312	211			221		213
2007年2月														M+B		
腭侧					222		211	112	212	312	112			114		323

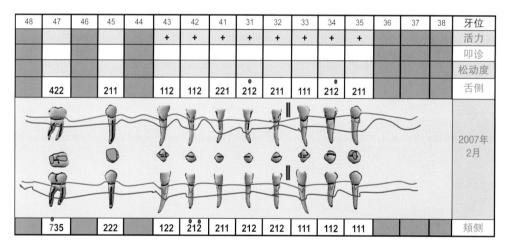

牙位	48	47	46	45	44	43	42	41	31	32	33	34	35	36	37	38
活力						+	+	+	+	+	+	+	+			
叩诊																
松动度																
舌侧		422		211		112	112	221	212	211	111	212	211			
2007年2月																
颊侧		735		222		122	212	211	212	212	111	112	111			

图9-11　牙周记录表。

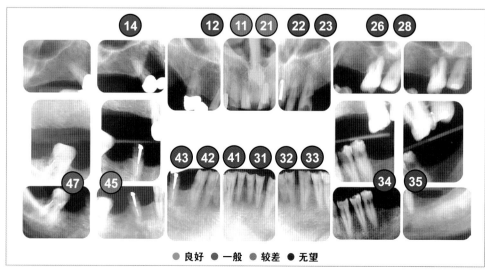

14　12　11　21　22　23　26　28

43　42　41　31　32　33　34　35

47　45

● 良好　● 一般　● 较差　● 无望

图9-12　个别牙预后情况。

方框9-7 最初的检查结果和诊断列表汇总，表格的逐项内容是：从患者水平到个别牙齿水平

> **检查和诊断列表汇总**
> - 功能紊乱（夜磨牙）伴随重度磨耗（磨损、酸蚀症和楔状缺损）。
> - 高血压。
> - 美学缺陷。
> - 后牙支撑降低和咬合垂直距离中重度丧失。
> - 前牙和后牙过度伸长及颌间距离下降。
> - 牙齿缺失（#18~#15、#13、#24~#26、#48、#46、#44、#36~#38）。
> - 全口中度慢性牙周炎，广泛牙龈退缩（#14、#12、#22、#23、#26、#35~#43、#47）。
> - 原发性或继发性龋齿（#11、#21、#22、#35、#47）。
> - 不良修复体（#14、#45、#47）。
> - 原发性咬合创伤（#14）。
> - 银汞充填物（#36）。

方框9-8 3个诊断亚组

形态学变异/缺陷	牙科疾病/行为紊乱	患者宿主因素
- 牙齿重度磨耗（磨损、酸蚀症和楔状缺损） - 审美缺陷 - 后牙支撑下降 - 咬合垂直距离中重度丧失 - 前牙和后牙过度伸长 - 颌间距离下降 - 牙齿缺失 - 不良修复体	- 功能紊乱（夜磨牙） - 全口中度慢性牙周炎 - 龋齿 - 原发性咬合创伤	- 功能和美学缺陷 - 依从性 - 固定修复的偏好 - 最佳治疗的期望

据配偶介绍，有夜磨牙史，患者有意识到夜磨牙病史6年，但无日磨牙或紧咬牙史。他意识到自己牙齿条件较差，需广泛地治疗。

他希望通过治疗可以恢复他的美观和功能缺陷，并在儿子的婚礼前完成治疗，有强烈的治疗意愿。

检查发现他的面型为椭圆形，面部上中下比例协调，瞳孔线显示左右面部对称，鼻唇沟较深。

他嘴唇较薄，口角轻微下垂。侧面轮廓为轻微凸面型，嘴唇闭合有力，鼻唇角为锐角，颏唇沟突出。

他下颌骨明显突出，因此总是避免微笑。上唇微笑线较低，暴露出5mm侧切牙和一些前磨牙。无淋巴结肿大，无肌肉或关节症状。

诊断列表

这名患者最初的检查结果和诊断列表已经汇总在方框9-7中。它们按照系统的排序，已从患者水平到个别牙齿水平。3个独立的诊断亚组：形态学变异，牙科疾病/行为紊乱和患者宿主因素（方框9-8）。

启发式方法

根据启发式直观的方法，有经验的牙医听到患者的主诉和病史，检查完患者就可看到问题：牙齿严重磨损，咬合支持丧失，垂直距离下降及美观缺陷。医生看了患者的全口曲面体

层片和𬌯架上的模型，通过记忆库查找合适的治疗方案，铭记患者要求固定修复的期望。医生经过短暂地考虑，排除了不可行方案，提出了一个合适的固定修复方案。然后，他开始验证治疗方案是否与患者和临床数据相符合。医生可能用以前的经验、读过的文献和听过的讲座来预测风险，并将之与患者讨论。他们一起做出了最终的治疗方案。

逐步分析

逐步分析需要采集初级阶段资料，并整合成3个诊断亚组。个体临床决定因素的整合指导问题的规范化分析。患者有治疗的需求，并倾向于固定义齿修复。不治疗会造成患者口腔状况进一步地损害。因此，分析直接指出形态学缺陷的影响、牙弓的考虑、美学及垂直距离的相互作用（图9-13~图9-15）。

形态学缺陷的流程图

此病例中为了分析解决方案，已用图9-13中的流程图表示了形态学缺陷的逐步考虑过程。牙齿缺失、𬌯面磨损和磨牙症，目前并伴随咬合垂直距离（OVD）的严重丧失、后牙支撑的下降和重度牙齿磨损的形态缺陷。对这些形态学缺陷的每一项都要提出临床问题：咬合垂直距离会不会增加？后牙支撑能不能恢复？缺牙区能不能修复？上述问题可为患者制订具体治疗方案提供客观参考，它的建立整合了个体临床决定因素和

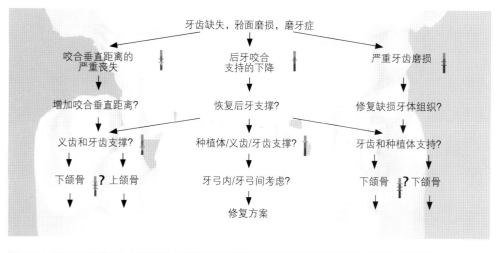

图9-13　分析主要形态学变异（缺陷）的流程图，如牙齿缺失、咬合磨损和磨牙症，涉及咬合垂直距离丧失，后牙支撑下降，严重牙齿磨损。每个决策的证据等级和最佳有效证据都要考虑。

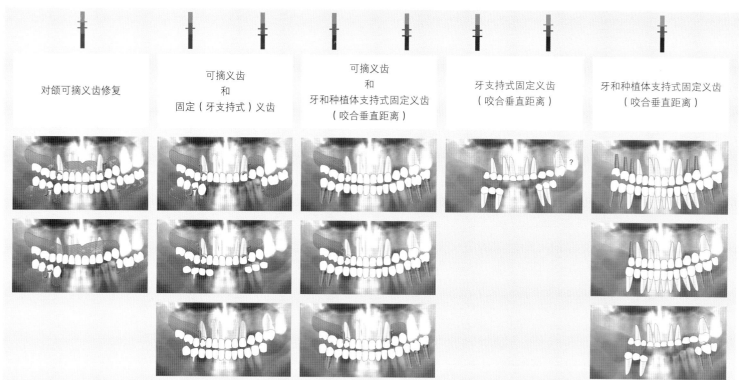

图9-14　多个治疗方案时，所有的支持方案都可考虑可摘义齿，牙支持式和种植体支持式义齿及其组合。每一个方案的证据和风险水平都要评估。

牙齿条件。对每一个问题，最佳有效证据都需要分析和整合。这些问题中的每一个都要包含主题，并需要深入的知识对最佳有效证据和当前的观念与做法进行评估。对最佳有效证据和现有观念的总结能帮助评估风险水平、可预测性或不确定性的程度。例如：令人困扰的是，磨牙症患者牙齿严重磨损，其修复体的寿命并无充足的证据支持。关于不确定性程度的信息需要传递给患者。患者的反应将决定进一步分析的方向。如果考虑形态学缺陷的修复，那支持骨的量和性质是下一个需要解决的问题。对余留牙是否有足量的骨支持？在缺牙区进行种植是否有足量的骨支持？缺牙区更适合种植牙还是可摘局部义齿？这个主要决策将引导对可摘义齿或种植体支持式义齿或牙支持式义齿的单一治疗方案或几者相结合的分析。另外，每个治疗方向都应包括重要的文献资料，每个方案都应用最佳有效证据评估。需要分析每个方案的牙弓间因素，并结合牙齿的牙弓内因素和基牙的分布，及最大牙尖交错和非正中运动时的殆力分布

（图9-13）。

治疗方案

当考虑了所有的支持式治疗方案时，找到此病例的适用方案就有很大可能性（图9-14）。口腔修复治疗中，可整合多种治疗方案，如可摘义齿与牙支持式固定义齿；可摘义齿与种植体支持式固定义齿；可摘义齿，牙支持式或牙和种植体混合支持式固定义齿。每一种组合都需要进一步分析有关的形态缺陷，涉及垂直距离的变化、后牙支撑、美学、生物力学和非正中引导。每一种组合都有自己的优缺点和疗效的证据（或无），需要用最佳有效证据分析并做风险评估（图9-14）。

患者决定式治疗方案

因为在此病例中，患者要求固定修复，而且没有种植手术的禁忌证，这些方案需要更谨慎分析。涉及牙弓间因素的最佳

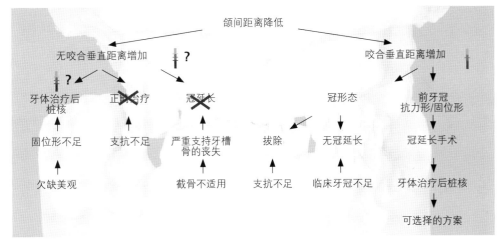

图9-15　牙弓间因素的分析图。每个箭头所指都需要最佳有效证据的分析、证据和风险水平的评估及临床适用性。

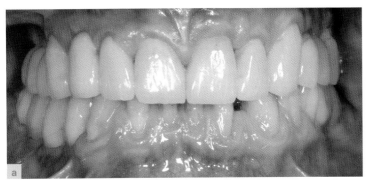

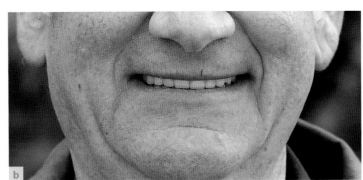

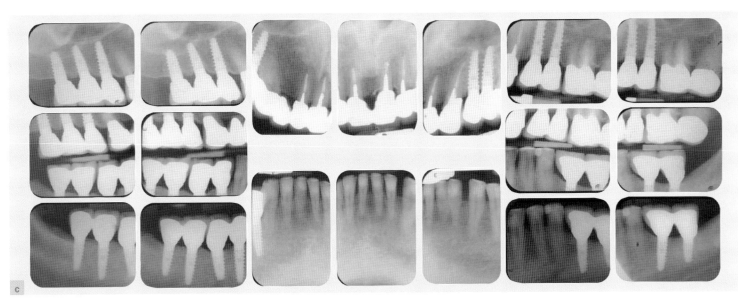

图9-16　（a~c）最终治疗效果。固定牙和种植体支持的烤瓷熔附金属修复体。常规使用保持器（口腔修复方案和图片由Dr Eran Zensiper提供）。

有效证据的疗效研究需要进一步评估。临床需要解决的主要是颌间距离问题。若不考虑增加咬合垂直距离进行修复，此方案显示基牙的临床牙冠较短，这会面临许多挑战性的问题，如固位形和抗力形、美观及殆面材料的厚度等。选择性牙髓治疗，正畸和/或冠延长手术的治疗方案都需要从临床可行性和最佳有效证据的观点进行考虑。需要考虑增加咬合垂直距离来解决美观问题、牙冠形态、抗力形和固位形的问题（图9-15）。

进一步的评估需要涉及冠长度与美观、咬合垂直距离和颌间距离的关系。这就需要石膏模型、诊断蜡型、丙烯酸或复合树脂的暂时修复体来评估美学表现和预期的咬合垂直距离的关系。

最终的治疗计划

诊断准备阶段后，制订一个最终的治疗计划，并告知患者各种方案和可能的预后。患者决定选择固定牙和种植体支持式修复方案。通过增加咬合垂直距离来为牙支持式和种植体支持式烤瓷局部固定义齿提供修复空间。缺牙区充足的骨量比较适宜种植体的植入。美学殆平面标准、美学牙冠高度要求、固位形及抗力形等通常被用来确定新的上颌殆平面。在所有缺牙区用种植体来补足缺失的后牙支撑。上颌前牙行根管治疗后经牙冠延长术和金属桩核冠修复，并连接在最终的修复体上。天然牙和种植体支持的部分不进行连接。相邻种植体进行连接。下颌切牙、尖牙、左侧前磨牙未进行处理。每天晚上坚持佩戴坚固的丙烯酸树脂上颌保持器。中等水平证据考虑的是颌间、牙弓内、个别牙齿相关的支撑决策。严重磨牙症的疗效证据对这一修复方案来说是低水平的。16个月后，佩戴聚丙烯酸树脂临时修复体，并没有出现明显的磨损或不稳定现象。此风险可被接受，并与夜间佩戴的上颌保持器相抵消（图9-16）。

摘要：启发式与逐步分析

启发式与逐步分析两种方法都有其相对的优缺点。启发式方法最为常用，所以可行。它更为简单、快速、直观、自动、常规，只需要较少的主动性思考。其缺点是在回顾性的临床决策中，一些重要因素可能被遗漏。这是一种非深入、追溯性的方法，易受医生临床经验和教育背景的影响。它不太适用于应用和分析最佳有效证据，并很难证明它的合理性。逐步分析方法是非直观，需要学习曲线的方法，最初需要在纸张或计算机上进行分析处理。此方法对于有经验、工作繁忙的医生来说，较为烦琐和耗时。而将其系统地应用于研究生环境中，会变得自动化，并可减少问题的棘手性。它的优点和益处包括更深入、合理、可预测及程序化，并更适用于以系统方式分析最佳有效证据。这看起来不可能，但是，任何自上而下的常规方法都不太可能完全消除现有实践和循证实践之间的分歧。

参考文献

[1] Rich G, Goldstein B. New paradigms in prosthodontic treatment planning: A literature review. J Prosthet Dent 2002;88:208–214.

[2] Walthers W. On diverse approaches to prosthodontic research: the case series approach to prosthodontic research. Int J Prosthodont 2007;20:373–376.

[3] Norman G. Research in clinical reasoning: past history and current trends. Med Educat 2005;39:418–427.

[4] The glossary of prosthodontic terms. J Prosthet Dent 2005;94:10–92.

[5] Narby B, Kronstrom M, Soderfeldt B, Palmqvist S. Prosthodontics and the patient: what is oral rehabilitation need? Conceptual analysis of need and demand for prosthodontic treatment. Part 1: conceptual analysis. Int J Prosthodont 2005;18:75–79.

[6] Spring B. Health decision making: lynchpin of evidence-based practice. Med Decis Making 2008;28:866–874.

[7] Hulley SB, Cummings SR, Browner WS, Grady D, Newman TB. Designing Clinical Research, ed 3. Philadelphia: Lippincott, Williams & Wilkins, 2007:23.

[8] Koka S, Eckert S, Choi Y-G, Montori V. Clinical decision making practices among a subset of North American prosthodontists. Int J Prosthodont. 2007;20:606–608.

[9] Elderton RJ, Nuttall NM. Variation among dentists in planning treatment. Br Dent J 1983;154:201–206.

[10] Kronstrom M, Palmqvist S, Soderfeldt B. Prosthodontic decision making among Swedish general dentists. I: The choice between crown therapy and filling. Int J Prosthodont 1999;12:426–431.

[11] Kronstrom M, Palmqvist S, Soderfeldt B. Prosthodontic decision making among Swedish general dentists. II: The choice between fixed and removable partial dentures. Int J Prosthodont 1999;12:527–533.

[12] Kronstrom M, Palmqvist S, Soderfeldt B. Prosthodontic decision making among Swedish general dentists. III: The choice between fixed partial dentures and single implants. Int J Prosthodont 1999;13:34–40.

[13] Kay EJ, Locker D. Variations in restorative treatment decisions: an international comparison. Community Dent Oral Epidemiol 1996;24:376–379.

[14] Akeel R. Influence of educational background on stated retreatment choices for sub-optimal fixed prosthodontic conditions. J Prosthodont 2008;17:156–164.

[15] Omar R, Akeel R. Prosthodontic decision-making: what unprompted information do dentists seek before prescribing treatment? J Oral Rehabil 2010;37:69–77.

[16] Sondell K, Palmqvist S, Soderfelt B. The dentist's communicative role in prosthodontic treatment. Int J Prosthodont 2004;17:666–671.

[17] Anderson JD, MacEntee M. On biological and social interfaces in prosthodontics: patient-prosthodontist interface-study group report and discussion. Int J Prosthodont 2003;16(Suppl):24–26.

[18] Zarb G. The interface of occlusion revisited. Int J Prosthodont 2005;18:270–271.

[19] Leles CR, Martins RR, Silva ET, Nunes MF. Discriminant analysis of patients' reasons for choosing or refusing treatments for partial edentualism. J Oral Rehabil 2009;36:909–915.

[20] Awad MA, Shapiro SH, Lund JP, Feine JS. Determinants of patients' treatment preferences in a clinical trial. Community Dent Oral Epidemiol 2000;28:119–125.

[21] Narby B, Kronstrom M, Soderfeldt B, Palmqvist S. Prosthodontics and the patient. Part 2: need becoming demand, demand becoming utilization. Int J Prosthodont 2007;20:183–189.

[22] Schouten BC, Hoogstraten J, Eijkman MA. Patient participation during dental consultations: the influence of patients' characteristics and dentists' behavior. Community Dent Oral Epidemiol 2003;31:368–377.

[23] Quran FA, Clifford T, Cooper C, Lamey PJ. Influence of psychological factors on the acceptance of complete dentures. Gerodontology 2001;18:35–40.

[24] Scott BJ, Leung KC, McMillan AS, Davis DM, Fiske J. A transcultural perspective on the emotional effect of tooth loss in complete denture wearers. Int J Prosthodont 2001;4:461–465.

[25] Leles CR, Freire MCM. A sociodental approach in prosthodontic treatment decision-making. J Appl Oral Sci 2004;12:127–132.

[26] Maizels J, Maizels A, Sheiham A. Sociodental approach to the identification of dental treatment-need groups. Community Dent Oral Epidemiol 1993;21:340–346.

[27] Srisilapanan P, Sheiham A. Assessing the difference between sociodental and normative approaches to assessing prosthetic dental treatment needs in dentate older people. Gerodontology 2001;18:25–34.

[28] Kahneman, D, Tversky A. Subjective probability: a judgment of representativeness. Cogn Psychol 1972;3:430–454.

[29] Watson Fowler H. Compact Oxford English Dictionary of Current English, Ed 3. Oxford: OUP, 2008.

[30] Kahneman D, Slovic P, Tversky A. Judgment under Uncertainty: Heuristics and Biases. Cambridge: Cambridge University Press, 1982.

[31] Edwards W. The theory of decision-making. Psychol Bull 1954;51:380–417.

[32] Wegwarth O, Gaissmaier W, Gigerenzer G. Smart strategies for doctors and doctors-in-training: heuristics in medicine. Med Educ 2009;43:721–728.

[33] Hubbard D. How to Measure Anything: Finding the Value of Intangibles in Business. Chichester: John Wiley & Sons, 2007.

[34] Politser P. Decision analysis and clinical judgment: a re-evaluation. Med Decis Making 1981;1:361–389.

[35] Reyna V, Brainerd C. Fuzzy-trace theory and false memory: new frontiers. J Exper Child Psychol 1998;71:194.

[36] Reyna VF. Physician decision-making and cardiac risk: effects of knowledge, risk perception, risk tolerance, and fuzzy processing. J Exp Psychol Appl 2006;12:179–195.

[37] Straszecka E. Combining uncertainty and imprecision in models of medical diagnosis. Inf Sci 2006;176:3026–3059.

[38] Tannert, H Elvers D, Jandrig B. The ethics of uncertainty. In the light of possible dangers, research becomes a moral duty. EMBO Rep 2007;10:892–896.

[39] Ghosh AK. On the challenges of using evidence-based information: the role of clinical uncertainty. J Lab Clin Med 2004;144:60–64.

[40] Sassower R, Grodin MA. Scientific uncertainty and medical responsibility. Theor Med 1987;8:221–234.

[41] Maupome G, Sheiham A. Clinical decision-making in restorative dentistry. Content analysis of diagnosic thinking process and current concepts used in an educational environment. J Eur Dent Educ 2004;4:143–152.

[42] Koerkamp BG, Weinstein MC, Stijnen T, Heijenbrok-Kal MH, Hunink M. Uncertainty and patient heterogeneity in medical decision models. Med Decis Making 2010;30:194–205.

[43] Croskerry P. From mindless to mindful practice – cognitive bias and clinical decision making. N Engl J Med 2013;368:2445–2448.

[44] McNeil, BJ, Keller E, Adelstein JS. Primer on certain elements of medical decision-making. New Engl J Med 1975; 293:211–221.

[45] Reyna VF. A theory of medical decision-making and health: fuzzy trace

theory. Med Decis Making 2008;28:850–865.

[46]Reyna VF Theories of medical decision making and health: an evidence-based approach. Med Decis Making 2008;28;829–833.

[47]Jacob RF, Carr AB. Hierarchy of research design used to categorize the "strength of evidence" in answering clinical dental questions. J Prosthet Dent 2000;83:137–152.

[48]Plasschaert AJM, Verdonschot EHAM, Wilson NHF. Decision making in restorative dentistry: intuition or knowledge based? Br Dent J 1995;178:320–321.

[49]Maupome G, Sheiham A. Clinical decision-making in restorative dentistry. Content-analysis of diagnostic thinking processes and concurrent concepts used in an educational environment. Eur J Dent Educ 2000;4:143–152.

[50]Stewart K, Gill P, Chadwick B, Treasure E. Qualitative research in dentistry. Br Dent J 2008;204:235–239.

[51]Featherstone JDB, Domejean-Orliaguet S, Jenson L, Wolff M, Young DA. Caries risk assessment in practice for age 6 through adult. J Cali Dent Assoc 2007;35:703–713.

[52]Featherstone JD, Adair SM, Anderson MH, Berkowitz RJ, Bird WF, Crall JJ, et al. Caries management by risk assessment: consensus statement, April 2002. J Cali Dent Assoc 2003:31:257–269.

[53]Armitage GC. Development of a classification system for periodontal diseases and conditions. Ann Periodontol 1999;4:1–6.

[54]Emrich RE, Brodie AG, Blayney JR. Prevalence of class I, class II and class III malocclusions (Angle) in an urban population an epidemiological study. J Den Res 1965;44:947–953.

[55]Brunelle JA, Bhat M, Lipton JA. Prevalence and distribution of selected occlusal characteristics in the US population, 1988–1991. J Dent Res 1996;75:706–713.

[56]Proffit WR, Fields HW Jr, Moray LJ. Prevalence of malocclusion and orthodontic treatment need in the United States: estimates from NHANES III survey. Int J Adult Orthodon Orthognath Surg 1998;13:97–106.

[57]Thilander B, Pena L, Infante C, Parada SS, de Mayorga C. Prevalence of malocclusion and orthodontic treatment need in children and adolescents in Bogotá, Colombia. An epidemiologic study related to different stages of dental development. Eur J Orthod 2001;23:153–167.

[58]Scaife RR, Holt JE. Natural occurrence of cuspid guidance. J Prosthet Dent 1969;22:225–229.

[59]Yaffe A, Ehrlich J. The functional range of tooth contact in lateral gliding movements J Prosthet Dent 1987;57:730–733.

[60]Ogawa T, Ogimoto T, Koyano K. Pattern of occlusal contacts in lateral positions: Canine protection and group function validity in classifying guidance patterns. J Prosthet Dent 1998;80:67–74.

[61]Woda A, Vigneron P, Kay D. Non-functional and functional occlusal contacts: a review of the literature. J Prosthet Dent 1979;42:335–341.

[62]Kraus BS, Wise, WJ, Frie RH. Heredity and the craniofacial complex. Am Journal of Orthodontics 1959;45:172–217.

[63]Pascoe J, Hayward JR, Costich ER. Mandibular prognathism its etiology and a classification. J Oral Surg 1960;18:21–24.

[64]van der Linden FPGM. Genetic and environmental factors in dentofacial morphology. Am J Orthodont 1966;52:576–583.

[65]Peck S, Peck L, Kataja M. Class II Division 2 malocclusion a heritable pattern. Angle Orthodont 1988;68:9–17.

[66]Profitt WR. On the aetiology of malocclusion. The Northcroft lecture, 1985 presented to the British Society for the Study of Orthodontics, Oxford, April 18, 1985.

[67]Turner S, Nattrazz C, Sandy JR. The role of soft tissues in the aetiology of malocclusion. Dent Update 1997 Jun;24:209–214.

[68]Harpending H, Cochran G. Genetic diversity and genetic burden in humans. Infect Genet Evol 2006 Mar;6:154–162.

[69]Mossery PA. The heritability of malocclusion: part 2. The influence of genetics in malocclusion. Br J Orthod 1999 Sep;26:195–203.

[70]Markovic MD. At the cross-roads of orofacial genetics. Eur J Orthodont 1992;14:469–481.

[71]Moss ML, Salentijn L Melvin L. Moss and the functional matrix. J Dent Res 1997;76:1814–1817.

[72]Pjetursson BE, Lang NP. Prosthetic treatment planning on the basis of scientific evidence. J Oral Rehabil 2008 35 (Suppl. 1); 72–79.

[73]Torbjörner A, Fransson B. A literature review on the prosthetic treatment of structurally compromised teeth. Int J Prosthodont 2004;17:369–376.

[74]de Backer HG, Decock V, van der Berghe L. Long-term survival of complete crowns, fixed dental prostheses, and cantilever fixed dental prostheses with post and cores on root canal-treated teeth. Int J Prosthodont 2007;20:229–234.

[75]Tan K, Pjetursson BE, Lang NP, Chan ESY. A systematic review of the survival and complication rates of fixed partial dentures (FDPs) after an observation period of at least 5 years – III. Conventional FDPs. Clin Oral Implants Res 2004;15:654–666.

[76]Scurria MS, Bader JD, Shugars DA. Meta-analysis of fixed partial denture survival: prostheses and abutments. J Prosthet Dent 1998;79:459–464.

[77]Lindquist E, Karlsson S. Success rate and failures for fixed partial dentures after 20 years of service: Part I. Int J Prosthodont 1998;11:133–138.

[78]Salinas TJ, Eckert SE. In patients requiring single-tooth replacement, what are the outcomes of implant- as compared to tooth-supported restorations? Int J Oral Maxillofac Implants 2007;22(Suppl):71–95.

[79]Givol N, Taicher S, Halamish-Shani T, Chaushu G. Risk management aspects of implant dentistry. Int J Oral Maxillofac Implants 2002;17:258–262.

[80]Armellini D, von Fraunhofer JA. The shortened dental arch: a review of the literature. J Prosthet Dent 2004;92:531–535.

[81]Wostmann B, Budtz-Jorgensen E, Jepson N, Mushimoto E, Palmqvist S, Sofou A et al. Indications for removable partial dentures: a literature review. Int J Prosthodont 2005;18:139–145.

[82]Feinstein AR, Horwitz RI. Problems in the "evidence" of evidence-based medicine. Am J Med 1997;103:529–535.

[83]Narby B, Kronstrom M, Soderfeldt B, Palmqvist S. Prosthodontics and the patient: what is oral rehabilitation need? Conceptual analysis of need and demand for prosthodontic treatment. Part 1: conceptual analysis. Int J Prosthodont 2005;18:75–79.

[84]MacEntee MI. Where science fails prosthodontics. Int J Prosthodon 2007;20:377–381.

[85]Feine JS, Awad MA, Lund JP. The impact of patient preference on the design and interpretation of clinical trials. Community Dent Oral Epidemiol 1998;26:70–74.

[86]Awad MA, Shapiro SH, Lund JP, Feine JS. Determinants of patients' treatment preferences in a clinical trial. Community Dent Oral Epidemiol 2000;28:119–125.

[87]Walton JN, MacEntee MI. Choosing or refusing oral implants: prospective study of edentulous volunteers for a clinical trial. Int J Prosthodont 2005;18:483–488.

[88]Schouten BC, Hoogstraten J, Eijkman MA. Patient participation during dental consultations: the influence of patients' characteristics and dentists' behavior. Community Dent Oral Epidemiol 2003;31:368–377.

[89]Levin B. 'The 28-tooth syndrome' – or should all teeth be replaced? Dent Surv 1974;50:47.

[90]Bowley J. Minimal intervention prosthodontics: current knowledge and societal implications. Med Princ Pract 2002;11:22–31.

[91]Ozhayat EB, Stoltze K, Elverdam B, Owall B. A method for assessment of quality of life in relation to prosthodontics. Partial edentulism and removable partial dentures. J Oral Rehabil 2007;34:336–344.

[92]Celebi´c A, Knezovi´c-Zlatari´c D. A comparison of patient's satisfaction between complete and partial removable denture wearers. J Dent 2003;31:445–451.

[93]Raffensberger C, Tickner J. Protecting Public Health and the Environment: Implicating the Precautionary Principle. Washington: Island Press, 1999.

[94]Anderson J. Need for evidence-based practice in prosthodontics. J Prosthet Dent 2000;83:58–65.

[95]Sheiham A. Minimal intervention in dental care. Med Princ Pract 2002; 11(Suppl1):2–6.

[96]McGuire MK. A long-term survey of 100 treated periodontal patients under maintenance care. J Periodontol 1991;62:51–58.

[97]McGuire MK, Nunn ME. Prognosis versus actual outcome II. The effectiveness of commonly taught clinical parameters in developing an accurate prognosis. J Periodontol 1996;67:658–665.

[98]McGuire MK, Nunn ME. Prognosis versus actual outcome III. The effectiveness of clinical parametersin accurately predicting tooth survival. J Periodontol 1996;67:666–674.

[99]Faggion CM Jr, Petersilka G, Lange DE, Gerss J, Flemmig TF. Prognostic model for tooth survival in patients treated for periodontitis. J Clin Periodontol 2007;34:226–231.

383

10

咬合重建：修复学方面的考量

Restoring the Occlusion: Restorative Considerations

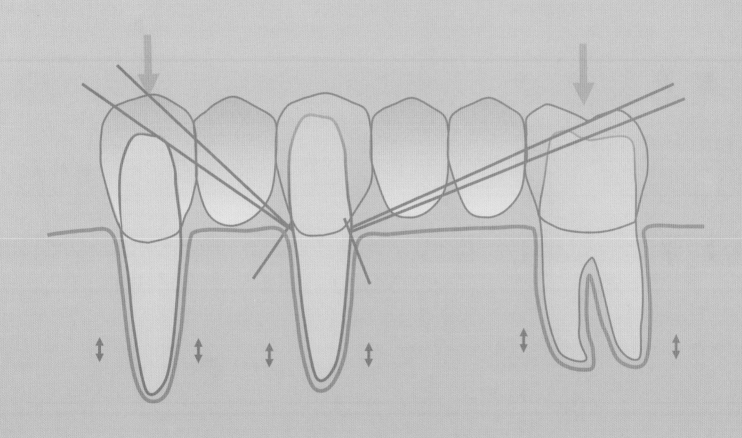

重点内容

- 治疗计划
- 牙列修复及其咬合的一般准则
- 个体临床决定因素
- 基牙评估
- 非正中引导
- 单颗牙齿考量
- 抗力（抗脱位力/抗力形）及固位考量
- 病例报告
- 综合考量个体临床决定因素

治疗计划

个体临床决定因素

每个病例都有其各自的特点。比如：牙槽骨形态、牙科疾病或功能障碍，以及个体的相关因素。形态学变异程度各异，从轻微的侧切牙缺损到严重的骨骼异常均有。结合其他病例因素及治疗计划来进行分析和诊断个体的形态学变异，但不是所有的形态变异都有必要进行处理。在诊断并分析所有的因素之后，才能遵照患者意愿，决定是否治疗这一特殊的形态学变异。

诊断分类

针对特定的牙槽骨形态学变异的治疗，最好能在明确界定了相关治疗目标的合理性之后开始进行，如：是选择修复的治疗手段还是选择修整其变异的形态。这就要求我们明确诊断并定义牙槽骨的不调或缺损。这可能是自然发生的变异、渐进性的紊乱和／或形态学缺陷（见第3.4章节，方框3-4-1~方框3-4-5）。我们的评估诊断列表中需要包含美观变化（见第3.3章节，方框3-3-1及第3.4章节，方框3-4-8）。临床现状可能是单纯的形态学变异，也有可能合并牙科疾病或口颌系统紊乱、美观及主观的心理需要。以患者为中心的最佳治疗方案即是相关病因有序的数据收集、诊断及分析（见第9章，方框9-3）。

一个基于客观、仔细的临床检查制订的治疗方案可能会避免因无事实根据或者过时的理念导致的不必要的修复治疗，如为治疗颞下颌关节紊乱而升高咬合垂直距离，或由于牙齿松动度的增加而制作的跨牙弓牙周夹板。同样的，我们需要制订兼具美观性与功能性的明确的治疗方案。短牙弓适合于一些患者，肯氏Ⅱ类可摘局部义齿适合另外的患者，同时另一部分患者可能更适合双侧上颌窦提升以及后牙种植体支持式固定义齿。美观目标导向必须以患者需求及期望的功能为主，而不是

以医生理想化的概念或者医生对于当前材料的喜好为主。最终的治疗方案，应当是以患者为中心的治疗计划。

形态学缺陷

牙列会因各种各样的原因发生发育后改变，包括龋病、牙周病、咬合副功能、创伤，以及修复体破坏等改变。因此而导致的牙齿结构丧失、牙齿缺失以及咬合及颌骨关系改变可被归类为形态学缺陷。缺陷的种类可以从较少的牙齿丧失、牙齿移位到咬合支持及垂直距离的降低或丧失，到全牙列丧失。对特殊变异的或牙槽骨条件差的病例的分类是在对每一例牙槽骨复合体进行形态学诊断时用来描述过程的一部分。这些在第3.4章节，方框3-4-1~方框3-4-5，以及方框3-4-9有列出。

美学诊断分类

个人主观因素会对美学评估起极大的影响。一个便捷的方法是，定义一个类似于"阿尔法微笑"的美学基线，该基线是基于Ⅰ类咬合以及当下的文化认知来制订的（见第3.3章节，图3-3-31及第3.4章节，图3-4-59）[1-5]。这些分类可能被用于比较基准线，类似于将Ⅰ类咬合方案作为形态学变异的标准。常常将美学差异与阿尔法微笑模型的差异来进行描述（见第3.3章节，方框3-3-1）。缺乏功能性或者主观性的判断被默认为仅仅是描述性的分类。

功能性及主观性的判断可能会进一步认为是患者参与制订的综合性诊断方案的一部分，需要特殊分析的，我们可以采用诊断模型。

治疗目标

口腔修复治疗的传统目标是维持或修复牙齿形状、功能、美学、舒适以及使用寿命等方面（方框10-1）[6-8]。每一个病例的治疗目标都需要明确界定。通常，对于牙齿缺失或牙槽骨结构丧失的修复学处理会遵从结合牙体疾病、牙周疾病、龋病或功能异常、颞下颌关节紊乱或颌面部疾病的处理及治疗。形态学变异的范围非常宽泛及明确，不是所有与Ⅰ类咬合有差异的咬合都需要改变或修复。

诊断亚组由主观意愿组、牙科疾病/功能紊乱组以及形态变异组组成的，主要研究决定是否修复以及如何修复每一个病例中的形态学变异中的相互作用。形态学缺陷通常包括由疾病或功能紊乱导致的结构丧失，以及由咬合完整性丧失带来的功能及美观方面的影响。

3个主要诊断亚组的综合因素决定了每个病例的个体参数。这些将会被进一步分解成额外的组成小组因素，这些因素会对每个病例的临床计划及构成产生直接影响。这些即是由患者、面部、颌间、牙弓内、单颗牙齿及修复因素组成的个体临床决定因素（ICD）。

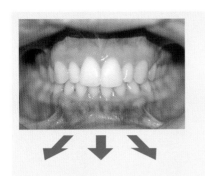

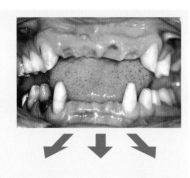

后牙支撑

垂直距离

非正中引导

图10-1　维持或恢复咬合的必要因素。

方框10-1　修复重建的目标

- 最佳功能（咀嚼、语音、吞咽）。
- 最小化或最优化分布口腔副功能、咀嚼及吞咽时的力量。
- 强化最佳美学效果。
- 提高患者舒适度及健康。
- 提高或优化现有牙列或修复后牙列的寿命。

咬合重建：冗余的教条

每个牙列均必定是由3个构成因素来决定咬合：后牙支撑，垂直距离以及非正中引导（图10-1）。每一个因素的恢复具有多变性，也取决于病例的特殊性。过去，关于每个病例的复杂性都可能被忽视，以往已被确定的原则通常可以用作分析，也允许其有不确定性。然而，鉴于当今扩大了的治疗选择以及对循证牙科学的渴望，很多原则需要遗弃或修改，甚至有的已经被遗弃或修改。如今，已没有必要为防止关节紊乱的进一步发展而修复前磨牙或磨牙。短牙列也成为一个可行的临床选择。已经证实，关于下颌在正中时（正中关系位–最大牙尖交错位或后退接触位–牙尖交错位）的滑动，以及牙尖交错时髁突位置理论的争辩，远没有之前想象得重要。临床休息位时的休息垂直距离认为是可变的。大多数人也能够适应咬合垂直距离的改变。前伸时切牙引导并不意味着后牙会分开。侧方引导并不一定由尖牙来引导。在天然牙列中侧方运动单一的后牙𬌗接触很常见。在后牙引导接触中，𬌗干扰难以定义或者分辨，并且𬌗干扰并不会造成永久地干扰或者长期导致颞下颌关节紊乱病。相互保护不是通用法则，而且并不是一个被证明了的治疗标准。在颞下颌关节紊乱病的病因中，咬合因素只起了很小的作用。𬌗不调不会导致咬合功能紊乱以及磨牙症[9-12]。

牙列修复及其咬合的一般准则

基本概念

鉴于这些思考模式的改变，目前的观点及临床指导需要重新接受灵活的定义，以根据每个病例的临床决定因素来变化。Henry Beyron在1954年提出了一个实用性的咬合原则——必须恢复或维持牙列的完整性[13-15]，看上去经受住了时间的考验，并近期受到了很多出版物的认可[16-18]。最初的理论被解释多次，并且总结在了方框10-2中。虽然这些可能被做各种各样的解读，但由于它们的灵活性、实用性以及非教条的特性，使得这些理论经过时间的检验仍有持续的吸引力。目前的概念可能由于释义的改变而提出一些修改。最大数量的咬合接触点不再需要纳入所有磨牙接触中。咬合的稳定性可以通过前磨牙咬合或完整的后牙咬合时双侧同时发生全牙弓接触来建立[19]。相较于接触点数目来说，双侧同时咬合是一个更为关键的因素。轴向载荷可以有多种解释，但通常仍可能会被作为最适合的引导。非正中运动过程中，能自由地后退及自由地做各种接触运动这一理论允许当遇到差异化的个体临床决定因素时有必要的灵活性。侧方𬌗时在各个方向能够自如移动是修复的金标准。根据国际疾病分类规定，组牙功能𬌗或尖牙保护𬌗均是可取的。前伸𬌗时前牙引导而后牙无接触是可接受的理论模式。根据国际疾病分类规定，这种理论也是可接受的。设计的非正中引导及最适垂直距离的目标已经在方框10-3及方框10-4中列出。

方框10-2　在固定修复中Henry Beyron对最初标准的解读[13-15]。最大牙尖交错位接触可能在正中关系位或在正中关系位稍前方。这些在科学证据中属中等水平（不是最严谨的）[11-12,18]

- 除了一些特别的颌关系，咬合至最大牙尖交错位时有最大数量的双侧正中止。
- 为了最好地分散𬌗力，应尽可能使后牙轴向受力。
- 咬合接触时有后退移动自由。
- 在咬合接触的运动中允许多向自由运动，在侧方移动时组牙行使功能，在前伸时前牙有接触。
- 足够或适当的咬合垂直距离。

方框10-3　选择性非正中引导的目标

- 符合个体临床决定因素。
- 最小化或最优化分散口腔副功能、咀嚼及吞咽时的力量。
- 增强咀嚼效能及咀嚼舒适度。
- 增加美学效果。
- 根据个体临床决定因素，在修复后牙列中，前牙选择性前伸引导时后牙无接触。
- 根据个体临床决定因素，选择性工作侧引导，分离非工作侧引导接触。

方框10-4 恰当的咬合垂直距离目标要求

- 功能及姿势位时神经肌肉能够适应，没有不适的或不利的肌肉或关节反应。
- 完善大众认同的面部及颌面美学效果。
- 建立无干扰的口颌面功能、语音、咀嚼吞咽等其他口腔功能
- 建立最佳的生物力学关系，如适合的冠根比、冠植体比、牙冠高度空间及颌间距离。
- 有足够的殆间隙及颌间距离来为修复提供便利。

咬合准则的依据

根据非常严格的循证牙科学原则，许多现在和传统的咬合原则及指标并非建立在最高水平的科学严谨的研究上[11-12]，包括Beyron（方框10-2）[13-15]的长期不同程度有价值的科学研究，证实了良好的长期疗效[22-29]。然而，这些研究很少有脱离咬合方案和原则的。即便对多种变量的控制和标准化使得这项工作难以实现，但仍需设计和实施结构良好的研究体系。

个体临床决定因素

一旦决定考虑一个特别的治疗方法，我们就有必要对病例做一个更详细的分析。每一个病例都需要结合个性化的条件，包括宿主、牙科疾病/功能紊乱以及形态学变异。个体临床决定因素包含每个临床病例所具备的多种因素。它们包括：患者因素、面部因素、牙弓间因素、牙弓内因素，单颗牙齿以及修复因素。

个体临床决定因素的相互作用

多种因素相互影响的检查表显示，通常没有单一的咬合或修复因素。所有因素在不同程度上均相互作用以决定最适合的

方框10-5 个体临床决定因素。在确定最适合的个案治疗计划时，每个病例都有其特有的与临床决策制订过程相关的影响因素

- **患者因素**：年龄、用药史、身体状况及治疗史、心理状态、社会心理状态、习惯，例如：饮食、口腔副功能、白天和/或夜晚的磨牙症（活动期、非活动期）、其他功能异常，磨耗程度、牙病史、使用殆板装置的依从性以及对特别治疗手段的喜好。
- **面部因素**：面高、垂直距离、美学、颜面视窗、唇部支撑、牙齿暴露量以及美学殆平面。
- **牙弓间因素**：颌骨关系、覆殆、覆盖、美学表现、美学殆平面、非正中引导、殆型、牙槽嵴间距、颌间距离、殆间隙及息止殆间隙、咬合垂直距离、冠根/种植体比、冠预备体比、冠种植体/基台比、骨水平、牙周状况。
- **牙弓内（颌内）因素**：牙弓形状、牙齿分布、基牙分布、跨度、后牙支撑、非正中引导、牙槽骨支持、殆板结构。
- **单颗牙齿及修复因素**：骨支持及松动度、非正中接触、殆干扰、牙冠高度、抗力及固位、冠根比、牙齿活力、牙髓状况、牙根强度、桩/核形态、牙齿断裂、冠预备后高度比、牙根形态、粘接剂松解、根分叉受累情况、殆面磨损以及审美取向。

治疗程序。尽管在这里可以看到综合性的列表，但在日常的治疗进程中仍可能有其他的因素出现，所以需要将这些纳入足够灵活的治疗计划中，但不能偏离整体治疗目标。

患者因素

患者因素可能包含医学、心理、社会心理以及行为因素。

疾病因素可能决定患者是否能够承受特殊手术或者长期的、持久的广泛修复治疗过程。疾病因素包括：糖尿病、心血管疾病、帕金森病、精神疾病以及其他疾病。个体心理因素可以决定每名患者的治疗方法，在美学方面、咀嚼舒适性上，包括希望固定或可摘修复、对外科的恐惧、渴望微创治疗、希望最先进的治疗方法。

特殊的遗传或发育型综合征/失调症需要用到特别的治疗手段。这与大多数在正常范围内变化的骨骼与牙齿关系的常规治疗方法不同。目前的状况以及既往病史证明，具遗传倾向性的牙科疾病，如继发龋、慢性或侵袭性牙周炎，将为特别的修复治疗以及咬合治疗的预后提供指引。生理心理、肌肉骨骼疾患以及功能障碍倾向也与颞下颌关节紊乱病史有重要关系。

社会心理因素受到患者及医生共同的社会、文化环境背景的影响，并决定着对特殊治疗方法的个人心理偏好。它们还决定着特定的患者、保险或者卫生保健系统能否支付复杂、昂贵、耗费时间的治疗，或者选择较简单、成本较低的治疗。

行为因素包括口腔保健能力及维护大量的修复体的能力。年老、体弱、有精神障碍或手脚协调不力的患者可能无法进行良好的口腔保健或者处理棘手的固位力极好且难以摘戴的可摘局部义齿。患者的治疗依从性以及忍耐较长时间治疗的能力也有必要考虑。

最后但同样重要的是，对广泛且患有严重的咬合功能异常的病例，同样需要评估紧咬牙和/或磨牙症。这将对特殊治疗计划的特性及预后以及咬合类型产生显著影响。

面部因素

面部因素涉及颜面部整体外观及口颌面部。异常颌关系及发育障碍、综合征决定修复治疗是否需要结合正颌手术及正畸治疗，以及能否达成理想化或折中的咬合治疗方案。面高与休息位和咬合时的面部中1/3的垂直距离的影响有关。面部软组织支持与牙槽骨支撑及后牙、前牙对面部的支撑相关。休息位与微笑时的唇部支持和牙齿及牙龈的暴露量也很关键。

面高、颜面视窗、美学因素

对于面部因素的考虑在修复病例的计划及准备中发挥重要的作用。在治疗之初就需要确定美学特征和美学需求，确定以及休息位及微笑时嘴唇与颜面窗口的相互关系。每个病例所期望的美学标准需要用研究模型和影像分析来确认，同时要获得患者的认可。切缘的位置、前牙殆平面以及与整体面部外观及

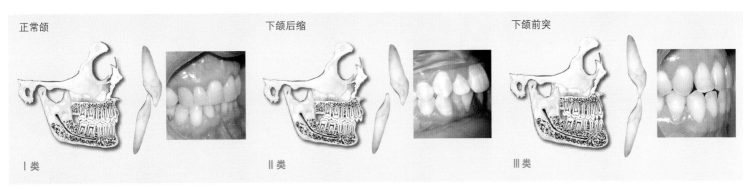

图10-2 正常颌、下颌后缩、下颌前突3种颌型在矢状面上牙齿关系正常范围内的变异。

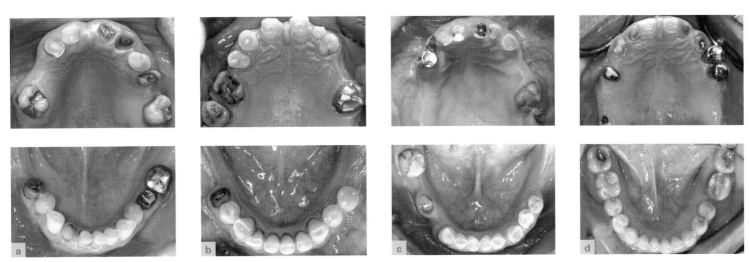

图10-3 （a~d）不同部位的缺失牙及基牙分布组合影响着后牙支撑及非正中引导的方案。后牙支撑方案需要根据可用的基牙支持及分布或者对额外种植基牙，或者可摘局部义齿的需求来规划。非正中引导方案受到夹板固定治疗、骨支持、不同跨度以及连接相邻基牙的适应证及需求等方面的影响。

颜面视窗口相关的其他因素也需要进行确认。在没有足够牙槽嵴支持面部软组织的情况下，需要进行组织增量或者佩戴可摘修复体来获得额外的面部支撑。需要有足够的量来支撑息止状态以及微笑状态下的嘴唇丰满度，还必须保证能够有足够的牙齿与牙龈暴露量。

牙弓间因素

前后向、颊舌向正常范围内的变异关系，这种牙弓间因素是设计切实可行的咬合方案的重要决定因素。Ⅰ类、Ⅱ类、Ⅲ类颌关系决定了水平向及垂直向重叠的程度，以及前后牙的非正中引导（图10-2）。这些因素与其他因素在不同层面均会发生作用（患者、面部、美学、牙弓内、修复），颌间的垂直向因素包括颌间距离、牙槽嵴间距、𬌗间隙等，这些因素是咬合垂直距离、牙冠高度、牙槽骨水平以及冠根比或冠种植体比的功能因素（方框10-5）。

颌间关系变异对咬合计划及修复有重要的影响。上下颌牙弓的前后向、颊舌向及垂直向的变异关系在很多方面影响着治疗计划和修复方法，同时也可能会影响牙齿、牙龈及美学𬌗平面的美学表现。它们也会显著影响后牙支撑的性质以及对颌牙齿或种植体的轴倾角。它们在相当程度上会影响到所计划的非

正中引导。严重的Ⅱ类咬合、前牙开𬌗，以及Ⅲ类咬合前伸时会由前磨牙引导。不同的咬合垂直距离、牙槽间距、颌间距离以及息止𬌗间隙将影响牙冠高度、𬌗间隙、冠根比或冠种植体等的生物力学、修复及美学等方面。变异程度会影响恢复咬合的能力。正常变异以及异常关系将会在第11章中详述（图10-2）。

牙弓内因素

牙弓内因素包括单纯上颌或下颌牙弓内的考虑。它们包括：牙弓相对形状；牙齿分布以及倾斜角度；牙齿或种植体基牙分布；种植体长度、直径以及倾斜度；牙齿或种植体骨支持；无牙颌牙槽嵴形态；骨密度；牙槽骨支持量以及垂直骨水平；牙齿动度（增加或增加中）；联冠固定牙齿及种植牙（图10-3）。

修复牙弓时的牙弓形态考虑

需要考虑的牙弓内因素在方框10-5中已列出。它们还包括牙弓形态、牙齿及基牙分布、跨度、后牙支撑、非正中引导支持、牙冠高度及𬌗板的考虑。每个病例将展示它自己的组合与构造变量。这些因素的相互作用将影响生物力学负荷及修复计划，并需要相应的设计。图10-3中展示了一些示例。在需

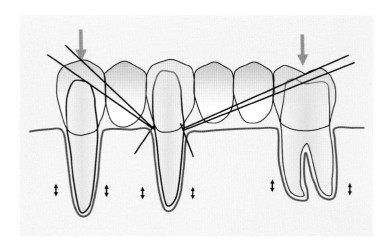

图10-4　桥基牙能提供额外的混合支持。这些在过去被描述为具有相当生物力学风险的修复方式，如今已不再认为是不利的或禁忌的。

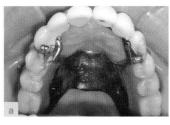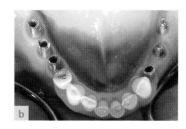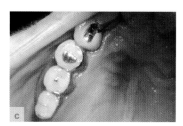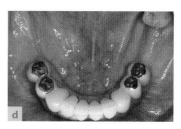

图10-5　后牙支撑。（a）可摘局部义齿。（b）种植体支持式固定局部义齿。（c）单端固定局部义齿。（d）牙支持式短牙弓。在夜磨牙及紧咬牙情况下，需要维持功能和副功能负载时需要的后牙支撑。侧向载荷将用于非正中引导、紧咬牙时的修复载荷及牙尖交错𬌗时的支持结构上（感谢 Dr G Rozen 提供图d）。

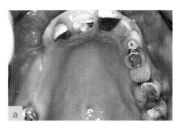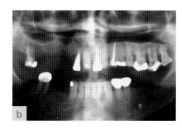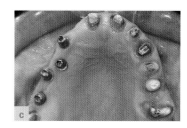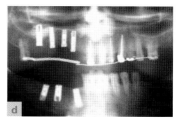

图10-6　（a和b）长跨度的牙支持式修复，基牙有超负荷及折裂的风险。（c和d）放入种植体能够提供更强大的支持力，减少并发症的发生。采用上颌窦提升的种植可提供更多的支持，降低基牙及修复体失败风险。下颌种植体支持的功能更优于不能保留的下颌磨牙及前磨牙（感谢Dr O Ghelfan供图）。

要修复的缺失牙病例中，宽或窄的牙弓将影响跨度分布及基牙分布。每个病例因后牙支撑、跨度、邻近基牙连接、联桥设计等方案不同而有所差异。如果跨度太大，则需要来自种植牙或可摘局部义齿额外的支持。是选择可摘局部义齿、固定种植体支持式悬臂梁还是短牙弓修复？需评估每个病例所涉及的每种治疗方式各自的优缺点以及其预后和风险程度（图10-3～图10-5）。

目前观念认为，因为种植牙与天然牙动度不同，如果使用了种植体做基牙，种植体支持部分不得与牙支持部分相连。然而，一些研究表明，相邻种植牙与天然牙之间的刚性连接具有良好的远期效果（见第7章）[22]。

桥基牙

据报道，桥基牙是带给基牙不利生物力学移动及使基牙松动的原因。三维有限元分析及其他生物力学研究表明，近远中采用半刚性附着体可以减少桥基牙的应力[30-31]。然而，对于这一论调，似乎并没有任何临床证据来支撑，而刚性连接位于中间的基牙并没有表现出对天然牙不利。连接基牙的数量因基牙的分布、骨支持以及跨度的不同而不同（图10-4～图10-6）。

后牙支撑

不同基牙分布对后牙支撑的修复需求也不同。牙弓跨度、骨支持、支持基牙的数量将决定后牙支撑是牙支持式还是需要额外的种植牙支持。对非正中引导的设计也受到牙弓内不同因素的影响。非正中引导支持可能会因连接基牙而增强。它将受到骨支持量、抗力及固位力、牙齿动度的影响。使用联桥方式同样受到不同跨度以及基牙分布的影响。

牙槽骨支持

牙槽骨支持会在很多方面影响治疗计划的制订及修复体的种类。对于支持牙来说，对消除炎症及牙周炎治疗，余留骨支持量的评估非常重要。这些将决定牙齿的动度、舒适度，以及承受咀嚼功能，甚至副功能产生的𬌗力。余留支持骨组织的量

390

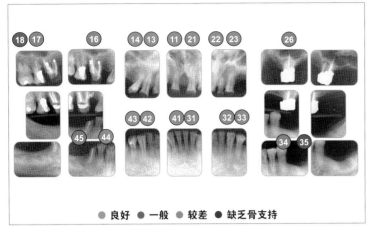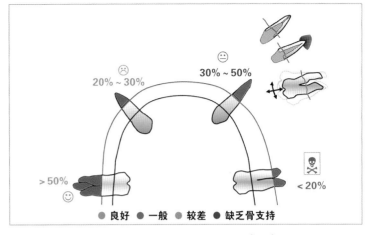

图10-7 在根尖片上评估单颗牙预后。牙周支持的骨量、牙髓状况以及牙根与牙齿参数构成了该牙齿的强度与状态（见第9章）[32-35]。红色阴影部分表示剩余骨组织的百分比。

将影响牙齿的动度以及决定牙齿是否需要行牙周夹板治疗或调𬌗重新塑形。

评估需要建立在对每颗牙齿作为基牙能力的基础之上，或者判断每个牙弓中牙齿的整体骨支持。在没有足够骨支持的情况下，需要拔除不能保留的牙齿，并连接剩余基牙或者用种植牙来获得额外的支持。剩余牙槽骨水平决定未来种植体直径、倾斜度以及外形。骨水平决定着垂直向𬌗间的修复设计。它们还影响着包括唇部支持、牙龈和美学𬌗平面，以及牙齿和牙龈外观的美学因素。

基牙评估

基牙评估的标准对单颗牙齿预后的判定很重要。首先，以单颗牙齿最佳的牙周、牙髓治疗结果来评估牙齿的预后。预后评估的参考因素包括余留骨支持、牙髓状况、桩核修复、牙根形态以及牙齿动度。评估的最主要因素是支持牙的余留骨水平及全牙列的骨水平。根据研究结果表明，单颗牙余留骨支持水平可按以下标准评定：良好：> 50%；一般：30% ~ 50%；较差：20% ~ 30%；缺乏骨支持：< 20%[32-35]。牙齿的动度是稳定的还是在继续增加也在考虑中。牙髓因素包括牙齿的活性、根管充填的质量、根尖周病史，以及再治疗路径。修复因素包括剩余牙体组织强度、桩核直径、根长及形态。桩核修复牙齿的肩领，以及经冠延长手术后所剩的骨量也需要考虑在内（图10-7）[23-25]。

固定修复的研究结果

临床研究结果无法为之前所提到的所有特殊变量提供可靠的指导。先前关于各桥基牙牙周膜面积总和不得小于缺失牙牙周膜面积总和的经验性标准并未受到研究结果的支持（Ante's法则）[36-37]。当跨度太大时，将需要在骨量充足的情况下进行种植修复。

跨度大小

缺牙区跨度大小对修复缺失牙及咬合功能所需基牙的数量有影响。从生物力学载荷角度分析，大的跨度及骨支持的减弱增加了基牙失败的风险。通常，根管治疗且经过桩核修复的牙齿，即便有足够的牙本质肩领，也特别容易发生折裂。需要考虑连接相邻基牙在同一直线或跨牙弓的桥体修复。我们需要考虑众多因素，如抗力及固位、冠根比、桥体特征、侧方扭力，以及副功能病史（图10-6）[26]。

牙支持式固定局部义齿及其危险因素

由于目前还不能非常精确地预知修复体的寿命，我们只能从临床结果研究中得出其特殊的危险因素。牙支持式修复体失败的危险因素包括：龋病、生物力学负荷过大、根管治疗后的基牙、悬臂、修复体损坏及水平应力。一个关于7个或8个单位固定局部义齿存留率的Meta分析研究结果显示，其10年失败率为15%，15年失败率为33%，10年基牙存留率为96%。其他回顾性研究结果显示其18 ~ 23年的成功率分别为65% ~ 79%[41-42]。如果基牙接受过根管治疗，或为末端基牙，或基牙在下颌，或者有渐进性骨丧失，那么这颗基牙丧失的风险会大大增加。进行了根管治疗的510颗牙齿，其4 ~ 6年成功率为86%，即成功了439颗[38-42]。研究者设计了一个关于天然牙及种植体支持式固定义齿的5年及10年成功率/并发症的系统化前瞻性及回顾性队列研究[34]。常规天然牙支持式固定局部义齿5年存留率为93.8%，单端固定局部义齿存留率为91.4%，由种植体支持式固定局部义齿存留率为95.2%，天然牙-种植体混合支持式固定局部义齿存留率为95.5%，种植体支持式单颗牙存留率为94.5%，粘接桥存留率为87.7%[26]。10年功能评估，传统固定局部义齿估计的存留率下降至89.2%，单端固定局部义齿存留率下降至80.3%，种植体支持式固定局部义齿存留率下降到86.7%[34]。

391

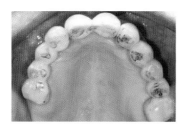
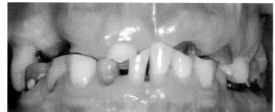
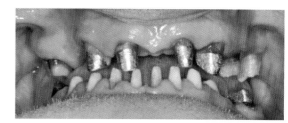
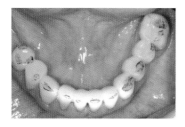
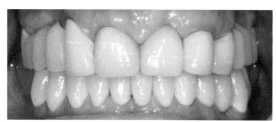
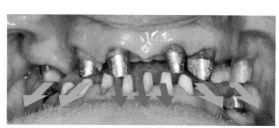

图10-8 选择性非正中引导需要在良好且平滑的前伸及侧方𬌗分离的原则下进行，同时也需要考虑其实用性，要充分考虑在每个病例的个体临床需求。

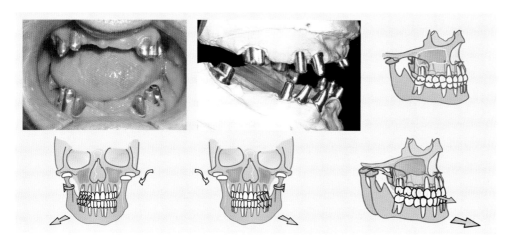

图10-9 基牙分布影响前伸及非正中运动时负载的生物力学分布。如果基牙被固定，前伸及侧方𬌗分离的生物力学意义也会改变。组牙功能𬌗侧方引导将会在工作侧基牙上均匀地分散工作侧咬合力，而不是像尖牙引导𬌗一样将𬌗力集中在作为基牙的尖牙上。前牙浅覆𬌗浅覆盖允许有平缓的最低限度的选择性𬌗分离。

Ante's 法则

Ante's法则[7,36]：Ante提出，据观察，在牙科固定修复中，所有基牙支持式固定修复体其基牙牙周膜面积总和应等于或大于缺失牙牙周膜面积总和。而同理，对活动修复而言，基牙牙周膜面积总和加基托黏膜面积应等于或大于缺失牙牙周膜面积[7]。这一观点已经被某一系统性回顾所否定，该系统性回顾对患有慢性牙周炎但牙周相对健康，修复的病例进行了5年、10年、25年的追踪研究[37]。这一Meta分析结论得出，固定局部义齿5年存留率为96.4%，10年存留率为92.9%。因此这篇文章得出结论，牙周虽有严重吸收，但有健康的牙周支持组织且接受了固定局部义齿修复的受试者，可建立并维持他们的咀嚼功能。另一个结论是：牙周组织有严重吸收的受试者与没有严重吸收的受试者相比，其固定局部修复存留率并不低[37]。

非正中引导

非正中引导的原则及目标在方框10-3中已经被列出。已经证实，在天然牙列中，无论尖牙保护𬌗还是组牙功能𬌗的传统标准都过于简单，在非正中运动中有大量不同的工作侧及非工作侧接触。由于相互保护的概念并没有受到很好的支持，前伸及侧𬌗运动时的𬌗分离已经被作为一个可行的理论标准而接受。如前文所述，前伸及侧𬌗运动时接触的分布及其潜在支持将被作为个体临床决定因素列在了方框10-5中。

基牙的寿命、周围的支持骨及在牙弓内的分布明显影响非正中引导的设计。当基牙分布在不同跨度的修复体中，非正中支持将会分散在后牙及前牙之间的支持骨组织及基牙之间。这将改变前牙𬌗分离的生物力学结果，同时为适应个体临床决定因素，也影响选择性个性化引导的发生。相关临床病例已展示于图10-8及图10-9中。

选择性非正中引导

有关临床决定因素相互作用的病例已展示于图10-8及图10-9中。在图10-8中，病史所涉及磨牙症导致咬合磨损，临床冠变短，减少的牙槽嵴间距，减低的垂直距离，进而形成了一系列特殊的生物力学及美学思考。固定夹板（联冠）修复根据牙根耐用性、抗力及固位、维护能力来进行设计。侧方引导根据基牙的分布进行设计，保持越平缓越好。工作侧引导时非工作侧无接触，前伸引导时后牙无接触。患者被强制要求佩戴夜磨牙垫。在图10-9示，由于前后基牙丧失导致牙弓间、牙

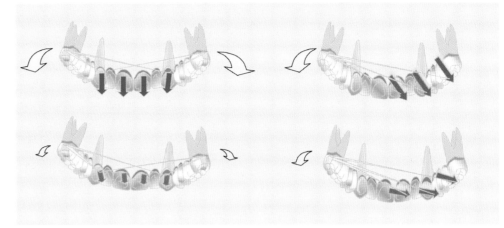

图10-10 非正中向的受力而产生的杠杆臂使得远端基牙在某个咬合方向上出现扭转。当基牙不足以承受扭力时，便会导致粘接剂松解。平滑的引导斜面能降低牙齿所受的扭力和力矩。其他的决定因素包括：垂直距离、美学因素、颌骨关系，以及覆𬌗覆盖。

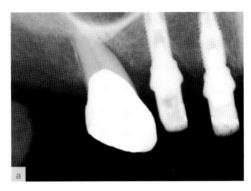
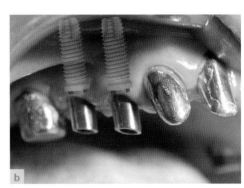

图10-11 （a与b）种植体植入。种植体应该尽可能独立存在于口腔。将天然牙与种植体支持的基牙进行跨牙弓夹板（联冠）连接将会由于它们弹性及支持机制不同而产生潜在问题。（c）20年后，种植体支持式修复的引入改变了该病例的生物力学性能（图10-9），这就要求我们要重新考虑夹板固定的天然基牙的生物力学及非正中引导。

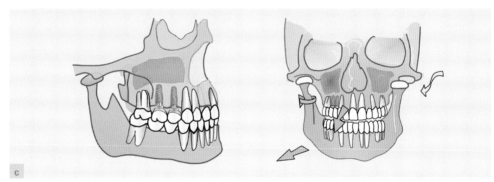

393

槽嵴间距离及牙冠高度增加，也会影响到美学、生物力学及功能，为临床决定因素考量提供了新的思路。

可以确定的是，相互保护的概念与这种基牙布局无关。非正中引导需要根据病例特殊性来设计选择性非正中引导及选择性𬌗分离方案。

该病例把套筒式基牙的上部结构进行可逆的暂时粘接，并避免粘接剂的松脱。由于牙弓内基牙的分布问题，使用了跨牙弓夹板（联冠）。该患者有Ⅲ类咬合趋势。这些问题引起了非正中引导的设计思考。由于支持及固位在后部基牙上，当上部结构是一个全牙弓联桥（联冠）时，前牙区𬌗分离（前牙接触，后牙分开）将在大多数后方基牙远端产生扭矩。这会加重后部基牙的受力而非减轻。同样，当问题出现在侧方引导时，侧方组牙功能𬌗将会均匀地分散工作侧基牙受力，而非像尖牙保护𬌗中将力量集中在作为基牙的尖牙上。

为了避免过多的扭力，我们期待更加平滑的非正中引导。Ⅲ类𬌗的特性使其成为可能。增大的覆𬌗将带来更大的扭力。平滑的前伸引导也可在尖牙及第一前磨牙上，而后牙可产生选

择性𬌗分离。

由于跨牙弓夹板的特性及牙冠过高等因素，扭转时力臂增加，这将会导致工作侧产生强大的压应力、非工作侧产生强大的拉应力，也会影响到前伸时对侧远中基牙以及侧方引导时对侧非工作侧远中基牙的粘接封闭性（图10-9和图10-10）。在该病例中，20年后，右上颌第一前磨牙发生折裂，并被位于第一和第二前磨牙之间的种植体取代。种植牙与天然牙的弹性差异，将严重改变上颌牙弓的生物力学性能，将会对作为基牙的种植体及天然牙之间的连接带来风险（图10-11）。这就要求要有不同的夹板设计及非正中引导设计。

单颗牙齿考量

修复因素

修复因素包括很广泛的特殊因素，比如单颗牙的牙髓及牙周支持、进行牙髓治疗及桩冠修复后基牙的牙本质肩领、桩的

宽度、剩余牙根长度、套筒冠、粘接、天然牙及种植体基牙的抗力及固位、种植体基台的尺寸及固位、天然牙及种植体的倾斜度、种植体表面以及更多其他因素。

单颗牙齿考量

单颗牙齿考量包括许多特殊因素，这些因素已在方框10-5中列出。这些因素包括：骨支持、附着丧失、牙齿动度、非正中殆接触或干扰、牙冠高度、抗力、固位及冠根比。牙齿活力、牙髓状况及桩核的特性会影响到预后及牙根的强度。根折的风险、牙冠与预备体高度比、牙根外形以及根分叉受累情况都是附加因素。作为基牙，要在设计修复的层面上考虑，每种因素的组合都会影响到治疗及预后。这些因素也会影响到单颗牙齿或多颗牙齿作为后牙支撑及非正中引导的能力，及在行使功能及副功能时所能承担的力量。

单颗牙齿咬合负载

正常咬合及副功能负载时，在单颗牙齿上的应力集中可能对牙齿的修复及支持的牙周组织造成严重影响。确定非正中接触是干扰、还是引导接触或可接受的非正中接触的判断标准，是不够明确的。牙齿抵抗非正中负载的能力受到副功能时载荷能力大小的影响。不同学派之间关于通过选磨还是调殆单颗后牙的非正中咬合接触（SEPOC）的观点已经争论了很多年。这在第6章中已做详细介绍。

调殆

关于调殆目前有很大争议[9,43-44]。这些观点集中在去除殆干扰是作为治疗手段还是预防颞下颌关节紊乱病的手段上。大多数基于科学的文献明确主张这一观点是不合理的（见第6章）[9-12,45-49]。

表10-1概括关于调殆的不同临床情况，即在何处调殆是合理的、可接受的，在何处调殆为禁忌。过去主张在后牙非正中运动或后退咬合接触点的调殆标准与新近主张的标准有所不同。过去长期认为单一的后牙的非正中咬合点与牙冠、修复体

或牙周创伤无关，无须进行调磨。而今天从牙周角度考量，可能通过调殆改变非正中咬合接触方式以消除应力集中，以减少殆创伤及牙齿松动度，从而改善牙齿负载能力。从修复角度考量，需要降低单一的后牙非正中咬合接触点，因为高应力集中位点易于损伤牙尖、牙根、种植体，或损害瓷或其他修复体部件。严重偏斜的接触点需要在修复前降低，以提供预期的牙尖交错位及非正中引导关系。如果检测出问题，则有必要调磨新修复体（图10-12~图10-16）。

新修复体试戴调殆

试戴新修复体时，必须进行调殆。首先要保证全牙列在最大牙尖交错位同时接触。在此基础之上，新修复体在最大牙尖交错位与正中关系位之间的任何后退偏斜接触或偏斜滑动都需要被去除，但不能破坏最大牙尖接触。工作侧引导需要进行检查。如果新修复体干扰了原计划的工作侧接触，经检查后干扰点应被去除，以建立原有的工作侧引导。新修复体上的非工作侧接触点需要被去除，以建立对侧工作侧引导。如果新修复体设计了特殊的选择性引导，需要调整非正中接触，直到获得满意的引导。最终的引导最好建立在成功的暂时修复体引导之上。同样，前伸运动的干扰接触点也需要被磨除。当新修复体设计了特别的前伸引导，它同样需要按需调磨。潜在的接触在图10-12~图10-16中已有图示。图10-13显示了试戴新的后牙金属烤瓷冠时调殆的过程。所有预计之外的工作侧及非工作侧接触点均在保证最大牙尖接触的情况下被检出，并且逐渐被磨除，直到恢复最初的尖牙引导。

抗力（抗脱位力/抗力形）及固位考量

单颗牙齿的抗力及固位是影响种植上部结构稳定性的重要因素。单颗牙齿和多颗牙齿的抗力及固位不足时，在不利的载荷下，会导致脱粘接及粘接微渗漏。非正中引导产生使修复体脱位的侧向力。而联冠结构、覆殆、牙冠高度、牙冠预备体高

表10-1 调殆的基本原则

| 调殆原则 | 合理的、可接受的或禁忌的 | |
单一的后牙非正中或后退咬合接触点选磨	后牙原有长期存在的单个非正中或后退咬合接触点	新产生的非正中或后退咬合接触点（咬合干扰）
颞下颌关节紊乱病肌肉及关节体征及症状治疗	不调殆 禁忌（存在争议）	不调殆
颞下颌关节紊乱病预防	不调殆 禁忌（存在争议）	不调殆
预防咬合副功能、磨牙症损伤	不调殆	为预防损伤，可接受
磨牙症预防	不调殆	不调殆
预防因咬合副功能导致的咬合创伤、Ⅰ°及Ⅱ°松动、咬合性牙周炎（共同破坏）	与其他感觉一起调整	可接受
牙齿松动	需要判断	可接受
牙齿动度增加	需要判断	可接受
预防在单颗牙齿、修复体、支持组织上不利的负载效应	合理的	合理且必需
新修复体试戴，以达到所规划的选择性非正中引导及避免不良单一的后牙非正中咬合点或单一的后牙非正中后退咬合点	如果可接受的话，改善原有修复体受力	合理且必需

394

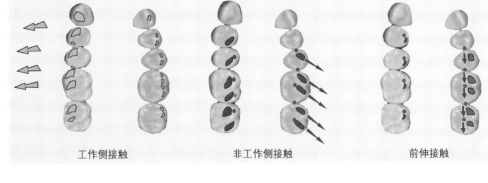

工作侧接触　　　　　　非工作侧接触　　　　　前伸接触

图10-12　后牙非正中接触。工作侧接触：支持尖功能性外斜面与引导尖内侧斜面接触。非工作侧接触：相对支持尖内斜面。前伸接触：上颌远中斜面与下颌近中斜面相对。

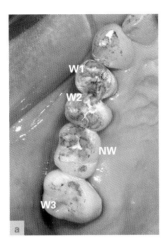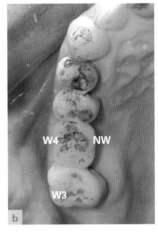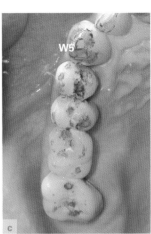

图10-13　四单位固定桥恢复原有尖牙引导调整。W：工作侧𬌗接触（红色）。NW：非工作侧𬌗接触（红色）。MI：最大牙尖交错𬌗接触（蓝）。（a）W1和W2是长（路径）工作侧接触点，W3是短（路径）工作侧接触点。（b）W1和W2被磨除，新的工作侧长（路径）接触点出现在W4。（c）W3、W4及NW被磨除，工作侧尖牙引导W5被恢复。

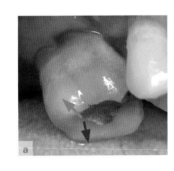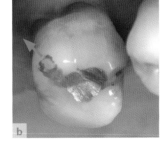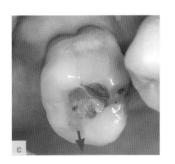

图10-14　（a）上颌右侧第二磨牙（#17）松动度增加。绿色箭头指示工作侧运动，红色箭头指示非工作侧运动。（b）工作侧远中颊尖内斜面引导接触（工作侧干扰）。（c）非工作侧远中腭尖内斜面引导接触（非工作侧干扰）。（d）X线片。（e）右侧侧方非正中引导由右侧第二磨牙工作侧远中颊尖内斜面引导。（f）左侧侧方非正中引导由非工作侧远中腭尖内斜面引导。

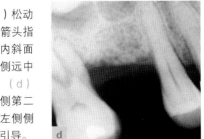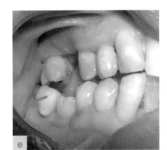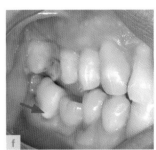

图10-15　（a）潜在前伸后牙接触–上颌远中斜面与下颌近中斜面接触。（b）潜在后牙非工作侧接触–相对的支持尖内斜面。小箭头指示相对支持尖运动路径。

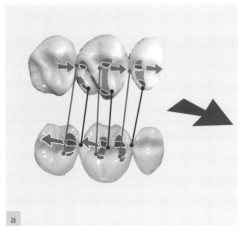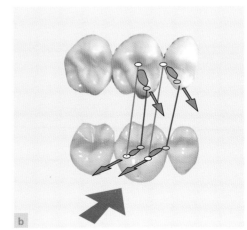

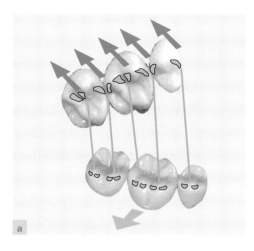

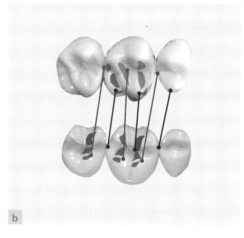

图10-16 （a）后牙工作侧非正中潜在接触。下颌支持尖功能性外斜面与对颌非支持尖内侧斜面相对。小箭头指示下颌颊侧支持尖路径。（b）后牙后退潜在接触。最大牙尖交错位-正中关系位滑动。上颌近中斜面与下颌远中面相对。

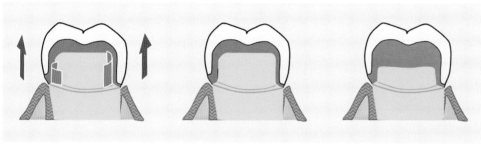

图10-17 固位力可以防止牙齿从就位道脱位。单个就位道最低限度颈轴向长度应当为5mm，最佳聚合度应<6°。大量的牙冠高度被预备会严重影响固位。

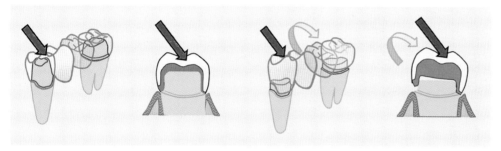

图10-18 非轴向力对单颗牙及其相连修复体产生旋转力，应当由支持基牙上与旋转力相反的侧壁来抵抗。短临床冠对于旋转力的抵抗明显弱于较长的临床冠。

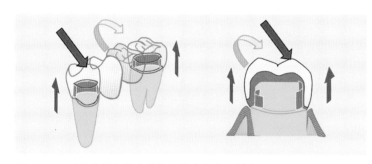

图10-19 对抗非轴向的力（红色箭头）由对侧轴壁（绿色）提供，以避免旋转脱位（蓝色箭头）。固位力（灰色箭头）。对抗就位方向的脱位力及对抗水平向、斜向和根尖向的脱位力是密不可分的。

度、基牙分布、咬合设计以及口腔副功能均可影响修复体稳定性或导致修复体脱粘接。

固位

冠外修复体利用相对的内侧轴面固位。预备体轴面及修复体壁之间的相对滑动可以由修复体内表面的粘固剂的抗压强度及抗张强度来避免。预备体平行的轴壁与修复体产生的抵抗力和固位力，可以避免牙齿沿就位道方向脱位。当只有一个脱位路径时可达到最大的固位。通过几何形态的改变来限制修复体脱位路径的数量，从而增加固位力。这些考量因素同样适合于相连的修复体及固定义齿[50-53]。

传统水门汀没有有效的粘接性。现代水门汀拥有突出的粘接潜力，但是无法补偿在牙体预备时缺乏良好固位设计的不足。固位最根本的因素是同一预备体两个相对的垂直表面。应当减小预备体聚合角度，因为任何锥度的增加都会减小固位力。固位力表现为防止牙齿就位道方向的脱位，而抵抗力则防止修复体斜向或根尖方向移位，并防止修复体在轴向及非轴向咬合力作用下移动。固位力及抵抗力是修复体密不可分的两个因素。二者需要在备牙时分别进行设计。简而言之，修复体轴壁应越平行越好，而辅助的固位及抵抗因素也应当包括在内，如固位沟及盒状固位（图10-17～图10-19）[50-53]。在大的跨颌的联桥修复体中，非正中载荷会给远端基牙带来扭力杠杆臂。这些力在没有足够抵抗力的情况下，能够导致脱粘接。平滑的非正中引导斜面可减少扭力及力矩（图10-10）。

其他相关因素包括垂直距离、美学、颌骨关系及覆𬌗覆盖。

图10-20 桩核经常用来增加牙冠抗力及固位。前牙铸造桩核应当具有足够强度，避免过粗，否则将会降低牙根强度；根尖应留下4~5mm的根尖封闭。桩或桩钉应当为桩核提供固位。核及其牙本质肩领应当为基牙提供抗力及固位力。肩领的高度不应<1.5~2mm。

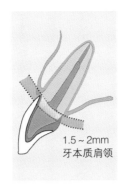

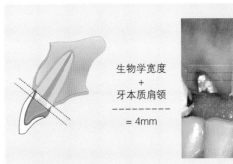

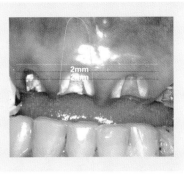

图10-21 冠延长手术应当为牙本质肩领提供足够的高度和生物学宽度。

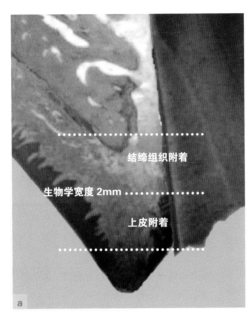

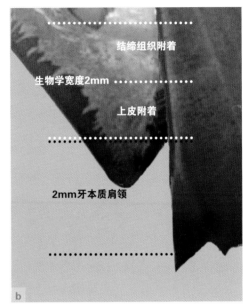

图10-22 （a）生物学宽度包括结缔组织及其上皮附着。（b）通过冠延长手术创造2mm牙本质肩领需要向根尖方向延长4~4.5mm。

397

抵抗力

抵抗力是预防修复体在根尖方向或斜向旋转脱位的要素。抵抗力大部分由预备体相对的轴壁提供，以预防非轴向脱位力导致的修复体移动（图10-18和图10-19）。产生旋转移位的力，使修复体沿着倾斜力的方向，产生完全的、最终的滑动。在多颗连接的基牙，如果不消除相当量的倒凹，很难在每个预备体上形成平行壁。对单个修复体来说，要产生足够的抵抗力与固位力，需要有一个明确的垂直于应力方向的轴壁来限制修复体的任意脱位，并提供足够的抵抗力。颈部轴向长度不能<5mm，聚合度应<10°。相对的轴壁接近平行，只有一个脱位道。抗力壁应当能够对抗副功能时非正中运动的应力[50-53]。

宽肩台及深凹槽边缘

对牙体的切割，尤其为了形成宽肩台或深凹槽边缘对颈部牙体组织的切割可能会削弱基牙抗力，最终导致折裂。对牙体组织的切割可能为了颊侧瓷的美学效果，或者为套筒冠内冠及上部结构提供足够空间。然而，使牙齿抵抗轴向或非轴向咬合应力的能力也相应被削弱，并导致基牙折裂。

桩核修复的原则及考量

体外及体内研究结论显示，金属桩并不能增加牙根强度[54-59]。延长及扩大的桩预备将会导致牙根强度降低。

增加根管内金属桩长度及直径的预备将影响到修复体预后。桩仅应用于在余留牙体上为核提供固位。根尖需预留4~5mm的牙胶尖封闭。

粘接的牙冠应当向根尖方向伸展，粘接在核与1.5~2mm的牙本质肩领上。桩的直径不能超过牙根直径的1/2[54-59]。

颈部牙本质肩领

如果牙根颈部没有充足的牙体组织，则需要进行冠延长手术来获得足够的牙本质肩领。冠/根延长手术应当为牙本质肩领提供足够的高度。为重获2~2.5mm生物学宽度，需要去除4~4.5mm颈部支持骨组织。生物学宽度包括结缔组织附着及上皮附着。牙冠延长术后需要等待至少2个月时间龈沟才开始恢复（图10-20~图10-22）。

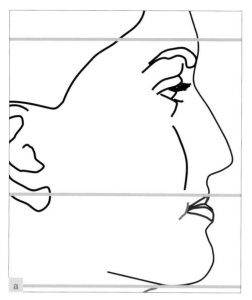 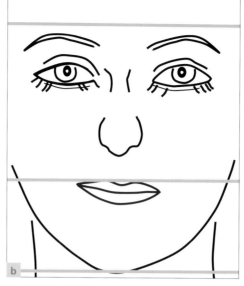 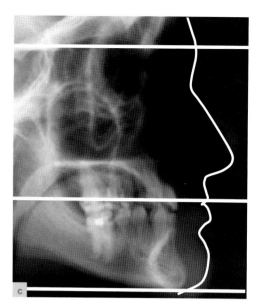

图10-23　（a～c）面部比例。头影测量影像及面部轮廓显示Ⅲ类殆倾向。

小结

一个充分的治疗计划需要以患者为中心，并且需要根据患者个性化因素来制订。通过患者叙述来收集患者因素。我们需要从各个方面来告知患者最低限度的治疗及最全面治疗的效果，包括：美学、功能以及如果不进行治疗可能会带来后续的恶化倾向以及使用广泛固定修复体治疗的潜在并发症及维护。也需要对不同治疗方式的社会牙科学及经济意义进行讨论。

病例报告

展示的临床病例阐明了患者数据收集、分析和整合治疗计划、治疗顺序、临床步骤过程。显示了诊断亚组的应用、美学图像、形态学差异的诊断性评估、牙齿预后以及需要治疗的分析。对病例个体临床决定因素的整理是基于以患者为中心的目标及修复的需要。其中包含对后牙支撑、非正中引导及垂直距离以及颌间、牙弓内、单颗牙齿及修复体进行分析及制订治疗计划。该病例图文并茂地阐明了正畸、暂时修复、交叉转移上殆架以及修复各个阶段。

患者资料

患者是一名19岁的女性。她的主诉是："我不喜欢牙齿的外观，而且吃饭太困难了"。她的第二主诉是："我笑起来牙齿有缝隙，不美观"。

她患有先天性牙齿缺失，乳牙滞留，戴着一副上颌可摘局部义齿。她为她笑容所表现出的缝隙以及不美观的牙齿深感尴尬，同时，戴用可摘义齿，影响了她的自信及自我形象。她希望用固定修复方案解决问题，同时愿意且能够接受所有必要的治疗。她的既往病史无特殊。

牙病史

患者有11颗牙先天性缺失，乳牙滞留。无龋病及牙周疾病。她幼年时接受过活动矫正，并配有可摘局部义齿。无头颈部障碍及病理。无颞下颌关节紊乱病症状及体征。

面部比例及美学评估

面部分析

患者面下1/3距离微短，表现为轻到中度Ⅲ类前突的面型趋势。她的侧貌较平，鼻唇角90°，唇颏角较平。她的侧貌上嘴唇较下嘴唇短（图10-23）。

口颌面部

患者面部对称。上唇笑线偏中低，微笑时可暴露12颗牙齿。上颌切牙边缘线不平整、不对称，与下唇线匹配。下颌切牙边缘线不平整、不规则，尖牙高于前平面。上颌切牙中线向右偏离面部解剖中线2mm。前庭空间消失，牙冠尺寸及比例不协调。可见金属卡环（图10-23和图10-24）。

咬合分析

最大牙尖交错位时后牙咬合接触减少，右侧尖牙为非正中引导牙，左侧引导牙为第二前磨牙及磨牙（工作侧殆干扰），正中位时有1～1.5mm滑动。

息止殆间隙为3mm±1mm。最大开口度为47mm。前牙覆殆0mm，覆盖0mm。殆关系Ⅲ类，右侧尖牙为安氏Ⅰ类关系，左侧尖牙为安氏Ⅰ类关系（图10-25～图10-27）。

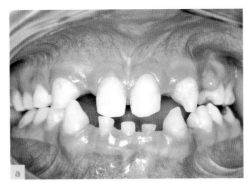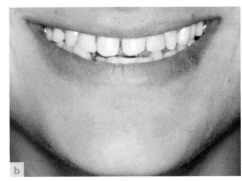

图10-24 （a和b）颜面部照片。微笑不自然。

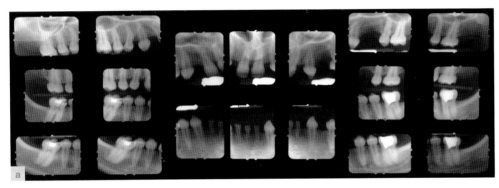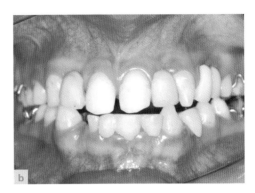

图10-25 （a）根尖片。（b）戴入可摘局部义齿后照片。

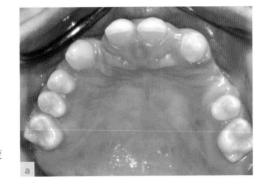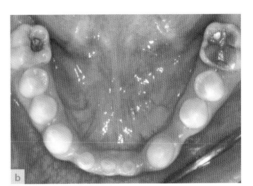

图10-26 （a和b）𬌗面照。规则的牙弓形态。牙齿排列不连续，上颌侧切牙缺失，有间隙，旋转。下颌乳牙滞留。

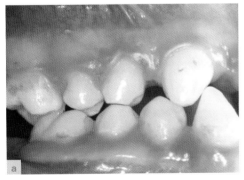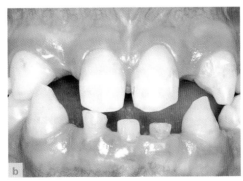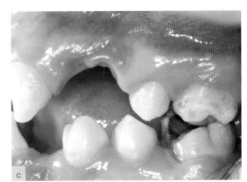

图10-27 （a~c）最大牙尖交错时颊面观及正面观照片。由于变异的A1型被动萌出，使临床冠显得较短。

诊断列表

以形态学变异、病理与功能障碍及患者因素三部分组成诊断列表（方框10-6）。

患者因素

患者对自己的容貌不满意，同时感觉活动假牙不舒服。因为牙齿缺失、前牙乳牙滞留带来的不美观及上颌牙间隙，自我印象也变差。她选择固定修复。病理性障碍包括先天性遗传性的少牙畸形，在她的病例陈述中除缺牙、改变的被动萌出、缺牙区牙槽嵴未发育、乳牙滞留外无其他表述[60-61]。

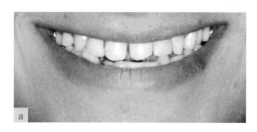 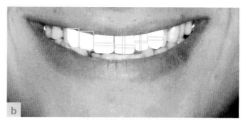 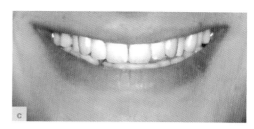

图10-28　美学照片。（a）戴入可摘局部义齿后的表现。理想化的牙齿比例照片。（b）绘图。（c）计算机合成图。如果不进行正畸移动上颌牙齿不可能达到这种美学效果。

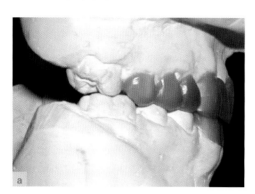 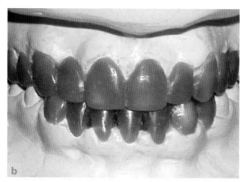 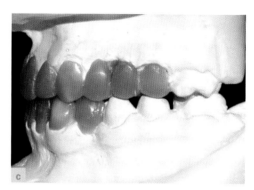

图10-29　（a~c）初始诊断蜡型。从原始照片结果获取的上颌前后牙𬌗平面及前牙比例。保留原始咬合垂直距离。由预期的最佳牙冠高度求得的牙冠垂直高度及颌间距离。

方框10-6　形态学变异、病理与功能障碍及患者因素

- **形态学变异**：先天性缺失牙，Ⅲ类𬌗关系，不美观的容貌，无牙区牙槽嵴发育不足，降低的咬合支撑，降低的颌间距离，正中关系位至最大牙尖交错位之间的𬌗干扰，工作侧及非工作侧𬌗干扰，滞留乳牙#72、#71、#81，扭转牙#13、#23、#33、#43。
- **病理与功能障碍**：少牙畸形 I（外胚叶发育不良携带者？）；龋齿及未修复的牙齿#36、#46；牙龈炎；变异的被动萌出类型：A1。
- **患者因素**：对外貌不满意，由于戴用可摘局部义齿导致美观及功能障碍产生的自我形象感差。

方框10-7　从颌间水平、牙弓水平及单颗牙齿水平考量患者是否有必要进行治疗

是否需要治疗？

- **患者考量**：患者对可摘局部义齿美学及功能不满意。希望做固定修复。
- **颌间考量**：在原有咬合垂直距离下进行修复，恰当的覆𬌗及美观的牙冠高度。
- **牙弓内考量**：固定局部义齿抗力及固位指导下显示进行上颌义齿修复前需要正畸。

形态学变异

形态学变异包括：先天性缺失牙；不美观的容貌；Ⅲ类错𬌗；无牙区牙槽嵴发育不全；降低的颌间距离；正中关系位及最大牙尖交错位间咬合干扰；工作侧及非工作侧干扰；滞留乳牙；扭转牙（方框10-6）。

单颗牙齿预后

下颌滞留乳牙预后较差，而其余牙齿预后较好。

治疗必要性

进行了治疗必要评估。与患者确定最终治疗需求，她希望改善她的外貌及功能。她的需求可以通过固定修复来达成。涉及方框10-7所示的颌间及牙弓内考量因素。

图像

利用上前牙图像确定前部美学标准。图像及虚拟成像（图10-28）提示患者上颌牙齿需要正畸移动，以便获取固定修复可接受的近远中比例及基牙排齐。前牙美学𬌗平面也需要依据上下笑线进行降低。

初始诊断蜡型

根据图像分析和设计确定的前牙及𬌗平面制作了初始诊断蜡型（图10-29）。诊断蜡型是按照计划的特定垂直距离、牙尖交错关系、非正中引导制作的。在此病例中，并没有改变垂直距离。根据之前美学设计步骤，建立了前牙覆𬌗，以伸长上颌前牙美学平面。工作侧及前伸引导数据被复制到𬌗架上进行髁导设置。这一诊断模型被当作暂时修复模型使用，以测试所有美学及功能标准，并持续到最终修复之前进行必要调整。

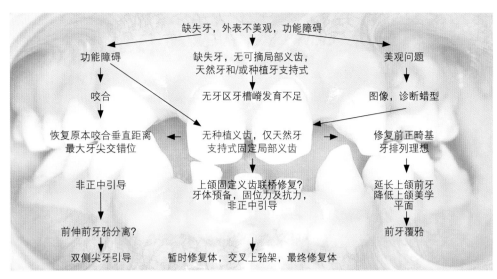

图10-30 治疗计划流程图。

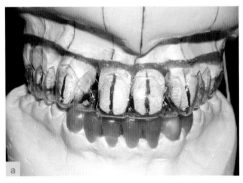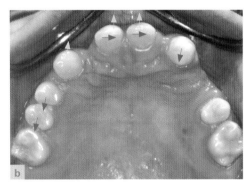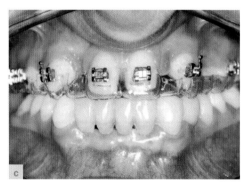

图10-31 正畸计划。（a）正畸装置。将依据诊断蜡型复制的中空导板覆盖在重新排列的石膏牙齿上。（b）正畸计划。黄色箭头：向前移动。蓝色箭头：整体移动。（c）将中空导板覆盖在上颌正畸后有托槽的牙上进行检查，以及制作下颌切牙暂时性可摘局部义齿。

综合考量个体临床决定因素

病例分析及治疗计划

患者因素

患者希望固定修复，并且已经知晓需要付出的努力、费用及相关风险。

牙弓间因素

令人不快的美观问题及缺失牙导致的形态学变异需要在原有垂直距离下行上颌及下颌固定义齿修复和/或种植体支持式修复。在上颌前牙修复中，前牙覆𬌗的确定是以上颌前牙牙冠高度为美学参考。

牙弓及牙齿水平

上颌牙弓的牙齿分布需要修复前正畸，而联桥固定义齿的分布则需要结合与生物学、生物力学、副功能及咬合关系相关的考量进行综合考虑。

依据流程图进行修复计划

在进行图像分析并依据美学标准确定了上颌𬌗平面后，修复上颌牙弓，不预备远中磨牙，并保留原始咬合垂直距离。美学切缘线设计及上颌切牙及尖牙的前切牙平面设计，需要建立浅覆𬌗。在前伸引导时，后牙不接触。结合诊断图片，确定上颌尖牙长度。后牙𬌗平面允许由尖牙引导或双侧工作侧引导为选择性组牙功能引导。在设计侧方非正中引导时，我们需要考虑到上颌固定义齿的抗力及固位的生物力学因素以及联冠（桥）的单位数。而这些将会在戴用暂时性修复体后进行测试，并用交叉上𬌗架的方法转移到最终修复体及转移代型上（图10-30）。

牙弓内因素考量

上颌修复前正畸为基牙与桥体之间创造了可接受的近远中径。利用初始诊断蜡型制作的中空导板为预期的牙齿位置，正畸装置的位置及正畸后最终的牙齿位置提供了参考（图10-31和图10-32）。

牙体预备、联冠（桥）修复、非正中引导的考量

上颌固定局部义齿的基牙预备及联冠考量需要根据生物学、生物力学、咬合考量来提前进行。生物学考量涉及牙体材料的最大固位及活性。生物力学考量包括：就位道；固位力及抗力；牙体高度的预备比例以及设计副功能下非正中运动时抵

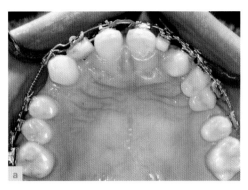 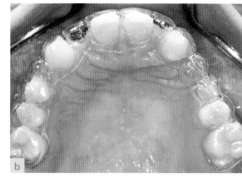 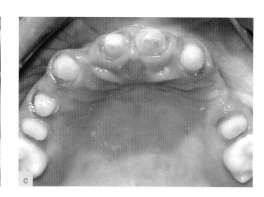

图10-32　（a）正畸移动。（b）用透明中空导板核对完成的正畸效果。（c）牙体预备。

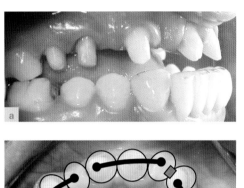 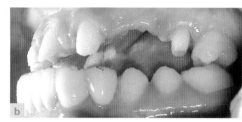

图10-33　（a和b）上颌牙体预备后在最大牙尖交错位的咬合。磨牙未进行预备以维持咬合垂直距离。

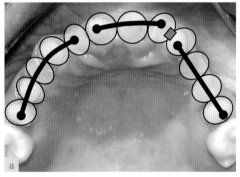 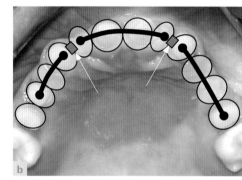 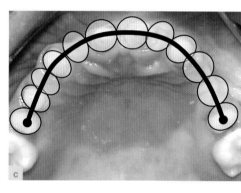

402

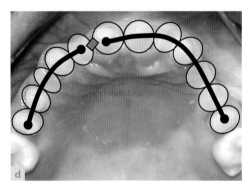 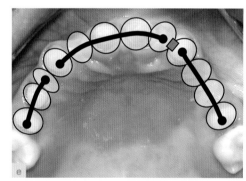 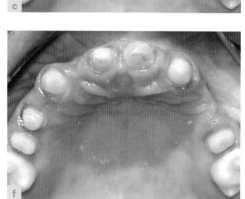

图10-34　（a~f）不同牙弓内固定桥考量。红色块指示半精密附着与邻近固位单元的连接选择。（c）连接的切牙及前磨牙需要额外的牙体预备。（b）复合体允许跨牙弓桥体，并且避免了切牙唇面及前磨牙远中轴面过多的牙体磨除。

抗脱位和脱粘接抗力。基于牙齿预备来考量上颌联桥设计的多种方案（图10-33和图10-34）。

如要将上颌所有基牙连成一体，将需要对切牙唇面及前磨牙远中面进行额外预备。而依此制备出的锥形预备体容易导致修复体脱位。

我们将使用3个单独的固定桥单元，但这将使得单端悬臂来支撑非正中引导。使用刚性内锁式附着体连接各个单元将克服这一问题，此病例最终采用了这一方案（图10-34b）。单端悬臂的桥体设计在侧切牙（#12、#22）上，并与精密附着体的远中单元相连。#12与#22之间用内连接附着体相连，创造了跨牙弓的联桥，并防止了中切牙的唇面、前磨牙远中面的过度磨除，从而提高了抵抗副功能时的作用力。最终通过美学分析决定了尖牙及前磨牙的长度，并同时决定了侧方非正中引导是在单颗尖牙上还是连同前磨牙形成组牙功能上。

对迟发性被动萌出的考量

当牙龈边缘位于突起的釉质上而不是在釉牙骨质界上或接近釉牙骨质界时，在成人可见到迟发性或改变了的被动萌出的情况。治疗计划是基于牙周、美学、修复考量而制订的。在这一病例中，采用了正常的牙体预备及冠边缘[60-61]。

图10-35 （a）根据确定了的前后牙美学殆平面，纠正前牙覆殆的诊断蜡型，并以此为基础制作暂时修复体。（b）试戴暂时修复体，展示了美观的容貌。

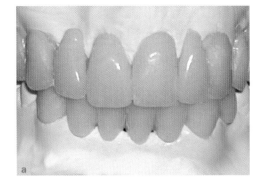
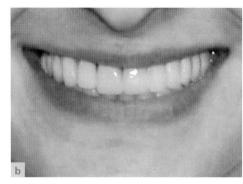

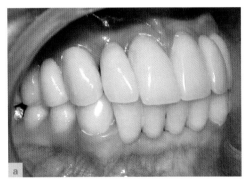
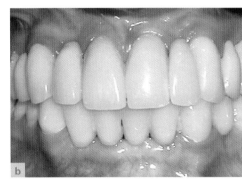
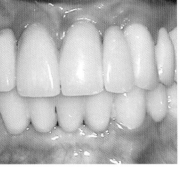

图10-36 （a~c）口内暂时性修复体。

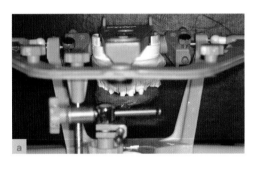
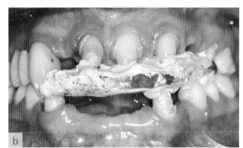
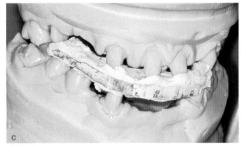
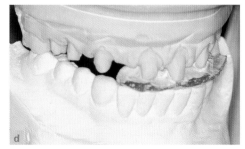

图10-37 （a）面弓转移上颌工作模型上殆架。（b）在合适的垂直距离下的正中关系记录。（c）工作模型在正中关系下上殆架。（d）上颌工作模型在正中关系下与下颌暂时修复体模型对应交叉上殆架。

暂时性修复体

　　根据已确定的前牙覆殆的基础上修正后的诊断蜡型并制作了暂时性修复体。我们参考牙冠高度、覆殆进行了前牙美学评价，并且按照前伸检查记录设定了殆架髁导斜度，在此基础上完成了前伸引导及侧方引导的蜡型（图10-35a）。随后制作并试戴了暂时性修复体（图10-35和图10-36）。之后又调整了美学及咬合，患者愿意试戴该暂时性修复体数月以检测功能。患者对暂时修复体的美学效果及功能表示满意，因此我们以此为标准制作了最终的修复体（图10-37~图10-43）。

暂时性修复体到最终修复体

　　使用合适的印模材料制取了全牙列印模及最终工作模型，并进行了边缘识别。利用鼻根第三参考点——耳塞式面弓将上颌模型固定到了半可调式殆架上。在原始咬合垂直距离下制取了正中关系记录，采用该记录将下颌工作模型与上颌工作模型相对，并上殆架（图10-37）。接下来进行交叉上殆架操作，使工作模型与相对的暂时修复模型在殆架上有正确的咬合关系。在原咬合位置上，以正确垂直距离取得了口内上颌预备体与下颌暂时修复体之间的正中关系咬合记录。下颌暂时修

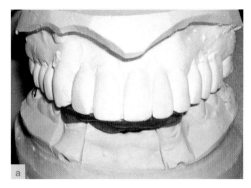 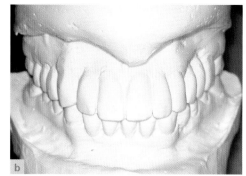

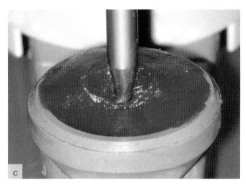 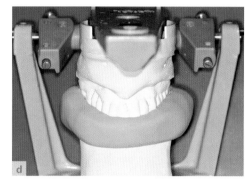

图10-38 （a）下颌工作模型与上颌暂时修复体模型交叉固定在𬌗架上。（b）上颌及下颌暂时修复体模型以正中关系固定在𬌗架上。（c）用暂时修复体模型的非正中运动制作丙烯酸个性化切导盘。（d）制作上、下颌暂时修复体模型相对时的咬合面硅橡胶导板。

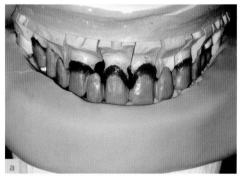 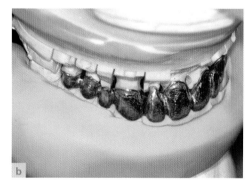 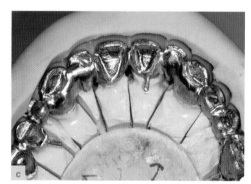

图10-39 （a）上颌工作模型参照下颌暂时性修复体模型及上颌暂时修复体硅橡胶咬合导板进行交叉上𬌗架。上颌修复体蜡型与上颌硅橡胶咬合导板的关系。（b）金属内冠铸件与硅橡胶咬合导板的关系。（c）金属铸件与唇侧硅橡胶导板的关系。

复体模型与上颌工作模型相对上到𬌗架上（图10-37d）。同时，将没有佩戴暂时修复体的下颌牙弓与戴用了暂时修复体的上颌牙弓相对，取得了上下颌正中关系记录。然后将下颌工作模型与上颌暂时模型固定在𬌗架上（图10-38a）。在精确完成了交叉上𬌗架步骤后，正中关系位及最大牙尖交错位被暂时修复体模型准确记录了下来（图10-38b）。工作模型与相对的暂时模型在精确的咬合关系下被相互交换。当切导针随着𬌗架上颌体上的暂时模型进行所有侧方、侧前方及前伸运动时，用丙烯酸树脂记录下了切导针的运动轨迹，并最终完成了个性化切导盘（图10-38c）。从𬌗架上的暂时修复体模型制取了颊侧及咬合面的硅橡胶导板。颊侧导板是将硅橡胶压到上下颌𬌗架上暂时模型的颊侧来制取的。𬌗面导板是将硅橡胶放到下

颌暂时模型的𬌗平面上，然后将上颌暂时模型压向下颌暂时模型制取的（图10-38d）。咬合导板包括两个暂时模型的咬合印迹，并且可以随意与对侧工作模型关联。在用正确的颊侧或咬合硅橡胶导板引导下，用工作模型替换一个暂时模型（图10-39和图10-40）（图10-38c）。利用适合的硅橡胶导板，通过堆塑或回切技术制作相对应的修复体蜡型，同时测试铸件是否预留出期望的瓷层尺寸及空间（图10-39）。接下来，利用交叉上𬌗架后的咬合关系，以及颊、𬌗硅橡胶导板制作最终的烤瓷饰瓷部分。达到预期的唇颊及咬合面的关系（图10-40）。未染色上釉前在口内试戴，进行美学效果修正及咬合调整。实现最终的修复体（图10-41～图10-43）。

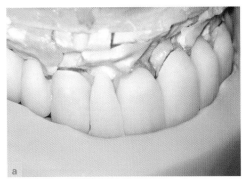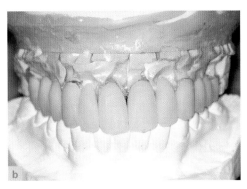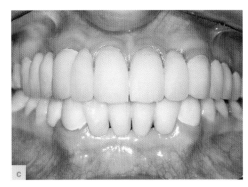

图10-40 （a和b）根据硅橡胶咬合导板及对照交叉上𬌗架的暂时修复体模型，制作烤瓷修复体。（c）试戴未染色的瓷修复体，进行美学调整及咬合调整。

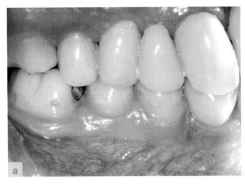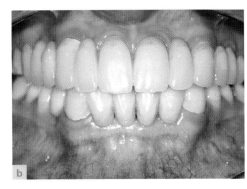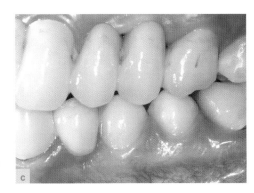

图10-41 （a~c）最大牙尖交错位下的最终瓷修复体。

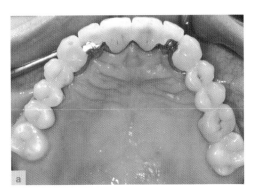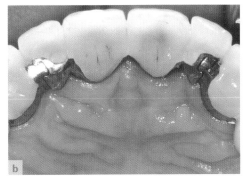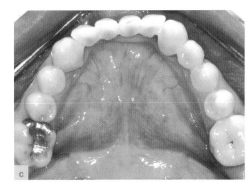

405

图10-42 （a~c）最终修复体的𬌗面像。上颌侧切牙桥体远中互锁的附着体。

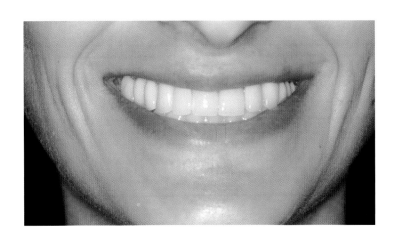

图10-43 最终的美学效果（感谢Dr O Ghelfan供图）。

参考文献

[1] Dunn WJ, Murchison DF, Broome JC. Esthetics: patient's perceptions of dental attractiveness. J Prosthet Dent 1996;5:166–171.

[2] Fraedani MD, Barducci G. Esthetic Rehabilitation in Fixed Prosthodontics. Chicago: Quintessence Publishing, 2008.

[3] Chiche GJ. Esthetics of Anterior Fixed Prosthodontics. Chicago: Quintessence Publishing, 1994.

[4] Goldstien R. Esthetics in Dentistry Volume I: Principles, Communications, Treatment Methods. Hamilton: BC Decker, 1998.

[5] Schmidt KL, Cohn JF. Human facial expressions as adaptations: Evolutionary questions in facial expression research. Am J Phys Anthropol 2001;116:[Suppl 33]:3–24.

[6] Rich B, Goldstein GR. New paradigms in prosthodontic treatment planning: A literature review. J Prosthet Dent 2002;88:208–214.

[7] The glossary of prosthodontic terms. J Prosthet Dent 2005;94:10–92.

[8] American College of Prosthodontists. Parameters of care for the specialty of prosthodontics. J Prosthodont 2005;14(Suppl 1):1–103.

[9] Stohler CS. Clinical decision-making in occlusion: a paradigm shift. In: McNeill C (ed). Science and Practice of Occlusion. Chicago: Quintessence Publishing, 1997:294–305.

[10]Ash MM. Paradigmatic shifts in occlusion and temporomandibular disorders. J Oral Rehabil 2001;28:1–13.

[11]Pokorny P, Weins JP, Litvak H. Occlusion for fixed prosthodontics – a historical perspective of the gnathological influence. J Prosthet Dent 2008;99:299–313.

[12]Klineberg I, Kingston D, Murray, G. The bases for using a particular occlusal design in tooth and implant-borne reconstructions and complete dentures. Clin Oral Implants Res 2007;18(Suppl 3):151–167.

[13]Beyron H. Characteristics of functionally optimal occlusion and principles of occlusal rehabilitation. J Am Dent Assoc 1954;48:648–656.

[14]Beyron H. Occlusion: point of significance in planning restorative procedures. J Prosthet Dent 1973;30:641–652.

[15]Beyron H. Optimal occlusion. Dent Clin North Am 1969 Jul;13:537–554.

[16]Klineberg I, Stohler CS. Study group report and discussion. Int J Prosthodont 2003;16(Suppl):89–90.

[17]Milner M. Musculoskeletal disorders and the occlusal interface. Int J Prosthodont 2005;18:297–299.

[18]Carlsson GE. Some dogmas related to prosthodontics, temporomandibular disorders and occlusion. Acta Odontol Scand 2010;68:313–322.

[19]Mohl ND. Diagnostic rationale: an overview. In: Mohl N, Zarb GA, Carlsson GE, Rugh JD (eds). A Textbook of Occlusion. Chicago, IL: Quintessence; 1988:179–184.

[20]Eckert SE, Choi YG, Koka S. Methods for comparing the results of different studies. Int J Oral Maxillofac Implants 2003;18:697–705.

[21]Jacob RF, Carr AB. Hierarchy of research design used to categorize the "strength of evidence" in answering clinical dental questions. J Prosthet Dent 2000;83:137–152.

[22]Lang NP, Pjetursson BE, Tan K, Bragger U, Egger M, Zwahlen M. A systematic review of the survival and complication rates of fixed partial dentures (FPDs) after an observation period of at least 5 years. II. Combined tooth implant-supported FPDs. Clin Oral Implants Res 2004;15:643–653.

[23]Libby G, Arcuri MR, LaVelle WE, Hebl L. Longevity of fixed partial dentures. J Prosthet Dent 1997;78:127–131.

[24]Scurria MS, Bader JD, Shugars DA. Meta-analysis of fixed partial denture survival: prostheses and abutments. J Prosthet Dent 1998;79:459–464.

[25]Lindquist E, Karlsson S. Success rate and failures for fixed partial dentures after 20 years of service: Part I. Int J Prosthodont 1998;11:133–138.

[26]Pjetursson BE, Lang NP. Prosthetic treatment planning on the basis of scientific evidence. J Oral Rehabil 2008;35(Suppl 1):72–79.

[27]Torbjörner A, Fransson B. A literature review on the prosthetic treatment of structurally compromised teeth. Int J Prosthodont 2004;17:369–376.

[28]de Backer HG, Decock V, van der Berghe L. Long-term survival of complete crowns, fixed dental prostheses, and cantilever fixed dental prostheses with post and cores on root canal-treated teeth. Int J Prosthodont 2007;20:229–234.

[29]Walton TR. An up to 15-year longitudinal study of 515 metal-ceramic FPDs: Part 1. Oucome. Int J Prosthodont 2002;15:439–445.

[30]Shillingburg HT Jr, Hobo S, Whitsett LD, Jacobi R, Brackett SE. Fundamentals of Fixed Prosthodontics, ed 3. Chicago: Quintessence Publishing, 1997:85–118.

[31]Oruc S, Eraslan O, H. Alper Tukay A, Atay A, Stress analysis of effects of non rigid connectors on fixed partial dentures with pier abutments. J Prosthet Dent 2008 Mar;99:185–192.

[32]McGuire MK. A long-term survey of 100 treated periodontal patients under maintenance care. J Periodontol 1991;62:51–58.

[33]McGuire MK, Nunn ME. Prognosis versus actual outcome II: the effectiveness of commonly taught clinical parameters in developing an accurate prognosis. J Periodontol 1996;67:658–665.

[34]McGuire MK, Nunn ME. Prognosis versus actual outcome III: the effectiveness of clinical parameters in accurately predicting tooth survival. J Periodontol 1996;67:666–674.

[35]Faggion CM Jr, Petersilka G, Lange DE, Gerss J, Flemmig TF. Prognostic model for tooth survival in patients treated for periodontitis. J Clin Periodontol 2007;34:226–231.

[36]Ante IH. The fundamental principles, design and construction of crown and bridge prosthesis. Dent Item Int 1928;50:215–232.

[37]Lulic M, Bragger U, Lang NL, Zwahlen M, Salvi M, GE. Ante's (1926) law revisited: a systematic review on survival rates and complications of fixed dental prostheses (FDPs) on severely reduced periodontal tissue support. Clin Oral Implants Res 2007;18(Suppl 3):63–72.

[38]Leles CR, Morandini W, Silva ET, Nunes MF, Freire MC. Assessing perceived potential outcomes of prosthodontic treatment in partial and fully edentulous patients. J Oral Rehabil 2008;35:682–689.

[39]Libby G, Arcuri MR, LaVelle WE, Hebl L. Longevity of fixed partial dentures. J Prosthet Dent 1997;78:127–131.

[40]Scurria MS, Bader JD, Shugars DA. Meta-analysis of fixed partial denture survival: prostheses and abutments. J Prosthet Dent 1998;79:459–464.

[41]Lindquist E, Karlsson S. Success rate and failures for fixed partial dentures after 20 years of service: Part I. Int J Prosthodont 1998;11:133–138.

[42]Palmqvist S, Soderfeldt B. Multivariate analyses of factors influencing the longevity of fixed partial dentures, retainers, and abutments. J Prosthet Dent 1994;71:245–250.

[43]Greene C. Concepts of TMD etiology: effects on diagnosis and treatment. In: Laskin DM, Greene C, Hylander WL (eds). TMDs: An Evidence-based Approach to Diagnosis and Treatment. Chicago: Quintessence Publishing, 2006.

[44]Dawson PE. Position paper regarding diagnosis, management, and treatment of temporomandibular disorders. J Prosthet Dent 1999;81:174–178.

[45]De Boever JA, Carlsson GE, Klineberg IJ. Need for occlusal therapy and prosthodontic treatment in the management of temporomandibular disorders. Part I. Occlusal interferences and occlusal adjustment. J Oral Rehabil 2000;27:367–379.

[46]Svensson P, Jadidi T, Arima L, Baad-Hansen, Sessle B. Relationships between craniofacial pain and bruxism. J Oral Rehabil 2008;35:524–547.

[47]Marklund S, Wanman A. A century of controversy regarding the benefit or detriment of occlusal contacts on the mediotrusive side. J Oral Rehabil 2000;27:553–562.

[48]Clark GT, Tskiyama Y, Baba K, Watanabe T Sixty-eight years of experimental occlusal interference studies: What have we learned. J Prosthet Dent 1999;82:704–713.

[49]Bush F. Occlusal etiology of myofascial pain dysfunction syndrome. In Laskin D: The President's Conference on the Examination, Diagnosis and Management of Temporomandibular Disorders. Michigan: University of Michigan,1982:98–103.

[50]Jorgensen KD. The relationship between retention and convergence angle in cemented veneer crowns. Acta Odontol Scand 1955;13:35–40.

[51]Wiskott HW, Nicholls JI, Belser UC. The relationship between abutment taper and resistance of cemented crowns to dynamic loading. Int J Prosthodont 1996;9:117–130.

[52]Gilboe DB, Teteruck WR. Fundamentals of extracoronal tooth preparation. Part I. Retention and resistance form. J Prosthet Dent 1974;32:651–656.

[53]Hegdahl T, Silness J. Preparation areas resisting displacement of artificial crowns. J Oral Rehabil 1977;4:201–207.

[54]Barkhordar RA, Radke R, Abbasi J. Effect of metal collars on resistance of endodontically treated teeth to root fracture. J Prosthet Dent 1989;61:676–678.

[55]Hemmings KW, King PA, Setchell DJ. Resistance to torsional forces of various post and core designs. J Prosthet Dent 1991;66:325–329.

[56]Sorensen JA, Engelman MJ. Ferrule design and fracture resistance of endodontically treated teeth. J Prosthet Dent 1990;63:529–536.

[57]Morgano SM. Restoration of pulpless teeth: application of traditional principles in present and future contexts. J Prosthet Dent 1996;75:375–380.

[58]Assif D, Gorfil C. Biomechanical considerations in restoring endodontically treated teeth. J Prosthet Dent 1994;71:565–567.

[59]Nissan J, Parson A, Barnea E, Shifman A, Assif D. Resistance to fracture of crowned endodontically treated premolars restored with ceramic and metal post systems. Quintessence Int 2007;38:e120–123.

[60]Coslet JG, Vanarsdall R, Weisgold A. Diagnosis and classification of delayed passive eruption of the dentogigival junction in the adult. Alpha Omega 1977;70:24–28.

[61]Weinberg MA, Eskow RN. An overview of delayed passive eruption. Compend Contin Educ Dent 2000 Jun;21:511–514, 516, 518.

406

11

II 类及 III 类错殆与异常颌关系的修复治疗

Restoring Class II, Class III and Aberrant Jaw Relations

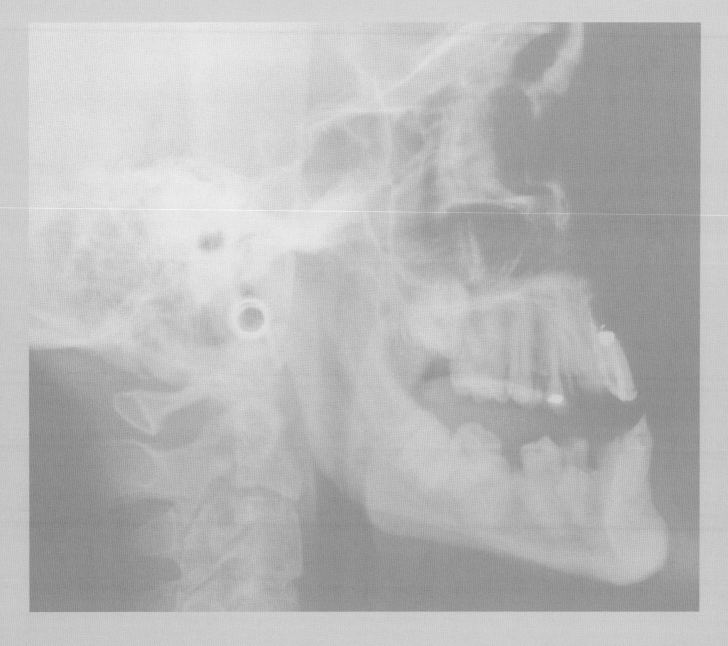

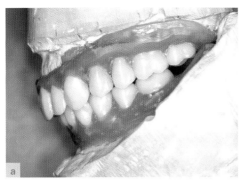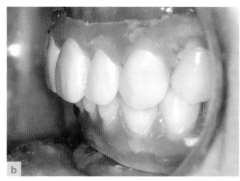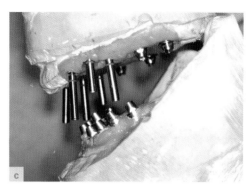

图11-1　（a~c）对于一些特殊的形态学变异病例，在诊断和制订治疗计划过程中必须要考虑到上下颌牙弓关系。

重点内容

- 常见的形态学变异
- 修复方案的选择
- Ⅱ类1分类错𬌗的修复
- Ⅲ类错𬌗的修复
- 垂直向异常：修复因素及相关考量
- 垂直向因素、美学因素以及生物力学之间的相互关联

常见的形态学变异

　　形态学变异包括先天的以及后天发育异常。人群中形态学变异的比例很大（详见3.4章，方框3-4-1~方框3-4-5）[1-5]。为了便于描述，我们通常将牙齿的形态学表现与Ⅰ类关系进行比较，将任何不同于Ⅰ类关系的表现都称为错𬌗畸形，然而这一概念在现在看来并不十分恰当[6-7]。改变所有咬合关系成为正常变化范围内的Ⅰ类关系，这种正畸观点仅仅是美学的考虑，而不是功能的。

　　而对于那些既有美学缺陷又有功能异常的错𬌗畸形患者，其正畸治疗就需要一些准则来指导[8-9]。有研究表明TMD患者既有咬合关系异常又有咬合功能紊乱；他们认为咬合问题并不是TMD的病因，但一些异常的咬合关系，诸如Ⅱ类错𬌗伴有6~7mm以上的覆盖、前牙开𬌗以及单侧反𬌗等，却是TMD的危险因素[10-12]。有一项研究随访磨牙症患儿20年，研究者发现那些幼年即为远中𬌗关系（安氏Ⅱ类错𬌗）并伴有牙齿磨损的患者，成年后牙齿磨损症状加剧[13]。因此临床医生试图治疗或纠正这些可能是潜在危险因素的异常咬合关系。然而，仍有很大比例的个体虽然伴有异常咬合关系，但其生活完全不受影响。事实上我们高估了Ⅰ类关系所能带来的治疗效果，过多地通过固定修复或正畸治疗达到一个覆𬌗、覆盖正常的Ⅰ类关系来预防TMD在目前看来还是没有足够依据的[14]。

造成上下颌牙弓关系异常的因素

　　上下颌牙弓关系异常可以表现在多个方面：近远中向Ⅰ类、Ⅱ类、Ⅲ类关系；颊舌向关系；反𬌗；垂直距离；颌间距

离；牙冠高度以及冠根比例。这些都是决定牙弓关系的主要因素，在修复牙列缺失病例时，应从各个方面综合考虑修复的牙列与对颌牙列的关系（图11-1）。而在修复前如未考虑其与对颌牙的关系则会造成不良的修复结果，因此修复前应将上下颌模型上𬌗架，对上下𬌗关系进行分析。种植修复在确定种植体植入部位及其分布时，更是需要对上下颌牙弓关系做一个精确的评估；即使是在最新的计算机引导下种植修复，也同样需要一个包括上下颌牙弓关系及美学因素在内的精准修复前诊断。

治疗计划

　　关于上下颌牙弓关系异常病例的治疗原则见第9~10节。这些病例最终治疗方案的确立应以患者为中心，综合考量社会心理、美学、功能，以及社会经济各方因素；也只有对其形态学变异做出准确诊断，才能在设计治疗方案时对各方因素进行综合有序的分析。

修复方案的选择

　　修复方案包括单颌牙弓内的固定修复或同时涉及对颌牙弓的修复、正畸治疗、颌面部手术治疗；而种植和植骨有助于那些牙齿与牙槽骨缺失并伴有𬌗缺陷的修复。针对不同个体造成其牙弓间关系异常的因素，需采取不同的原则修复其后牙支撑、垂直距离以及非正中引导，而主导因素则是美学、生物力学以及功能这3个方面。

前牙无咬合和TMD

　　Ⅱ类关系伴有6~7mm以上的覆盖，正锁𬌗，前牙开𬌗都被认为是TMD的危险因素，而不是其病因。现在学者们普遍认为TMD是一种多因素疾病，其中全身状况以及心理因素的影响远大于𬌗因素[15-16]。因此不再把单纯纠正Ⅱ、Ⅲ类错𬌗关系为Ⅰ类关系作为预防TMD发生的一种方法[14]。

　　虽然如此，Ⅰ类关系且前伸运动时后牙𬌗分离、侧方运动时非工作侧𬌗分离，这种模式仍然被认为是最持久稳定的咬合模式[17-18]。而正如之前在第6章中讨论的，由于诸多因素的影响，这种咬合模式持久稳定的原因、原理以及证据都还不

明确[5,7,17-22]。因此如果临床条件允许,我们会追求这样的治疗模式,而当不易达到这种治疗结果时,可根据不同的临床条件对治疗模式进行相应的调整。

基骨和非正中运动的关系

基骨关系以及前牙关系在建立非正中引导的过程中起重要作用,特别是在前伸引导时。根据每一个病例的咬合关系、基骨关系决定治疗中如何协调异常的覆殆覆盖。

修复Ⅱ类1分类以及Ⅱ类2分类错殆病例时应考虑的因素见表11-1和表11-2(图11-2~图11-8)[22-36]。

Ⅰ类和Ⅱ类2分类错殆,即刻咬合分离

Ⅰ类和Ⅱ类2分类错殆患者基骨关系以及切牙关系会影响非正中运动过程中的即刻咬合分离。一般来说,在覆盖条件允许的情况下,前牙引导时后牙会出现咬合分离;咬合过程是由尖牙引导还是组牙引导取决于个体牙弓内修复情况。而美学因素包括休息位时牙齿暴露情况,唇部丰满度,以及微笑时牙齿暴露情况都可反映前牙牙冠的位置和覆殆覆盖状况。前伸或侧向运动时,尖牙引导的角度取决于覆殆情况,特别是在Ⅱ类2分类错殆病例中;深覆殆病例前牙引导斜面较陡,会产生较大的垂直向分量,引起咬合功能紊乱;因此可通过使引导斜面变平缓来减少不利的垂直向分量,而这会导致前牙牙冠降低,覆殆减小,在美观方面欠佳,因而不易被患者接受[17-18]。

一般我们考虑直接减小前牙引导角度来消除咬合运动中影响修复体抗力和固位的不利力矩,也可以增加前牙或者远中基牙数目来提高修复体的固位与稳定;还可以考虑增加垂直距离,同时使引导角度变得平缓。最终选择哪一种修复方法来增加固位性与稳定性,还应该权衡全牙弓修复会有什么不利影响,以及相关的生物学性能和费用问题。是否是最适合个体牙列的引导还要考虑该病例的其他一些决定因素,例如:前牙区骨量,基牙分布情况,是否有二次创伤,联冠及桥体的长度,以及美学问题、天然牙或者种植体的冠根比等。

Ⅱ类1分类错殆的修复

临床上对于Ⅱ类1分类病例,我们要考虑是选择保持现有的没有产生即刻咬合分离的覆盖,还是在最大牙尖交错位时,调整上下前牙尽量接近,建立前牙前伸引导,后牙发生即刻咬合分离。

治疗Ⅱ类1分类错殆时需考虑的因素见表11-1[23-27]。当牙弓内牙体及修复体条件允许时,下颌前伸运动可由尖牙或者尖牙和前磨牙远中斜面共同引导。使前磨牙和磨牙在前伸或者侧前伸非正中运动时发生平缓的咬合分离(图11-2)。正畸治疗Ⅱ类1分类错殆,医生可能会考虑后移上颌和下颌前牙(图11-3a和b)。如果是修复治疗,可以使下颌前牙修复体稍微前倾一些,这样前伸运动时前牙可以起到一定的引导作用;如果前牙是固定桥修复的,其生物力学效能原本就有所欠缺,因

409

表11-1　Ⅱ类1分类病例修复时需考虑的因素

覆盖增加				
基骨及前牙关系	非正中引导	后牙支撑	咬合垂直距离	个体临床决定因素
轻度Ⅱ类1分类错殆,前伸运动初始阶段由尖牙和前磨牙引导,随后由前牙引导	保持平缓的引导角度	常规考虑 磨牙Ⅱ类关系在改变后牙支撑时,磨牙Ⅱ类关系并没有什么临床意义,不必特别考虑将其修复为Ⅰ类关系;反之,我们应该注意修复的牙尖要低平,即保证其在正中位时有一定的自由度	保持原有垂直距离	基牙分布,基骨支持力以及美观要求
前伸运动的开始阶段前牙没有引导作用 覆盖为4mm或5mm时前牙始终没有前伸引导作用	如有必要建立尖牙和前磨牙引导的非正中运动。前伸运动由尖牙引导	如果后牙咬合单位明显减少,可通过局部可摘义齿或种植体支持式固定修复来增加后牙支撑;单端固定桥修复对基牙伤害大	保持原有垂直距离	美观、发音、功能
	增加垂直距离需要增厚上切牙和尖牙腭侧,而这种处理会影响发音;控制下切牙的过度萌出时可以考虑用殆垫控制		增加垂直距离后下颌骨向后下旋转,使得下颌前牙相对于上颌前牙位置更远中	增加垂直距离需要通过正畸治疗和/或前牙固定修复
覆盖超过6~7mm是TMD的危险因素	非正中引导由前磨牙完成,通过正畸治疗后移上前牙	严重下颌后缩病例有患"癔球症"的风险,治疗中应恢复最大牙尖交错关系,若是恢复为正中关系患者会觉得不舒服	治疗中确定合适的垂直距离要以患者自觉舒适为准	患者的舒适度
美学考虑	前牙美学平面影响前牙牙冠高度;Ⅱ类1分类患者可表现为:下颌后缩,上颌前牙咬下唇;下唇外翻		增加垂直距离可能会加重下颌后缩的表现	后移上前牙,对下唇也可产生一定的支持作用
活动修复方案 利用上颌活动可摘局部义齿的金属腭面,可以恢复最广泛尖交错位时前牙的咬合接触,以及其前伸引导作用	由上颌可摘义齿的腭面完成前牙引导作用,可能会引起舌侧龈缘牙周组织慢性炎症,因而需要适应期		如果垂直距离增加了,则进行可摘义齿修复时应在后牙区设计殆垫,来纠正垂直距离升高后后牙殆分离的状态	注意控制上颌切牙腭侧牙周组织炎症
对于TMD以及咬合功能紊乱的患者可以使用稳定殆垫	上颌稳定殆垫在闭口运动时可以对全牙列产生保护作用;也可作为导板使得牙尖交错位时上下颌前牙有咬合接触	前伸和侧方运动时平缓的引导角度仅引起后牙轻度的殆分离		避免出现"倦怠面容"
垂直水平向关系严重不调	需要正畸正颌手术联合治疗			

表11-2　Ⅱ类2分类病例修复时需要考虑的因素

基骨及前牙关系，覆𬌗深，咬合紧	覆𬌗增加			个体临床决定因素
	非正中引导	后牙支撑	垂直距离	
保持现有的深覆𬌗状态	切牙和尖牙的引导角度较陡，因此牙齿和基骨的支持力必须足够强大来对抗该引导角度产生的较大转矩。修复中可以考虑采用金属腭面、金属桩核修复、较长的肩领来对抗这些不利的转矩；也可以利用Dahl准则来获得更多的修复空间[32-35]	常规考虑	如不要求全牙列修复，则保持原有垂直距离。利用Dahl准则或Hawley矫治器促后牙萌出，为上颌前牙修复提供间隙[32-35]	基骨、牙冠、牙根都有足够的承受力；符合美观要求。
增加垂直距离来减少前牙在非正中引导时受到的转矩力	修复上前牙使引导角度平缓		增加垂直距离来减小覆𬌗，使引导角度平缓	基牙分布、基骨支持情况，以及患者是否可以适应垂直距离增加的状态
	磨损的、修复过的上颌基牙容易受到较大的转矩；夜磨牙造成严重磨损的牙齿也易受到较大的转矩力			
创伤性覆𬌗，正中位置不稳定；造成重度深覆𬌗，下颌切牙咬在上腭或者腭侧牙龈上[28-31]	如果发生创伤，没有垂直咬合止点，下颌切牙咬在上颌腭侧牙龈组织上。降低下颌切牙牙冠高度并且将其与尖牙或前磨牙联冠固定，防止其在垂直向咬合过度而再次咬在上颌牙龈；也可利用活动式𬌗垫矫治器			
轻度，垂直咬合止点不是位于舌隆突，而是靠近牙龈	如果该咬合止点稳定可不予处理，如不稳定可考虑通过树脂或粘接类的高嵌体，创造一个稳定的正中咬合止点	保持稳定的牙尖交错关系	保持垂直距离不变	
中度，下颌前牙咬在上颌腭侧牙龈（注意治疗牙周炎）	降低下颌前牙高度，与尖牙或前磨牙联冠固定后形成垂直咬合止点防止下前牙过度萌出	保持稳定的牙尖交错关系		对美观和发音的影响常常困扰患者。固定矫治装置在夜间仍可发挥作用，而活动矫治装置则很难被接受
	具有金属腭侧板的上颌可摘局部义齿/𬌗垫矫治器	如有需要可以使用𬌗垫	利用活动矫治器轻度增加垂直距离	
	前牙冠修复用金属或者氧化锆舌侧面恢复其咬合止点；也可以降低下前牙高度或者轻度增加垂直距离	常规考虑	利用Dahl准则或者Hawley矫治器使后牙主动或被动萌出，或通过全牙列修复轻度增加垂直距离	
重度，下颌前牙咬在上腭	如果垂直距离增加，将下颌切牙和尖牙或者前磨牙联冠固定后，形成垂直咬合止点		这种情况要增加垂直距离一般需全牙列修复，除非利用Dahl准则或者压低下颌前牙的方法获得了足够的修复空间	
对于TMD以及夜磨牙的患者应采用稳定性𬌗垫				要适应佩戴矫治器引起的垂直距离升高的状态
需要指明正畸治疗中是否使用种植体支抗以及是否需要进行正颌手术。正畸治疗中还要考虑"整平"牙列[28-31]				患者的年龄、健康状况以及依从性

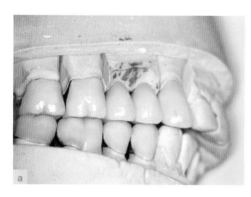
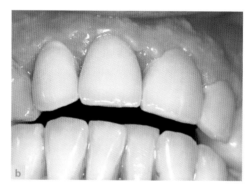

图11-2　（a和b）磨牙Ⅱ类、下颌后缩患者，重度深覆盖，其下颌前伸运动一般由尖牙和/或前磨牙引导。

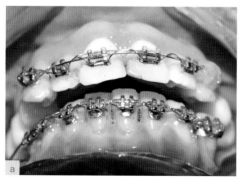
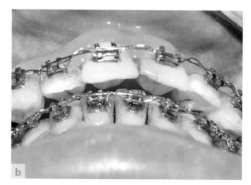
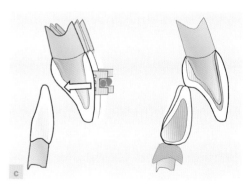

图11-3　对于Ⅱ类1分类错𬌗患者，为了下颌前伸运动时形成前牙引导，使后牙有咬合分离，可以选择的方案如图所示。（a和b）正畸后移前牙。（c）前倾下颌前牙有利于前牙区的咬合接触和切牙引导作用，但是会增加下颌基牙受到的转矩，此外，前倾下颌前牙也对下唇有一定的支持作用。

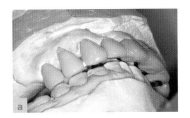 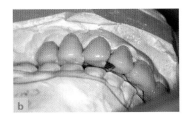 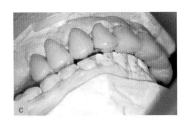 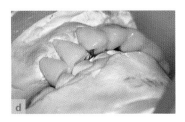

图11-4 Ⅱ类1分类且牙列较短的病例仅前磨牙有咬合接触。（a和b）深覆盖且具有正常的上颌骨前部轮廓，导致在最大牙尖交错位时、前伸运动最初的2~3mm范围内以及侧方运动过程中前磨牙承担了所有的咬合力。（c和d）增加垂直距离，增大上颌前牙舌侧体积并使其形态平缓，使在最大牙尖交错位时所有上颌牙齿都与对颌牙齿有咬合接触，并且前牙的前伸和侧方非正中运动引导角度也都比较平缓。

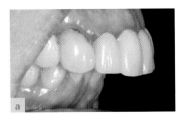 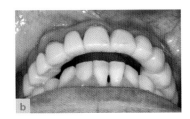 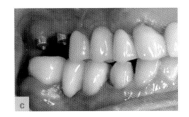 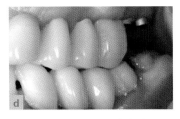

图11-5 （a~d）Ⅱ类1分类病例咬合单位较少，可通过种植修复来增加后牙支撑，非正中引导由前磨牙和第一磨牙完成（图片由Dr E Zenziper提供）。

图11-6 增加Ⅱ类2分类病例垂直距离会导致上下颌牙齿殆分离，由于下颌向后下旋转使得下前牙相对于上切牙和尖牙位置更加远中。（a）最大牙尖交错位时上下牙齿咬合。（b）终末弧的最初开口阶段，下颌牙列位置相对于上颌更加偏远中。

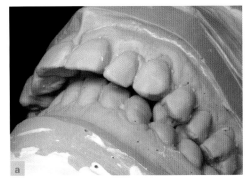 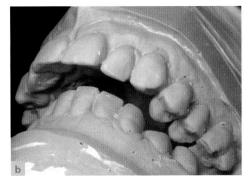

而在前牙功能及非功能接触时，修复体会受到一些不利的转矩力（图11-3）。

图11-4a~e展示的是一个Ⅱ类1分类伴有磨牙缺失的病例，中重度的深覆殆、深覆盖以及正常前部上颌轮廓，导致这名患者在最大牙尖交错位及侧方引导时都主要依靠前磨牙。

增加垂直距离和上颌切牙及尖牙的舌侧体积，有助于在最大牙尖交错位时切牙、尖牙和前磨牙同时都有咬合接触，并且非正中运动可由前牙完成引导。

图11-5展示的是一个严重Ⅱ类1分类病例伴有磨牙缺失，该患者所有的咬合支持都在第二前磨牙之后，同时它们还要引导非正中运动。因此需要通过上颌窦提升后行种植术的方法来增加该患者后部的咬合支持。

增加Ⅱ类错殆患者的垂直距离

增加Ⅱ类错殆患者的垂直距离会导致其前牙殆分离，由于下颌向后下旋转使得下颌前牙相对于上颌切牙和尖牙位置更加远中（图11-6）。为了使前牙在牙尖交错位时有咬合接触，同时上颌切牙及尖牙在非正中运动时也能提供引导作用，我们需要增大上颌切牙及尖牙舌侧体积，这个可通过全冠修复来完成（图11-4和图11-8）。如果是完全远中关系，则前伸运动

不得不先由前磨牙引导完成，直到下颌前伸至上下前牙有接触后再由前牙引导（图11-5）。

图11-7和图11-8所展示的病例存在的问题有：重度深覆殆深覆盖，殆平面不平，慢性牙周炎，轻度开唇露齿，下颌前牙拥挤，下唇位置受限于上颌前牙，外貌不美观。对该病例的治疗方案：首先，上颌切牙及尖牙需要进行牙周袋消除术、牙周手术和根管治疗；其次，在增加垂直距离的前提下对上颌前牙进行修复；在垂直距离轻度增加的条件下对上颌前牙进行增加舌侧体积的修复后，配合下颌正畸治疗使得牙尖交错位时咬合均匀分布于前牙及后牙，同时上颌切牙也可发挥其对前伸运动的引导作用。

颊舌向关系异常

颊舌向关系不调会导致反殆[19]。反殆的定义为："下牙颊尖位于其对殆上牙颊面的一种咬合关系；上牙颊尖位于对殆下牙中央窝[19]"。单侧后牙反殆被认为是TMD的危险因素之一。侧方运动由下颌牙舌尖的颊斜面和上颌牙颊尖的舌斜面接触引导，这些引导斜面应尽量平缓，并尽可能由前牙引导，另外根据基牙分布、基骨以及修复体的固位与抗力情况决定是否需要前磨牙和磨牙协同完成侧方引导（图11-9）。

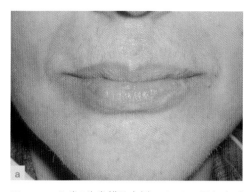
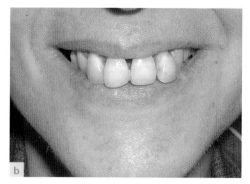
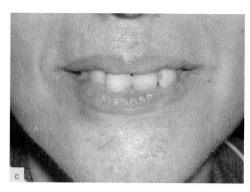

图11-7　Ⅱ类2分类错殆病例。（a）口唇闭合时口周肌肉紧张。（b）微笑时的口唇像。（c）自然放松状态时的口唇像。

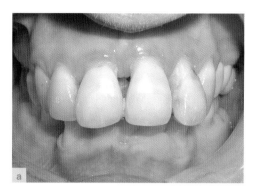
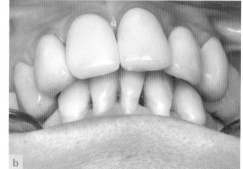

图11-8　（a）治疗初期对上颌前牙进行牙体预备前的咬合关系。（b）增加少许垂直距离，对上颌前牙进行全冠修复，使其舌侧体积增大，在牙尖交错位时前牙后牙均有咬合接触，同时由上颌切牙引导的前伸运动，上颌尖牙引导的右侧方运动和上颌第一前磨牙引导的左侧方运动，使其角度都变得平缓。

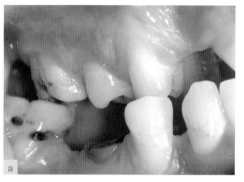
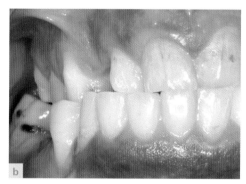

图11-9　（a和b）右侧反殆。

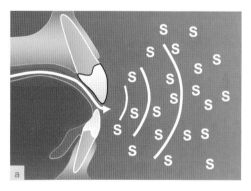
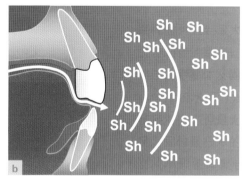

图11-10　（a和b）过度增加上前牙腭侧体积来提高其非正中引导作用会影响患者的发音功能。患者常常会抱怨发音不清，如"s"音被发成"sh"音。

语音因素

过度增加上前牙腭侧体积来提高其非正中引导作用会影响发音。患者无法建立与之前相同的最小发音间隙，他们会抱怨发音不清，如将"s"音发成"sh"。对于那些牙体外形改变较少的患者，经过一段时间可能会适应这种改变。

前牙牙冠其他的一些形态学的改变，如上颌切牙过长，发音时切端与下唇唇红缘接触，可能会影响"F"和"V"的发音。

上颌前牙邻间隙过度增宽或者间隙增宽的初期，由于发音时气流会从过宽的邻间隙逸出，从而影响"s"和"sh"的发音（图11-8和图11-10）[19-22]。

Ⅲ类错殆的修复

人群中6%～10%的人表现为下颌骨和下颌切牙前伸的Ⅲ类关系[1-5,36]，他们可能表现为前牙切对切关系，在前伸和侧方运动时前磨牙与磨牙接触。有一部分病例在正中关系位时前牙为切对切的咬合关系，随着咬合运动的继续，其下颌向前滑动至一个更加前伸的位置，这种情况被称为功能性Ⅲ类关系、假Ⅲ类关系或者获得性近中关系。其专业定义为"所有的下颌

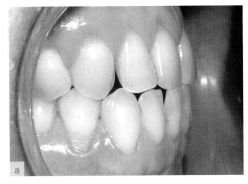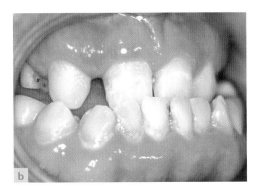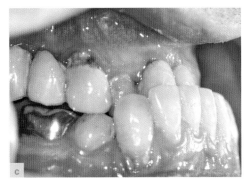

图11-11　Ⅲ类错殆。（a）前牙切对切关系。（b）前牙反覆盖。（c）功能性Ⅲ类，假性Ⅲ类，前牙从后退接触位向前滑动至牙尖交错位；又称获得性近中关系。

相对于上颌的位置较正常状况更靠前时的咬合关系——就是近中关系[19]"。如果这种情况发生在儿童期，则后牙会在这个下颌前伸、前牙反殆的位置上建殆（图11-11c）。

Ⅲ类错殆前牙切对切关系的治疗

治疗Ⅲ类错殆病例时要考虑的问题见表11-3和图11-12～图11-16[37-40]。在治疗这类患者时医生要考虑是将前牙恢复成切对切关系，还是浅覆殆浅覆盖，在前伸运动时后牙仅有稍许咬合分离的状态（图11-12，图11-14和图11-15）。目前尚无证据完全支持某一种方案[17-18]。但无论选择哪一种方案都应该根据个体情况适当调整，以满足功能美学和发音的要求；当然还有其他一些因素影响最终方案的选择。美学原则主要指导前牙的排列以及自然状态和微笑时美学殆平面的位置；如图11-12所示病例：根据上唇下暴露的牙冠高度和美学殆平面的要求来确定实际牙冠高度，这样就可以在原有垂直距离的基础上恢复前牙的覆殆覆盖。其他因素如牙弓长度、联冠的设计以及预备体的抗力性和固位性，在最终确定最佳咬合关系和设计修复方案时也要被考虑。

图11-14所示病例：美学因素决定着短的牙冠，上颌切牙

必须在牙尖交错位时前倾，从而获得切对切关系。

同样，在图11-16所示病例中，为了不影响美观，上颌切牙不宜修复得过长，因此利用上颌可摘义齿将其修复成前牙切对切的咬合关系，这样前伸运动就由尖牙和前磨牙共同引导完成。对于一个缺乏后牙支撑的严重Ⅲ类病例，在临床条件允许的情况下，可摘局部义齿的修复要考虑功能与美观的需求（图11-17）。

功能性Ⅲ类，假性Ⅲ类，获得性近中关系

图11-11c和图11-13所示是一个30岁男性患者，骨性Ⅲ类。在正中关系位最初的接触是前牙切对切，随着闭口运动的继续，下颌会前伸至一个更靠前的位置，直到后牙咬合接触停止。如果这种前牙从切对切滑动至反殆的咬合状况持续多年，则后牙会在下颌前伸的位置上建立咬合来适应前牙的这种咬合状态，此即为获得性近中关系、功能性Ⅲ类或者假性Ⅲ类关系[19-38]。闭口运动时若没有前牙的早接触和下颌向前滑动过程而直接咬合呈现反殆，这种情况被称为发育性或真性Ⅲ类关系。

在治疗获得性近中关系的过程中，前牙牙冠通过改形将

表11-3　Ⅲ类病例修复时需考虑的因素

磨牙Ⅲ类关系患者治疗时需考虑的因素				
基骨及前牙关系	非正中引导	后牙支撑	垂直距离	个体临床决定因素
Ⅲ类关系，前牙切对切	恢复前牙正常覆殆覆盖或者保持原有的切对切关系，前伸运动由尖牙及前磨牙共同引导完成	常规考量		美观问题，生物力学，联冠，基牙分布情况以及修复体的抗力、固位
	加长上前牙冠，使前伸运动时后牙有轻度的咬合分离	常规考量		
Ⅲ类关系，前牙切对切	前牙在前伸运动时会有轻度咬合分离，而非正中运动是由前牙、前磨牙及第一磨牙引导	常规考量	增加垂直距离需要加长前牙牙冠高度，但这样会影响美观	基牙分布、美观要求
前牙浅覆盖	前伸运动由尖牙及前磨牙共同引导			
正中关系位时前牙为切对切关系，当达到最大牙尖交错位时下颌是滑动到了一个更加靠前的位置，此时即功能性Ⅲ类、假性Ⅲ类或获得性近中关系	根据不同个体的反覆殆反覆盖情况形成不同的非正中引导	常规考量，根据个体情况适当调整		美观及发音问题
	增加垂直距离，引导角度变平缓	增加后牙冠高度，冠根比也相应地增加了	检查神经肌肉状态及咬合功能是否可以适应增加的垂直距离	
骨性及前牙反覆盖	非正中运动由前磨牙及第一磨牙共同引导	常规考量	保持原有的垂直距离	
严重的水平向及垂直向关系不调	可能需要正畸或正颌手术治疗			

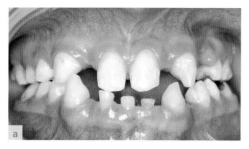
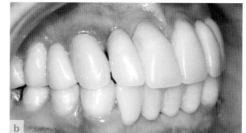
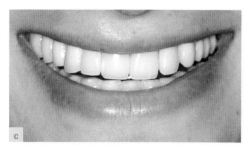
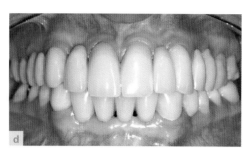

图11-2 （a~d）轻度骨性Ⅲ类伴有先天缺牙的病例。从美观要求考虑，我们恢复了前牙的覆𬌗覆盖（图片由Dr O Ghelfan提供）。

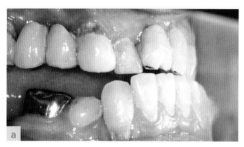
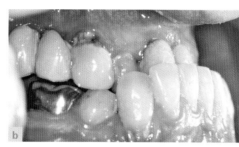

图11-13 30岁男性，骨性Ⅲ类。（a）正中关系位时前牙为切对切咬合。（b）下颌滑动至更加靠前的位置达到最大牙尖交错；此即为功能性Ⅲ类、假性Ⅲ类或称获得性近中关系[19-37]。

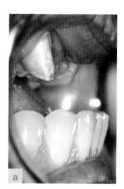
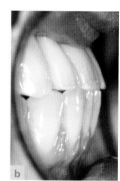

图11-14 （a）骨Ⅲ类伴有上切牙缺失。（b）前牙短的牙冠前倾修复，可以达到前牙切对切的咬合。若是加长前牙牙冠来恢复前牙覆盖，不仅美观上欠佳，其生物力学性能也较差。

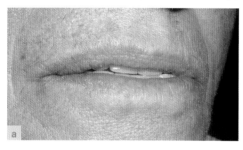
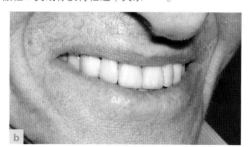

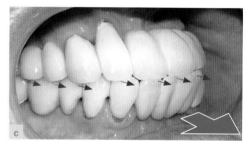

图11-15 （a~c）骨性Ⅲ类病例。前倾上颌前牙以达到前牙切对切的咬合关系。前伸运动由切牙、尖牙、前磨牙引导（如图中红色箭头所示）。过度加长及前倾前牙不符合生物力学要求，且会有前牙修复体脱落的风险；此外过长的牙冠也不符合美观要求。对牙冠颊面改型可使其在放松状态及微笑时对唇部有一定的支持作用。

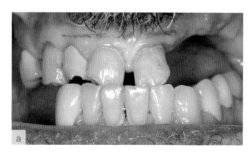
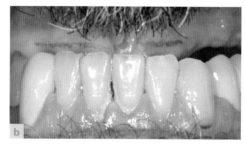

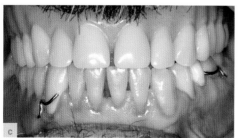
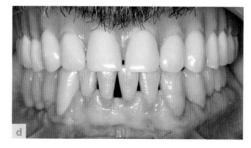

图11-16 （a~d）此为后牙支撑丧失的患者，其下颌由前牙切对切位置滑动至一个更加前伸的位置。利用可摘义齿将前牙修复为对刃关系，在此时的垂直距离下再修复缺失的后牙，患者对其功能和美观的恢复都很满意。相对于上颌种植体固定修复，患者更倾向于这种活动覆盖义齿修复（图片由Dr D Gordon提供）。

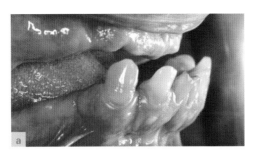

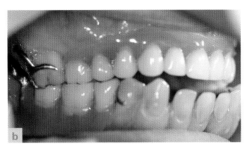

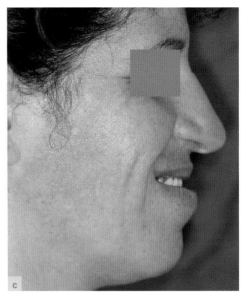

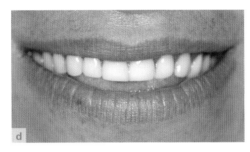

图11-17　（a～d）利用局部可摘义齿修复严重Ⅲ类错𬌗；在满足了患者美学需求的前提下，可适当减少后牙的𬌗接触（图片由Dr G Asafrana提供）。

其纠正为切对切关系有利于咬合的稳定。然而对于这些病例的治疗医生常常会陷入两难，是该保持前伸颌位下原有的垂直距离，还是选择在正中关系位时增加垂直距离进行修复。闭口状态时前牙的对刃关系导致后牙的𬌗间距离较大，此时要恢复后牙的咬合接触就需要通过正畸或正颌手术了。如果通过冠修复的方法来增加后牙牙冠高度从而恢复其咬合，则会有冠脱落的风险，同时会因为冠根比例不协调带来的一系列问题[37]。

活动修复方案

在上下颌关系严重不调的病例中，可以考虑用半/全口或可摘局部义齿进行修复。图11-17所示的是一个严重下颌前伸的病例，只能选择可摘义齿修复。一般来说，可摘义齿是一个可行的治疗方案，对于一些特殊的患者，应该以患者为中心对各方因素进行考量，再判断可摘义齿修复方案是否为其最佳的选择。

垂直向异常：修复因素及相关考量

对垂直距离的考量在评估和进行咬合重建时有十分重要的意义（图11-18）。为了便于进行学术讨论，我们在此对垂直距离相关的概念进行阐述；首先应该明确，垂直关系的异常是一个动态发展的结果，或者说是垂直向的𬌗缺陷引起了垂直关系的改变。

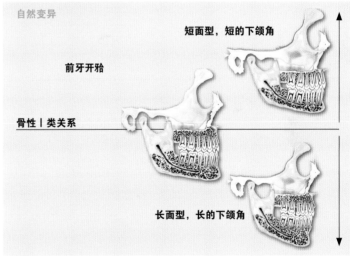

图11-18　颌骨垂直关系异常的发生：可能是由于发育异常和遗传缺陷，也可能是发育完成后由咬合异常引起。

咬合垂直距离

咬合垂直距离是指牙列达到稳定咬合接触时颜面中间部分的下1/3的高度。可根据面部相应软硬组织的参考点进行测量。对于一个完整的牙列来说，一个稳定的垂直距离表现为恒定的牙冠形态大小、牙根长度和方向，以及牙槽嵴高度。

牙冠高度的变化

如果牙齿𬌗面因磨耗、磨损或外伤造成缺损，则会导致牙冠高度降低。如果牙体组织缺损较多，则患者颜面部和口颌面部也会随之发生较明显的变化。

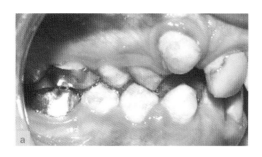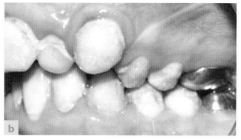

图11-19　（a和b）牙釉质发育不全。骨性Ⅱ类关系，深覆𬌗深覆盖；垂直距离、牙槽嵴间距和牙冠高度均降低。

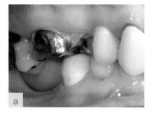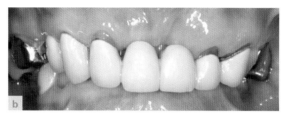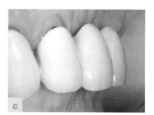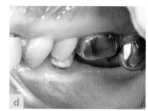

图11-20　（a～d）骨性Ⅱ类2分类病例，后牙支撑丧失，没有了垂直咬合止点，垂直距离降低。

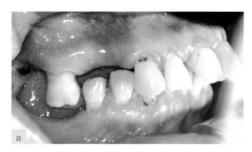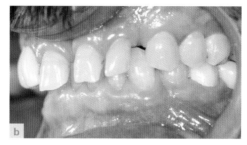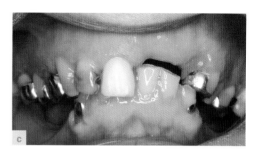

图11-21　骨性Ⅱ类病例，后牙支撑丧失，垂直距离降低。

416

如果全牙列的牙冠高度都降低了，且没有代偿性伸长，则垂直距离和颌间距离或者说牙槽嵴间距就都会降低[41-44]。

息止𬌗间隙的变化

传统观念认为降低垂直距离会使息止𬌗间隙增加；若垂直距离降低则应进行修复以免出现功能障碍。然而这个观点现在已不再被认可[45-46]。随着对"姿势位"这一概念理解的深入，垂直距离与息止𬌗间隙二者之间被认为不只是简单的负相关关系。越来越多的证据表明"姿势位"是一个范围，而不是一个特定的位置，临床休息位和放松姿势位的范围在适应咬合垂直距离的变化[44-47]。

此外，在测量休息位的息止𬌗间隙时由于无法严格界定放松的程度，所以无法通过息止𬌗间隙的变化来准确反应垂直距离降低的程度。因而在没有其他确切理由支持的情况下，不能仅凭测量的垂直距离降低这一条就盲目地通过一些固定修复方法去增加垂直距离（见第5章）。

造成垂直距离降低的原因

咬合垂直距离的降低可能是由发育异常或遗传缺陷引起的，也可能是由发育完成后的形态学缺损造成的（图11-18）。

发育异常包括牙釉质发育不全（图11-19）、牙齿缺失、外胚层发育不良以及牙齿萌出异常和发育停滞。发育完成后形成的形态缺损可能由以下原因造成：龋坏、牙周病、修复体损坏以及牙齿磨损，磨耗和酸蚀。牙齿缺失造成的后牙支撑的丧

失，以及前部和后部咬合止点的丧失，会导致闭口运动过度，垂直距离、牙槽嵴间距、牙冠高度也会随之降低（图11-20和图11-21）。

牙齿的代偿性萌出

那些有进行性磨损以及牙体组织缺损的牙齿，常会代偿性萌出。在临床上我们可以观察到这种代偿性萌出；这种情况在某些特殊区段更容易发生，尤其是前牙区，当前牙发生磨损后，下颌前牙区即会明显的代偿性伸长（图11-22）。

一些学者通过对颅骨标本以及放射片的观察研究认为：代偿性萌出也有可能发生在全牙列；由此得出以下结论："即使发生了牙齿磨损，牙槽骨的代偿也可以保持垂直距离的相对稳定，甚至有所增加，这也就意味着，在咬合重建过程中由于代偿的存在，我们不需要采取其他措施来刻意增加垂直距离[41-43]。"对于全牙列都有水平磨损的病例，不太容易判断牙齿是否都有代偿性萌出，萌出的高度是多少；也无法根据放射片中根尖点位置的变化对此做出判断，因为没有明确的对照表明根尖点是否向𬌗方移动了（图11-23）。所以仅仅因为牙冠高度降低了这个原因就去盲目增加垂直距离显然是没有足够依据的，其实，临床上我们有很多其他理由去增加垂直距离，将其作为有效治疗的一部分，比如，升高垂直距离可以改善美观，增强功能，修复缺失的牙齿及缺损的牙体组织可防止损坏进一步加重，或者是增加牙槽嵴间距为修复提供足够的空间（图11-24）。

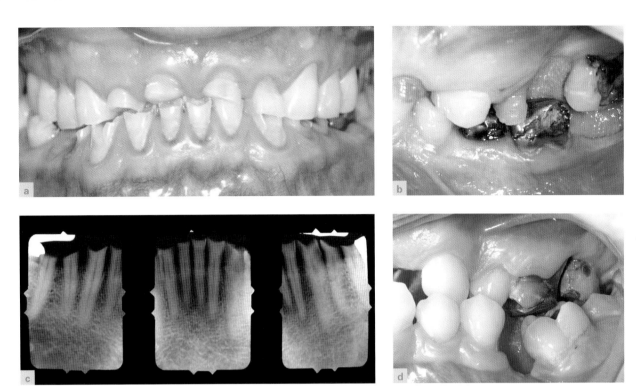

图11-22　（a）上颌前牙磨损导致相应的下颌前牙代偿性萌出；（c）通过对比代偿性萌出的下前牙与未代偿性萌出的邻牙的根尖位置，进一步确认了代偿性萌出的发生；（b和d）后牙的过度萌出可见于对颌牙缺失及牙冠高度降低的情况。

417

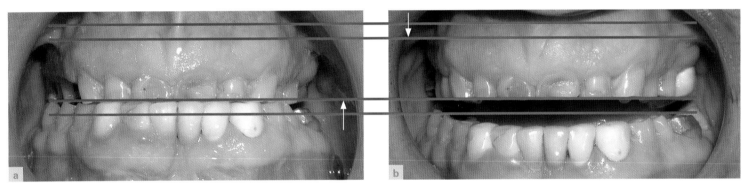

图11-23　（a和b）全牙列都发生了磨损，不易判断牙齿是否发生了代偿性萌出及其萌出的程度；因为没有明确的对照表明根尖点向𬌗方移动了，所以放射片上的根尖点位置也不能解释这个问题。

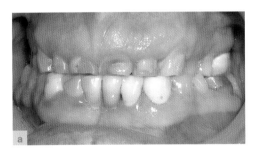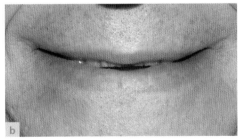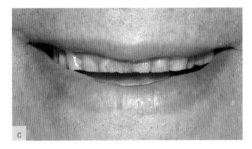

图11-24　（a～c）上颌前牙牙冠高度的降低导致微笑及自然状态下，上颌牙齿暴露量减少。

美观需求与垂直关系

若上下颌牙齿牙冠高度进行性降低，在微笑及自然状态下，上唇下方的牙齿的暴露量也随之减少（图11-25）；因此在修复上颌牙齿时可增加牙冠高度来恢复其美观，根据模型或图片信息在治疗前就该确定好所需恢复的牙冠高度，因此标准诊断程序的第一步就是要明确患者在微笑及休息状态时上下唇下方牙齿的暴露量（图11-24，图11-26和图11-27）。

如果临床牙冠高度可以提供足够的抗力和固位，那么根据美观需求来恢复垂直距离的修复治疗就更具可行性。

然而若临床牙冠高度无法提供足够固位力，冠预备体比例过大时，此时为恢复美观而一味地增加垂直距离，则会有修复体脱落的风险。另外，增加牙冠高度的同时，冠根比以及冠种植体比例也都增加了，这些与其他一些不利的临床条件一起，特别是夜磨牙等——会造成生物力学方面的风险，因此应该在美观方面有所妥协，适当减少牙冠高度的增加量。

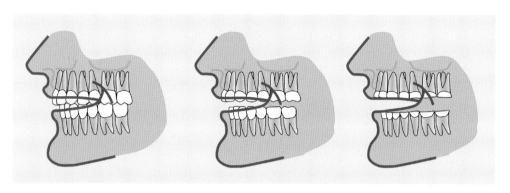

图11-25　随着殆面磨损和牙冠高度的进行性降低，自然状态及微笑时上牙的唇下暴露程度逐渐减少，最终完全消失。

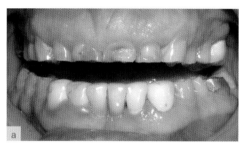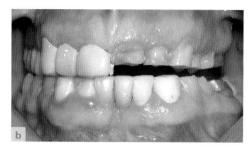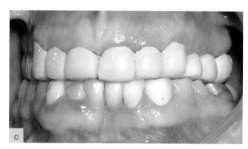

图11-26　（a）上颌牙齿严重的水平磨损，影响美观且垂直距离丧失。（b和c）利用丙烯酸树脂暂时修复的方法来评估美学咬合平面的位置。

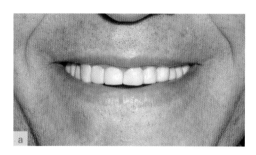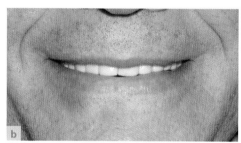

图11-27　（a和b）利用丙烯酸树脂恢复不同的牙冠高度及前牙殆平面，并从美学角度对其进行评价。

垂直向因素、美学因素以及生物力学之间的相互关联

牙齿严重磨损的病例以及其他一些涉及垂直向美学和生物力学因素关系的病例，都需要进行全牙列的修复（方框11-1）。无论是从照片、诊断模型还是从永久修复的角度出发，对美观的要求都是我们进行修复时首先考虑的因素，但是必要时我们也要在美观方面进行适当调整，从而使修复更加符合生物力学原则。正如之前所提到的，为了牙齿美观考虑，我们有时需要增加垂直距离和牙冠高度，导致冠预备体比、冠基牙冠高比、冠种植体高度比增加，违背了生物力学原则。如果是联冠或桥体修复，当非轴向的侧向力作用于牙齿时会产生一个较大的转矩力臂；这会导致修复体局部应力集中，支持组织也可能会受到创伤甚至遭到机械性破坏（图11-28）。

种植体支持的全口无牙颌修复中的各相互关联因素

对无牙颌进行固定种植体支持的修复是很有挑战性的，因为它需要恰当地应用这些个体临床决定因素及它们的相互关系。这些因素必须事先评估好，并确定好种植方案，应用种植

方框11-1　垂直向因素、生物力学因素及美学因素

垂直向因素
- 咬合垂直距离。
- 息止殆间隙。
- 牙槽嵴间/颌间距离。
- 牙冠高度。

生物力学因素
- 冠根比。
- 冠预备体比。
- 抗力和固位。

美学因素
- 自然状态及微笑时牙齿和牙龈的暴露。
- 切牙和后牙殆平面。

位点导板，指导种植体植入。图11-28列出了完成这样一个病例时需要考虑的所有相关因素。如果升高了垂直距离会导致牙槽嵴间距过大，所以垂直距离应适当降低一些；而这又会使美学殆平面升高，造成自然状态以及微笑时牙齿暴露不足。因此对每一个病例只有认真考虑了所有这些因素才能获得最佳的治疗结果。

修复中的相关因素		
■ 牙齿和牙龈的暴露 　情况	■ 生物力学 ■ 前牙𬌗平面	■ 后牙𬌗平面 ■ 前牙牙冠高度
■ 𬌗间距离	■ 咬合垂直距离	■ 语音
■ 覆𬌗	■ 非正中引导	■ 转矩力
■ 功能	■ 冠种植体比	■ 基牙支持
■ 抗力形和固位形	■ 基牙分布	

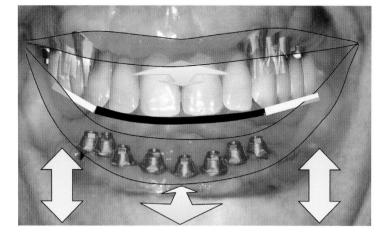

图11-28　全口种植体支持修复中的相关因素。垂直距离与美学，功能以及生物力学因素之间的关系。

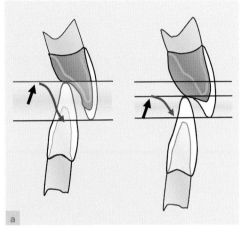

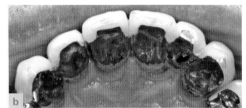

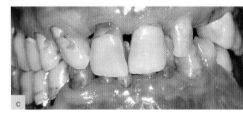

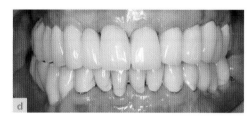

图11-29　Ⅱ类2分类，深覆𬌗病例。（a）在原有垂直距离的基础上进行修复，对引导斜面改型，使引导角度平缓，或者增加垂直距离，使引导角度平缓。（b～d）增加垂直距离会使引导斜面变得平缓，并且可以减少转矩；但这需要进行全牙列修复（图片由Dr O Ghelfan提供）。

419

重度深覆𬌗的Ⅱ类2分类病例的修复

在修复Ⅱ类2分类严重深覆𬌗病例时需要考虑的因素见表11-2[28-35]。在诸多的修复原则中有一条，就是修复时垂直距离要么保持不变，要么有所增加。

相比而言，其实保持原有的垂直距离修复难度更大，而且无法改变深覆𬌗造成的较大的垂直向分量。我们可以通过将引导斜面修复得圆钝来使前牙引导角度平缓，从而减轻在非正中咬合初期阶段表面的负荷；正畸或者活动矫治器也是可以选择的治疗方案，但其都有各自的适应证与禁忌证。上颌前牙腭侧，下颌前牙唇侧软组织创伤所造成的不适，往往很难处理；降低下切牙高度则需设计联冠来防止其代偿性萌出，且联冠单位应合理向远中延伸并形成垂直咬合止点；对受创的舌侧软组织和牙周组织，进行牙周治疗是很有必要的。上颌金属腭板的𬌗垫修复是一个不错的选择。其实临床上对牙周组织的保护很难，而且往往有些治疗反而会使牙周状况进一步恶化。如果是通过局部固定义齿修复来增加垂直距离，则可以更好地协调咬合、功能以及美观各个方面（图11-29）；然而，费用以及对颌牙列固定修复的复杂性，必须要以患者为中心权衡考虑。

严重垂直向、侧向和前部齿骨关系异常的修复

严重的骨骼及牙齿关系异常的修复难度很大，而且可能需要多种治疗的结合，包括正颌手术、正畸治疗、固定/可摘义齿修复。应该根据每个病例异常的形态表现，存在的功能问题以及患者主观要求来制订治疗计划。图11-30～图11-33所示为一个重度垂直向、侧向，前部骨骼及牙齿关系异常的病例。

这个病例存在的问题包括：骨骼和牙齿发育不调伴上颌发育不足，相对的下颌前突；上颌牙弓狭窄，上下颌牙弓关系不调；形态异常的未萌牙（图11-30和图11-31）。这个病例的治疗需要联合正畸、正颌以及全口固定修复，将其咬合纠正为非正中引导角度平缓的Ⅰ类关系；治疗过程可能需要好几年。图11-34所示为严重下颌前突的Ⅲ类病例，高角，开𬌗；这个病例需要通过正颌手术来调整咬合，改善面部美观；手术包括3个部分：Lefort Ⅰ型截骨术前移上颌骨；双侧下颌骨矢状劈开截骨术后退下颌骨；颏前徙术（颏前移成形术）。

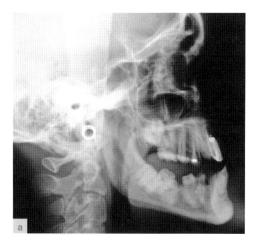
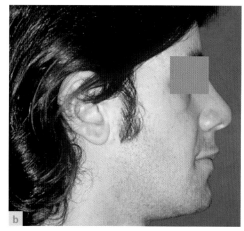

图11-30 （a和b）前部、垂直向和侧向骨骼、牙齿关系异常。

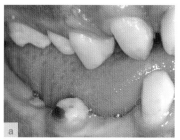
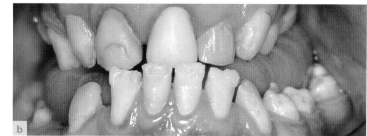
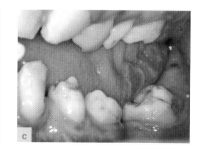

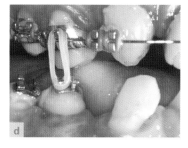

图11-31 （a~c）异常的颌间关系、矢状关系，垂直关系不调伴有较大的后牙区牙槽嵴间距（颌间距离）；前牙反𬌗；仅5颗牙齿有咬合接触；上颌牙弓狭窄，下牙弓较宽；𬌗间距离增大；后牙伸长。（d和e）由于牙齿骨性粘连，最初的正畸治疗效果有限。

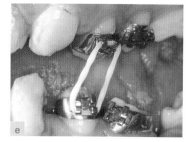

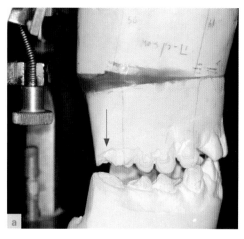
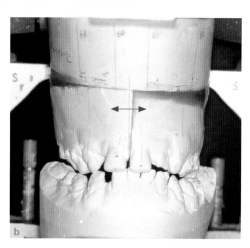

图11-32 （a~c）用诊断模型预测垂直切口、旋转和降低后牙区段，以及上颌扩弓、前移的效果。

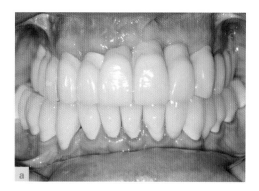
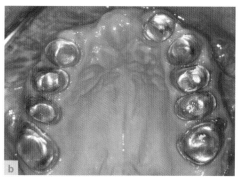
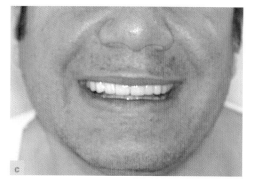

图11-33 （a~c）上颌套筒冠修复体，下颌烤瓷冠修复。上颌套筒冠修复体用于处理手术及正畸治疗后较大剩余颌间距离；前牙浅覆𬌗使后牙产生小的𬌗分离；右侧磨牙反𬌗；左侧磨牙尖对尖咬合（图片由Dr I Priel提供）。

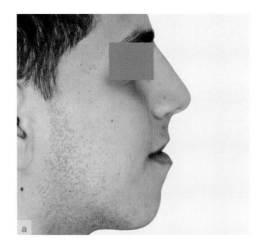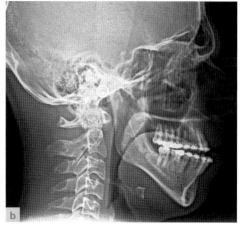
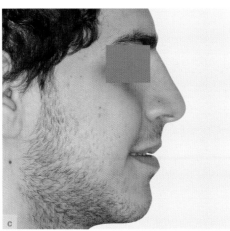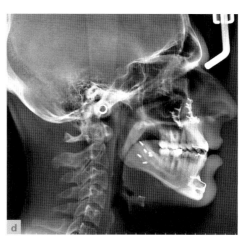

图11-34　（a和b）骨性Ⅲ类关系，高角，下颌垂直高度过大，前牙开殆。（c和d）通过正颌手术纠正错殆畸形（图片由Prof S Kalderon提供）。

421

参考文献

[1] Proffit WR, Fields HW Jr, Moray LJ. Prevalence of malocclusion and orthodontic treatment need in the United States: estimates from NHANES III survey. Int J Adult Orthodon Orthognath Surg 1998;13:97–106.

[2] Angle EH. Classification of malocclusion. Dental Cosmos 1899;41:248–264.

[3] Carlsson GE, Ingervall B. Occlusal variations and problems. In: Mohl N, Zarb G, Carlsson GE, Rugh JD (eds). A Textbook on Occlusion. Chicago: Quintessence Publishing, 1988.

[4] Emrich RE, Brodie AG, Blayney JR. Prevalence of class I, class II and class III malocclusions (Angle) in an urban population an epidemiological study. J Den Res 1965;44:947–953.

[5] Scaife RR, Holt JE. Natural occurrence of cuspid guidance. J Prosthet Dent 1969;22:225–229.

[6] Stohler CS. Clinical decision-making in occlusion: A paradigm shift. In: McNeill C (ed). Science and Practice of Occlusion. Quintessence: Chicago Publishing, 1997:294–305.

[7] Ash MM. Paradigmatic shifts in occlusion and temporomandibular disorders. J Oral Rehabil 2001;28:1–13.

[8] Borzabadi-Farahani A, Eslamipour F. The relationship between the ICON index and the aesthetic component of the IOTN index. World J Orthod 2010;11: 43–48.

[9] Jenny J, Cons NC. Comparing and contrasting two orthodontic indices, the Index of orthodontic treatment need and the dental esthetic index. Am J Orthod Dentofacial Orthop 1996;110:410–416.

[10] Pullinger AG, Seligman DA, Gornbein JA. A multiple logistic regression analysis of the risk and relative odds of temporomandibular disorders as a function of common occlusal features. J Dent Res 1993;72:968–979.

[11] Seligman DA, Pullinger AG. Analysis of occlusal variables, dental attrition, and age for distinguishing healthy controls from female patients with intracapsular temporomandibular disorders. J Prosthet Dent 2000;83:76–82.

[12] Svensson P, Jadidi T, Arima L, Baad-Hansen, Sessle B. Relationships between craniofacial pain and bruxism. J Oral Rehabil 2008;35:524–547.

[13] Carlsson GE, Egermark I, Magnusson T. Predictors of bruxism, other oral parafunctions and tooth wear over a 20-year follow-up period. J Orofac Pain 2003;17:50–57.

[14] John MT, Hirsch C, Drangsholt MT, Mancl LA, Setz JM. Overbite and overjet are not related to self-report of temporomandibular disorder symptoms. J Dent Res 2002;81:164–169.

[15] Drangsholt M, LeResche L. Temporomandibular disorder pain. In: Crombie IK, Croft PR, Linton SJ, LeResche L, Von Korff M (eds). Epidemiology of Pain. Seattle: IASP Press, 1999.

[16] Dworkin SF, LeResche L. Research diagnostic criteria for temporomandibular disorders: review, criteria, examinations and specifications, critique. J Craniomandib Disord 1992;6:301–355.

[17] Pokorny P, Weins JP, Litvak H. Occlusion for fixed prosthodontics: a historical perspective of the gnathological influence J Prosthet Dent 2008;99:299–313.

[18] Klineberg I, Kingston D, Murray, G. The bases for using a particular occlusal design in tooth and implant-borne reconstructions and complete dentures. Clin Oral Implants Res 2007;18(Suppl 3):151–167.

[19] The glossary of prosthodontic terms. J Prosthet Dent 2005;94:10–92.

[20] Pound E, Murrell GA. An introduction to denture simplification. J Prosthet Dent 1971;39:990–999.

[21] Silverman MM. Occlusion in Prosthodontics and in the Natural Dentition. Washington, DC: Mutual Publishing, 1962.

[22] Murrell GA. Phonetics, function, and anterior occlusion. J Prosthet Dent 1974;22:23–32.

[23] Ambard A, Mueninghoff L. Planning restorative treatment for patients with severe Class II malocclusions J Prosthet Dent 2002;88:200–207.

[24] Drago CJ, Caswell CW. Prosthodontic rehabilitation of patients with Class II malocclusions. J Prosthet Dent 1990;64:435–445.

[25] Jensen WO. Occlusion for the class II jaw relations patient. J Prosthet Dent 1990;64:432–434.

[26] Chung KR, Kim SH, Mo SS, Kook YA, Kang SG. Severe class II-1 malocclusion treated by orthodontic minimplant with tube. Prog Orthod 2005;6:172–186.

[27] Kaya B, Arman A, Uçkan S, Yazici AC. Comparisson of the zygoma anchorage system with cervical headgear in buccal segment distalization. Eur J Orthod 2009;31:417–424.

[28]Akerly WB. Prosthodontic treatment of traumatic overlap of the anterior teeth. J Prosthet Dent 1977;38:26–34.

[29]Burstone CR. Deep overbite correction by intrusion. Am J Orthod 1977;72:1–22.

[30]Capp NJ, Warren K. Restorative treatment for patients with excessive vertical overlap. Int J Prosthodont 1991;4:353–360.

[31]Lee RL, Gregory GG. Gaining vertical dimension for the deep bite restorative patient. Dent Clin North Am 1971;15:743–763.

[32]Poyser NJ, Porter RW, Briggs PF, Chana HS, Kelleher MG. The Dahl Concept: past, present and future. Br Dent J 2005;198:669–676.

[33]Dahl BL, Krogstad O, Karlsen K. An alternative treatment in cases with advanced localized attrition. J Oral Rehabil 1975;2:209–214.

[34]Gough MB, Setchell DJ. A retrospective study of 50 treatments using an appliance to produce localised occlusal space by relative axial tooth movement. Br Dent J 1999;187:134–139.

[35]Dahl BL, Krogstad O. Long-term observations of an increased occlusal face height obtained by a combined orthodontic / prosthetic approach. J Oral Rehabil 1985;12:173–176.

[36]Drago CJ, Caswell CW. Prosthodontic rehabilitation of patients with Class II malocclusions. J Prosthet Dent 1990;64:435–445.

[37]Murray CG. The prosthodontic rehabilitation of selected adults class III malocclusions J Oral Rehabil 1979;6:147–152.

[38]Ross IF. Acquired mesio-occlusion in adults: treatment without appliances. J Prosthet Dent 1977; 38(3):274–283.

[39]Sakar O, Beyli M, Marsan G. Combined prosthodontic and orthodontic treatment of a patient with a class III skeletal malocclusion: a clinical report. J Prosthet Dent 2004;92:224–228.

[40]Saito I, Yamaki M, Hanada K. Nonsurgical treatment of adult open bite using edgewise appliance combined with high-pull headgear and Class III elastics. Angle Orthod 2005;75:277–283.

[41]Johansson A, Johansson AK, Omar R, Carlsson GE. Rehabilitation of the worn dentition. J Oral Rehabil 2008;35:548–566.

[42]Berry DC, Poole DFG. Attrition: possible mechanisms of compensation. J Oral Rehabil 1976;3:201–206.

[43]Murphy TR. Compensatory mechanisms in facial height adjustment to functional tooth attrition. Austr Dent J 1959;4:312–323.

[44]Morales R, Mohl N. Relationships of occlusal vertical dimension to the health of the masticatory system. J Prosthet Dent 1991;65:547–553.

[45]Ormianer Z, Gross MD. A 2-year follow-up of mandibular posture following an increase in occlusal vertical dimension beyond the clinical rest position with fixed restorations. J Oral Rehabil 1998;25:877–883.

[46]Gross MD, Ormianer Z, Moshe K, Gazit E. Integrated electromyography of the masseter on incremental opening and closing with audio biofeedback: a study on mandibular posture. Int J Prosthodont 1999;12:419–425.

[47]Rugh JD, Johnson W. Vertical dimension discrepancies and masticatory pain dysfunction. In: Solberg WK, Clark GT (eds). Abnormal Jaw Mechanics. Chicago: Quintessence Publishing, 1984.

12

美学的发展现状：现代美学观点

State of the Art: Esthetic Perspectives

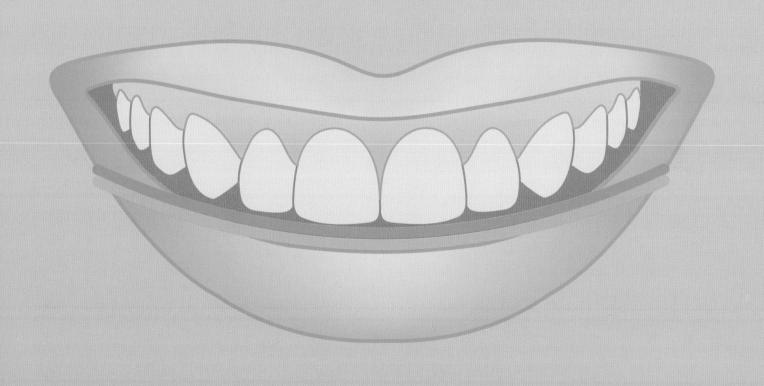

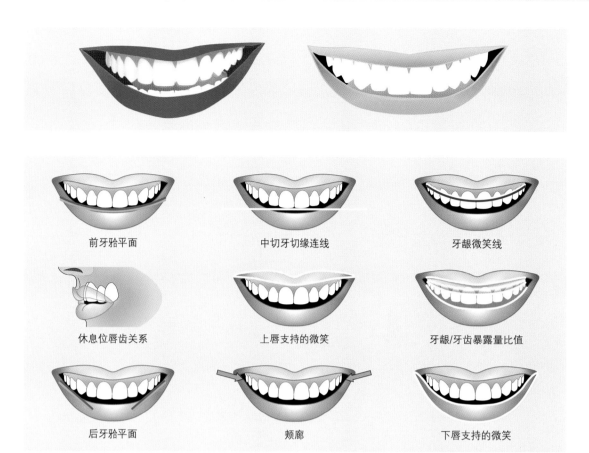

图12-1 "阿尔法微笑"中，露出稍许牙龈，上唇曲线能显露牙龈乳头，审美咬合平面、牙龈曲线及上下唇线左右对称且相互协调一致。

前牙殆平面	中切牙切缘连线	牙龈微笑线
休息位唇齿关系	上唇支持的微笑	牙龈/牙齿暴露量比值
后牙殆平面	颊廊	下唇支持的微笑

图12-2 微笑美学的9项决定因素。

重点内容

- 美学与咬合
- 病例报告
- 病例1：Stefano Gracis医生
- 病例2：Iñaki Gamborena医生
- 病例3：Konrad Meyenberg医生

美学与咬合

个体临床决定因素中的面部因素

临床上，个性化的面部因素主要是指不同的面高、垂直距离所决定的颌面部美观程度。它是决定患者个性化口腔修复方案和治疗效果的关键。颌面部美观体现在面部形态、对称性、面部比例、唇支持、牙齿和牙龈暴露量5个方面。其中牙齿和牙龈的暴露情况是微笑时最明显的牙列特征。此外，图12-1和图12-2还列举了影响微笑美学的牙列与牙龈因素。

所有涉及口腔修复的个性化因素整合在一起，即为人们所看到的美。大众对于美的认知是非常主观的，会因为自身的地域、文化、性格、心理和自我感觉不同而有所偏好，因为对面部形态、对称性、面部比例的识别能力不同而产生不同的感知，但是总体上仍然会有一个既定的原则或者说是标准[1-4]。I类患者的外貌给人的感觉与骨I类、咬合关系I类的模型给人的感觉是相似的，都是一种理想的统计学标准或者阿尔法

值，即最常见的美学表现。与这种标准不一致就会表现出一种异常，被称为"审美差异"（方框12-1）。经典的对于美的描述和表现虽然都是基于理想化的笑容，但是在男性和女性之间略有不同[5-14]。这些笑容有几个基本的特征或者决定因素，如图12-1~图12-3所示。它们常见于颌骨和牙列关系均为I类，并且面部结构对称的人群中。

可以认为，这与理想化的I类颌骨和牙列关系的模型相似，被称为"阿尔法微笑"。阿尔法微笑的特点详见图12-1~图12-3。针对各种病例，为协调多种个性化因素的相互作用制订计划时，这个标准即可作为治疗目标或者是参考的框架。审美差异形成了阿尔法值。对阿尔法值的改善或是创造一个符合传统阿尔法规范的美学外貌，取决于患者的需求、临床医生的理念和能力、口腔技师水平、个体临床决定因素、社会心理和社会经济环境。

方框12-1　与微笑美学的9项决定因素不同的审美变异

- 颌面部的不对称。
- 唇支持不足。
- 休息位和微笑位牙齿暴露量过少或过多。
- 牙龈暴露量过多。
- 牙齿外形、颜色、分布和排列的不对称。
- 牙长轴与龈缘线在水平方向和垂直方向上的不协调。
- 颊侧牙齿和颊廊显露过度/不足。
- 唇功能不全和不协调。

龈缘线和面平面

上颌工作侧引导斜面的变化及由此引起的引导侧颊尖的大小不同，对微笑时的美观起着重要的作用（图12-4）。

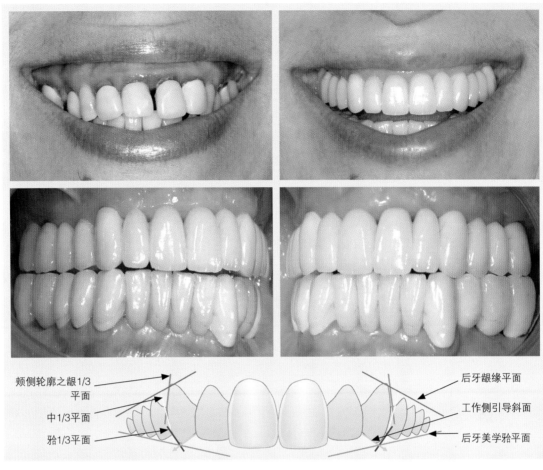

图12-3 理想化颊平面和咬合平面。前牙和后牙的美学平面与唇线及牙龈线相协调。工作侧引导斜面和后牙颊尖倾斜度决定了后牙颊面与后牙殆平面。

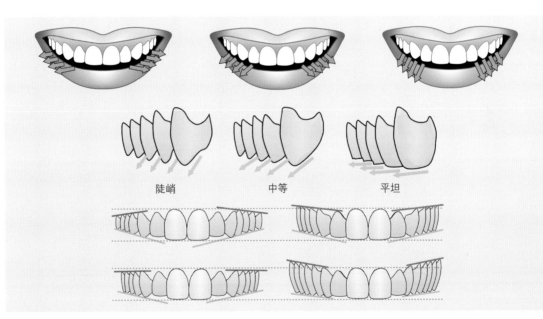

图12-4 咬合引导平面。后牙殆平面和后牙牙龈平面。

后牙美学平面由上牙颊尖的倾斜度和其尖端的排列所决定，可能各有不同。后牙牙龈平面倾斜度也可能不同，主要由后牙牙槽骨水平决定。冠部高度、后牙牙冠高度尺寸、上颌齿颊尖排列、牙槽骨高度和后牙牙龈缘连线倾斜度相互作用，共同影响颌面部的美观（图12-4）。

病例报告

本章分别展示了来自欧洲3个不同国家的3名著名的临床医生的病例。他们在口腔修复学与美学、理论教学和出版领域都很有名，同时活跃于咬合重建和牙列美学领域。我们告知了每位临床医生本章的内容和目标，并请他们展示一个他们认为能表现出其临床艺术的病例。

临床艺术

然而，每个独立提交的病例都不约而同地对后牙支撑丧失的患者采用了后牙种植体支持式义齿和固定式的前牙牙支持式义齿修复。其中一个病例将上颌后牙的可摘义齿改为牙槽骨增量术联合种植体修复。这些病例在设计和完成中充分展现了当代临床美学修复艺术需要考虑的方方面面。他们在结合口腔修复、全瓷修复技术的同时关注了牙龈的美观，创造出高质量的美学效果，反映了颌面部美学艺术的现状。同时，他们在制订治疗计划、设计咬合与修复方案、规划治疗阶段中追求了完美的临床效果，这同样也是当代口腔临床艺术最高水平的表现。他们在这些病例中采用了当代最常用的临床技术，包括种植手术、骨和软组织增量术、牙龈美学手术、正畸治疗、牙齿和种植体支持式的固定烤瓷与贴面修复。

病例1： Stefano Gracis医生

参与治疗的医生

- Stefano Gracis，牙科学博士，MSD，负责口腔修复和美学重建治疗。
- Matteo Capelli，牙科学博士，负责牙体牙髓治疗，根尖周种植手术。
- Luca Vailati，CDT，负责修复技工工作。

患者资料

患者于2006年5月就诊，时年76岁，既往体健，无口腔治疗禁忌证，无药物过敏史。

主诉

"我实在受不了这个上颌活动假牙了，戴着它我就咬不成东西，而且嘴里右下和左上区域都感觉很不舒服。我想换了它，然后装一个固定的假牙。"

口腔病史

以初诊时间为参考，10年前患者完成了现在的修复治疗。1年前，由于上颌右侧的一个基牙脱落，患者原有的固定桥被分开了，随之进行了局部可摘义齿修复。

患者无法确定左上区疼痛开始的时间，但是她说这2周疼痛逐渐加剧。不过右下区的不适还能忍受。

诊断发现

口外检查和面部检查

面部基本对称。面下1/3略短。下颌后缩，凸面型。双侧颞下颌关节运动无受限，无弹响，无自发性疼痛，触诊无压痛。开口度、开口型正常。触诊时肌肉无不适或压痛。与面中线相比，上中线右偏约1mm。大笑时，上颌前牙暴露量过大，切缘过低，与下唇接触，下颌前牙无显露。

口内检查

全口牙龈探诊出血，后牙区域可见明显菌斑堆积。#13-#16、#18、#26、#28、#35、#36、#38、#47、#48牙缺失。#13-#24，#34-#37与#45、#46分别可见联冠或固定桥修复。在#12、#11、#21、#37、#45牙冠边缘和#33、#34充填体边缘可见早期龋损。所有修复体均有缺损。#25松动度II+。牙弓左右不对称。上下颌牙列中线不齐（上中线右偏约1mm）。#31、#41间可见牙间隙。右侧牙弓内存在少量散隙。

影像学检查

全口牙牙周支持组织轻度丧失，#46根折。#25根周围骨质稀疏，伴有根折。#17、#12、#11、#21-#25、#27、#37、#34、#44-#46根管内可见充填物。其中#11、#22、#24、#27、#37、#34、#45牙体牙髓治疗不彻底。双侧上颌窦影像宽大。

咬合检查

前牙覆𬌗80%，覆盖5mm。正中关系位与最大牙尖交错位（MIP）不一致（约前后1mm差异），闭口初仅#25和#34牙有接触。最大牙尖交错位，包括前牙在内所有牙均有咬合。双侧侧方运动中，尖牙为有效的引导牙，可以使非工作侧牙齿无咬合接触。在前伸运动中，双侧后牙完全无咬合，仅#13、#12与#43、#42之间有接触。上颌有反Wilson曲线。下颌Spee曲线正常。

口腔卫生习惯

患者使用牙刷刷牙，每日两次，没有使用牙线的习惯。

诊断

- 全口边缘性龈炎伴轻度牙周支持组织丧失。
- #13、#14、#15、#16、#18、#26、#28、#35、#36、#38、#47、#48缺失。
- #17、#12、#11、#21、#22、#23、#24、#25、#27、#34、#37、#44、#45、#46曾行牙髓治疗。
- #25、#46根折。
- #12、#11、#21、#33、#37、#44、#45继发龋。
- 不良修复体（所有）。
- #33-#44牙尖或切缘磨耗和磨损。
- II类1分类错𬌗畸形，前牙深覆𬌗（近80%），覆盖5mm。
- 可能有轻度的咬合垂直距离（OVD）丧失。

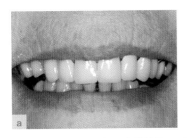 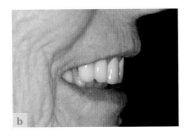 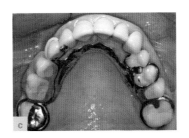 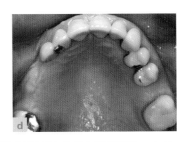

图12-5 （a）患者初诊微笑像。（b）患者的侧面微笑像，患者前牙覆盖大，提示为Ⅱ类咬合关系。（c）戴着上颌可摘局部义齿的上颌殆面像。（d）未佩戴上颌可摘局部义齿的上颌殆面像。#13是#12-#24固定桥的悬臂。#25松动Ⅱ°+，伴疼痛。

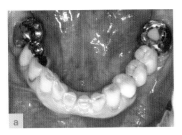 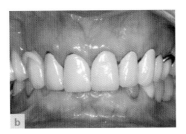 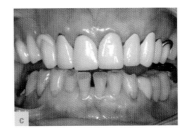 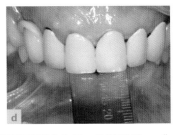

图12-6 （a）下颌殆面像。#46根折。（b）咬合正面像，深覆殆。（c）上下颌轻微分开时的正面像。注意下颌后牙殆平面略为向下，出现反Wilson曲线。（d）咬合正面像。前牙覆盖5mm。

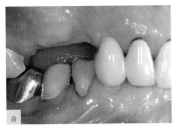 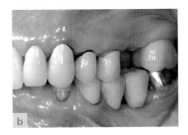 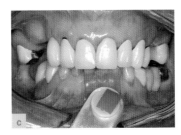 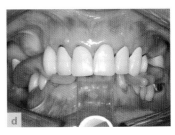

图12-7 （a和b）未佩戴局部可摘义齿时的双侧咬合像。注意右侧下颌咬合平面和上颌缺牙区之间的间隙有限。（c）下颌骨位于正中关系位，垂直距离轻度增加，记录下此时的颌间关系。具体地说，先用正中关系咬合片（Leaf gauge）适度增加垂直距离，消除患者肌肉的影响，然后使下颌滑动至CR位。（d）用咬合蜡记录下咬合片增加垂直距离后的颌间关系。

427

预后

全口预后

该患者对于复杂再生手术的接受度和她的Ⅱ类咬合关系的改善程度决定了她能否在缺牙区进行种植修复，而这极大地影响了该患者的预后。

病例特征

- 无法保留：#25、#46（根折）。
- 需要治疗：#23、#24形态不佳，#45牙髓治疗不完全伴继发龋，提示在修复体下方还存在更多的牙体缺损。
- 健康：余留牙。

治疗目标

建立健康的牙龈状况，用固定义齿修复缺失牙，改善美观，建立有效的咬合。

治疗摘要

该患者于2006年5月开始治疗，于2009年6月结束治疗。

口内一共植入了10颗种植体，制作了上颌14颗修复体，下颌8颗修复体，还有6个贴面（图12-5～图12-23）。

体会

对于复杂病例，比如这个Ⅱ类1分类的患者，进行全口重建是相当具有挑战性的，除第12.1章节所述的美学影响因素外还需要同时考虑到其他方面。理想情况下，Ⅱ类颌骨关系应当通过干预颌面部来减少前牙覆盖，但是这名患者拒绝这样的治疗。此外，因为现在患者上下颌前牙的倾斜度不能发生明显改变，所以正畸治疗效果有限。患者最终只能选择修复治疗。对一个伴有前牙深覆盖的Ⅱ类患者，修复治疗的难点如下：下颌牙弓的整平；调磨上颌第一前磨牙的腭尖对其进行改形，从而为对颌尖牙运动提供引导（因为上颌尖牙经常在侧方运动起作用）；在不过度增加上颌前牙舌隆突高度的前提下使之与相对的下颌牙达到轻接触，避免造成发音障碍。

可能需要考虑到的其他方面：

- 天然牙缺失情况决定种植体数量。
- 暂时修复体的数目。
- 为了改善咬合而对殆架及其配置进行优化选择。
- 优化咬合设计。

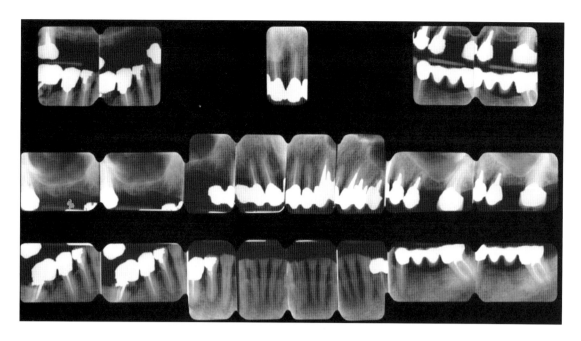

图12-8 患者初诊时的全口影像片。大多数有过牙体治疗史的牙齿都需要根管再治疗。#25和#46因根折无法保留。

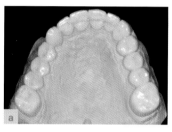 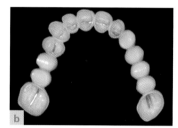 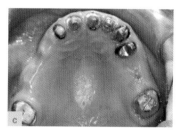 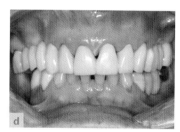

图12-9 （a）薄层暂时修复体外壳（仅具有修复体外形，后期需要在口内重衬）戴于模型上的殆面观。桥体与固位体之间用了一根不锈钢丝连接固定，以便在修复体不折断的前提下充分展现桥体的形态。（b）按照正中关系时记录下的垂直距离，将上颌模型用面弓转移至半可调式殆架上，然后在技工室内将第一副上颌暂时修复体外壳在模型上试戴。在这个阶段增加垂直距离是为了增加右侧尖牙-前磨牙区域的树脂暂时冠的厚度。（c）口内原有的固定义齿去除后即刻拍摄上颌殆面像。#25在治疗的早期即被拔除。（d）暂时修复体外壳在口内用甲基丙烯酸甲酯重衬后，用暂时水门汀粘接。这个过程中注意维持垂直距离，按照之前用咬合片确定的咬合垂直距离进行重衬，并且在殆架上也使用这个垂直距离。现在覆殆已经有所减小。

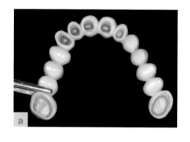 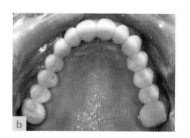 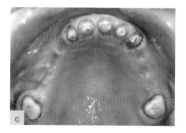

图12-10 （a）为了满足再生手术的需要以便后期种植，在去除第一副暂时修复体后马上佩戴新的间接金属增强型树脂暂时修复体来为缺失牙提供更强的替代。（b）金属增强型树脂暂时修复体就位。（c）再生术及种植体植入术后上颌殆面像。

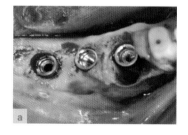 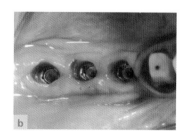

图12-11 （a）在下颌，种植体只在右下区域植入。#45因结构太脆弱而无法保留，在拔除术后即刻进行种植体修复。（b）5个月后，愈合基台拆除，骨结合良好，软组织成形良好（牙龈袖口已经形成而且稳定）。

种植体的数目

这个患者的缺牙区太长，又没有后牙可以作为基牙，我们认为牙支持式的修复治疗风险太大，也不具有可行性，所以决定用种植体替代每颗缺失牙。有些人可能认为这是一种过度医疗，因为目前没有证据能够说明患者所有缺失牙都需要采用种植修复以维持长期效果，而且这还会增加治疗费用。然而，我

们最终还是选择了这个方案，为什么呢？首先，这是一种以防万一的方案。万一某颗种植体不能形成骨结合，还能有足够多的剩余种植体来支持固定义齿修复（FDP）；其次，所有种植体都在后牙区域，会承载更大的负重，这个方案可以为之提供更大的支持区域和改善咬合应力的分布；最后，这个方案使单个单位的修复体粘接成为可能，考虑到很多老年患者动手能力不强，这更利于他们在家中实现口腔卫生清洁。不过需要说明

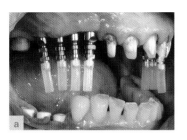 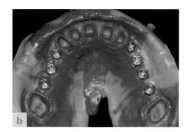 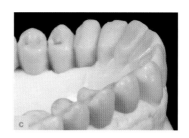 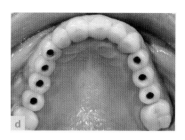

图12-12 （a）种植Ⅱ期手术数周后，用方形印模帽取种植体水平印模。过程中注意在印模帽周围涂上印模粘接材料，以减少其与种植体替代体连接时印模的变形。（b）印模帽被聚醚印模所围绕。（c）新的上颌暂时修复体蜡型（第三副暂时修复体）。注意患者上颌牙齿舌面的形态要与其Ⅱ类咬合关系相适应。第一，上颌前牙舌隆突要相对突出；第二，要调磨第一前磨牙的舌尖，使之建立良好的尖牙引导。（d）如图，新制作的树脂暂时固定修复体直接与种植体相连接（唇面开孔式螺丝固位）。在正中关系位，垂直距离增加至能为修复体部件和修复材料提供所必需的间隙时，制作暂时修复体。但是与此同时，从咬合的角度来看，在允许范围内使上下颌切牙间的关系可以控制。此外，需要解释的是，之所以在每一颗缺失牙上植入种植体是考虑到在骨质量差，功能要求高的缺牙区，能够提供最大的支持。

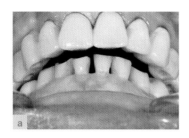 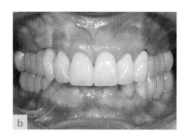 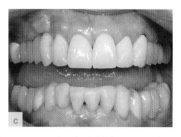

图12-13 （a）佩戴新的暂时固定义齿后上下颌前牙之间出现𬌗间隙。这个问题可以通过用复合树脂暂时充填下颌前牙的切缘和唇面的方法解决。（b）暂时FDP佩戴后的咬合正面像。（c）佩戴暂时FDP并完成下颌切牙的充填后，上下颌轻微分开的正面像。我们试图整平下牙列，缩小在Ⅱ类患者中经常出现的下颌前、后牙𬌗平面之间的台阶，但结果仍然不够理想。

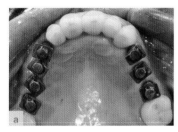 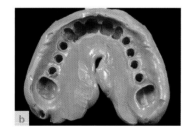 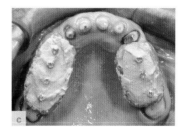 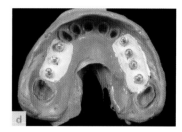

图12-14 （a）患者适应了新的垂直距离和咬合后，基牙佩戴暂时修复体，用锥形种植体印模帽取一个初印模。（b）聚醚初印模。脱模时，印模帽与金属印模杆分离，印模帽埋入印模材料内，印模杆仍然留在口内与种植体相连，只要旋松取出，就能与种植体替代体连接，然后通过一个合适的方向复位在被埋入的印模帽上。（c）联合使用可刚性固定的熟石膏和弹性印模材料取第二副印模。为每组邻近的种植体制作一个小的开窗式托盘。（d）制作一个开窗式全口托盘，开窗部位与种植体植入部位相对应，然后用这个托盘取二次聚醚印模。印模材料放好后，可以通过开窗部位拧松螺丝。

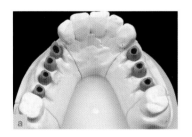 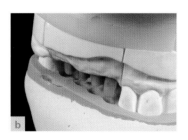 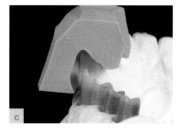 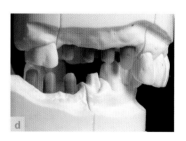

图12-15 （a~d）将上、下颌模型交叉固定于𬌗架上后，以硅橡胶印模制作的暂时修复体形状为引导，用复合树脂制作种植体基台。在第一副印模灌注出来的模型上完成7个树脂基台。

的是，仅#45、#46、#47种植体上进行单冠粘接而上颌种植体上的修复体仍需按照下面的顺序制作联冠：#16和#15、#14和#13、#24至#26。

暂时修复体的数目

本病例一共制作了4副上颌、3副下颌暂时的固定修复体来处理各种临床问题。

上颌的第一副暂时修复体在去除原先失败的修复体后佩戴，方便对有继发龋和需要根管再治疗的牙齿进行治疗。很快它就会被另一副金属增强型间接暂时修复体（即第二副暂时修复体）替代。金属增强型间接暂时修复体强度大，可以充填较长的缺牙区，能一直佩戴至再生术后组织愈合和成熟。然而，只有在上下颌种植体都完成，并且可以承受负载后，才能按照永久修复的咬合设计进行修复（在此之前，患者右侧第二前磨

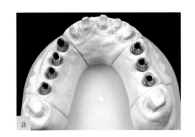 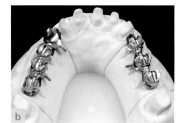 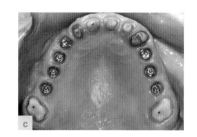 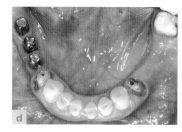

图12-16 （a）用CAD/CAM技术按照树脂基台的形状制作钛基台。（b）在用第二副印模灌制出的主模型上，戴上整体铸造的永久修复体的金属基底。（c）定制的上颌钛基台。（d）右下象限定制的基台与种植体相连接。

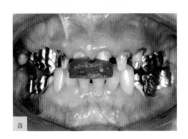 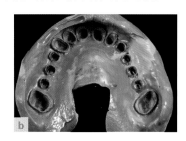 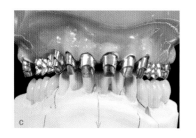 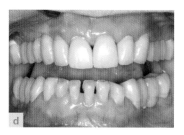

图12-17 （a）用丙烯酸树脂辅件确保是在固定垂直距离上的正中关系位进行金属基底的试戴。（b）为金属基底和预备后的天然牙重新取模。（c）上颌模型中金属基底就位，下颌模型佩戴烤瓷修复体，上下颌模型一起上𬌗架。上颌前牙用单冠修复。（d）试戴上釉前的瓷修复体并确认外形、颜色和咬合接触。下颌前牙进行瓷贴面预备，后牙戴着未完成的烤瓷固定义齿，制取瓷贴面预备体的印模。

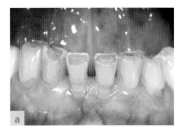 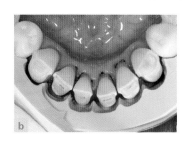 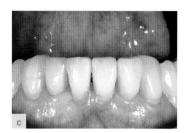 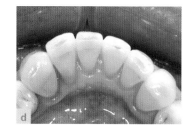

图12-18 （a）牙体预备前的下颌前牙。（b）在模型上先用蜡塑造修复体外形，再用硅橡胶材料取模。图示下颌前牙牙体预备完成后与硅橡胶印模的对比照。（c）在橡皮障下，用复合树脂粘贴6个玻璃陶瓷（二矽酸锂）贴面。（d）修复完成后的舌面像。

牙至第二磨牙均没有咬合）。我们对3个象限的种植体取了初印模，灌注成石膏模型后制作了一系列新的暂时修复体。这些修复体可以直接与种植体通过螺丝连接固位。其实，还有一种办法，即在暴露上颌种植体和重衬新的暂时修复体后马上制作永久钛基台。但是，我们更倾向于前者。

理由有很多：在种植体周围软组织成熟期间，如果基台上方的冠修复体位置太近冠方，软组织可能会发生退缩，导致基台的金属颈部暴露；如果这样，我们就不得不改良基台的形状使得冠修复体的边缘往根方移动。而这就又需要重新制作暂时修复体，重新为制作永久基底冠取口内基台的印模。

为了获得足够的垂直向间隙（特别是在右侧），我们参照暂时修复体人为地升高了患者的咬合垂直距离，一方面可以为种植体的部件和修复材料提供空间，另一方面也可以更好地整平牙弓，消除在Ⅱ类咬合关系患者中常见的前后牙𬌗平面之间的台阶。

同时，我们需要对磨损的下颌前牙进行充填修复。前牙引导随之也就发生了改变；所以，接下来我们就有必要检验一下患者对新的咬合设计的接受情况。一旦肌肉或是颞下颌关节产生任何的不适，我们可能就有必要减少垂直距离或是改变前牙的长度。在不确定患者是否有不适时就制作基台可能会有点操之过急。当然，只要确认了咬合垂直距离，进行了必要的咬合调整，也完成了永久基台，就可以制作第四副暂时修复体了。

需要注意的是，只有在种植体支持的暂时修复体（比如第三副暂时修复体）就位后，才能用粘接的树脂模型来为磨损的下颌前牙进行保守修复，而这差不多需在治疗开始后1年以上。这里隐含了制作上颌第二副暂时修复体即金属增强型暂时修复体的过程。它必须与下颌尚不够理想的𬌗平面相协调，可能会对打开双侧引导牙的咬合有一些影响。这个过程中，我们开始重视对这些磨损牙齿的修复治疗。

𬌗架的选择和设置

永久修复体是在半可调式𬌗架上完成的。髁导斜度、迅即侧移和渐进侧移分别设置成文献中所提供的平均值20°、1mm、10°。前期，我们在暂时修复体上确认了咬合重建所需要的合适的垂直距离，并且在这个状态下，在下颌位于正中关系位时用蜡做了咬合记录。同时，在患者佩戴暂时修复体时取模，翻制出了一副上下颌暂时修复体模型。按照咬合记录将上下颌暂时修复体上𬌗架，利用其动态滑动，使得𬌗架切导盘上的自凝树脂塑形，以此形成个性化的切导，记录此时的前牙接触点。在后期制作永久修复体时，我们均以这个切导为参照，

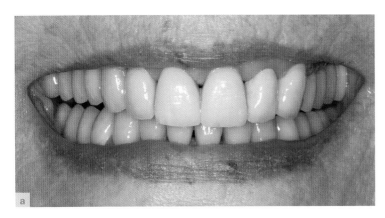
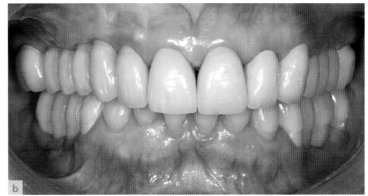

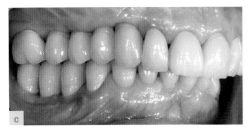
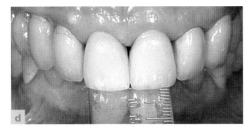
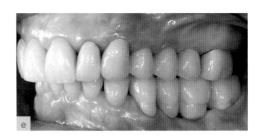

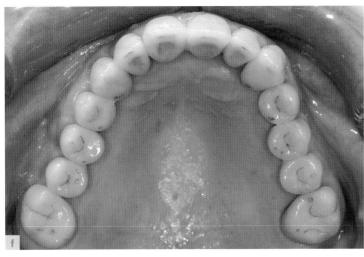
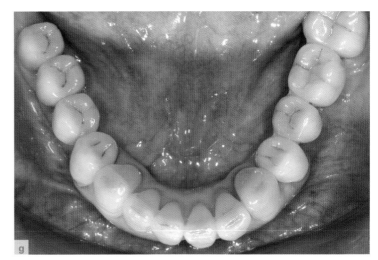

431

图12-19 （a～g）永久烤瓷修复体粘接后的口内情况。天然牙上的修复体需要使用玻璃离子水门汀粘接，但是种植体上的修复体要用临时性水门汀来粘接，以便必要时去除修复体。

图12-20 （a和b）初始模型和结束模型在正中矢状面上的截图。咬合重建结束后前牙覆盖仍然为5mm。虽然前牙龈缘没有改善，但是垂直距离发生了改变，从14.5mm增加为17.0mm。前牙覆拾从80%减少为60%。前导的改变如上颌牙齿腭面倾斜度的变化所示。

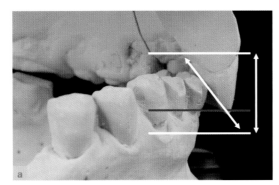
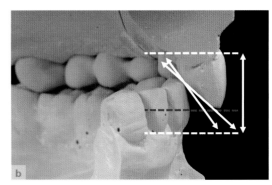

用这个独特的前牙接触点来控制垂直距离和下颌矢状向位置。然后我们用与水平面平行的转移面弓和准备好的咬合蜡分别将上、下颌终模型与暂时修复体模型交叉上𬬭架（即上颌终模型与下颌暂时修复体上𬬭架，下颌终模型与上颌暂时修复体上𬬭架）。

这就将暂时修复体上的功能信息完全转移到了永久修复体的蜡型上，也就是说，永久修复体完全复制了暂时修复体的功能引导。经验告诉我们这种办法可靠并且有效。

优化的咬合设计

优化的咬合设计可以使患者双侧尖牙之后的所有天然牙支持和种植体支持的修复体都有双侧同时点状接触。因为这名患者的情况比较复杂，既有关节强直又有韧带粘连，所以临床医生不仅需要通过阅读关节报告来确定咬合接触的强度是否合适，更应该听取患者的反馈，来确保患者没有单侧或者双侧的不适。

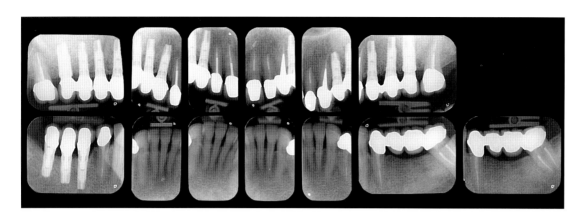

图12-21 修复治疗完成后全口系列影像片。

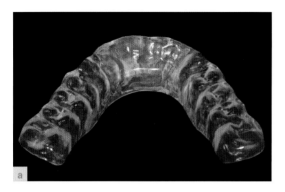
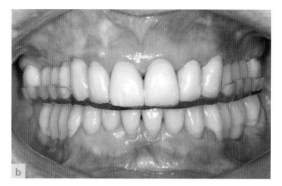

图12-22 (a)制作一个上颌𬌗垫，仅夜间佩戴。注意𬌗垫的后牙区段表面平坦，尖牙处位置略升高以保证在侧方移动中所有牙齿无咬合接触。(b)佩戴𬌗垫后：在习惯性闭口时，下颌所有牙齿都有咬合接触。

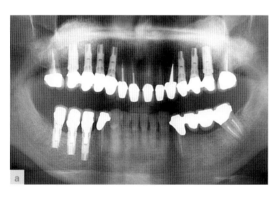
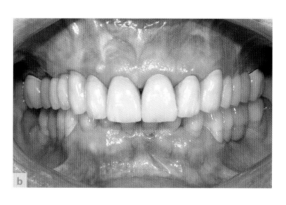

图12-23 (a)修复治疗完成33个月后曲面断层片。(b)33个月后的正面咬合像。

432

在最大牙尖交错位上，我们希望上下颌切牙是轻接触的，但是因为患者本身存在深覆盖，在增加垂直距离同时我们也并没有过度增大上颌牙的舌隆突或下颌切牙的长度，这样的咬合关系并不容易实现。所以，我们给患者制作了一个仅夜间佩戴的上颌𬌗垫。这是一个实验室固化的丙烯酸树脂矫治器，既可以稳定牙齿的位置，又能保护永久修复体的完整性。不管怎样，这个𬌗垫对于上颌切牙至少可以更安全。做起来也很简单。至于双侧侧方移动，先由双侧前磨牙一起引导，最后由尖牙引导；前伸移动由中切牙引导。

病例2：Iñaki Gamborena医生

这是一名44岁女性患者，曾经做过系列美学治疗（包括GBR，即引导骨组织再生术），但是效果不佳。在本章内容中笔者详细介绍了她的检查发现、治疗计划和治疗内容（图12-24~图12-27）。前期检查结果显示，不论是从功能因素或是美学角度上看，这都是一个复杂病例，需要多学科综合治疗。在本章内容中笔者讨论了这个病例不同治疗方式的优缺点。并

进一步解释了其最终采用的治疗内容及顺序，实现了令患者满意的美学效果。

初始展示

患者：女，44岁。为消除#21、#22牙之间的黑三角间隙曾行GBR手术，手术失败后于我院就诊。主诉：牙齿松动，前牙牙龈退缩，牙龈出血，牙根部敏感。患者自述上次手术后她一直对自己牙齿和黑三角间隙很不满意，尤其在微笑的时候感觉很尴尬（图12-25和图12-27）。无特殊用药史，无过敏史。一般身体状况良好。患者治疗需求强，要求尽快开始治疗。

在初诊口外检查和照相时，我们对面部和颌面部进行了美学评估。我们很欣喜地发现她的微笑线较低，对于这样一个复杂病例来说，也算得上是一个优点。

口外检查和影像学诊断

软组织中等厚度，牙龈明显退缩，牙根面暴露，附着龈宽度充足。#16、#15、#12、#24、#25、#27、#28、#36、#41、#48牙缺失。#18、#17、#14、#23、#38、#35、#44-

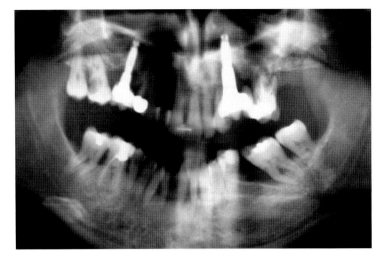

图12-24 初始的曲面断层片。

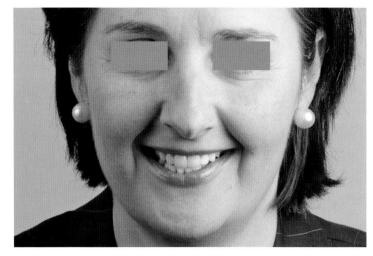

图12-25 初始的正面像。

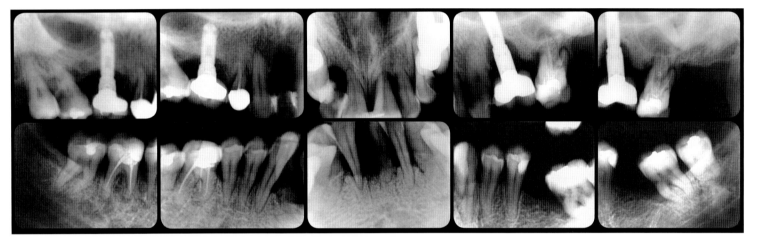

图12-26 初始的根尖片。

433

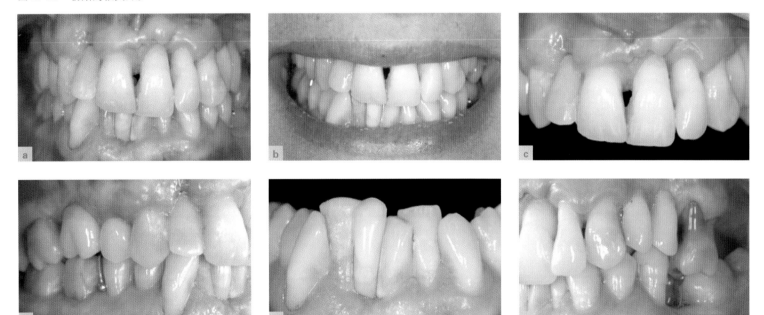

图12-27 初诊照片。

#48为不良修复体，伴继发龋和微渗漏。牙齿呈三角形，并且都很敏感，伴部分牙齿漂移。咬合检查：在CR位上牙齿从#35开始滑动，在#21-#31和#22-#33两组牙上由于撞击产生牙齿震颤。

深覆𬌗4mm。#17、#22、#32 Ⅱ°松动，#42、#31、#35有Ⅲ°松动。双侧上颌窦影像距离较近、上颌牙列中线居中。

水平型骨缺损超过60%，#21、#22、#23、#42、#31、#32、#37牙周围都有骨缺损。#18、#17、#26、#37、#46和#47病变已累及根分叉。冠根比超过2：1，下前牙尤为明显。一段式种植体替代了#15和#16，#24和#25。#14、#22、#35、#42可见锥形牙根，下颌前牙牙根距离较近。#18、

#17、#14、#23、#38、#35、#44-#48为不良修复体，伴有龋损和微渗漏。#26与#46有慢性根尖周炎。

诊断

该患者有慢性局限性进展性牙周炎伴殆创伤。

病因学

菌斑和医源性修复体是慢性进展性牙周炎和殆创伤的根本原因。

影响因素和预后

患者有吸烟习惯，平均每日1盒。前期修复治疗和牙体治疗不彻底。患者自身不重视口腔健康，口腔卫生较差。

治疗选择

下颌：可摘局部义齿

在拔除下颌切牙之后，制作替代4颗下颌前牙和#36的可摘局部义齿（RPD）。这种治疗唯一的优势是价格便宜，疗程短。前牙没有设计卡环，同时为了增加义齿稳定性和患者的舒适感，在双侧尖牙近中面、第二前磨牙的远中面和倾斜的第二磨牙的近中面上采用复合充填体充填，并以此作为引导平面。

上颌：可摘局部义齿

因为上颌健康牙齿所剩无几，所以治疗方案难免更为复杂。首先，#18、#17、#14、#21、#22和#26必须拔除。这样一来，相比于局部可摘义齿，覆盖义齿更为适合，设计也更为复杂。不管采用上述哪种修复方式，我建议先拧松#15、#16、#24、#25种植体上的中央螺丝，去掉烤瓷冠修复体，将其换成套筒冠式的UCLA基台（一种用于制作修复体个别基桩的铸件），这样可以增加局部可摘义齿的稳定性，减少对余留前牙的压力。因为套筒冠义齿通过内外冠之间的摩擦力和每颗牙邻间隙中的引导面（为修复缺失牙所做的复合充填体和栓体栓道的预备）足够其固位与就位，所以不需要设计卡环。在种植体基台上设计镀金帽，并且用Panavia（粘接系统）与可摘的上部构造粘接，以此实现想要的摩擦。

余留基牙外形呈三角形，为了避免造成前牙牙间比例失调，使用复合树脂将其修复为正方形而不是矩形。

就我个人而言，相对于有腭侧基托的可摘义齿，我更倾向于用覆盖义齿以达到更好的美学效果，同时也能增加患者唇部丰满度及义齿稳定性和舒适性。在这个方案中，每颗余留牙都需要进行根管治疗，加上镀金帽的制作成本，整体治疗费用必然增加。唯一的难点是现有的间隙不足以制作高度美观的覆盖义齿。为了整平双侧殆平面，尤其左侧，因为磨牙近中面之间间隙过小，可能需要去釉。

不过，牙支持式固定局部义齿和正畸治疗也是一个可行的治疗选择。

下颌：固定局部义齿

可以使用传统的固定桥（固定局部义齿）来修复#43-#33之间的4颗下前牙。然而，需要强调几个问题。首先，牙拔除术后会留下什么样的缺损，为这种缺损以及#43唇侧牙周退缩行手术的必要性有多大？事实上，这两种情况下都可以进行手术以减少#43-#33固定桥桥体上牙龈瓷的量，避免尖牙因其牙龈退缩显得牙冠过长，导致其与义齿（#42-#32）比例失调。对于#36，我可能只会在颊侧粘接一个保持弓丝以防止第二磨牙漂移和保证咬合的稳定性。

上颌：固定-可摘义齿修复

正畸治疗可能是减少垂直骨丧失和改善#21、#22与剩余前牙的比例的理想方法。

以#11为间隔基牙，在双侧尖牙之间制作一个传统的六单位固定桥。通过结缔组织外科手术治疗之前牙周手术和牙拔除术遗留的骨缺损。通过在尖牙的远中设计附着体来更好地支持位于双侧种植体上的局部可摘义齿。同之前所述，为了使局部可摘义齿有更好的稳定性，需要使用一个愈合基台或者是套筒冠式基台。

下颌：种植体支持式固定局部义齿

对易感的牙周和咬合稳定性来说最耐用，但同时也是最昂贵的治疗方法就是种植体支持式固定局部义齿。

先在#32、#42位置上植入两颗种植体，然后做一个传统的四单位的螺丝固位的种植体桥来修复。同时，为了增宽牙槽嵴、更好地设计桥体外形，使桥体更好地与局部环境相适应，需要进行结缔组织移植术。可以设计单颗牙种植体。在#35冠修复体和第二磨牙之间可以设计一个保持弓丝。通过正畸治疗直立左侧下颌磨牙和伸长尖牙，整平至对侧没有冠的#33的颊侧龈缘线。用过氧化氢和过硼酸钠对#33行牙内漂白，以协调前牙颜色。

上颌：种植体支持式固定局部义齿

正畸治疗可能是一个减少垂直骨缺损、改善#21、#22与剩余前牙的比例和减少骨移植量的理想方法（图12-28和图12-29）。通过缓慢挤压来整平所有的软组织和骨组织，我们就可以用单颗牙支持式种植体替代两颗相邻的种植体，因为两颗种植体间的龈乳头经常难以处理。可以在#13-#11牙上制作一个三单位的桥或者在#12、#21上先后植入单颗牙支持式种植体，#22-#23制作固定桥，形成一组功能咬合来共同负担所有前牙咬合力。具体采用以上哪种方法视正畸治疗结果决定（图12-29～图12-31）。在双侧后牙#17、#18、#26拔

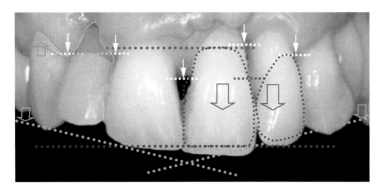

图12-28 前牙牙周-正畸联合美学治疗设计。

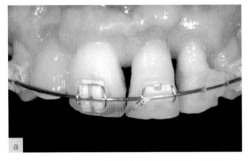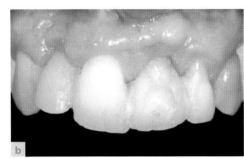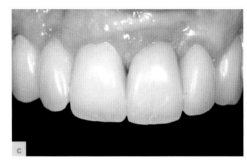

图12-29 （a~c）被动萌出暂时和临时修复。

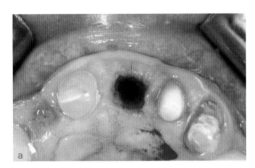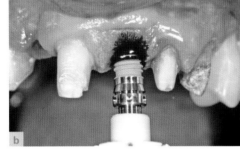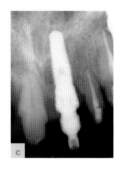

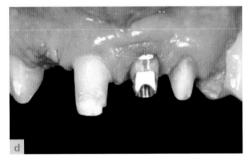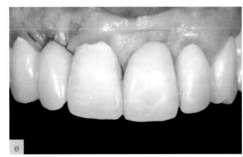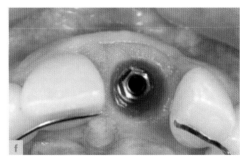

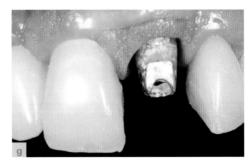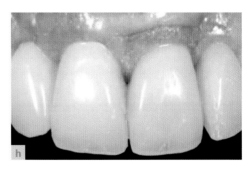

图12-30 （a~h）植入种植体，进行软组织修整，佩戴暂时修复体。

435

除3个月，组织基本愈合后进行双侧上颌窦提升术。同日植入#17、#14和#26种植体。

所有的治疗设计都必须以种植体的存在为前提。

所选择的治疗方案

1. 在正中关系位上调整，获得最大牙尖交错𬌗。
2. 治疗严重的牙周问题，拔除#42、#31、#32，进行临时丙烯酸局部可摘义齿修复。

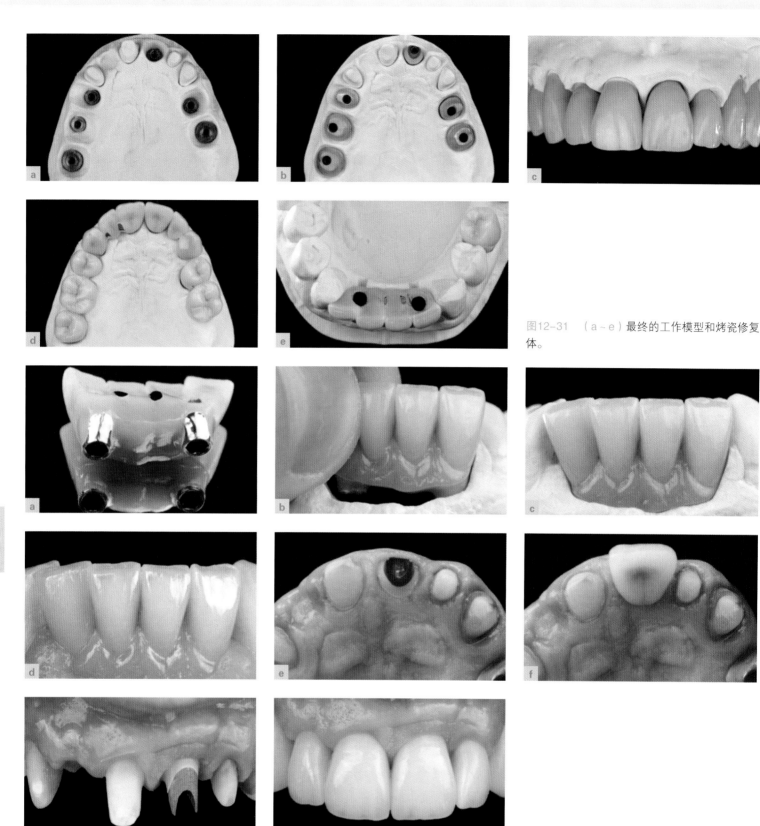

图12-31 （a~e）最终的工作模型和烤瓷修复体。

图12-32 （a~h）最终的烤瓷修复体。

3. 心理治疗，给予患者适当的支持与鼓励，并进行口腔卫生宣教。

4. 全口洁治，改善口腔健康。

5. 完成正畸治疗（伸长，整平，直立磨牙，关闭间隙）。

6. 双侧上颌窦提升术和上下颌内#17、#16、#26、#35、#32和#42种植体植入术。

7. 正畸牵引后重新评估#21、#22。进行软组织手术。

#13-#11行三单位桥修复。在#21行单颗种植体支持式烤瓷冠修复，#22、#23行烤瓷联冠修复。

8. 临时修复体维持#17与#16位置（丙烯酸树脂冠）。#32-#42佩戴临时丙烯酸可摘局部义齿。

9. 保持6个月（保持口腔卫生，每月进行牙周评估）。

10. 临时修复体再评估。

11. 长期稳定（烤瓷冠）。

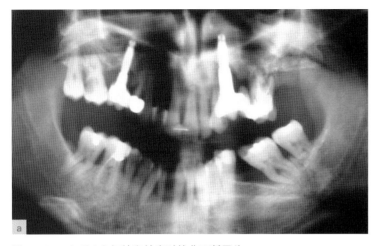
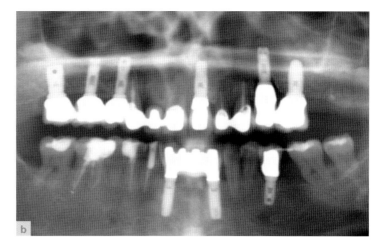

图12-33 （a和b）初始和结束时的曲面断层片。

图12-34 （a）最初的外貌。（b）1年后的外貌（上）。

图12-35 （a～c）最终的烤瓷修复体（下）。

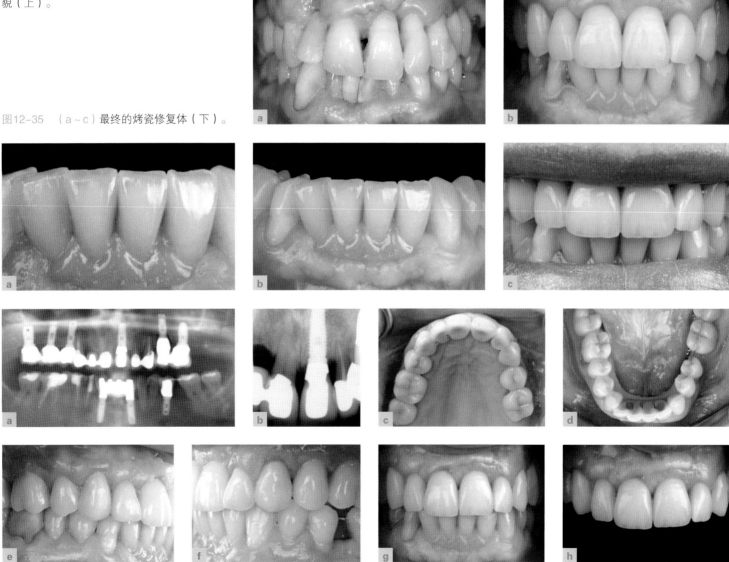

图12-36 （a）病例完成2年后全口曲面断层片。（b）#21种植体植入6年后根尖片。（c）2年后上颌粭面观。（d）2年后下颌粭面观。（e）2年后最大牙尖交错位时的右侧像。（f）2年后最大牙尖交错位时的左侧像。（g）6年后最大牙尖交错位时的正面像。（h）6年后上颌前牙正面像。

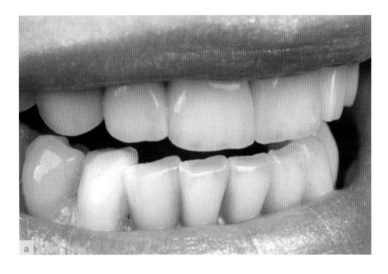

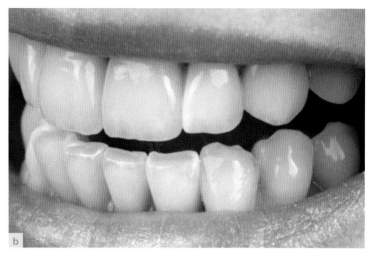

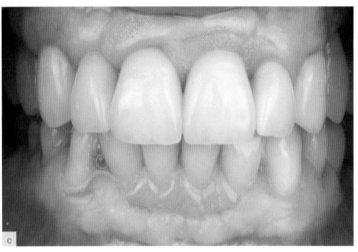

438

图12-37 （a～c）最终修复体。

临床照片

初始照片，美学及正畸治疗设计如图12-24～图12-28所示。治疗过程和最终结果如图12-29～图12-37所示。

病例3：Konrad Meyenberg医生

病例细节

患者年龄约60岁，主要问题在上颌（图12-38）。

左侧牙弓变短（至第一前磨牙），右侧#12-#16为旧的固定桥，Ⅲ°松动。其中#16、#15、#13为基牙，#12、#14为桥体。牙齿和修复体颜色不协调。#16、#15、#13因为牙周和根尖周问题引起患者持续性疼痛和咀嚼不适。

下颌牙弓内也还有一些旧的修复体，但是不需要马上处理。

对于上颌，患者想要实现以下目标：（1）仍行固定修复；（2）外形上更美观；（3）咀嚼时更舒适；（4）长期预后好。

牙周检查示，#16（Ⅲ°松动）、#24（Ⅱ°松动）病变已累及根分叉，牙周探诊深度6～8mm。#13因牙周与根尖

周联合病变导致一个直达根尖的深牙周袋。剩余前牙#11、#21、#22、#23并没有牙周问题，无松动，牙髓有活力。咬合上，双侧均为组牙功能𬌗。

治疗计划及最终目标：

■ 通过在#16、#15、#14、#13、#24、#25和#26位置上植入种植体重建后牙支撑。

■ 保留#11、#21、#22、#23基牙，使人体在接受通过牙髓神经元和牙周的本体感受器传导的感觉后产生反应，以更好地控制动态咬合和咬合力。

■ 重建合适的侧方引导（尖牙引导）和前伸引导。

为了实现合适的功能和足够的美学效果，在#11、#21、#22、#23上设计冠修复。咬合高度保持不变。

治疗策略

这是一个典型的复杂病例的治疗策略，大体上可以分为5个阶段：

■ 第一阶段：制订最佳的个人口腔卫生保健计划，拔除无保留价值的牙齿，修复前牙周治疗，戴入第一副临时修复体。

■ 第二阶段：手术阶段（牙槽嵴重建，牙槽嵴增量术，种植体植入术）。

■ 第三阶段：再评估后在最终基牙和种植体上制作第二副暂时

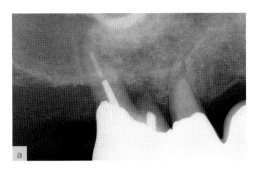 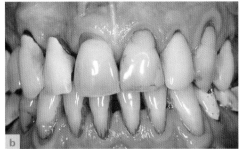 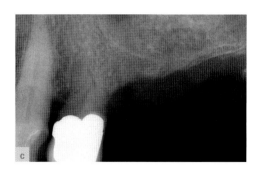

图12-38 （a）初始右上区的根尖片。（b）初始最大牙尖交错位时的正面观。（c）初始左上区的根尖片。（d）初始的上颌放射片。

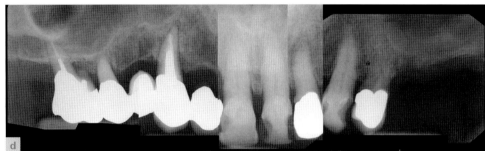

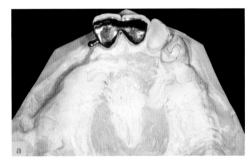 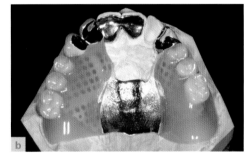 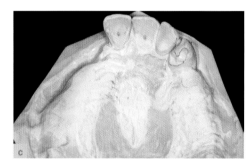

图12-39 （a）冠外附着体与两个粘接的金属铸件相连。（b）最初的可摘临时修复体。（c）牙齿拔除后剩余前牙的初始模型。

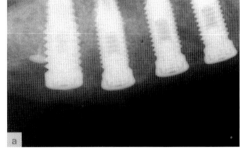

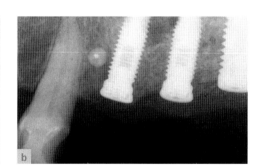

图12-40 （a）右上区种植体的根尖片。（b）左上区种植体的根尖片。

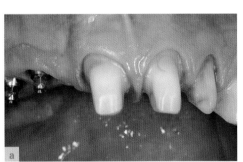 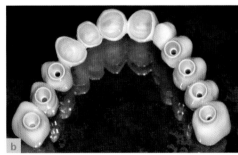 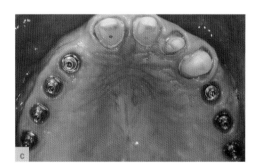

图12-41 （a）牙体预备完成，种植体基台就位后的正面观。（b）第二副暂时固定修复体。（c）牙体预备及种植体基台就位后的𬌗面像。

修复体，对功能、美观、语音再进行评估。

■ 第四阶段：复制第三阶段再评估后的暂时修复体，制订最终修复体。

■ 第五阶段：维护治疗。

治疗顺序

拔除#16、#15、#13和#24，佩戴一个临时可摘局部义齿。为了实现良好的义齿稳定性和咬合支持，我们制作了一个

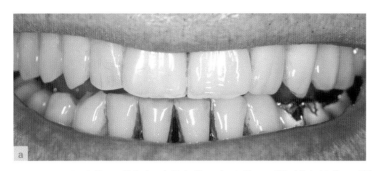

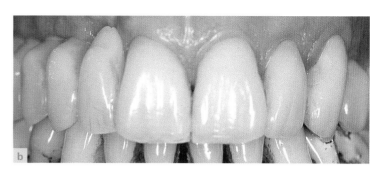

图12-42 （a）第二副暂时固定修复体。（b）第二副暂时修复体戴入后特写。

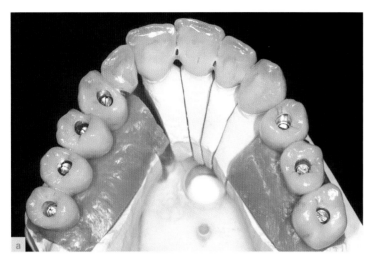

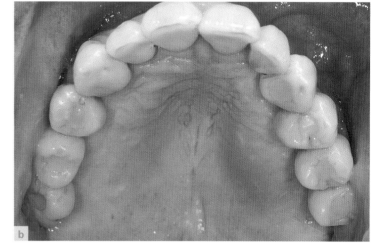

图12-43 （a）主模型上的最终修复体。（b）最终修复体就位后的𬌗面观。

冠外附着体，并将之与联合在一起的#11、#21上的元件相连接。为了防止修复体意外脱落，除了常规粘接外，我们还进行了微创预备以增加机械固位（图12-39）。这个阶段中临时修复体的固位和稳定对促进牙齿拔除术后，组织与种植体愈合、骨结合是非常重要的。

在2个月的愈合期过后，分别在#16、#15、#14、#13和#24、#25、#26处植入种植体。在植入过程中同时用一种外科关闭愈合的方法进行牙槽嵴骨增量术和上颌窦提升术。第一副临时可摘修复体的质量和稳定性对减少种植体暴露与伤口裂开的风险至关重要（图12-39）。8个月组织愈合后，暴露种植体，连接基台（图12-40）。

佩戴第二副暂时修复体。它是在技工室参考已经建好的咬合引导提前制备好的一个暂时修复体外壳。为了达到一个简单和易控制的咬合功能，我们设计了双侧完全的尖牙引导和在#11、#21上的前伸引导。为最大限度减少机械并发症，我们将这个暂时修复体制作成一个整体。然后通过螺丝固定于种植体圆锥形的基台上，同时天然牙上的暂时牙用水门汀粘接于天然牙上（图12-41）。6个月后对咬合、美观和语音进行评估。结果很理想。

最终修复

最终修复体是通过复制暂时修复体上的咬合、功能和美学效果来制作的（图12-42）。

为了减少生物力学的并发症，这个修复体分为3段（图12-43）：2个完全种植体支持段（#12-#16，#24-#26）和1个完全的牙支持段（#11-#23）。其中，#12缺失后未行种植修复，而是作为悬臂与#13-#16修复体相连。#12-#16、#24-#26种植体支持式烤瓷桥均通过螺丝固位。而#11-#23烤瓷桥和基牙粘接成一个整体，以减少机械并发症或防止牙齿移位。

用QuickMount面弓将暂时修复体的模型安装在一个半可调式Whipmix𬌗架上，从而将尖牙引导准确地从暂时修复体复制到最终修复体上。

然后，将这个尖牙引导用丙烯酸树脂复制，完成个性化切导盘。这个患者对新的修复体的功能和美学效果适应得很不错。在6个月的保持和随访中，修复体没有发生任何机械或生物学上的问题（图12-43～图12-45）。

摘要

因为不存在什么牙周或功能危险因素，所以这个病例风险并不大。对此，我们选择了烤瓷冠和固定桥修复，制作简单，美学性能优越，并且与全瓷修复体相比还有更强的机械性能。万一发生生物学或者技术上的问题，种植体支持的修复方式也能显著减少干预的难度（图12-45）。

致谢

在此，作者（Konrad Meyenberg医生）对参与这个病例的所有医生表示诚挚的感谢：Marco Imoberdorf医生（负责牙周病学和种植手术）和Walter Gebhard医生（负责口腔修复）。

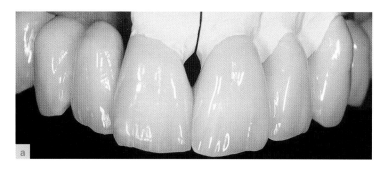
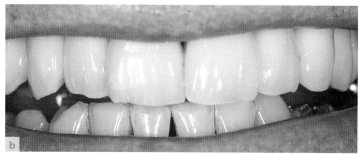

图12-44 （a）在模型上和口内最终烤瓷修复体就位后的正面观。（b）最终上/下颌修复体的微笑线。（c）最终的面部和牙龈轮廓。（d）切缘线。

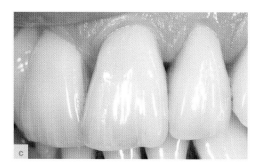
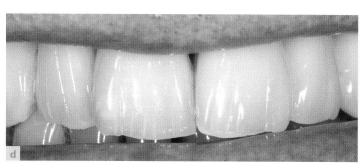

441

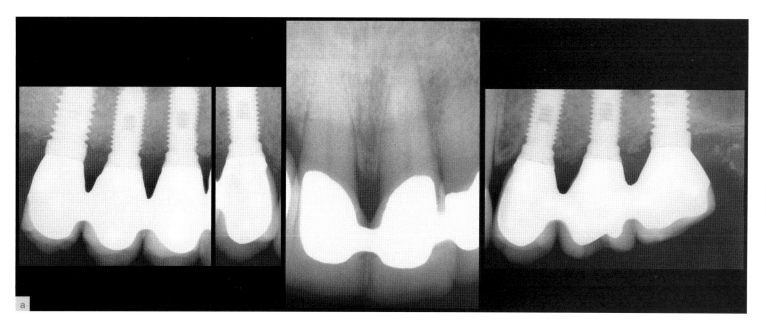

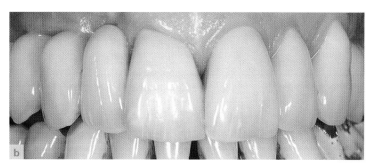
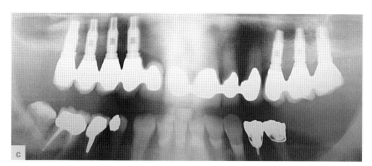

图12-45 （a）种植体和牙支持式修复体的放射片。（b和c）最终修复完成后的面像和曲面断层片。

参考文献

[1] Kowner R. Facial asymmetry and attractiveness judgment in developmental perspective. J Exp Psychol Hum Percept Perform 1996;22:662–675.

[2] Rhodes G. The evolutionary psychology of facial beauty. Annu Rev Psychol 2006;57:199–226.

[3] Rhodes G, Halberstadt J, Jeffery L, Palermo R. The attractiveness of average faces is not a generalized mere exposure effect. Soc Cogn 2005;23:205–217.

[4] Chen AC, German C, Zaidel D. Brain asymmetry and facial attractiveness: facial beauty is not simply in the eye of the beholder. Neuropsychologia 1997;35:471–476.

[5] Goldstein CE, Goldstein RE, Garber DA. Imaging in Esthetic Dentistry. Chicago: Quintessence Publishing, 1998.

[6] Fraedani MD, Barducci G. Esthetic Rehabilitation in Fixed Prosthodontics. Chicago: Quintessence Publishing, 2008.

[7] Goldstein R. Esthetics in Dentistry. Vol I. Hamilton: BC Decker, 1998.

[8] Chiche GJ. Esthetics of Anterior Fixed Prosthodontics. Chicago: Quintessence Publihsing, 1994.

[9] Abrams L. Appendix. In: Goldstein RE (ed). Esthetics in Dentistry, Volume 1, ed 2. Hamilton, Ontario: BC Decker, 1998:454–456.

[10] Rufenacht CR. Fundamentals of Esthetics. Chicago: Quintess, ence, 1990.

[11] Rosensteil SF, Ward DH, Rashid RG. Dentists' preferences of anterior tooth proportion—a web-based study. J Prosthodont 2004;9:123–126.

[12] Moskovitz M Nayer A. Determinants of dental esthetics: a rationale for smile analysis and treatment. Compend Contin Educ Dent 1995:16:1164–1166.

[13] Akerman MB, Akerman JL. Smile analysis and design in the digital era. J Clin Orthod 2002;36:221–236.

[14] Morley J, Eubank J. Macroesthetic elements of smile design. J Am Dent Assoc 2001;132:39–45.

442

13

牙周炎相关的修复治疗

Restoration of the Periodontally Involved Dentition

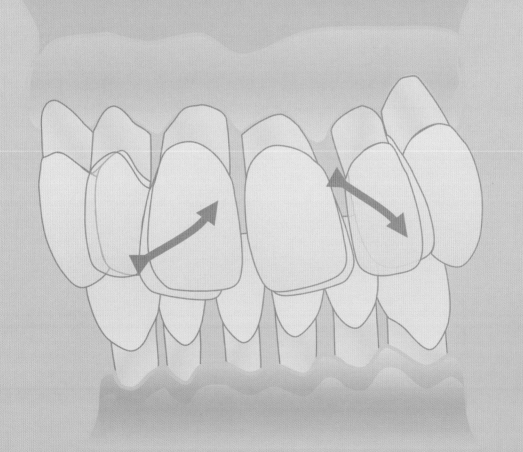

重点内容

- 牙周炎及其治疗方式的变化
- 𬌗创伤与慢性牙周炎
- 牙齿松动度与牙周炎
- 牙齿松动及牙周夹板固定
- 前牙移位和唇倾
- 治疗方式的变化，牙周病学及种植
- 牙周炎对种植的影响
- 联合治疗：正畸与种植

牙周炎及其治疗方式的变化

牙周炎可以导致牙槽骨进行性吸收。菌斑诱导的牙周疾病是由口腔中的特定菌群引起的混合感染。牙周疾病的易感性取决于宿主对牙周致病菌的反应。牙周疾病的临床表现及进展受到先天因素和后天获得性因素的共同影响，而这些因素改变了个体的易感性[1]。

通过菌斑控制、定期刮治和根面平整、使用抗炎药物与局部抗生素等方法均能消除炎症，这些也是治疗牙周炎的主要方法，通过规范的牙周治疗可以避免或减轻远期牙周组织的破坏。外科切除性手术，定期进行规范的根面平整术，引导组织再生术，釉基质蛋白、抗生素及抗炎因子的使用均已成为消除牙周袋的主要方法。修复治疗计划的制订和实施要建立在对牙周疾病的诊断与治疗基础上。不论是药物治疗、手术治疗或是再生性治疗，都会对修复治疗的时机及修复计划的制订产生很大影响。骨组织再生，釉基质蛋白及局部缓释抗菌药物等新治疗手段也被纳入牙周治疗计划中。

𬌗与牙周组织及牙周疾病有着密切关系。𬌗创伤在牙周组织破坏过程中发挥重要的作用，𬌗创伤及𬌗创伤病均与慢性牙周炎的发展和治疗密切相关。

牙周炎的定义

在《口腔牙周学术语专业词典》牙周术语词典中牙周炎被定义为：发生在牙周支持组织的炎症性疾病，可导致牙槽骨及牙周膜的进行性破坏，同时炎症沿着牙龈向邻近的牙槽骨及牙周膜发展[2]。

慢性牙周炎被定义为：一种感染性疾病，可导致牙周组织炎症和进行性附着丧失及骨丧失，从而形成牙周袋和/或牙龈退缩。慢性牙周炎是牙周疾病中最常见的形式，可以见于任何年龄段，但以成年人多见。慢性牙周炎的发生与菌斑和牙结石的堆积有直接关系。附着丧失的发展过程通常较为缓慢，但间断性的快速进展时有发生，这种静止期与活动期交替进行的形式与微生物模式变化有关系[1-4]。

𬌗创伤与慢性牙周炎

𬌗创伤及𬌗创伤病在《口腔牙周学术语专业词典》中是这样定义的：在𬌗力作用下导致的牙周附着组织的创伤性改变[2]。

原发性的𬌗创伤是由于过大的𬌗力作用于正常牙周组织而导致其受损[2]。继发性𬌗创伤是正常或过大的𬌗力施加到牙周支持组织已被破坏的牙齿上所导致的创伤性改变[2]。𬌗创伤病被定义为由牙齿上的功能性负载引起的牙齿破坏（劈裂或磨耗）或者牙齿支撑结构的改变，这种功能性负载通常为离轴力。𬌗创伤病所造成的破坏性改变可以是暂时的，也可能是永久性的[2]。

《口腔牙周学术语专业词典》定义𬌗创伤为：由功能性的或非功能性的力量引起的牙周支持组织损害，而这些力量超出了修复体的负载能力[5]。

咬合在牙周疾病进展中的作用

近几十年来，咬合在牙周疾病进展中的作用一直存在争议。众所周知，𬌗创伤可能引起牙周膜间隙增宽及牙齿动度增加，但是不能导致或者加重附着丧失。然而，在炎症性牙周炎患者中，进展性的牙齿松动所导致的附着丧失与𬌗创伤的关系仍然是个谜[6-11]。

𬌗创伤病可能发生于健康的牙周组织（原发性创伤）或发生于因牙周疾病受损的牙周组织中（继发性创伤）[6]。在牙周支持组织破坏的情况下，由于抵抗𬌗力的力量减小，所以创伤性𬌗力的作用会放大。

调𬌗应该在炎症消除之后进行，或者与之相结合[7]。调𬌗的目标是减缓致病因素并重塑功能牙列。要达到这个目标，可以通过消除或减小牙齿松动度，建立和维持稳定的最大牙尖交错位，提供自由的非正中运动和高效的咀嚼功能，达到良好的舒适度、发音以及美观的外形，改正或消除一些不良习惯等诸多方法来实现。

治疗方法包括[7]：

- 调𬌗。
- 管理不良习惯。
- 暂时性、临时性或永久性固定松动牙（固定或可摘装置）。
- 正畸治疗。
- 𬌗重建。

牙齿松动度与牙周炎

牙齿动度可能为生理性的，也可能是稳定性牙齿松动，或者进展性牙齿松动。生理性动度相当于在500mg颊舌向力量之下，牙齿可移动0.018~0.04mm[12]。牙齿松动与牙周破坏之间的关系尚不确定[6]。稳定并且没有渐进性发展的牙齿松动

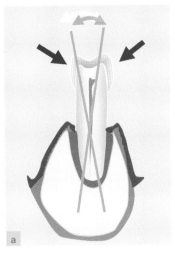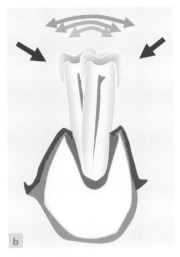

图13-1 （a）稳定性牙齿松动。（b）进展性牙齿松动。

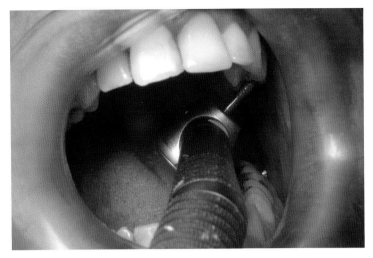

图13-2 调𬌗适用于进展性牙齿松动，其能够通过平缓导斜面，形成良好的非正中引导，从而改善𬌗力负载的分布。

是可接受的，这样的牙齿松动度对牙周炎的进展没有明显的影响[13-15]。进行性的牙齿松动被认为是牙周炎发展的重要因素[16-17]。如对牙周组织炎症进行控制，辅助良好的口腔卫生宣教，稳定性松动的牙齿也能够在口内存留较长的时间（图13-1）[18-24]。

检查

在治疗之前，咬合检查、牙列及牙周组织的检查是十分必要的。除了常见因素之外，还应注意其他相关因素，如最大牙尖交错位、非正中震颤、稳定性牙齿松动、进展性牙齿松动、牙尖交错和侧方移动时的𬌗接触、偏斜接触、探诊和附着丧失，非正中引导等。上𬌗架对非正中运动的诊断具有重要意义。

治疗目标

美国牙周病学会对慢性牙周炎患者𬌗创伤病的治疗做出明确的指导[7]。𬌗创伤病的治疗目的应该是尽量减轻病原学因素，建立和维持一个舒适、良好的功能牙列（方框13-1）[7]。

方框13-1 𬌗创伤病的治疗目标（美国牙周病学会修正[7]）

1. 减小或消除异常牙齿动度。
2. 恢复或维持一个稳定可重复的牙尖交错位，𬌗关系的改变需在患者的生理接受范围之内。
3. 从各个方向均可以自由运动达到最大牙尖交错，且从牙尖交错也可自由运动到各个方向。
4. 维持有效的咀嚼功能。
5. 提供舒适的𬌗关系。
6. 确保可接受的发音和美观。
7. 消除口腔副功能。

牙齿松动及牙周夹板固定

夹板固定法作为松动牙固定的传统方法被广泛应用。在稳定性牙齿松动的病例中，如无明显不适症状则不需要进行夹板固定。夹板固定的使用范围取决于牙槽骨吸收的量及牙齿松动的程度。

通常情况下，夹板固定只需将几颗牙齿进行线性固定即可，但有些病例则需要在整个牙弓中或者跨弓进行固定。跨弓固定松动牙后，牙周支持骨组织产生的联合抗力使固定单元的稳定性增加。在进展性牙齿松动的病例中，牙齿存在震颤性移位，并且患者会感到不适，此时是夹板固定的最佳时机[21]。研究表明，在伴有进展性牙齿松动、不良习惯、吸烟或不佩戴夜间𬌗垫的情况下，受累牙的脱落率会增加1倍[24]。跨弓夹板相对于线性夹板固定能提供更稳定的固定单元[25-27]。正畸治疗后的夹板固定能够避免复发。在夹板存在的情况下，牙齿松动度减小，去除夹板后，牙齿松动度仍恢复到初始状态，不会减小[28-29]。对于一些牙周支持组织破坏但不伴有炎症的松动牙，夹板固定能够起到稳定𬌗关系的作用，因而主张对这类松动牙进行固定[30-31]。即使夹板固定能达到稳定的𬌗关系，并能够使患者感觉舒适[32]，但目前仍然缺乏对固定单元长度定义的客观标准，并且其与刚性种植体联合的效果还有待研究。

夹板固定分类

夹板固定可以分为暂时性、临时性和永久性夹板。夹板固定方法的选择可以是简单冠外结扎固定，纤维和粘接联合固定（临时性），冠内结扎丝或结扎杆结扎固定（暂时性），陶瓷熔附金属全冠全覆盖固定，套筒冠与上部烤瓷覆盖的固定方法（永久性）[33]。

调𬌗

调𬌗适用于进展性牙齿松动的病例，或者原发性𬌗创伤的病例[7,29,33-35]。在继发性𬌗创伤病例中，调𬌗用来平衡功能性𬌗力和异常𬌗力（图13-2）。

调𬌗的定义为：通过调磨来重塑牙齿𬌗面，进而重建上下

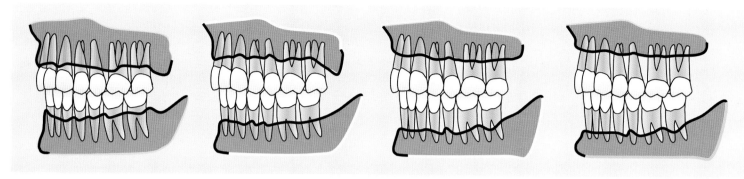

图13-3 进行性水平骨吸收。轻度到中度：牙槽骨吸收达1/4根长以下。中度：牙槽骨吸收在1/4～1/2根长之间。中度到重度：牙槽骨吸收在1/2～3/4根长之间。重度：牙槽骨吸收>3/4根长。

颌牙齿之间平衡稳定的𬌗接触关系[35]。在对松动牙特别是进展性松动的患牙进行夹板固定后，可能需要进行调𬌗。

减少非正中接触使得侧方力量分布合理，这样对尖牙支持或组牙功能意义重大。降低或减小牙尖导斜面以及创建可选择的组牙功能𬌗均可以减小牙周支持组织的负载。减小进展性松动牙的非工作侧接触同样也是调𬌗的适应证。方框13-2[35]中列出的是美国牙周病学会建议的调𬌗适应证及禁忌证。

方框13-2 美国牙周病学会建议的调𬌗的适应证和禁忌证[35]

咬合调整/调𬌗的适应证
■ 减小创伤性因素。
■ 松动度或震颤度增加的牙齿，为增强牙周支持组织的修复能力所进行的调整。
■ 在闭合及侧方、行使功能时的运动中有不适症状。
■ 协同修复、正畸、正颌外科，颅颌面创伤外科的治疗，提供良好的功能和咀嚼效率。
■ 作为辅助治疗手段减小不良习惯带来的损害。
■ 修整牙齿外形以减小软组织损伤。
■ 调整边缘嵴、邻面接触关系及牙尖，缓解食物嵌塞。

咬合调整的禁忌证
■ 未进行预处理分析，未进行相关文献及患者受教育情况的分析。
■ 无任何𬌗创伤征兆或症状而进行的预防性调整。
■ 对微生物引起的牙周感染性疾病进行的早期治疗。
■ 对尚未构成损伤及症状的夜磨牙患者进行的调整。
■ 患者的情绪及预期妨碍治疗结果。
■ 严重的伸长牙、松动牙以及错位牙，单独靠调𬌗不能得到改善的。

进行性水平骨吸收

随着慢性牙周炎的进展，牙槽骨高度也在不断降低，从而导致牙根逐渐暴露、继发性𬌗创伤、稳定性牙齿松动、进展性牙齿松动、根分叉病变、牙齿移位以及牙齿脱落（图13-3和图13-4）。牙槽骨吸收的诊断主要依靠X线片（图13-4）。临床上应当在检查震颤度、松动度、𬌗接触、探诊深度以及非

正中接触等指标后做出诊断（图13-5）。为了便于描述，水平骨吸收被分为：轻度到中度：牙槽骨吸收在1/4根长以下。中度：牙槽骨吸收在1/4～1/2根长之间。中度到重度：牙槽骨吸收在1/2～3/4根长之间。重度：牙槽骨吸收>3/4根长（严重破坏CAL>4mm）[7]。个别牙齿的预后参见第9章。

前牙移位和唇倾

前牙移位和唇倾通常为牙槽骨进行性吸收数年后的转归（图13-6～图13-8）。为了便于描述，前牙移位和唇倾分为：轻度，中度和重度（图13-7）。

前牙唇倾通常伴随牙槽骨吸收与前伸功能紊乱、吐舌习惯以及下唇压力。当上颌牙齿开始移位时，下唇随着下颌骨闭合运动对上颌牙产生向外的推力。这种力量使得下唇制锁于上颌前牙腭侧（图13-8）。上颌前牙通常向前移位。当上颌前牙唇倾时，下颌前牙即开始伸长以达到与上颌前牙的最大牙尖交错。随着后牙缺失或后牙咬合止点的减少，后牙支撑也随之缺失或减少，因而唇倾的过程也会恶化。这一过程也导致了咬合垂直距离（OVD）的丧失。

后牙咬合崩塌和咬合过度

后牙咬合崩塌和咬合过度通常发生于单颗后牙缺失的情况，如第一磨牙缺失，邻牙及对颌牙倾斜移位（图13-6a）[36]。后牙支撑减小或缺失，前牙唇倾以及咬合垂直距离减小等共同作用导致后牙咬合崩塌[36]。这些因素可以独立发生并且互不依赖。前牙移位可能以不同程度出现，或者联合槽骨吸收、咬合功能紊乱、吐舌习惯等共同出现（见第3章和第4章）。由后牙倾斜移位导致的后牙垂直距离丧失被定义为"后牙咬合过度"（图13-6b）[5]。

以上因素中没有一个与病理性牙移位（PTM）有明确关系，在每一个病例中应综合考虑所有因素。其中最主要的因素是牙槽骨吸收，当牙槽骨吸收程度增加时，导致病理性牙齿移位的相关因素的作用也会增强，如牙齿缺失、牙龈炎症等[37]。

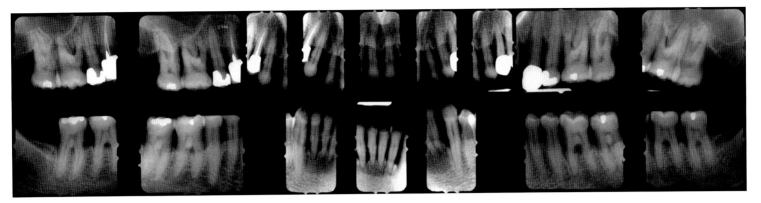

图13-4　重度水平骨吸收。

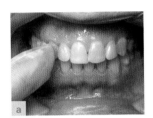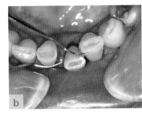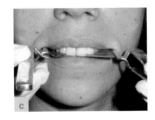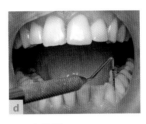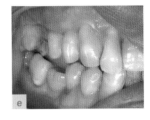

图13-5　临床检查。（a）震颤度检查。（b）松动度。（c）𬌗接触。（d）探诊深度。（e）非正中接触。

图13-6　**A**：骨吸收，后牙支撑减少，咬合垂直距离减小，前牙唇倾。**B**：后牙支撑减小，伴随垂直距离减小（后牙咬合过度）。**C**：骨吸收及吐舌习惯导致前牙唇倾。

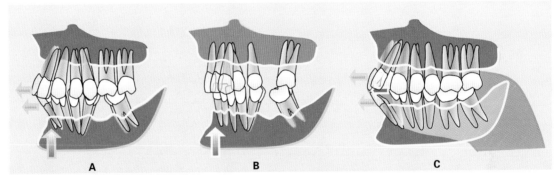

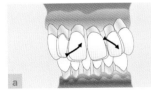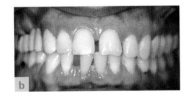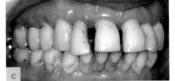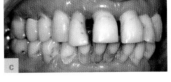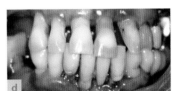

图13-7　（a）前牙移位和唇倾。（b）轻度。（c）中度。（d）重度。

图13-8　下唇被唇倾的上颌切牙咬住（图片由Dr S Marku-Cohen免费提供）。

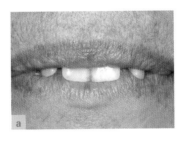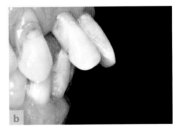

治疗理念的变化

多年来，外科手术一直是牙周治疗的重要手段。在减小牙周袋、改善牙槽骨及牙龈健康、提供良好的口腔卫生清洁途径的同时，手术切除的局限性也显而易见，例如，手术切除会增加牙根敏感性，同时手术需要有一定的骨组织丧失，另外手术需要截根、牙髓处理、牙根暴露以及牙冠变长都是目前存在的问题。长期研究表明即使牙周袋被消除，也有复发的可能性[35]。因此，手术切除作为一种特殊的治疗手段，在与其他预后良好的方法之间选择时，需要权衡其利弊。

目前预后较好的治疗手段包括基于骨移植和膜覆盖的骨增量技术、引导组织再生、釉基质蛋白、定期根面刮治及根面平

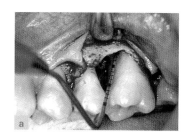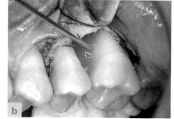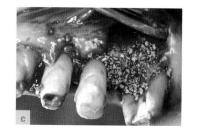

图13-9 多种治疗选择。（a和b）釉基质蛋白（图片由Prof C Nemcovsky提供）。（c）引导骨再生（图片由Prof Z Arzi提供）。

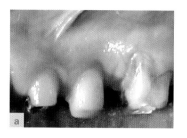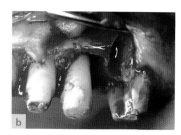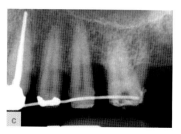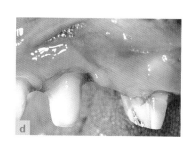

图13-10 （a~d）牙根切除术，第一磨牙近中颊根被切除（图片由Prof Z Arzi提供）。

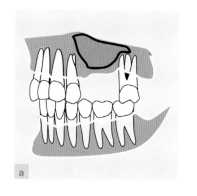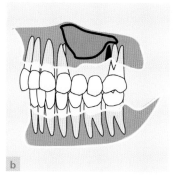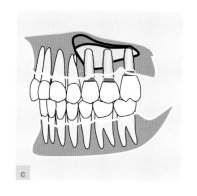

图13-11 （a）第二磨牙伴有Ⅲ°根分叉病变，选择固定修复。（b）牙根切除后作为末端基牙。（c）上颌窦底提升术后植入种植体，完成固定修复。

448

整以及局部抗生素的使用等（图13-9）。

根分叉病变

治疗磨牙双根分叉部及三根分叉部炎症及牙槽骨吸收的方法有很多，但是治疗效果却根据患牙是否需要作为后期修复体的基牙而不同。有研究对一个进行了3个月维护性治疗的病例随访8年后发现，伴有根分叉病变的患牙有更高的附着丧失的风险，并且相比无根分叉病变的患牙，其脱落率是无根分叉病变患牙的2.54倍。另外一些研究也获得相似的结果，松动牙或伴有唇倾的松动牙更容易存在附着丧失[38]。

治疗方式的变化，牙周病学及种植

最新的牙周治疗手段及种植术的成功已经改变了牙周疾病的治疗理念。再生性手术的出现，弥补了传统切除性手术的不足，而在最终修复之前，要确保再生性手术的疗效稳定[39-40]。我们应当权衡这些治疗手段与种植体支持式治疗方法的预后来做出判断，在有显著骨吸收的病例中，我们需要在两种方案中做出选择：一是尽量保存患牙，但会增加骨吸收的风险，最终留给种植修复的骨量不足；另一方案是立即拔除患牙，并进行

种植修复。对垂直骨缺损严重的患牙进行修复会导致修复体冠高度过大以及冠种植体比不协调，但窦底提升能够保证上颌种植的骨量。在下颌后牙区，当下牙槽神经上部剩余骨量不足时会限制该治疗方法的实施。

是选择磨牙根尖切除术后作为桥基牙或选择拔除后种植？

对于是否用磨牙根尖切除术后的患牙作为上颌后牙支撑式固定义齿的远端桥基牙，目前尚无定论。这一方案与种植体支持式修复方案（伴或不伴有上颌窦提升）均受患者因素与牙医的影响。后牙种植体支持式修复的研究结果显示，其效果优于用切除术后的患牙做基牙的固定修复（图13-10和图13-11）[41-43]。

根分叉病变的治疗和困境

龈下刮治及根面平整术等保守治疗法对磨牙根分叉病变的疗效尚不明确。很多长达22年的追踪研究表明，多数伴有根分叉病变的牙齿在良好的牙周维护下依然能够存在很多年，其中仅有15%~20%脱落。另一些15年追踪研究表明，这些牙齿平均寿命为9年，脱落率为57%。还有一些研究证实，这类患牙

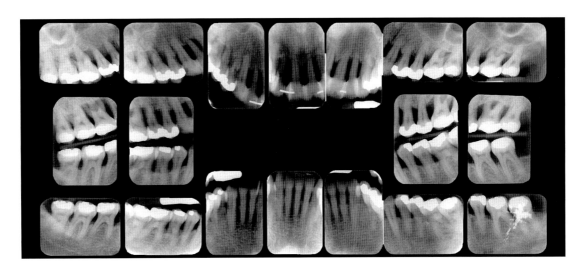

图13-12　晚期慢性牙周炎，上颌牙列牙槽骨吸收达到60%～80%，预后差。

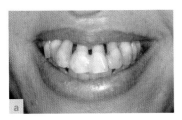 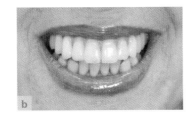 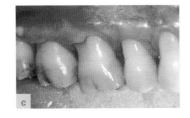 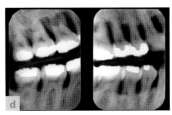

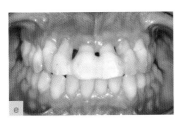 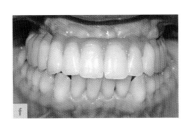 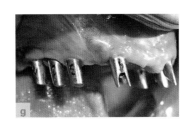 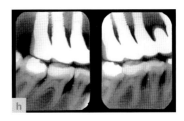

图13-13　（a～h）上颌牙列牙槽骨吸收达到60%～80%的慢性牙周炎患者，患牙无保留价值，行全口种植体支持式固定义齿修复（图片由Dr J Chernobelsky免费提供）。

在系统牙周维护后仍然有进行性水平骨吸收、根面龋及牙体牙髓疾病的风险[35]。

保守和激进治疗选择的困境

保守和激进治疗选择之间的不同是其各自对美观、功能及预后的考虑不同。另外，患者的精神心理因素、社会心理因素及社会经济因素等都应该在制订最终治疗方案时考虑在内。例如一位牙周炎晚期的患者需在双侧上颌窦底提升术后行全口种植体支持式固定修复，整个治疗过程费时、费力，而且费用昂贵，所以需要患者和医生双方均做好充分的准备（图13-12和图13-13）。

牙周炎对种植的影响

在大众的传统观念中，人们对在牙周破坏的中期就拔除患牙以便保存重要的牙弓位置这样的观点心存疑虑，但是，随着成功种植案例不断增多，这种观念也逐渐被人们接受。一些结果评价性研究表明，种植体支持式修复方式预后优于那些仍保留患牙的重度牙周炎的预后[32,44-49]。

伴有牙周炎牙列的预后评估

牙周疾病的治疗策略是基于牙周炎和牙槽骨吸收已被良好控制的前提之上。虽然我们已经力求最大限度地达到目标，但持续的破坏过程仍在继续[31-32,35]。一个为期15年的系统回顾性研究表明，种植体的存留率相比那些经过完善治疗和维护的患牙未见明显优势[50]。

种植体

很多研究就种植治疗对牙列部分缺失及无牙颌的疗效进行评估[44-51]。一些不同时限的研究证实种植体的15年存留率较高。在一个针对5年以上临床研究的系统回顾中，研究者证实种植体存留率高，效果显著[52]。有急性或慢性牙周炎病史的病例要谨慎考虑其种植治疗的预后。在另一些系统研究中报道了伴有或不伴有牙周炎导致失牙的患者的种植修复的预后，这些研究对种植体上部结构和种植体周围的软组织健康状况进行了报道[44-46]。

有研究分别对33个病例和70个病例各自进行5年和10年随访追踪，其中33个病例均伴有因牙周炎导致的牙齿缺失，而

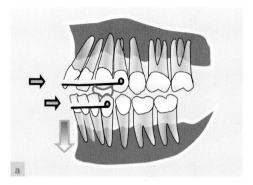 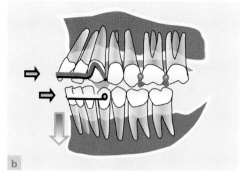

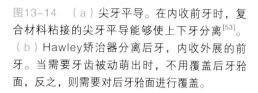
图13-14 （a）尖牙平导。在内收前牙时，复合材料粘接的尖牙平导能够使上下牙分离[53]。（b）Hawley矫治器分离后牙，内收外展的前牙。当需要牙齿被动萌出时，不用覆盖后牙殆面，反之，则需要对后牙殆面进行覆盖。

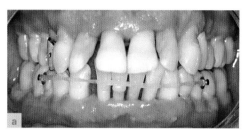 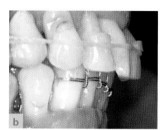

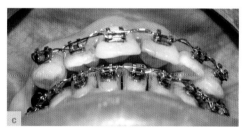 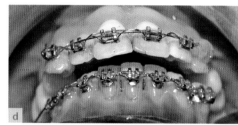

图13-15 用橡皮筋和固定托槽来内收外展的上下前牙。利用在尖牙粘接复合树脂平面导板来打开咬合。下颌前牙内收之后为上颌前牙的内收提供空间（图片由Dr S Marku-Cohen 和 Prof Avinoam Yaffe免费提供[53]）。

70个病例则是有与牙周炎无关的牙齿缺失。因牙周炎缺牙并随访10年的研究中，该组病例患种植体周围炎的风险更高。同样在因牙周炎缺牙并随访5年的病例中，种植体边缘骨吸收的发生率较高[47-48]。

有综述研究报道，只要对牙周炎易感者进行良好的感染控制和个性化的维护治疗，种植治疗并不是该类病例的禁忌证。但是，种植体周围炎的发生率较高，对种植治疗的长期稳定性产生威胁[45]。

在另一个10~16年的研究中，尽管种植体有较高的存留率，但是其经常伴有生物学和技术上的并发症。伴有牙周炎病史的病例相较于无牙周炎病史的病例，其种植体的存留率更低，且更易于发生种植体黏膜炎和种植体周围炎等并发症[49]。

长期适应性的骨量包绕条件及种植体周围炎等概念在第2.5章节及第7章中也有提及。

牙周夹板 vs 全种植体支持式固定义齿修复

在种植体支持式修复体出现之前，伴有中重度牙槽骨吸收、牙齿脱落及牙齿移位的患者通过正畸和义齿来进行修复，这种修复方法也叫"牙周夹板"[31]。如果牙周维护良好，"牙周修复后的患牙也能保留较长时间，因此这种夹板修复方法也成了种植修复之前很长一个时期内的主流方法"[31]。随后，大量的

统计数据证明种植体支持式修复体成功率较高，因此牙周夹板样的修复方式逐渐被淘汰。同时对于患者和医生来说多了一种治疗模式的选择。图13-14~图13-20是这些治疗模式在实际中的应用展示。

联合治疗：正畸与种植

内收外展的前牙

外展的前牙可以利用活动或固定矫治器内收。为了内收前牙，需要用活动或者固定矫治器打开咬合。其中一种装置就是尖牙平导[53]。在上颌尖牙粘接复合树脂平面导板，从而使咬合垂直距离抬高2~3mm。还有一些矫治器也可达到同样的效果，如Hawley矫治器，这是一种丙烯酸树脂矫治器，还有一种则是钴铬金属铸造矫治器，叫作Dahl矫治器（图13-14~图13-16）。Hawley矫治器的设计原理是分离上下颌后牙，从而引导后牙的被动萌出。

后牙垂直牵引可以达到带动后牙主动萌出的效果。当后牙被前牙Hawley矫治器分离时，前牙的橡皮圈或金属丝可以使下颌前牙内收，同时使上颌前牙恢复到牙列的正常位置。舌面金属丝加复合材料的夹板可以有效防止复发（图13-17）。前

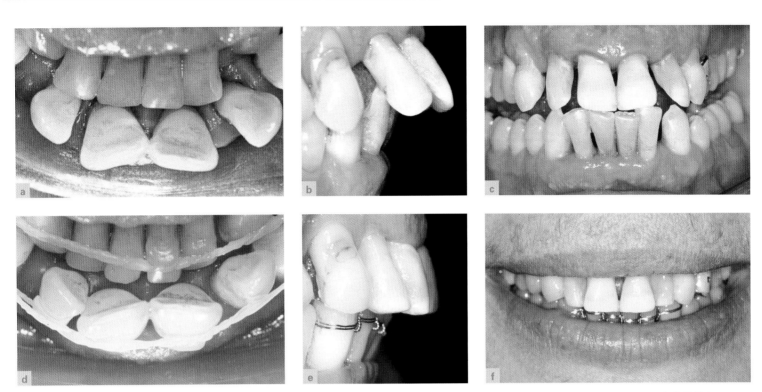

图13-16 （a~f）利用橡皮筋使外展的前牙内收。下颌前牙内收在上牙之前（图片由Dr SMarku-Cohen 和 Professor Avinoam Yaffe免费提供）。

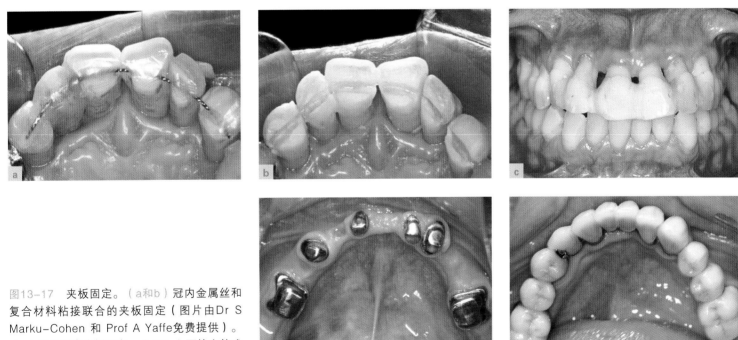

图13-17 夹板固定。（a和b）冠内金属丝和复合材料粘接联合的夹板固定（图片由Dr S Marku-Cohen 和 Prof A Yaffe免费提供）。（c）复合树脂夹板固定。（d和e）可摘套筒式全牙弓烤瓷熔附金属桥。

牙内收之后很可能回弹，所以作为综合治疗的一部分，采用固定式夹板可以避免一些美观问题，控制殆力，覆盖已暴露的敏感牙根面。前牙牙体预备后通常需要进行牙髓治疗，例如为排齐多颗前牙而进行的牙冠预备之后可能也需要进行牙髓治疗。在力求达到稳定的后牙牙尖交错关系及余留后牙稳定的支持或种植体支持的目标时，以上这些治疗方案是可取的[27,31,34,53-54]。

夹板固定

夹板固定的方法有很多种（图13-17和图13-18）[33]。在选择最佳方法时，我们需要在治疗效果与弊端之间做出权衡。纤维夹板或金属丝与复合树脂联合夹板比较简单，但是不美观，容易变色，并且由于粘接易分离的缘故，需要经常维护。冠内金属丝、连接杆或纤维相比之下效果可能更为理想，但是

451

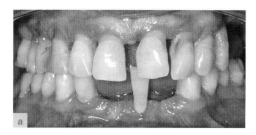
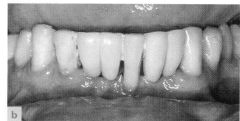
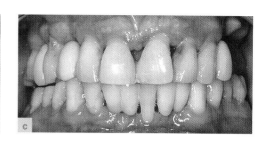

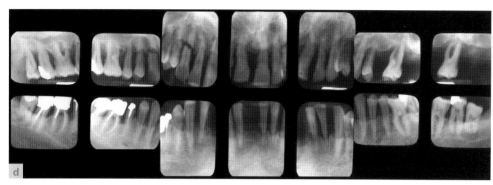

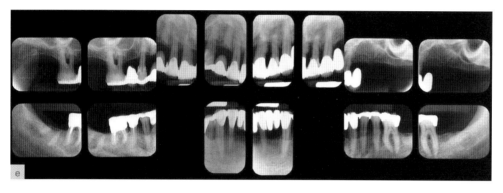

图13-18 （a~e）冠内金属及冠外烤瓷夹板。此方法用来固定伴有重度牙槽骨吸收及缺失牙的牙列。（d）治疗前X线片。（e）固定14年后的X线片（图片由Prof ErvinWeiss免费提供）。

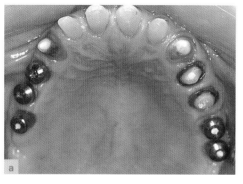
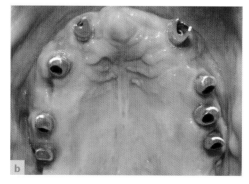

图13-19 牙周支持组织减少的患牙，两种可供选择的方案：内收并固定上颌前牙，或拔除所有上颌前牙并进行全牙弓种植体支持式修复。

若粘接松脱，存在隐匿性龋坏的风险。全覆盖的套筒式修复体费用昂贵，因此只有在社会经济条件允许，且远期效果可预测的条件下才有效。冠内连接杆与桥体连接是一种相对经济的选择（图13-18）。

前牙牙支持式修复和后牙种植体支持式修复

后牙种植体支持式固定义齿预后良好，为重度牙周破坏的患牙提供了一种新的修复方式，即后牙种植体支持式固定义齿修复和前牙牙支持式陶瓷熔附金属固定义齿修复。外科手术，正畸排齐，前牙夹板固定等方法的联合应用都是为了达到同一个目的。后牙种植体支持式修复体为患者提供了后牙支撑及有牙尖交错支持的咬合垂直距离。前牙美观、发音及非正中引导均可由牙支持式前牙修复体提供。侧方非正中引导由牙齿的个体因素和/或牙齿及种植体支持式修复体决定。

是保留前牙或还是全牙弓的种植体支持式修复？

在治疗中面临的另一个困境就是在行后牙种植体支持式修复时前牙的去留问题，即保留前牙还是拔除前牙制作一个全牙弓种植体支持式固定义齿（图13-19）。伴有牙周支持组织破坏的前牙在设计治疗方案时可能需要正畸的方法内收，或需要外科手术消除牙周袋或需要牙体牙髓方面的治疗（图13-20）。如果后牙种植是成功的，则前牙种植体支持式桥体需要在尖牙位置植入种植体，这样更易于达到美观和发音的要求。本体感觉、美观及发音、不愿拔牙等因素总有一个会影响到最终的治疗方案。

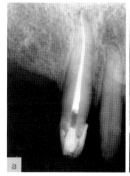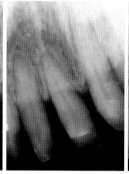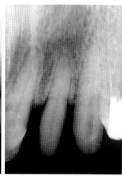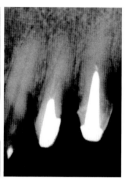

图13-20 （a~h）正畸治疗后使前牙内收，并进行夹板固定。后牙支撑由种植体和牙支持式的固定义齿来提供。在天然牙和种植体的形成的夹板上建立选择性非正中引导（图片由Dr Sharon Marku-Cohen 和 Prof Avinoam Yaffe免费提供）。

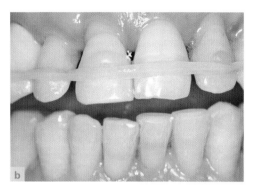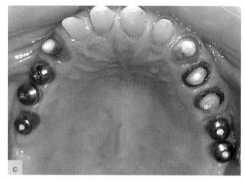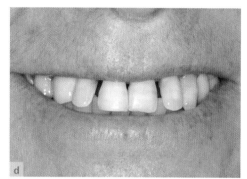

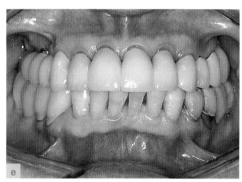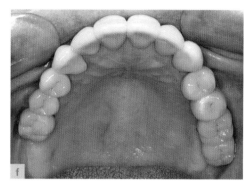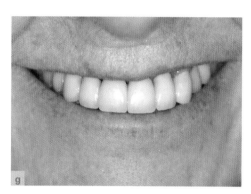

453

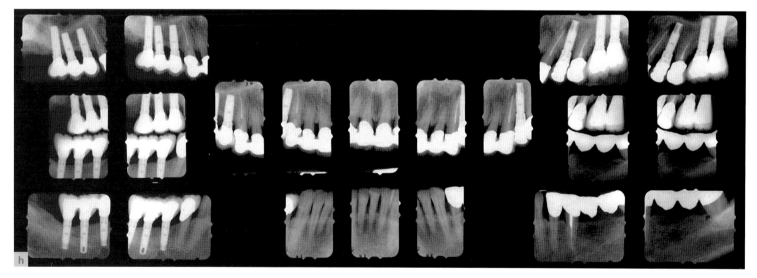

参考文献

[1] Position Paper Diagnosis of Periodontal Diseases Research, Science and Therapy Committee and approved by the Board of Trustees of the American Academy of Periodontology in May 2003. J Periodontol 2003;74:1237–1247.

[2] The American Academy of Periodontology. Glossary of Periodontal Terms, ed 4. Chicago: The American Academy of Periodontology, 2001.

[3] Armitage GC. Development of a classification system for periodontal diseases and conditions. Ann Periodontol 1999;4:1–6.

[4] American Academy of Periodontology. Proceedings of the World Workshop in Clinical Periodontics. Chicago: The American Academy of Periodontology, 1989:I-23–I-31.

[5] The glossary of prosthodontic terms. J Prosthet Dent 2005;94:10–92.

[6] Giargia M, Lindhe J. Tooth mobility and periodontal disease. J Clin Periodontol 1997;24:785–795.

[7] The American Academy of Periodontology. Parameter on occlusal traumatism in patients with chronic periodontitis. Parameters of care. J Periodontol 2000;71(Suppl 5):873–875.

[8] Polson AM, Kennedy JE, Zander HA. Trauma and progression of marginal periodontitis in squirrel monkeys. II. Co-destructive factors of periodontitis and mechanically produced injury. J Periodont Res 1974;9:108–113.

[9] Lindhe J, Nyman S. Trauma from occlusion. In: Lindhe J, Karring T, Lang NP (eds). Clinical Periodontology and Implant Dentistry. Copenhagen: Munksgaard. 1998:279–295.

[10] Lindhe J, Svanberg G. Influence of Trauma from occlusion on progression of experimental periodontitis in the beagle dog. J Clin Periodontol 1974;1:3–14.

[11] Hallmon WW. Occlusal trauma: effect and impact on the periodontium. Ann Periodontol 1999 Dec;4:102–108.

[12] Muhleman HR. Tooth mobility the measuring method. Initial and secondary tooth mobility. J Periodontol 1954;25:22–29.

[13] Ericsson L, Lindhe, J. Lack of effect of trauma from occlusion on the recurrence of experimental periodontitis. J Clin Periodontol 1977;4:115–127.

[14] Ericsson I, Lindhe, J. Effect of longstanding jiggling on experimental marginal periodontitis in the beagle dog. J Clin Periodontol 1982;9:497–503.

[15] Lindhe J, Ericsson I. The effect of elimination of jiggling forces on periodontally exposed teeth in the dog. J Periodontol 1982;53:562–567.

[16] Nyman S, Lindhe J, Ericsson L. The effect of progressive tooth mobility on destructive periodontitis in the dog. J Clin Periodontol 1978;5:213–225.

[17] Lindhe J, Nyman S. The role of occlusion in periodontal disease and the biological rationale for splinting in treatment of periodontitis. Oral Sci Rev 1977;10:11–42.

[18] Polison AM, Adams RA, Zander HA. Osseous repair in the presence of active tooth hypermobility. J Clin Periodontol 1983;10:370–379.

[19] Polson AM, Heijl LC. Osseous repair in infrabony periodontal defects. J Clin Periodontol 1978;15:13–23.

[20] Rosling B, Nyman S, Lindhe J. The effect of systematic plaque control on bone regeneration in infrabony pockets. J Clin Periodontol 1976;3:38–53.

[21] Lindhe J, Nyman S. The role of occlusion in periodontal disease and the biological rationale for splinting in treatment of periodontitis. Oral Sci Rev 1977;10:11–42.

[22] Parfitt GJ. Measurement of the physiologic mobility of individual teeth in an axial direction. J Dent Res 1960;39:608–618.

[23] Parfitt GJ. The dynamics of a tooth in function. J Periodontol 1961;32:102–107.

[24] McGuire MK, Nunn ME. Prognosis versus actual outcome IV. The effectiveness of clinical parameters and IL-1 genotype in accurately predicting prognosis and tooth survival. J Periodontol 1999;70:49–56.

[25] Laufer B, Gross MD. Splinting osseointegrated implants and natural teeth in rehabilitation of partially edentulous patients. Part II: principles and applications. J Oral Rehabil 1998;25:69–80.

[26] Nyman SR, Lang NP. Tooth mobility and the biological rationale for splinting teeth. Periodontolgy 2000 1994;4:15–22.

[27] Shluger S, Yuodelis K, Page R, Johnson RH. Periodontal Diseases, ed 2. Philadelphia: Lea & Febiger 1990.

[28] Renggli HH. Splinting of teeth, an objective assessment. Helv Odontol Acta 1971;15:129–131.

[29] Renggli HH, Allet B, Spanau AJ. Splinting of teeth with fixed bridges: biological effect. J Oral Rehabil 1984;11:535–537.

[30] Cohen DW, Chacker F. Criteria for the selection of one treatment plan over another. Dent Clin North Am 1964;8:3–8.

[31] Amsterdam M. Periodontal prosthesis. Alpha Omegan 1974;67:8–51.

[32] Nevins M, Becker W, Kornman K (eds). Proceedings of the World Workshop in Clinical Periodontics, III. Princeton: American Academy of Periodontology, 1989.

[33] Wank GS, Kroll YJ. Occlusal trauma. An evaluation of its relationship to periodontal prostheses. Dent Clin North Am 1981;25:511–532.

[34] Abrams L. Occlusal adjustment. In: Goldman HM, Cohen DW (eds). Periodontal Therapy, ed 6. St Louis: Mosby, 1980.

[35] The American Academy of Periodontology. Proceedings of the World Workshop in Clinical Periodontics. Consensus report. Chicago: The American Academy of Periodontology, 1989.

[36] Shifman A, Laufer B, Chweiden H. Posterior bite collapse revisited. J Oral Rehabil 1998:25:376–385.

[37] Martinez-Canut, Carrasquer A, Magán R, Lorca A. A study on factors associated with pathologic tooth migration. J Clin Perio 1977;24:492–497.

[38] Wang HL, Burgett FG, Shyr Yu, Ramjford S. The influence of molar furcation involvement and mobility on future clinical periodontal attachment loss. J Periodontol 1994;65:25–29.

[39] Parameter on chronic periodontitis with advanced loss of periodontal support. Parameters of care supplement. J Periodontol 2000;71:856–858.

[40] Hamp SE, Nyman S, Lindhe, J. Periodontal treatment of multirooted teeth. Results after 5 years. J Clin Periodontol 1975;2:126–135.

[41] Haney JM, Leknes KN, Wikesjo UME. Recurrence of mandibular molar furcation defects following citric acid root treatment and coronally advanced flap procedures. Int J Pcriodontics Restorative Dent 1997;17:529–535.

[42] Carnevale G, Pontoriero R, di Febo G. Long-term effects of root-resective therapy in furcation-involved molars. A 10-year longitudinal study. J Clin Periodontol 1998;25:209–214.

[43] Langer B, Stein SD, Wagenberg B. An evaluation of root resections. A ten-year study. J Periodontol 1981;52:719–722.

[44] van der Weijden GA, van Bemmel KM, Renvert S. Implant therapy in partially edentulous, periodontally compromised patients: a review. J Clin Periodontol 2005;32:506– 511.

[45] Schou S, Holmstrup P, Worthington HV, Esposito M. Outcome of implant therapy in patients with previous tooth loss due to periodontitis. Clin Oral Implants Res 2006;17(Suppl 2):104–123.

[46] Klokkevold PR, Han TJ. How do smoking, diabetes, and periodontitis affect outcomes of implant treatment? Int J Oral Maxillofac Implants 2007;22(Suppl):173–198.

[47] Hardt CRE, Grondahl K, Lekholm U, Wennstrom JL. Outcome of implant therapy in relation to experienced loss of periodontal bone support. A retrospective 5-year study. Clin Oral Implants Res 2002;13:488–494.

[48] Karoussis IK, Salvi GE, Heitz-Mayfield LJA, Brägger U, Hämmerle CHF, Lang NP. Long-term implant prognosis in patients with and without a history of chronic periodontitis: a 10-year prospective cohort study of the ITI Dental Implant System. Clin Oral Implants Res 2003;14:329–339.

[49] Simonis P, Dufour T, Tenenbaum H. Long-term implant survival and success: a 10-16-year follow-up of non-submerged dental implants.Clin Oral Implants Res. 2010;21:772–777.

[50] Levin L, Halperin-Sternfeld M. Tooth preservation or implant placement: a systematic review of long-term tooth and implant survival rates. J Am Dent Assoc. 2013;144:1119–1133.

[51] Del Fabbro M, Testori T, Francetti L, Weinstein R. Systematic review of survival rates for implants placed in the grafted maxillary sinus. Int J Periodontics Restorative Dent 2004;24:565–577.

[52] Esposito M, Hirsch J-M, Lekholm U, Thomsen P. Biological factors contributing to failures of osseointegrated oral implants. (I). Success criteria and epidemiology. Eur J Oral Sci 1998;106:527–551.

[53] Yaffe A, Ehrlich J. The canine platform, a modified method for posterior tooth eruption. Compend Contin Educ Dent 1985;5:382–387.

[54] Gough MB, Setchell DJ. A retrospective study of 50 treatments using an appliance to produce localised occlusal space by relative axial tooth movement. Br Dent J 1999;187:134–139.

14

重度磨耗牙齿及
磨牙症的治疗
Treating Severe Tooth
Wear and Bruxism

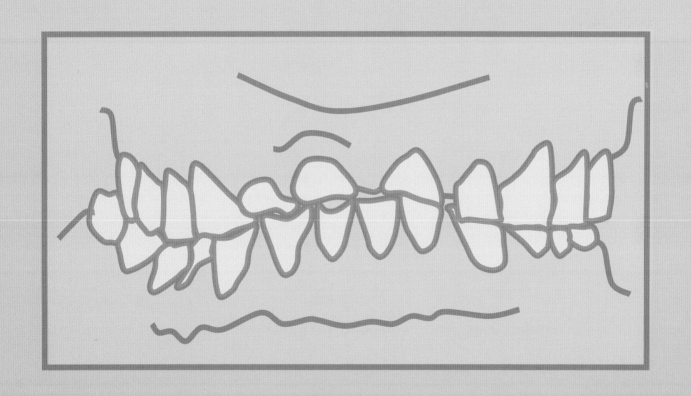

咬合功能紊乱与磨牙症

咬合功能紊乱是指有意识或者无意识的紧咬或者磨牙，绝大多数人都在不同程度上存在这种问题，可出现于白天或者夜间[1]，在以往的文献中，咬合功能紊乱和磨牙症是作为同义词来使用的。

在第8版《口腔修复学术语专业词典》中，磨牙症被定义为：牙齿功能紊乱性质的相互研磨，以及一种无意识状态下的节律性或间歇性的无功能咬牙习惯（包含叩齿，紧咬牙以及磨牙等），这与下颌的正常咀嚼运动是不同的，此类情况不仅仅造成咬合创伤，也会对颊舌侧的牙体组织造成损伤[2]。夜间的功能紊乱和白天的功能紊乱是两种不同的表现[2-3]。近年来，常用的命名为夜磨牙和日磨牙[1,4-5]。

咬合功能紊乱、夜磨牙以及酸蚀症都会造成牙体组织的丧失（图14-1~图14-3）。

夜磨牙

近年来夜磨牙被描述为一种睡眠障碍，一种对于睡眠微觉醒的过度反应。睡眠微觉醒出现于睡眠期间3~15秒的短暂的皮质激活期间，与交感神经活动的增强相关。

有近80%的夜磨牙发作于睡眠微觉醒的集中出现期。在磨牙动作出现之前，我们可以观测到一系列序列化现象[4-5]。磨牙动作出现的前4分钟，出现交感神经兴奋；前1分钟，出现大脑皮质的激活；前1秒钟，出现心率的增快以及肌肉的紧张[1,4-5]。夜磨牙是最具破坏性的咬合功能紊乱。

𬌗创伤

𬌗创伤被定义为：超过牙周组织适应能力及修复能力，包括功能性或非功能性的力伤害牙周附着组织，进而造成对牙周组织的损伤，可为自限性的或进展性的[2]。

在词典中𬌗创伤仅指对于牙周组织造成的创伤。这个定义的起源可以追溯到菌斑引起的骨丧失和咬合功能紊乱引起的骨损失首次被区分开来的时期。

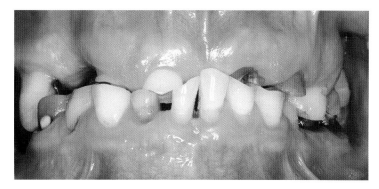

图14-1　咬合功能紊乱、磨牙症以及酸蚀引起的重度牙体组织丧失。

彼时，𬌗创伤这个词并不包括咬合功能紊乱造成的破坏性或创伤性的影响，比如牙齿磨耗和充填物的脱落等，在语义学上造成了一定的混乱（图14-1和图14-2）。

病因学

在始发阶段，最重要的发病因素是中枢性的[1,4-5]。咬合功能紊乱产生的力是相当可观的，可达到10~80kg。大多数人在白天或者夜晚都会有磨牙或者紧咬牙的情况发生。次数和时间在不同个体以及同一个体的不同时期之间都有着较为显著的差异。当出现这种咬合功能紊乱时，潜在的破坏力就会传导到牙齿、牙科充填物以及支撑结构上（图14-3）。

应激是导致磨牙症出现的主要危险因素。而在重度磨牙症患者身上，不管是在心理特征上还是环境因素上，均少见单一的病因。当釉质瓷或金属充填物表面出现光滑磨耗面，并且在特定的颌位下可以查及相对应的对颌牙光滑面，即可做出患者正处于磨牙症活跃期的诊断。以往，所谓的咬合错乱也被认为是造成磨牙症的一个主要因素[6-9]，然而，现在已经不再这样认为[3,10-13]。

𬌗干扰

新观点指出单侧𬌗干扰可以产生一种早期刺激作用，引起下颌运动的避让或者局部的磨损，以及一些颞下颌关节紊乱症状[14-17]，这通常是暂时的。一些咬合上的问题，如𬌗干扰以及深覆盖等，它们虽然不是导致咬合功能紊乱的直接原因，但却造成了一些高应力集中点，导致了咬合功能紊乱。这些位点以及侧向研磨时的接触位点存在的高应力集中可以引起牙齿显著的磨耗和对牙齿本身、充填物以及支撑结构的伤害。在一些𬌗干扰实验中，可以观察到短期内牙齿磨耗速度增快[14-15]，在另一些实验中，则并无明显反应[16]。在一项对照试验中，实验性的𬌗干扰并未引起夜磨牙[17]。

磨损，酸蚀和磨耗

许多学者都将酸蚀和牙齿的磨耗作为一个对等的概念在使用。严格来说，这两个定义相关联的是两种不同的病因，牙齿

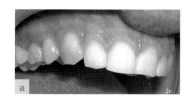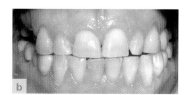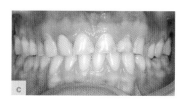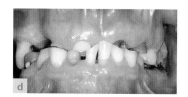

图14-2 殆面磨耗。（a和b）轻度磨耗：牙冠高度的早期丧失。（c）中度磨耗：牙冠高度达1/3~1/2丧失。（d）重度磨耗：牙冠高度存在＞1/2的丧失。

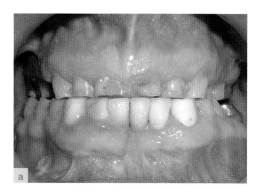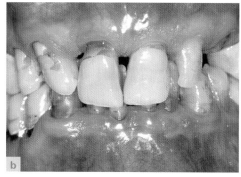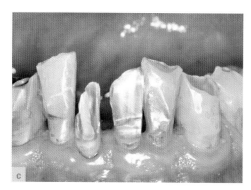

图14-3 （a）水平磨耗（重度）由于磨牙症状，覆殆变小，并且，无论前牙还是后牙都存在水平磨耗。（b和c）垂直磨耗（中度至重度）由于覆殆的缘故，前牙被磨耗的进度要早于后牙。

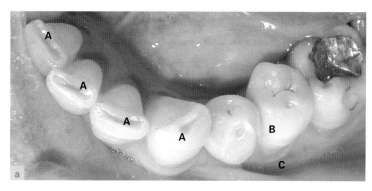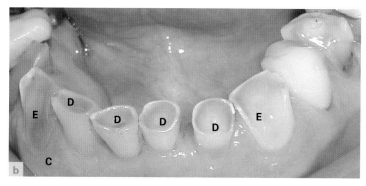

图14-4 （a和b）咬合功能紊乱导致釉质磨耗（**A**）。颈部牙体崩脱（**B**）。牙龈退缩（**C**）。酸蚀牙本质碟形凹陷（**D**）。伴有酸蚀症状的牙本质磨耗（**E**）。

的磨耗是一个广义的概念，包括酸蚀、牙齿磨耗、牙体磨损，也称为"牙体组织丧失"。普遍认为，"酸蚀症"是由无菌的酸性物质作用于牙齿表面造成的，"磨耗"是牙齿之间的接触，而"磨损"，则是牙齿与非牙齿组织之间的机械摩擦造成的[18-30]。

酸蚀症与咬合功能紊乱

酸蚀症在牙体组织的丧失中扮演着重要角色。当釉质由于研磨作用而被磨除后，其下层的牙本质就直接与酸性食物和饮料接触，进而导致牙本质丧失。酸蚀作用与咬合功能紊乱在牙体组织丧失中所起的作用在个体之间存在差异，并且难以区分，依每个人的饮食习惯和咬合功能紊乱的进展程度而不同。这里的咬合功能紊乱指的是非功能性的磨牙和紧咬牙（即日磨牙和夜磨牙），同时暴露的牙本质也对龋齿和酸蚀症更加易感了（图14-4）[18-24]。牙本质的酸蚀症由食物中的酸性物质。严重的酸蚀可由饮酒习惯引起，比如液体的冲刷作用。除此之外，其他的原因可以源自胃液的反流，比如厌食症、神经性贪食症、反刍、胃食道反流症（图14-5）等[25-30]。本书将会使用简明的轻度、中度、重度的分类方法。

咬合功能紊乱和酸蚀引起的前、后牙齿磨耗

在有长期磨牙习惯的情况下，前牙与后牙最终都将被磨耗，导致颌间距离的丧失。非轴向的研磨将会造成有咬合接触的牙尖斜面及表面的磨耗。在前方及侧方有覆殆的情况下，前方及侧方的垂直接触位置会受到磨耗，直到后牙的牙尖斜面及表面也能接触，这将导致牙面被渐进性磨耗（图14-2~图14-4）[31-39]。在严重的情况下，会导致平衡殆或因牙尖被磨平后而产生反殆曲线。这是一个进展性过程，始于切端或者颊侧嵴的釉质剥脱，并且会产生进行性的牙颈部结构碎裂[39-40]。由于长期咬合功能紊乱联合牙本质的酸蚀以及咀嚼作用，前牙将会逐渐被磨损变短，当后牙缺失后，整个的功能咬合或者存在紊乱的咬合负荷全都由前牙承担，此时前牙的磨损会加速。在这种情况下，通常不伴有牙槽骨的损伤，反而会有牙槽骨的增厚，形成拱形的支持结构（图14-1和图14-3）。渐进性的殆面牙体组织丧失，会导致颌间距离的损失和咬合垂直距离的丧失，以及颞下颌关节的旋转。

457

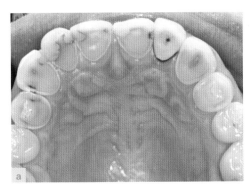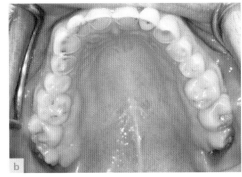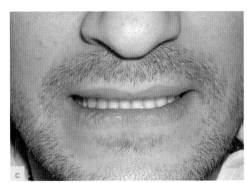

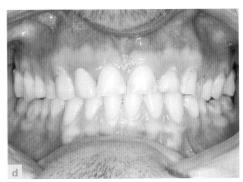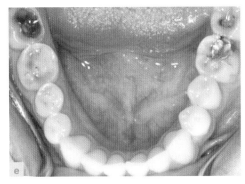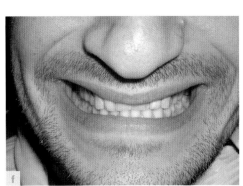

图14-5　（a~f）上颌前牙以及下颌后牙的舌面酸蚀表现。患者有胃液反流病史。在舌的保护作用下，下颌前牙未受到胃液反流的影响。其美学特征受损主要体现在上颌前牙牙冠高度的降低，产生了反向的前牙曲线。

牙齿磨耗的分类

牙齿磨耗有不同的分类标准，其中最为简洁的分类方法就是分为轻度、中度和重度3类（方框14-1，图14-2）。诊断的要点在于牙冠高度的丧失程度。对于修复评估来说，这样的诊断分类更有意义。

轻度磨耗

轻度磨耗可以包括早期的釉质光滑小面、早期的牙本质小凹、牙颈部组织的内部碎裂，以及牙冠高度的早期丧失。早期的磨耗出现在釉质上，进而暴露的牙本质会受到侵蚀，可观察到牙本质小凹和碟形凹陷区域。随后的磨耗和酸蚀则主要取决于咬合功能紊乱的进展程度和饮食习惯（图14-2a和b）。

方框14-1　牙齿磨耗的分类

轻度磨耗
早期釉质光滑小面、早期的牙本质小凹、牙颈部组织的内部碎裂，以及牙冠高度的早期丧失。早期的磨耗出现在釉质上，进而暴露的牙本质会受到侵蚀，体现为牙本质小凹或碟形凹陷。继发的咬合功能紊乱引起的磨耗和酸蚀症可以协同发展，这取决于个体的咬合功能紊乱进展程度和饮食习惯。

中度磨耗
1/3~1/2的牙冠高度丧失。随着磨耗的进展，引导渐渐变成组牙功能𬌗，并且局部可出现牙齿代偿性萌出伸长。当磨耗累及全牙列时，将会出现咬合垂直距离的丧失。酸蚀作用和咬合功能紊乱所起作用的比例是难于区分的。

重度磨耗
>1/2的牙冠高度的损失。重度咬合垂直距离的丧失、美学外观的受损、功能障碍、牙髓暴露。

中度磨耗

中度磨耗指的是牙冠高度丧失达1/3~1/2的情况。随着磨耗的继续发展，可出现患牙区段性的代偿性萌出。而在全牙列的磨耗中，则会出现咬合垂直距离的丧失。咬合功能紊乱和酸蚀症在这中间发挥的作用是难以区分的。或大或小的光滑面提示着较为活跃的咬合功能紊乱，而进展性的酸蚀则表现为无光泽的牙本质凹痕或者碟形的牙本质凹陷，周围环绕牙釉质。整个𬌗面的变平提示着既有酸蚀症又有咬合功能紊乱引起的磨耗（图14-2b和图14-5）。

重度磨耗

重度磨耗意味着>1/2牙冠高度的损失。这通常也意味着咬合垂直距离的丧失、面容的受损、功能障碍以及牙髓暴露（图14-2d、图14-3和图14-6）。

水平向和垂直向的牙齿磨耗

在同一牙列和上下牙列之间，牙齿的磨耗有时会有所不同。对此，已经有几种理论和解释存在。这对于制订治疗计划中的支撑结构和修复体的受力分布具有重要的意义。偏侧咀嚼被描述为一种咀嚼习惯，而非咬合功能紊乱。一些受试者试图在𬌗面磨耗的早期阶段找出"切对切"的关系，然后通过咀嚼作用或者磨牙把𬌗面边缘磨平。其他受试者则偏向于使用其中一侧，相较于另一侧，偏向侧更易经常出现牙齿折裂或者重度磨耗，在牙列的突出部分也会出现这种情况（图14-3和图14-6）。

458

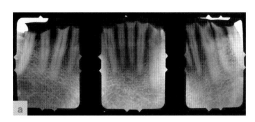
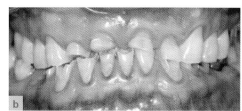

图14-6 （a和b）代偿性萌出。代偿性的前牙及其牙槽骨萌出多见于牙弓的前牙区段中出现重度磨耗的地方。根尖点连线呈拱形可以表明这一进程已经发生了。

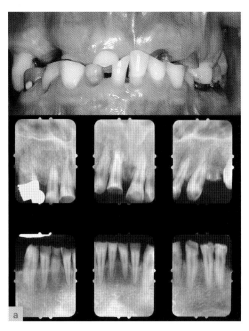
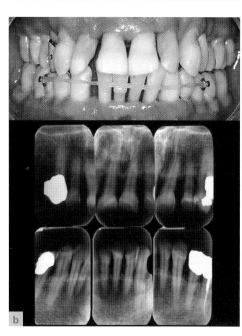

图14-7 不同骨组织对咬合负荷的反应。（a）骨组织反应较为积极的磨牙症患者可能会将牙齿磨耗至平龈，同时伴有完整的增生肥大的支持骨组织。（b）而一个有着牙周炎倾向的患者，同样有着磨牙和紧咬牙的习惯，则最终发展成为失去所有的支持骨组织，并且出现了牙齿移位。

牙本质暴露的评分分级

The Smith和Knight指南中将牙齿磨耗根据牙本质暴露的程度列为4级，分别是0度（没有磨耗的迹象），1度（只有牙釉质的磨耗暴露），2度（牙本质暴露），3度（重度牙本质暴露）[34-35]。

磨耗的严重程度以及咬合面磨耗进展速度的评级

还有其他分类方法，Johansson[31]设计了一种殆面磨耗的分类方法，将磨耗分为0~4度5个级别：

- 0：轻微或者没有釉质的磨耗（殆面或切端形态完整）。
- 1：牙釉质上较为醒目的光滑小面（殆面或者切端的形态学改变）。
- 2：磨耗累及牙本质（殆面/切端/邻面牙本质的暴露；殆面或者切端形态上的改变，伴有牙齿高度的降低）。
- 3：牙本质大面积磨耗（>2mm²的殆面/切端/邻面牙本质暴露；局部或整体的形态丧失，可出现在切端或者殆面上；牙冠高度的丧失）。
- 4：磨耗导致继发性牙本质出现（由影像学手段证实）。

Johansson等[31]也整理了一套关于牙本质磨耗进展速度的分类标准：

- 0：在早先记录的磨耗区域，没有明确的变化。
- 1：较明显的变化，比如光滑磨耗面的面积增大，但不包括

任何可以测量到的牙冠高度的丧失；与第一次检查相比较，殆面或者切端的形态发生了变化。

- 2：牙冠高度出现可以测量的变化，但<1mm。
- 3：牙冠高度出现显著地减少，>1mm。

咬合垂直距离与牙槽嵴间/颌间间隙

分类

Turner及Missirlian[36]进一步将其分为3个治疗组别：

1. 伴有OVD（咬合垂直距离）丧失的过度磨耗。
2. 不伴有OVD丧失，但有可用间隙的过度磨耗。
3. 不伴有OVD丧失，但间隙有限的过度磨耗。

这个分类标准是与不同时代的OVD的概念相联系的，而此概念是依时期不同而变化的。关于OVD的丧失，一个精准的评定应该是主观性的，并且，目前的规范不再要求对OVD的丧失进行机械一致的重建。在本质上并不需要对丧失的垂直距离修复重建，除非有审美上的、功能上的或者修复原因上的需求。在一个全面的治疗方案中，需要考虑到固定修复体或者可摘修复体对于垂直空间的必要需求。另外，目前的理念认为，在大多数案例中，OVD的增加与临床休息位之间可以没有关联。

代偿性萌出

在许多案例中，当殆面被磨耗降低时，就会出现代偿性萌出[41-42]。当这种现象节段性出现时，是非常易于发现的，此时

459

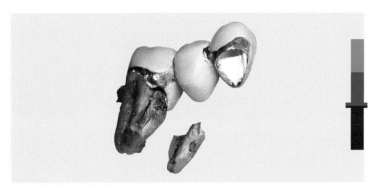

图14-8 使用固定修复体来治疗磨牙症患者有着中度到高度的风险。可利用的临床结果依据级别较低。容易出现修复体脱粘接、修复体及支撑的牙体结构折裂等并发症[55-57]。

牙齿和牙槽嵴的代偿性萌出，维持咬合接触。相较于未经磨损和萌出的邻牙，牙齿的牙尖可以看起来更加符合实际的咬合形态（图14-6）。而当出现整个牙列的代偿性萌出时是比较难于鉴别的。在一项对于澳大利亚土著居民颅骨的水平磨耗牙齿的研究中，Murphy[42]得出了以下结论：多达50%的牙齿磨耗是存在牙齿和牙槽嵴的代偿性萌出。在这项研究中可以测得，在4.9mm的萌出量中，有1mm是牙齿的萌出，有0.9mm是牙槽嵴的萌出[41-42]。

牙周组织和咬合功能紊乱

对于来自咀嚼、吞咽以及咬合功能紊乱的正常的或者较为沉重的负载，牙周组织有着不同的反应。较为沉重的咀嚼负载包括一些短期高强度负荷，其可以引起牙周组织的微创伤，这种微创伤常伴有快速的修复重建，不会对完整的牙周组织造成损伤。咬合功能紊乱，无论是正常的短期发作还是严重的磨牙症都不会造成健康牙周组织中骨组织的丧失。严重的磨牙症患者通常拥有厚实健康的拱形支持骨组织（图14-1、图14-6和图14-7），这归因于尚未充分了解的"骨相关因子"。对于伴有活动期牙周炎的患者，慢性磨牙和紧咬牙会引起与牙周类相关的骨丧失增强。有牙周炎倾向的受试者和无牙周炎的典型磨牙症患者在远期结果与临床征象上均有可能出现较为显著的差别。重度慢性磨牙症患者可出现牙齿被磨损到与牙龈平齐，同时出现支持骨组织健康、完整、均匀平滑的增生。而同样有紧咬牙和磨牙习惯的具有牙周病倾向的患者，则会因牙周炎而渐进性地失去支持骨组织，并且产生伴有牙齿松动、牙齿移位和前牙呈喇叭口形散开的后牙过度咬合（图4-17）[43-49]。

使用固定修复体重建磨损牙列的并发症

使用固定修复体重建磨损牙列具有中度到高度的风险。这一点并没有得到很好的重视，并且令人惊讶的是只有很少的系统研究来记录这种治疗的风险分级和可预测性。在慢性重度磨

方框14-2 管理与治疗

- 行为学方法。
- 预防手段。
- 限制装置（𬌗垫疗法）。
- 修复重建。
- 单颗牙齿的治疗。
- 单牙弓或双牙弓的情况。
- 垂直距离。
- 复合材料修复术。
- 可摘义齿。
- 固定义齿。

方框14-3 一些关于修复严重磨耗病例的牙齿、牙弓以及牙弓间因素

牙齿因素
- 固位、抗力。
- 桩核。
- 牙根折裂。
- 冠脱粘接。
- 根分叉。
- 牙本质龋坏。

牙弓因素
- 牙弓跨度。
- 𬌗垫。
- 悬臂梁。
- 非正中引导。
- 咬合材料。

牙弓间因素
- 垂直距离。
- 牙槽嵴间距离。
- 𬌗间隙。
- 牙冠高度。
- 冠根比。
- 美学考量。
- 𬌗平面定位。
- 后牙支撑。
- 咬合关系。

牙症患者身上，咬合功能紊乱会导致𬌗面的应力增高，基于这种应力增高，临床医生与患者应该意识到这种治疗的高风险性和可预测性以及可利用的临床证据级别较低。基于出现修复体脱粘接、修复体及牙根折裂，我们应该可以预计并发症出现的可能性大小和维护成本（图14-8）。

并发症包括：脱粘接，龋坏，基牙及牙根、种植钉、种植其他部件的折裂，修复体崩瓷、折断，种植体周围的疲劳性微损伤，上层结构断裂，以及牙周组织的咬合创伤[50-54]。严重的磨牙症患者通常会继续磨牙，使得他们的修复体磨耗或者折裂。磨损常出现在非正中运动中，因此，根据个体情况进行决策并设计非正中运动时磨耗面是非常重要的。

管理和治疗

患者的管理可以是行为上的、预防上的或是促进恢复的手段（方框14-2）。目前还没有针对夜磨牙的特异的、有确切

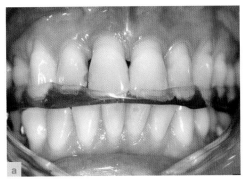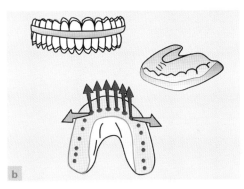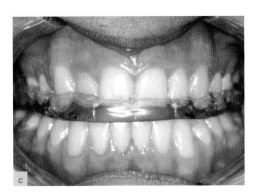

图14-9 （a~c）全覆盖𬌗面保护装置（夜间𬌗垫）。通常使用上颌硬质丙烯酸树脂𬌗垫，选用最大牙尖交错位时上下颌同时接触的咬合设计，与正中关系一致，并且是在最大牙尖接触位时很浅的前导即可引起𬌗分离。

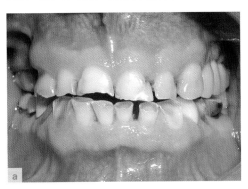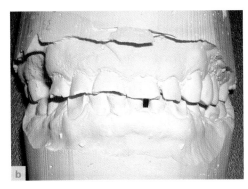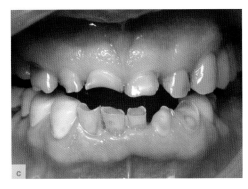

图14-10 （a~c）是采取治疗还是继续观察变得难于选择。一般来说，一名患者身上可能会出现一个缓慢进展的磨损过程，最终导致在保持牙髓活力、避免牙髓治疗、铸造桩冠修复或者牙冠延长术的基础上进行固定修复非常困难。这个病例就显示了一个在拍摄照片的3年间隔中，牙齿快速损坏的病例。患者并未佩戴提供的夜间𬌗垫。研究模型可以监测牙齿磨损的速率。

疗效的治疗方法。针对日磨牙或者夜磨牙的策略包括：针对情绪压力的行为疗法，咬合夹板，以及在伴有疼痛的疾病中苯二氮䓬类或者抗抑郁药物的使用[52]。由相关的综述可以发现磨牙症是起源于中枢神经系统的，与外周神经系统无关。无论是日磨牙还是夜磨牙，没有强有力的证据证明器具治疗、行为疗法、药物因素可以停止、减少或者限制磨牙症[56]。治疗方法局限于抑制磨牙症产生破坏影响以及减少相关的颞下颌关节紊乱病的症状[52-56]。我们尽力采取重建牙齿结构的办法来帮助一些因失去牙齿受到困扰的患者。

行为矫正

磨牙症患者的管理和治疗必须要秉着小心谨慎的态度，要依据不同个体的特点和个体临床决定因素来制订方案。每名患者的行为特征、精神表现以及社会心理学上的征貌都是不同的。因此，对患者的管理是为了适应不同患者的要求而"量身定做"的。管理的目的应该被定位于行为矫正，比如压力管理，努力通过宣教来改善咬合功能紊乱的级别等。由此来提升患者对于磨牙的感觉和认知，尤其是对于白天的紧咬牙和磨牙的自我感知[53]。令人惊奇的是，长年累月的磨牙以致牙齿已经被严重磨损的患者常常感觉不到他们正在磨牙。或者，他们意识不到大口吞饮酸性饮料或者常规饮料的习惯正在使他们的牙齿受酸蚀。意识到磨牙和有害的饮食结构的后果可以有效地帮助患者停止这些有害的行为。基于这样的认知，患者白天的紧咬牙和磨牙症状可以得到有效地缓解。医生应该告知患者在情

绪紧张时期，患者之所以会紧咬牙或者磨牙并且不自知，是因为他们把注意力全都集中在了引起情绪紧张的活动、事件或者思考（白天时段内）。然而，有些牙齿被严重磨损的慢性磨牙症患者，也可能性格是冷静的，对于压力或者生活中的应激事件并不会一定产生磨牙症状。在这些案例中，夜磨牙可能是造成磨耗的原因。夜间的磨牙和紧咬牙被认为是咬合功能紊乱中最具危害性的诱因。远期来看，在受试者磨牙时将其生物反馈装置唤醒并不是一种有效的抑制措施[3]。目前最有效的抑制或者缓解办法就是夜间使用𬌗垫或者夜用护板[3,52,54]。

𬌗垫

𬌗垫或者夜用护板可以作为减少夜磨牙损害的基础治疗。在白天使用𬌗垫有一定困难，从外观上来说，不美观，并且也给患者说话和吃饭带来了一定困难。修复手段因牙齿的磨耗和牙体组织丧失的程度不同而不同。𬌗垫并不能阻止磨牙或者紧咬牙[52,55-56]。它们一般是由硬质或软质树脂构成，在弹性模具里浇筑而成。𬌗垫的使用限制了功能紊乱性紧咬牙和磨牙的破坏效果。上颌𬌗垫更为稳定并且可以通过控制终末闭合和非正中引导的接触来调整。硬质树脂𬌗垫一般用于上颌，采用的是牙尖交错𬌗的咬合设计，同时使用较浅的前伸引导，可以产生即刻𬌗分离（图14-9）。

薄的𬌗垫一般较为有效并且易于耐受，而有的临床医生更青睐厚一点的𬌗面（图14-9）。一般来说，临床常使用一个较浅的前导。较深的覆𬌗需要使用更为陡一些的前导，或者增

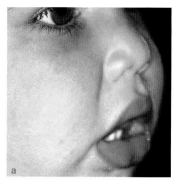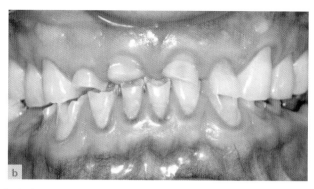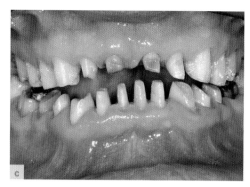

图14-11 （a~c）做出使用固定修复体进行重建的决定是相当具有挑战性的。在重度磨耗的病例中，患者的牙齿可能被磨损和酸蚀丧失了30%~50%的牙冠组织，而这一过程，可能会历时长达60年之久。而在固定义齿的预备过程中，医源性的牙冠组织即刻减少量就可能会有20%~30%，以达到阻止磨损和酸蚀进一步损伤牙齿的目的。这些病例存在着出现并发症的可能性，并且，临床结果类证据的缺乏为做出何时、是否、如何治疗这样病例的决策增加了风险和不确定因素。

加咬合垂直距离以获得较浅的前导。多数患者都能适应因使用𬌗垫带来的垂直距离的变化，垂直距离变化越小，就越易于适应。一些临床医生倾向于在早期使用没有任何后牙接触的前牙𬌗垫。这种𬌗垫应该谨慎使用，因其有可能造成后牙的伸长[56]。

磨耗牙齿的重建

重建磨耗牙齿，有较多的特殊考量，会应用在单颗牙齿的重建、单牙弓的重建以及对颌牙弓上。在恢复对颌牙弓时，需要给予特殊考虑的方面较多，如改变牙冠高度时美学上的相互影响、生物力学因素以及修复学上影响因素等，增加咬合垂直距离的后果也需要特殊考虑[55-57]。磨耗的程度是可以发生进展的，可以通过定期取研究模型来进行监测（图14-10）。

何时治疗，何时观察？

在许多病例中，临床医生和患者都能意识到牙齿在被逐渐磨耗掉，但是并不愿意将牙齿切削后使用固定修复体来重建磨损的牙列。不做处理，磨耗掉牙冠的10%需要数十年，而磨除剩余牙冠额外的20%~30%以便对牙齿进行固定修复则只需要花费牙医的一两次处理的时间（图14-11）。但随之而来的是重建牙列后发生并发症的高风险性，因此有人认为，这种对固定修复方法的不情愿是具有相当的现实基础的。牙齿的磨耗程度可以通过每6个月取一次研究模型来进行监测。这可以显示出磨损过程的进展情况。当然夜间𬌗垫甚至白天𬌗垫都应该是强制使用的，但患者的依从性并不总能得到保证。尽管监测，但仍难以做出决定什么时间进行固定修复治疗。届时会因牙齿过短而变得非常困难。

单颗牙齿的修复还是全牙弓的重建？

显然，如果在OVD因磨耗而降低的口腔中出现修复体折裂或者单颗牙齿的缺失，那么它的处理就变得更加富有挑战性。另一方面，如果修复整个牙列，那么治疗工作给牙齿带来的损伤也就更大，并且耗时更长，花费更大。

导向因素

有几项因素决定了是否以及何时采取治疗。

患者可能会注意到牙齿暴露量的减少，在咀嚼过程中日益增加的功能障碍，有时还会有发音上的困扰。这些对于患者来说，都是不可接受的。加之牙齿对于温度变化的敏感和疼痛以及牙髓暴露伴随反复的根管治疗，使得牙齿保守控制变得很难。未经控制的牙齿磨耗降低了咬合垂直距离，那么很显然，后续的固定修复就变得更为困难，并且使得牙冠延长术、牙髓治疗、桩核冠修复或者正畸治疗成为必需[58-59]。

牙齿、牙弓以及颌间考量

一旦出现显著咬合功能紊乱的征象，临床医生必须假定对牙列进行修复后，磨牙患者仍会继续磨牙。没有证据表明，对因磨牙导致的磨耗牙列进行修复重建会阻止远期的磨牙症发展。牙齿磨耗的诊断指征、平滑的磨损小面、修复后反复出现的并发症、患者自己或者配偶报告的磨牙发病率，这一切迹象表明修复后仍有较高的风险继续出现磨牙症状或其他潜在问题。这就要求临床医生对于患牙、牙列以及颌间距离的恢复水准给予特殊和详尽的考量。这些考量也应该出现在其他的固定修复情况中，但在远期可能出现磨牙和紧咬牙的情况下需要加倍小心（方框14-3）[55-57]。

单颗牙齿的修复考量

在牙齿磨耗的早期阶段，处理措施主要集中在使用复合材料或者嵌体封闭单颗牙齿暴露的牙本质小管。随着磨耗的进展，牙釉质剥脱以及进一步的酸蚀将会显著减少牙冠高度，直到不得不进行全冠修复。暴露的和受到酸蚀的牙本质应该优先考虑使用复合材料或者嵌体来修复，然后才考虑使用全冠来覆盖和保护受到削弱与酸蚀的轴向壁。要维护被全冠覆盖牙齿的牙髓活力是相当具有挑战性的。受磨耗的牙齿本身牙冠高度已经降低，还需要进一步磨短来提供咬合距离，以便戴上金属/烤瓷/锆瓷的冠修复体，进一步减少了用以维持抗力和固位的

462

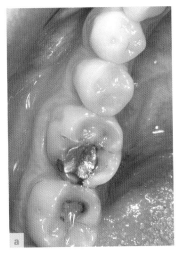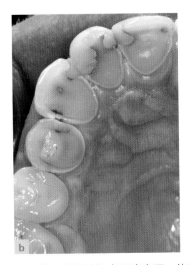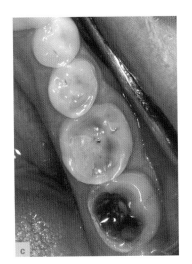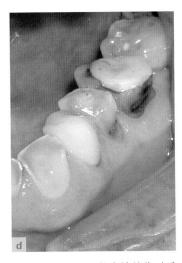

图14-12　（a~d）磨耗的殆面一般呈现出健康光滑的闪亮凹陷表面。使用玻璃离子或者复合材料对这些凹陷面进行充填也是一项比较有效的临时手段。牙齿和修复体可能会被继续磨耗与侵蚀。在重度的水平磨损和酸蚀中，这种冠内修复的方法是不可行的。

轴向牙体高度（图14-12和图14-13）。

复合材料修复术与粘接修复术

一些临床医生提倡使用复合材料修复术来重建丧失的牙体组织结构。这一般是当经济与医疗条件受到限制，无法提供更为昂贵且费时的治疗时（尤其是固定修复术时的考虑），可供考虑的一种方法。这种修复方法可以达到修复成功指标的一部分，并可以相对方便地以较低代价拆除。有人倡议这种修复方式与Dahl保持器联合应用来创建更多的空间，同时也可作为临时手段达到一个较为成功的目标[60-63]。他们同时倡议将其作为一种缓慢重建咬合的手段，希望这有助于逐渐适应并且可以省略更为复杂的流程[64]。然而，这种修复方式显而易见会发生磨损。

因磨耗变短的临床牙冠的抗力和固位力

渐进性酸蚀和磨耗导致变短的被磨平的前磨牙必须进行全冠修复。维护牙髓活力可以降低根管治疗桩冠修复牙齿折裂的可能性。对短冠的有牙髓活力的牙齿进行牙体预备是非常有挑战性的。金属烤瓷冠、氧化锆烤瓷冠需要足够的殆间距离。出于美学考虑，金属冠不能用在下颌前磨牙、尖牙以及切牙上。减少的牙冠高度给修复体获取足够的抗力和固位力带来了一定

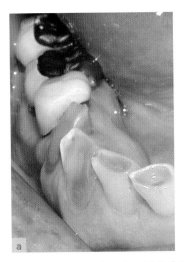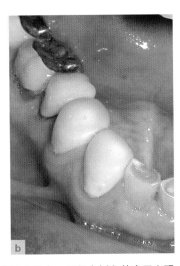

图14-13　（a和b）一名60岁的重度磨牙症患者，下颌右侧和前磨牙出现重度的磨损和酸蚀。较短的临床牙冠为修复制造了不小的难题。

的困难（图14-13）。

在许多病例中，增加牙冠轴向预备高度是非常必要的，这时候，有牙冠延长术以及通过正畸牵拉萌出两种方法可供选择。经过牙髓治疗后使用铸造桩核全冠来进行修复也是一种可供考虑的选择。颈部的牙本质肩领可以防止出现继发的牙根折裂。在磨牙症病例中，经过根管治疗的牙齿经过修复术后发生根折/根裂是一个较为常见的并发症。

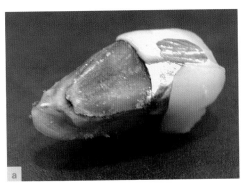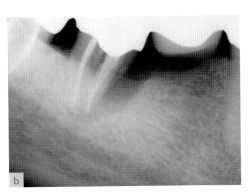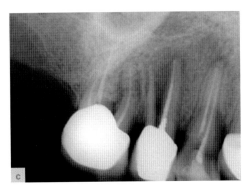

图14-14　磨牙症患者的根折。（a和b）使用局部固定义齿修复7年后出现了根折。（c）单根管前磨牙进行全冠修复后出现根折。

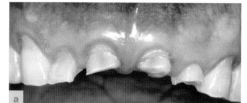
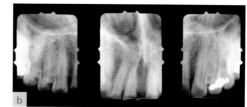
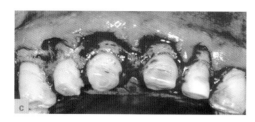
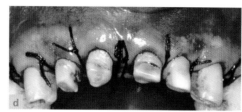
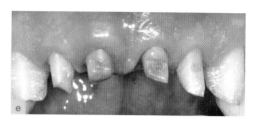

图14-15 （a~e）牙冠延长术提高了牙冠预备长度，显著提高了修复体的固位力和抗力。这种操作需要一种可控制的方式来进行，要考虑到牙龈美学、嘴唇的位置以及计划好息止状态和微笑时前牙与后牙的殆平面曲线。

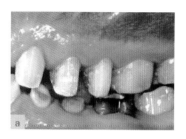
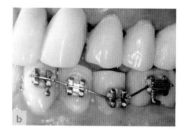
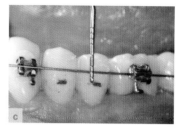
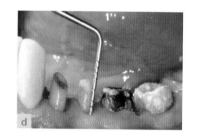

图14-16 （a~d）下颌前磨牙进行牙冠延长术后，牙冠高度不足，再行牙根牵引术。

保留患牙的固定局部义齿修复和单冠修复的并发症

使用根管内桩核全冠来进行修复的死髓牙随着时间的增加，其出现并发症的可能性也越大（图14-14）。一项结果研究表明，无论是铸造桩还是预成桩，桩体脱落都是其失败的最常见原因。牙根的折裂是后果最严重的并发症，所有的根裂、根折患牙全都以拔除告终。从整体失败率和失败的后果上来讲，平行锯齿形的桩体较之传统形态的桩体成功率更高。但没有明确的证据表明哪一种系统是较为优越的[58]。近期相比较金属桩，复合纤维桩因与支持牙根的牙本质有较为相近的弹性模量而获得了医生更多的推荐。在实验中，铸造桩核组的断裂阈值要显著高于强化纤维桩组。使用铸造桩核修复的牙齿最显著的缺点就是出现牙齿的折裂，尽管这些情况是发生于临床上很少出现的载荷之下的[59,65]。牙本质肩领的高度和有效性是修复成功的主要决定因素[59]。

牙冠延长术

牙冠延长术的设计应该包括2mm的牙本质肩领，加上2mm的生物学宽度，包括结缔组织附着和上皮组织附着。这样去骨的深度是4mm。有些术者倾向于多去一些骨来应对组织的黏弹性再生，去除支持骨组织同时也会造成功能性骨组织的损失，因此，这样的决定必须经过慎重权衡才能做出。在重度磨牙患者的口腔中，支持骨组织尤其重要。一旦发生了代偿性萌出，那就必须考虑到此时具有支持作用的牙根长度已经减

少。术者经常更多地去除上颌腭侧的骨组织，来获取腭侧牙本质肩领高度以及更多的颊侧骨组织支撑。另外术后必须要留出充足的时间来得到充分的康复、新生组织的成熟以及新的生物学宽度和上皮附着的建立。如果冠边缘的预备和安放置于未发育成熟的龈沟内，那么就会导致附着结构向根方移位（图14-15和图14-27）。

牙根牵引术

通过正畸方法将临床牙冠较短的牙齿牵出可以增加临床牙冠的长度、抗力以及固位力。牵引持续时间可以为2~4个月。如果牙齿周围的牙周纤维是不完整的，那么，牙齿的萌出将不伴有牙槽骨的附着。如果牙周纤维是完整的，那么牙槽骨也将与被牵拉着的牙齿一起向殆方生长。以这种方式萌出的牙齿最好通过牙弓夹板与邻牙固定在一起，以避免再次下沉（图14-16）。

邻近修复体的相互连接与保持独立

当磨牙症患者的相邻近的多颗牙齿需要修复的时候（通常，这些牙齿的临床可预备高度都不足），是将这些牙齿连接在一块还是让它们各自独立就成了一个问题。

相互独立的修复体有着牙冠或者牙根折裂的风险，尤其是在经过根管治疗的情况下。而牙髓治疗后的单根管牙使用桩核修复术则更易发生牙根的折裂。具有充分固位力的单独修复患牙会在咬合功能紊乱引起的非轴向载荷下发生进行性松动。如果这种松动是自限性的，不继续增加，那么可以把这看作是生

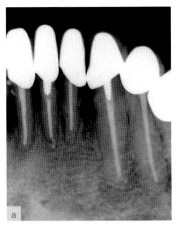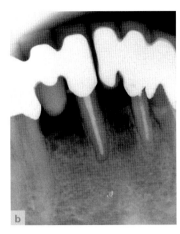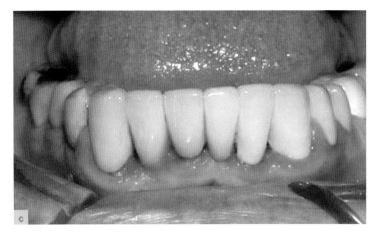

图14-17 （a~c）相邻的下颌切牙经过根管治疗后使用相互独立修复体进行修复。相互独立的牙根经过3~5年后出现折裂，不得不使用局部固定义齿进行修复。

理上的适应性松动，在临床上是有益的。至于与邻牙相连接的修复方式，有关这种方法能否增加修复体的抗力和固位力的不同观点之间也存在着分歧。许多临床医生在制作了邻牙上的短修复体后感觉患牙的抗力和固位力得到了提高，并且患者的感觉也更好。目前看来，似乎无论哪种方法都无法取得一致性的意见。因此，这个决断要留给临床医生自己来把握。然而将修复体相互连接在一起后，有脱落和崩瓷的风险。一组相互连接的修复体中，远侧终端的修复体是最容易出现脱落的。当联冠修复体远端基牙承受着特定方向的高咬合力时，作用在其上的侧向力形成一个杠杆，对远端基牙的抗侧向力和粘接剂的抗剪切强度存在很大的风险。这些临床变量的不同风险级别尚未经过科学证实。最终的决定必须要根据每名患者各自的情况，依其不同的临床决定因素来做出。患牙松动度的持续增加，尤其是患者出现不适症状的时候则是利用联冠来进行牙齿固定修复的指征。这些在有着良好的骨组织支撑的重度磨耗牙齿上并不典型，但是与有着牙周病的骨组织丢失、产生牙齿移位的病例情况有着更高的相关性，并最终会导致牙齿的松动。经过正畸治疗的牙齿需要进行联冠修复是明确的，以防止正畸后复发。

一些较为特殊的问题容易出现在经过根管治疗后寿命缩短的上颌侧切牙和下颌切牙上。这些牙齿较容易发生折裂。上颌侧切牙可以与邻近的上颌中切牙和尖牙连接起来，以避免在非正中咬合功能紊乱时修复体的脱落。侧向的负荷由尖牙来承担，前伸时的负荷由中切牙承担。在许多病例中，上颌侧切牙的长度需要适当缩短来避免在侧向前伸运动中出现应力集中和牙齿折裂的风险。下颌切牙面临的问题与之相似。

如图14-17中所展示的病例那样，未连接的修复体易出现折裂的情况。此病例中，修复体是没有相互连接的，左侧切牙出现了折裂，于是进行了左侧切牙到左侧尖牙的修复。在这之后，出现了右侧中切牙的折裂，于是又制作了利用右侧尖牙和右侧侧切牙来修复中切牙的单端固定桥。一个下颌#33-#43的联冠可以降低基牙折裂的风险，然而也产生了一个问题，如果不通过增加近远中向的牙体组织的预备量，那么将很难为楔状隙（邻间隙、外展隙）的构建提供充足的空间。另外，一旦出

现陶瓷上层结构的崩脱或者折裂，在已经永久性粘固的情况下，不返工重做将很难弥补。如果修复体只是临时粘接，那么在单独的基牙上可能会出现潜在的脱位和龋坏。

影响修复体脱位的因素

关于修复体的固位与脱落，有数个不同的临床决定因素相互关联，并且影响着临床决策的制订。这些因素包括：牙齿预备产生的抗力形和固位形；基牙的强度、倾斜角度以及分布、跨越的长度；非正中殆的设计（尖牙引导或是组牙功能）。咬合功能紊乱的范围和程度是主要的决定因素，因此需要患者依从性良好，夜间坚持佩戴咬合装置（夜磨牙殆垫）以减小夜间咬合功能紊乱的影响。目前，研究各个独立变量以及这些变量与修复失败的模式的临床证据还是普遍缺乏的，尤其是在重度功能紊乱的磨牙症受试者身上。

单牙弓修复的考量

首先要解决的一个问题是，单牙弓的修复是使用固定修复体还是可摘修复体。诊断和治疗计划应该遵循着已有的方法，这在第9章里已经做了非常详尽的讨论了。形态学上的考量、牙齿的疾病和紊乱，以及患者因素都应该明确出来，并且依据不同的具体情况来做出考虑。了解了这些诊断信息以后，就可以制订一个较为适宜的以患者为中心的治疗计划。

确定使用固定修复体还是可摘修复体来修复缺失的牙体组织或者是缺失的牙齿后，相关的临床决定就要根据它来确定和实施。牙弓内因素以及牙弓间因素在治疗方案的确定和执行中具有重要意义。

重度牙齿磨耗病例的诊断

在任何情况下，治疗计划的制订都应该建立在3个基本的个体临床决定因素上：患者的整体情况，牙齿相关的疾病和功能障碍，以及个体的形态学变异。另外，牙弓间因素、牙弓内因素以及每个个体的牙齿因素都需要考虑进去。

465

患者的情况

患者的情况应该由患者的叙述和医生的引导性提问来确定。这些应该包括对患者的心理情况、压力状况、磨牙史以及饮食习惯的评估和分析。确定相关症状的存在，比如暴食症、胃酸反流，是否合并有不良的饮食习惯等。临床医生应该充分理解患者的苦恼和对自身疾病的关切。患者提出来的常见的困扰有：不美观，功能障碍，冷热敏感或是牙体组织的缺失。同时，也必须要询问患者的牙病史，以此获得牙齿磨耗和酸蚀的进度以及既往的治疗经历。一个连续的反复修复失败的经历（包括修复体折裂和脱落）是一个非常有意义的指征，医生应该因此提高对修复后问题出现的风险评估和认知。医生应该尽力查清患牙磨耗的原因和速率。功能紊乱的活跃表现是磨牙还是紧咬牙，现在是处于活跃期还是静止期？酸蚀症是原发的还是继发的？其病因是诸如暴食症、胃酸反流这样的功能紊乱还是其他饮食紊乱？这些病因的组成部分当前是仍然存在还是已经终止了？这些都需要得到临床医生的关注和确认。

牙齿磨损后的形态学诊断

形态学的诊断是非常有必要的，并且应该确定牙弓中牙体组织损失的分级。以及要评估咬合垂直距离，确定是否出现了咬合垂直距离的丧失以及丧失的程度。一组完整的垂直距离数据应该包括颌间距离、牙槽嵴间距离，以及前牙和后牙的牙冠高度。医生应该根据患者的客观情况对牙列在静息和微笑时的美学表现做出评估。同时还应该评估患者对牙齿外观的期望和规划。

使用固定/可摘修复体或不做处理的优缺点

是使用固定或活动的修复体来进行治疗，还是暂行观察，做出决定并不容易。在方框14-4中，列出了固定修复体和可摘修复体各自的优缺点。不做处理，在使用𬌗板的前提下，观察也是一个非常具有可行性的选择。如果可以把磨耗和酸蚀的并发症降到最低，同时患者在美学、咀嚼、发声以及舒适程度上均能接受的话，这将是一个不错的治疗方式。然而，如果患者觉得症状已经严重影响生活质量而寻求修复的解决方案，那么就必须权衡固定修复体和可摘修复体所有相关的情况，来达成一个以患者为中心的最终决定。

固定修复体的缺点主要包括：必要的大面积的牙体破坏，较广的修复范围，昂贵的花费，更高的并发症发生率以及需要维护、修复、返工重做的风险。其中也包括机械性并发症：崩瓷、修复体折断、冠脱落以及基牙折裂等重大风险。在相关的临床研究中，这些并发症的临床结果往往很糟糕。由于其并发症难以预测以及其高昂的花费，此类修复体往往令患者和临床医生都感到头痛。而固定修复体的优势在于它更为舒适美观，并且不同于覆盖式的可摘𬌗板，固定修复体易于使用牙刷和牙

方框14-4　可摘修复体与固定修复体重建重度磨耗患牙的优缺点

可摘修复体

优点
- 更少的牙齿破坏。
- 更小的治疗范围。
- 更低的失败率。
- 更易维护。
- 难度更低，顾虑更少。
- 可预期性强。
- 价格更低廉。

缺点
- 不够舒适。
- 不够美观。
- 有着患龋风险。

固定的牙支持式修复体

优点
- 舒适。
- 美观。
- 有着天然牙一般的感受。

缺点
- 大量的磨除牙齿组织。
- 治疗范围广，更复杂，周期长。
- 并发症出现的风险较高。
- 具有修复体粘接失败、龋坏、崩瓷、上层结构折裂、牙根以及种植体折裂的风险。
- 费用高。
- 难于维修。
- 需要佩戴夜间𬌗垫。
- 重做以及维修的费用。
- 缺乏临床结果证据。

线清洁。可摘修复体更少发生各种复杂的并发症，也更少出现基牙的折裂等后果。全覆盖的可摘义齿给其基牙带来了患龋的风险。如果其下的牙齿或者牙根龋坏需要拔除，通常对可摘修复体的调整也并不复杂。

可摘全覆盖𬌗板

可摘全覆盖𬌗板为重度磨耗提供了一种切实可行的治疗选项。如上文所述，这种修复体既有优点也有缺点。优点是其可以在不进一步破坏牙体组织的条件下对缺失的牙体组织进行修复。治疗涉及的范围更小、时间更短，更为简单，花费也更少。同时也相对有较少的维护问题，较少出现折断以及花费不菲的各种需要返工重做的修复失败问题。修复体的折裂和磨损可以很轻易地修复。比起固定修复的种种潜在问题，这种修复给患者和临床医生双方都省去了大量麻烦。其缺点在于可摘修复体远称不上舒适，并且有些患者难以适应这种修复体。并且常常出现外观上的一些问题。易于维护但同时也存在着继发龋坏和边缘性龈炎的风险，在存在这些疾病的易感者身上，这些风险是很难控制的。如果使用可摘义齿修复，那么患者就需要执行较为严格的口腔护理措施，使用含氟的漱口液以及含氟凝

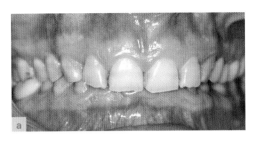
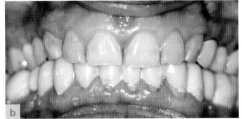
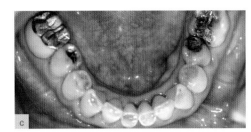
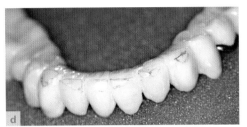
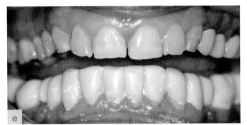
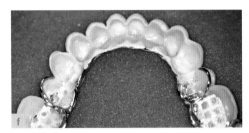

图14-18　（a~f）在一个深覆𬌗的中度磨损病例中，可摘全覆盖矫治器使用了超过20年。

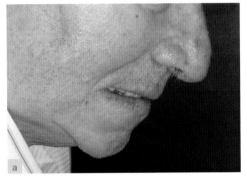
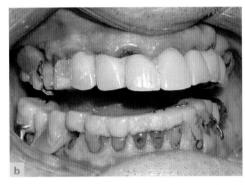
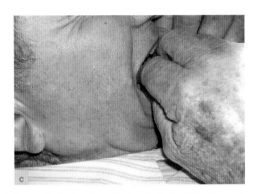

图14-19　（a~c）患者使用了18年的局部可摘全覆盖义齿，每3~4年更换一次树脂表面。其下的支撑牙虽然会发生脱钙作用，但会得到周期性地维护。在患者85岁高龄时，仍然在使用这副义齿。

467

胶是非常有必要的（图14-18和图14-19）[66-69]。

磨耗牙列的固定义齿修复

全牙弓问题

涉及整个牙弓的固定义齿修复时，有许多的变量和问题需要面对（图14-20）。较短的临床牙冠会导致修复体抗力和固位力的不足。如果充分考虑了这点，那么应该选择牙冠延长术、牙根牵引术，或者增大垂直距离中的哪种方法呢？是否应该把相邻的牙齿联接起来？经过根管治疗并使用桩核修复的牙齿即便有着足够长的牙本质肩领是否也承担着较大的风险？做成联接的修复体是否会减少折裂的风险？𬌗面使用金属还是瓷？缺失牙是否应该使用固定局部义齿修复？是否需要和邻牙接在一起或单独修复？当缺损牙列过长时，是否需要使用种植体？在磨牙症患者中，什么样的情况是预计需要进行种植牙修复的？应该修复缺失的后牙支撑吗？一个变短的牙弓是否意味着更大的风险？单端固位体的远端悬臂梁是否承担着一个更大的风险？后牙的种植体是否承担着更多的风险？进行过上颌窦提升或经过植骨后进行种植是否意味着存在更高的风险？后牙

远端游离的可摘义齿能否提供足够的后牙支撑？这些问题的答案，通常没有足够的临床结果来支撑[55]。

牙弓内的考量

在牙弓水平的考虑，咬合功能紊乱时的紧咬牙和磨牙症会带来高的咬合负荷，必须要尝试去了解整个牙弓、修复体以及牙周组织在这种高的咬合负荷下随时间进展将会有怎样的变化。这些将集中在修复体的耐久性能、在支持基牙上固位力的持久性能、支持基牙的耐久性能，以及基牙下支持骨组织的耐久性能方面。牙齿和种植体作为基牙时，还需要考虑与它们特定的生物学骨结合机制，骨组织负荷：超负荷差异以及生物力学和结构差异相适合。在制订治疗计划过程中的考量都是相似的，但需要强调重度咬合功能紊乱以及磨牙症状中的临床预期。牙弓内因素也需要考虑，包括牙弓的形态、余留牙的分布、基牙的分布和跨度、后牙支撑、非正中引导支持、牙冠高度以及联冠的长度等因素。每个病例基于其自身特点有着不同的组合方式。在考虑是选择固定义齿还是可摘义齿的过程中，其各个变量的相互影响是非常大的。对于固定修复体来说，这些因素的相互作用会影响生物力学载荷，要据此做出相应的计划。在牙齿缺失需要修复的情况下，牙弓的宽窄与基牙的位置

都会影响修复体的跨度和位置（图14-20）。后牙支撑、跨度长度、相邻基牙以及联冠的设计策略在不同个体都有所不同。

若修复跨度需要两个桥体来完成，那么，基牙和上层结构出现并发症的可能性就会显著增高。上层结构和基牙的折裂并不罕见，推荐使用种植体以增加额外的支持[70]。

𬌗面材料

对于牙齿已经磨平了的重度磨牙症患者，尽管医生充分重建了𬌗面并且使用了夜间𬌗垫，可是患者仍然倾向于继续他们的磨牙习惯和紧咬牙的癖好。在这样的情况下，即便近年来陶瓷技术得到发展，最新一代全瓷和锆瓷的应用得到了广泛关注，也并不能解决其𬌗面修复体折裂和崩脱的高风险性。关于这个问题，无论是传统的烤瓷熔附体还是全瓷修复体，目前都还没有充分的临床数据。

一些临床医生倾向于在对颌之间使用相同的材料，即陶瓷对陶瓷，金属对金属。这样，上下颌之间的材料性能是一样的。然而，目前还没有明确的证据来证实或者驳斥这种思路。在许多案例中，相对于不好看的金属面，更美观的瓷表面意味着更高的折裂与崩瓷的风险，这与患者较高的美学要求之间的平衡就成了治疗中的指导因素（图14-21）。尽管陶瓷的机械性能在不断地提高，当它与金属、氧化锆或者二硅酸铝熔附形成修复体时，重度磨牙症仍然会引起瓷的折裂和崩脱。

在重度磨牙症患者的案例中，在金属接触面上，可以在非正中向咬合运动轨道上看到光滑的小平面和磨损痕迹，而在对颌的瓷接触面上，则表现为擦痕与磨损（图14-22）。降低崩

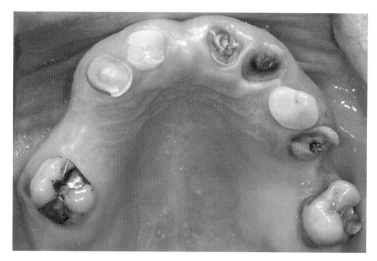

图14-20 每个牙弓都有其特殊的考量和变化。

瓷与瓷折裂的一种方法是在不影响美观的区域使用金属𬌗面，比如上颌牙𬌗面以及下颌的第一或者第一和第二磨牙上。所有的上颌牙的唇颊侧面、颊尖以及切缘，下颌前磨牙，尖牙以及切牙需要使用陶瓷材料以避免难看的金属面暴露出来（图14-21）。只有极少数的患者能接受在这些区域出现金属。不管是哪种情况，瓷面都必须建立在正确设计的下层支撑金属上。在制订上颌颊面和切端的计划时，这个问题就会显得尤其重要。在前伸的切对切关系中，它们会受到严重的压应力和剪切力。

较为平缓的引导、光滑圆钝的表面、恰当的金属支撑以及瓷接触面、组牙𬌗前伸、侧前伸都有助于减少并发症的发生。减少覆𬌗也减小了垂直向的应力以及剪切应力。在严重的深覆𬌗病例中，可以考虑增加垂直距离来获取更为平缓的引导。坚

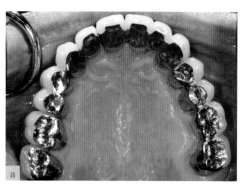
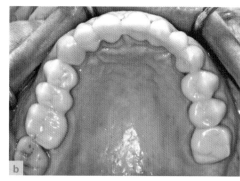
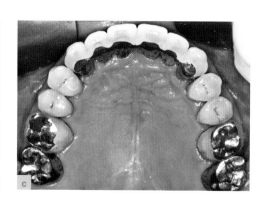
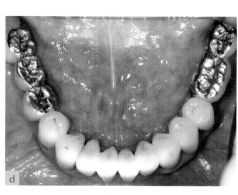
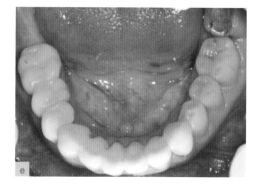
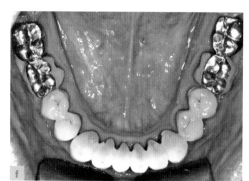

图14-21 （a～f）在不可见区域的金属表面。在非正中的对刃关系或者边对边关系中，咬合面侧以及切端的瓷边缘在功能异常时是非常容易出现损坏的。平缓的引导、光滑圆钝的表面、适当的金属支撑以及组牙接触都能减少并发症出现的风险。树脂𬌗面板（夜间𬌗垫）可以在夜磨牙发作时保护瓷制𬌗面。在磨牙症患者身上，锆瓷以及全瓷修复体的远期效果是未知的。

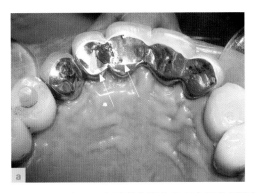
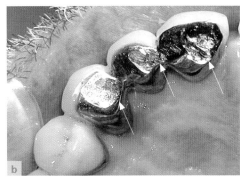
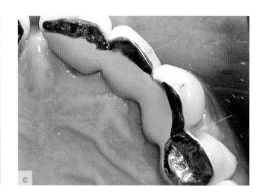

图14-22 （a～c）重度磨牙症患者磨损前牙修复体，尤其是有着覆𬌗的牙列。舌侧光滑的金属磨损面标志着非正中运动时较为活跃的摩擦（白色箭头）。在"切对切"的关系中，磨牙症最终可以导致修复体饰面瓷的破碎和折裂（黄色箭头）。现在提倡在切端和腭侧表面用不同程度的瓷面覆盖重叠。然而，临床试验结果仍然比较缺乏，另外不同个体之间的差异性也使得这种困境变得相当难以预测。

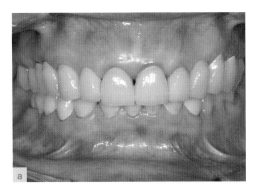
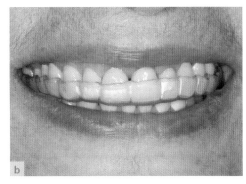

图14-23 （a和b）在重度磨牙症的病例中，尽管患者的依从性非常成问题，𬌗垫的佩戴是强制性的，并且在任何情况下都推荐使用。

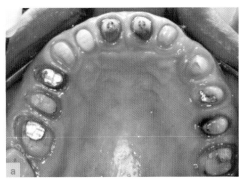
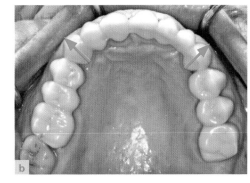
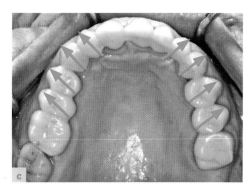

469

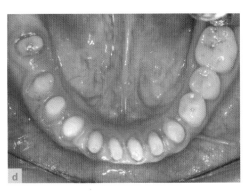
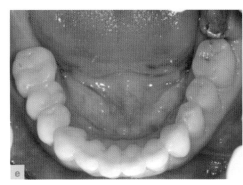
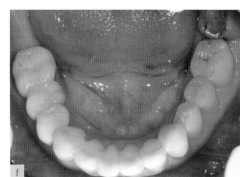

图14-24 （a～f）非正中引导取决于不同的个体临床决定因素。选择的引导应该对修复体和支撑组织产生最小的破坏性应力。

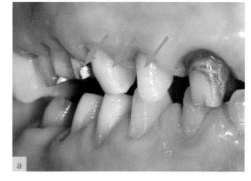
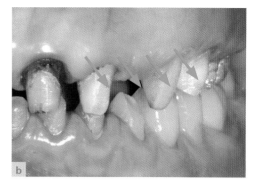

图14-25 个体差异化特征决定了在这个病例是建立一个尖牙引导还是组牙功能𬌗。在这个病例中，主要的因素是抗力和固位、修复体脱落的风险、桩核冠基牙牙根折裂的风险、覆𬌗以及磨牙症的严重程度。

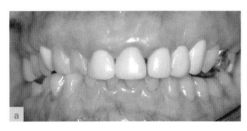
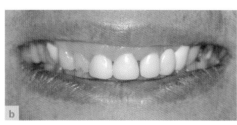
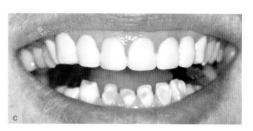

图14-26 （a和b）展现患者病情。𬌗平面不平，牙龈美学曲线不协调，临床牙冠高度不足，咬合功能紊乱以及酸蚀症引起的牙齿磨耗，咬合垂直距离降低，牙槽嵴间距离变短以及外表不美观。（c）诊断性复合树脂恢复的上颌前牙和牙龈展现了一个较为美观的前牙𬌗平面、牙龈笑线，以及美观的牙齿垂直高度与大小。

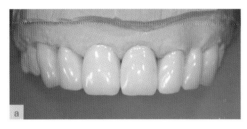
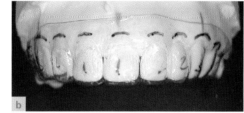
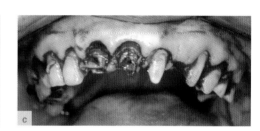
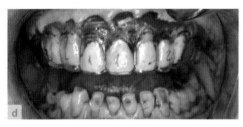
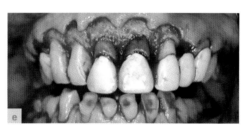
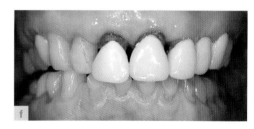

图14-27 美学标准引导下的牙冠延长术。（a）依据诊断性复合树脂制成诊断蜡型（图14-26c）。（b）由诊断蜡型制成模型后，在其上制订手术导板。（c）开始时的手术切口。（d）确定骨减少后的位置，进行手术指导。（e）去除足量的骨组织，以获得想要的颈部牙冠高度2～2.5mm的增长以及2mm生物学宽度的增长。（f）愈合后增加的牙冠颈部长度。

持使用树脂𬌗垫可以在夜间功能紊乱中保护瓷面不受损害。在预后观察中，依从性是非常重要的，为了修复体持久使用，对患者进行随访是十分有必要的（图14-23）。

选择性非正中引导和𬌗分离

在牙齿重度磨耗的病例中（在所有病例中），应该依据每名患者不同的情况来对非正中引导进行设计。在对引导进行设计的时候，应该把潜在的咬合功能紊乱引起的紧咬牙和磨牙产生的应力分散在重建的牙列与它们的牙周组织上（图14-24和图14-25）。引导的特点以及分配会受到牙弓内、颌间以及不同个体的牙齿因素的影响。这些因素可以包括临床牙冠高度、基牙的抗力和固位、冠根比、牙髓活性、牙冠预备体与修复体比、基牙的分布、颌间距离，以及基于美学的𬌗平面定位。而关于采取怎样的引导设计，并没有明确的临床指南或者研究结果来辅助医生做出决定（见第6章）。在磨牙症的病例中，指导原则是把引导设计成尽可能地平缓或者浅，同时获取最强的支撑基础。粗壮的天然尖牙可以用来提供一个分离工作和非工作接触的侧方引导。在尖牙缺失或者基牙在牙弓内分散的病例中，用组牙功能引导非工作侧𬌗分离更合适的。在所有呈直线排列或者是跨越左右牙弓的修复案例中，都应该慎重考虑作用在对侧或者是远端基牙上的𬌗向脱位力。为避免脱落，必须要注意远端的基牙在抗力平面上具有足够的抗力和固位。

相似的，前伸引导也应该依据相同的原则来进行设计。

在Ⅰ类关系中，应该设计在前伸殆时使后牙殆分离的前导。在这项决定中，牙弓间因素扮演了重要作用。如果是骨性Ⅱ类关系，那么前伸引导应该设计在尖牙或者前磨牙上。其他的影响因素比如前牙垂直向美学的暴露量、颌间距离、牙冠预备体比例以及咬合垂直距离都需要考虑进去。

上下颌牙弓固定修复分阶段治疗

图14-26~图14-37中以图片的形式展示了上下牙弓固定修复的不同阶段和临床考量。形态学上的诊断名称包括殆平面不齐、牙龈美学曲线不协调，临床牙冠短等。咬合功能紊乱以及酸蚀引起的牙齿磨耗，咬合垂直距离降低，牙槽嵴间距离变短以及不美观的外表（图14-26a和b）。初诊检查显示出增加咬合垂直距离的必要性。口内诊断模型显示需要进行牙冠延长术来治疗上颌不美观的牙龈平面。通过口面部彩照确立美学牙冠高度、咬合平面水平以及评估增大垂直距离的幅度。诊断性复合树脂恢复的上颌前牙以及牙龈展现了一个较为美观的前牙殆平面和牙龈笑线以及美观的牙齿垂直高度与大小（图14-26c）。这之后，进行牙冠延长术是有必要的。

牙冠延长术：手术指导

利用覆盖牙面的诊断性复合树脂作为手术指导，可以控制实现预先设计的前牙和后牙的牙龈水平（图14-26c）。

可以依据预期的龈缘线和牙齿轮廓，在诊断模型上制作规划好的牙冠蜡型（图14-27a）。制作一个透明导板来作为手术导板（图14-27b）。术中放置手术导板可以使术者直观地看到去骨量以及依照正确的结构、生物学宽度和笑线，来确定去骨后的轮廓。为了获得想要的颈部牙冠2~2.5mm的长度以及2mm生物学宽度的增长（图14-27c~f），必须去除足量的骨组织。

暂时/临时修复体

临时修复体一般使用丙烯酸树脂制成。一些临床医生在临时修复体和暂时修复体之间做了语义学上的区分。基本上来说，"临时的"就更为随意一些，相对应的"暂时修复体"则可能是由诊断蜡型上精心制作而来。也可以采取许多措施来增加暂时修复体强度，比如舌网或者铸造卡环[71]。作为最终修复体的预先尝试，制作暂时修复体时需要特别小心。在诊断蜡型上制作的暂时修复体应该满足以下几个条件：在理想的最终的垂直距离下根据预计的诊断蜡型制作暂时性修复体（图14-28）。同时要实现预计的引导、设计的联冠修复以及包括所有的美学因素。暂时修复体是用来评估功能、美学、言语、固位、磨耗、牙折，以及在充分的时间条件下评估颞下颌关节紊乱病的症状（图14-29）[71-73]。经过一个较为成功的观察期之后，可以制取终印模和模型。通过交叉工作模型和暂时模型上殆架将暂时修复体复制为最终修复体。

工作模型上殆架

上颌模型是使用面弓来固定到上颌颌托上的。下颌工作模型根据获得的适宜的正中关系咬合记录安装在上颌工作模型上。在计划的垂直距离下由分段的咬合记录完成上殆架（图14-30）。

交叉工作模型以及暂时修复体模型

为了把暂时修复体的形状复制到最终修复体上，可以应用交叉上殆架技术。交叉上殆架技术允许工作模型和暂时修复体的模型轮流上殆架。下颌暂时修复体模型与上颌最终工作模型相对。上颌暂时修复体模型与下颌最终工作模相对，或者是上下颌暂时修复体模型相对。工作模型与暂时修复体模型是可互换的，并且可以在颊侧殆侧放置硅橡胶，以作为最终修复体蜡型构建的指示（图14-32）。

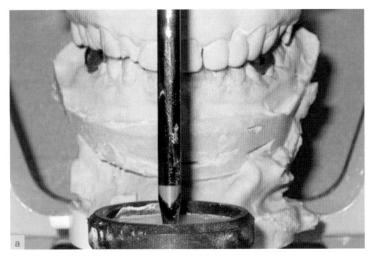
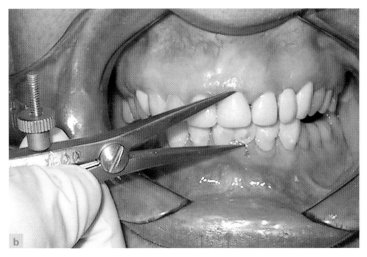

图14-28　（a和b）通过评估诊断模型上前牙与后牙的牙冠高度并且测量颌间距离以及殆间距离来评定新的垂直距离。

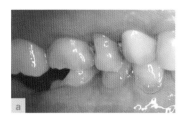 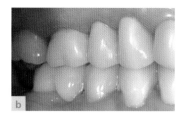 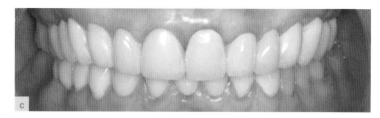

图14-29 （a）初始的咬合垂直距离。可以通过增加咬合距离以获得充分的船间隙来容纳咬合材料。咬合垂直距离改变带来的影响可以通过暂时修复体进行评估。（b和c）美学效果、功能、粘接效果、磨耗程度、折裂概率以及关节肌肉症状都可以在暂时修复阶段进行评估。如果咬合垂直距离需要进一步提升，那么，需要在上下颌牙弓同时进行增加牙冠高度，从而不破坏较为美观的船平面。

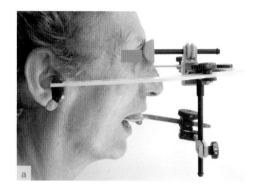 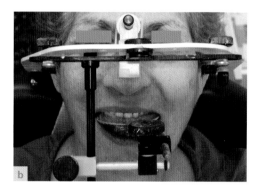

图14-30 使用面弓装配上颌模型，下颌模型在正确的咬合垂直距离下利用正中关系记录来上船架。

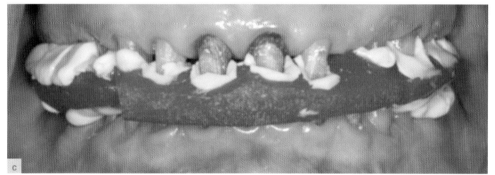 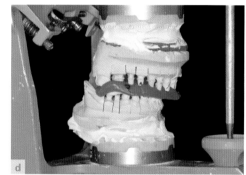

472

最终修复体的蜡型制作

颊侧和船侧的硅橡胶导板是由交叉上船架技术中暂时修复体模型与其相对应的工作模型咬合制成的。堆蜡法或者减蜡法可以使得蜡质堆积成规划好的咬合设计以为金属支撑和瓷层获取足够的厚度（图14-32）。

离心抗力与基牙的连接

离心抗力是指由基牙以及它们的支撑结构产生的抵抗修复体前伸和侧方离心脱位时的力。对于跨中线的联冠修复体，离心抗力在工作侧与非工作侧都会产生。在连接相互邻近的基牙时，有多种因素需要考虑。美学因素、颌间距离、抗力、固位、咬合垂直距离、息止船间隙、基牙与牙齿的耐久力、非正中引导以及离心抗力等都需要考虑到。工作侧基牙预备后的舌侧壁与非工作侧基牙的颊侧轴壁提供了对于工作牙尖斜面产生的侧向异常应力的联合抵抗作用。同样的考虑也可以应用在远端的基牙预备上，以抵抗早接触以及咬合功能紊乱产生的扭力。

图14-33说明了在规划离心抗力和邻牙连接时的各种可能性。为了重建一颗缺失的上颌尖牙，首先考虑的是制作一个将第一前磨牙与侧切牙连接起来的三冠联桥。左侧侧切牙可能存在强度不足的问题，因此可以将左侧中切牙也加入进来。由于左侧中切牙中植入了一个较宽的铸造桩，其牙根强度受到了削弱。所以与已进行桩冠修复的右侧中切牙联接可以降低根折的风险，进一步提供了抗力以及修复左侧尖牙的固位力。

一种选择是将修复体分为两个单独的前牙区段：右侧中切牙到左侧第一前磨牙，以及右侧尖牙与相邻的侧切牙。或者，也可以将7颗修复体联接起来，从右侧尖牙到左侧第一前磨牙做成一个修复体。第一个选择是根据左、右侧在工作侧引导时产生最小的跨牙弓扭矩决定的。而把右侧尖牙和侧切牙单独制成一个修复体的选择也会为侧切牙提供额外的支持，这两颗修复体也因此变得较稳固不容易脱粘接。右侧两颗上颌前磨牙、左侧第二前磨牙和切除部分牙根的第一磨牙要考虑根管治疗后还同时削弱了牙根的强度，所以应减少潜在的牙根折裂的风险。

在下颌牙弓，下颌切牙和尖牙均单冠修复，为了增加支持，将右侧的两颗前磨牙和截了一个牙根的第一磨牙进行联冠

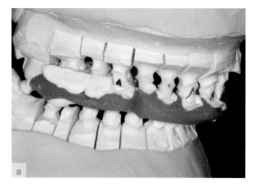
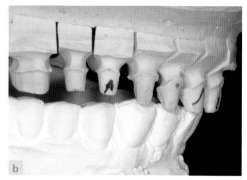
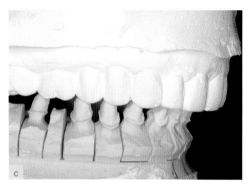
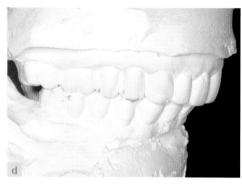

图14-31 交叉上𬌗架。（a）一对工作模型。
（b）上颌工作模型与下颌暂时工作模型相对。
（c）下颌工作模型与上颌暂时模型相对。（d）
一对暂时模型。所有的模型都是可以互换的。

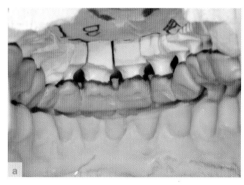
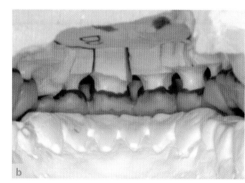
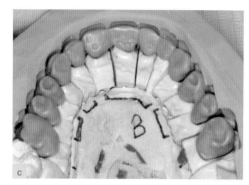

473

图14-32 （a~c）最终修复体的诊断蜡型。由交叉上𬌗架技术制成颊侧𬌗侧的硅橡胶。通过减蜡法和堆蜡法可以使我们获得恰当的𬌗面空间，以便在必要的金属支撑下获得足够的瓷层厚度。

修复。

粘接作用与维护

关于确定粘接方式也是很重要的，如果使用永久粘接剂固定修复体，那么，将无法再拆卸修复体。如果在一个联冠单位中的单颗修复体出现粘接失败，或者出现崩瓷，那么连接在一起的修复体是无法去除的。如果使用了不同强度的临时粘接剂，那么修复体就可以取下来进行维护。然而，这样就显著增加了修复体脱落的风险，并且，如果患者没能认真遵守医嘱的话，这将创造一个非常高的修复体脱落以及短期内出现基牙龋坏的风险。

最终修复体

最终修复体应满足：实现既定的美学目标使患者满意；最终的非正中引导完成；最大牙尖交错位时，全牙弓同时接触，粘接前抛光上釉（图14-34～图14-37）。最终修复体需要持续地复诊维护，并且𬌗垫的使用应该是强制性的，并且其依从

性应该受到监督（图14-23）。

牙弓间因素、垂直向因素的考量

轻度到中度的磨耗导致出现常见的临床症状，个别牙齿需要修复。临床医生和患者可能较为排斥使用全冠修复全口牙列。其原因可能包括需要切削全口牙齿、需要长时间就诊和花费大量精力以及口腔治疗带来的不菲花费。尽管使用了夜间𬌗垫，进展性磨损以及持续酸蚀与咬合功能紊乱仍然可以继续发展，导致进一步地磨损、恶化以及牙体组织的断裂。前牙釉质可以出现进一步地剥脱和折裂，牙髓可能暴露，需要进行牙髓治疗。经过牙髓治疗的牙齿可能被折裂，暴露的牙本质表面可以被继续削磨，旧的修复体上可以出现崩瓷现象（图14-38～图14-40）。修复这样的牙列变得越来越富有挑战性。每个案例的临床参数都有所不同。一些患者可能由于其良好的依从性以及坚持使用夜间𬌗垫甚至是白天𬌗垫，其修复体可以稳定地使用很多年。其他的病例中，可能出现渐进性的修复失败

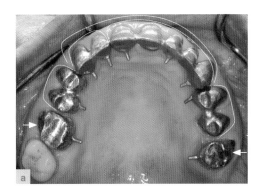

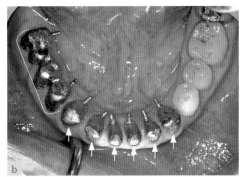

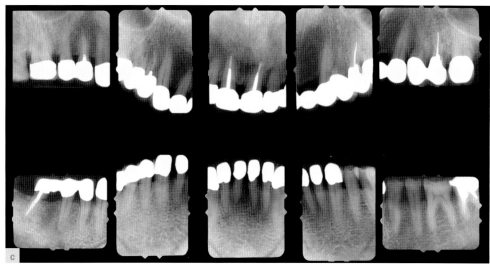

图14-33　（a~c）决定是否将相邻的基牙连接是基于其个体的离心抗力以及咬合功能紊乱应力的分布情况等临床因素来确定的。

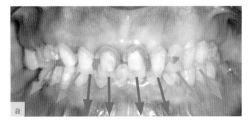
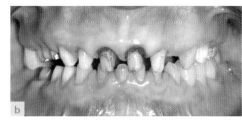
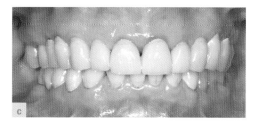

图14-34　（a~c）最终𬌗面修复方案。左侧非正中引导由尖牙和侧切牙完成。右侧引导由尖牙和第一前磨牙完成。前伸引导基于中切牙和侧切牙。

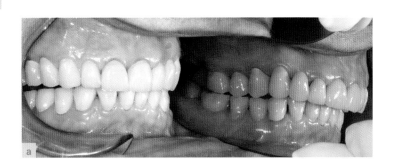
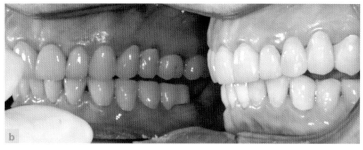
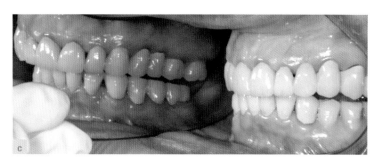

图14-35　（a）左侧组牙功能使得非工作侧𬌗分离。（b）前伸引导使得后牙修复体𬌗分离。（c）右侧工作尖牙和侧切牙使得非工作𬌗分离。

以及在某些特殊情况下，重建整个牙弓或是选择可摘修复体显得十分必要。

图14-38和图14-39显示了一名55岁男性进展性磨牙症患者的病例。患者的上下颌垂直距离降低，临床牙冠短。在此基础上，对患牙进行了修复。由于呕吐和适应困难，这名患者无

法使用夜间𬌗垫。为了重建上颌前牙最终的美学修复，要求进行牙冠延长术，以提供可接受的足够临床牙冠高度，来满足抗力和固位要求，同时腭侧以金属𬌗面覆盖。

图14-40呈现了一例进展性的牙根折裂、牙齿磨耗以及崩瓷的磨牙症患者。远端烤瓷修复的基牙由于牙根折裂（尽管使

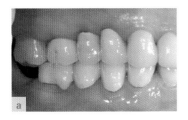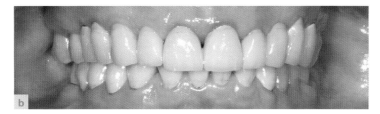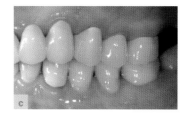

图14-36 （a~c）牙尖交错位。最大牙尖交错位与CR位一致。

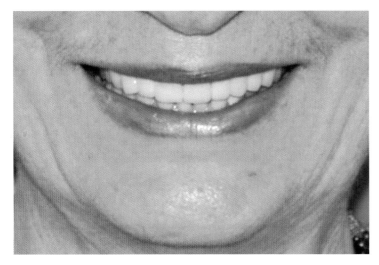

图14-37 最终修复后的外观（图片由修复医生Dr Gil Asafrana，外科医生Prof Avital Koslovsky和牙科技师Barch Indig先生提供）。

方框14-5 短的临床牙冠全牙弓固定修复难点

- 短的临床牙冠。
- 无抗力、固位力。
- 抬高咬合垂直距离。
- 瓷或金属𬌗面。
- 旧的金属𬌗面。
- 根管治疗+桩+核。
- 增加了牙根折裂的风险。
- 牙冠延长术。
- 被动萌出。
- 牙根牵引术。

用了夜间𬌗垫），不得不选择新的治疗计划，如可能需要种植体修复、可摘局部义齿修复，以及重建整个上颌牙列。

全牙弓修复的临床选择

当垂直咬合高度磨耗过重导致临床牙冠过短以至于难以进行修复时，可以考虑选择其他的修复方式（方框14-5）。一种方法是使用牙冠延长术协同增加垂直距离来进行全牙弓的修复重建。牙冠延长术提高了牙齿的预备高度，以获取足够的抗力和固位力。为避免牙冠预备高度的损失，应该尽量减少𬌗面的预备。另一种方法是可以通过正畸的方法使得后牙主动或者被动地萌出（图14-41）。

后牙被动萌出

在允许增加的咬合垂直距离范围内，𬌗向牵引后牙，实现后牙主动萌出或被动萌出，使前牙区获得修复空间。被动萌出可以通过前牙设置咬合导板或树脂类的Hawley装置[74]，或铬钴合金类的Dahl装置来实现（图14-41~图14-43）[75-78]。两种𬌗板都是可摘的，后牙设置卡环固位。Hawley最初被描述为一种促使后牙分离的装置，目的是创建前牙的咬合空间，内收因牙周病导致牙槽骨吸收并外展的前牙（见第13章）。在两

年的追踪调查中，使用Dahl保持器的患者，有一定数量出现了复发[78]。这种治疗方式需要考虑潜在的复发可能，为了长期的稳定性以及为了防止冠向移位而需进行牙槽嵴顶纤维环切术。后牙的被动萌出可能发生在2~3个月。如果没有发生被动萌出（可能是由于舌的干扰），那么也可以考虑颌间牵引。

重度深覆𬌗

修复前牙覆𬌗不断增加的病例具有很大挑战性，特别是存在功能紊乱性磨耗的情况下。进展性磨耗和覆𬌗的增加使得牙齿在唇舌向变得非常薄，并且容易折断（图14-44）。对于这些牙齿，冠修复的预备相当于对牙齿的进一步削弱。根管治疗与金属桩核是进一步的选择，但削弱了牙根强度并且未来有根折的风险。在这些病例中充足的颈部牙本质肩领的量是很重要的。可以将削弱的基牙用联冠连接起来以增加强度。上颌侧切牙和下颌切牙特别容易断裂，所以需要加固，特别是在有高陡侧方引导的深覆𬌗病例中（图14-44）。想要恢复到原来的覆𬌗状态，可以在前伸引导接触前用一个小的前牙平台建立一个明确的止点（图14-15）。另外，增加咬合垂直距离会减小覆𬌗和形成平坦的前导（图14-46）。

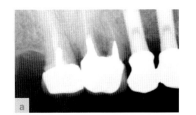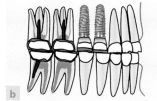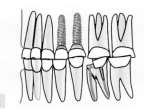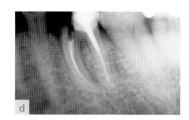

图14-38　（a~d）减少的颌间距离。在因磨损导致的垂直高度减少和牙冠高度降低的基础上修复牙齿是非常具有挑战性的。经常是，我们很难做出修复整个牙弓的决定。在此之后，不得不持续地进行单独的修复重建，从技术上来讲，也变得越来越吃力。这名患者由于咽部敏感和适应困难，无法使用夜间殆板。

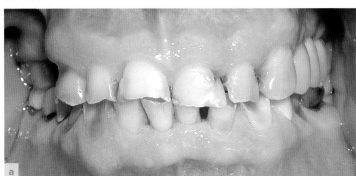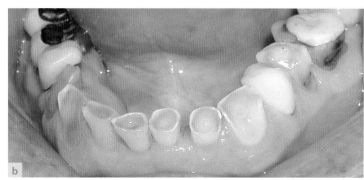

图14-39　（a和b）前面观。

图14-40　（a和b）减少了的颌间距离和牙冠高度。出现了数年的进展性磨耗以及上部结构、瓷面、牙根的折裂。患者声称是佩戴了夜磨牙殆板的。对于该患者不进行大范围的牙冠延长术且直接在原有的咬合垂直距离基础上进行修复是不可能的。

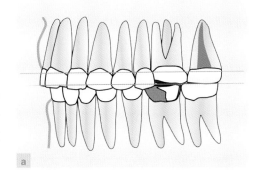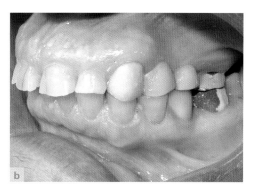

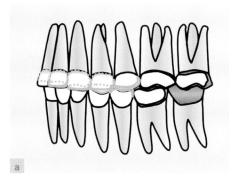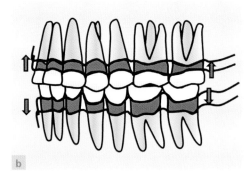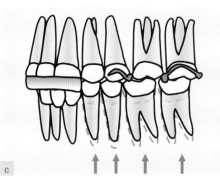

图14-41　修复临床短的牙冠所面临的挑战。（a）在原有的咬合垂直距离上进行修复就意味着需要使用金属殆面，并且很难获得足够的抗力和固位力。（b）牙冠延长术提供了更多的可预备牙冠。（c）后牙的被动萌出给前牙创造了殆间隙。

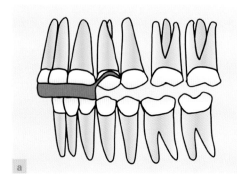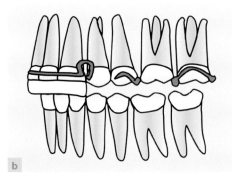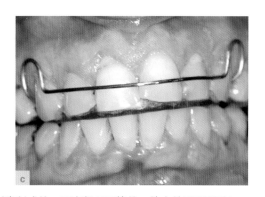

图14-42　（a）Dahl装置。（b和c）Hawley装置。Dahl装置是钴铬合金制成的，Hawley装置是由树脂制成的。两者都是可摘的，放在前牙殆平面上，并且使用卡环固位，在计划好的距离上增加咬合垂直距离，制造后牙间的殆间隙，使后牙向着殆面被动萌出。

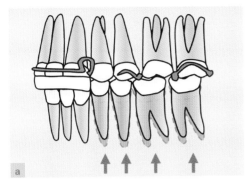 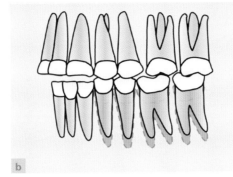

图14-43 （a）后牙向着殆面被动萌出。（b）当后牙萌出到一个新的垂直关系时，就创造出一个殆间隙，可以为修复前牙提供空间。

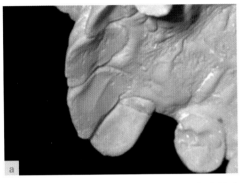 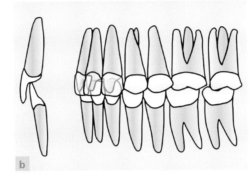 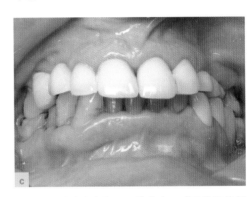

图14-44 （a~c）在原有咬合垂直距离的基础上进行重建。舌侧严重磨耗的上颌前牙会加重前牙区的覆殆，同时咬合变紧，覆盖变小。联冠修复相邻的牙齿可以增加强度和固位力。由于缺少殆间隙，腭侧被要求用金属恢复。

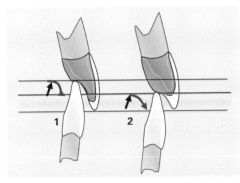

图14-45 修复深的、不稳定的覆殆。（1）下颌在开始前伸引导接触之前，下颌前牙必须咬合在上前牙舌侧面稳定的小平台上，即前牙区的正中止点上。（2）通过增加咬合垂直距离，减小前牙覆殆，形成平坦的前导。

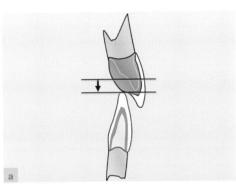 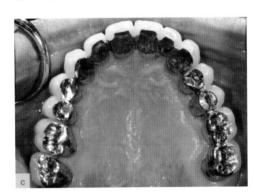 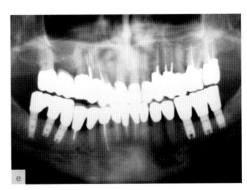

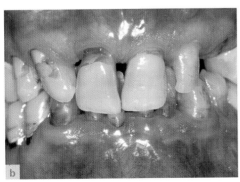 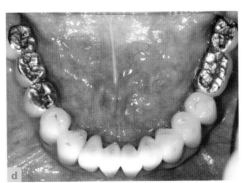 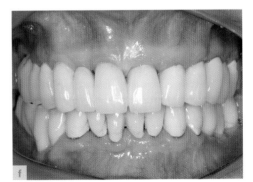

图14-46 （a~f）因中度到重度的磨耗而增加了覆殆，增加垂直距离来建立一个平坦的前导（由口腔修复医生Dr O Ghelfan以及外科医生Dr Z Artzi供图）。

参考文献

[1] Lavigne GJ, Khoury S, Abe S, Yamaguchi T, Raphael K. Bruxism physiology and pathology: an overview for clinicians. J Oral Rehabil 2008;35: 476–494.

[2] The glossary of prosthodontic terms. J Prosthet Dent 2005;94:10–92.

[3] Mohl ND, Zarb GA, Carlsson GE, Rugh JD. A Textbook of Occlusion. Chicago: Quintessence Publishing, 1988.

[4] Lavigne GJ, Khoury S, Abe S, Yamaguchi T, Raphael K. Bruxism physiology and pathology: an overview for clinicians. J Oral Rehabil 2008;35:476–494.

[5] de Siqueira JTT, Barros Schutz TC, Anderson M, Tufik S. Sleep physiology and bruxism. In: Paesani D (ed). Bruxism Theory and Practice. Chicago: Quintessence Publishing, 2010.

[6] Shore NA. Occlusal equilibration and temporomandibular joint dysfunction. Philadelphia: Lippincott, 1959.

[7] Krough-Pousen WG, Olssen A. Occlusal disharmonies and dysfunction of the stomatognathic system. Dent Clin North Am 1966;627–635.

[8] Ramfjord S. Bruxism, a clinical and electromyographic study. J Am Dent Assoc 1961;62:21–44.

[9] Dawson PE. Evaluation, Diagnosis and Treatment of Occlusal Problems. St Louis: Mosby, 1974.

[10] Bush F. Occlusal etiology of myofascial pain dysfunction syndrome. In: Laskin D (ed) The President's Conference on the Examination, Diagnosis and Management of Temporomandibular Disorders. Chicago: American Dental Association, 1982.

[11] Stohler CS. Clinical decision-making in occlusion: a paradigm shift. In: McNeill C (ed). Science and Practice of Occlusion. Chicago: Quintessence, 1997:294–305.

[12] Ash MM. Paradigmatic shifts in occlusion and temporomandibular disorders. J Oral Rehabil 2001;28:1–13.

[13] Pokorny P, Weins JP, Litvak H. Occlusion for fixed prosthodontics: a historical perspective of the gnathological influence. J Prosthet Dent 2008;99:299–313.

[14] Clark GT, Tskiyama Y, Baba K, Watanabe T. Sixty-eight years of experimental occlusal interference studies: what have we learned? J Prosthet Dent 1999;82:704–713.

[15] Li J, Jiang T, Feng H, Wang K, Zhang Z, Ishikawa T. The electromyographic activity of masseter and anterior temporalis during orofacial symptoms. J Oral Rehabil 2008;35:79–87.

[16] Michelotti A, Farella M, Gallo LM, Velri A, Maritina R. Effect of occlusal interferences on habitual activity of human masseter. J Dent Res 2005;84:644–648.

[17] Rugh JD, Baarghi N, Drago CJ. Experimental occlusal discrepancies and nocturnal bruxism. J Prosthet Dent 1984;51:548–553.

[18] Pavone BW. Bruxism and its effects on the natural teeth. J Prosthet Dent 1985;53:692–696.

[19] Litonjua LA. Andreana S, Bush PJ, Cohen RE. Tooth wear: attrition, erosion and abrasion. Quintessence Int 2003;34:435–436.

[20] Tsiggos N, Tortopidis D, Hatzikyriakos A, Menexes G. Association between self-reported bruxism activity and occurrence of dental attrition, abfraction and occlusal pits on natural teeth. J Prosthet Dent 2008;100:41–46.

[21] Bartlett D, Phillips K, Smith B. A difference in perspective – the North American and European interpretations of tooth wear. Int J Prosthodont 1999;12:401–408.

[22] Van't Spijker A, Rodriguez JM, Kreulen CM, Bronkhorst EM, Bartlett DW. Prevalence of tooth wear in adults. Int J Prosthodont 2009;22:35–42.

[23] Dahl BL, Carlsson GE, Ekfeldt A. Occlusal wear of teeth and restorative materials. A review of classification, etiology, mechanisms of wear, and some aspects of restorative procedures. Acta Odontol Scand 1993;51:299–311.

[24] Lavigne G, Kato T. Usual and unusual orofacial motor activities associated with tooth wear. Int J Prosthodont 2005;18:291–292.

[25] Bartlett DW. The role of erosion in tooth wear: aetiology, prevention and management. Int Dent J 2005;55(Suppl 1):277–284.

[26] Johansson AK. On dental erosion and associated factors. Swed Dent J Suppl 2002;156:1–77.

[27] Jaeggi T, Lussi A. Prevalence, incidence and distribution of erosion. Monogr Oral Sci 2006;20:44–65.

[28] Carlsson GE, Johansson A, Lundqvist S. Occlusal wear. A follow-up study of 18 subjects with extremely worn dentitions. Acta Odontol Scand 1985;43:83–90.

[29] Johansson A, Haraldson T, Omar R, Kiliaridis S, Carlsson GE. An investigation of some factors associated with occlusal tooth wear in a selected high-wear sample. Scand J Dent Res 1993;101:407–415.

[30] Khan F, Young WG, Daley TJ. Dental erosion and bruxism. A tooth wear analysis from south east Queensland. Aust Dent J 1998;43:117–127.

[31] Johansson A, Haraldson T, Omar R, Kiliaridis S, Carlsson GE. A system for assessing the severity and progression of occlusal tooth wear. J Oral Rehabil 1993; 20:125–131.

[32] Johansson A, Omar R. Identification and management of tooth wear. Int J Prosthodont 1994;7:506–516.

[33] Lobbezoo F, Naeije M. A reliability study of clinical tooth wear measurements. J Prosthet Dent 2001;86:597–602.

[34] Smith BGN, Knight JK. An index for measuring the wear of teeth. Br Dent J 1984;156:435–438.

[35] Smith BGN, Knight JK. A comparison of patterns of teeth wear with aetiological factors. Br Dent J 1984;157:16–19.

[36] Turner KA, Missirlian DM. Restoration of the extremely worn dentition. J Prosthet Dent 1984;52:467–474.

[37] Rees J. A review of the biomechanics of abfraction. Eur J Prosthodont Restor Dent 2000;8:139–144.

[38] Abrahamsen TC. The worn dentition pathognomonic patterns of abrasion and erosion. Int Dent J 2005;55(Suppl 1):268–276.

[39] Rees JS, Jagger DC. Abfraction lesions: myth or reality? J Esthet Restor Dent 2003;15:263–271.

[40] Bernhardt O, Gesch D, Schwahn C, Mack F, Meyer G, John U, et al. Epidemiological evaluation of the multifactorial aetiology of abfractions. J Oral Rehabil 2006;33:17–25.

[41] Berry DC, Poole DFG. Attrition: possible mechanisms of compensation J Oral Rehabil 1976;3:201–206.

[42] Murphy TR. Compensatory mechanisms in facial height adjustment to functional tooth attrition. Aust Dent J;1959;4:312–323.

[43] Giargia M, Lindhe J. Tooth mobility and periodontal disease. J Clin Periodontol 1997;24:785–795.

[44] Polson AM. The relative importance of plaque and occlusion in periodontal disease. J Clin Periodontol 1986;13:923–927.

[45] Hallmon WW. Occlusal trauma: effect and impact on the periodontium. Ann Periodontol 1999;4:102–108.

[46] Parameter on occlusal traumatism in patients with chronic periodontitis. Parameters of care. J Periodontol 2000;71:873–875.

[47] Lindhe J, Svanberg G. Influence of trauma from occlusion on progression of experimental periodontitis in the beagle dog. J Clin Periodontol 1974;1:3–14.

[48] The American Academy of Periodontology. Glossary of Periodontal Terms, ed 3. Chicago: The American Academy of Periodontology, 1992.

[49] Shifman A, Laufer B, Chweiden H. Posterior bite collapse revisited. J Oral Rehabil 1998;25:376–385.

[50] Esposito M, Hirsch J-M, Lekholm U, Thomsen P. Biological factors contributing to failures of osseointegrated oral implants. (I). Success criteria and epidemiology. Eur J Oral Sci 1998;106:527–551.

[51] Berglundh T, Persson L, Klinge B. A systematic review of the incidence of biological and technical complications in implant dentistry reported in prospective longitudinal studies of at least 5 years. J Clin Periodontol 2002;29(Suppl 3):197–212.

[52] Huynh N, Manzini C, Rompré PH, Lavigne GJ. Weighing the potential effectiveness of various treatments for sleep bruxism. J Can Dent Assoc 2007;73:727–730.

[53] Ohrbach R. Biobehavioral therapy. In: Laskin DM, Greene CS, Hylander WL (eds). TMDs: An Evidence-based Approach to Diagnosis and Treatment. Quintessence Publishing, 2006:391–402.

[54] Holmgren K. Effect of a full-arch maxillary occlusal splint on parafunctional activity during sleep. I. Patients with nocturnal bruxism and signs and symptoms of CMD. J Prosthet Dent 1993;89:293–297.

[55] Johansson A, Johansson AK, Omar R, Carlsson GE. Rehabilitation of the worn dentition. J Oral Rehabil 2008;35:548–566.

[56] Lobesoo F, Van der Zaag, Van Selms MKA, Hamburger HL, Naeije MN. Principles for the management of bruxism. J Oral Rehabil 2008;35:509–523.

[57] Johansson A, Johansson AK, Omar R, Carlsson GE. Restoration of the worn dentition. In: Paesani DA (ed). Bruxism Theory and Practice. Chicago: Quintessence Publishing, 2010.

[58] Martinez-Insua A, Da Silva L, Rilo B, Santana U. Comparison of the fracture resistances of pulpless teeth restored with a cast post and core or carbonfiber post with a composite core. J Prosthet Dent 1998;80:527–532.

[59] Assif D, Gorfil C. Biomechanical consideration in restoring endodontically treated teeth. J Prosthet Dent 1994;71:565–567.

[60] Bartlett DW. Clinical Problem Solving in Prosthodontics. Oxford: Churchill Livingstone, 2004.

[61] Redman CD, Hemmings KW, Good JA. The survival and clinical performance of resin-based composite restorations used to treat localised

478

anterior tooth wear. Br Dent J 2003;194:566–572.

[62]Bartlett DW. Three patient reports illustrating the use of dentin adhesives to cement crowns to severely worn teeth. Int J Prosthodont 2005;18:214–218.

[63]Hemmings KW, Darbar UR, Vaughan S. Tooth wear treated with direct composite restorations at an increased vertical dimension: results at 30 months. J Prosthet Dent 2000;83:287–293.

[64]Creugers NH, van't Spijker A. Tooth wear and occlusion: friends or foes? Int J Prosthodont 2007;20:348–350.

[65]Fitzpatrick B. Evidence-based dentistry – it subdivided: accepted truths, once divided, may lack validity. Int J Prothet Dent 2008;21:358–362.

[66]Budtz-Jorgensen E. Progonsis of overdenture abutments in elderly patients with controlled oral hygiene. A 5 year study. J Oral Rehabil 1995;22:3–9.

[67]Keltjens HM, Schaeken MJ, van der Hoeven JS, Hendriks JC. Caries control and chlorhexidine therapies. Caries Res 1990;24:371–375.

[68]Bassi F. Overdenture therapy and worst-case scenarios: alternative management strategies Int J Prosthodont 2007;20:350–353.

[69]Pjetursson BE, Bragger U, Lang NP, Zwahlen M. Comparison of survival and complication rates of tooth supported fixed partial dentures and implant supported fixed partial dentures and single crowns. Clin Oral Implants Res 2007;18 (Suppl 3):97–113.

[70]Pjetursson BE, Tan K, Lang NP, Brägger U, Egger M, Zwahlen M. A systematic review of the survival and complication rates of fixed partial dentures (FDPs) after an observation period of at least 5 years – IV. Cantilever or extensions FDPs. Clin Oral Implants Res 2004;15:667–676.

[71]Fraedani M, Barducci G. Esthetic Rehabilitation in Fixed Prosthodontics. Prosthetic Teatment: A Systematic Approach to Esthetic Biologic and Functional Integrations. Chicago: Quintessence Publishing, 2008.

[72]Donovan TE, Cho GC. Diagnostic provisional restorations: the blueprint for success. J Can Dent Assoc 1999;65:272–275.

[73]Burns DR, Beck DA, Nelson SK. A review of selected dental literature on contemporary provisional fixed prosthodontic treatment: report of the Committee on Research in Fixed Prosthodontics of the Academy of Fixed Prosthodontics. J Prosthet Dent 2003;90:474–497.

[74]Goldman HM, Genco RJ, Cohen DW. Contemporary periodontics. St. Louis: Mosby, 1990.

[75]Poyser NJ, Porter RW, Briggs PF, Chana HS, Kelleher MG. The Dahl Concept: past, present and future. Br Dent J 2005;198:669–676.

[76]Dahl BL, Krogstad O, Karlsen K. An alternative treatment in cases with advanced localized attrition. J Oral Rehabil 1975;2:209–214.

[77]Gough MB, Setchell DJ. A retrospective study of 50 treatments using an appliance to produce localised occlusal space by relative axial tooth movement. Br Dent J 1999;187:134–139.

[78]Dahl BL, Krogstad O. Long-term observations of an increased occlusal face height obtained by a combined orthodontic/prosthetic approach. J Oral Rehabil 1985;12:173–176.

15

种植体支持式修复
Implant-supported Restoration

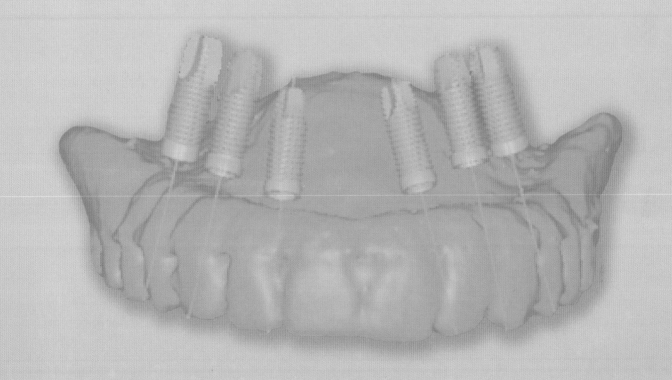

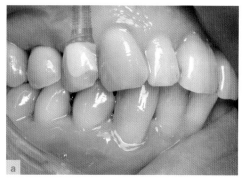 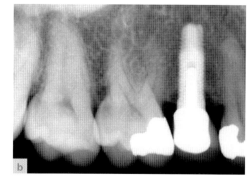

图15-1　(a和b)单颗前磨牙种植。良好的全口咬合接触，以种植体为中心的咬合接触。

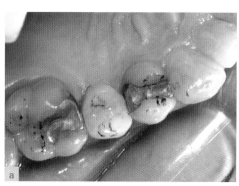 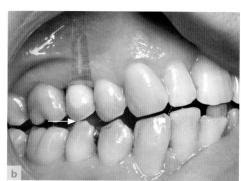

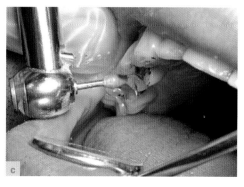 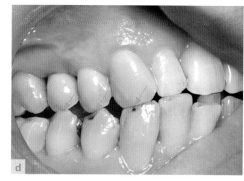

图15-2　(a和b)上颌第二前磨牙种植修复，颊尖内斜面引导的工作接触(白色箭头)。(c和d)咬合纸染色部分的接触是殆干扰的地方，通过调磨直至恢复原始的工作侧引导(绿色箭头)。

重点内容

- 诊断和治疗计划
- 部分牙缺失的修复
- 单颗牙缺失的修复
- 混合或部分牙列缺损修复
- 无牙颌种植体支持式修复
- 覆盖义齿方面的考量
- 以修复为导向、计算机辅助设计、指导和修复

诊断和治疗计划

在恢复牙列缺损和牙列缺失时，种植体支持式和牙支持式修复在计划与实施上有一些基本的差异[1-3]。

在牙支持式修复时，牙齿及其支持结构通常是在正确的位置，或者最多需要通过正畸修正它们的位置和方向。通常，这种咬合方面的修复计划来自支持的牙槽骨和基牙。对于种植体支持式修复，需要结合支持结构和修复牙齿两方面去制订计划。这种修复计划最初以蜡或树脂模型，根据理想的美学、生物力学和标准咬合制订。模拟修复作为一个模板，来制订种植体单位支持和种植体骨支持的修复计划。

部分牙缺失的修复

在计划部分牙缺失种植体支持式修复时，其标准和治疗计划与第9章、第10章讨论内容相同(在前面章节已经讨论过了)。结合个体所有临床因素，我认为种植体和牙支持式的修复计划是由维持或恢复相应的咬合功能用以恢复适当的功能、美学和延长修复体寿命等治疗为目标。临床咬合引导参数包含保持和恢复适当的后牙支撑、非正中引导与咬合垂直距离等内容。

单颗牙缺失的修复

单冠种植体支持式修复与牙支持式修复相似，都是由咬合原则作为指导。

该指南建议较之前其他指南，包含更多被广泛接受的和更多的以证据为依据的参数[4-6]。中心接触咬合、狭窄的咬合功

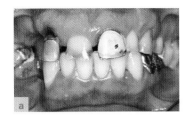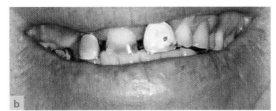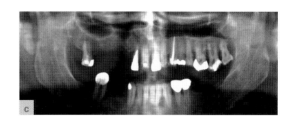
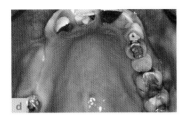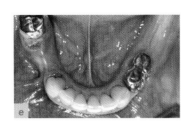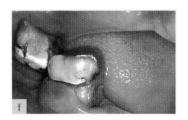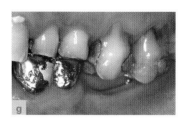

图15-3　（a~g）部分牙齿缺失、美学缺陷、后牙支撑丧失、节段性超咬合、咬合垂直距离中度丧失（图片由Dr O Ghelfan提供）。

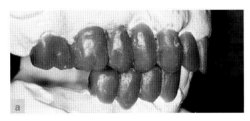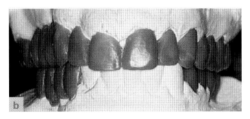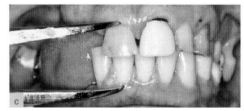

图15-4　（a和b）诊断蜡型。（c）根据美学、机械生物学和中切牙垂直高度，设计的咬合垂直距离。

能面（如果可能）、平坦的牙尖（如果可能），同时全牙弓牙齿达到最大牙尖交错，以上所有都能够使临床和生物力学变得有意义。修复不应该有非正中干扰，但是当合适的时候应该被设计成为一部分可选择的非正中引导（图15-1和图15-2）。仍有争议的问题包括倾斜程度、种植体的长度与直径、近远中范围、颊舌向的悬臂和低咬合接触。指南中建议维持垂直向倾斜角度如果＞30°可能是不利的；尖牙之后的远中部分，种植体选择的直径一般不小于3.75mm。种植体长度＜10mm仍存在争议。然而短而直径较宽的种植体成为更提倡的可行性选择（见第7章，方框7-1）[7-12]。

混合或部分牙列缺损修复

治疗计划需要预测植入位置和支持组织，以及评估修复后功能和异常功能时的咬合力、是否有足够的后牙支撑、合适的咬合垂直距离以及合理的选择性非正中引导。这些需要诊断模型，美学图像，X线片和外科指导。

病例报告：部分牙齿缺失

图15-3~图15-10案例说明了部分牙齿功能缺失和美学受损。诊断的形态学缺陷包括：牙齿缺失、后牙支撑减少、轻度到中度的垂直距离丧失、美学和功能障碍以及不良修复体。牙科疾病和功能障碍包括：继发龋、不可复性关节盘移位、二次

创伤、慢性侵袭性牙周炎和临床附着丧失≥5mm超过30%的位点[13]。患者就诊费用是由保险承担的。患者想要固定修复，最终治疗计划和治疗程序在图15-5列出。

治疗程序

- 初始准备：去除腐质和拆除不良修复体，#11和#22行牙体牙髓治疗。
- 拔除不能保留的牙齿。
- 成像和建立上颌𬌗平面。
- 诊断蜡型（图15-4）。
- 左侧短牙弓提供后牙支撑，轻度减少咬合垂直距离和建立平坦的咬合平面。
- 前牙天然牙齿和左右尖牙引导的非正中引导。
- 复制诊断蜡型，制作过渡修复体和放射导板（图15-6）。
- 戴入#18-#26、#35和#34临时义齿。重新评估和评价牙齿的预后。
- 在右下区植入种植体。
- 右上区行上颌窦提升和植入种植体（图15-7和图15-8）。
- 通过左侧短牙弓重新评估和检验治疗计划与功能。
- 最终评估过渡修复体的美学和功能，将过渡修复体转移到最终修复体上。
- 通过交叉上𬌗架技术复制过渡修复体到最终修复体上（图15-9）。

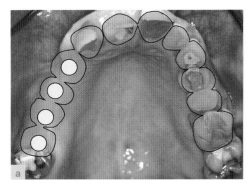
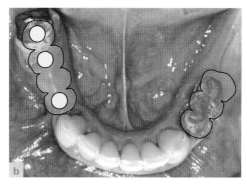
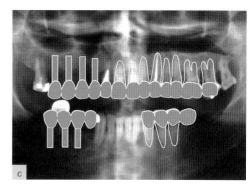

图15-5　治疗计划。后牙支撑：右侧种植体支持式修复、左侧牙支持式修复的短牙弓。轻度增加咬合垂直距离，在前牙和左右尖牙设置非正中引导。

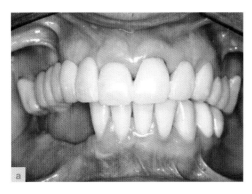
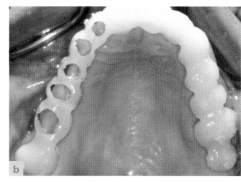

图15-6　（a）临时过渡修复体。（b）复制过渡义齿去制作放射导板（丙烯酸和硫酸钡）。（c～e）放射导板和天然牙的CT影像。

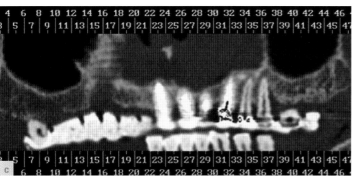
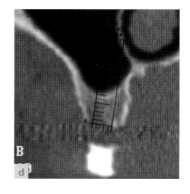
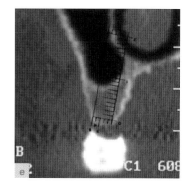

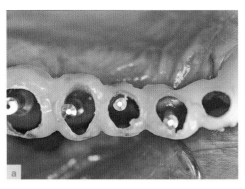
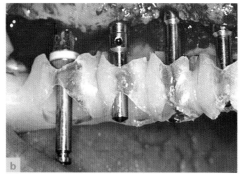

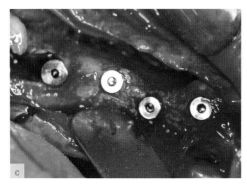
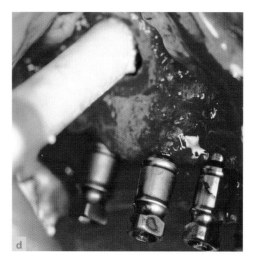

图15-7　上颌窦提升术中，放射导板作为手术导板去指导种植体的位置和方向。

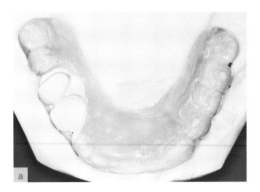
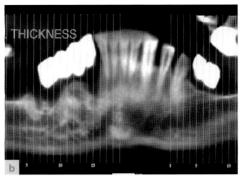
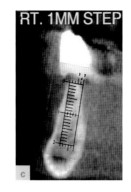
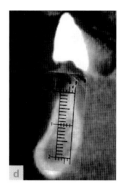

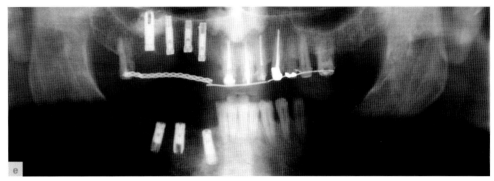

图15-8 （a）下颌影像和手术导板。（b~d）下颌CT中放射导板的位置。（e）种植后的影像图片。

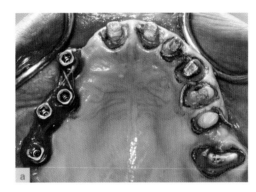
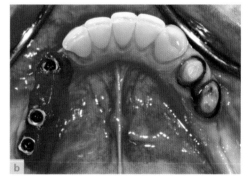

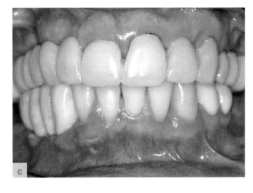
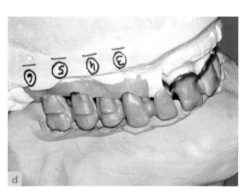

图15-9 （a和b）种植体基台和基牙的预备。（c）暂时修复后再次评估功能、美学和稳定性的满意度。（d）根据硅橡胶导板和交叉上𬌗架技术修整最终修复体蜡型。

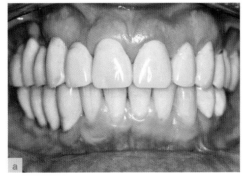
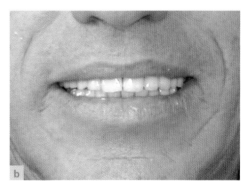

图15-10 （a和b）最终修复（图由修复学专家Dr O Gelfan、Professor Z Artzi及Mr B Indig提供）。

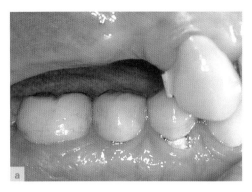
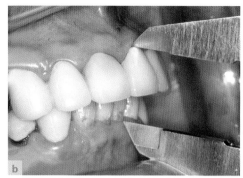
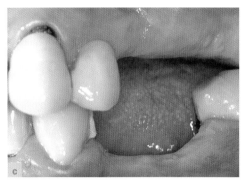
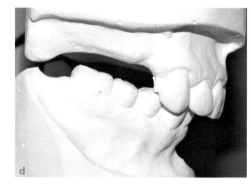

图15-11 （a~d）主诉：牙齿不美观、不满意可摘义齿并有咀嚼困难。形态学缺陷：下颌后牙伸长，上颌后牙缺失，因为后牙支撑丧失导致咬合垂直距离和颌间空间减少，后牙牙槽骨缺失，Ⅱ类骨关系和切端覆𬌗增大，颌间距离减少，咬合平面不均匀。

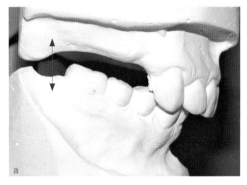
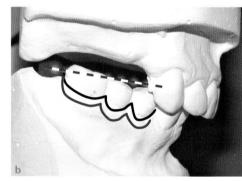
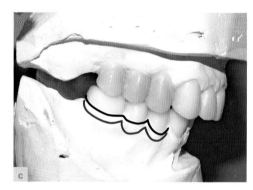

图15-12 垂直差异的解决方案。（a）增加垂直距离。（b）水平𬌗平面（红白色线）、牙冠延长术（红线）。（c）诊断蜡型。

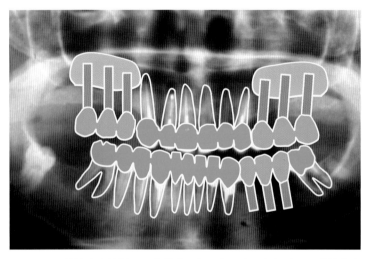

图15-13 最终治疗计划：牙支持式局部固定义齿、上颌后牙区种植体支持式局部固定义齿以及上颌窦提升术。

部分牙齿缺失修复

种植体支持式修复体恢复后牙支撑的原则和治疗指南已在第7章讨论过（方框7-2）。每个案例都有它特殊的临床决定因素，有必要制订相应的治疗计划。下面的章节将分别介绍Ⅰ类、Ⅱ类、Ⅲ类的病例。

病例报告：Ⅱ类1分类部分牙齿缺失

该患者想要固定修复以恢复牙齿的功能和美观。几种形态学特征影响牙和种植体支持式修复方法来恢复后牙支撑的能力。两侧后牙区上颌牙槽骨骨量不足，需行双侧上颌窦提升术。

形态学变异包括颌间距离的减少，不平坦的𬌗平面，咬合垂直距离降低，骨性Ⅱ类关系和切牙关系（图15-11和图15-12）。考虑选择的治疗包括：增加垂直距离；牙冠延长术改善咬合平面；介入正畸治疗；降低后牙牙槽嵴高度和正颌手术（图15-12）。最终治疗选择：增加咬合垂直距离，牙冠延长术，通过减少下颌牙冠高度使𬌗平面变平（图15-

图15-14 打开垂直距离会增加切端垂直向和水平向的空间，通过增加上颌切牙腭侧面和牙冠高度，增加下颌切牙唇侧面突度以及下颌切牙和尖牙的长度来关闭间隙。（a）增加垂直距离的蜡型。（b）下颌切牙和上颌腭侧的水平关系。（c）通过增加上颌前牙腭侧面轮廓，增加下颌前牙长度和轻度倾斜下颌前牙，使前牙间隙关闭。（d）过渡修复体增加咬合垂直距离，上颌切牙腭侧面以及所有牙齿达到最大牙尖交错位接触，非正中引导由前牙部分引导。过渡修复体由健康良好的种植体支持式的后牙和切端关系良好前牙组成。过渡修复体戴入后，追踪一段时间评估软组织的适应程度及健康、口腔卫生、美观、功能恢复情况，这些都评估成功后开始制作最终修复体。

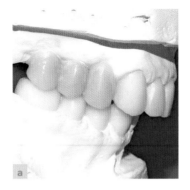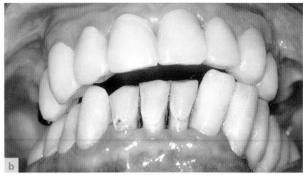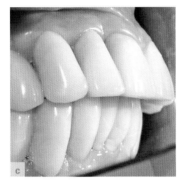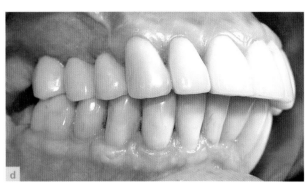

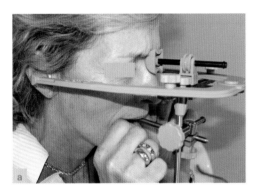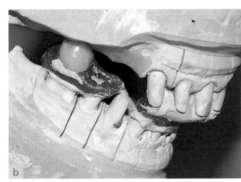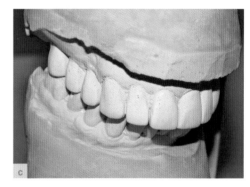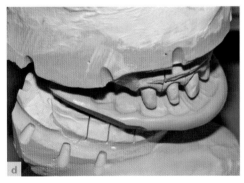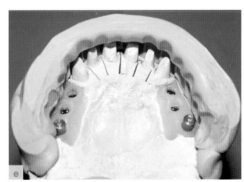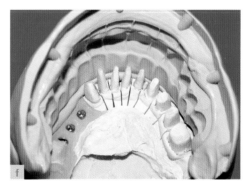

图15-15 记录、工作模型和过渡模型的交叉上𬌗架技术。（a）面弓描记仪。（b）工作模型在正中关系位上𬌗架。（c）过渡修复体模型上𬌗架，并与工作模型交叉上𬌗架。（d）上颌修复的咬合硅橡胶导板。（e~f）根据最终蜡型到交叉上𬌗架的过渡修复体而制作的颊侧硅橡胶导板。

487

12）。通过上颌窦提升术和上颌后牙种植体来建立上颌后牙支撑（图15-13）。

增加垂直距离会导致上下颌前牙、尖牙在垂直向和远中水平向产生间隙（自动旋转）。这会降低前牙支持非正中引导的能力（图15-14b）。为了达到牙支持式前牙的非正中引导，下颌前牙和尖牙需要全冠修复，上颌切牙腭侧面需要覆盖腭板（图15-14c和d）。6个月后，重新评估种植体支持式过渡义齿的功能、美观和舒适性，然后确定最终修复体。工作模型和过渡修复体模型通过交叉上𬌗架技术便于转换过渡修复体到最终金属烤瓷的修复体上（图15-15~图15-18）。

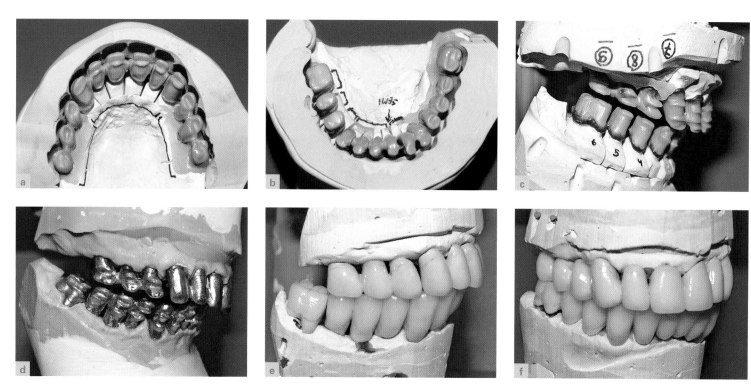

图15-16　（a和b）根据硅橡胶导板回切蜡型。（c）𬌗架上的最终修复体蜡型。（d）𬌗架上的金属基底冠。（e和f）𬌗架上的最终修复体（金属烤瓷冠）。

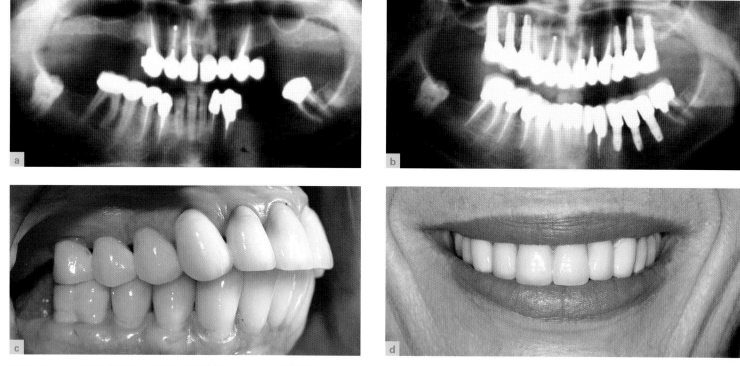

图15-17　（a和b）治疗前与治疗后的X线片。（c和d）最终修复。

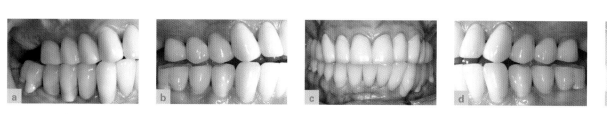

图15-18　（a~e）工作侧由尖牙引导，包括工作侧和非工作侧的𬌗分离。前牙轻度覆𬌗可使后牙在前伸和侧前伸时𬌗分离。

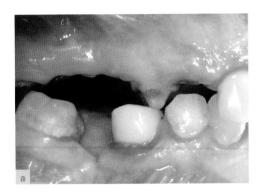
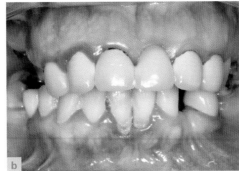
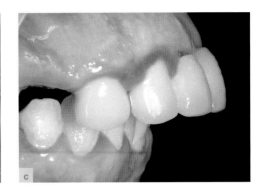
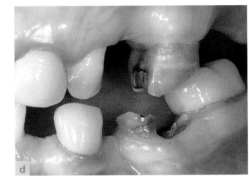
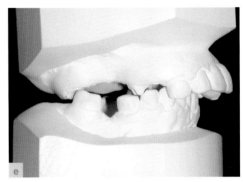

图15-19　（a～e）骨性Ⅱ类关系，Ⅱ类1分类前牙关系，后牙支撑减少。严重的深覆盖，轻度的咬合垂直距离丧失，后牙部分伸长，美学欠佳。

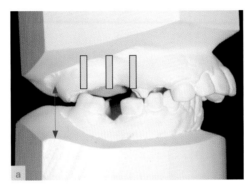
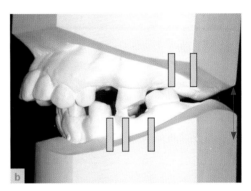

489

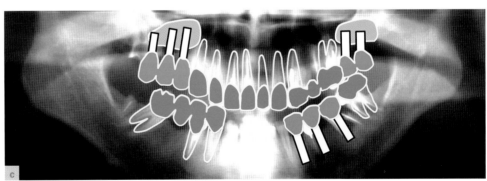

图15-20　（a～c）增加咬合垂直距离创造后牙咬合空间以完成种植体支持式或牙支持式固定修复。需行双侧上颌窦提升术。

病例报告：Ⅱ类1分类深覆盖

　　一名健康的37岁女性，不满意牙齿的外观，要求修复缺失牙齿。诊断为骨性Ⅱ类关系，Ⅱ类1分类前牙关系和严重的前牙深覆盖，后牙支撑降低，轻度咬合垂直距离丧失，部分后牙伸长，以及颌间距离减少。缺失牙齿导致牙齿不美观。

　　患者口腔内有不良修复体，牙齿松动及开𬌗，习惯性嘴唇闭合不全，导致张口呼吸，也有龋齿，功能障碍，侵袭性广泛性牙周炎和#14、#34、#37牙根尖周疼痛。患者选择种植体支持和牙支持式的固定修复（图15-19～图15-23）。

治疗阶段

　　增加咬合垂直距离以便创造空间行后牙种植体支持式或牙支持式固定修复。需行双侧上颌窦提升术（图15-20）。由于重度前牙深覆盖，所以前牙是不可能达到最大牙尖交错接触。水平方向上的颌骨不调导致后牙有限的咬合接触，需要种植体修复提供额外更多的后牙支撑（图15-21）。

　　由于重度深覆盖导致无前牙接触，需要由后牙的牙支持式和种植体支持式的修复来获得非正中引导。组牙功能𬌗时，工作侧咬合接触，非工作侧咬合分离。前伸接触由双侧第一前磨牙来实现引导（图15-22）。

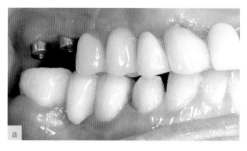
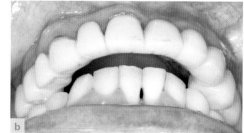
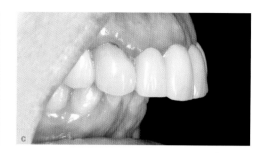

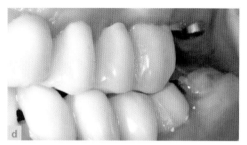
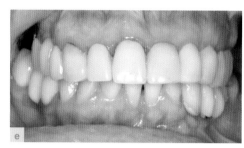

图15-21 （a~e）暂时修复体增加垂直距离。由于前牙重度深覆盖，所以不可能恢复前牙接触。水平方向差异导致后牙有限的咬合接触，需要通过种植体修复获得额外的后牙支撑。

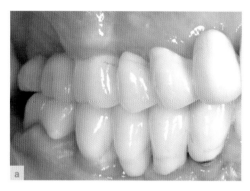
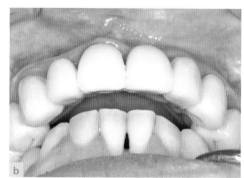
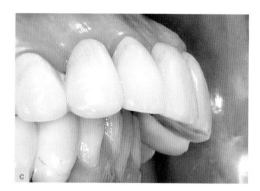

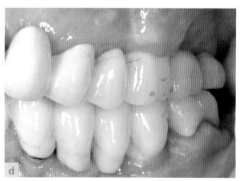
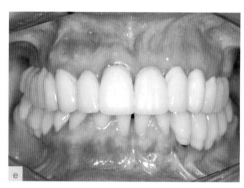

图15-22 （a~e）在最大牙尖交错时恢复后牙支撑的最终修复体。由于重度深覆盖无前牙接触，通过后牙牙支持式和种植体支持式修复实现非正中引导。组牙功能𬌗时，非工作侧咬合分离。前伸接触由双侧第一前磨牙引导。

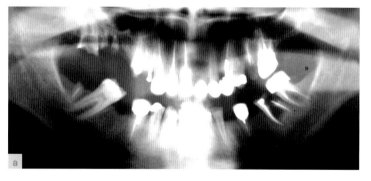
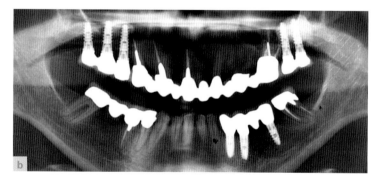

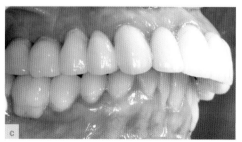
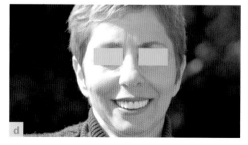
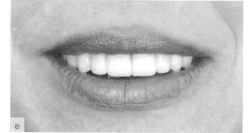

图15-23 （a~e）恢复功能和美观的最终修复体（图由Dr E Zensiper提供）。

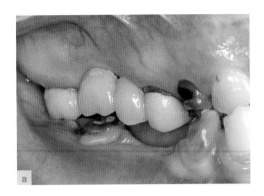
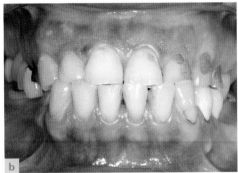
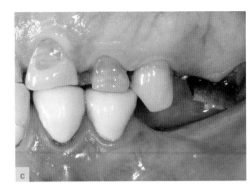
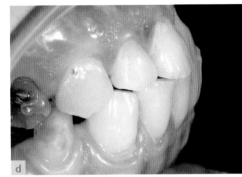
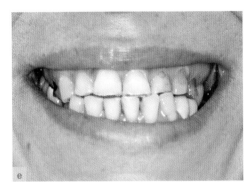

图15-24　（a~e）后牙支撑减少，对颌磨牙伸长，颌间距离减少。前牙切对切，中度磨耗，咬合垂直距离丧失，美观欠佳。

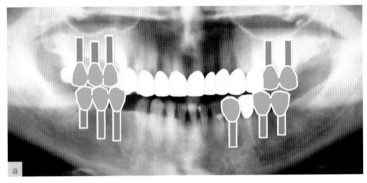
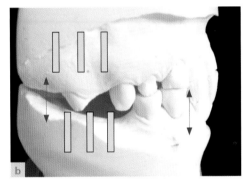

图15-25　（a和b）治疗计划：种植体支持式修复体恢复后牙支撑，增加咬合垂直距离，获得足够的后牙牙冠高度。

491

病例报告：Ⅲ类前牙切对切关系，后牙支撑丧失

一名43岁健康女性，不满意牙齿的美观和功能，选择固定修复。她的诊断包括：Ⅲ类骨关系，前牙切对切，牙齿中度磨耗，不美观，后牙支撑减少，咬合垂直距离丧失，后牙部分伸长，颌间距离减少，牙齿缺失，有不良修复体。该患者有严重的吸烟史、夜磨牙、龋齿和慢性牙周炎（图15-24）。

治疗阶段

治疗计划：种植体支持式修复用以恢复后牙支撑的缺失。

增加咬合垂直距离，获得足够的后牙牙冠高度（图15-25）。图片显示，需要增加前牙牙冠高度，协调前牙与后牙美学平面以及前牙和后牙龈线水平（图15-24和图15-26）。在诊断蜡型和暂时修复体上，打开咬合距离，增加前牙牙冠高度，与后牙牙冠高度应相协调（图15-26）。牙冠延长术改善后牙龈线，与后牙种植体相关的牙槽嵴和龈线相协调。在暂时修复体上分别检查正中关系位上的美学、功能和𬌗平面，前牙切缘关系为浅覆𬌗、浅覆盖。前伸运动由前牙、尖牙和第一前磨牙引导。侧方运动时，左、右侧工作侧咬合由尖牙、前磨牙引导，使非工作侧𬌗分离。全瓷修复体恢复上颌前牙。后牙修复体由烤瓷熔附金属全冠修复（图15-27和图15-28）。

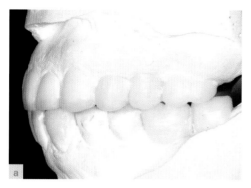 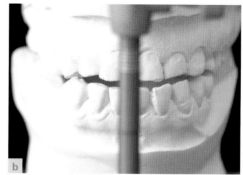 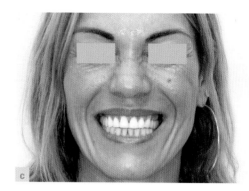

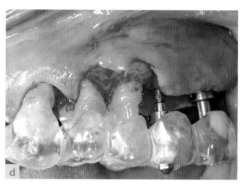 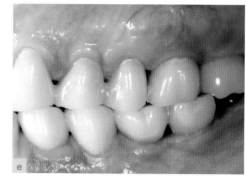

图15-26 （a）蜡型增加咬合垂直距离。（b）新的咬合垂直距离需要增加前牙牙冠高度。（c）图片展示前牙牙齿暴露情况。（d）牙冠延长术使前牙和种植体龈缘线协调。（e）用临时修复体纠正龈缘线，美观的𬌗平面，新的咬合垂直距离。

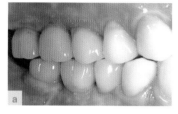 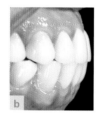 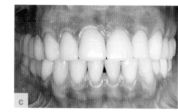 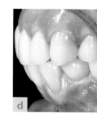 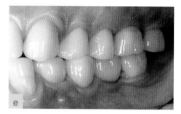

图15-27 （a~e）最终修复。后牙支撑的恢复。前牙全瓷修复切对切关系时，浅覆𬌗、浅覆盖。切牙、尖牙、第一前磨牙前伸引导。左侧和右侧工作时为组牙功能𬌗。

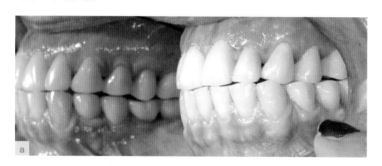 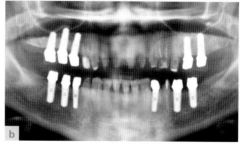 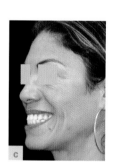

图15-28 （a）左侧工作引导，对侧非工作侧𬌗分离。（b）修复后的X线片。（c）最终恢复的外观（图片由Dr E Zensiper提供）。

无牙颌种植体支持式修复

　　计划和修复全口无牙颌，对修复医生、外科医生和技工而言都意味着挑战。需要通过预测模型、制作导板来提前制订种植计划，以确定位置方向及必要时的骨增量。这种模拟修复需要将所有一般修复考量因素和其他精确到每个病例的个人因素都考虑在内。个人因素包括骨关系、剩余牙槽嵴关系、垂直距离、支持组织、颌间距离、美学因素、𬌗平面方向、牙齿排列、唇部支撑及可能的种植体数量、大小和方向（图15-29）。所有这些因素必须被考虑到预测模型中。疏忽任何一个因素都会导致修复、生物学和美学的严重问题；一旦种植体植入，最终修复体或暂时修复体制作完成后，这些问题就会变得很明显。

预测模型

　　模型必须提前制作完成，用来决定放置种植体的可行性和必要性，如何分布，还有植体如何承受功能和异常功能𬌗力。根据临时模板和诊断模型制作临时放射导板和手术导板。诊断模型用蜡制作，或者将义齿装到无牙颌的牙槽嵴上。在适当的情况下临时桥体和翻制好的义齿可以作为种植依据并在必要时可以修改。使用旧义齿作为模板，对固定义齿的恢复并非总是合适的。虽然旧义齿看起来不错，但是它并不是非常适合支持的牙槽嵴和未来种植体基台呈现的位置。如果是固定义齿修

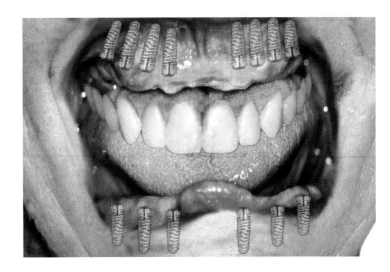

图15-29 相关个体修复的临床决定因素影响无牙颌修复。这包括骨关系、剩余牙槽嵴关系、垂直距离、支持组织、颌间距离、美学因素、𬌗平面方向、牙齿排列、唇部支撑，以及修复体植入的数量、大小和方向。

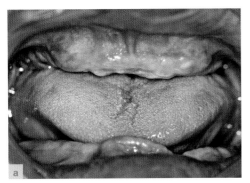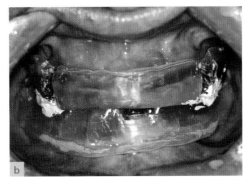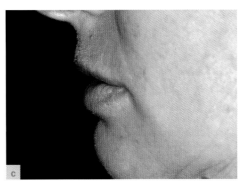

图15-30 （a～c）按照常规全口义齿的标准来建立种植体支持式修复的初始咬合垂直距离和颌间关系。

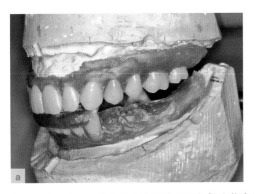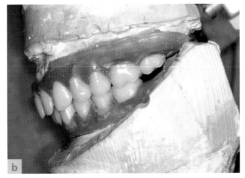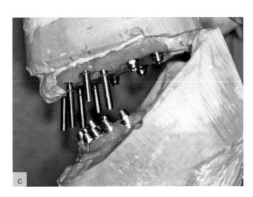

图15-31 （a～c）垂直距离标准可以根据生物力学因素修正（图片由Dr I Zandel提供）。

复，支撑唇部的义齿基托将不会被复制出来。因此，在种植体植入和联合修复之前，诊断模型应该在没有颊侧基托和唇支撑的情况下制作。这一诊断模板可用阻射性树脂翻制，为计算机指导种植提供设计依据，进一步修改或复制，建立手术导板。

垂直距离和美学因素

　　如果诊断性排牙实验在暂基托上进行，原始的垂直距离、颌间关系应作为新义齿的最初尺寸（图15-30和图15-31）。根据面部和口颌面窗的美学原则，设定最初的蜡堤外形和假牙（图15-32～图15-34）[14-16]。牙齿是按照临床休息位时，垂直距离上的美学标准而设定的[17-21]。上颌前牙𬌗平面的建立，是在唇部放松，露出切缘2mm时来确定的。后牙𬌗平面的建立，要满足前庭空间和美学的牙弓宽度外观。下颌牙弓平面的设置，由磨牙后垫高度的2/3来决定[18]。下颌𬌗平面与下颌前牙在休息和微笑时的排列，以及静止的舌平面有关。当暂基托从𬌗架取下，牙槽嵴间距离就被确定了。在很多情况下，由于中度和重度垂直骨吸收，牙槽嵴间距离可能会过大，故需要减小（图15-32和图15-35）。理想的种植体在组织中的位置，可以在牙槽嵴顶和诊断义齿或者蜡型上画出最佳的近远中向和颊舌向位置（图15-32）。

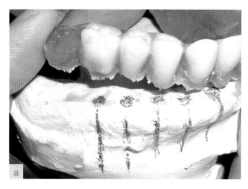 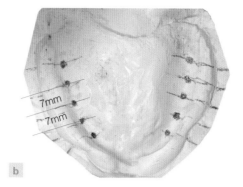 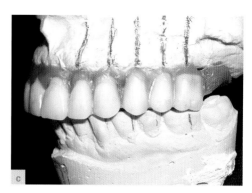

图15-32　牙齿应该植入到原先测量的种植体位置上，种植体中心之间应该相距7mm。颊舌向和近远中向的距离应该参考颌间距离和牙与牙之间的关系来决定。

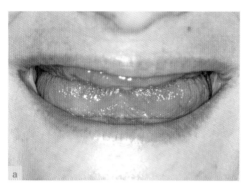 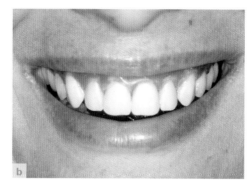

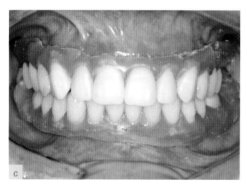 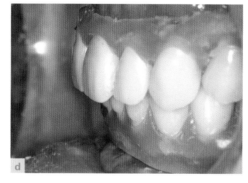

图15-33　按照常规义齿修复的原则建立。美学因素：垂直距离、颌间关系和咬合关系。固定义齿修复不应该包括颊侧基托。

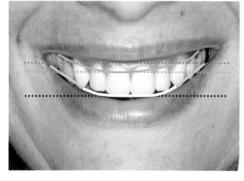 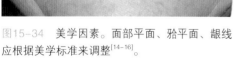 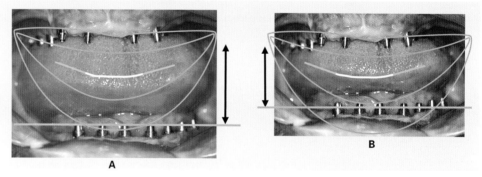

图15-34　美学因素。面部平面、𬌗平面、龈线应根据美学标准来调整[14-16]。

图15-35　颌间距离过大导致牙冠高度过大和冠根（种植体）比不合适（**A**）。关闭咬合垂直距离改善不利的生物学因素，但可能会影响到美观（**B**）。绿线：后牙𬌗平面；白线：前牙𬌗平面。

美学和生物力学因素

　　过大的颌间距离可能由于使用常规义齿的休息垂直距离和临床休息位时获得的咬合垂直距离以及上颌𬌗平面美学定位中得来的咬合垂直距离造成的。这也许会导致冠根（种植体）比不合适和牙冠过长。减少咬合垂直距离以降低颌间距离，可能会升高𬌗平面，减少了牙齿暴露量，引起美学问题。当恢复上下颌牙弓时，可以提高或者降低𬌗平面以增加各牙弓的冠根（种植体）比和减少牙冠高度（图15-34和图15-35）[22]。美学和生物力学因素之间的相互关系，也可能造成后牙侧面和前牙水平向天然牙与种植体的关系陷入两难境地。

　　理想的磨牙和前磨牙面部美学位置可能导致舌向的不良载荷与倾斜种植。试图通过牙冠舌向移位来避免这种颊舌向差异，可能造成唇部支撑减少、牙弓缩窄伴前庭空间过大。要想

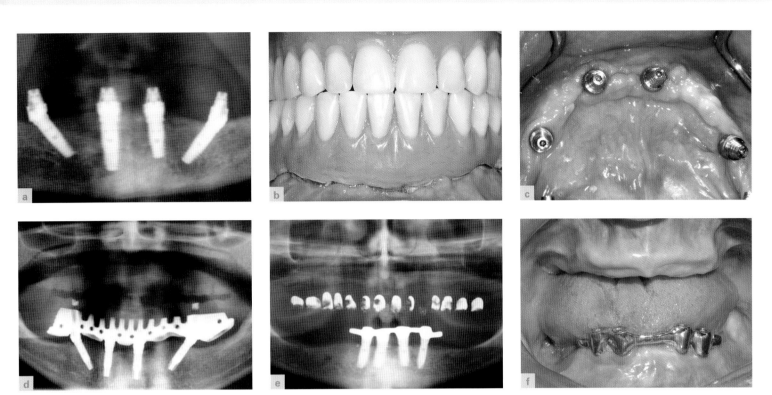

图15-36　下颌的治疗选择。（a~d）固定"all-on-4"修复和远中倾斜植入（图片由Dr B Marshak提供）。（e和f）由4颗种植体支撑的下颌覆盖义齿（25年后）。

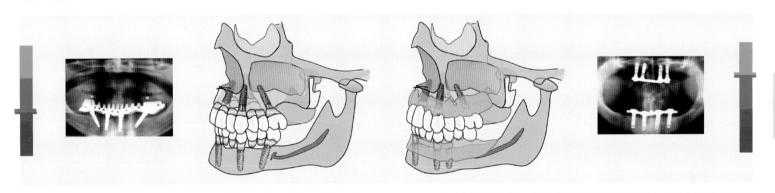

图15-37　种植体支持式覆盖义齿和4颗倾斜种植体支持的固定修复体。"all-on-4"已经被广泛传播，批判者等待更可靠的证据结果（临床图片由Dr Barry Marshak提供）。

将前牙位置偏向舌腭侧来减少植体不良载荷，可能会导致前牙唇部支撑丧失和凹陷面容。理想情况下，这些潜在问题在设计阶段就应该被预知，通过放射导板，包括最佳的美学牙冠关系，然后由CT断层图像和三维软件成像进行诊断评估。

是种植体支持式固定义齿或是可摘式覆盖义齿？

决定恢复无牙颌牙弓，用固定义齿还是可摘的覆盖义齿是根据患者因素和个体临床因素决定的。心理和经济因素通常是最重要的决定因素。研究结果显示，固定义齿和可摘义齿在下颌骨上的存留没有太大差异。上颌骨种植修复中选择覆盖义齿或固定义齿，其差异很可能在于骨质较差的病例多使用覆盖义齿修复[23-24]。在比较不同治疗参数之间的结果，得出的结论是，使用种植体支持式固定修复去恢复完全或部分无牙颌是保存剩余牙槽嵴更为有利的手段[25]。

目的：剩余牙槽骨的客观解剖支持组织决定是否可放置全牙弓种植体。在上颌骨，上颌窦提升通常是一个选择，但是可能会导致极高的牙冠高度和不协调的冠根比。所谓"all-on-4"，4颗种植体支持式固定修复一直存在争议，支持者和批判者都期待长期的研究结果（图15-36和图15-37）[26-27]。下颌后牙种植体的位置是由剩余牙槽嵴宽度和高度，以及垂直骨增量的不可预测之结果共同限制。5年的研究结果表明，种植体的存活和成功不受修复类型的影响[28]。

覆盖义齿方面的考量

患者不同意上颌窦提升术，但是同意由2颗或者4颗前牙种植体支持的上颌覆盖义齿。种植体数量的选择多种多样。在一个系统性回顾中回顾所有文献得到共识，至少4颗种植体对无基托式覆盖义齿较为合适[29]。同时得出结论，很少有循证指

495

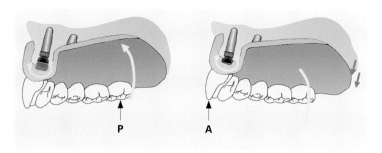
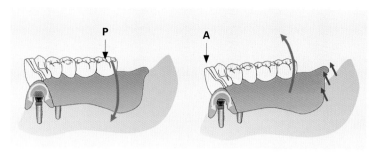

图15-38　前部有附着体的上颌覆盖义齿。后牙𬌗力作用于后部义齿基托，使基托与前部附着体就位（**P**）。前牙𬌗力使后牙基托向下，围绕前部附着体旋转（**A**）。

图15-39　前部有附着体的下颌覆盖义齿。后牙𬌗力作用于后部义齿基托，使基托与前部附着体就位（**P**）。前牙𬌗力使后牙基托向上，围绕前部附着体旋转（**A**）。

496

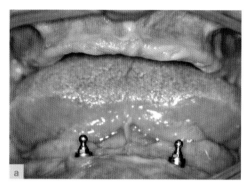
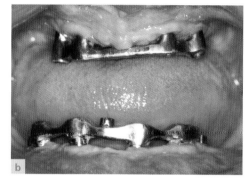
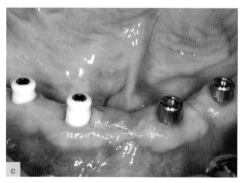
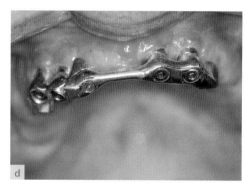

图15-40　（a~d）选择种植体固位的覆盖义齿。杆的前段是由种植体支持，而后段由牙槽嵴支撑。球帽附着体是可承担适量减负的单独固位件。（c）金属和氧化锆附件体可减少在氧化锆周围的炎症（图片由Dr E Tarazi提供）。

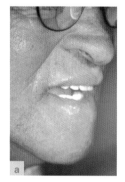
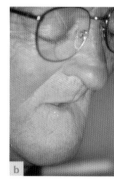
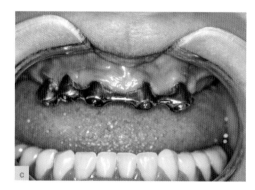
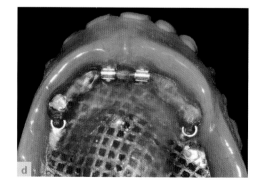

图15-41　（a~d）覆盖义齿有厚实的颊侧基托；前牙位置和剩余牙槽嵴的关系。固定修复将无法提供有效的唇支撑（图片由Mr O Koenig提供）。

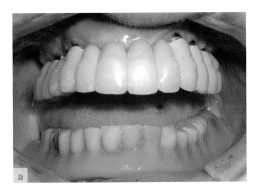
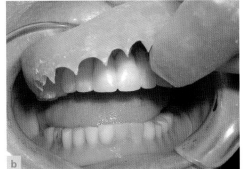
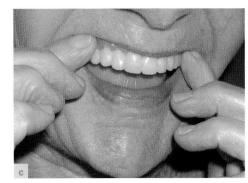
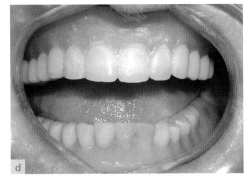
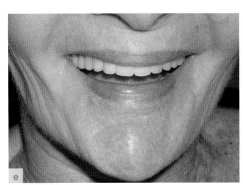

图15-42　（a~e）上颌种植体支持式固定修复。缺少颊侧唇部支撑，通过颊侧可摘的硅橡胶唇基托补偿唇部支撑的缺失，此基托可放入患者口中，也可常规取下有利于口腔卫生的保持（图由Mr O Koenig提供）。

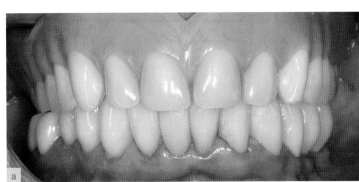
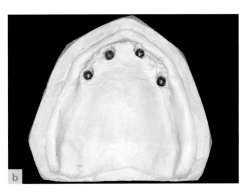
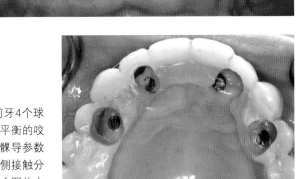
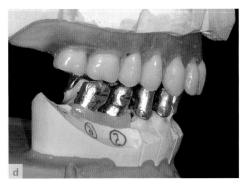

497

图15-43　（a~d）上颌覆盖义齿在前牙4个球帽附着体之上。与对颌天然牙实现一个平衡的咬合是非常有挑战性的。前伸𬌗记录用于髁导参数设置。获得工作侧组牙功能𬌗使非工作侧接触分离。实现前伸平衡𬌗取决于覆𬌗和覆盖（图片由Dr B Oz Ari提供）。

南指导上颌种植式覆盖义齿治疗方式的设计和选择。上颌杆和球帽似乎在骨丧失修复中提供足够支撑，二者并无差异[29]。其中杆需要更多的垂直空间，其维修方面较麻烦；球帽附着体被制作成单独固位，并且非承载可适当缓解应力。后牙负荷一般由牙槽嵴支持。如果使用前杆系统，则前牙区段由种植体支撑而后段由牙槽嵴支撑（图15-38~图15-40）[30]。研究结果发现，经过7年的负载，杆和球帽附着体之间没有差异[30]。前牙唇部支撑只能由可摘式覆盖义齿的基托来提供（图15-41）。可摘的颊侧硅橡胶基托可放置在固定修复上，也可以在清洁口腔时去除（图15-42）。

覆盖义齿的咬合

平衡𬌗一直被提倡适用于覆盖义齿咬合方案[5,31]。完全组织支持式义齿平衡𬌗的最初目的是为了避免在前伸运动和侧方运动时平衡侧发生倾斜。完全平衡是不容易实现的，特别是在前牙覆𬌗存在的情况下。水平向的平衡也受到美学因素的限制，组牙功能𬌗或者是有单一平衡点的组牙功能𬌗，都较容易实现。

俗话说"食团进入，失去平衡"，义齿在牙尖接近食团时将会倾斜，直至与对𬌗牙开始接触。然而，如果最初的非正中咬合是平衡接触，这对倾斜的义齿基托起到了稳定的作用。

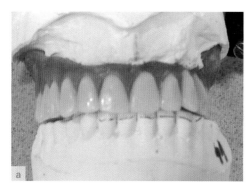
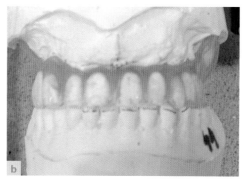

图15-44　（a～d）无颊侧基托的诊断性排牙，复制制作放射导板并拍摄CT，展示出牙齿在骨中的矢向和轴向的关系。

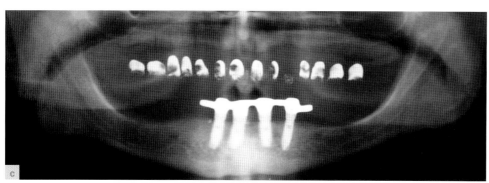
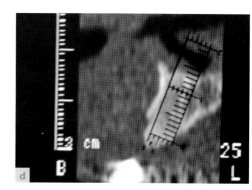

杆及球帽附着休所增加的固位效果将对非工作侧倾斜的影响有稳定效果。前牙固位很少受影响，前牙闭合经常会导致后牙倾斜（图15-38和图15-39）。这种作用可以由前牙附着体的外壳和杆上获得的一些间接固位抵消，抵消作用是通过给前牙种植体增加更大扭力所产生的负面效应而达到的。一些临床医生主张采用单颗后牙种植体去防止这种倾斜效应。由于前牙覆𬌗、后牙牙尖高度、牙尖斜度以及𬌗平面方向等因素，在对颌是天然牙或固定修复体的单颌义齿上创造平衡𬌗往往是比较困难的，但这并不是不可能。在这种情况下，组牙功能工作侧引导、浅的前牙前伸引导、减小覆𬌗是值得推荐的方法（图15-43）[32]。

种植体的数量和支抗类型

种植体支持式覆盖义齿被作为治疗选择已有很多年[29,31]。上颌的选择一般是用4颗前牙种植体的杆或球帽附着体，下颌覆盖义齿使用两个球帽附着体或一个连接杆。使用超过10年以上的占80%～95%[29,31]。上颌的并发症发生率更高。杆附件有连接种植体的优点，其连接部分被种植体支持。因为前牙闭合时后牙倾斜，很难产生旋转支点。球帽附着体较少有并发症，可以设计成能提供以无牙颌牙槽嵴为支持的完全固位[29-37]。

物理和虚拟建模

为了实现预测种植体植入，诊断排牙模型的信息必须转移到放射导板和手术导板上。这可能要通过物理建模技术和虚拟数字技术相结合的物理模型来得以实现。物理模型是由复制诊断排牙实验、诊断蜡型、临时修复体和旧义齿来制成（图15-44和图15-49）。放射线阻射材料，如丙烯硫酸钡、金属条或牙胶相结合在放射导板中。CT将提供诊断模型牙齿的所在位置以及相对区域骨组织的三维图像。根据相同的原理，放射导板可被转换为手术导板或制作新的手术导板（图15-45、图15-46和图15-55）。丙烯酸手术导板的颊侧制作孔和槽，以便确定手术区域/位点坐标。这种导板必须充分削减，以利于垂直进入的通路、翻瓣和冲洗（图15-45和图15-46）。

以修复为导向、计算机辅助设计、指导和修复

虚拟数字技术提供了几种选择，以实现虚拟的诊断计划和指导性手术导板的放置（图15-47和图15-88）[38-41]。这些技术在许多方面仍然依赖临床制作的诊断模型，依照以上所有原则，转换放射导板以便于虚拟种植设计和计算机生成手术导板（图15-53和图15-70）。

立体光刻建模和计算机辅助设计/计算机辅助制造（CAD/CAM）是极其精确的技术，现在已经可以建立精确的骨和软组织模型、精确的手术导板、修复部件以及上部结构（图15-47、图15-66、图15-70、图15-82和图15-84）。

数字、虚拟和模拟系统

基于光学和影像学三维扫描，牙科数字系统的进步可以实现虚拟图像和模型的建立，从而能够区别虚拟模型和真实模型之间的差异。三维虚拟模型可以转换为各种树脂的模型，最复杂的是激光雕刻立体成形。这就是所谓的三维打印。在国际制造中心进行激光雕刻建模。数字文件被送到该中心，这里将进行数据处理，并将其转换为颌骨或牙的模拟模型、手术导板，以及临时修复体[38-43]。

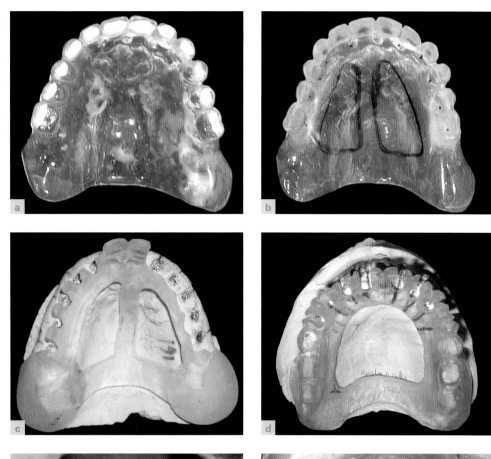

图15-45 （a~d）放射导板的复制，削减导板提供外科通道和控制外科瓣。

图15-46 （a）树脂复制诊断性排牙试验，放射导板转换为手术导板。在临时修复体的牙冠中央打孔确定种植位置。（b）去除垂直向组织面的部分导板，为翻瓣和冲洗提供空间。去除殆面导板材料以增加垂直向空间以便手术备孔。颊侧的前庭沟提供更多的手术空间，利于种植位点的预备。（c）平行杆。（d）在种植体位点上植入种植体。

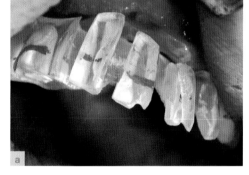

499

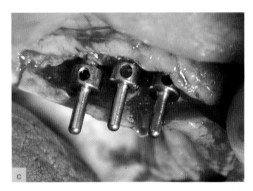

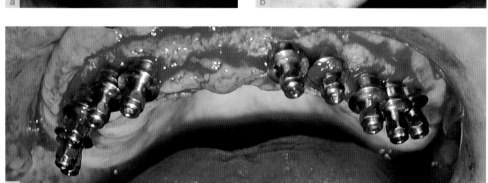

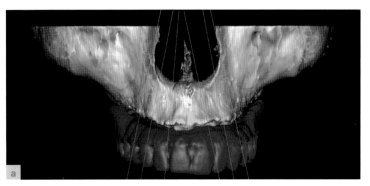

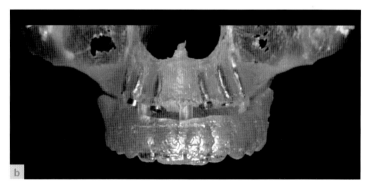

图15-47 （a）三维虚拟模型上模拟种植、基台和放射导板。（b）立体光刻模型：上颌骨，手术导板和计划位置上的模拟种植体。

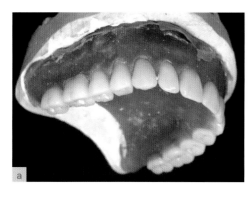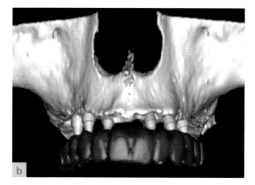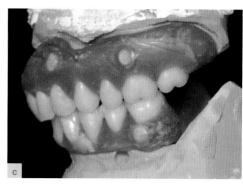

图15-48　方法1：（a）戴入上颌义齿。（b）根据义齿制作放射线导板，戴入口内进行扫描。在软件中重建上颌骨和义齿，获得安装义齿后上颌骨三维模型。方法2：（c）在上颌及下颌义齿内放置影像学标记物，分别进行义齿的单独扫描以及义齿戴入口腔的双重扫描。（d）将光学扫描的石膏模型与三维重建后的颌骨、义齿基托、人工牙进行拟合。（e）戴入放射导板拍摄的上下颌CT影像。

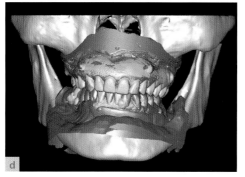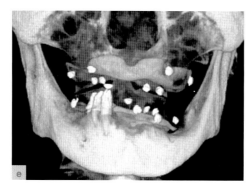

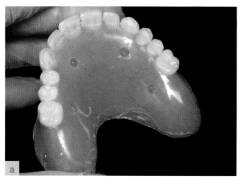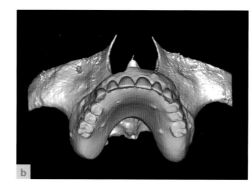

图15-49　复制现有义齿。在稳定性良好的现有义齿中放置放射线标记物，在CBCT下进行扫描。颌骨扫描是无义齿扫描。最后将重建的虚拟义齿拟合到颌骨模型去。

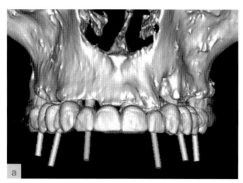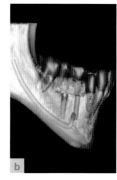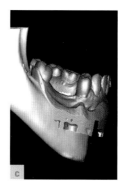

图15-50　（a）现有牙齿或固定义齿与拟排牙义齿的拟合。拟排牙义齿（黄色）拟合到现有牙冠（绿色）的重建模型上。（b）重建后的下颌骨，牙齿和拟计划植入的种植体。（c）石膏模型（粉色）与重建后的三维模型拟合。

图15-51　在重建后的颌骨模型上设计义齿（黄色），可以作为种植体手术植入的参考，也可使用CAD/CAM制造临时修复体。

现代计算机辅助导航系统允许基于解剖结构考虑的种植体三维精准植入。这也有利于考虑种植体最终方向而精准拟定基台的位置。这使植入种植体的即刻过渡固定修复得以实现。CAD/CAM技术被用来制造过渡修复体或为最终种植体支持式修复体制造精密金属部件。

种植体的位置可根据预期的最终修复体目标去计划，并将所有的具体案例的个别殆、功能、生物力学和美学因素都考虑在内（图15-29和图15-34）。同时可以通过多种方法来实现

（图15-48～图15-88）。

以修复为导向的系统

有几种方法可用于将个体案例的决定因素和义齿的要求纳入重建的虚拟模型中。这包括：

- 排牙/蜡型。
- 旧义齿。
- 现有牙齿或修复体重建模型上试排牙。

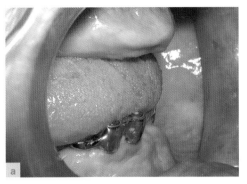
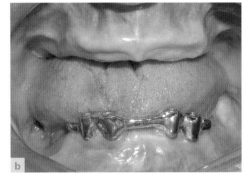
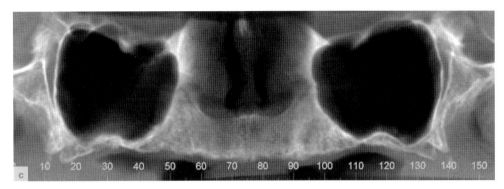

图15-52 （a~c）无牙颌的73岁女性患者。

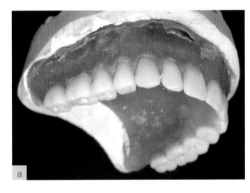
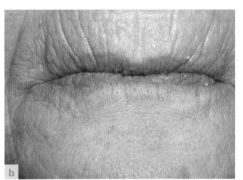
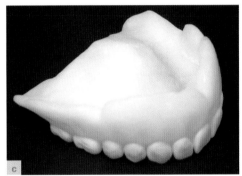
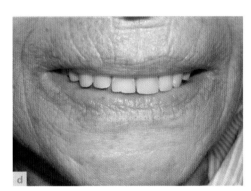

图15-53 （a）义齿安装在合适的暂基托上。（b和c）根据美学、语音和功能原理定位牙齿的位置。（d）利于暂基托和试排牙，复制出放射导板。

■ 光学扫描的石膏模型拟合到CT颌骨模型。
■ 在重建颌骨模型上直接进行排牙。

　　此病例叙述的每个步骤都在图15-48~图15-88中展示。

暂基托上的试排牙

　　一名73岁健康女性，需要进行上颌种植体支持的固定修复（图15-52）。计划植入6颗种植体支持式固定修复，需翻瓣术和即刻负重，患者不接受上颌窦提升术。根据公认的标准，在合适的暂基托上试排牙可以确定良好的美学外形、垂直距离、功能性牙位。利用暂基托和试排牙，可以复制出具有阻射性能的丙烯酸导板：用30%的硫酸钡使人工牙表面硫酸化，10%使基托磷酸化（图15-53）。拍摄CBCT时放射导板需要稳定的咬合固定。DICOM（医学数字成像及通信）格式的CT图像在专用的软件中进行处理，将数据转换为上颌、义齿、义齿基托和人工牙的独立三维模型。根据固定修复计划，在三维模型的上颌骨模型上设计种植体位置。计划完成后发送至制造中心，制作立体光刻模型和基于拟治疗方案制造的光固化手术导板（图15-55）。通过逆向工程，可以在即刻种植时，利用

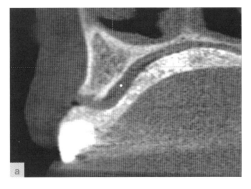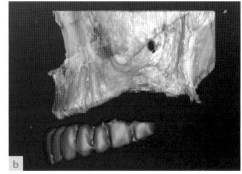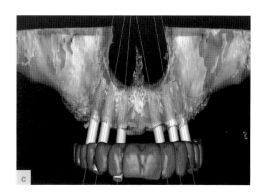

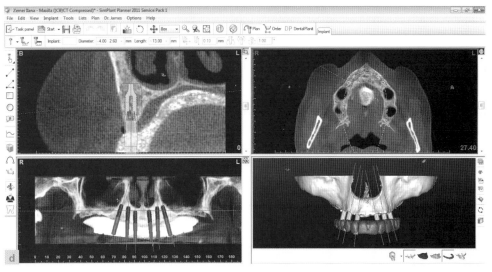

图15-54　（a）上颌骨的影像断层和阻射的放射导板。（b~d）上颌骨和牙齿的断层及三维图像。牙齿可以从基托上被分离成单独的部分（红色），以利于设计种植体植入位置、修复空间、基台方向。

502

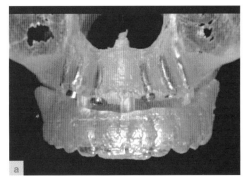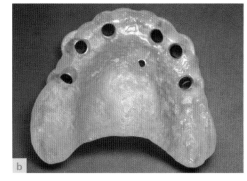

图15-55　（a）上颌骨和放射导板的光固化模型。（b）黏膜支持的光固化手术导板。（c）口腔中的手术导板。

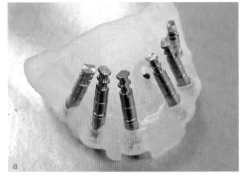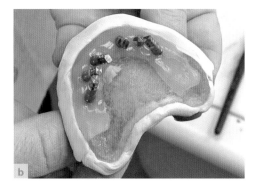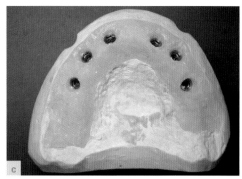

图15-56　（a）种植替代体连接到手术导板上。（b）通过逆向工程，石膏灌注到手术导板制成工作模型。（c）工作模型。

手术导板制作临时修复体（图15-56和图15-57）。手术、修复、临床和技工阶段，分别在图15-55～图15-64中说明，通过排牙、放射导板、虚拟建模、设计临时和最终修复的转化，展示了个性化美学和功能修复的过程。

骨支持的手术导板

　　为了将个性化因素转化到影像学模型中，我们可以将排牙模型扫描成光学模型与CT影像进行拟合。根据解剖结构和拟排牙位置，在虚拟的颌骨模型上进行种植体位点设计（图15-

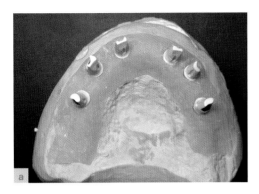

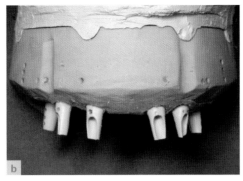

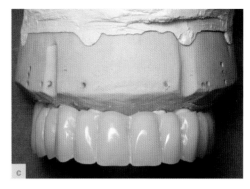

图15-57 （a和b）临时基台放置在石膏模型上。（c）基于最初设置的临时修复体。

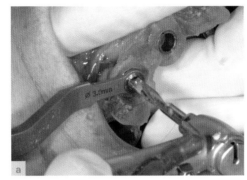

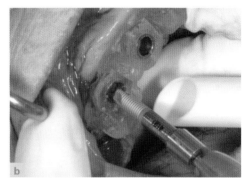

图15-58 手术阶段。（a）基于骨支持式手术导板的位点预备。（b）基于手术导板的种植体植入。（c）将导板引导环和种植体适配器上的凹槽对齐，以利于后期基台的精确安放，也有利于临时修复体的即刻戴入。（d）去除手术导板后见所植入的种植体。

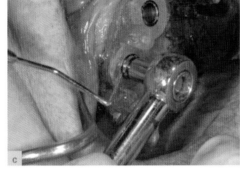

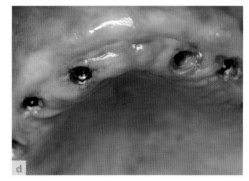

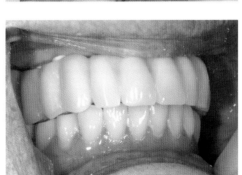

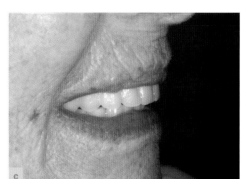

图15-59 （a）临时基台。（b和c）即刻戴入临时修复体，获得了良好咬合关系、垂直距离、美学外观。

65d）。在导板制作时，导板的组织面应该与上颌的光刻模型完全吻合（图15-66a）。手术导板必须稳定地就位于上颌模型，以保证在术中时稳定就位于口内（图15-66b和c）。临时修复体在种植体植入后即刻戴入。

旧义齿

功能良好的旧义齿可用于获得合适的义齿虚拟模型和软组织轮廓面。旧义齿也可以复制出阻射的放射导板，用来戴入口腔内进行CBCT扫描。另外，有参照点的义齿需要单独进行扫描。嵌入义齿中的参照点可以使义齿虚拟图像和颌骨影像学图像得到精准的拟合（图15-49）。对于黏膜支持的微创手术导板，在单重扫描和双重扫描中，翻制义齿或原始义齿的组织面将精准地在导板中得到复制（图15-55和图15-70）。如果计划制作一个骨支持的手术导板，则是从三维颌骨解剖表面打印而获得（图15-66）。

使用功能良好的旧义齿复制成的放射导板，可以通过软件标记从而很好地转换患者的个性化因素，同时按照预期临床牙冠位置实现精准植入种植体。临床病例显示了所有修复阶段：复制、软件设计、手术和修复，到最终修复体（图15-67～图15-71）。

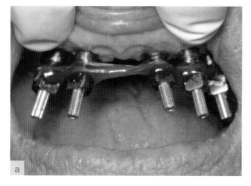
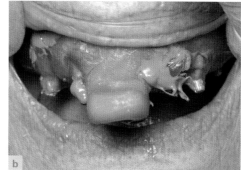
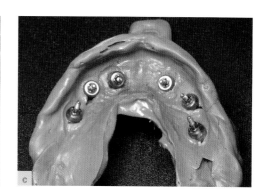

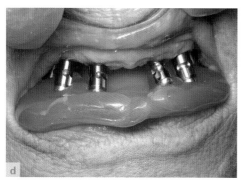
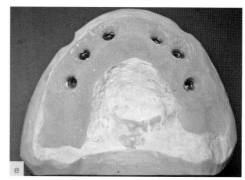

图15-60 （a~e）最大牙尖交错位的印模及殆记录，用替代体制作的工作模型（6个月后）。

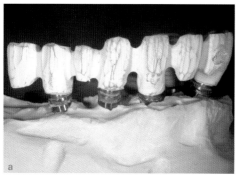
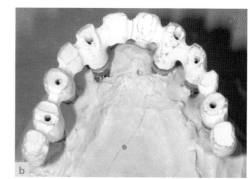
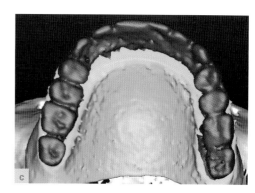

504

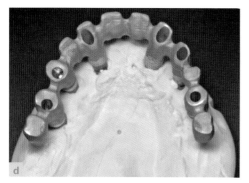
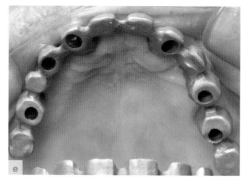

图15-61 （a和b）临时修复体回切成塑料基底。（c）虚拟咬合图像。（d和e）由CAD/CAM辅助制作的金属上部结构。

现有义齿和拟排义齿的模型拟合

现有牙齿或义齿的虚拟数字模型可以让方案设计变得更容易，比如在考虑拔牙和即刻种植的位置时（图15-72～图15-74）。熟练的技术人员可以使用相关软件准确地将牙齿分离成单独的数字化模型。天然牙在拍摄CBCT时不会产生金属伪影，可以获得清晰的牙冠和牙根模型（图15-76）。含有金属的旧牙冠或者桥体会产生较多的金属伪影，因此重建后的模型牙冠形态模糊。在这种情况下，可以参考此模型中牙冠位置，在软件中添加并排列虚拟牙齿以获得一个清晰的数字化牙列，并在此基础上精准地设计种植体位置和基台方向。得到的数字化牙列也可以通过CAD/CAM技术制作出临时修复体（图15-72～图15-74）。

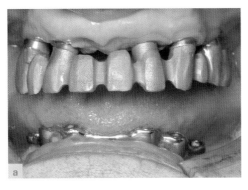
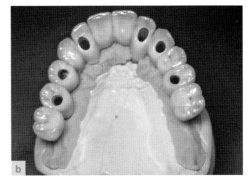
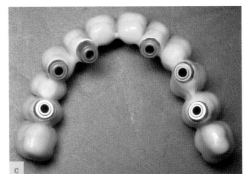
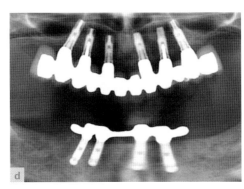

图15-62 CAD/CAM金属基底冠和瓷体部分，完成修复后的X线片。

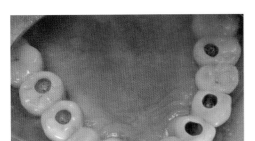
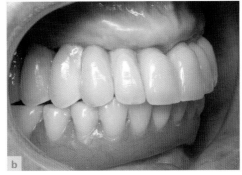
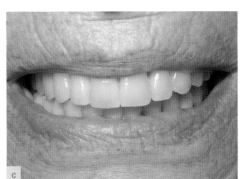

图15-63 最终修复体。

505

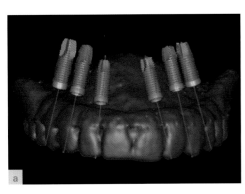
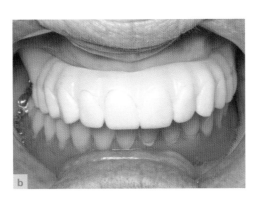
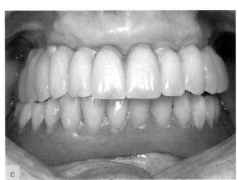

图15-64 个性化美学因素和功能性修复决定因素的转化阶段。排牙、放射导板、数字化虚拟设计和最终修复体（图片由Mr R Krauze提供）。

将口内扫描的光学模型与CT颌骨的重建模型拟合

可以光学扫描石膏模型以获得牙齿和软组织的三维数字化模型，然后在软件中对光学模型和CT模型进行精准的拟合配准（图15-75）。在配准后的模型中，我们既可以考虑颌骨的解剖因素，也可以考虑缺牙区软组织，邻牙和对颌牙等因素来确定合适的种植计划（图15-76和图15-77）。密合的手术导板、手术X线片、最终修复效果见图17-77～图15-79。

虚拟排牙

虚拟牙齿可以在软件中被定位和操作，以便于确定植入位置、植体型号、角度，以及基台型号和角度。牙齿咬合时行CBCT扫描以允许虚拟牙齿被定位到与对颌牙齿相适应的咬合

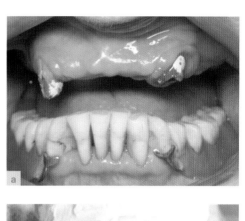
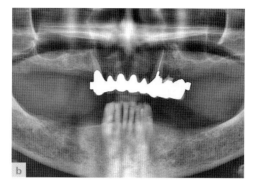
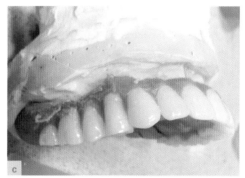
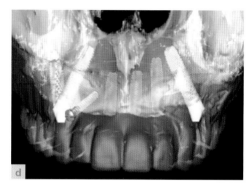

图15-65 （a）上颌无牙颌——计划种植固定修复。（b）原始的全口曲面断层片。（c）暂基托上的排牙试验。（d）在虚拟三维颌骨模型设计种植体，叠加光学扫描试戴暂基托和试排牙。

506

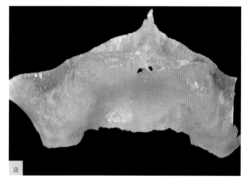
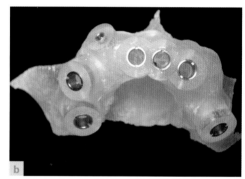
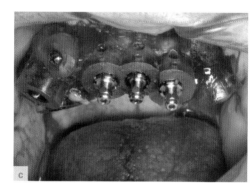
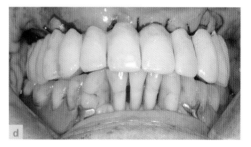
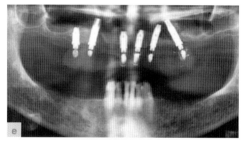

图15-66 （a）上颌骨的光刻模型。（b）手术导板就位于颌骨模型之上。（c）手术导板就位于颌骨之上，可见固定螺钉和植入导环。（d）上颌的临时修复体。（e）植入后的全口曲面断层片。

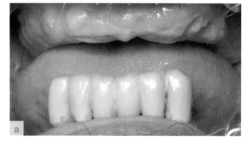
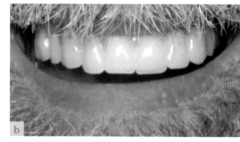

图15-67 （a）上颌无牙颌患者，计划植入5颗种植体并做固定修复。（b）旧义齿。（c）曲面断层片。（d）制作的放射导板。使用丙烯酸材料翻制旧义齿。

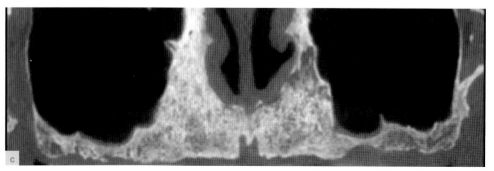
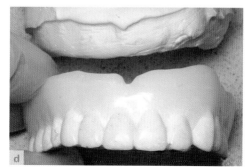

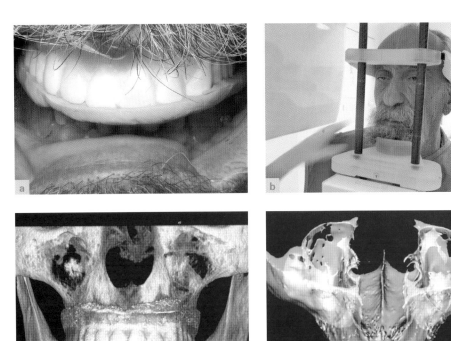

图15-68 （a和b）用CBCT扫描完全就位的放射导板。（c）单重扫描的上颌骨和放射导板的三维虚拟模型。（d）与放射导板分离的透明上颌骨模型。

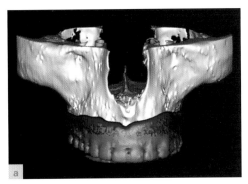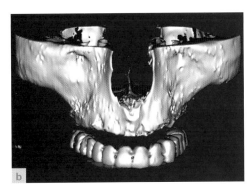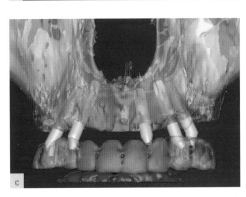

图15-69 （a）不透明的上颌骨模拟外形区别于义齿（红色）和基托（蓝色）的模拟外形。（b）分离的义齿和上颌骨模拟外形。（c）依照义齿（紫色）和对颌咬合（蓝色）设计种植体、固位螺丝和基台。

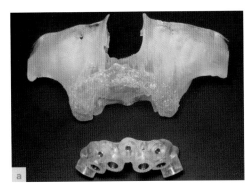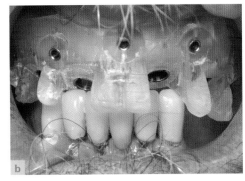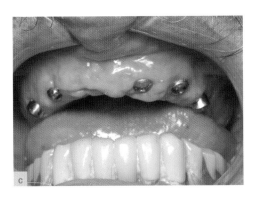

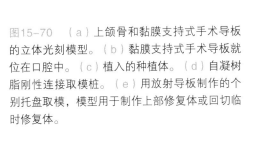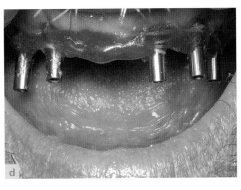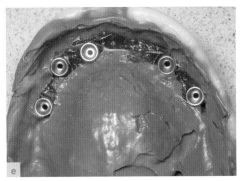

图15-70 （a）上颌骨和黏膜支持式手术导板的立体光刻模型。（b）黏膜支持式手术导板就位在口腔中。（c）植入的种植体。（d）自凝树脂刚性连接取模桩。（e）用放射导板制作的个别托盘取模，模型用于制作上部修复体或回切临时修复体。

507

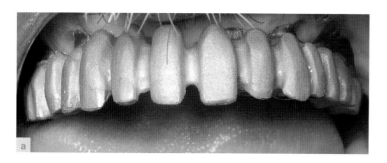
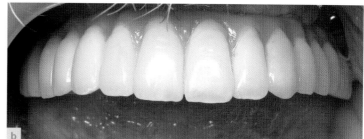
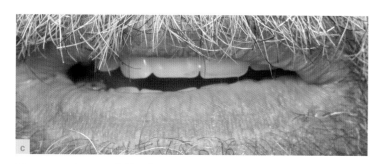
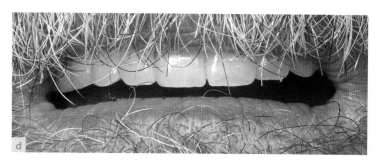

图15-71 （a~d）螺丝固位CAD/CAM金属基底冠试戴和上瓷完成后戴入口内（图片由Mr R Krauze提供）。

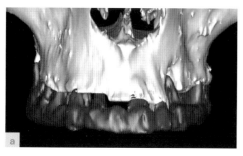
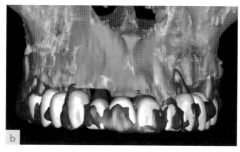
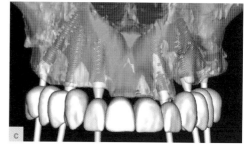

图15-72 （a）绿色标记的牙齿呈现得不够清楚，是由于牙冠下金属基底产生伪影导致。（b）黄色虚拟的牙齿叠加到绿色牙冠上。没有金属的天然牙的模型会更清楚一些。（c）按照黄色虚拟牙齿排列精准计划种植体植入、基台（绿色）和恢复咬合空间。

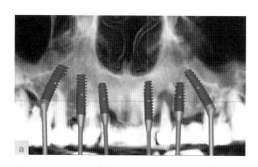
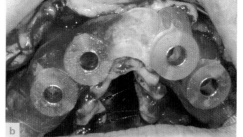
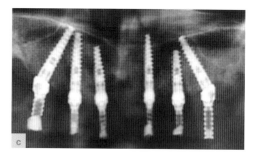

图15-73 （a）在Simlant软件中设计虚拟种植体。（b）光固化手术导板就位于颌骨上。（c）植入的种植体和上部临时修复体。

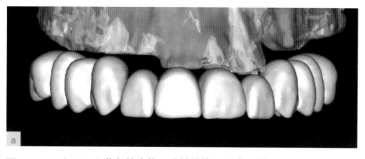
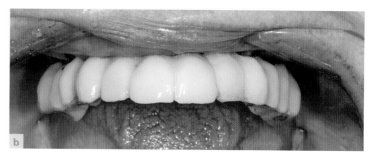

图15-74 （a和b）黄色的虚拟牙齿被转换为树脂材料的临时修复体，在制作中心通过CAD/CAM切割树脂块制成，用于种植体植入后即刻修复。

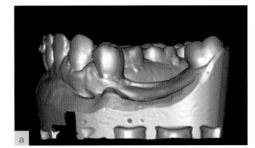
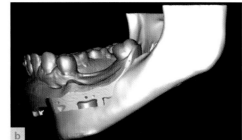

图15-75 （a）光学扫描石膏模型。（b）将石膏模型拟合到通过CBCT扫描得到的下颌骨虚拟模型上。

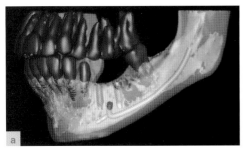
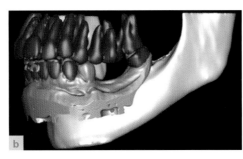
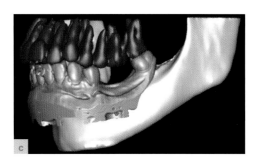

图15-76 （a）上颌和下颌牙齿模型（红色、绿色）、下牙槽神经、半透明的下颌骨和计划植入的种植体。（b）光学扫描的石膏模型与影像学模型拟合。（c）石膏模型与对颌牙齿的咬合。拟合模型的建立参考下颌骨的解剖，上、下颌牙齿，以及下颌软组织表面。

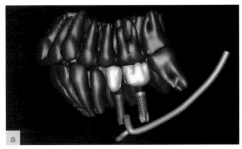
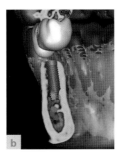
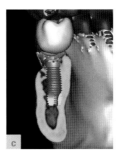
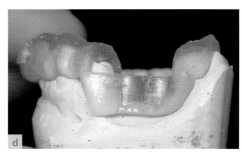

图15-77 （a~c）种植体与下牙槽神经和牙槽骨的相对关系。（d）光固化手术导板就位于石膏模型上。

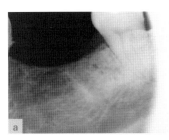
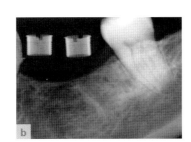
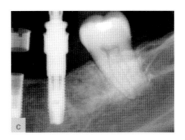
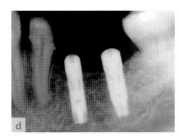

图15-78 （a）无牙颌位点。（b）手术导板引导环的位置。（c）在手术导板引导下，种植体植入到设计位点。（d）植入的种植体。

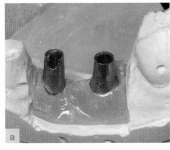
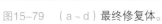
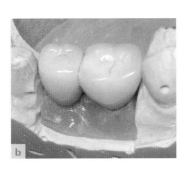
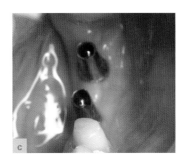
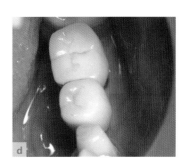

图15-79 （a~d）最终修复体。

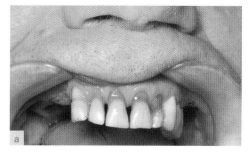
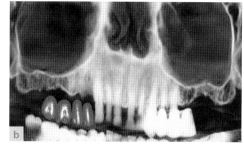

图15-80　（a和b）一名健康的69岁男性，想要种植固定修复用以恢复上颌牙列缺失，拒绝上颌窦提升术。

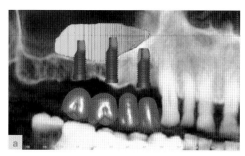
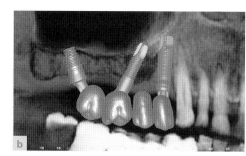

图15-81　两种治疗选择。（a）上颌窦提升术与直立的种植体。（b）倾斜种植体的设计避免实施上颌窦提升术。

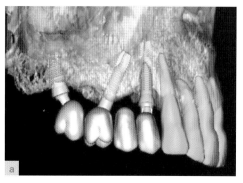
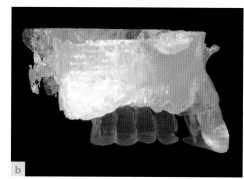
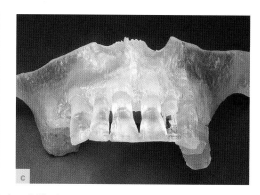

图15-82　（a）三维透明的颌骨模型、所设计的种植体、拟排虚拟牙齿和天然牙。（b和c）上颌骨的光固化模型。

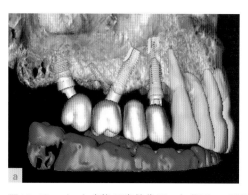
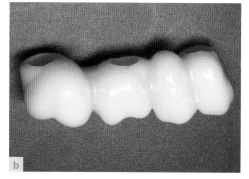
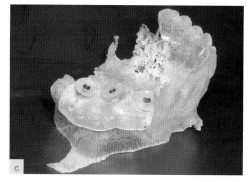

图15-83　（a）虚拟牙齿的位置，与邻牙、对颌牙以及软组织的轮廓关系。种植体植入位置需要考虑颌骨解剖结构和骨密度。（b）根据拟排牙齿打印出的CAD/CAM桥。（c）下颌骨和手术导板的光固化模型。

关系上。制作中心可以利用软件，对拟排牙进行回切以得到修复空间。这可能需要重衬和用螺丝固位或粘接固位方法即刻戴牙（图15-74）。或者它们可能会被调整，种植体延期负荷时，在2~3个月后戴牙（图15-86）。

是倾斜种植还是上颌窦提升术？

在上颌骨骨量不足的情况下，会考虑上颌窦提升或倾斜种植体，上颌窦提升有利于后牙种植体修复是有据可查的，且已成为常规（图15-81）[44]。倾斜种植的使用方法是有争议的，但是随着更多支持研究结果的出现，倾斜种植正在逐渐被接受[26-27]。现代数字软件和导航系统有利于三维规划和引导倾斜种植体的植入。没有这些系统的辅助设计，外科植入倾斜种植体是很难实现的。

虚拟设计、手术导板和计算机辅助设计与修复

一名健康的69岁男性，右侧上颌后牙需要种植修复，并且拒绝上颌窦提升术（图15-80）。CBCT资料导入Simplant软件中，在软件中分离上颌骨、牙齿等模型，并在上颌骨设计倾斜种植体位置（图15-81~图15-83）。虚拟牙冠被放置到相应的牙位和软组织轮廓上（图15-83a）。根据颌骨解剖和上颌窦的位置关系，在模型中模拟种植体位置、大小和倾斜角度。倾斜种植体的设计避免了实施上颌窦提升术。骨支持的

510

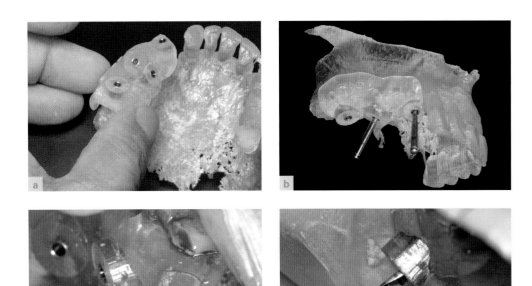

图15-84 （a和b）手术导板安装在上颌骨模型上。（c）手术导板完全就位于上颌骨。（d）通过手术导板用先锋钻进行植入点定位。

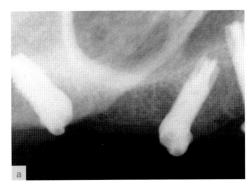
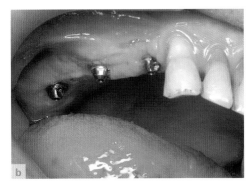
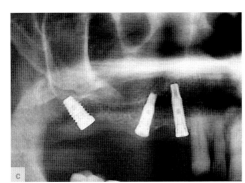

图15-85 （a～c）通过数字化虚拟设计和手术导板的使用进行精准的种植体定位。

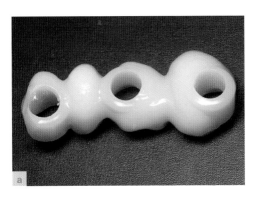
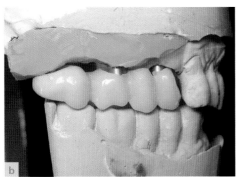
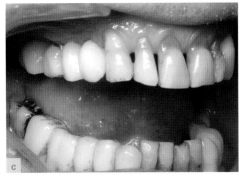
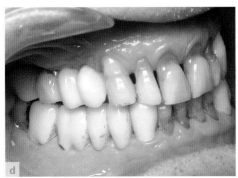

图15-86 （a～d）CAD/CAM切割的树脂临时桥。

511

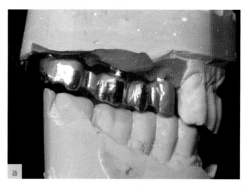
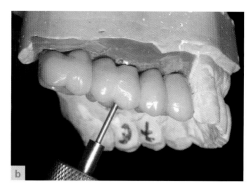
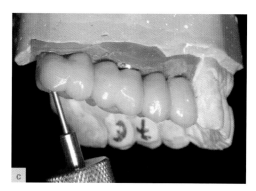

图15-87 （a~c）回切树脂临时修复体，对其进行扫描，CAD/CAM制作金属基底。角度基台上制作螺丝固定桥。牙冠上孔道的设计允许螺丝刀进入、拧紧中央螺丝。

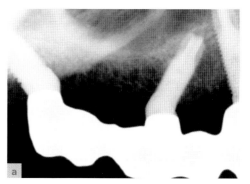
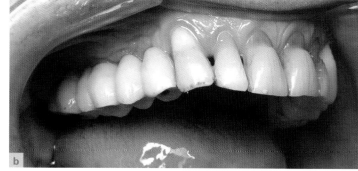
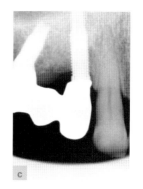

图15-88 （a~c）就位后的螺丝固位固定桥。

光固化手术导板是根据种植体位置和植入方向来制作的（图15-83和图15-84）。4个月后，利用虚拟牙齿制作CAD/CAM临时树脂桥（图15-85~图15-87）。回切树脂复制的临时修复体，用光学扫描仪对其进行扫描得到光学模型。根据光学模型在制作中心制作CAD/CAM金属基底，接下来在技工中上瓷。此病例使用了多个目前可行性较高的数字化虚拟设计技术（图15-87和图15-88）。

参考文献

[1] Wood MR, Vermilyea SG, Committee on Research in Fixed Prosthodontics of the Academy of Fixed Prosthodontics. A review of selected dental literature on evidence-based treatment planning for dental implants: report of the Committee on Research in Fixed Prosthodontics of the Academy of Fixed Prosthodontics. J Prosthet Dent 2004;92:447–462.

[2] Taylor TD, Wiens J, Carr A. Evidence-based considerations for removable prosthodontic and dental implant occlusion: a literature review. J Prosthet Dent 2005;94:555–560.

[3] Taylor TD, Agar JR. Twenty years of progress in implant prosthodontics. J Prosthet Dent 2002;88:89–95.

[4] Gross MD. Occlusion in implant dentistry. A review of the literature of prosthetic determinants and current concepts. Aust Dent J 2008;53:(Suppl 1): S60–S68.

[5] Kim Y, Oh T-J, Misch CE, Wang H-L. Occlusal considerations in implant therapy: clinical guidelines with biomechanical rationale. Clin Oral Implants Res 2005;16:26–35.

[6] Misch CE, Bidez MW. Implant protected occlusion: a biomechanical rationale. Compend Contin Educ Dent 1994;15:1330–1343.

[7] Balshi TJ, Hernandez RE, Pryszlak MC, Rangert B. A comparative study of one implant versus two replacing a single molar. Int J Oral Maxillofac Implants 1996;11:372–378.

[8] Vigolo P, Givani A, Majzoub Z, Cordioli G. Clinical evaluation of small-diameter implants in single-tooth and multiple-implant restorations: a 7-year retrospective study. Int J Oral Maxillofac Implants 2004;19:703–709.

[9] Kinsel R, Lamb R, Ho D. The treatment dilemma of the furcated molar: root resection versus single tooth implant restoration. A literature review. Int J Oral Maxillofac Implants 1998;13:322–332.

[10]Oesterle LJ, Cronin RJ Jr. Adult growth, aging, and the single-tooth Implant. Int J Oral Maxillofac Implants 2000;15:252–260.

[11]Fugazzotto PA, Beagle JR, Ganeles J, Jaffin R, Vlassis J, Kumar A. Success and failure rates of 9 mm or shorter implants in the replacement of missing maxillary molars when restored with individual crowns: preliminary results 0 to 84 months in function. A retrospective study. J Periodontol 2004 75:327–332.

[12]Blanes RJ, Bernard JP, Blanes ZM, Belser UC. A 10-year prospective study of ITI dental implants placed in the posterior region. II: Influence of the crown-to-implant ratio and different prosthetic treatment modalities on crestal bone loss. Clin Oral Implants Res 2007;18:707–714.

[13]Armitage GC. Development of a classification system for periodontal diseases and conditions. Ann Periodontol 1999;4:1–6.

[14]Lombardi RE. The principles of visual perception and their clinical application to denture esthetics. J Prosthet Dent 1973;29:358–382.

[15]Chiche GJ, Pinault A. Esthetics of Anterior Fixed Prosthodontics. Chicago: Quintessence Publishing, 1993.

[16]Pound E. Esthetic dentures and their phonetic values. J Prosthet Dent 1977;38:482–489.

[17]Rufenacht CR. Fundamentals of Esthetics. Chicago: Quintessence Publishing, 1990.

[18]Boucher CO. Complete denture impressions based upon the anatomy of the mouth. J Am Dent Assoc 1944;31:1174–1181.

[19]Turell AJW. Clinical assessment of vertical dimension. J Prosthet Dent 2006;96:79–83.

[20]Langer A, Michman J. Intraoral Technique for Recording Vertical and Horizontal Maxillomandibular Relations in Complete Dentures. J Prosthet Dent 1969;21:599–606.

[21]Swenson MG. Complete Dentures, ed 4. St Louis: The CV Mosby Company, 1959:125.

[22]Blanes RJ. To what extent does the crown-implant ratio affect the survival and complications of implant-supported reconstructions? A systematic review. Clin Oral Implants Res 2009;20(Suppl 4):67–72.

[23]Bergendal T, Enquist B. Implant-supported overdentures: A longitudinal prospective study. Int J Oral Maxilofac Implants 1998;13:253–262.

[24]Mericske-Stern RD, Taylor TD, Belser U. Management of the edentulous patient. Clin Oral Implants Res 2000;11(Suppl 1):108–125.

[25]Wyatt CCL. The effect of prosthodontic treatment on alveolar bone loss: a review of the literature. J Prosthet Dent 1998;80:362–366.

[26]Maló P, Rangert B, Nobre M. All-on-4 immediate-function concept with Brånemark System implants for completely edentulous maxillae: A 1-year retrospective clinical study. Clin Implant Dent Relat Res 2005;7(Suppl 1):1–7.

[27]Menini M, Signori A, Tealdo T, Bevilacqua M, Pera F, Ravera G, et al. Tilted implants in the immediate loading rehabilitation of the maxilla: a systematic review. J Dent Res 2012;91:821–827.

[28]Bryant R, McDonald-Jankowski D, Kwonski K. Does the type of implant prosthesis affect outcomes for the completely edentulous arch? Int J Oral Maxilofac Implants 2007;22:117–139.

[29]Sadowsky SJ. Treatment considerations for maxillary implant overdentures: a systematic review. J Prosthet Dent 2007;97:340–348.

[30]Trakas T, Michalakis K, Kang K, Hirayama H. Attachment systems for implant retained overdentures: a literature review. Implant Dent 2006;15:24–34.

[31]Bergendal T, Engquist B. Implant-supported overdentures: a longitudinal prospective study. Int J Oral Maxillofac Implants1998;13:253–262.

[32]Peroz I, Leuenberg A, Haustein, I, Lange, KP. Comparison between balanced occlusion and canine guidance in complete denture wearers – a clinical, randomized trial. Quintessence International 2003;34:607–612.

[33]Stanford C, Oates T, Beirnee R. Overdenture implant therapy. Int J Oral Maxillofac Implants 2007;27:25–28.

[34]Schwartz-Arad D, Kidron N, Dolev EA. A long-term study of implant supported overdentures as a model for implant success. J Periodontol 2005;76:1431–1435.

[35]Fitzpatrick B. Standard of care for the edentulous mandible: a systematic review. J Prosthet Dent 2006;95:71–78.

[36]Feine JS, Carlsson GE, Awad MA, Chehade A, Duncan WJ, Gizani S, et al. The McGill consensus statement on overdentures. Mandibular two-implant overdentures as first choice standard of care for edentulous patients. In J Prosthodont 2002;15:413–414.

[37]Mericske-Stern R. Treatment outcomes with implant-supported overdentures: clinical considerations. J Prosthet Dent 1998;79:66–73.

[38]Rosenfeld AL, Mandelaris GA, Tardieu PB. Prosthetically directed implant placement using computer software to ensure precise placement and predictable prosthetic outcomes. Part 3: stereo lithographic drilling guides that do not require bone exposure and the immediate delivery of teeth. Int J Periodontics Restorative Dent 2006;26:493–499.

[39]Van de Velde T, Glor F, De Bruyn H. A model study on flapless implant placement by clinicians with a different experience level in implant surgery. Clin Oral Implants Res 2008;19:66–72.

[40]Tardieu PB, Vrielinck L, Escolano E, Henne M, Tardieu AL. Computer-assisted implant placement: scan template, simplant, surgiguide, and SAFE system. Int J Periodontics Restorative Dent 2007;27:141–149.

[41]Yong LT, Moy PK. Complications of computer-aided design/computer-aided-machining-guided (NobelGuide) surgical implant placement: an evaluation of early clinical results. Clin Implant Dent Relat Res 2008;10:123–127.

[42]Rosenfeld AL, Mandelaris GA, Tardieu PB. Prosthetically directed implant placement using computer software to ensure precise placement and predicable prosthetic outcomes. Part 1: diagnostics, imaging and collaborative accountability. Int J Periodontics Restorative Dent 2006;26:215–219.

[43]Rosenfeld AL, Mandelaris GA, Tardieu PB. Prosthetically directed implant placement using computer software to ensure precise placement and predictable prosthetic outcomes. Part 2: rapid-prototype medical modeling and stereo lithographic drilling guides requiring bone exposure. Int J Periodontics Restorative Dent 2006;26:347–353.

[44]Del Fabbro M, Testori T, Francetti L, Weinstein R. Systematic review of survival rates for implants placed in the grafted maxillary sinus. Int J Periodontics Restorative Dent 2004;24:565–577.

16

颞下颌关节紊乱病的治疗

Management of Temporomandibular Disorders

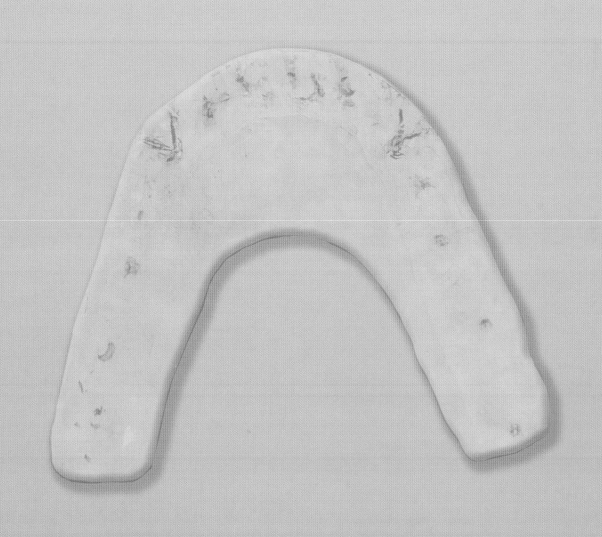

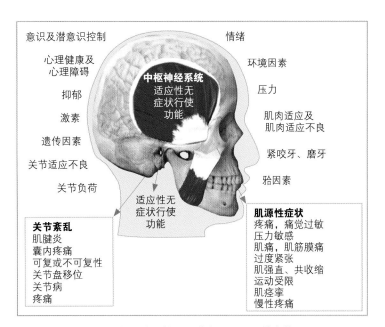

图16-1 适应性无症状行使功能、关节紊乱及肌源性症状。

重点内容

- 颞下颌关节紊乱病
- 诊断
- TMD的治疗
- 关节紊乱的治疗和控制
- 修复体和颞下颌关节紊乱病
- 结论

颞下颌关节紊乱病

颞下颌关节紊乱病是一系列涉及颞下颌关节（TMJ）、咀嚼肌及其他口颌面部相关组织的骨骼肌肉或神经肌肉病变。与这种紊乱相关的症状和体征有很多，常见的有咀嚼、发音困难以及其他口腔颌面部功能障碍，有时也会伴随急性或持续性的疼痛。

颞下颌关节紊乱可再细分为关节紊乱和肌肉紊乱（图16-1，方框16-1，第2.6章节，表2-6-1）。颞下颌关节紊乱病是一系列以疼痛及功能障碍为特征的疾病。鉴别诊断在治疗计划的制订中起着举足轻重的作用[1-5]。根据2014年DC/TMD[3]诊断分类标准，颞下颌关节紊乱病可被分为12种常见的类型：关节痛、肌肉痛、局部肌肉痛、肌筋膜痛、伴有牵涉痛的肌筋膜痛、4种关节盘移位紊乱、关节退行性病变、关节半脱位以及颞下颌关节紊乱导致的头痛。

颞下颌关节紊乱病常见的症状和体征

常见的症状和体征有：

- 肌肉和/或关节疼痛。
- 触压痛。
- 关节杂音（弹响，破碎音）。

方框16-1 颞下颌关节紊乱病的分类、病因和治疗。根据诊断及出现的症状和体征的性质来选择治疗方法

分类与诊断[1-5]
- TMD轴Ⅰ，轴Ⅱ。
- 轴Ⅰ：肌肉骨骼系统。
- 轴Ⅱ：疼痛相关的功能丧失和心理状态。
- 颞下颌关节紊乱。
- 咀嚼肌紊乱。
- 头痛。
- 相关结构。

病因
- 多方面危险因素：易感因素（诱因）、促发因素、持续因素。
- 生物心理社会因素。
- 精神。
- 压力。
- 神经肌肉系统。
- 激素。
- 遗传因素。
- 口腔副功能。
- 咬合。

治疗
- 心理咨询。
- 行为疗法。
- 物理疗法。
- 安慰剂。
- 𬌗板治疗。
- 药物治疗。
- 修复治疗。
- 手术治疗。

- 下颌运动受限或不对称。
- 肌功能亢进。
- 头痛。

这些症状对健康及生活质量有着极大的影响。流行病学研究表明，正常人群中有75%的人在咀嚼肌或关节紊乱中（下颌运动异常、关节杂音、触压痛等）至少有一种体征，并且有大约33%的人患有至少一种症状（面部疼痛、关节疼痛）[6-8]。这些数值在儿童、青少年、成人、老人、男性和女性各个组之间及不同研究间均有较大范围的不同[6-8]。

疼痛特征

要鉴别发生在下颌、耳部、太阳穴和相关区域，涉及肌肉、关节、头痛的TMD相关疼痛的性质，就必须要做相关的检查和诊断[4]。疼痛可能是局部或局限性的，并且可以随着下颌的功能性或副功能运动而变化[4]。肌肉疼痛可能是局部肌痛、局部肌筋膜痛或者是牵涉痛引起的区域疼痛。关节内疼痛，即关节痛，可以是局限性或者放射性的。颞下颌关节紊乱导致的头痛可能发生在颞部。所有疼痛可以单侧发生或双侧发生，其症状可能是孤立的和/或相互关联的。疼痛可以发生在不同

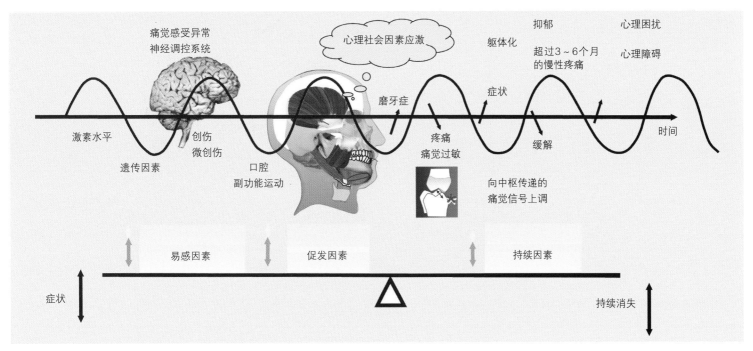

图16-2　TMD症状和体征的周期性——易感（诱因）因素、促发因素、持续因素。

的时间段，并持续时间也因人而异。疼痛可能源于炎性、神经性、肌筋膜或血管源性因素[9-10]（图16-1，方框16-1；第2~6章也可见）。

慢性疼痛

无论采取哪种治疗方式，伴随慢性疼痛3~6个月以上的TMD患者，有75%~85%的病情都有所缓解或被完全治愈。积极的治疗总归会好过不进行治疗。无论关节解剖结构是否改变，关节内紊乱或骨关节炎患者经过治疗后，疼痛都会有好转[11]。流行病学研究表明，多数TMD患者的预后都是良好的，至少，治疗会促进症状自行缓解[11-13]。对于不伴有慢性疼痛的TMD患者，我们可以采用一系列简单的非侵入性治疗手段进行治疗。当症状持续3~6个月以上并且带有极端消极情绪者，即可诊断为慢性疼痛。这就使它与不伴有明显消极情绪的复发性疼痛得以区分。

TMD患者中，15%~20%会出现足以导致功能障碍的慢性疼痛，与久治不愈的TMD发生率相当[11]。

肌痛，关节痛以及肌肉-关节联合紊乱的流行病学

虽然肌肉紊乱和关节紊乱是TMD最常见的类型，但是兼有关节及肌肉紊乱的TMD患者也并不罕见。肌痛有时会与其他疼痛并发，比如紧张性头痛和颈痛。随着时间的推移，疼痛的部位和患者的自觉症状的强度可能会有改变。症状会在很长的一段时间里产生波动，这取决于每个人在特定时期内的易感因素、促发因素和持续因素（图16-1和图16-2）。这将对治疗方案的选择产生影响[15]。我们可以绘制一个简单的图表，来直观反映TMD肌肉和关节症状的相对发生率随时间的变化情况[1-5,16]。

诊断

TMD诊断"金标准"的基础是对患者主诉、相关病史及临床检查结果的客观评价[1]。基于这些原则，有几种不同的诊断方法，它们的复杂程度各不相同（具体见第2章、第6章）[2-5]。最全面的颞下颌关节紊乱病诊断标准是RDC/TMD系统（Research Diagnostic Criteria for Temporomandibular Disorders）。这一诊断标准最早是由TMD国际联盟提出的，之后获得了美国牙科研究协会的支持[1]。该体系致力于制订一套更规范的诊断步骤、标准和临床诊断项目，以使我们可以更准确地对比不同临床及研究项目中得到的诊断数据[3,14]。

TMD的最新诊断标准

新研发、审核的《TMD诊断标准》在2013年上线[3]、2014年出版[4]，与《TMD的拓展分类》同期发行（见第2.6章节）[4-5]。

最常见的疼痛相关的TMD和关节内TMD的诊断标准和方法见表16-1和表16-2。RDC/TMD官方网站[3]里有详细的表格和指南对与肌肉-骨骼相关的轴Ⅰ类TMD和与心理因素相关的轴Ⅱ类TMD做出了评价。TMD的症状和体征会随时间的推移而发生改变，因此在用此标准进行诊断时也应当考虑患者就诊前30天内出现过的症状和体征。

基于临床检查的诊断

诊断应以症状和体征为依据[1,5,17-18]。医生应针对患者特定时间段内出现的症状和体征做出诊断，诊断应该包含表16-1

517

表16-1 DC/TMD[4]最常见的TMD相关疼痛的诊断标准。ICD：国际疾病分类，过去30天内的敏感性和特异性对于标准是有效的

疼痛相关 TMD	类型	诊断标准		注释
		病史	检查	
肌痛 ICD-9 729.1 ICD-10 M79.1 敏感性0.84 特异性0.95	下颌功能或副功能运动可引起肌肉疼痛；咀嚼肌运动激发实验可模拟这种疼痛	1. 下颌，颞部或耳前周围的疼痛 2. 疼痛随颌骨功能或副功能运动缓解	1. 颌骨，颞部或耳前周围是否有疼痛 2. 是否有颞肌或咬肌*熟悉性疼痛： （1）触诊时疼痛 （2）最大开口运动时	没有更好的诊断
局部肌痛	病痛源于肌肉，只有肌筋膜触诊检查的相应区域产生局部的肌肉疼痛	1. 下颌，颞部或耳前周围的疼痛 2. 疼痛随颌骨功能或副功能运动缓解	1. 确认疼痛发生在颞肌或咬肌 2. 颞肌或咬肌是否有触痛 3. 疼痛是否只局限在触诊区	没有更好的诊断
肌筋膜痛	肌筋膜检查中疼痛发散超出触诊区。但局限于肌肉边界范围内	1. 下颌，颞部或耳前周围的疼痛 2. 疼痛随颌骨功能或副功能运动缓解	1. 确认疼痛发生在颞肌或咬肌 2. 颞肌或咬肌是否有触痛 3. 记录疼痛超出触诊区，但仍在肌肉边界内	没有更好的诊断
肌筋膜疼痛转移 敏感性0.86 特异性0.98	疼痛来源于肌肉，肌筋膜疼痛检查的被触肌范围外产生牵涉（伴发）痛	1. 下颌，颞部或耳前周围的疼痛 2. 疼痛随颌骨功能或副功能运动缓解	1. 确认疼痛发生在颞肌或咬肌 2. 颞肌或咬肌是否有触痛 3. 疼痛蔓延超出触诊肌肉边界	没有更好的诊断
非关节炎引起的关节痛 ICD-9 524.621 ICD-10 M 26.62 敏感性0.89 特异性0.98	下颌的功能或副功能运动引起。颞下颌关节运动激发实验可模拟这种疼痛	1. 下颌，颞部或耳前周围的疼痛 2. 疼痛随颌骨功能或副功能运动缓解	1. 确定疼痛局限于颞下颌关节区 2. 至少下列之一激发实验时颞下颌关节发生疼痛： （1）触诊髁突外极或外极周围 （2）最大主动张口时，左或右侧方运动或前伸运动时	没有更好的诊断
TMD引发的头痛 敏感性0.89 特异性0.87	下颌功能或副功能运动可导致类似TMD的颞部痛，咀嚼肌系统运动激发实验可模拟这种颞部痛	1. 发生在颞部的任何类型的头痛 2. 疼痛随着下颌运动、功能或副功能运动而缓解	1. 确定疼痛局限于颞肌 2. 有以下至少一项的激发实验中颞部产生相似的头痛： （1）颞肌触诊 （2）主动或被动的最大张口，侧方或前伸运动	没有其他更好的诊断。必须用一种有效的标准诊断TMD相关疼痛（如肌痛或关节痛）

*熟悉性疼痛是指由运动激发实验引起的疼痛与在过去或感兴趣的时间段内所经历的疼痛相同。

和表16-2中12个项目中的一项或多项。

参照DC/TMD中的诊断决策树，采用分步算法，可以有效地根据临床检查做出鉴别诊断，以区分疼痛相关的TMD和头痛、关节内紊乱[3]。这在图16-3中的Clark算法决策树[19]中也有阐述。

病因学的不确定性

要区分TMD致病的易感因素、促发因素以及持续因素十分困难，并且容易带入主观因素。然而，无论疾病分类及确定具体病因有多困难，将收集的症状、体征和诊断按照TMD的分组条件归类对于鉴别诊断十分有意义。根据症状做出诊断，并针对症状行对症治疗，这样一来疗效就得以保障[8,9,21]。

病史问诊

问诊的内容应当包括患者的主诉以及相关症状和体征出现的细节。如果患者没有主动说出，医生要直接询问患者是否有功能障碍、肌肉和关节疼痛、不适这些细节。通过问诊应获得

是否有肌肉和关节的自觉症状，包括疼痛、不适、疲劳和咀嚼困难或疼痛等。还需要了解疼痛的性质、病史和发作时间——早晨，日间或夜间。应从患者的自述或配偶陈述中了解患者是否有夜磨牙的行为。除此之外还要考虑是否有关节疼痛、杂音或其他症状，如耳鸣或眩晕。医患沟通时，医生应格外注意患者的心理和情绪状态。通过对患者的询问和引导来了解患者的社会心理状况、自我认知程度，对患者症状的主观描述和忍受程度进行评估。这样做可以帮助医生确定主要致病因素是结构性、生理性的（轴I类），还是心理性、社会心理性的（轴II类）。DC/TMD诊断标准提供了一些用于评估患者心理和社会心理状态的表格。这些表格可以从rdc-tmdinternational.org网站上下载，包括一套完整的DC/TMD诊断工具包，TMD疼痛分级量表、DC/TMD症状问卷、检查形式、检查协议、DC/TMD决策树、DC/TMD诊断标准、疼痛描述、慢性疼痛评分量表、颌骨功能障碍量表、患者健康问卷（PHQ-4，PHQ-9）、一般焦虑症的评估及口腔保健行为检查单[3]。

表16-2　30天内最常发生的关节内紊乱的DC/TMD诊断标准。过去30天内的敏感性和特异性对于本标准有效[4]

颞下颌关节紊乱	诊断标准			
	类型	病史	检查	注释
可复性关节盘移位 ICD-9 524.63 ICD-10 M26.63 无影像学检查 敏感性0.34 特异性0.92 影像学是诊断的参考标准	关节囊内的生物力学改变累及髁突–盘复合体。在闭口位时，关节盘位于髁突前部位置，当张口时关节盘位置复原。也可能出现关节盘内侧和外侧的移位。也可随着关节盘的复位发生弹响、碎音或者关节杂音。先前有闭口时关节绞锁病史排除这个诊断	至少有以下一项： 1. 在过去30天内下颌运动时出现过关节杂音 2. 在检查时出现杂音	1. 1/3开口或闭口时，触诊可及关节弹响、杂碎音等 2. 触诊时，1/3的侧方运动或前伸运动会出现杂音	当确认时，MRI影像是： 1 最大牙尖交错位时，关节盘后带位于髁状突前面11：30位置 2 最大开口时，关节盘中间带位于髁状突和关节结节中间
可复性关节盘移位伴间歇绞锁 ICD-9 524.63 ICD-10 M26.63 无影像学检查 敏感性0.38 特异性0.98 影像学是诊断的参考标准	在闭口位时，关节盘位于髁状突前方，而在张口位时还原。当开口时关节盘不还原，下颌开口运动则会受到限制，这时需要做特定的运动来解锁颞下颌关节。内侧和外侧的关节盘移位均可出现，在关节盘还原时可出现弹响和杂音	以下两项同时出现： 1. 30天内出现过关节杂音或检查时出现关节杂音 2. 在30天内出现下颌骨锁结、张口受限，哪怕是一瞬随即解锁	至少含以下一项： 1. 在触诊3次开闭口运动时，至少有1次发生杂音 2. 在触诊时，3次下颌骨侧方或前伸运动中，至少有1次发生杂音	当不能达到正常开口度，即使是一过性的，而需要医生或患者采取措施才能还原锁结，当这一症状在临床出现时，虽然检查不是必要的，但也会起到积极的作用
不可复性关节盘移位，伴开口受限 ICD-9 524.63 ICD-10 M26.63 无影像学检查 敏感性0.80 特异性0.97 影像学是诊断的参考标准	在闭口位时，关节盘位于髁状突前方，而在张口位时不能还原。内侧和外侧的关节盘移位均可出现，这种紊乱是下颌骨的持续性开口受限，不会因为医生或患者采取措施而还原。这被称为"闭合锁结"，这一紊乱与下颌开口运动受限有关	以下两项检查阳性： 1. 下颌锁结，任何方式无法打开 2. 并且下颌开口严重受限，甚至影响进食	最大被动张口（被动牵拉）运动，切端垂直距离＜40mm	不排除张口时杂音，如弹响。影像学： 1. 最大牙尖交错位关节盘后带在髁状突前11：30位置，关节盘中间带位于髁状突前 2. 最大开口度时，关节盘中间带在髁状突的前面
不可复性关节盘移位，不伴开口受限 ICD-9 524.63 ICD-10 M26.63 无影像学检查 敏感性0.54 特异性0.79	在闭口位时，关节盘位于髁状突前方，并且张口时不还原。内侧和外侧的关节盘移位均可出现。检查时无张口受限	病史： 1. 下颌开口时受限锁结 2. 开口严重受限，影响进食	最大辅助张口（被动牵拉）运动，切端垂直距离＞40mm	不排除关节杂音的存在（开口弹响）
关节退行性病变 ICD-9 7 15.18 ICD-10 M19 9 1 无影像学检查 敏感性0.55 特异性0.61	一种退行性病变，其特点是关节组织的退化，伴随着髁突或关节结节的骨组织变化	1. 30天内下颌运动时杂音 2. 患者检查时出现杂音	在张口或闭口，左侧、右侧侧方或前伸运动时触诊检查到捻发音	颞下颌关节CT确诊，还需以下至少一项：软骨下囊肿，磨损，全身硬化症或骨赘。退行性变不一定会产生骨皮质变平或硬化，可能会出现正常变化、老化、改建或退行性变的前兆
关节半脱位 ICD-9 830,1 ICD-10 S03.3XXA 无影像学检查 仅依据病史 敏感性0.98 特异性1.00	涉及关节盘–髁突复合体和关节结节的过度活动。在开口位时，关节盘–髁突复合体在关节结节的前方，但如果不采取措施，无法复原回到闭口位置。持续时间可能是短暂的或长期的，当患者需要医生的帮助才能复原错位，恢复下颌的正常运动，这就称为脱位。这种紊乱也被称为"开口锁结"	在大开口位置锁结，不能自己闭合	张口时锁结，要采取措施才能回到闭口位置	

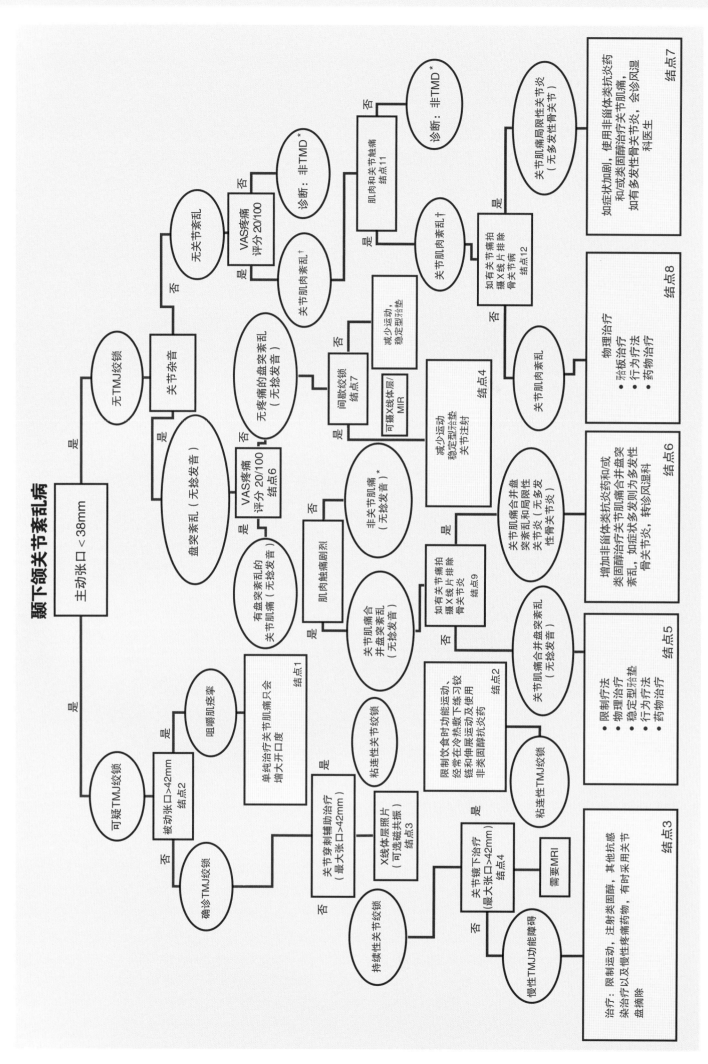

图16-3 Clark的TMD治疗方法[9.19.43]。"节点"代表基于症状的模块,以诊断测试的阳性和阴性结果为导向,针对相应的管理策略为导向(节点末端为管理策略目标)。灰色矩形)。*继续检查,不能通过触诊来排除骨关节炎。VAS:视觉模拟比例尺;MRI:磁共振成像;NSAID:非甾体类抗炎药。Clark[9]经日本修复学会批准重新绘制了关节肌痛伴随关节和/或肌肉疼痛的治疗图。

与轴 I 和轴 II 相关的骨骼肌肉因素和社会心理因素

如果轴 II 是主要因素，那么应该考虑采取适宜的支持性的非侵入性治疗策略。如果症状持续了 3~6 个月，并且伴有明显的情感抑郁或精神障碍倾向的顽固性病变，应当首先考虑使用保守的支持疗法。有些时候可以向专业人士寻求心理健康的建议。但是立即咨询心理学专家或精神科医生却有可能会适得其反。与内科、耳鼻喉科、神经科或其他科医生相比，口腔科医生可能是最能理解患者困扰的人。告诉患者这是单纯的心理疾病，他们需要去看精神科医生这样的做法会使患者感到沮丧和愤怒。一开始就向患者表达医生的理解，并进行解释和安慰才是最合适的方法，这样患者易于接受，也可以减少相关的心理和焦虑等不良因素的影响。无论是否接受过治疗，患者 75%~87% 的症状都会好转[11]。如果患者有严重的情感抑郁，那么就要考虑请专业医生辅助治疗。当需要向患者建议接受心理医生的辅助治疗时，应委婉地告知他们，在心理医生的帮助下减轻精神压力，将大大有利于 TMD 相关症状的缓解。

肌肉触诊

在表 16-1 和表 16-2 中所罗列的一些 DC/TMD 诊断分类标准中，口颌面部、颞区、耳区或耳前区的疼痛病史是其显著的特异性表征。触诊主要涉及的肌肉是咬肌和颞肌。在上颌结节上方触诊翼外肌很困难，因为假阳性的概率很大，结果不可靠。咬肌的触诊位置可以在其上部、中部或下部，包括颧骨上方和下方的肌腱附着点。颞肌的触诊位置可以在其前方、中部或后方，包括肌腱和筋膜附着区。直接的触诊压力所引发的疼痛可能会扩散至同一肌肉的其他部位，或引起其他肌肉的疼痛。扳机点是指对刺激极度敏感的特定区域，可以通过触诊来发现。触诊扳机点引发的疼痛应与患者之前的疼痛体验相同。引发局部肌痛的触诊阈值为 1kg 作用力持续 2 秒。使用 1kg 的力持续触诊 5 秒即可判断所引发的疼痛是否具有弥散性或牵涉痛的特征。肌筋膜痛即可用这一方法进行诊断（表 16-1）。目前已有可用于测量触诊力值的专用装置[3]。

关节触诊

使用轻力触诊关节外极，在下颌张口、闭口、侧方或前伸运动时可引发疼痛，以及弹响、爆破音、破碎音或噼啪音等关节杂音（表 16-2）。

功能受限

测量患者张口受限的程度，同时也应测量前伸、侧方运动时的辅助最大开口度。如果存在张口受限，应检查张口度是否仍能被动增加（即软终点或硬终点）。当在下颌前牙区施加向下的压力，若引发疼痛且张口度能随压力进一步增大（被动牵拉），则考虑患者为由肌僵直或肌肉共收缩导致的肌源性张口受限。扳机点是颅面部的超敏区域，可通过触诊检查。如果最大开口位是硬终点，则提示患者有不可复性关节盘移位。关节盘移位的诊断标准如表 16-2[3] 所示。

社会心理学与行为学评估

对患者进行社会心理学和行为学的评估，内容包括口腔习惯、功能受限、焦虑、抑郁共病以及躯体化等，尤其是对慢性疼痛症状持续 3~6 个月以上的病例。

TMD 的病因和病理生理机制

与其他类型骨骼肌肉系统的疼痛一样，TMD 的病因和病理生理机制至今仍未被彻底阐明。单因素的病因理念如偏斜接触、深覆盖或后牙支撑丧失等现已被摒弃（表 16-3）[9,15,21-30]。但这些因素仍被认为是在个体特定时间段内表现出来的众多危险因素中的一部分（图 2-6-17 和图 2-6-18、图 16-1 和图 16-2）。患者所表现出的症状和体征会受到包括易感、促发、持续因素在内的多种致病因素的影响，而表现出暂时的波动现象。这些因素涉及生物力学、神经肌肉及社会心理学等诸多领域[15,31-32]。因为缺乏可靠的临床依据，所以临床医生的病因学理念往往决定了对患者治疗方式的选择（表 16-1，表 16-3 和表 16-4）[15]。

人们对 TMD 病因的理念和思维正随时间发生着改变。𬌗因素曾经被认为在 TMD 的发病中作用显著，但现在的观点不再认为𬌗因素是 TMD 的致病因素，甚至不足以将其纳入危险因素的范畴（表 16-3）。流行病学研究发现，TMD 的发生与某些𬌗因素有相关性，因此认为𬌗因素是 TMD 的危险因素之一[9,15,21-30]。危险因素与致病因素不同，因此，不加鉴别地将消除𬌗因素作为治疗 TMD 的治疗方法是不合理的[15,23,31]。由于 TMD 患者病因的个体差异性和不确定性，基于病因治疗的有效性值得商榷[15,23,31-32]。目前主流的观点认为，可逆的保守治疗、循证治疗是唯一有效并且必要的治疗方法[1,17,24-27]。调𬌗和修复治疗不再被认为是治疗或预防关节和肌肉紊乱的唯一有效方法[15,21,23,31-36]。

TMD 的治疗

尽管在 TMD 领域还有一些不确定性，但治疗方面还是有一些基本的准则。有人认为 TMD 是一系列只能改善症状而不能治愈的骨骼肌肉疾病。临床操作指南要求依照个体症状及病患特点采用相应的可复性治疗方法[1,17,37-42]。治疗策略应根据疾病的症状、严重程度和持续时间来制订，并且要考虑疗效和是否符合循证医学结果（表 16-1）。考虑到病因、预后的不确定性以及对未来的长期影响，以患者为中心的治疗结果被认为是可以接受的治疗原则[9,14,31,38]。

表16–3　TMD的危险因素。危险因素显示相关性，但不是原因和结果

TMD的危险因素	与咬合有关的危险因素	未被作为危险因素的殆缺陷
性别/激素化水平	前牙开殆	偏斜接触
抑郁/躯体化	单侧后牙反殆	殆干扰
多种疼痛状态/弥散性疼痛	深覆盖 > 6 ~ 7mm	垂直距离过高
磨牙症/口腔副功能运动 自我报告的磨牙症	缺失后牙超过5 ~ 6颗	垂直距离过低
创伤	RCP–ICP距离 > 2mm	后牙支撑丧失，无相关性
特定基因型的遗传易感性	牙列磨损	深覆殆、深覆盖，无相关性
	后牙支撑丧失	
	下颌在ICP时位置不稳定	

表16–4　影响治疗方案的病因理念（引自Greene, 2006[15]）

病因理念	治疗	当前观点
殆干扰导致TMD	调殆作为治疗方法 调殆预防TMD	大部分不接受，部分可接受
殆干扰不会导致TMD	行为疗法 药物疗法（如果强烈指示） 轴Ⅱ行为；转诊到适合的医生	接受
关节盘紊乱是关节锁结和关节病的前兆	作为预防方式，恢复后牙支撑	不接受，没有证据支持
后牙支撑丧失并非是关节紊乱的前兆	使用前部复位装置	不接受，没有证据支持
目前认为后牙支撑丧失不是关节紊乱的前兆	短牙弓 只修复后牙的功能，舒适，美观 以患者为中心	接受

治疗目标

治疗目标应该包括：
- 对疼痛和其他症状采用保守和可逆的对症治疗方法，以及高度谨慎而简单的技术。
- 必要时找出并排除易感因素、促发因素和持续因素，改善受损功能。
- 针对残留的病理性后遗症的治疗[9,26]。

治疗的选择

由于保守治疗方法具有较高的成功率以及特殊患者在某一特定时间内具体病因的不确定性，根据症状的严重程度以患者为中心的治疗方法，得到了广泛的推崇[38]。初始治疗应是对症治疗，治疗方法和症状密切相关。如果初始治疗失败，那么应该选择一种"逐步递进"[38]的方法，具体见表16–3。

治疗方式

TMD治疗方式的选择，包括：
- 患者的教育。
- 简单的安慰。
- 家庭对症护理。
- 行为矫正。
- 物理治疗，物理疗法（如经皮电刺激、超声、超级脉冲、针灸、短波透热激光、热敷，运动和生物反馈）。
- 殆板治疗。
- 药物治疗。
- 外科手术干预。
- 联合治疗。

具体见图16–1、图16–3和表16–1、表16–5及表16–6[32,37,40]。

建议采用保守可逆的治疗方式

临床实验结果提示，除非有明确的有创治疗指征，否则应该首选保守可逆的治疗方式。虽然没有一种具体的治疗方法被证明是一定有效的，但很多保守疗法至少能够在无副作用的情况下缓解症状[1,15]。

患者的教育

对于处于痛苦中想要寻求帮助的患者来说，治疗师的安慰是最基本的治疗需求。对病情的理解和解释是有效治疗的开始，特别是当患者在专家和治疗师中间转诊几次后，还没有做出明确诊断的时候。在大多数情况下，对患者安慰解释说："症状是暂时的，病情不太严重"，这对消除恐惧、安抚患者有很大的帮助。良好的医患关系能产生强大的安慰剂效应，在任何一种治疗中都扮演着重要的角色。

低技术（传统技术）可逆疗法

尽管没有得到严格的科学证实，仍有理由认为，机械性、行为性或物理性可逆疗法组成的治疗体系最有可能使患者受益。因此，直到"科学"地确定TMD的具体病因之前，医生最好采用包括殆板治疗在内的低技术保守治疗方式，这与每种治疗方式提供的有效性证据等级相一致[1,2,10,15,31,38]。

行为矫正

行为矫正包括：习惯改变、生活方式的建议、渐进性放松、催眠和生物反馈。无论有没有生物反馈，放松疗法都是很

表16–5 肌源性疼痛的治疗方案（来源于Clark2006[17]）

疾病状况	治疗方案
外伤性发病局部肌痛伴牙关紧闭	休息，冰敷，非甾体类抗炎药，TMD治疗 下颌骨的主动运动以减少症状
继发性局部或区域肌痛伴主诉功能障碍	对症治疗
继发性局部或区域肌痛伴主诉功能障碍	𬌗垫
与日常压力相关的非外伤性肌痛	有氧运动 疼痛处热敷 行为方面（改善生活方式，自我放松，瑜伽，禅修，减压干预） 关节松弛剂（急性疼痛） 三环类抗抑郁药（低剂量）
肌筋膜疼痛和扳机点	按摩 针灸 局部麻醉注射（后备）
高压力患者–焦虑，抑郁（时间>6个月）	心理治疗 心理健康专业护理

有用的。这些方法包括自我放松、瑜伽和其他的方法。有规律地锻炼也是有益处的，综合性的压力管理和心理咨询也很重要。这些方式均可与肌电生物反馈、渐进性放松和改变自主生活方式相结合。对日磨牙的认知有利于矫正这种有害的行为。虽然大多数口腔副功能运动是潜意识的，但是增强认知和减少环境压力有利于矫正这种习惯。夜磨牙不能自主地改变，但是使用𬌗垫和减少心理压力可能会有效。𬌗垫也能起到行为矫正器的作用。当慢性疼痛伴有抑郁、慢性焦虑或其他情绪紊乱时，应该为患者提供良好的护理环境[10,17,41]。

药物治疗

治疗肌筋膜疼痛和纤维肌痛的药物，包括非甾体类抗炎药（NSAID）、阿片类止痛药、抗抑郁药如三环抗抑郁药、选择性血清素再摄取抑制剂、苯二氮䓬类药物、肌肉松弛剂和睡眠改善药物。每个病例的药物选择都要因人而异，避免产生药物依赖。关节周围炎首选非甾体类抗炎药（服用2周）。顽固性慢性疼痛应该谨慎处理，并且考虑转诊到有经验的慢性疼痛中心治疗[44-45]。

外用2周非甾体类抗炎药是治疗慢性肌肉骨骼疼痛的安全有效的药物[1]。一项系统性回顾研究结果显示，颞下颌关节痛的患者使用6周的非选择性环氧化酶（COX）抑制剂奈普生，会比同样使用选择性COX-2抑制剂塞来昔布的患者获得更好的口腔健康生活质量。另外两项对照试验的结果表明：选择性血清素再摄取抑制剂联合心理治疗，可以有效改善颞下颌关节痛患者的口腔健康生活质量[46]。

物理治疗

治疗局部或局限性肌痛、肌筋膜疼痛、纤维肌痛有几种物理疗法，包括扳机点注射、保健推拿的手法治疗、肌筋膜放松疗法、按摩、针灸、整骨或者整脊的手法治疗。含有水杨酸盐的外用发红剂，对急性疼痛的疗效优于慢性疼痛[17]。

用于诊断和治疗的电子设备

为了诊断和治疗颞下颌关节病，高科技电子设备得到了生产和推广。这种设备通常是复杂和昂贵的，据报道，应用这些设备对TMD进行诊断和治疗的容错性很低[1,47-51]。

诊断方式

目前公认的有效诊断工具主要包括肌电图（EMG），下颌运动轨迹和超声描记设备。肌电图适用于测量患者升颌肌休息和运动时的肌电水平。下颌运动轨迹描记装置在开口、闭口、侧方或咀嚼运动时记录下颌运动。超声设备主要被用来检测和记录运动时关节发出的声响。

诊断设备的问题

研究者已对这些诊断设备的敏感度、特异性、阳性预测值和阴性预测值做了评估，并将其结果与使用传统方法进行诊断的"金标准"进行了对比[47-53]。

优势及有效性

由于可以为治疗评估提供客观的方法，肌电描记法和下颌运动轨迹描记装置获得了一些人的拥护和推广。这些设备的推广者们声称，使用这些设备直接进行治疗能够达到他们所谓的治疗效果。这也催生了一系列相关的理论，如："这些设备能帮助患者重建'神经肌肉咬合'，设备的研究者进行了一项非对照研究，其结果支持'𬌗因素在TMD的发病和治疗过程中扮演着重要的角色'这一假设。另一项大样本量研究则显示，使用这些电子设备重建神经肌肉咬合能够显著减轻TMD患者的症状。"这种说法与传统观点和范式相悖[47-53]。然而，当提供潜在的新参数的信息时，所谓的"功能性分析"的疗效和临床意义还有待探讨[55]。

表面肌电描记术

使用表面肌电描记术生物电子仪器来诊断已经由美国牙科协会（ADA）科学事务委员会批准[56]。这一方法允许临床医生评价肌肉静息活动水平，并辅助确定是否存在肌张力过高或肌痉挛的情况。基于对肌肉静态生物电信号的测量，使肌电图仪器能够检测肌肉静息和功能状态下的活性，包括姿势性过度紧张和持续的肌肉收缩等情况，其结果可以用于颞下颌关节病的辅助诊断[56]。虽然认可这些设备可以客观地检测肌肉的静息和功能状态活性，但美国牙科协会委员会报告仍然指出只依据肌电图不能确诊TMD，并且必须强调的是，这些设备不能单独用来诊断任何咀嚼肌-骨骼系统疾病。这些疾病只能通过常规的诊断学方法确诊，即评估患者的主诉，分析全身及口腔病史，进行体格检查及参与诊断性测试[56]。

正常范围

肌电检测设备可以将TMD患者的肌电图与普通人群的肌电图正常值进行对比，检测肌电信号波形特征、肌电图值及动态特征等。所用的正常肌电图参考值是健康与疾病的临界标准。然而，正常的肌电图形态具有个体差异性，在TMD患者和非TMD患者人群中也有较大的差异，且二者有所重叠[53]。因此产生了针对不同个体的不同EMG测量方法。在测量前，需将TMD患者按照症状和主诉进行分类，而不是按照肌电图微电压值、动态特征或波形这些客观指标进行分类[1,4,38,50-53]。即使测量值超过所谓的诊断标准，但是没有症状或主诉的病例都不能认为是TMD病例。如果仅仅使用这些测量数值作为诊断依据，会大大增加诊断结果的假阳性率，而将这些非TMD的个体按TMD对待，将会导致过度治疗的产生。

敏感性、特异性和假阳性结果

敏感性是指正确地诊断疾病的能力（真阳性），而特异性是指正确地排除疾病的能力（真阴性），现有的肌电图检测系统具有较低的敏感性和特异性，并且产生假阳性的风险较高[1,51]。

疗效评估

在过去，这些系统引起了极大的争议，并且时至今日，争议仍旧存在，大多是因为诊断缺乏足够的有效性[1,47-59]。

一篇分3个部分发表的系列文献综述指出："目前来看，下颌运动轨迹描记对TMD的诊断作用并没有充分的科学依据来支持"[47]"使用表面肌电信号或静息期持续时间来评估或诊断TMD也是没有足够证据支持的"。此外，从现有的证据来看，超声和多普勒超声检测与传统听诊器或直接听诊相比，并没有显著的优势[48]。

另一项研究指出，使用肌电图作为诊断工具，"结果发现，许多测试缺乏有效的理论依据和测量方法，并且因为高比例的假阳性结果，诊断会出现较大的误差。"基于这些发现，在临床实践中使用这些设备是不合时宜的，可能导致大量没有疾病的受试者接受过度治疗[52]。以上这些结论和观点在被广泛认可的同时[53]，也遭到了强烈的争议，特别是"神经肌肉口腔医学"的支持者，他们认为这些设备的使用具有重要的临床价值[54]。

治疗设备

TMD提倡的治疗模式包括超声波、电刺激和肌电图生物反馈放松训练。由美国牙科协会委托发表的前述系列综述的第三部分给出结论包括"单独使用超声对TMD的疗效尚未确认，电刺激的临床疗效可能不是由于特定的治疗效果。使用电刺激设备重置下颌位置，是否具有任何诊断或治疗意义仍值得商榷。然而有证据表明，通过生物肌电反馈辅助的放松训练可以减少日间肌肉的兴奋程度[49]"。这一结论仍存在较大争议，神经肌肉口腔医学支持者把使用经皮低频电刺激诱导建立的息止颌位作为颌位重建矫治器的制作标准[54]。

生物反馈

使用带有表面电极的肌电设备产生的生物反馈作为放松疗法的一种手段，可能会对TMD的治疗起到积极的作用。这种方法可以指导患者如何在肌肉紧张时进行放松。类似的听觉或视觉反馈过程也可以用于一般的放松练习。

经皮电刺激

研究显示，经皮电刺激（TENS）或肌肉刺激设备可用于降低肌紧张程度。这一方法的机制尚未明确，可能是由于浅表肌肉在刺激作用下活性增强，从而产生肌肉抽搐。"神经肌肉口腔医学"[54-55]的支持者认为，此种治疗方式对TMD的改善和建立神经肌肉牙尖交错𬌗关系都有益处，但是其他学者对此表示质疑[49,51-52]。

关节紊乱的治疗和控制

医生应当基于患者的症状、体征和病史对患者做出相应的诊断，区分患者是关节紊乱和/或肌肉紊乱，之后再以临床诊断为指导选择治疗策略。该诊断-治疗流程在Clark治疗体系决策体系中有详细示例，可以从最初的张口受限症状开始进行逐步决策（图16-3）[19]。

根据该病例其他特异性的临床症状、体征和诊断的组合情况，可以应用这种逐步渐进的方法进行诊断。此方法的效果可以用DC/TMD诊断决策图表来进行评估[3]。

表16-6 TMD的治疗模式

TMD 的治疗				
治疗方法	紊乱类型	紊乱的程度和急慢性	治疗方法	有效性
心理辅导	轴I 轴II	慢性和难治性的疼痛紊乱（轴II）	解释 安慰 指导 专业的心理治疗	有显著的危险因素，在社会心理方面、生活的压力、心理应对策略
行为治疗	轴I 轴II	慢性	放松治疗 生物反馈疗法	有效地非侵入性患者自我疗法
安慰剂	轴I 轴II	慢性	心理咨询 殆垫治疗 温和的可逆治疗	与其他传统的可逆性治疗疗效相近
物理治疗	肌肉疼痛、痉挛、活动受限（肌肉性的）	急性		热敷，休息
		急性 也可用于慢性或周期性症状	热敷 按摩 锻炼 生物反馈 超声 脉冲 针灸 短波治疗 激光治疗	可以减轻症状
殆板治疗	肌肉紊乱、肌筋膜痛、痉挛	急性和慢性	引导前牙部分轻微殆分离的平的硬质上颌殆板	上颌殆板可以缓解症状
	可复性关节盘前移位 间歇性绞锁	伴疼痛症状的可复性关节盘前移位，再定位殆板使关节盘位置重置	前牙重新定位	短期有效，有开殆和不可逆的咬合关系改变的风险，摘除后复发
	不可复性关节盘前移位	不推荐使用平的殆板		
	骨关节炎、类风湿关节炎		平的硬质上颌殆板	减少关节负荷，可能有效
药物治疗	肌肉疼痛	急性和慢性		有效，有依赖的风险，不会成为危险因素
	关节疼痛	急性和慢性	止痛剂	
	伴有慢性疼痛的骨关节炎	急性期	非甾体类抗炎药	
调殆	肌肉疼痛	少数人认为对治疗和预防有效，争议很大。科学家们一致认为这种治疗方法应该被禁止	去除殆干扰	大多数学者反对，少数人支持
修复重建	经历了有效地保守治疗后的轴I患者 稳定咬合，提供后牙支撑 全牙列反殆的患者	在传统治疗取得疗效后稳定咬合关系 改善功能	（作为TMD的治疗有争议） 恢复后牙支撑 必要时改变垂直距离 修复非正中咬合引导（如果修复需要）	作为预防和治疗的方法缺少科学的支持 有不适当过度治疗的风险 适用于稳定殆关系
手术	不可复性关节盘前移位 关节粘连性绞锁		关节囊囊内注射 外科手术关节盘再附着、修复和去除	关节融合术有效 其他治疗方法作为最终的手段

肌痛和关节痛

不伴或伴有轻微关节疼痛和功能障碍的肌肉疼痛，可以采用理疗、殆板、行为矫正或药物来进行治疗。

可复性关节盘移位

对于可复性关节盘移位这种关节内紊乱疾病，目前尚没有有效的治疗方法。大多数病例都不必要进行治疗。如果怀疑患者有一过性关节绞锁导致的紧咬牙或磨牙症，推荐使用稳定殆板进行治疗[60]。

在下颌前伸位进行开闭口运动时弹响可能会缓解甚至消失，这被称为"关节盘复位"。这种方法可作为一种暂时性措施来使用，特别是相关的一些疼痛会有所缓解，且常规的稳定型殆板不能进一步减轻关节痛时。长期使用再定位殆板可导致后牙开殆，需要进一步正畸矫正或固定义齿修复。随后下颌在闭口回到原来的牙尖交错位关系时通常伴随着开口和闭口的弹响[60-62]。

不可复性关节盘前移位

关节源性、一过性、持续性绞锁（闭口绞锁）的治疗更加复杂（表16-2）。早期可以不进行任何治疗，仅缓解疼痛并密切观察，症状可能会随时间推移而逐渐减轻[63-64]。戴用殆垫进行治疗的效果未必好于不经干预的结果，有的戴用1年以后情况反而会更糟[63]。对52个未做任何处理的不可复性关节盘移位的病例（受累57个关节）进行为期1年的观察，其结果显示：年轻人群中有60%会有好转。而老年患者情况较差。关节融合术可能有效，如图16-3所示，根据症状不同，治疗方案也有所改变[19,43]。外科手术是最后的措施，结果可能会有多种。

关节内紊乱

保守治疗方法包括：软食、反复开闭口练习、热敷或冰敷，以及使用非甾体类抗炎药。对于粘连引起的关节绞锁，关节镜下松解术和关节上腔灌洗（关节穿刺术）可以明显缓解症状。当保守的治疗方法不能解决问题时，关节盘修复术和复位术是最后的选择，以期通过手术来恢复张口度，进而改善功能。

关节痛伴盘-髁关系不调（无捻发音）

治疗方式包括姑息治疗、物理治疗、稳定𬌗板、行为治疗和药物治疗。可以尝试使用非甾体类抗炎药和/或类固醇类药物来缓解关节疼痛。如果症状反复，则考虑是多发性关节炎，即"风湿病"，可将患者转诊风湿病专家[9]。

一过性绞锁

一过性绞锁的治疗方式包括姑息治疗、稳定咬合板、补充关节液，关节内注射和关节穿刺术[19,43]。

慢性颞下颌关节疼痛

治疗包括功能限制、类固醇类药物注射，抗感染治疗和针对慢性疼痛的药物治疗。稳定型𬌗板也可能有效。

关节退行性病变

使用镇痛药，非甾体类抗炎药和稳定型𬌗板对症治疗疼痛。骨关节病与咬合的关系尚不明确。恢复减少或丧失的后牙支撑以减少关节的负载。也有研究显示，即使不经任何治疗干预，一般经过2年左右的时间，患者的症状也会有所缓解，因此，很难评估恢复后牙支撑或不稳定咬合等修复治疗的疗效[67]。

一些人认为，磨牙支撑的丧失仅有微小甚至没有病因学的意义[68]。尽管如此，修复缺失的磨牙对于治疗骨关节炎还是会起到积极的辅助作用。在系统性治疗的基础上也可以辅以𬌗板治疗，治疗目的在于减轻关节负荷，增加咬合稳定性[58]。也有观点认为磨牙支撑的丧失与骨关节炎的发病和严重程度有关[69-70]。

关节退行性病变的治疗

对于关节退行性病变，应首先采取对症治疗以缓症状，减轻关节负担。这样做的一个重要原因是：骨关节炎一般预后良好。因此，采用保守治疗应当包括安抚患者、药物治疗以及物理治疗。这就要求医生对患者简单解释一下关节疾病的本质以及该疾病病因的不确定性，并向患者说明治疗的预期目标。如果诊断为骨关节炎，则应告知患者在治疗过程中，症状可能会有所加重，但大多数病例最终会"治愈"或恢复[67]。

药物治疗

治疗药物包括镇痛药和抗炎药，在严重的情况下可以使用关节内注射的方式给药。

物理治疗

物理治疗的方法包括休息、制动，热敷和/或肌肉功能训练。肌肉相关的疼痛也可能像关节痛一样得到改善。

减少发病诱因

首先需要减轻关节负荷，例如在牙科治疗中避免过度张口。稳定型𬌗板的作用在于使后牙𬌗力均衡，减轻了关节负担。增加咬合的垂直高度（OVD）可以一定程度上缓解关节疼痛。这一方法的机制是使不对称髁突旋转，开口至增加的垂直距离时，改变关节受力时的接触[10,67]。

修复体和颞下颌关节紊乱病

修复体在颞下颌关节紊乱病治疗中的作用尚存在争议。有研究表明，在罹患颞下颌关节紊乱病后，进行缺牙修复或咬合重建，会使症状有所改善。但很多修复是在最初的保守治疗后进行的[68]，通过修复缺失牙或咬合重建治疗TMD的科学有效性不是最高等级。没有充分的证据来证明多数牙的咬合重建或固定修复对颞下颌关节紊乱病的治疗是有效的[17,21,31,34,58,68]。

关于这个问题存在争论，有人主张颞下颌关节紊乱病最初应只使用保守治疗。修复体的作用与传统修复观念一样，也只是修复缺失牙齿，恢复口腔结构、功能、美观和长久的使用[21,23,31,34,58,68]。目前观点认为，后牙支撑的丧失与关节紊乱的发生发展没有必然的联系[58]，用固定或可摘义齿修复缺失磨牙来治疗或预防关节疾病的方法是不合理的[68]。有研究显示，短牙弓足以维持后牙支撑，因此这种修复方式已经越来越多地为修复医生所接受。还有研究显示，5~6颗牙齿缺失与TMD发病有显著相关性，因此已被列为颞下颌关节紊乱病的危险因素之一，但并未证实二者有明确的因果关系[69-72]。

一些人主张在症状消退之后，或初始的保守治疗之后，使不稳定的咬合稳定或治疗一个明显的错𬌗畸形是必要的。初始的保守治疗被称为Ⅰ期治疗，随后的修复治疗来稳定咬合被称为Ⅱ期治疗。对于术语"稳定不稳定的咬合"并没有明确的定义，有人反对这个概念，因为大多数的颞下颌关节紊乱病通过保守治疗都取得了很好的疗效，复发更多的是与普遍的持续因素有关。不稳定的咬合可能存在很多的问题，有害的不稳定性意味着潜在的隐患和使用寿命的缩短。在最大牙尖交错位时全牙弓双侧同时接触是形态学稳定的一个不可或缺的要求。在这方面，咬合的稳定是指牙尖交错𬌗，在患者可以接受的垂直距离下，双侧同时接触，能够维持或提供一个稳定的后牙支撑，并具有舒适、合理的选择性非正中引导。其他各种修复方法，无论是牙槽嵴支持的可摘义齿，还是天然牙、种植体支持式固定义齿，其目的都是为了支持正常功能或副功能运动所产生的𬌗力。

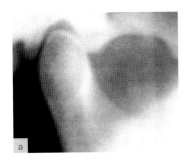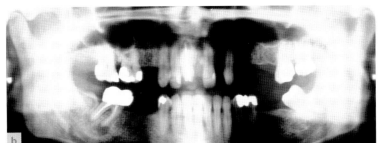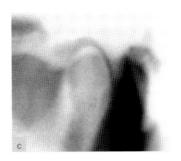

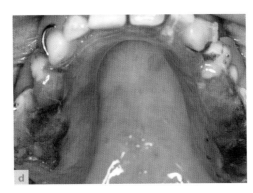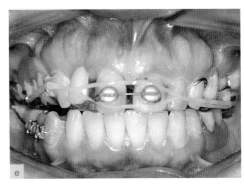

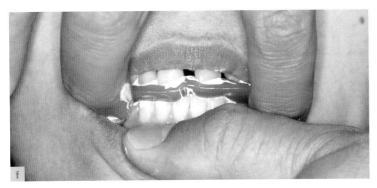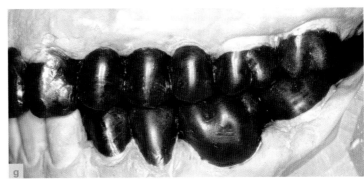

527

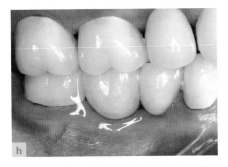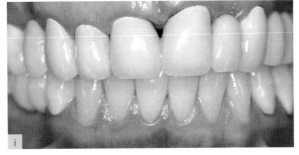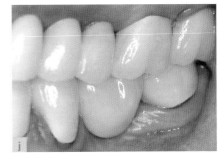

图16-4　（a~j）需要修复咬合重建的慢性TMD病例。

病例

患者，女性，31岁，于TMD门诊接受治疗数年。该患者后牙缺失，戴用丙烯酸树脂材料的后牙可摘局部义齿（RPD）。她患有肌肉和关节疼痛，伴随关节弹响和双侧关节一过性绞锁6年。在发病期间，她表现出严重的肌肉疼痛，并伴有咬肌和颞肌区触诊敏感的体征，针对她的情况，医生认为稳定型𬌗板会对症状缓解起到积极的作用。上颌可摘局部义齿被换成可摘稳定型𬌗板。随后观察发现，她出现严重的关节疼痛，稳定型𬌗板并没有起到预想中的作用。改用上颌前部再定位𬌗板后，关节疼痛得以缓解。当她决定用固定义齿形式修复缺失牙时，则根据传统的修复原则进行修复。通过正畸矫正达到自然放松的牙尖交错关系，使用固定局部义齿（FPD）修复后牙支撑（图16-4）。

修复治疗后，患者原始的垂直高度得以维持，前牙非正中引导被确定。经此治疗后最初一段时间内，患者的症状得到了缓解，但继而发生了反复，医生对此进行了相应的对症治疗。

表16-7　TMD患者恢复咬合时的标准和考虑

殆因素			
后牙支撑	牙弓长度的缩短是可以接受的		磨牙支撑的丧失不会导致关节紊乱
	殆板可以提供支持，减轻骨关节炎患者的关节负荷；修复缺失的后牙也会有此效果		
	以患者为中心，恢复其磨牙，达到舒适、功能和美观的目的 需要增加支持的部分	根据修复原则可以有若干支持单位的组合	当患者症状减轻完成了第1期治疗后，使不稳定的后牙支撑和牙尖交错关系稳定
咬合关系	恢复自然状态下的正中关系位	左右两边同时咬合接触	
	选择性的牙尖交错位（长正中）	如果后退位使患者产生强烈的不适感，找到患者舒适的位置（治疗性的咬合）	
	在正中关系位（CR位）偶尔恢复的Ⅱ类殆关系可能会使患者产生"球"一样的咬合不适感	在CR位和MI位之间找到前牙舒服的平面接触的咬合关系	
咬合垂直距离	根据传统的修复原则恢复垂直距离	突然把患者的垂直高度变换为一个特定的值可能会引起不适甚至引发TMD，尤其是肌肉的症状。根据患者的反应选择合适的治疗性垂直高度	
	咬合过度（垂直距离过低）或垂直距离恢复的过大并不一定导致TMD	没有一个特定的垂直高度来治疗或预防肌肉或者关节的紊乱。稳定型殆板在不同的垂直高度下均有效，有的甚至超过了临床休息位下的息止殆间隙	
非正中引导	根据个体临床决定因素（ICD）选择性修复非正中的引导	在尖牙保护殆还是组牙功能殆的选择上没有严格的规定 如果ICD允许的话，引导最好在前牙，且较浅为好 工作侧引导使非工作侧没有接触	
	对于伴有增加的水平向重叠严重的Ⅱ类患者，稳定型殆板可以提供MI位时稳定的全牙弓接触，使非正中接触变平	刻意追求前牙引导并不能保证关节肌症状的减轻和预防	

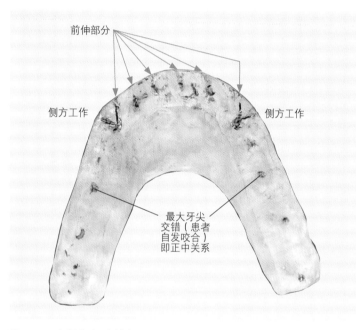

前伸部分

侧方工作　　　　侧方工作

最大牙尖交错（患者自发咬合）即正中关系

图16-5　上颌稳定型殆板。

结论：修复体和颞下颌关节紊乱病

临床设计并恢复后牙支撑，牙尖交错关系，维持垂直高度以及非正中引导时要基于传统的以患者为中心的修复原则。努力创建前牙非正中运动引导后牙殆分离，或者特定垂直高度的牙尖交错殆或髁突关系并不一定能确保减少或阻止出现关节、肌肉症状。表16-7列举了一些TMD修复治疗原则和注意事项。在基于传统的以患者为中心的原则进行修复治疗后，可考虑继续戴用咬合板以缓解症状；对于复发或持续的颞下颌关节病症状及体征，则有必要使用合适的"低技术"治疗方式。

调殆

调殆不再被认为是治疗颞下颌关节及肌肉疾病的合理方式[9,21,23,31-36]，也不是避免未来产生肌肉或关节相关症状和体征的有效预防措施[9,15,21,23,31-36]。有极少数人仍坚持认为，调殆是一个可以接受的治疗方式[73]，但这已被大多数的科学文献断然否决[9,15,21,23,31]。

殆板

在过去的几十年里，上颌稳定咬合板（MSA）一直被用于TMD的治疗，是一种可逆的有效治疗方式。最常用的是上颌硬质丙烯酸树脂咬合板。制作的原则是要覆盖全牙弓，并以倒凹或金属卡环固位。殆板的作用是将上颌牙列变为一个平坦的殆平面，使闭口时下颌牙列在该平面上呈多点同时、均匀接触，并引导下颌达到正中关系。逐步调磨殆板的咬合接触面，最终使咬合时整个牙弓同时接触，达到最终整个牙弓的最大牙尖交错位与正中关系位一致，并削弱异常的肌肉反应使肌肉逐渐适应新的颌位。这种殆板通常前牙区都有一个突出的斜面，为下颌前伸提供引导，并帮助打开咬合使后牙殆分离；侧方引导则使其余牙不产生咬合接触（图16-5和图16-6）。

在前伸运动时，可以使下颌切牙全部咬于殆板上颌前牙区的斜面上，也可以只是在上颌尖牙区制作平台来抬高尖牙平面。MSA上颌稳定咬合板至少可以将前牙区的垂直距离打开2~3mm。对于深覆殆需要增加垂直向高度的病例而言，将咬合打开4~6mm可以为下颌提供更加平缓的前牙引导。目前没有明确的研究证据表明最适的前牙引导究竟是多少度，同样也没有证据证明哪种垂直高度最为合适[17,60]。也有观点认为，在打开咬合使后牙区咬合分离时，使用上颌前牙区平面或斜面殆板都是可行的。戴用咬合板后可以缓解肌肉相关的

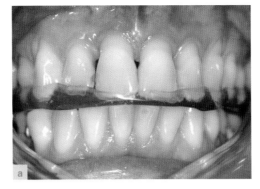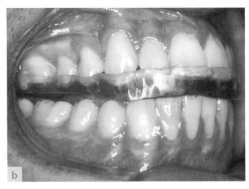

图16-6 上颌固定装置（殆板）。（a）可以至少增加OVD2~3mm。（b）显著增加OVD 4~6mm。少量增加OVD和使前牙殆分离平缓是更好的选择。

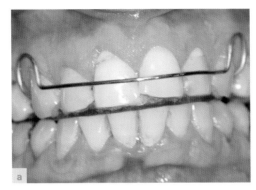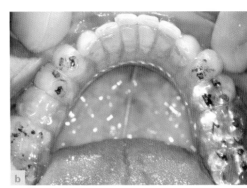

图16-7 Hawley前牙殆板。（a）该上颌装置是许多临床医生倡导的用于治疗肌筋膜肌肉症状的矫治器，有后牙过度伸长的缺点。（b）下颌保持器。

症状[58,74-75,85-86]。但是这样做面临着因打开咬合导致后牙伸长的风险（图16-7）。

关于颞下颌关节紊乱病治疗方法的研究

很多TMD的治疗方法都声称取得了临床上的成功，但是大多数治疗成果都缺乏循证医学的证据，几乎没有设计合理的随机对照试验或证据充分的系统性回顾对此进行研究[17]。评估治疗方法的难点在于，一次成功的治疗通常包含了临床医生对疾病的思考、解释、积极的医患关系以及足够长的治疗周期，因此是由很多因素所决定的，每一部分对疗效的实现都是不可或缺的。此外，再加上物理治疗和殆板治疗的影响，就更加难以明确患者病情好转的原因了（如果确实有好转的话）[58]。

关于殆板治疗有效性的研究

评估殆板治疗有效性研究的结论从某种程度上来说取决于证据的科学程度。现在，已有学者进行了一系列随机对照试验和系统性回顾，以用来评估咬合矫治器的有效性。然而，不同的研究方法所得到的结论也不尽相同。

对一些随机对照试验的系统回顾表明，稳定型殆板对治疗面部肌筋膜痛的疗效尚不确切[34,58,74]。但是，也有很多其他学者认为，从某种程度上来说，单独使用殆板或者联合其他物理疗法一起使用殆板进行治疗都或多或少地起到一些作用[10,19,32,60,74]。关于殆板治疗TMD的作用机制目前尚存争议。一种观点认为，殆板起到了行为学上的干预作用。其他关于殆板作用机制的理论包括：

■ 殆分离。

■ 稳定咬合。
■ 对咀嚼系统的神经生理性作用。
■ 垂直距离的改变。
■ 髁突-关节窝关系的改变。
■ 认知意识。
■ 机械应力的吸收。
■ 安慰剂效应[58,74]。

数据表明，使用咬合板治疗TMD收效甚微。但是，若站在保护过度磨损的牙列的角度来看，殆板的使用可以引导患者意识到磨牙症的危害，并从行为学上对患者进行干预，这是咬合板治疗最明确的意义所在[17,58]。

经皮电刺激肌正中殆板，NTI殆板

人们对治疗肌肉相关的TMD的一些非传统观念存在争议。传统的治疗方法主张可逆的保守治疗，包括在有或者没有前牙引导的前提下使用上颌平面殆板以及其他两种矫治器和治疗理念如肌正中矫治器（MO）[77]和三叉神经痛抑制殆板（NTI）。肌正中矫治器（MO）的理念基于经皮电刺激的使用、表面肌电图、人体动力学以及声谱仪电子设备的应用[77-78]。有神经肌肉症状或头痛患者的治疗首先是以低频率的经皮电刺激。这样就建立了一个被称作经皮电刺激的休息位和肌肉的放松状态。接着下颌骨在经皮电刺激的帮助下闭合，进入到肌正中关系。这种关系位于肌电图检测下的下颌休息位向上、向前1~2mm[78]。下颌丙烯酸或乙缩醛矫治器在肌正中关系基础上将垂直距离抬高了大约2mm达到牙尖交错关系[78]。下颌前牙只被舌向覆盖，下颌后牙牙尖与对应的上颌牙尖咬合[77-78]。患者要佩戴这

529

种矫治器长达3个月，除了清洗的时候卸下来，其余时间不论是白天还是晚上都要佩戴。据报道，313个TMD病例的缓解治疗经过长期的努力都取得了成功。一项研究表明，通过对比发现MO矫治器和上颌平面𬌗板在缓解症状上没有差异，MO矫治器治疗组的疼痛减少的指数也得到了改善[79]。另外一项研究得出了相似的结论——症状的改善并不意味着表面肌电图数据有着显著变化[80]。

表面肌电图已经被用于TMD患者的临床管理[77-80]。一些学者声称其对于静止活动、最大肌肉活化，在不同条件下的频率谱，以及下颌两侧肌肉收缩的对称性都有用[81]。其他综述认为肌电图不能作为诊断和监测TMD的可信的或者确切的方法[53-59]。

NTI是指在后牙不接触的情况下，上颌前牙区有𬌗平面。将NTI和上颌平面𬌗板（OS）做了对比[85]。这种短期的研究显示：除了OS之外，NTI对闭口肌的肌电图活动有着强烈的抑制作用。然而，肌电图活动和临床结果并不直接相关[85]。另外一个研究发现一种密歇根咬合板（稳定型𬌗板）和NTI有着相似的治疗效果[86]。但有一项回顾性研究指出了NTI可能造成的长期不利影响，比如：后牙伸长、前𬌗干扰或牙齿移位以及体积小的矫治器容易被误吸[87]。

最终他们推测，对某些患者来说，𬌗板物理疗法有效的原因可能是由于它们具有的安慰剂作用而不是任何确定的治疗机制[87]。

系统性回顾和随机对照试验

与非随机对照研究相比，系统性回顾和随机对照试验的结果效度更高[88-89]，但对于试验结果阐述的角度不同，所得结论也会存在差异[34]。

一项循证的、严格的医学系统性回顾分析了关于稳定型𬌗板治疗肌筋膜痛[89-92]和关节痛[92]的有效性的一些随机对照试验。学者们在文章中总结：即使是在研究最多的领域，即稳定型𬌗板对肌筋膜痛的疗效，研究结果并不能对这种治疗方法的有效性给出肯定的结论[34]。大多数关于稳定型𬌗板的研究中都报道了带有尖牙引导作用的上颌平面𬌗板。

其他关于咬合板有效性的研究尚不能得出结论：稳定型咬合板在缓解肌源性疼痛方面比无咬合接触的上颌安慰装置或者其他疼痛治疗方法更加有效[90,93]。

对关节源性和肌源性患者的随机对照试验研究结果表明，夜间佩戴稳定型𬌗板可能是有效的[89]。研究还表明，白天和夜间佩戴稳定型𬌗板对治疗肌筋膜痛的效果并不比对照装置表现出更显著的优势[34,89,91,94]。此外，支持软性𬌗板有效性的证据等级很低。

调𬌗的研究

一项使用了Cochrane Collaboration方法对6项随机对照试验进行的系统性回顾评估了调𬌗作为TMD的治疗和预防方法的效果[33]。没有一项关于调𬌗的研究得出了支持这种治疗方法的结论[33]。这个系统性回顾得出的结论是：纳入的6项实验数据表明，调𬌗治疗组[33]和安慰剂组、精神安慰组、不做任何处理组在TMD的治疗与预防效果上没有显著性差异[33]。基于这些数据我们得出结论：调𬌗不应该作为TMD的预防和治疗方法[33,36,89]。

结论

由于TMD具有复杂的多因素影响、不同类型组成、随时间发展的特性，要想有效地评估𬌗板和调𬌗在治疗TMD时的有效性是很困难的。一些方法声称对TMD的治疗有效，但支持其结论的证据等级不一。每一名患者都需要使用简单的、低技术含量的、可逆的治疗方法来缓解症状[43,89]。虽然𬌗板治疗还没有被证明是一种针对TMD的有效治疗途径，但是它却被认为是一种对某些特定TMD患者提供帮助和保护的合理方法[95]。

美国牙科研究协会2010年提出了政策声明：

- 根据患者的病史、临床检查、影像学检查（必要时）来做出不同的诊断与鉴别诊断。
- 对TMD患者的治疗应该采取保守的、可逆的、遵守循证医学的治疗方法。
- 在专科治疗的基础上增加家庭护理治疗[1]。

参考文献

[1] American Association for Dental Research. Policy statements. Temporomandibular disorders. Revised 2010. www.aadronline.org/i4a/pages/index.cfm?pageid=3465. Accessed April 2014.
[2] Dworkin SF, LeResche L. Research diagnostic criteria for temporomandibular disorders: review, criteria, examinations and specifications, critique. J Craniomandib Disord 1992;6:301–355.
[3] The International RDC/TMD Consortium. www.rdc-tmdinternational.org. Accessed April 2014.
[4] Schiffman E, Ohrbach R, Truelove E, Look J, Anderson G, Goulet JP, et al. Diagnostic Criteria for Temporomandibular Disorders (DC/TMD) for Clinical and Research Applications: Recommendations of the International RDC/TMD Consortium Network and Orofacial Pain Special Interest Group. J Oral

Facial Pain Headache 2014;28:6–27.
[5] Peck CC, Goulet JP, Lobbezoo F, Schiffman EL, Alstergren P, Anderson GC, et al. Expanding the taxonomy of the diagnostic criteria for temporomandibular disorders. J Oral Rehabil 2014;41:2–23.
[6] Ohrbach R, Gross A. Summary of the workshop on temporomandibular disorders sponsored by the American Dental Association. J Periodontol 1989;60:222–224.
[7] Carlsson GE, Le Resche L. Epidmiology of temporomandibular disorders. In: Sessle BJ, Bryant PS, Dionne RA (eds). Temporomandibular Disorders and Related Pain. Seatle: IASP Press, 1995.
[8] Carlsson GE. Epidemiology and treatment need for temporomandibular disorders. J Orofac Pain 1999;13:232–237.
[9] Greene C. The etiology of temporomandibular disorders: implications for treatment. J Orofac Pain 2001;15:93–105.
[10] Mohl N, Zarb G, Carlsson, Rugh J. A Textbook of Occlusion. Chicago:

530

Quintessence Publishing, 1982.

[11]Palla S. A need to redefine chronic pain? J Orofac Pain 2006;20:265–266.

[12]Egermark I, Carlsson GE, Magnusson T. A 20-year longitudinal study of subjective symptoms of temporomandibular disorders from childhood to adulthood. Acta Odont Scan 2001;59:40–48.

[13]Egermark I, Carlsson GE, Magnusson T. A 20-year follow-up of signs and symptoms of temporomandibular disorders and malocclusion in subjects with and without orthodontic treatment in childhood. Angle Orthod 2003;73:209–115.

[14]Dworkin SF. Psychological and psychosocial assessment. In: Laskin DM, Greene C, Hylander WL (eds). TMDs: An Evidence-based Approach to Diagnosis and Treatment. Chicago: Quintessence Publishing, 2006:203–217.

[15]Greene C. Concepts of TMD etiology: effects on diagnosis and treatment. In: Laskin D, Greene C, Hylander WL (eds). TMDs: An Evidence-based Approach to Diagnosis and Treatment. Chicago: Quintessence Publishing, 2006:219–228.

[16]Shifman A, Gross MD. Diagnostic targeting of temporomandibular disorders. J Oral Rehabil 2001;28:1056–1063.

[17]Clark GC. Treatment of myogenous pain and dysfunction. In: Laskin DM, Greene C, Hylander WL (eds). TMDs: An Evidence-based Approach to Diagnosis and Treatment. Chicago: Quintessence Publishing, 2006:483–500.

[18]Gonzalez YM, Mohl ND. Masticatory muscle pain and dysfunction. In: Laskin D, Greene C, Hylander WL (eds). TMDs: An Evidence-based Approach to Diagnosis and Treatment. Chicago: Quintessence, 2006:255–269.

[19]Clark GT. A diagnosis and treatment algorithm for TM disorders. J Jpn Prosthodont Soc 1996;40:1029–1043.

[20]Ohrbach R, List T, Goulet JP, Svensson P. Recommendations from the international consensus workshop: convergence on an orofacial pain taxonomy. J Oral Rehabil 2010;37:807–812.

[21]Turp JC, Greene CS, Strub JR. Dental occlusion: a critical reflection on past, present and future concepts. J Oral Rehabil 2008;35:446–453.

[22]Manfredini D. Current Concepts on Temporomandibular Disorders. London: Quintessence Publishing, 2010.

[23]Stohler C. Management of dental occlusion. In: Laskin DM, Greene C, Hylander WL (eds). TMDs: An Evidence-based Approach to Diagnosis and Treatment. Chicago: Quintessence, 2006:403–411.

[24]Pullinger AG, Seligman DA, Gornbein JA. A multiple logistic regression analysis of the risk and relative odds of temporomandibular disorders as a function of common occlusal features. J Dent Res. 1993;72:968–979.

[25]Seligman DA, Pullinger AG. Analysis of occlusal variables, dental attrition, and age for distinguishing healthy controls from female patients with intracapsular temporomandibular disorders. J Prosthet Dent 2000;83:76–82.

[26]Huang GJ, LeResche L, Critchlow CW, Martin MD, Drangsholt MT. Risk factors for diagnostic subgroups of painful temporomandibular disorders (TMD). J Dent Res 2002;81:284–288.

[27]Johansson A, Unell L, Carlsson GE, Soderfeldt B, Halling A. Risk factors associated with symptoms of temporomandibular disorders in a population of 50- and 60-year-old subjects. J Oral Rehabil 2006;33:473–481.

[28]Seligman DA, Pullinger AG. The role of functional occlusal relationships in temporomandibular disorders: a review. J Craniomandib Disord 1991;5:265–279.

[29]Gesch D, Bernhardt, Kirscus A. Association of malocclusion and functional occlusion with temporomandibular disorders (TMD) in adults: a systematic review of population-based studies. Qunitessence Int 2004;35:211–221.

[30]Selaiman CM, Jernym JC, Brilhante DP, Lima EM, Grossi PK, Grossi MI. Occlusal risk factors for temporomandibular disorders. Angle Orthod 2007;77:471–477.

[31]Ash MM. Paradigmatic shifts in occlusion and temporomandibular disorders. J Oral Rehabil 2001;28:1–13.

[32]Okeson JP. Management of Temporomandibular Disorders and Occlusion, ed 3. Chicago: Quintessence Publishing,1993.

[33]Koh H, Robinson PG. Occlusal adjustment for treating and preventing temporomandibular joint disorders. J Oral Rehabil 2004;31:287–292.

[34]Forssell H, Kalso E. Application of principles of evidence-based medicine to occlusal treatment for temporomandibular disorders: are there lessons to be learned? J Orofacial Pain 2004;18:9–22.

[35]Randow K, Carlsson K, Edlund J, Oberg T. The effect of an occlusal interference on the masticatory system. An experimental investigation. Odontol Revy 1976;27:245–256.

[36]De Boever JA, Carlsson GE, Klineberg IJ. Need for occlusal therapy and prosthodontic treatment in the management of temporomandibular disorders. Part I. Occlusal interferences and occlusal adjustment. J Oral Rehabil 2000;27:367–379.

[37]Management of temporomandibular disorders. National Institutes of Health Technology Assessment Conference Statement. J Am Dent Assoc 1996;127:1595–1606.

[38]Stohler CS, Zarb GA. On the management of temporomandibular disorders: a plea for a low-tech, high-prudence therapeutic approach. J Orofac Pain 1999;13:255–261.

[39]Okeson JP (ed). Orofacial Pain. Guidelines for Assessment, Diagnosis, and Management. Chicago: Quintessence, Publishing, 1996.

[40]Zarb GA, Carlsson GE, Rugh JD. Clinical management. In: Zarb GA, Carlsson GE, Sessle BJ, Mohl ND (eds). Temporomandibular Joint and Masticatory Disorders. Copenhagen: Munkgaard, 1994:529–548.

[41]Dworkin SF. Behavioral and educational modalities. Oral Surg Oral Med Oral Pathol Oral Radiol Endod 1997;83:123–133.

[42]Turk DC. Psychosocial and behavioral assessment of patients with temporomandibular disorders: Diagnostic and treatment implications. Oral Surg Oral Med Oral Pathol Oral Radiol Endod 1997;83:65–71.

[43]Clark GT. Critical commentary 2. The etiology of temporomandibular disorders: implications for treatment. J Orofac Pain 2001;15:109–111.

[44]Winocur E, Gavish A, Voikovitch M, Emodi-Perlman A, Eli I. Drugs and bruxism: a critical review. J Orofac Pain 2003;17:99–111.

[45]Dionne RA. Pharmacological approaches. In: Laskin DM, Greene C, Hylander WL (eds). TMDs: An Evidence-based Approach to Diagnosis and Treatment. Cicago: Quintessence Publishing, 2006:347–357.

[46]Turp JC, Motschall E, Schindler HJ, Heydecke G. In patients with temporomandibular disorders, do particular interventions influence oral health-related quality of life? A qualitative systematic review of the literature. Clin Oral Impl Res 2007;18(Suppl 3):127–137.

[47]Mohl ND, McCall WD Jr, Lund JP, Plesh O. Devices for the diagnosis and treatment of temporomandibular disorders. Part I: introduction, scientific evidence, and jaw tracking. J Prosthet Dent 1990;63:198–201.

[48]Mohl ND, Lund JP, Widmer CG, McCall WD Jr. Devices for the diagnosis and treatment of temporomandibular disorders. Part II: electromyography and sonography. J Prosthet Dent 1990;63:332–336.

[49]Mohl ND, Ohrbach RK, Crow HC Gross AJ. Devices for the diagnosis and treatment of temporomandibular disorders. Part III: thermography, ultrasound, electrical stimulation, and lectromyographic biofeedback. J Prosthet Dent 1990;63:472–477.

[50]Laskin DM, Greene CS. Technological methods in the diagnosis of temporomandibular disorders. Quintessence Int 1992;23:95–102.

[51]Lund JP, Widmer CG. An evaluation of the use of surface electromyography in the diagnosis, documentation, and treatment of dental patients. J Craniomandib Disord Facial Oral Pain 1989;3:125–137.

[52]Lund JP, Widmer CG, Feine JS. Validity of diagnostic and monitoring tests used for temporomandibular disorders. J Dent Res 1995;74:1133–1143.

[53]Greene CS. The role of technology in TMD diagnosis. In: Laskin DM, Greene C, Hylander WL (eds). TMDs: An Evidence-based Approach to Diagnosis and Treatment. Chicago: Quintessence Publishing, 2006:193–202.

[54]Cooper BC. The role of bioelectronic instruments in the documenting and managing of temporomandibular disorders. J Am Dent Assoc 1996;127;1611–1614.

[55]Hugger A, Kordass B, Lange M, Ahlers MO. Statement by the German society for function diagnostics and therapy (DGFDT) on HTA report 101. J Craniomandib Func 2011;3:97–101.

[56]Report on acceptance of TMD devices. ADA Council on Scientific Affairs. J Am Dent Assoc 1996;127:1615–1616.

[57]Management of temporomandibular disorders. NIH Technology Assessment Conference Statement. J Am Dent Assoc 1996;127:1595–1603.

[58]Carlsson GE. Some dogmas related to prosthodontics, temporomandibular disorders and occlusion. Acta Odontol Scand 2010;68:313–322.

[59]Suvinen TI, Kemppainen P. Review of clinical EMG studies related to muscle and occlusal factors in healthy and TMD subjects. J Oral Rehabil 2007;34:631–644.

[60]Clark GT, Minakuchi H. Oral appliances. In: Laskin DM, Greene C, Hylander WL. TMDs: An Evidence-based Approach to Diagnosis and Treatment. Chicago: Quintessence Publishing, 2006:377–390.

[61]Clark GT. Treatment of jaw clicking with temporomandibular repositioning: analysis of 25 cases. J Craniomandib Pract 1984;2:263–270.

[62]Zamburlini I, Austin D. Long-term results of appliance therapies in anterior disk displacement with reduction: a review of the literature. Cranio 1991;9:361–368.

[63]Lundh T, Westesson PL, Erikkson L, Brooks S. Temporomandibular joint disk displacement without reduction. Treatment with flat occlusal splint versus no treatment. Oral Surg Oral Med Oral Pathol 1992;73:655–658.

[64]Sato S, Goto S, Kawamura H, Motegi K. The natural course of non reducing disc displacement of the TMJ. Relationship of clinical findings at initial visit to outcome after 12 months without treatment. J Orofac Pain 1997;11:315–320.

[65]Nitzan DW, Etsion I. Adhesive force: the underlying cause of the disc anchorage to the fossa and/or eminence in the temporomandibular joint – a new concept. Int J Oral Mailifac Surg 2002;31:94–99.

[66]Nitzan DW, Dolwick MF, Martinez GA. Temporomandibular joint arthrocentesis: a simplified treatment for severe, limited mouth opening. J Oral Maxillofac Surg 49.1163–1167, 1991.

[67]Zarb GA, Carlsson GE. Temporomandibular disorders: osteoarthritis. J Orofac Pain 1999;13:295–306.

[68]De Boever JA, Carlsson GE, Klineberg IJ. Need for occlusal therapy and prosthodontic treatment in the management of temporomandibular disorders. Part II. Tooth loss and prosthodontic treatment. J Oral Rehabil 2000;27:647–659.

[69]Seligman DA, Pullinger AG. The role of intercuspal occlusal relationships in temporomandibular disorders: a review. J Craniomandib Disord 1991;5:96–106.

[70]Budtz-Jørgensen R, Gensen E, Luan WM, Holm-Pederson P. Mandibular dysfunction related to dental, occlusal and prosthetic conditions in selected elderly population. Geriodontics 1985;1:28–33.

[71]Kanno T, Carlsson GE. A review of the shortened dental arch concept focusing on the work of the Kayser/Nijmegen group. J Oral Rehabil 2006:33;850–862.

[72]Svensson P, Jadidi T, Arima L, Baa d-Hansen, Sessle B. Relationships between craniofacial pain and bruxism. J Oral Rehabil 2008;35:524–547.

[73]Dawson P. Position paper regarding diagnosis, management and treatment of temporomandibular disorders. The American Equlibration Society. J Prosthet Dent 1999;81:174–178.

[74]Dao TT, Lavigne GJ. Oral splints: the crutches for temporomandibular disorders and bruxism? Crit Rev Oral Biol Med 1998;9:345–361.

[75]Becker I, Tarantola G, Zambrano J, Spitzer S, Oquendo D. Effect of a prefabricated anterior bite stop on electromyographic activity of masticatory muscles. J Prothet Dent 1999;82:22–26.

[76]Visser A, Naeije M, Hansson TL. The temporal/masseter co-contraction: an electromyographic and clinical evaluation of short-term stabilization splint therapy in myogenous CMD patients. J Oral Rehabil 1995;22:387–389.

[77]Cooper BC ; Temporomandibular disorders: A position paper of the International College of Cranio-Mandibular Orthopedics (ICCMO). Cranio. 2011 l;29:237–244.

[78]Cooper BC, Kleinberg I. Establishment of a Temporomandibular Physiological State with Neuromuscular Orthosis Treatment Affects Reduction of TMD Symptoms in 313 Patients. Cranio 2008;26:104–117.

[79]Weggen T, Schindler HJ, Hugger A, Alfons. Effects of myocentric vs. manual methods of jaw position recording in occlusal splint therapy – a pilot study. Journal of Craniomandibular function. 3 , Pages: 177–203.

[80]Weggen T, Schindler HJ, Kordass B, Hugger A. Clinical and electromyographic follow-up of myofascial pain patients treated with two types of oral splint: a randomized controlled pilot study .Int J Comput Dent. 2013;16:209–224.

[81]Hugger A, Hugger S, Schindler HJ. Surface electromyography of the masticatory muscles for application in dental practice. Current evidence and future developments Int J Comput Dent. 2008;11:81–106.

[82]Schindler HJ, Türp JC, Nilges P, Hugger Am. Clinical management of masticatory muscle pain: an update of the recommendations. Schmerz. 2013;27:243–252.

[83]Klasser GD, Okeson JP. The clinical usefulness of surface electromyography in the diagnosis and treatment of temporomandibular disorders. J Am Dent Assoc. 2006 ;137:763–771.

[84]Monaco A, Sgolastra F, Ciarrocchi I, Cattaneo R. Effects of transcutaneous electrical nervous stimulation on electromyographic and kinesiographic activity of patients with temporomandibular disorders: A placebo-controlled study Journal of Electromyography and Kinesiology . 2012; 22: 463–468.

[85]Baad-Hansen L , Jadidi F, Castrillon E, Thomsen PB, Svensson P. Effect of a nociceptive trigeminal inhibitory splint on electromyographic activity in jaw closing muscles during sleep. J Oral Rehabil. 2007;34:105-111.

[86]Jokstad A, Mo A, Krogstad BS. Clinical comparison between two different splint designs for temporomandibular disorder therapy. Acta Odontol Scand. 2005 Aug;63(4):218–226.

[87]Klasser GD , Greene CS. Oral appliances in the management of temporomandibular disorders. Oral Surg Oral Med Oral Pathol Oral Radiol Endod. 2009 Feb;107(2):212-23. doi: 10.1016/j.tripleo.2008.10.007.

[88]Mohl ND. The anecdotal tradition and the need for evidence-based care for temporomandibular disorders. J Orofac Pain 1999;13:227–231.

[89]Milner M. Critical commentary 3. Application of principles of evidence-based medicine to occlusal trcatmcnt for temporomandibular disorders: are there lessons to be learned? J Orofacial Pain 2004;18:27–30.

[90]Dao TT, Lavigne GJ, Charbonneau A, Feine JS, Lund JP. The efficacy of oral splints in the treatment of myofascial pain of the jaw muscles: a controlled clinical trial. Pain 1994;56:85–94.

[91]Ekberg EC, Vallon D, Nilner M. The efficacy of appliance therapy in patients with temporomandibular disorders of mainly myogenous origin. A randomized, controlled, short-term trial. J Orofac Pain 2003;17:133–139.

[92]Rubinoff MS, Gross A, McCall WD. Conventional and nonoccluding splint therapy compared for patients with myofascial pain dysfunction syndrome. Gen Dent 1987;35:502–506.

[93]Raphael KG, Marbach JJ. Widespread pain and the effectiveness of oral splints in myofascial face pain. J Am Dent Assoc 2001;132:305–316.

[94]Ekberg EC, Vallon D, Nilner M. Occlusal appliance therapy in patients with temporomandibular disorders. A double-blind controlled study in a short-term perspective. Acta Odontol Scand 1998;56:122–128.

[95]Clark G. Critical Commentary 1. Application of principles of evidence-based medicine to occlusal treatment for temporomandibular disorders: are there lessons to be learned? J Orofacial Pain 2004;18:23–24.